Clinical Pulmonary Function

临床肺功能

第 2 版

主　审　钮善福
主　编　朱　蕾

参编人员（按姓氏汉语拼音顺序排列）

蔡映云	复旦大学附属中山医院	钮善福	复旦大学附属中山医院
陈　琪	复旦大学附属中山医院	任卫英	复旦大学附属中山医院
陈荣昌	广州医科大学附属第一医院	沈勤军	复旦大学附属中山医院
龚　颖	复旦大学附属中山医院	宋元林	复旦大学附属中山医院
顾宇彤	复旦大学附属中山医院	杨延杰	复旦大学附属中山医院
胡莉娟	复旦大学附属中山医院	张　静	复旦大学附属中山医院
金美玲	复旦大学附属中山医院	朱　蕾	复旦大学附属中山医院
李　丽	复旦大学附属中山医院		

秘书 龚　颖　李　丽

人民卫生出版社

图书在版编目（CIP）数据

临床肺功能/朱蕾主编. —2 版. —北京：人民卫生出版社，
2014

ISBN 978-7-117-19867-7

Ⅰ.①临…　Ⅱ.①朱…　Ⅲ.①肺-功能-基本知识

Ⅳ.①R332.2

中国版本图书馆 CIP 数据核字(2014)第 239199 号

人卫智网	www.ipmph.com	医学教育、学术、考试、健康，
		购书智慧智能综合服务平台
人卫官网	www.pmph.com	人卫官方资讯发布平台

临床肺功能

第 2 版

主　　编：朱　蕾

出版发行：人民卫生出版社（中继线 010-59780011）

地　　址：北京市朝阳区潘家园南里 19 号

邮　　编：100021

E - mail：pmph@pmph.com

购书热线：010-59787592　010-59787584　010-65264830

印　　刷：北京九州迅驰传媒文化有限公司

经　　销：新华书店

开　　本：787×1092　1/16　　印张：38

字　　数：948 千字

版　　次：2004 年 8 月第 1 版　　2014 年 12 月第 2 版
　　　　　2020 年 11 月第 2 版第 6 次印刷（总第 8 次印刷）

标准书号：ISBN 978-7-117-19867-7

定　　价：99.00 元

打击盗版举报电话：**010-59787491**　**E-mail：WQ@pmph.com**

质量问题联系电话：**010-59787234**　**E-mail：zhiliang@pmph.com**

该书受上海市科委重点课题
13411951602 和
9411951300 资助

序（第 2 版）

欣闻由朱蕾教授主编的"临床肺功能"即将再版，应邀作序之时顿感不胜荣幸、不胜感慨。

35 年前我作为改革开放后第一批留学生，在于润江老师推荐下选择了日本东北大学的滝島任教授作为指导教师，从此开始了我与肺功能的不解之缘。在日本的最初两年，我每周有一个半天像呼吸治疗师那样专门从事肺功能的测定与数据整理计算。应用最古老的水封式 spirometor 测肺容积；测定弥散时手里握着一块体育比赛时用的秒表来控制被试者屏气时间；应用完全手工制作的容积式体积描记仪来测定 P-V 曲线等呼吸力学参数；多导记录仪描记下的一个被试者资料的计算最少要花两小时……

肺功能在临床医学中可称得上是最复杂、最深奥的学问之一。要想"精通"肺功能实在不是一件容易的事，在拥有足够的临床知识的同时，还要掌握必需的呼吸生理、物理、数学、机械学知识，且一定要有实际操作经验。记得留学回国后我曾在《中华结核和呼吸杂志》上发表文章，向读者解释怎样才能从高频振荡法测定的阻抗（impedance）中计算出呼吸阻力时，文中应用了许多微积分、三角函数概念，以致多年后拿来重读，自己都不能像当初那样透彻理解。

肺功能对于呼吸专科医生的重要性是不言而喻的，基本不懂肺功能者很难成为呼吸病的"大家"。比如对于呼吸衰竭的深刻理解，以及机械通气的合理应用，肺功能是不可缺少的基本功，更不要说对气道可逆性、气流阻塞、气体交换与睡眠呼吸障碍等，与呼吸疾病密切相关的各种概念的理解与掌握了。我本人之所以后来在机械通气方面能得心应手、有所成就，主要受益于此前打下的肺功能、呼吸生理基础。回忆 20 世纪 70 年代由于小气道疾病、血气分析与气道反应性测定等的兴起，肺功能得到普遍重视，临床医生争先恐后来学习。在现代医学更多进入微观的分子生物学、基因蛋白质组学的今天，肺功能已受冷落，但我仍然坚持认为人体是统一的机体，不能人为地割裂开来对待，难以想象基本不懂肺功能的医生会成为优秀的呼吸专科医生。

　　本书主编朱蕾教授从事肺功能与机械通气多年，传承了中山医院吴绍青、李华德、钮善福教授等的传统与学风，做事从不半途而废。在信息化突飞猛进的今天，许多追求"实惠"的"聪明人"已将著书立说当作费力不讨好的事，避之而不及，或者任由其下属编者采用"天下写书一大抄"的手段来应付读者。朱蕾教授拖着疾病之躯，长期以来锲而不舍，在第一版基础上结合近年来的发展与自己的实践经验，使本书内容更加丰富完善。笔者衷心祝贺本书再版，并衷心向朱蕾教授及团队致谢！锲而不舍、默默付出是成功之本，天助自助者。希望广大读者能从本书中吸取知识、拓宽思路，加深对疾病的理解，并对临床科研有所启发、有所帮助。

刘又宁

2014 年 10 月于北京

序 (第1版)

　　近10年来，呼吸生理的研究取得了巨大进步，肺功能的测定技术也发生了显著变化。现代肺功能测定应用较既往更加方便。肺功能的应用范围也更加广泛。这些都是大众瞩目的医学进展。展望未来，回顾过去的成绩，提出存在的问题，努力使临床肺功能这一课题推向新的阶段是我们呼吸专业医务工作者的责任。

　　对临床肺生理学颇有造诣的三位学者：复旦大学附属中山医院朱蕾教授、中国人民解放军总医院刘又宁教授和中国医科大学于润江教授主编完成的《临床肺功能》一书，将有关的临床经验、测试技术和理论基础加以归纳。这本书适应了广大医务工作者迫切希望获得临床肺功能新知识的需要，将会为提高这一领域的水平打下良好的基础。

　　有幸先睹此书，读后感到收益良多。此书具有知识性、实用性的特点。它首先介绍了与肺功能有关的基础力学和呼吸系统的组织结构方面的知识。大部分章节详尽地介绍了肺容量、通气和换气功能、呼吸动力学和呼吸调节、动脉血气、小儿肺功能、肺功能的临床应用等方面的内容。对于体容积描记、振荡式肺功能测定、心肺功能运动试验等技术方面的知识内容颇为详实。该书更为突出的特点是实用性和连续性，诸如传统与现代肺功能仪器结构特点和区别、技术要求、临床价值、应用中突现的问题和处理均是可借鉴应用的经验。另一值得推荐的方面是他们介绍和分析了近10年来有关肺功能测定的新的观点，如气道阻塞和气流阻塞问题、小气道功能的问题、等压点学说的问题、振荡式肺功能特点及其与传统肺功能的关系等问题。由此，也可以反映出肺功能的理论、测试技术和临床应用等方面还有许多值得研究和开发的重要课题。

　　读后深感作者们在繁忙的临床医疗工作中完成如此繁重的撰写任务，付出了十分辛勤的劳动，特此向他们表示深深的敬意。

罗慰慈

北京协和医院呼吸科

2004 年 7 月

前言（第2版）

2004年出版了第1版《临床肺功能》。随着呼吸生理理论和实践的不断发展，多年前就准备再版，但因种种原因，10年过去了才得以完成，有如释重负之感。

于润江老师和刘又宁老师不再担任本书第2版的主编工作，但一直给我很大的支持和鼓励，这也是能够完成再版的重要动力，在此表示深深的感谢。

鉴于婴幼儿肺功能特殊性，本版不再收录，特别向第一版中完成该部分内容的张皓教授表示感谢。

该版在保持第1版基本编写体例相对稳定的基础上，进行了较大幅度的修正和补充。除不再保留婴幼儿肺功能的内容外，危重患者的肺功能检测也删除，增加了肺功能概述、肺功能诊断、呼出气一氧化氮浓度检测、肺功能室管理数章；还将肺功能测定的临床意义进行细化，增加了肺功能检查在外科中的应用，以及慢性阻塞性肺疾病、支气管哮喘、肺间质病、肺血管病的肺功能变化等章节。因为国内一直没有肺功能的测定规范和诊断指南，结合国内外的文献、中山医院的应用经验、并征询多方意见，在最后附录部分又专门增加了肺功能操作指南和肺功能诊断指南两部分。为应用方便起见，将广泛应用的1988年华东地区的正常预计值公式（修订版）和我们初步探索完成的正常临界值公式也放在附录中。

为顺应名词标准化的需要，该版根据《呼吸病学》名词标准对有关肺功能名词和术语进行了规范化整理，使之能与国家标准保持一致。

该版对常规肺功能测定，即肺容积、通气功能、弥散功能测定的内容、方法、解读、质量控制等进行了大幅度的完善和修正，对接近淘汰或极少应用的旧式仪器内容进行了简化，对现代广泛应用的新式肺功能仪内容则进一步丰富。本书推荐的操作指南也摆脱了传统仪器的写法，而是以现代仪器的真实测定情况完成的。对有关呼吸阻力、顺应性、呼吸调节、动脉血气的内容，以及体容积描记法、脉冲振荡法、心肺功能运动试验的内容也进行了大幅度的修正和完善。

与其他领域相比，常规肺功能的变化相对较少，但问题较多。如 2005 年 ATS/ERS 制定了阻塞性通气功能障碍的诊断和分级标准，但并没有获得广泛的临床应用。COPD 是阻塞性肺疾病的典型代表，由 GOULD 制定的定性标准和分级标准与 ATS/ERS 的标准完全不同，却获得了广泛应用，很多地区甚至将其误用为肺功能的诊断和分级标准。作者对这些方面也进行了分析和阐述。

由于作者水平所限，不足之处在所难免，请广大读者批评指正。

朱　蕾

2014 年 10 月

前言 (第1版)

肺有多种功能,如呼吸功能、内分泌功能、代谢功能等,但临床所指的肺功能测定一般是指肺的通气和换气功能测定。1961年由吴绍青、李华德、萨藤三主编《肺功能测验在临床上的应用》,1992年由穆魁津、林友华主编《肺功能测定原理与临床应用》两部专著对推动国内肺功能测定技术的开展和临床应用发挥了重要作用。

10余年来,肺功能的测定方法和内容有较大改变,如脉冲振荡技术能在静息呼吸的情况下测定肺的功能,可用于配合不佳的老年人及儿童的测定;可区分中心气道和周边气道阻力,可区分黏性阻力、弹性阻力和惯性阻力,但对其测定结果的分析仍有较多问题,甚至存在较大争议,其测定结果如何与常规肺功能指标相对应也仍未解决。传统肺功能指标的测定方法和技术要求也有较大改变,总体上趋向于用一台仪器完成肺容量、通气功能和弥散功能的测定,并直接完成实际值和预计值的比较,甚至诊断,因此指标的测定手段和数据的显示变得比较抽象,技术人员和临床医生不容易理解其原理和技术要求,对可能出现的问题也不容易进行正确的判断。不仅如此,10年来呼吸生理理论也发生了巨大变化,比如慢性阻塞性肺疾病的肺功能改变已由"气道阻塞"改为"气流阻塞",所谓测定小气道功能的含义也有较大变化,用等压点学说解释流量-容积曲线也存在较多争议。肺功能测定的临床应用显著增加,不仅继续用于肺部疾病的功能判断和疾病的诊断、鉴别诊断,更多地用于指导手术治疗,特别是进行胸腹部手术的老年患者几乎常规进行肺功能检查,如何根据肺功能指标对手术及手术后的康复进行评估特别重要。因此我们组织完成了《临床肺功能》一书,希望对近年来肺功能测定技术的进展和现状进行系统的总结。本书共21章,主要包括肺容量、通气功能、换气功能、侧位肺功能、动脉血气、呼吸动力学和呼吸调节、小儿肺功能、人体体积描记肺功能测定、脉冲振荡肺功能测定、肺功能测定的临床应用和肺功能的考核等内容。重点论述肺功能指标的理论基础、测定原理、方法和技术要求、存在的问题、临床意义和临床应用价值,重视文字描述和图解的结合,不单纯强调数据或正常值的大小；重视不同指标的内在联系和如何联系；解释清楚肺功能的诊断程序及如何应用于临床；重视肺功能测定仪器结构特点和操作要求的介绍，以及传统肺功能仪与现代肺功能仪的异同；客观评价不同类型的肺功能测定仪器及测定方法。

由于作者水平有限，不足之处请广大读者批评指正。

朱　蕾　刘又宁　于润江

2004 年 7 月

目　录

目 录

目 录

目 录

第一章

与肺功能有关的物理学知识

肺有多种功能，但主要是呼吸功能，肺功能测定是指肺的呼吸功能测定，而呼吸运动实质是一种机械运动。因此掌握基础物理学知识对理解肺功能测定的原理、方法和临床意义具有重要意义。

第一节 基 础 力 学

基础力学是研究物体机械运动规律的科学。物理学中许多重要的基本概念，如力、能量、功等都是在基础力学中首先提出的。在呼吸系统中，肺通气、气体交换和肺的血液灌注都因力学改变而发生。

一、力学单位的国际单位制

应用牛顿定律进行数量计算时，各物理量的单位必须"配套"。相互配套的一组单位称为"单位制"。目前国内外通用的单位制叫国际单位制，代号 SI。SI 的力学基本单位是秒（s）、米（m）和千克（kg）。以 T、L 和 M 分别表示物理量的时间、长度和质量。在呼吸功能的研究中，既采用国际单位制，也采用习惯用单位。

二、功

功用来描述力在物体移动过程中的空间效果，定义为力在位移方向上的分量（F）与位移（dl）的乘积，单位为焦耳（J）。以 dA 表示功，则可得出公式：

$$dA = F \cdot dl$$

单位时间内完成的功称为功率，单位为瓦特（W），$1W = J/s$。

三、流　　体

气体和液体统称为流体。基本特征是具有流动性，即各部分之间很容易发生相对运动，没有固定的形状。

理想流体　绝对不可压缩且完全没有黏性的流体。这是一种理想化的模型，用于呼吸力学和血流动力学的研究。

（1）理想液体：绝对不可压缩且完全没有黏性的液体。液体的压缩性很小，通常状态下可看作是不可压缩的；液体都有黏性，流动时引起机械功的消耗，但水、血浆、血液等液体在生理范围内流动时，其黏性可以忽略不计，故可认为是理想液体。

（2）理想气体：绝对不可压缩且完全没有黏性的气体。气体虽然在静态时可压缩性大，但其流动性好，黏性阻力小，很小的压力差就可使气体迅速流动，使各处气体压力差异减少到很小，导致的气体容积变化也相应很小，因此研究气体流动的许多问题时仍可视其具有不可压缩性的理想气体。

（3）黏性流体：许多液体和气体在一定条件下很接近理想流体，用理想流体的运动规律可以描述其运动中的某些性质，但实际流体具有不同程度的黏性，即做相对运动的两层流体之间的接触面上，存在一对阻碍两流体层的、大小相等而方向相反的摩擦力，故实际流体称为黏性流体。常用于描述气道气体和肺血流的实际流动情况。

四、气体容积、压强和温度的相互关系

理想气体的物理状态由气体的压强、容积和温度三个物理量描述。对于一定质量的气体而言，若压强、容积和温度三个物理量都不变的，则气体处于"稳定状态"。若三个物理量中一个单独变化或多个变化将引起气体状态的变化；但无论如何变化，气体压强、容积和温度之间的关系皆遵循一定的规律，这些规律统称为气体定律。用公式表示时，P_1、V_1、T_1 代表初始状态时气体的压强、容积、绝对温度；P_2、V_2、T_2 代表终末状态时的压强、容积、绝对温度，则有下列气体定律。

（一）玻意耳-马里奥特（Boyle-Mariotte）定律

简称"玻意耳（Boyle）定律"。当温度不变时，一定质量气体的容积同它的压强成反比，用公式表示为：

$$P_1 V_1 = P_2 V_2$$

该定律说明：当温度不变时，一定质量的气体容积（V）与压强（P）的乘积是一恒量（K），用公式表示为：

$$PV = K$$

也就是说，一定质量气体的压强越大，容积越小；反之，压强越小，容积越大；或者说气体密度的变化与压强成正比。

（二）查理（Charles）定律

当容积不变时，一定质量气体的压强与绝对温度成正比，用公式表示为：

$$P_1 T_2 = P_2 T_1$$

（三）盖-吕萨克（Gay-Lussac）定律

当气体压强不变时，一定质量气体容积与绝对温度成正比，用公式表示为：

$$V_1 T_2 = V_2 T_1$$

（四）理想气体方程

理想气体方程是关于一定质量气体的压强、容积和温度同时变化时的气体定律，是上述三个气体定律的综合。玻意耳定律、查理定律、盖吕萨克定律分别反映了一定质量的气体在压强、容积和温度三个物理量中的一个量恒定时，其他两个变量之间的关系。但自然环境中三个物理量往往同时发生变化，一定质量气体的压强、容积和温度都为变量时，气体的压强与容积的乘积同绝对温度成正比。用公式表示为：

$$P_1V_1T_2 = P_2V_2T_1$$

（五）道尔顿（Dalton）定律

又称"分压定律"。各种相互之间不起化学反应的气体混合后，混合气体所产生的压强是各种气体压强的总和。而各种气体各自所产生的压强称为"分压"。当温度不变时，对理想气体而言，混合气体的总压（P）等于各气体的分压之和。用公式表示为：

$$P = P_1 + P_2 + P_3 + \cdots + P_n$$

式中 P_1、P_2、P_3、P_n 为各组成气体的分压。道尔顿定律的临床意义在于，知道了各组成气体的分压便可以得出混合气体的总压。同理，知道了混合气体的总压和组成气体在混合气体中所占的浓度百分比，也可推算出某一组成气体的分压值。用公式表示为：

$$P_{1,2\cdots,n} = P \times C\%$$

式中 $P_{1,2\cdots,n}$ 为某一组成气体的分压；$C\%$ 为该气体在混合气体中的浓度。

上述公式计算的气体是干燥气体，若计算肺泡气等潮湿气体的各种分压值，则根据水蒸气分压（W）将公式修正为：

$$P_{1,2\cdots,n} = (P - W) \times C\%$$

张力是分压的同义词，特别适用于溶解在液体中的气体。溶解于液体中的气体分子有逃逸的趋势；但若将液体暴露于与其逃逸趋势刚好平衡的混合气体中，则可避免气体净损失，液相和气相达到相互平衡。在液体中气体的张力则等于与之平衡的混合气体中该气体的张力。这是测量血液中 PCO_2 和 PO_2 方法的基础。

第二节 流体力学

流体力学是研究流体运动规律以及流体与相邻固体之间相互作用规律的一门科学，常用于研究呼吸气体流动的规律。

一、气流阻力

气体运动符合流体力学原理。气体从分压高的区域流向分压低的区域，其流动的速率是压力差与通道内阻力的函数。气体的压力差与气流速率之间的精确关系与气体性质等因素有关。

1. 层流与湍流 气流形态一般描述为层流或湍流。当气体沿不分支的管道缓慢流动时，流动形式呈无数层同心圆柱形排列，最外层静止不动而中心部位流动速度最快，其前部呈锥形，称为层流。气体层流的前端锥形特征使流动气体完全充盈一个连接管之前，部分气体即可先达到管道末端。临床上，吸入气的层流特征可使低于解剖无效腔的吸入潮气量到达肺泡，产生有效的通气，如高频通气。

根据泊肃叶方程式，以层流形式流动的气体，其体积流量（Q）与管道两端的压强差（ΔP）成正比。用公式表示为：

$$Q = \frac{\pi R^4 \Delta P}{8\eta L}$$

泊肃叶定律还可以写成如下形式：

$$Q = \frac{\Delta P}{R_f}$$

式中的 R 和 L 分别代表管道的半径和长度，$R_f = 8\eta L / \pi R^4$，当管道的长度、半径以及流体的黏度确定时，R_f 是一恒定值。R_f 称为流体阻力，需强调只有气流为层流时 R_f 才是恒定的。但气道内的实际情况并非如此，因为即使在平静呼吸时，在气管-支气管树的分权处几乎总是存在某种程度的湍流。湍流为一种混乱的、滚动的流动形式，前端无峰，所有气体分子以相同的运动速度碰撞管壁的各个部位，因此气体以这种形式流动时，阻力较层流明显增大。一般在较大的气管、气管分权处或以较快速度呼吸时，气体流动以湍流方式为主；在小气道或吸入黏度高的气体时，或呼吸平缓时气体以层流方式为主；在两者之间的较大气道内，由于分支较多和管腔逐渐变细，可以同时存在层流和湍流的混合形式。直管内的气流形式可通过雷诺数（Reynolds，Re）预计，公式如下：

$$Re = \rho \dot{V} r / \eta$$

式中 ρ 为流体密度，$\dot{V}$ 为流体速度，r 为管道半径。一般情况下，当 Re < 1000 时，气流是层流；Re > 1500 时，气流是湍流；在两者之间则为混合流。

2. 测定阻力的两个常数 层流和湍流的气流阻力不同，由此得出的公式包括两部分内容；维持流量所需的压差相当于两种气流的压差之和。

$$压差 = k_1 \times 流量 + k_2 \times (流量)^2$$

K_1 包括全部泊肃叶方程式内的常数因子（包括黏滞性、管径等），而 K_2 则包括湍流的相应公式内的全部常数因子（气体密度、管径等）。Mead 和 Agostoni 总结得出的数值是：

$$压差（cmH_2O） = 2.4 \times 流量 + 0.3 \times (流量)^2$$

3. k 和 n 的测定 上述方程式可以简化为下列形式：

$$压差 = K \times (流量)^n$$

气流纯粹是层流时，指数 n 为 1；完全是湍流时 n 为 2，混合流的 n 值在 1 和 2 之间变动。K 是一个共有常数，包括常数 K_1 和 K_2，K 值随着两种气流成分的变化而变化，因此该方程式不能适用于所有气流范围。尽管如此，K 和 n 的大小在临床实践遇到的气流范围内是相对恒定的，可将人类正常的气道阻力近似表示如下：

$$压差（cmH_2O） = 2.4 \times (流量)^{1.8}$$

4. 流量/压差曲线（线性） 最好的全面描述气流阻力的方法可能是将压差对流量的关系在线性绘图纸上作图。但这只能用于特定的气道以及特定的气体或混合气体，对于显示鼻或呼吸机的阻力特别好。

5. 流量/压差曲线（对数） 对数曲线图有两大优点。首先它能显示大范围的流量数据，使同一曲线能够同时显示极低流量和极高流量的变化；其次，许多曲线当按其对数值来绘图时就会变成一直线。这样在很大的流量范围内，斜率常常是恒定的，因此计算很简单，只要进行两次实验观察就可以绘出流量/压差特征图。当用对数压力与对数流量绘图时，不论是层流还是湍流，曲线都将是一条直线，前者的斜率为 1，后者斜率为 2；且斜率与下列公式的指数 n 相同。

$$压差 = K \times (流量)^n$$

临床上测定呼吸气流阻力时需同时测定气体流量和相应的压差。一般情况下，气体流量的测定比较容易，可直接在口腔或鼻腔测定；而压差的测定则比较困难，因为口腔或鼻腔的压力可直接测定（实际上为 0），但肺泡或胸膜腔压力的直接或间接测定则皆有一定的难度，临床常用测定压力的方法包括：阻断法、体容积描记法、脉冲振荡肺功能测定法、机械通气测定法等。

二、流体运动方程

（一）定常流动（steady flow）

流体流动时，任一固定点的流速、压强和密度等都不随时间而变化的流动。常用于描述呼吸道气体和肺血流的流动规律。

1. 流线 为了形象地描述流体的运动，在流体中画出每一点的切线方向与流经该点的流体质点的速度方向相同的一系列曲线。在定常流动中，流线是不随时间变化的，因此流线就是流体质点的运动轨迹。

2. 流管 在定常流动中，由流线围成的管状区域。实质是一种无形的管道。流线和流管的概念常用于描述呼吸道气体和肺血流的流动规律。

3. 流量 流体在单位时间内通过某横截面处的数量。按表示方法不同可分为质量流量、重量流量和体积流量。在描述呼吸气体动力学或血流动力学时，一般用体积流量，即单位时间内流过的流体容积的大小。

（二）连续性方程

又称"质量-流量守恒定律"。定常流动中，细流管各垂直截面的流量、密度和面积的乘积是一常数，即质量流量相等。在流体被描述为理想流体的情况下，其密度不变，则流量和面积的乘积，即容积是一常数，故又称体积-流量守恒定律。

（三）伯努利（Bernoulli）方程

理想流体作定常流动的动力学方程。是连续性方程的扩展，反映压强和流量的关系。当流体通过一个连续的流体系统时产生动能和跨壁压，跨壁压与流体的流量成反比，即流量增大时，跨壁压降低，但流体的总能量即动能和跨壁压之和不变。

（四）文丘里（Venturi）效应

流体在直径不同的导管内流动时的表现不同，在最宽处所产生的跨壁压最大而流量最小，动能也最小；在最窄处的跨壁压最小，流量最大，动能也最大（图1-1）。超过狭窄点，当直径恢复到原来值时，跨壁压也恢复至原来值。假如最窄处的管道直径小到一定水平，恒定流体在该处的跨壁压接近于大气压，从而形成一个"真空区"，产生吸附作用。其吸附能力可通过伯努利方程计算。

根据文丘里效应，如氧气为气源，通过一狭窄的管道，则从侧口夹带空气，那么空气夹带量受管道狭窄程度以及侧口大小的控制。管道越狭窄或侧口越大，夹带的空气量就越多。临床上常用的吸氧面罩即根据该原理调节吸氧浓度；同样支气管镜检查时，使用氧注入气间歇地输入空气使肺扩张也是应用了文丘里原理。

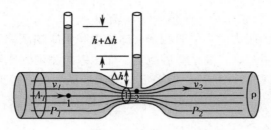

图 1-1　文丘里效应示意图

流体粗导管内呈层流流动，流量较小，但产生较大跨壁压，如点 1 对应的水柱高度 h；在导管中间最窄处，流量最大，跨壁压显著减小，如点 2 对应的水柱高度，已接近于大气压，从而形成一个"真空区"，产生吸附作用

第三节　热　力　学

热力学从能量变化的角度研究与热运动有关的各种自然现象的宏观规律。在热力学中，把要研究的对象称为热力学系统，做功和传热都可以使热力学系统的状态发生变化。"做工"和"传热"虽有其等效的一面，但本质上是不相同的。"做工"（指机械功）是通过物体作宏观移位来完成的，它的作用之一是将物体的有规律运动转化为系统内部的无规则运动，即机械能转化为内能。"传热"是通过分子之间的相互作用来完成的，它的作用是系统外物体分子的无规则运动与系统内分子的无规则运动之间的转换，从而改变系统的内能。功、热量和内能是三个不同的物理量，它们之间既有严格的区分，又有着密切的联系。

一、热力学第一定律

1. 概念　一般情况下，系统状态变化时，做工和传热同时存在。假设一个系统与外界交换能量，使它由状态 I（初态）变为状态 II（终态），内能由 U_1 变为 U_2，在这个过程中系统吸收热量 Q，同时对外做功 A，那么根据能量转化和守恒定律，功、热量和内能之间满足以下关系：

$$Q = U_2 - U_1 + A$$

这就是热力学第一定律。热力学第一定律是能量守恒与转化定律在热现象领域所具有的特殊形式。

2. **热力学中功的表示方法**　假设圆柱形筒内盛有气体，筒内活塞的面积为 S，筒内气体的压强为 P，则作用在活塞上的力 $F = P \times S$。当活塞移动距离 dl 时，则气体膨胀推动活塞所做的功 $dA = F \times dl = P \times S \times dl$。由于增加的气体体积量 $dV = S \times dl$，所以 $dA = P \times dV$，即气体做功量等于气体压强与气体体积变化的乘积。因此临床上呼吸功（WOB）为压力（P）与容积（V）的乘积，即：

$$WOB = P \times V$$

呼吸功用焦耳每升（J/L）或千克米每升（kg·m/L）表示（1J 相当 10kg·m）。呼吸功大小取决于呼吸运动中各种阻力的总和，成人安静时约为 0.082J/min，作最大限度呼吸时可达 40.9J/min。不同呼吸频率和潮气量时，呼吸功消耗的情况不同。呼吸频率增快时，克服弹性阻力的消耗功减少，克服气道阻力的消耗功增加。

系统始终不与外界交换热量的过程称为绝热过程。泊松公式表示理想气体在绝热过程中的压强和体积的变化关系：

$$PV^\gamma = 常量$$

其中 $\gamma = Cp/Cv$。一定量的气体在定容过程中温度升高 1K 所吸收的热量称为质量定容热容，1mol 气体的质量定容热容称为质量定容摩尔热容，记作 Cv。一定量的气体在定压过程中温度升高 1K 所吸收的热量称为质量定压热容，1mol 气体的质量定压热容称为质量定压摩尔热容，记作 Cp。测量功能残气量的体容积描记仪即应用了泊松原理。

二、热力学第二定律

热力学第二定律是独立于热力学第一定律的新规律。热力学第一定律指明能量守恒与转换的数量关系，热力学第二定律则说明并非所有能量守恒的过程都能进行，热现象的自然过程都具有一定的方向性。

对于一孤立的热力学系统而言，其内部发生的过程总是从高度有序的状态向比较无序的状态进行，这是热力学第二定律的统计意义。该定律与肺功能测定关系不大，不赘述。

（朱　蕾）

第二章

呼吸系统的功能解剖

呼吸系统可以划分为五大功能单位。①呼吸道：又称气道，是气体进出肺泡的、具有弹性的、不容易塌陷的通道，包括口、鼻、咽、喉、气管及各级支气管。分为上呼吸道和下呼吸道，下呼吸道的分支呈树状。②肺泡：支气管树的终末部分，由单层上皮细胞构成的圆形或多边形的囊泡，是肺部进行气体交换的部位。③肺血液循环：肺动脉的终末分支包绕于肺泡周围和间质部，形成密集的毛细血管网，再汇聚成肺静脉，其主要作用是与肺泡进行气体交换。④胸廓和呼吸肌：胸廓包绕在肺的外面，呼吸肌主要是肋间肌和膈肌，呼吸肌收缩和舒张牵拉胸廓扩大和缩小，产生吸气和呼气，因此是肺通气的动力。⑤呼吸控制中枢：位于脑干和大脑，可以获取机体机械性和化学性信息，发出信号使呼吸增强或减弱，从而保障机体代谢的顺利进行和内环境的稳定。本章仅叙述前三部分，后两部分在相关章节叙述。

第一节　呼吸道的结构特点与功能

呼吸道包括上呼吸道和下呼吸道，喉以上部分为上呼吸道，喉以下的部分为下呼吸道。自鼻至肺内的终末细支气管的气道属传导气道，不参与气体交换；自呼吸性细支气管至肺泡的部分属呼吸气道，因有肺泡存在，参与气体交换。呼吸道除呼吸功能外，也有重要的防御功能；此外鼻腔的嗅黏膜是嗅觉感受器，喉是发声器官，肺还有内分泌功能以及激活和灭活某些生物活性物质等重要功能。

一、上　呼　吸　道

上呼吸道由鼻、咽、喉组成，是气体进出肺的门户。主要功能除传导气体外，尚有加温、湿化、净化空气和吞咽、嗅觉及发声等功能。

（一）鼻

鼻是呼吸道的大门，由外鼻、鼻腔、鼻窦等组成。

1. 外鼻　是面部的组成部分，与肺功能无直接关系，不赘述。

2. 鼻腔　是呼吸道的重要器官，分鼻前庭和固有鼻腔两部分。鼻前庭为前鼻孔与固有鼻腔之间的空腔，其表面覆有皮肤与皮下组织，并和软骨紧密连接。鼻前庭内膜上有粗短的鼻毛和皮脂腺，二者对尘埃和异物有一定的防御作用。固有鼻腔简称鼻腔，成人容积只有20ml，鼻腔内有上、中、下三个鼻甲，三个鼻甲上曲折的黏膜使鼻腔的表面积明显增加，约为$160cm^2$，可以保障吸入气与鼻腔黏膜的充分接触；鼻腔黏膜有丰富静脉丛构成的海绵状组织，易于扩张和收缩。这些解剖学特点保障吸入的冷空气经过上呼吸道后，温度可接近体温，相对湿度可达80%。中鼻甲下缘以下部分的黏膜为假复层柱状纤毛上皮，纤毛的运动主要由前向后朝鼻咽部运动，黏膜中含有丰富的黏液腺、浆液腺、混合腺和杯状细胞，能产生大量分泌物，使黏膜表面覆以一层黏液毯，随纤毛不断移动。鼻腔内还有鼻毛，它们能共同阻止异物及尘埃的吸入。另外，鼻腔内狭窄而凹凸不平的结构也使气体进入鼻腔后形成湍流，能增加异物或尘埃在鼻腔内沉落的机会，有助于截留吸入气体内的异物，增强鼻腔对气体的净化作用。直径在$15\mu m$以上的微粒，95%～98%在鼻腔内被清除。鼻腔顶壁呈狭小的拱形，前部为额骨鼻部及鼻骨的背侧面，中部是分隔颅前窝和鼻腔的筛板。底壁将鼻腔与口腔隔开。顶、底壁是保持鼻腔和口腔完整性的主要结构。

3. 鼻窦　是鼻腔周围颅骨中的含气空腔，均开口于鼻腔，若开口引流不畅，易导致鼻窦感染。

在肺功能参数的测定中，需用鼻夹夹住鼻翼，在保障鼻腔不漏气的情况下，通过口腔呼吸进行测定，因此鼻腔的解剖结构特点与肺功能测定基本无关。

（二）咽

咽是呼吸道与消化道的共同通道，上起自颅底；下达环状软骨的下缘，相当于第六颈椎和食管的入口平面，成人全长12～14cm，一般分为鼻咽部、口咽部和喉咽部三部分。鼻咽部通过咽鼓管咽口与左、右中耳相连，咽鼓管咽口周围有丰富的淋巴组织。口咽部是呼吸道与消化道的共同入口，分隔气体与食物进入呼吸道与消化道的重要结构是会厌。自会厌软骨上缘水平至环状软骨下缘间的部分为喉咽部，向后为食管，前方为喉。在两侧杓状会厌皱襞的外下方各有一深窝，为梨状窝，此窝前壁黏膜下有喉上神经内支进入喉。

咽部的解剖结构特点与肺功能的测定，特别是呼吸流量和阻力的测定有一定的关系。在测定流量-容积曲线时，舌根后坠堵塞咽腔容易导致最大呼气流量下降；而在脉冲振荡肺功能测定中，颈部位置不正可导致气流阻力增加。

（三）喉

是呼吸与发声的重要器官。喉位于颈前正中部，咽的下方，在成人相当第3～6颈椎部位。

1. 喉的结构　喉由一组软骨、韧带、喉肌及喉黏膜构成，呈漏斗状，上部呈三角形，开口于喉咽部，并形成咽喉前壁；下部稍呈圆柱形，连接气管。喉包括三部分：声门上区、声门区和声门下区。声门上区与喉咽部相通，呈三角形喉口；向下为声门区，两声带之间的空隙为声门。正常成人的声门为一等腰三角形，是喉室中最狭窄的部分，正常情况下是上呼吸道产生气道阻力的主要部位。声门下区是声带下缘至环状软骨下缘间的喉腔，上部较扁狭，向下逐渐扩大成圆锥形。

2. 喉的功能

（1）发声：喉的主要功能是发声，声音是通过气流振动声带而产生，其中声带的长度变化影响音调的高低，通过声带的气流量影响声音的大小。根据发声的强度和持续时间可大体判断肺功能状态，若连续发声，说明肺功能较好；反之则提示肺功能较差。

（2）呼吸的通道：喉是维持呼吸功能的重要器官。声门的活动度直接影响着呼吸功能。正常情况下，吸气时声门开放，呼气时声门缩小，这是导致呼气时气道阻力较吸气时气道阻力高的原因之一。当喉部病变导致声门狭窄，气流不能顺利通过时，将出现大气道阻塞的肺功能改变。喉底部的环状软骨血供较少，是紧急气管穿刺或气管切开放置导管的部位。

（3）咳嗽：咳嗽反射是呼吸道的重要保护机制。咳嗽时的声门关闭，能明显增加胸内压和肺泡内压，然后声门突然开放，气流喷出，能提高咳嗽的效率。

不仅声门的开放和关闭影响呼吸的通畅程度，头部的位置也影响气道的弯曲程度和通畅程度。正常直立位时，口腔或鼻腔与气管形成大约90°的夹角，头部弯曲时，该夹角明显小于90°，气道阻力增加；当头部充分后仰，口腔或鼻腔与气管的位置接近一条直线时，气道阻力明显下降，因此测定气道阻力时必须按质控要求选择合适的体位。

二、下 呼 吸 道

下呼吸道由气管、各级支气管组成，根据功能又分为传导气道和呼吸气道。

1. 气管 是管状结构，上端起始于环状软骨，通过颈部向下延伸入胸内，在胸骨上、中1/3处或相当于第5、6胸椎之间分为左、右支气管。气管平均长10~13cm，直径约18~25mm。气管的上部直接邻近其后方的食管；在胸腔内，主动脉弓使气管略向右偏移。气管由前侧的软骨部和背侧的膜部组成，共有16~20个呈马蹄形的软骨环，开口于背面；背侧的膜部含有平滑肌纤维，连接软骨两端使气管成一管状，该结构有助于保持气道开放；在吸气、呼气及咳嗽时，还能通过平滑肌的活动，调节管径的大小。气管是形成气道阻力的主要部位之一，而气管软骨环的支架作用对流量－容积曲线和时间肺活量的测定具有重要意义（叶、段支气管的作用相似，不赘述）。

2. 支气管 气管下端分左、右支气管。支气管自纵隔进入肺内的部位称肺门，通常由支气管、血管、神经、淋巴管等组成。支气管壁的结构与气管类似，也由软骨部和膜部构成。

（1）右支气管：粗短而陡直，平均长1~2.5cm，与气管中轴延长线间的夹角约为20°~30°，约于第5胸椎水平经右肺门进入右肺。其形态特点决定了异物坠入右支气管的机会较多，吸入性病变也以右侧发病率高，尤以右下叶多见。

（2）左支气管：较右支气管细，长度5cm，与气管中轴延长线间的夹角约为40°~50°，约在第5胸椎水平经左肺门进入左肺。

气管的不完全性阻塞可出现典型大气道阻塞的肺功能改变，支气管的不完全阻塞也出现相应的肺通气功能改变，并容易出现明显的临床症状；支气管的完全阻塞则导致阻塞部位肺功能的完全丧失，出现限制性通气改变。

3. 支气管树 气管分为左右支气管，后者经肺门进入肺内后反复分支，分别为叶、段、亚段、细支气管、终末细支气管、呼吸性细支气管、肺泡管、肺泡囊等，共约23级（图2-1）。上述结构呈倒置的树状，气管为树干，末梢支气管为树冠，故称为支气管树。终末细支气管以上不参与气体交换，为传导气道；呼吸性细支气管以下是气体交换的主要场所，为呼吸气道。

4. 气管与支气管的组织结构 气管与支气管相似，均由黏膜、黏膜下层和外膜组成。

（1）黏膜上皮：为假复层柱状纤毛上皮，其间散在杯状细胞，能分泌黏液。支气管分支越细，杯状细胞数目越少，细支气管部位黏膜仅为一层纤毛上皮和极少的杯状细胞。在靠近分权部分还可见到大圆形淡浆细胞，可能是具有感受器的作用。黏膜上常见到纵形皱襞，皱襞厚度由支气管平滑肌的张力决定。

（2）黏膜下层：为疏松结缔组织层，紧附于上皮基底膜处有毛细血管网，有丰富的黏液腺和浆液腺，还有沿黏膜皱襞分布的纵行弹力纤维束，并与黏膜以及纤维软骨层中的软骨和环形弹力纤维相连接。在细支气管中，弹力纤维向外与肺泡弹力纤维相连。与较大气道的软骨支架不同，弹力纤维网是维持小气道正常结构的主要成分。一旦破坏，容易发生气道陷闭，如肺气肿，表现为阻塞性通气功能障碍。

（3）外膜：由透明软骨和纤维组织构成。气管软骨呈马蹄形，缺口位于背侧，由平滑肌束和结缔组织连接，构成膜壁。平滑肌束以横行肌纤维为主，还有大量斜行和纵行肌纤维。平滑肌收缩时，气管管径变小。在 4 或 5 级以下的小支气

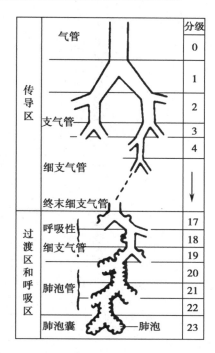

图 2-1 气管-支气管树分级示意图

管中，软骨环由不规则的软骨片所代替。支气管树越深入周边部分，软骨片越小。软骨的消失是细支气管的标志，无软骨包绕的细支气管，其外膜平滑肌渐呈纵行排列如螺旋状，当平滑肌收缩时，支气管变细变短。与主支气管的管壁相比，细支气管的平滑肌纤维最多，易受外源性和内源性因素的刺激而收缩。支气管外周围绕着疏松结缔组织，并与肺动脉和大静脉的周围组织相连，其中有支气管动静脉、神经、淋巴管、淋巴组织和脂肪组织。中 - 小支气管管壁的破坏、水肿、平滑肌痉挛是导致阻塞性通气功能障碍的主要因素。

5. 支气管树结构和功能特点的演变　较大的气道行走在结缔组织的包膜之中，不直接接受外力的牵拉。第 12 级之后的细支气管和呼吸性细支气管脱离结缔组织包膜，行走在肺实质内，直接受相邻肺泡隔膜弹性回位的牵拉，因此其口径受肺容积影响。肺泡的弹性回位是维持小气道开放的主要因素。从支气管到终末细支气管，管道直径逐级减小，但管道数目成倍增加，因此气道的总横截面积逐级增大。在呼吸性细支气管以下的各级分支，直径减小不多，但分支数目仍然倍增，因而横截面的逐级增大更甚（图 2-2）。这对呼吸气流速率和形态具有重要影响。人体各级气道直径可用下列公式估算：

$$d_{(x)} = d_0 \times 2^{-x/3}$$

其中 $d_{(x)}$ 为 x 级的气道直径，d_0 为气管（即 0 级）的直径。假设气管直径为 20mm，其终末细支气管（第 16 级气道）的直径则为：

$$d_{(16)} = d_0 \times 2^{-16/3} \approx 0.5mm$$

6. 小气道的概念与特点　直径 2mm 以下的气道称为小气道。有如下特点：①管壁菲薄，炎症易波及气道全层及其周围组织。②管腔纤细，易因分泌物或渗出物等因素而阻

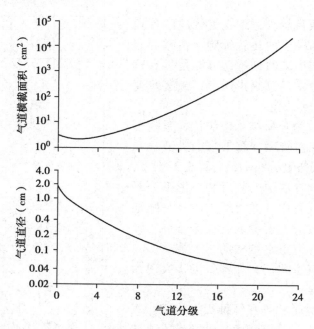

图 2-2 各级气道的平均直径与截面积
随支气管逐渐分支，气道口径变小，总横截面积显著增大

塞。③纤毛减少或消失，微生物、尘埃等易沉积在黏膜上，导致黏膜损伤。④总横截面积非常大，气道阻力显著减小，小气道阻力仅占整个气道阻力的 20% 以下；也使气流速度缓慢，以层流为主，有利于吸入气体在肺内的均匀分布。⑤软骨缺如，平滑肌相对较丰富，在神经体液作用下，通过平滑肌的舒缩，改变小气道口径，控制进入和呼出肺泡的气体流量，有利于通气/血流的调节。⑥小气道结构和内径的维持不仅取决于其本身的特性，更与肺组织弹力纤维的牵拉有关，因此小气道气流流量下降，不仅与小气道病变有关，也与肺组织弹性纤维的功能下降有关。⑦小气道在大气道和肺组织之间，直接测定阻力非常困难，一般根据呼吸生理学知识用间接方法推算。

7. 气管、支气管的上皮细胞

（1）纤毛上皮细胞（ciliated cell）：大量分布于整个气道，呈高柱状，长约 20μm，宽约 7μm，基底部 2μm。每个细胞有 300 余根纤毛，发自细胞顶部的胞质内，纤毛长约 7～10μm，每秒钟向前摆动 1000～1500 次；纤毛摆动将推动黏液层向上运动，其速度约为每分钟 6mm。纤毛对外界环境的变化甚为敏感，各种有害气体的刺激、细菌或病毒感染等，都可使纤毛功能受损。

（2）杯状细胞（goblet cell）：黏膜上皮中的黏液分泌细胞，夹杂在纤毛柱状上皮细胞之间，其数目随支气管分级增加而逐渐减少。与黏液腺和浆液腺的分泌物共同调节气道表面的液体及分布。

（3）基底细胞（basal cell）：锥形或多角形、位于上皮基膜上的细胞。细胞核大，位于中央部，胞浆内线粒体少。与附近细胞以桥粒相连接。基底细胞分化能力很强，纤毛柱状上皮细胞、黏液细胞均由基底细胞分裂补充。

（4）嗜银细胞：又称 K 细胞（kulchitsky cells），存在于气管及各级支气管，参与肺循环及支气管平滑肌张力的调节的细胞。本身也是一种化学感受器。

（5）克拉拉细胞（clara cell）：位于终末细支气管的一种无纤毛柱状分泌细胞。呈柱状或立方形，顶圆凸向管腔，顶部胞质分泌颗粒中含蛋白水解酶，可分解管腔内的黏液而利于排出；含氧化酶，有解毒和生物转化的功能；能合成、分泌表面活性物质，维持末梢气道的稳定性。

（6）神经上皮小体（neuroepithelial body）：多见于细支气管分杈处，由 15～50 个细胞组成，呈菱形或卵圆形的细胞群。细胞内含有 5-羟色胺等物质，具有调节支气管及肺血管口径的作用。小体为具有内分泌功能的神经感受器，可能受中枢神经的调节，也是肺内感受氧分压变化的化学感受器。

8. 呼吸道黏膜和黏液纤毛装置（mucociliary apparatus）

（1）黏膜特点：①其上皮细胞有纤毛；②含有多种分泌细胞。大气道（气管和支气管）由假复层纤毛柱状上皮覆盖，以纤毛细胞和杯状细胞为主，纤毛细胞与杯状细胞的比例约为 5:1。另外还有一些嗜银细胞。黏膜层下有许多浆液腺及黏液腺，其腺管开口于黏膜上皮的游离面。在小气道（远端细支气管），柱状上皮细胞移行为立方上皮细胞，立方上皮细胞也有纤毛。此处杯状细胞和黏膜下腺体消失，代之以 clara 细胞。

（2）黏液：主要由杯状细胞和黏液下腺所分泌，连续地铺盖在表面形成黏液毯。吸入气中直径超过 $10\mu m$ 的粉尘或颗粒被阻挡在鼻腔；直径小于 $0.3\mu m$ 的颗粒可悬浮在吸入气中，被重新呼出体外；直径介于两者之间的颗粒则沉积在不同级段气道表面的黏液毯上，随纤毛的运动运输至大气道，随咳嗽反射排出体外。

（3）黏液纤毛装置：又称"黏液纤毛转运系统"。存在于咽部到终末细支气管黏膜表面的纤毛结构。包括上皮细胞的纤毛、黏液细胞、黏膜下腺体以及覆盖在上皮表面的液体层。纤毛细胞的功能是将分泌物推向喉部；分泌细胞产生的黏液具有湿润和阻挡粉尘等入侵的作用。

三、呼吸性气道

呼吸性气道包括呼吸性细支气管、肺泡管、肺泡囊。

1. 呼吸性细支气管　实质是传导性气道向呼吸性气道过渡的管道，其起始部内径在 0.5mm 以下，管壁因有肺泡开口而不完整，与终末细支气管相续处的上皮为单层柱状纤毛上皮，由纤毛细胞和 clara 细胞组成，近肺泡开口处为单层立方上皮，与肺泡上皮相续。立方上皮细胞的胞质内可见多泡体和板层小体，它是肺泡Ⅱ型上皮细胞的前身。上皮下方为薄层结缔组织和分散的平滑肌束。管壁上的肺泡常沿着肺动脉分支分布。

2. 肺泡管　每个呼吸性细支气管可分支形成 2～11 个肺泡管，平均内径约为 0.1mm。由于其管壁上密布肺泡开口，因而其自身的管壁仅为相邻肺泡囊或肺泡之间的结节状膨大。管壁上皮为单层立方上皮，上皮下方有薄层结缔组织和少量平滑肌，其中弹性纤维和平滑肌呈螺旋状环绕于肺泡开口处。肺泡管是肺内最后具有平滑肌的管道，肌纤维的舒缩可改变肺泡口的直径，以调节进出肺泡的气体流量。

3. 肺泡囊　一个肺泡管常分支形成 2～3 个肺泡囊。肺泡囊是多个肺泡的共同开口，切面常呈梅花形，其结构与肺泡管相似，但肺泡开口间无结节状膨大，也不含平滑肌，单层扁平上皮下只有少量结缔组织。

第二节 肺 与 肺 泡

肺是具有弹性的海绵状器官，类似圆锥形。上端称肺尖，下端为肺底，内侧称纵隔面，外侧称肋面。

一、终末呼吸单位

为终末细支气管以下的部分。每一终末呼吸单位包括两根呼吸性细支气管，每根再分级三次，最后形成肺泡管、肺泡囊和肺泡。

二、肺 泡

为圆形或多边形的薄壁囊泡，主要由Ⅰ型肺泡上皮细胞和Ⅱ型肺泡上皮细胞组成。平均直径约 $200 \sim 250 \mu m$，成人共有 3～4 亿个肺泡，总面积约为 $70 \sim 80 m^2$。肺泡的舒缩变化非常大，深呼气时的总面积仅为 $30 m^2$，深吸气时可达 $100 m^2$。肺泡是肺内唯一能进行气体交换的结构。

1. Ⅰ型肺泡上皮细胞 占上皮细胞总数的 25.3%，但覆盖了肺泡表面积的 97%。细胞为扁平型，胞浆薄而宽，是肺泡毛细血管膜（气-血屏障）的主要组成部分。Ⅰ型肺泡上皮间的连接为绝对不可渗型，因而既限制肺泡间质中的液体和蛋白样物质渗入肺泡腔，也防止肺泡腔内的流体和其他物质进入间质内。Ⅰ型细胞的分化程度高，无增殖能力，受损后主要由Ⅱ型肺泡上皮细胞增殖、分化补充。

2. Ⅱ型肺泡上皮细胞 胞体较小，呈立方形，散布于Ⅰ型肺泡上皮细胞之间，突向肺泡腔。核圆形，位于细胞中央；胞质着色浅，常有空泡。胞质中富含线粒体、粗面内质网、游离核蛋白体，高尔基复合体较发达，核上区的胞质中还可见嗜锇板层小体和多泡体。嗜锇板层小体内含以磷脂酰胆碱为主要成分的表面活性物质。表面活性物质以胞吐的方式出胞，在Ⅰ型肺泡上皮表面形成一层薄膜。

三、肺泡隔和肺泡毛细血管膜

相邻肺泡间的结构称为肺泡隔。每一肺泡有 1～2 个肺泡孔与相邻肺泡相沟通。此外，远端细支气管与邻近肺泡之间尚有由上皮细胞覆盖的小交通道，起到侧支通气的作用，故无论自然平静呼吸，用力过度充气，还是正压通气，肺泡之间的压力很容易达到平衡，不容易发生肺泡破裂。

肺泡隔由肺泡壁、密集的毛细血管网和薄层结缔组织构成。毛细血管为连续型，内皮甚薄，厚度仅为 $0.1 \sim 0.2 \mu m$，相邻内皮细胞间为紧密连接，内皮下基膜完整。由于毛细血管紧贴肺泡上皮，致使内皮的基膜多与肺泡上皮的基膜融合，形成厚约 $0.1 \sim 0.2 \mu m$ 的一层；少数部位二层基膜间尚夹有少量结缔组织。肺泡腔与毛细血管腔之间的结构称为肺泡毛细血管膜，是气体交换的必经结构，也称为气-血屏障，厚度约为 $0.3 \sim 0.5 \mu m$。肺泡隔毛细血管网间的结缔组织称为肺的基质，含有胶原纤维、弹性纤维（图 2-3）。这些纤维常呈网络状或薄板状排列，作为肺泡和毛细血管的支架。老年人因弹性纤维退化，肺泡回缩能力减弱，易发生肺气肿，表现为残气容积和肺总量增加。结缔组织中还含有成纤维细胞、巨噬细胞、肥大细胞和浆细胞等。

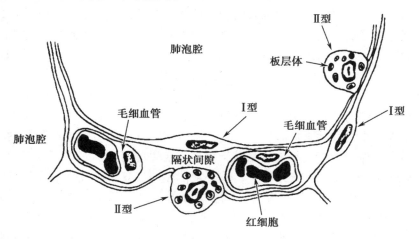

图 2-3 肺泡结构示意图
Ⅰ型细胞扁平且覆盖面大，Ⅱ型细胞呈球形，含有板层体，
不同肺泡之间间隙大小不一，肺泡 – 毛细血管膜非常薄

第三节 肺的血液循环

肺有两套血液循环系统，一套为体循环中的支气管循环，包括支气管动脉、毛细血管和支气管静脉，是肺、气道和胸膜等的营养血管；另一套为肺循环，由肺动脉及其分支、毛细血管和肺静脉组成，肺循环接受全身各器官的静脉回心血，并在肺内进行气体交换。

一、肺　循　环

肺微循环（pulmonary microcirculation）是指部分肌性肺动脉远端收缩力不太强的微血管。从总体上看，这部分血管总的横截面显著增大，相应的血流速度明显缓慢。

1. **肺的毛细血管**　分三种类型：肺泡毛细血管（alveolar capillary），肺泡交界毛细血管（alveolar corner capillary）和肺泡外毛细血管（extra- alveolar capillary）。肺泡毛细血管存在于相邻肺泡壁间并填满肺泡间隔，这部分血管易受肺泡内压力的影响，当肺泡内压力升高超过胸腔内压时（肺充气）血管受压，血流减少；反之，血管扩张，血流量增加。同时这部分血管也受到肺泡表面张力的影响，因此，肺泡毛细血管的血流状态取决于肺容积、血管压力和肺泡表面张力的变化。肺泡交界毛细血管位于三个肺泡的交界处，行走于上皮皱襞中，避免了受肺泡压力变化的影响，但正常情况下血管数量有限，作用也有限。肺泡外毛细血管包绕于结缔组织鞘中，不受肺泡内压力变化的影响，但受肺间质压力的影响。肺间质压力随着肺充气而减小。因此，肺吸气时肺泡毛细血管关闭而肺泡外毛细血管开放，肺泡交界毛细血管无明显变化，肺泡毛细血管血流受阻时，血流仍可通过肺泡交界血管和肺泡外血管通道继续从动脉端流向静脉端。肺泡内外血管在呼吸过程中的不同状态说明肺血管容量和阻力的肺容积依赖性变化。

2. **肺泡毛细血管**　肺泡毛细血管内皮细胞和紧邻的肺泡上皮细胞均固定于相隔的基

底膜上。毛细血管周边约一半的内皮细胞基底膜与肺泡上皮细胞基底膜融合，形成肺泡毛细血管膜，为气体交换提供了最大的表面积和极短的扩散距离；毛细血管周边的另一半两层基底膜相互分开形成所谓的厚部，是肺液体和溶质跨毛细血管转运的主要部位。厚部由胶原纤维、弹性纤维和蛋白聚糖等组成。

二、支气管血管系统

支气管动脉是肺动脉、气道和胸膜的营养血管，支气管动脉一般起源于主动脉弓远端和胸主动脉腹侧。支气管动脉从肺门附近进入肺，通常行走于支气管血管鞘内，支气管动脉的管径明显小于伴行的支气管或肺动脉，炎症病变时可明显扩张。营养气道的支气管血管，其毛细血管丛分布于大小气道壁内，主要功能是向气管至呼吸性细支气管段的气道供血，而呼吸性细支气管以下部位的血供由肺循环完成；支气管循环的小静脉分布于支气管黏膜固有层和外膜中。支气管静脉与肺静脉之间存在大量的吻合支；在终末细支气管段及以下部分，支气管小动脉与肺泡毛细血管丛广泛吻合。支气管小静脉大部分在肺门附近汇合成支气管静脉，并最终通过奇静脉、半奇静脉或左无名静脉回流入右心房。支气管循环血流量一般仅占心输出量的 1% ~ 2%。

三、肺循环的压力

（一）正常肺循环内压力

肺循环各部位的压力皆非常低，任何两点之间的压力差也非常小，动脉主干平均压为 15mmHg，收缩压和舒张压分别约为 25mmHg 和 8mmHg。而主动脉平均压为 100mmHg，高出肺动脉压 5 ~ 6 倍。左右心房的压力较为接近，分别为 5mmHg 和 2mmHg。因此肺循环和体循环的压差分别约为 10mmHg 和 98mmHg，两者相差 10 倍。肺动脉及其分支的管壁菲薄，平滑肌细胞含量较少，这是维持其低压状态的结构基础；相反，体循环动脉管壁较厚，平滑肌细胞丰富，小动脉壁的这一结构特点尤其明显。这种结构的差异反映了两种循环系统的不同功能，体循环调节全身各部位的血供，包括离心脏平面较高的部位，如头部或高举的上臂；而肺循环需要持续接受全部的心输出量。由于肺循环很少涉及将血液从一个区域转送到另一区域，故其压力能维持肺顶部的血供即可。肺循环的这种低压力减轻了右心做功，使其在很小的做功条件下有效地维持肺的气体交换。

肺循环的压力分布比体循环均匀得多，最大的压差位于毛细血管上游。肺毛细血管位于肺小动脉和静脉之间，由于毛细血管静水压是液体渗入肺间质和肺泡的主要压力，故在临床上测定这一压力将有助于判断肺水肿的性质和部位。

（二）肺血管外周压力

在讨论肺血管外周压力时必须区分肺泡和肺泡外血管。肺泡毛细血管的口径由肺泡内压和毛细血管内压的相互作用决定。正常情况下，肺泡毛细血管被气体"包围"，因此受到外周肺泡上皮细胞和间质的支撑力极小；结果是肺泡毛细血管的萎陷或扩张取决于血管内和肺泡内的压力差（跨壁压）。当肺泡内压上升超过毛细血管内压力时，则血管萎陷。相比而言，肺动脉、肺静脉等大血管和肺泡外毛细血管外周的压力小于肺泡毛细血管外周压力，当肺吸气扩张时，这些血管受到肺实质弹性张力的作用而扩张。其结果是血管外周实际压力降低，其降低的程度与胸腔内压的变化成正比。

因此，描述体循环的压力只需参考周围环境压力（一般为大气压）；而描述肺循环的压力时则复杂得多，因为肺循环周围无确定的压力（随呼吸周期而改变），且不同部位的压力也不相同（肺泡毛细血管和肺泡外毛细血管及大血管受呼吸的影响不同），因此描述肺循环的压力必须涉及循环内压力、外周压力和跨壁压。

四、肺　血　流

（一）肺血容量

肺血容量大约是体循环总血容量的 12% 。在人类两侧肺约含有 450ml 血液，其中 70～100ml 存在于肺毛细血管，其余大部分分布于动、静脉中。因此自然吸气时，尽管肺循环阻力增加，但血容量也增加（与体循环不同）。肺中含血量在不同生理和病理情况下有较大的变化。如用力呼气或正压呼吸时，肺内形成高压，肺循环可向体循环挤压多达 250ml 的血液。大出血时体循环血容量的丧失可部分通过肺循环自动转移而得到补偿。血中儿茶酚胺的量显著增加时，体循环血管收缩，而肺循环变化不大，大量体循环血液进入肺循环，这是脑部损伤时发生肺水肿的机制之一。

（二）肺血流量

通过肺的血流量相当于心输出量。因而，影响心输出量的因素也影响肺血流量。在大多数情况下，肺血管呈被动性扩张，即肺循环压升高时血管扩张，而压力下降时则血管回缩；但肺血管也在一定程度上受各种神经-体液因素的调节。肺血流量在各肺段的分布尽可能均匀一致，以保障正常的气体交换。

五、肺血管阻力

主要存在于肺微血管中，其中约一半形成于毛细血管中，提示肺小动脉和毛细血管是肺血管床压力下降的主要部位；而体循环的血管阻力主要存在于小动脉。

1. 血管内阻力　正常肺循环的明显特征是具有在肺动脉压轻度升高的情况下容纳大幅度增多的心输出量的能力。因此尽管肺血管阻力（PVR）非常低，但对于血管内压力升高具有很好的适应性。实验显示，血流量增多引起肺动脉压升高，但肺血容量和左房压保持不变；同样，左房压升高一般也不伴随肺动脉压和血流量的变化。在上述两种情况中均出现 PVR 下降。在正常生理情况下，肺微血管床中部分毛细血管处于关闭状态，或即使开放也没有血流通过，当循环压力升高时，这些血管开放并让血流通过，使得总的 PVR 降低。所谓毛细血管床的重新开通显然是肺动脉压升高时 PVR 下降的主要机制。

2. 肺血管外阻力　肺容量也是影响 PVR 的重要因素。实验研究证实肺容量变化对肺泡毛细血管和肺泡外血管的阻力存在相反的影响，在功能残气量位置肺血管阻力最低，肺容量增加或减小肺循环阻力皆会增加。随着肺的扩张，肺泡外血管（包括肺泡外毛细血管和肺静脉、肺动脉）口径变大，阻力下降。随着肺泡内压升高，肺泡毛细血管的跨壁压升高，其血流阻力增大；肺容量增大时，由于肺泡壁延展使肺泡毛细血管口径变小，也会导致 PVR 升高。PVR 除了受到上述因素影响外，还受其他影响肺血管壁平滑肌因素的影响，其中最主要是缺氧和酸中毒的影响。

3. 血液黏滞度　与 PVR 成正比关系。决定血液黏滞度的主要因素是血细胞比容。实验结果显示血液中血细胞比容大于 40% 时可引起平均肺动脉压和 PVR 的明显升高，缺氧诱发的红细胞增多症以及造成的血液黏滞度增大是导致高原性 PVR 增高的主要因素。

六、肺血管舒缩功能的调节

正常肺循环床的静息血管张力非常小,阻力也非常低,向血管内注入强血管扩张剂几乎不降低血管基础阻力,但具体原因尚不清楚,可能是肺组织,特别是血管组织天然结构的原因,也可能是肺血管系统内不断产生、释放血管松弛物质之故。已明确许多影响因素可调节血管运动张力,简单总结为:体内产生的血管舒缩物质,神经系统反射介导的血管张力变化,各种药理学因素对血管张力的影响,以及动脉血中气体(如低氧血症、高碳酸血症)改变对血管张力的影响。血管运动张力的改变通常可从三个层次来观察:①整体效应,或全肺血管阻力的改变;②区域效应,或血液在不同平行血管间的分布(如肺低氧性血管收缩反应);③重力依赖性。

（朱　蕾）

第三章

肺功能检查概述

　　肺具有呼吸、防御、代谢等多种功能，一般所说肺功能是指肺的呼吸功能。肺功能检查（pulmonary function test，PFT）是指运用特定的手段和仪器对受检者的呼吸功能进行的检测、评价。明确呼吸功能是否减退、减退程度和类型等，为疾病诊断提供依据，对治疗效果和病情发展进行评价；对外科手术的可行性和术后并发症的发生进行评估；对呼吸困难的原因进行鉴别诊断；对职业病患者的肺功能损害程度进行评级；也为运动医学、高原和潜水医学等的临床与研究提供参考。

第一节　肺功能检查仪

　　肺功能检查仪是测定肺呼吸功能的仪器，包括肺量计、流量计、气体分析仪、体容积描记仪和脉冲振荡仪（IOS）等多种仪器。

一、肺　量　计

　　1. 传统肺量计　传统上测定肺功能的仪器是肺量计（spirometer），最初用于潮气容积（VT）、肺活量（VC）及其相关参数等容积参数（包括图形，主要是肺活量曲线）的测定。因肺量计的基本测定结构是密闭的，故又称"密闭性肺量计（tightly closed spirometer）"，也称为"容积型肺量计"。受检者吸出或呼入容器内的气容积即为测定的肺容积。最初肺量计的基本结构是带定量刻度的橡胶气囊，受检者直接呼气入气囊，气容积多少直接从指示器读出，故称为简易肺量计；其后发展为金属（也有其他材料）圆筒形，其基本结构是两个光滑的圆筒，其中一个圆筒仅起支撑作用，称为固定圆筒，与呼吸无直接关系；另一个被密封在固定圆筒中，随呼吸移动，称为移动圆筒或肺量计圆筒，圆筒移动的容积即为呼气或吸气的容积。一个圆筒随呼吸移动的肺量计称为单筒肺量计，包括水封式和干式两种基本类型。水封式肺量计（water seal spirometer）是用水密封单筒肺量计的一种类型。水与固体之间的接触有很好的密封性，且与金属之间的滑动阻力非常低，故将薄壁金属的肺量计圆筒放置在圆柱形的水筒中，将有很好的悬浮性和密闭性。测定时肺量计圆筒随呼吸气容积的变化而上下移动，从而完成肺容积的测定（图 3-1）。干式肺量计（dry rolling seal spirometer）则是将肺量计圆筒直接放置在特定的、非常光滑的另一个圆筒（固定圆筒）内，两个圆筒的外壁和内壁密切接触，不漏气，肺量计圆筒随呼吸气容积的变化而前后移动，完成肺容积的测定。

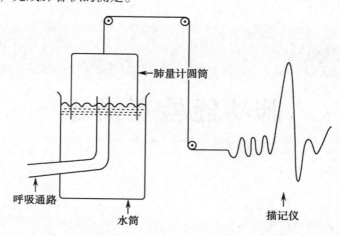

图 3-1 水封式肺量计的基本结构和测定肺容积的模式图

2. 肺量计的完善 随着机械材料和电子技术的发展，单筒肺量计的机械性能显著改善，气路阻力显著减少，反应速度显著增快，故不仅能测量静息状态的肺功能参数，如VT、VC 及其相关参数；也能准确测定用力肺功能参数，如用力肺活量（FVC）和各时间肺活量（包括 FVC 曲线）、最大自主通气量（MVV）及其曲线，并逐渐发展为能够同步测定最大呼气流量-容积（MEFV）曲线，使既往由原来两个或三个肺量计（分别测定 VC 曲线、FVC 和 MMV 曲线、MEFV 曲线）才能完成的肺容积和通气功能测定发展为用一台肺量计（性能优良的肺量计可同时测定 VC 曲线、FVC 和 MVV 曲线、MEFV 曲线）完成。

二、流 量 计

1. 机械流量计 传统肺量计能测定静息肺容积和用力肺容积（即通气功能），但不能测定即刻（或瞬间）的呼吸流量，因而不能完成 MEFV 曲线的测定。通过在单筒肺量计上连接描记流量曲线的机械臂和描记笔，就能在标准绘图纸上完成 MEFV 曲线的直接描记和测定，与标准流量图比较即可计算出不同呼气容积的最大流量，该装置称为机械流量计，如上海中山医院早期应用的国产 LR－80 型流速－容积描记仪。

2. 机械流量计的自动化发展 随着机械装置和电子计算机的发展，不仅仪器的呼吸阻力明显变小，机械流量计也能被直接安装在肺量计上，直接描记和显示流量图形，且能自动计算 MEFV 曲线各容积的流量大小，并和预计值比较，最终自动打印出报告。

3. 电子流量计 机械流量计有较多问题，不仅呼吸阻力大，且仅能描记流量大小，不容易计算容积，故逐渐过渡至电子流量计，简称流量计（flowmeter or flow transducer）。若无特殊说明，本书所说的流量计皆为电子流量计，其类型有多种，如压差式、涡轮式、热敏式。流量计安装在气路上，直接完成流量测定；通过电子计算机，完成容积的计算（流量对时间的积分为容积），故可完成流量和容积的同步测定，从而可在一台肺量计上自动完成 VC 曲线、FVC 曲线、MEFV 曲线、MMV 曲线的测定和计算，以及与正常预计值的比较，其中 FVC 曲线、MEFV 曲线为同步测定。

三、传统肺量计和电子流量计的比较

1. 传统肺量计的特点　用肺量计测定肺功能的方法称为肺量计法（spirometry）。该类方法的主要特点是密封性好，测定简单、直观，容积测定的准确性高；缺点是阻力大，在快速呼吸的过程中可产生瞬间高压，导致气体压缩，故测定的通气功能参数和流量可能偏低，特别是在呼吸功能减退的患者。事实上按预计值公式计算的 FVC 也总是低于 VC；实际测定的正常人的 FVC 也确实略小于 VC，皆说明传统肺量计法的局限性。传统肺量计的另一缺点是仪器的体积大，完成全部容积测定所用的仪器多，占地面积大，应用不方便。目前除科研测定外，临床上已基本淘汰。

2. 流量计的特点　为克服传统肺量计的特点，容积收集装置逐渐被流量测定装置取代，后者称为流量计，流量对时间的积分为容积，故可同时测定肺活量、通气功能、流量等参数。用流量计测定肺功能的方法称为流量计法（flowmetery）。其特点是在计算机的帮助下直接完成肺功能参数的测定和生理条件（BTPS）的换算，并与预计值自动比较；流量计的体积非常小，阻力非常低，对动态通气功能参数或流量的测量更准确，应用简单方便，故该法逐渐取代了传统的肺量计法。因在开放条件下测定，故又称开放通路测定法。

3. 肺量计和流量计的异同　如上所述，肺量计的经典概念是指容积型肺量计，典型代表是单筒肺量计，用于测定 VT、VC 等肺容积参数，也可测定 FVC、FEV_1 等通气功能参数（实质也是容积），但不能测定吸、呼气的瞬时流量；流量计的经典概念是机械流量计，可以测定流量，但不能测定容积，与单筒肺量计结合可测定 MEFV 曲线，因此经典肺量计和流量计是完全不同的概念。现代流量计是电子流量计，能完成流量和容积的同步测定，因此在某种意义上讲也是肺量计，称为流量型肺量计。现代肺功能仪已用流量计取代传统的肺量计进行容积测定，因此从广义上讲，流量计也属于肺量计；现代流量计法也可称为肺量计法。

若无特殊说明，本书中流量计和肺量计的概念通用，流量计法和肺量计法的概念也通用。

四、气体分析仪

是现代测定常规肺功能的基本装置，有多种类型。

1. 根据测定原理分类　主要有物理气体分析仪、电子分析仪、电化学分析仪、质谱仪、气相色谱仪、红外线气体分析仪，其中前三种类型主要用于动脉血气测定；后三种类型主要用于常规肺功能测定。

2. 根据测定物质分类　就肺功能测定的示踪或标记气体而言，主要有氧、氦、氮和二氧化碳气体分析仪，以及一氧化碳分析仪。前几种类型主要用于功能残气量（FRC）或肺总量（TLC）的测定，并通过直接换算完成全部肺容积参数的测定；还常用于肺气体分布的测定，这些气体分析仪的早期类型直接装置在肺量计的气路上，通过气体稀释法完成FRC 或 TLC 的测定，以及气体分布的测定。早期 CO 分析仪与肺量计多分开设置，多单独安装在复合气体分析装置（如早期上海中山医院应用的 SC-8 型肺功能气相色谱仪）上；而呼出气收集装置与肺量计连接在一起，组成复杂的 CO 弥散量（D_LCO）测定装置，取出该装置收集的含 CO 的肺泡气，在气相色谱仪上测定 CO 浓度或分压，最终和肺量计测定结果计算共同完成 D_LCO 的测定和计算。

3. 根据测定方法分类　主要有以下两类。

（1）采样分析法：也称为密闭性式分析法，即将吸入或呼出气储存在储气袋、储气箱或储气室内，待气体浓度平衡后，采样分析。优点是可控性好，测定的准确度高，影响因素少；缺点测定速度慢，是目前常规肺功能测定应用最多的测定方法。

（2）实时分析法（breath by breath）：也称为开放式测定法，即对气路中的气体浓度进行实时测定，而不需要储气袋采样。优点是测定速度快，可反映气体浓度的动态变化曲线，但对仪器性能的要求高，影响因素多，测定的准确度可能偏低。随着电子技术和电子计算机技术的不断发展，其临床应用逐渐增多，是肺功能测定的发展方向，目前主要用于心肺功能运动试验。

五、流量计和气体分析仪的同步测定

传统肺量计应用了数十年，其功能和性能不断发展完善，从早期仅能测定潮气容积、肺活量，到现代在一台仪器上完成肺活量、通气功能、呼吸流量等多种类型参数的测定。通过在肺量计气路上安装气体分析仪而能够测定 FRC 或 TLC，从而完成全部肺容积和通气功能参数的测定。现代电子流量计的气路上加入气体分析仪，也可完成 FRC 或 TLC 的测定。

1. 容积和弥散功能的密闭式测定法　随着微电子技术和电子计算机技术的不断发展，一氧化碳分析仪、氦（或甲烷）分析仪等组成一个完整的气体分析装置；肺量计和气体收集装置则组成完整的容积测定（包括 VC 和 FVC 及其相关参数）和收集装置，前者可从后者采样测定肺泡气的气体浓度，从而完成 TLC 或 FRC 与 D_LCO 的同步测定。也可用流量计取代肺量计安装气路的近咬口端，完成 FVC 曲线和 MEFV 曲线的同步测定，这样可将这两套测定装置安装在一台体积很小的肺功能仪上完成全部常规肺功能（肺容积、通气功能、弥散功能）的测定；也可将后者单独设置，形成体积非常小的简易肺功能仪。

2. 容积和弥散功能的开放式测定法　微电子技术和电子计算机技术的进一步发展，可对呼出气（包括肺泡气）的气体浓度或分压进行瞬时测定，而不一定像传统测定那样需要在密闭容器内采样，这样可将上述流量计和气体分析仪皆装置在气路的同一位置，进行同步测定，肺功能仪的体积进一步减少，气路的无效腔降低，测定范围进一步扩大，如用单次呼吸法测定 TLC 和 D_LCO 可适用于 FVC 低于 1000ml 以下的受检者，从而扩大了密闭式测定法的测定范围。

六、压力测定仪

压力测定仪种类非常多，在肺功能测定中主要用于测定口腔闭合压、胸腔内压、食管内压，进而用于最大吸气压、最大呼气压、气道阻力、0.1 秒口腔闭合压、胸肺顺应性的测定。压力测定仪可以是单独的测定仪器，但更多的是装置在复合式肺功能测定仪上，如体容积描记仪。根据结构和功能特点，压力测定仪大体分为三类：U 型测压计（常用介质是水或水银）（图 3-2A）、压力表（图 3-2B）、压力换能器（图 3-3）。前两者直接显示压力，优点是简单、方便，缺点是依靠测定人员的目力测定，影响因素多，缺乏客观的原始资料；当然在稳定的测定条件下，U 型测压计的精确度非常高，常用于压力换能器的校准。压力换能器是将压力信号与数据信号之间进行电子转换，最终通过记录仪或显示屏显示图形和数据，优点是仪器小，常安装在肺功能测定仪上，可同步显示图形和数据，并能保存。随着电子技术和电子计算机技术的发展，压力换能器的精度日益提高，目前在多数情况下取代了前两者。

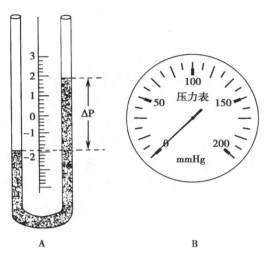

图 3-2　直接测压计模式图
A. U 型测压计；B. 压力表

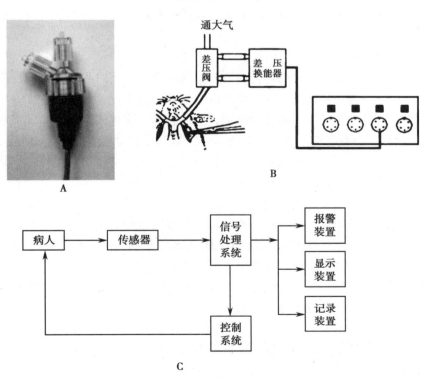

图 3-3　压力换能器的基本结构、测定方法和工作原理模式图
A. 基本结构；B. 测定方法模式图；C. 工作原理模式图

七、现代肺功能仪的基本类型

（一）肺量计型肺功能仪

即习惯上所说的"肺功能仪"，核心装置是流量计、气体分析仪和呼吸气路。可完成肺容积、通气功能、CO 弥散量等常规肺功能的测定。若未安装气体分析仪，则仅能测定肺活量和通气功能，称为"简易肺功能仪"。

（二）体容积描记仪

肺量计型肺功能仪的基本特点是对呼、吸气流量和容积进行直接测定，在加入气体分析仪的情况下，可以通过气体稀释法测定 FRC 和 TLC；但若肺内气体分布严重不均，标记气体不能均匀地分布至各个肺区，则肺容积的测定结果明显下降，与实际容积相比有较大误差，故又出现间接测定胸腔气容积的方法-体容积描记法。该方法的基本特点是一个气密性良好的大容积箱，箱壁上安置或连接流量计、压力传感器，通过测定箱内压力和容积的变化，间接测定 FRC，该结果不受气体分布不均的影响，故几乎可准确测定各种病理情况下的 FRC。该方法的另一个主要优点是可以直接、准确地测定气道阻力，通过加用胸腔负压测定仪还可测定肺顺应性。

（三）脉冲振荡仪

为简化和完善气道阻力、胸肺顺应性的测定，并能够测定惯性阻力，又逐渐出现振荡式肺功能测定仪，特别是脉冲振荡法（IOS）可在静息呼吸条件下测定各种性质的通气阻力，并能进行完善的分析。当然 IOS 还有较多问题，与传统肺功能参数的对比也有较大困难，需进一步完善。

（四）运动试验仪

通过增加一定的运动负荷，测定受检者的运动反应。早期的测定装置和检查指标比较简单，但其后逐渐完善，现阶段的仪器主要由两部分结构组成：负荷装置，分析、检测装置。负荷装置常用自行车功率计和活动平板，检测装置主要是气体分析仪（氧和二氧化碳分析仪）、流量计、心电图等。核心是对呼出气的氧和二氧化碳浓度进行检测。与常规肺功能的传统测定相似，经典运动试验仪是用储气袋或储气室对呼出气采样，气体分析仪测定和分析气体浓度；而呼吸气体容积则由干式单筒肺量计测定。现代运动试验仪的性能显著改善，能在气路上对呼吸气体浓度进行瞬时检测，而不需要储气室；用流量计取代单筒肺量计，对呼吸气流量和容积进行同步测定。主要用于评价受检者的运动能力和氧代谢功能，评价心、肺、运动系统、神经系统的功能及进行鉴别诊断，也是心、肺手术患者或心、肺移植患者手术风险评价及术后效果评价的重要方法。

6 分钟步行试验是心肺功能运动试验的简易试验，其结果与常规试验的结果有很好的相似性，且简便易行，临床应用比较普遍。

（五）气道激发试验仪

测定的基本参数是通气功能参数、气道阻力和激发剂负荷，故通过适当加用某些配件（如激发剂容器）即可在上述多种肺功能仪上完成激发试验。有效完成气道激发试验的核心是准确设定激发负荷，故试验仪也可以是单独的仪器，如气道反应性测定仪（Astograph）即为专门进行激发试验的仪器。

八、其他类型的测定仪

（一）血气分析仪

1. 常规血气分析仪　简称血气分析仪。主要用于动脉血气的测定，核心测定指标是动脉血氧分压（PaO_2）、二氧化碳分压（$PaCO_2$）和 pH，反映肺气体交换的总体情况。常用采血方式为桡动脉（肱动脉或股动脉）穿刺；在麻醉手术患者或危重症患者也常采用动脉置管采血。若放置中心静脉置管或肺动脉置管，则可完成混合静脉血气的测定，与动脉血气综合比较可反映机体的代谢情况。现代血气分析仪可加用多种氧合测定装置或离子测定装置，直接测定血红蛋白（Hb）浓度、氧合 Hb（HbO_2）浓度、一氧化碳 Hb（HbCO）浓度、高铁血红蛋白浓度，以及电解质离子浓度。

2. 无创测定仪　脉氧仪、呼出气 CO_2 测定仪、经皮血氧分压或 CO_2 分压测定仪是对动脉血气核心指标的无创性检测，其中脉氧仪测定血氧饱和度（SpO_2）早已广泛应用于临床测定。

（二）放射性核素测定仪

主要用于测定通气分布、血流分布以及通气血流比例，临床不常用。

（三）呼气末一氧化氮测定仪

NO 不是血气或气体交换的指标，但可以反映气道、肺组织的炎症反应。在临床上已获得一定程度的推广应用。

第二节　肺功能检查仪的发展历史

现代肺功能检查仪的发展是从肺量计开始的，并逐渐出现气体分析仪、体容积描记仪等新式测定仪器。测定的内容也日趋完善和标准化。

一、肺量计的出现和发展

现代肺功能测定可追溯至 1800 年代的的中期，当时 Hutchinson 发明了用简易水封式肺量计测定 VC，并用其作为评价肺功能状态的参数。FVC 测定是 VC 测定进一步发展。在 20 世纪 30 年代，Barach 观察到支气管哮喘和肺气肿患者的呼气速度减慢，还注意到呼气速度减慢对判断气道阻塞非常重要，并用记纹器（记纹鼓）描记出 FVC 的变化图，从此 FVC 逐渐推广应用。1947 年 Tiffeneau 提出了用第一秒用力呼气容积与吸气肺活量的比值（FEV_1/IVC）作为反映气流阻塞的参数。1950 年 Gaensler 将微型开关用于水封式肺量计，使肺量计的性能明显改善，完成 FVC 和时间肺活量的的测定，提出了 FEV_1 和 FEV_3 的概念，观察到正常人的 FEV_1/FVC 和 FEV_3/FVC 大约为 80% 和 100%，而 FEV_1 可以评价气道阻塞的程度。1955 年，Leaulen 和 Fowler 在 FVC 描图上绘出最大中段呼气流速（MMFR，现命名为 $FEF_{25\%\sim75\%}$）。

二、通气功能测定的进一步发展和完善

在 20 世纪 50 年代后期，Hyatt 等人提出流量-容积曲线的概念和测定方法，MEFV 曲线以及同时测定的吸气相曲线称为流量-容积环，其后被逐渐推广应用，目前是判断气流

阻塞和进行质量控制的重要肺功能内容，也是肺功能测定中的最重要图形。

呼气峰流量（PEF）是临床应用非常广泛的流量参数，可通过流量计或峰速仪测定，因此既可以在 MEFV 曲线上计算，也可通过简易峰速仪直接获取，可应用于社区和家庭。

MVV 最早在 1941 年被描述，Cournand 和 Richards 最初称之为 maximal breathing capacity（MBC），并提出和完善 12 秒或 15 秒的测定方法。MVV 成为评价通气能力的最可靠指标。其后最大吸气压（MIP）和最大呼气压（MEP）的概念被提出，进一步完善了通气功能的评价机制。MIP、MEP 可通过压力换能器和无液压力计（aneroid manometer）测定，目前主要用于评价呼吸肌力量，也常作为机械通气患者的撤机指标。

三、残气容积的测定

在肺量计逐渐完善、并能测定更多肺功能参数的过程中，如何测定呼气后残存在肺内的气体容积是一个不得不面对的问题，Davy 最早用氢稀释法测定残气容积，其后 Meneely 和 Kaltreider 用氦气取代氢气进行测定。在同一时间，Darling，Cournand 和 Richads 用氦稀释法（习惯称为氮洗出法，即通过吸入氧气使肺泡氮浓度被洗出）测定 FRC。在 1950 和 1960 年代，Fowler 发展了氮洗出法中的单次呼吸法，能够在一定程度上反映气体分布。

同样在肺量计法发展过程中，体容积描记仪测定气道阻力也在 1950 年代的早期出现，Comrone、Dubois 和其他学者发展了这一技术，并提出了估测肺泡压的方法。早期该方法的检测和记录非常复杂，临床应用极少；其后随着微处理器技术的逐渐发展，体描仪逐渐成熟。目前体容积描记法（体描法）已成为肺功能测定常规方法，可完成 FRC、气道阻力和通气功能（在气路上装置流量计完成）的测定，是气道阻力测定的金标准。加用食管压力（反映胸腔负压）测定后，也可准确完成肺顺应性的测定。在差不多的同一时期内，高频振荡仪测定呼吸阻力也应用于临床，并从单频振荡逐渐发展至多频振荡、连续性脉冲振荡等形式，能够测定各种性质（如黏性、弹性、惯性）和各种部位（如中心、周边，气道、肺、胸廓）的呼吸阻力，但并未发展成熟，仍有较多改进和完善的空间。

四、弥散功能的测定

肺弥散功能的测定是随着 CO 测定方法的完善而逐渐成熟的。1911 年，August 和 Marie Krogh 提出了用单次呼气法（一口气法）测定 D_LCO 的方法，他们测定出了吸入气和呼出气中 CO 的存在及其微小差异，从而实现了试验测定，但不能用于临床。在 1950 年代，Forrester 和他的同事实现了 D_LCO 的临床测定。几乎在同一时间，Filley 等人用常规呼吸的方法（而不是屏气的方法），即稳态法（后发展为现代的重复呼吸法）实现了 D_LCO 的测定。两种方法各有优缺点，但经过数十年的发展完善，都有了标准的测定方法和程序，成为常规的弥散功能测定方法。

五、动脉血气测定

早在 1900 年代，就开始用容积法测定动脉血氧和 CO_2，1957 年 Sanz 用玻璃电极测定液体的 pH，1958 年 Severinghaus 将含有二氧化碳缓冲液的试剂包置入玻璃电极中，缓冲电极通过薄膜与测试血液分开，该薄膜允许 CO_2 通透，这样血液中的 CO_2 进入测定区转化氢离子，通过 pH 电极测定。1956 年 Leland 将聚丙烯膜覆盖白金（铂）电极上，当一定大小的电压被施加于电极后，氧在铂电极的阴极被电离而减少，其减少量与其分压成正比，因此血氧分压就被成功测定，这样 pH 电极、PCO_2 电极、PO_2 电极就构成动脉血气分析仪的三个基本电极，进一步通过标准图表换算可完成其他氧合指标和酸碱指标的测定，从而完成动脉血气的完善检测。当然这些新的电化学方法在测定上述三项指标的同时，也可通过适当改进直接测定各种 Hb 的浓度，如 HbO_2、HbCO；通过类似的方法也可完成多种电解质离子浓度的测定。采用类似经典的血气电极技术，通过经皮电极法也可进行 PO_2、PCO_2 的测定，使得无创测定逐渐获得临床应用。

在第二次世界大战期间，动脉血氧测定法获得发展。20 世纪 60 年代，光谱成像分析仪可测定总 Hb 浓度以及 HbO_2、HbCO 的水平。目前动脉血氧测定法和血气分析可装置在一个简单仪器中进行多种测定或换算。用光束感受波动性血流可检测心跳次数，在 20 世纪 70 年代，随着该技术的不断成熟，发现光吸收的变化也可估测血氧饱和度，从此用脉氧仪同时检测脉搏和动脉血氧饱和度逐渐走上历史舞台，并发展成为现代广泛应用的检测方法。现代计算机技术使得脉氧仪变得微小和便携，在测定 SaO_2 的同时，也能测定 HbCO。

随着红外线气体分析仪的发展，CO_2 波形图或呼出气 CO_2 检测也逐渐发展完善，并成为现代的常规检查方法。动脉血气分析、脉氧仪测定和二氧化碳波形图测定的联合应用已逐渐成为多数 ICU、手术室、急诊室的基本检测，其中动脉血气分析是常规肺功能测定的基本内容。

六、呼出气一氧化氮（FENO）测定

FENO 不是血气或气体交换的指标，但可以反映气道、肺组织的炎症反应，在某些情况下有一定的诊断和评估价值，主要用于支气管哮喘患者。该技术逐渐在临床获得应用。

第三节 肺功能测定的基本内容

临床上测定的常规肺功能包括肺容积参数（包括潮气容积、肺活量曲线及相关参数、功能残气量及相关参数）、通气功能参数（包括用力肺活量曲线及其参数、最大呼气流量-容积曲线及其参数）和肺弥散量参数（包括一氧化碳弥散量和比弥散量），而动脉血气分析则是上述参数作用的综合结果。这四类参数的测定可对呼吸功能进行较完善的判断，是肺功能测定和临床应用的重点。部分患者需进行气道舒张试验或激发试验，以完成气道功能的进一步测定。气体分布、通气/血流比例、气道阻力、胸肺顺应性、呼吸肌功能的测定能提供更完善的分析和解读。

第四节 现代肺功能仪的特点

与传统测定肺容积、通气功能、呼吸流量、一氧化碳弥散量的仪器相比，现代常规肺功能仪（不包括体描仪和 IOS）的测定方法、原理、计算公式相似，但也有以下不同特点。

一、基本结构特点

现代常规肺功能仪的核心装置是流量计、气体分析仪、气路和采样器，即一台仪器取代既往的多个仪器完成全部常规肺功能的测定，其中气体分析仪与流量计设置在气路的同一位置，对潮气容积、肺活量及相关参数、流量进行开放式实时检测；用微小储气袋或储气室对呼出气进行采样，完成 FRC（或 TLC）与 D_LCO 的同步检测。最新式肺功能仪可对呼出气浓度进行瞬时测定，而不需要储气室，从而也能完成 FRC（或 TLC）与 D_LCO 的同步检测。这样一台体积不大的常规肺功能仪上就能完成全部肺容积参数、通气功能参数和 D_LCO、KCO 的测定，而仪器的占地面积显著减少。

二、气 路 结 构

由既往密封式肺量计改为开放式通路，直接由流量计完成流量和容积的测定，通过采样室或实时检测完成 TLC（或 FRC）和 D_LCO 的测定，因此仪器的阻力显著降低，也减轻了仪器重力和呼吸压力对气容积的压缩作用，故测定的准确性，特别是流量和通气功能测定的精确性可能提高。

三、标准气和定标

传统仪器测定的标准气由操作者自己配制，现代仪器则由专门医疗单位配置，故可提供大容积的高压混合气长时间应用；气体浓度测定、容积定标、环境定标由完全人工操作改为自动或半自动机械操作，因此气体浓度稳定，操作步骤明显减少，人为因素的影响明显降低。

四、测定值的计算

由既往的人工计算测定结果改为电脑自动计算，并自动校正为生理条件（BTPS）[CO 弥散量则校正为标准条件（STPD）]，还自动计算出实测值占预计值的百分比，最后通过显示屏直接显示和打印，显著节省劳动力。

五、肺容积和气体浓度的测定

由既往的分别测定改为现代的同步测定，用单次呼吸法和重复呼吸法皆可同步测定 D_LCO 和 TLC（或 FRC）。单次呼吸法的屏气时间由操作者按秒表计时改为电脑根据预设程序自动确定起始时间和终止时间，并通过显示屏直接显示；重复呼吸法的测定时间由人工设定改为电脑自动调节，实时监测 He（或 CH_4 等标记气体）和 CO 的浓度，达稳定状态时自动终止，人为影响因素减少，因此两种方法皆更为简单、准确，皆为目前的常规测定方法。

需强调现代肺功能仪的测定原理和计算过程也变得非常抽象，使操作者和临床医生不容易理解测定过程和测定结果，对结果的准确度也更难把握，因此仍必须熟悉传统仪器的结构、测定原理和测定要求。

第五节　肺功能检查的适应证和禁忌证

上海中山医院于20世纪50年代末首次在国内将肺功能测定应用于临床，其后逐渐推广，应用范围也不断扩大，目前几乎应用于临床各科；但某些患者有一定的测定风险，甚至不适合测定。结合国内外的最新成果和我们的临床实践，将测定的适应证和禁忌证总结如下。

一、肺功能检查的指征

1. 判断有无肺部疾病　具体指征是长达数周或以上的胸闷、呼吸困难、咳嗽、咳痰；较长时间的运动能力减退；个别情况下短时间内发病者也需要测定，特别是症状明显，体征或影像学检查缺乏阳性发现者。这不仅涉及判断有无肺部疾病，还有助于与引起类似表现的心血管系统、运动系统、神经系统疾病的鉴别诊断。

2. 评价肺部疾病和肺功能障碍的类型　肺功能障碍有两种基本类型，通气功能障碍和换气功能障碍。通气功能障碍常合并或并发气体分布不均、$\dot{V}/\dot{Q}$失调，即合并换气功能障碍，如慢性阻塞性肺疾病（COPD）、支气管哮喘为气流阻塞性疾病，但中、重症患者皆有明显$\dot{V}/\dot{Q}$失调。通气功能障碍和换气功能障碍也常同时发生，如肺炎、肺水肿、肺损伤等肺实质疾病。在部分患者，两者可单独存在，如大气道阻塞多仅表现为通气功能障碍，而肺血管疾病多仅表现为单纯换气功能障碍。

通气功能障碍是最基本和最常见的肺功能障碍类型，分阻塞性、限制性、混合性三种情况。此外还有独立于三种情况之外的单纯小气道功能障碍，而这常常是气流阻塞性疾病的早期阶段。因此肺功能检查对不同类型的肺部疾病也具有重要的诊断和鉴别诊断价值。

3. 评价已知肺部疾病的严重程度和动态变化。

4. 评价治疗效果。对阻塞性和限制性通气肺疾病而言，肺功能检查常常是最客观和最有价值的方法。

5. 评价劳动能力的丧失程度。

病史和影像学检查是职业性肺疾病、伤残的诊断依据；而肺功能检查则是评价损害程度的最客观依据。

6. 评估麻醉、手术的可行性和术后并发症的发生风险。随着肺部疾病发病率的显著升高，老年人疾病的显著增多，手术适应证的明显扩大，肺功能检查已成为多种手术或高危患者的常规检查，如心脏手术、肺部手术、上腹部手术、老年人或有COPD的其他手术。多数情况下用常规肺功能检查即可，但心肺运动试验（CPET）或简易运动试验能够更客观评价患者对手术的耐受性。

7. 支气管高反应性测定或测定气道对特定过敏原的敏感性，判断发生支气管哮喘的可能性（气道激发试验）。

气道激发试验不仅对可疑支气管哮喘患者具有重要的诊断价值，对评估其哮喘患者的控制程度也有重要价值。

8. 高危患者，如吸烟或被动吸烟、严重大气污染、职业暴露人群的体检。

9. 高原活动、太空或高空飞行、深海活动人群的体检。

10. 运动医学、航天医学、航海医学、社会学的研究和调查。

上述人群的肺功能检查是社会、科技发展的必要结果，其应用将会日益增多。

11. 流行病学调查 随着呼吸病，特别是慢性气道疾病的发病率日益升高，对相关科研的需求也显著增多，肺功能的流行病学调查也日益增多。

二、肺功能检查的禁忌证

这里主要是针对常规肺功能检查，CPET、IOS、体容积描记议测定的禁忌证另述。

（一）禁忌证

1. 严重低氧血症患者 除非是床旁普通监测。因为常规肺功能检查需停止吸氧，可导致低氧血症迅速加重；用力呼吸，特别是屏气容易加重脑、心脏等器官组织的缺氧。

2. 气胸及气胸愈合 1 个月内的患者。

3. 不稳定性心绞痛患者、4 周内的心肌梗死患者、高血压危象或顽固性高血压患者。

4. 近期（一般指 1 个月内）脑卒中、眼睛手术、胸腔或腹腔手术的患者。

5. 二周内有咯血史或有活动性消化道出血的患者。

6. 肺功能检查当天已进行内镜检查及活检的患者。

上述疾病或状态下，用力或屏气非常容易导致疾病加重或出血的发生，故不宜进行肺功能检查。

7. 有活动性呼吸道传染病或感染病的患者，如开放性肺结核、流行性感冒、急性肺炎患者。对此类患者检查非常容易导致交叉感染，故不宜进行肺功能检查。

8. 有习惯性流产的孕妇。用力或屏气容易导致流产，故不宜进行肺功能检查。

9. 已确诊患胸腔动脉瘤、主动脉瘤或脑动脉瘤，且未进行有效治疗的患者。该类患者用力呼吸容易诱发动脉瘤的破裂。

（二）相对禁忌证

1. 张力性肺大疱患者。

2. 严重心血管疾病患者，如严重胸腹主动脉瘤患者、严重主动脉瓣狭窄患者、心绞痛患者，严重高血压患者，频发性室性期前收缩及严重心房颤动患者。

3. 颞颌关节易脱臼患者。

4. 严重疝气、痔疮、重度子宫脱垂患者。

5. 中晚期妊娠妇女。

上述疾病或状态下，用力呼吸或屏气容易导致疾病加重或孕妇流产，故肺功能检查应慎重。

6. 插胃管患者。

7. 气管切开患者。

上述情况下，用力或屏气有脱管的风险，故肺功能检查也应慎重。

8. 鼓膜穿孔患者 容易发生漏气，且急性期可能加重病情。慢性患者若有测定指征时，需先堵塞患者耳道，然后测定。

9. 配合较差或体弱无力的患者 前者如偏瘫、面瘫、脑血管意外、脑瘫、智障、耳聋、小儿、部分老年患者；后者如重症肌无力患者。

上述情况多不能有效完成可接受的肺功能测定，肺功能的解读有较大困难。

10. 明显胸痛、腹痛、面痛、头痛的患者；剧咳患者；压力性尿失禁患者。

第六节 肺功能测定的基本要求

为保障肺功能测定的可靠性和解读的准确性，肺功能检查的空间、环境、人员等皆有一定的基本要求。

一、肺功能检查室的设置要求

肺功能检查室的大小、设施可依据检查仪器、检查项目、检查人员、检查对象以及各医院的实际情况而定，但应符合下述基本要求。

1. 检查场地应宽敞明亮 每个肺功能室面积应不小于 $10m^2$（简易肺功能仪或仅一台肺功能仪除外），一个房间最好仅放置一台仪器，特别是需要检查的患者或健康体检者较多时；人员过多会使空气氧浓度降低、CO_2 浓度升高、标示气体（如 He、CO）浓度升高，这将影响定标、测定的准确性；而 CO 浓度的升高不仅影响测定的准确性，还将对人体的健康状况产生慢性不良影响。

2. 各个房间皆必须有良好的通风条件 以维持正常空气中各种气体浓度的稳定，保障测定的准确性和检查者的安全性。血气分析仪对通风的要求更高。每个检查房间最好皆有窗户，事实上检查前、中、后打开窗户是最简便、有效的通风方法；也可选用其他一些通风设备，如排气扇等。

3. 室内的温度、湿度需相对恒定 一方面，多数肺功能仪对环境温度、湿度有一定的要求，若超出工作范围，仪器的测定误差则会增大，甚至不能准确工作，特别是夏天温度较高或冬季寒冷时。另一方面，合适的温度、湿度会使受检者感觉良好，有利于配合检查。因此，肺功能室最好有温度和湿度控制设备，以保障环境状态的相对稳定。理想的环境温度为 18 ~ 24℃，湿度为 50% ~ 70%。

4. 易于抢救 尽管在绝大多数情况下肺功能检查是安全的，但仍有发生严重意外事件的可能，常见问题的有支气管哮喘急性发作、晕厥、过敏性休克、严重心律失常等。因此肺功能室必须备有急救车（包括抢救药物和设备等），最好有除颤仪。肺功能室应设置在靠近病房或急诊室的地方，设置在呼吸科是最理想的选择。部分医院的肺功能检查室设置在功能检查科并且远离病房或急诊室，不利于患者的及时抢救。此外，肺功能室还应配备有经验的医护人员。

5. 应具备预防和控制交叉感染的措施 肺功能检查要求受检者进行反复呼吸，检查过程还常常诱发患者的剧烈咳嗽。患者用力呼气或咳嗽时产生的飞沫可在空气中悬浮数小时，有可能对检查环境、仪器和周围物品产生污染；若受检者有呼吸道传染病则容易发生交叉感染。通风良好是基本要求，开窗通风是最简便、最有效的措施；适当选用一些设备，如排气扇、空气过滤净化器等可能更好。肺功能检查专用呼吸过滤器应常规应用。

二、肺功能测定仪的要求

1. 仪器技术要求 仪器应处于稳定、合理的工作状态，这样才能保障测试结果的准确、可靠。肺功能仪器测量的流量、容积、时间、气体浓度等指标的量程、精度、重复性、零位计算标准、误差允许范围等皆必须达到一定的技术标准。按要求定期对仪器进行定标和测试，使其处于良好的正常状态。

2. 仪器功能要求　一般要求能完成肺容积、通气功能和弥散功能的测定，且有动脉血气分析或无创血氧饱和度检测。而筛选仅要求仪器能完成通气功能测定和无创血氧饱和度检测。理想情况是除能达到上述要求外，也能完成气道阻力测定和心肺运动试验。

3. 仪器测量频率的要求　与欧美国家不同，我国较多三甲医院每日测定的人数非常多，在进行大规模体检或流行病学调查时测定的人数可能过多，这就要求对每台仪器的测定人数和测定间隔进行合理安排，否则将可能导致较多问题，如呼吸产生的过多水蒸气来不及蒸发和温度升高将影响环境状态，对测定结果的换算产生影响；房间内氧浓度下降、CO_2 浓度升高、标示气体或示踪气体浓度（He、CO）的升高将影响测定结果的准确性，特别是明显降低 FRC（或 TLC）、D_LCO 的准确性。我们的经验是每小时检查 6~8 人为宜，超过 10 人将有较多问题。

三、操作者的素质要求

操作者的指导是影响肺功能检查质量的重要因素，有时是决定性因素，为获得准确的测试结果，操作者应具备下述条件。

1. 知识要求和检查技术　操作者应具备基本的呼吸生理知识，熟练掌握肺功能检查的操作步骤和质量要求，熟悉各项肺功能参数的临床意义。操作者还应接受相关继续教育，逐渐熟练掌握呼吸生理知识，及时掌握肺功能检查标准的变化，学习新的检查技术，掌握新的质控标准，能及时、准确地发现和识别检查中的问题和处理对策。

2. 掌握操作的适应证和禁忌证　特别是禁忌证，详见本章第五节。

3. 服务态度　操作者应有良好的服务态度，耐心地向患者解释，以取得患者的信任与配合。这是对医务人员的基本要求，但因肺功能测定的主观性很强，故该项要求更重要。

4. 指导技巧　肺功能检查是主观性很强的操作技术，良好的示范方式和动作是检测成功的必要因素。操作者需向患者演示每项检查的吸气和呼气动作，让受检者正确掌握动作要领，在指导测试的过程中适当运用肢体语言来不断提示和鼓励受检者完成有关测定。若操作者"只说不做"，即仅口头解释，自己不演示，则受检者可能总是不得要领，虽多次用力呼吸但仍不符合要求，耗费大量的体力，测定结果越做越差。也可让受检者在等候检查时观看肺功能检查的视频录像，并从中模仿检查动作，从而更好、更快地掌握呼吸动作要领。

5. 操作过程中的质控方法　操作者应掌握各项肺功能检查数据和图形的质控方法，特别是图形的质控方法。强调必须熟练掌握用力肺活量的质控，在测试过程中，操作者应对受检者的努力及配合程度迅速做出判断，最好能实时观察测试图形。测试后，操作者应能迅速读取数据，并判断其可靠性，从而迅速判断是否需要重复测试。

四、检查前准备

1. 了解病情　与心电图、影像学检查不同，在某种意义上，肺功能检查带有一定的会诊性质，故检查前需充分了解受检者的检查目的、主要的症状和体征，充分了解其胸部 X 光片或 CT 片的检查情况。了解有无检查的禁忌证或需注意的问题，一旦有明确的检查禁忌证，需主动和预约医生联系，确定放弃检查并给予说明，还需在申请单上签名；若仍需要检查，需相关医生陪同。

2. 了解和评价影响测定结果的因素　检查前需了解受检者最近的用药情况，包括使用药物的名称、剂型、剂量、最后使用的时间等，判断是否会影响检查结果。支气管平滑肌舒张剂，如肾上腺素能受体兴奋剂、胆碱能受体拮抗剂、黄嘌呤类药物；支气管平滑肌收缩剂，如肾上腺素能受体拮抗剂、胆碱能受体兴奋剂；激素类药物；抗过敏类药物等，均应根据检查的目的、项目和药物的半衰期而决定是否需要停药及停药的时间。大多数情况下，不需要停药，以免影响病情，特别是随访病情变化和治疗效果时；若为诊断目的，需根据情况判断，若能明确诊断，不需要停药，否则需要停药，特别强调如果检查目的是为了评价气道反应性或可逆性，应避免用药或给予充分的停药时间。

预约检查时就应告知受检者具体的停药方法。

检查前 2 小时应避免大量进食，检查当天避免饮用碳酸饮料、咖啡、浓茶等，检查前 1 小时避免吸烟，检查前休息 15～20 分钟。

3. 记录性别、年龄、身高和体重　用于肺功能参数正常预计值和医学参考值范围的计算。对较大年龄儿童和成人而言，年龄以岁为单位，身高以 cm 为单位，体重以 kg 为单位。

测量身高时应脱鞋，两脚并拢，尽量站直，两眼平视前方；应选用直尺测量身高，避免用折叠的标尺，以减少测量误差。胸廓畸形患者，如脊柱后凸，可通过测量臂距来估算身高。测量要求：让受检者靠墙，两臂尽量伸展，测量两中指之间的指端距离。一般认为臂距与身高相同。

五、检查时间

每日 24 小时内，肺功能存在一定的动态变化，常规肺功能一般要求上午 8～10 时检查；若在其他时间检查，需注明，复查时也应在相同的时间段检查。

六、检查体位

坐位或立位均可进行检查。坐位更为安全，可避免因晕厥而摔伤，故临床上主要采用坐位检查。如采取站位，应在受检者身后放置一把座椅，一旦有头晕、心慌等不适感觉，可随时坐下休息。正常情况下站位与坐位时的测定结果相差不大，但复查时必须采用相同的体位。

1. 坐位的要求　座椅高度合适，双脚着地不跷腿，避免两脚悬空，否则不容易达到最大力量的呼吸配合。选用有靠背而无转轮的座椅，靠背主要是出于安全考虑，方便受检者休息，但测试时不能靠背，而必须挺胸、坐直，头保持自然水平或稍微上仰，切勿低头弯腰俯身，否则不利于受检者完成用力呼吸动作。若使用轮椅时则必须锁住轮子。

2. 站位的选择　年幼儿童检查宜采用站位，肥胖者也适合站位检查，这样有利于受检者深呼吸，特别是深呼气，以取得更佳的测定结果。

3. 其他体位的选择　有些受检者因疾病等原因不能站立或坐直，而又需要肺功能检查时，只能采取卧位，但其检查结果多偏低，应在报告中注明。

第七节　肺功能测定准备工作中的重要术语

肺功能测定时，技术员和临床医生皆重视参数的测定、质量控制和临床意义，但容易忽视或混淆测定前的一些重要问题名词和术语，简述如下：

1. 标准气（standard gas）　进行定标和作为吸入气进行肺功能测定用的气体。用气体分析法测定肺功能时，标准气必须达到一定精度和纯度，且需专门医用气体公司生产。

2. 定标（calibration）　对各种环境及仪器情况进行的标准化处理。因为不同批号的标准气浓度常有微小的差异，而测定时的环境气压、温度、湿度也经常变化，可导致测定结果的不稳定，故需进行标准化处理。主要包括环境定标、容积定标和标准气检测。

3. 环境定标（environmental calibration）　肺功能测定前，对环境气压、温度、湿度、海拔高度进行的定标。

4. 容积定标（volume calibration）　肺功能测定前，用标准容器（一般用3L定标器）对肺功能测定仪的气路进行的定标。

5. 标准气检验（standard gas checkout）　更换标准气后或每日测定前对标准气浓度的检测。该结果输入肺功能仪作为测定用值。需强调检验结果可以与标注浓度有微小差异，但不应超过5%；否则需检查问题所在，必要时更换标准气。

6. 标示气体（mark gas）　用气体分析法测定肺功能时所使用的、用于计算肺功能参数的气体，如用氦（或甲烷）测定肺总量、用CO测定弥散量时，氦（或甲烷）、CO皆为标示气体。

7. 示踪气体（trace gas）　用气体分析法测定肺功能时所使用的气体，该气体为测定肺功能参数所必需，但不直接用于参数的计算。如测定CO弥散量时，CO为标示气体，但用于测定肺容积的氦、甲烷等气体则为示踪气体。

现代肺功能仪几乎皆同步测定肺容积和CO弥散量，故氦（或甲烷）既是标示气体，也是示踪气体；若无特别说明两者通用。CO是标示气体，但不是示踪气体。

8. 干燥环境条件（ambient temperature and pressure，dry，ATPD）　实际环境温度、大气压、干燥气体状态。肺功能测定时的周围环境状态不同，可导致肺功能参数的实测值不同，缺乏可比性，故需进行环境状态的标准化处理。ATPD是对环境状态进行标准化处理的一种方法。

9. 水蒸气饱和环境条件（ambient temperature and pressure, saturated，ATPS）　实际环境温度、大气压、饱和水蒸气状态。是对环境状态进行标准化处理的一种方法。

10. 生理条件（body temperature and pressure, saturated，BTPS）　正常体温、标准大气压、饱和水蒸气状态。是对环境状态进行标准化处理的一种方法，也是最常用的校正肺功能参数的状态，常规用于肺容积和通气功能参数的校正。

11. 标准条件（standard temperature and pressure，dry，STPD）　环境温度0℃、标准大气压、干燥气体状态。是对环境状态进行标准化处理的一种方法，常规用于CO弥散量的校正。

（朱　蕾　钮善福　蔡映云）

第四章

肺容积检查

　　肺内气体含量的多少称为肺的容积，其大小随胸廓的扩张和回缩而改变。平静呼吸时肺扩张和回缩的幅度小，肺容积的变化小，气体交换量少；深呼吸时肺容积的变化大，气体交换量也相应增大。当肺组织出现解剖和生理学改变时，肺容积也相应增大或减小，并影响肺的气体交换功能，因此要理解肺的呼吸功能必须先掌握肺容积的组成、测定方法及其临床意义。

第一节　肺容积的基本概念

　　肺容积的概念包括四种基础肺容积（basal lung volume）和四种基础肺容量（basal lung capacity）。容积是指安静状态下，一次呼吸所出现的呼吸气量变化，不受时间限制，具有静态解剖学意义，基础肺容积彼此互不重叠，包括潮气容积（tidal volume，VT）、补吸气容积（inspiratory reserve volume，IRV）、补呼气容积（expiratory reserve volume，ERV）和残气容积（residual volume，RV）。容量是由两个或两个以上的基础肺容积组成，包括深吸气量（inspiratory capacity，IC）、肺活量（vital capacity，VC）、功能残气量（function residual capacity，FRC）和肺总量（total lung capacity，TLC）（图4-1）。临床上也可根据测定方法分为直接测定的肺容积和间接测定的肺容积。其中前者可通过肺量计或流量计直接测定，包括 VT、IRV、IC、ERV、VC，这些参数实质上皆以测定 VC 为核心，并通过与 VT 换算完成其他参数的测定，故也可以称为肺活量相关参数，其测定也简称为肺活量测定；后者则均含有无法用肺量计直接测定的残气容积部分，需通过标记气体分析等间接方法换算出结果，包括 RV、FRC、TLC，其测定方法也可简称为残气容积测定。

　　1. 潮气容积　又称"潮气量"。静息呼吸时每次吸入或呼出的气体容积，一般指呼气容积。

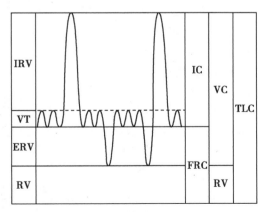

图4-1　肺容积的组成

2. 补吸气容积 又称"补吸气量"。平静吸气末用力吸气所能吸入的最大气容积。

3. 补呼气容积 又称"补呼气量"。平静呼气末用力呼气所能呼出的最大气容积。一般占肺活量的1/4，在正常人群中波动范围较大，尤其与体位有关。

4. 深吸气量 平静呼气末用力吸气所能吸入的最大气容积。一般占 VC 的3/4，是完成最大通气量的主要部分。IC = VT + IRV。

5. 肺活量 尽力深吸气后作深慢呼气所能呼出的最大气容积，故也称为慢肺活量。表示肺脏最大扩张和最大收缩的幅度，其大小受呼吸肌力、肺和胸廓的弹性、气道阻力等因素的综合影响。VC = IC + ERV = VT + IRV + ERV。

6. 分次肺活量（fractional vital capacity） 测定补呼气容积后，再测定深吸气量，取两者之和所得肺容积大小。一般与肺活量相等，气流阻塞时多大于肺活量。

7. 吸气肺活量（inspiratory vital capacity，VCi，IVC） 尽力深呼气后作深慢吸气，所能吸入的最大气容积。一般与肺活量相等，气流阻塞时多大于肺活量。

8. 残气容积 又称"残气量"。用力呼气末肺内残存的气体容积。是反映阻塞性通气功能障碍的常用指标。

9. 功能残气量 平静呼吸时，每次呼气末肺内残留的气体容积。正常情况下约占肺总量的40%，是肺弹性回缩力与胸廓弹性扩张力的平衡位置；在严重气流阻塞患者，其大小还与气道阻塞或陷闭等因素有关。适当 FRC 是保持 PaO_2、$PaCO_2$ 和呼吸力学稳定的主要因素，过大或过小都将产生不良影响。FRC 也是反映阻塞性通气功能障碍的常用指标。

10. 呼气末容积（end-expiratory lung volume，EELV） 呼气结束时的肺容积。与 FRC 的区别是对呼吸形式无要求，既可以是自然呼吸，也可以是机械通气；既可以是平静呼吸，也可以是用力呼吸。平静呼吸的 EELV、机械通气不加 CPAP（PEEP）时的 EELV 即为 FRC。

11. 胸内气体容积（thoracic gas volume，Vtg） 受检者在体描仪的密闭舱内，于功能残气量位置阻断呼吸气流时测定的气体容积。Vtg 理论上等于 FRC。事实上，在正常肺和限制性通气障碍患者，Vtg 与 FRC 基本相同；在严重阻塞性通气障碍患者，FRC 多小于 Vtg。

12. 肺总量 深吸气末肺内储存的气体总量。是反映限制性通气功能障碍的常用指标。

13. 残总气量百分比（ratio of residual volume to total lung capacity，RV/TLC） 残气容积占肺总量的百分比。是反映阻塞性通气功能障碍的常用指标。

14. 功能残气量肺总量百分比（ratio of functional residual volume to total lung capacity，FRC/TLC） 功能残气量占肺总量的百分比。是反映呼吸力学变化和阻塞性通气功能障碍的常用指标。

15. 直接测定肺容积（directly measured lung volume） 指潮气容积、肺活量等可通过简单肺量计直接测定的容积参数。

16. 间接测定肺容积（indirectly measured lung volume） 残气容积、功能残气量、肺总量等参数包含肺内不能呼出的气体成分，无法通过简单肺量计直接测定，需其他方法间接测定。这些容积参数称为间接测定肺容积。

第二节 肺活量的测定

直接测定的肺容积包括上述5项参数，核心是肺活量，肺活量测定的过程也是5项参数全部测定的过程，故本节题目取为"肺活量的测定"。在静息呼吸时每次吸入或呼出的气体容积称为潮气容积，平静呼气末用力呼气所能呼出的最大气体容积称为补呼气容积，平静吸气末用力吸气所能吸入的最大气体容积称为补吸气容积，平静呼气末用力吸气所能吸入的最大气容积称为深吸气容积，IC = VT + IRV，尽力深吸气后作深呼气，所能呼出的最大气容积称为肺活量，VC = IC + ERV = VT + IRV + ERV。上述参数传统上用肺量计测定，通过人工计算或电脑自动计算出结果，其测定方法称为肺量计法。肺量计有水封式和干式两种基本类型，其中前者最常用。用该法测定时，VT 可以和间接测定测定参数 FRC 在一个复合式肺量计完成（有测氧仪，可间接测定肺泡氮浓度），也可在简单肺量计（无测氧仪）完成。

现代肺功能仪多通过流量计测定肺容积（流量对时间的积分为容积），通过电脑自动计算出结果，并在荧光屏上显示和（或）直接打印出来，故称为流量计法，广义上也称为肺量计法（详见第三章）。VC 测定可以用简易肺功能仪完成，能同时测定通气功能；也可以用复合式常规肺功能仪完成，能同时测定 FRC、通气和换气功能。

一、肺 量 计 法

肺量计法的基本仪器是肺量计。肺量计类型很多，最常用水封式单筒肺量计。尽管该类仪器已基本淘汰，但形象直观，对理解现代肺功能仪有重要价值。本节以中山医院曾经应用的 FJD-80 型单筒肺量计（图 4-2、图 4-3A）为例说明。

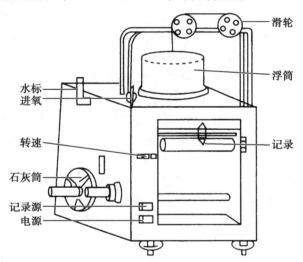

图 4-2 单筒肺量计的基本结构

（一）结构

1. 浮筒 肺量计浮筒的有效容积一般为 6~9L；浮筒的升降距离和筒的直径（一般为 22.5cm）是决定容积的主要部件。浮筒一般用薄铝合金制成，重量轻，以减小运动部件的惯性；减少气体的压缩量，准确反映吸呼气容积。

2. 平衡锤 用以平衡浮桶的重量。平衡锤多安装在垂直滑轨上，滑动阻力非常小，使用一定时间后需在滑轨上加润滑油以减小阻力。

3. 滑轮 滑轮随浮筒的升降而转动，也是肺量计的传动部件，因此它的质量也影响

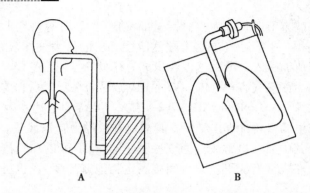

图 4-3 肺量计测定肺容积的仪器模拟图

A. 单筒肺量计测定肺容积模式图；B. 流量计测定肺容积模式图

肺量计的惯性，滑轮应有轴承以减少滑动阻力。

4. 水槽 是盛水的容器，随呼吸压力改变，可导致浮筒内外水面的波动，引起呼吸气容积的误差和曲线的畸形。浮筒内外水面积的比例一般是 1:2，这样可减少容积误差。水槽（即图 4-2 的水标）的深度能提高水面波动频率（响应频率）。

5. 鼓风器 使肺量计内管道内气流保持单向流动，既可减少阻力，又可增快气流中二氧化碳的吸收率。鼓风器流速不能低于呼吸气的最大流量以防止重复呼吸。流速愈快，呼出气流经过二氧化碳吸收器的循环次数愈多，二氧化碳吸收效率愈高。

6. 二氧化碳吸收器 是贮存钠石灰的容器，钠石灰的存量必须固定以免影响肺量计的无效腔容积，钠石灰的主要成分是氢氧化钠（NaOH）和氢氧化钙 [Ca (OH)$_2$]，氢氧化钠含量在 5% 左右，其吸收 CO_2 的反应式为：

$$2NaOH + CO_2 = Na_2CO_3 + H_2O \tag{1}$$
$$Na_2CO_3 + Ca\,(OH)_2 = CaCO_3 + 2NaOH \tag{2}$$

在二氧化碳吸收过程中，钠石灰中的氢氧化钠不断消耗，但也不断再生，由于再生速度慢于消耗，故钠石灰使用一段时间就需要更换，以保障（2）式的进行。

7. 记录器 包括记录纸移动装置和描记笔，描记笔固定在浮筒和平衡锤的连线上以滑轨水平移动，笔尖应用水笔芯或圆柱笔芯，以减少墨渍污染。滚轴转动使记录纸描记笔平行滚轴左右移动，因此描图醒目，记录纸移动速度要根据测定项目选用，测定慢速容积变化（主要是 VC 及相关参数）用低速挡，测定快速容积变化（主要是通气功能）用高速挡。一般情况下记录速度分三挡：0.83mm/s，一格 30 秒，记录 VT、VC、VE 等；1.67mm/s，一格 15 秒，记录最大自主通气量（MVV）；25mm/s，1 格 1 秒，记录 FVC 和时间肺活量。

总之，传统肺量计可用于肺活量及相关参数和通气功能的测定，但不同测定条件下的要求不同。

二、流 量 计 法

上述测定是在密闭条件下直接收集呼吸气容积完成的，也称为密闭式测定法。现代肺功能仪（包括简易肺功能仪）是用流量计测定完成的（见图 4-3B），测定过程中无须密闭的容器，故也称为开放通气测定法。

三、肺量计法测定潮气容积和每分通气量

1. 应用器材　肺量计（包括螺纹管和三路开关）（见图4-2），橡皮或塑料咬口，鼻夹。

2. 操作步骤

（1）进行肺量计准备和定标（详见本章第三节）。

（2）在肺量计中放入钠石灰，接上螺纹管和三路开关，开关转于肺量计与大气相通的位置。

（3）调节浮筒高度使描记笔在记录纸左1/3与中1/3之间，将开关转于肺量计关闭位置。

（4）受检者穿薄而疏松的衣服，以免限制呼吸运动（任何肺功能参数的测定都必须如此）。春秋季年轻人穿紧身服、冬季老年人穿厚棉衣的情况非常多见，必须特别注意。

（5）受检者休息10～15分钟后，口含咬口接上肺量计，夹上鼻夹，使其习惯呼吸空气数次，以达到平稳、自然的呼吸状态。

（6）转动三路开关使咬口与肺量计相通，开始重复呼吸肺量计中的气体，同时开动记录器于慢速位（0.83mm/s）。描绘静息呼吸曲线约2分钟，其中至少要有1分钟的稳定潮气容积线迹，静息呼气基线平直，至此VT、RR和VE的测定完成。

（7）转动三路开关，关闭肺量计，使咬口与外界相通；然后拿去鼻夹，取出咬口，测验即告完毕。

3. 计算方法

（1）选取描图中满意的平静呼吸线1分钟（图4-4），读出逐个潮气容积和1分钟的呼吸次数（RR），计算VE。

（2）VE除以RR，即得平均VT。

（3）用直尺划直线，要求通过最低潮气末点，即得出平静呼气基线，根据该线单位时间的上升格数计算每分钟氧耗量。

（4）测定值以生理状态（BTPS）进行校正。

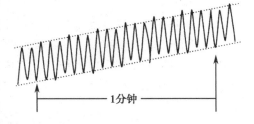

图4-4　潮气容积、每分通气量的计算方法

4. 注意事项　在测定前应检查鼓风器是否转动，钠石灰是否失效，连接管道开关等有无漏气。在测定过程中应在旁观察，使受检者能安心测定。

四、肺量计法测定肺活量

1. 应用器材　同上。

2. 操作步骤

（1）测定前准备：同上。

（2）向受检者说明测定方法和要求后令受检者取坐位，口含咬口，夹上鼻夹，使其平静呼吸片刻。

（3）将三路开关转至肺量计与咬口相通的位置，同时开动记录器慢速位（0.83mm/s），描记平稳潮气呼吸3～4次后，令受检者在平静呼气末做最大深吸气，达极限后再做最大深、缓呼气，随后恢复平静呼吸2～3次，转动三路开关使咬口与大气相通。就完成了肺

活量的测定。

若需测定分次肺活量，则继续下面的步骤。

（4）去掉肺量计一端的螺纹管，升降浮筒以空气冲洗肺量计，调节描记笔于记录纸左1/3 及中 1/3 交界处，接上螺纹管。

（5）转动三路开关使咬口与肺量计相通，待记录平稳，绘出潮气呼吸容积若干次后，在平静呼气末作最大呼气，完成补呼气容积的测定。再静息呼吸数次，在平静呼气末做最大吸气，完成深吸气量的测定。最后再平静呼吸数次，转动三路开关，使咬口与外界相通。拿去鼻夹，取出咬口，测定即完毕。

3. 计算方法

（1）根据平静潮气呼吸描图画出平静呼气基线（参考图4-4）。

（2）根据平静呼气基线以上的最大吸气，读出深吸气量。

（3）根据平静呼气基线以下的最大呼气容量读出补呼气容积。

（4）补吸气容积（IRV）= IC − VT。

（5）深吸气后的最大呼气容积即为 VC。

（6）分期肺活量的计算：根据平稳潮气呼吸描图画出平静呼气基线；平静呼气基线下最大呼气容积为分期肺活量的补呼气容积，平静呼气基线上的深吸气量为分期肺活量的深吸气量；深吸气量和补呼气容积相加即得分期肺活量。

（7）测定值以 BTPS 进行校正。

（8）实际值与预计值比较用于判断有无异常。

4. 注意事项

（1）平静呼吸时应注意潮气呼吸描图平稳，能显示平静呼气基线。最大呼气及最大吸气末要求受检者能坚持片刻，以确保最大呼气及吸气的完成和判定。

（2）分期肺活量描图时，应注意完成最大深吸气量后，必须等待平静呼吸基线回复至正常水平，再作最大补呼气容积。

五、流量计测定肺容积

（一）测定前准备

选择肺功能仪（可以是常规用肺功能仪，也可以是简易肺功能仪或体容积描记议）、咬口（目前多用塑料咬口）、鼻夹，测定前输入患者的编号、姓名以备储存；输入性别、年龄、身高、体重计算预计值；输入大气压、温度、湿度、海拔高度进行环境定标，然后进行容积定标和定标验证（详见下本章第三节）。

（二）测定方法

与肺量计法基本相同，简述如下。

1. 潮气容积的具体操作步骤

（1）接上螺纹管和三路开关，开关转于肺功能仪与大气相通的位置。

（2）受检者穿薄而疏松的衣服，以免限制呼吸运动。

（3）受检者卧床休息 10～15 分钟后，口含咬口接上肺功能仪，夹上鼻夹，使其习惯呼吸空气数次，以达到平稳、自然的呼吸状态，同时开动记录器。描绘静息呼吸曲线约 2 分钟，其中至少要有 1 分钟稳定的潮气容积线迹，静息呼气基线平直。如此，VT、RR 和

VE 的测定完成。

（4）拿去鼻夹，取出咬口，测定即告完毕。

2. 肺活量的具体操作步骤

（1）测定潮气容积后进行下一步操作。

（2）向受检者说明测定方法和要求后令其取坐位，口含咬口，夹上鼻夹，使其平静呼吸片刻；开动记录器，描记平稳潮气呼吸 3~4 次后，令受检者在平静呼气末作最大深吸气，达极限后稍停顿，再做最大深、缓呼气，随后恢复平静呼吸 2~3 次。如此就完成了肺活量的测定。

（3）拿去鼻夹，取出咬口，测定即告完毕。

3. 结果的计算 结果由电脑自动计算，并自动进行 BTPS 校正，以及与预计值的比较。各种测定结果的图形和数据皆直接显示在显示屏上；还可储存和打印。

4. 特点 与传统肺量计法相比，该法为开放式测定，气路阻力非常低，测定时患者更舒适，依从性高；吸呼气容积的压缩量小，测定值也更准确；测定简单方便；无须手工计算，测定效率显著提高。

六、现代肺量计和流量计的技术标准

两种仪器测量的流量、容积、时间等指标的量程、精度、重复性、零位计算标准、误差允许范围等都应达到一定的技术质控标准。但与早期仪器不同，现代肺功能仪都有专门的行业技术标准（基本为欧美标准），出厂时已确定，与临床应用关系不大，不赘述。

第三节 肺量计和气体分析仪的校准和质量控制

肺量计（包括流量计）是测定肺活量及相关参数的基本仪器，也是测定各种通气功能参数的基本仪器。肺活量的准确测定离不开肺量计的校准，故在上节讲述肺活量的测定后即讲述肺量计的校准。当然这些内容对通气功能的测定（包括流量测定）也同样适用。气体分析仪主要用于 FRC 和 D_LCO 的测定，应该在讲述相关内容后说明，但现代肺功能仪是流量计和气体分析仪的组合体，能同时完成上述各种参数的测定，故在此一并讲述。

一、现　　状

1. 校准的必要性 肺量计（包括流量计）使用一段时间后可能出现容积、流量、时间等测定装置的漂移，导致检查结果的误差增大。该类误差是仪器本身造成的，称为系统误差；若不进行校准将可能导致大量误诊。明白该点非常重要，现在有些厂家宣称产品出厂时已经定标，临床应用时不再需要验证，是完全错误的。任何机械部件应用一定时间后皆可能出现一定程度的耗损和性能的下降，因此出厂时、安装后的定标和校准是必要的；应用一定时间后再次校准也是必要的。

2. 校准内容 肺量计（包括流量计）的校准是对测定容积或流量与实际容积或实际流量之间的误差进行校准，使两者之间的误差缩小至可接受的范围；另外还需校正计时器，以保障与时间有关的测定容积（主要是通气功能参数、CO 弥散量测定时的容积）的准确。

3. 必要的说明 标准气浓度检验与 VC 及相关参数的测定无关系，主要用于 FRC 和 $D_L CO$ 测定。如上述，现代肺功能仪（简易仪器除外）同时测定几方面的内容，故在此一并写入；相关章节不再阐述。

标准气浓度要求是恒定的，国际上基本通用，最常用的气体是氦和 CO，标准浓度是 10% 和 0.3%。实际出厂浓度可能略高于或略低于该数值。受高压储气筒压力变化、每日环境变化、气体分子运动等影响，每日的实际测定值与出厂浓度可能也略有差异，因此每日肺功能检查前需进行标准气浓度的测定。

二、校准的项目和要求

1. 定标筒的校准 每年进行一次校准；若测定例数较多，建议半年校准一次，误差不应超过 0.5%。定标筒的校准需专门工程技术人员完成；或生产商提供标准校准设备，由工程师完成。

2. 容积的校准 用于校准肺量计容积的设备称为校准仪，在不同历史时期所用仪器不同，目前的标准配置为 3L 定标筒；仪器本身的测量误差必须精确到总量程（即 3L）的 ±0.5%。

（1）校准的范围：关于定标或定标验证，临床上经常有不同的容积误差范围，有时是 3%，有时 3.5%。3% 是指每次定标值或验证值的差异，而 0.5% 是指定标筒本身的误差，定标必然涉有定标筒本身的误差，因此最终误差不应超过 3.5%。

（2）校准的注意事项：定标筒应避免阳光直射，远离热源；也应避免在过低的温度环境中（热胀冷缩）。放置定标筒环境的温度和湿度应与肺量计检查时的情况相同。简言之，定标筒应放置在肺功能仪所处的相同环境中。校准时应确保肺量计或流量计的管道通畅、无阻塞，也无漏气。

（3）校准的应用范围：容积的校准不仅仅是针对 VC 及相关参数、用力肺活量或流量-容积曲线及相关参数的测定，也针对 TLC 及相关参数、CO 弥散量及相关参数的测定。单纯就单次呼吸法（一口气法）测定 TLC 和 $D_L CO$ 而言，测定过程中需完成快速完成吸气肺活量（VCi），而报告中显示的 RV 是测定的 TLC 与 VCi 的差值，而不是 TLC 与 VC 的差值。$D_L CO$ 及 $D_L CO/V_A$ 的计算中皆涉及 VCi，而不是 VC。因此所有常规肺功能参数皆涉及容积验证，在相关章节中不再赘述。

3. 时间的校准 早期测定肺功能时用秒表计时，校准仪器用标准秒表；现代皆用内置计时器自动计时，需专业部门校准。

4. 标准气浓度的测定

（1）更换新标准气后必须进行一次测定，与标准浓度差别不超过 5%。

（2）每日测定前至少测定一次，作为计算用，要求与标示浓度差别不超过 5%。

三、肺量计和流量计的质量控制

（一）单筒肺量计的质量控制

主要包括以下几个方面。

1. 检查漏气 每天肺容积测试前必须检查肺量计及其连接管路是否漏气。

（1）准备：浮筒充气达 2/3 处。用一根螺纹管两端分别按上肺量计的出口和入口，注意关闭放气阀及取样阀，使肺量计完全密闭，打开鼓风器。

（2）判断漏气：在浮筒上放一重物（1kg），使描记笔与记录纸接触，以慢速记录，待15分钟后检查描绘线迹，线迹应呈水平线，若向上移位说明存在漏气。

（3）发现和检查漏气部位：若显示漏气，则在肺量计各管道连接处涂抹肥皂溶液后，用力按压浮筒（注意不要将水压出），出现肥皂泡的部位表示漏气。注意鼓风器风翼转轴缝隙亦可能漏气。若无漏气，则该步骤就不需要。

2. 容积定标　每天用定标筒检查肺量计的容积精确度，容积误差应在±3.0%的范围内。因需考虑定标筒本身误差的0.5%，故最终误差在±3.5%。

3. 容积线性检验　每个季度应检查一次肺量计的容积线性。检查方法主要有以下2种。

（1）以1L容积递增，连续注入肺量计，如0~1L、1~2L、……、6~7L、7~8L等，比较相应的累积注入容积和实测容积的差异。

（2）初始容积以1L递增，以3L容积分次注入肺量计，如0~3L、1~4L、……、4~7L、5~8L等，比较相应的累积注入容积和实测容积的差异。若两者的差异符合容积精确性要求，则认为其容积线性可以接受；否则需进行仪器检修。

4. 时间校准　早期用秒表自动计时，由于测定时间短暂，因此微小的时间差异就可能对测定结果产生明显影响，推荐用标准秒表每季度进行一次校准。其后随着测定的自动化，逐渐由秒表的人工计时改为肺量计内置计时器的自动计时，稳定性提高；但校准操作也变得非常困难，推荐1年校准一次，请专业部门或生产商完成。

5. 标准气浓度检测　每日测定前至少一次，并储存在电脑内计算用。具体见上。

（二）流量计的质量控制

主要包括以下几个方面。

1. 容积定标　每次启动测试前均需经定标筒（一般用3L容积的定标筒）定标，实测值与理论值的差别≤±3.5%符合要求，定标后可获得一个校准系数（图4-5）。在肺功能测定过程中显示的测定值，是以流量计测定的数值乘以校准系数而获得的。

2. 定标检验　每天都应进行定标检验。可用3L定标筒在0.5~12L/s范围内采用不同流量（只要求流量不同，对具体数值无要求）对流量传感器进行验证，至少操作3次，误差应≤±3.5%（图4-6）。定标验证不同于定标，它主要用于验证仪器是否在可定标的限度内。若仪器不能通过定标验证，则需重新进行定标，否则需对仪器检修。

3. 流量的线性检测　每周还需进行一次流量的线性检测，仍用3L定标筒以低、中、高3种不同的流量（0.5~1.5L/s、1.5~5.0L/s、5.0~12.0L/s）注气，每种流量至少操作3次，以了解传感器在不同流量下的响应情况（图4-7）。每一流量对应的容积误差均应在±3.5%的范围内；否则需对仪器检修。

4. 说明　在肺功能测定时，不同参数常需要不同的流量，如肺活量需要低流量，用力肺活量需要高流量，这样通过不同流量的线性检验可保障全部的测定要求。

5. 现代肺功能仪的定标与检验　现代仪器的容积定标、定标验证和流量的线性检验常组合在一起完成，一旦完成容积定标，将自动进入定标验证；验证时会首先显示不同流量的定标验证图形和数据；定标验证通过后进入线性检验；全部通过即进行肺功能测定。这些测定在每日肺功能检查前全部完成，不再分时间，如每日或每周。

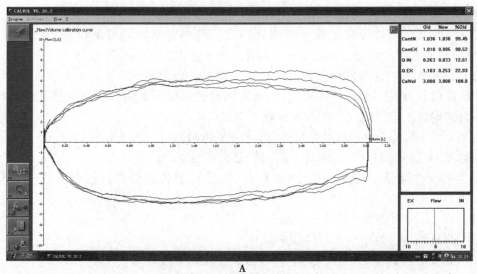

A

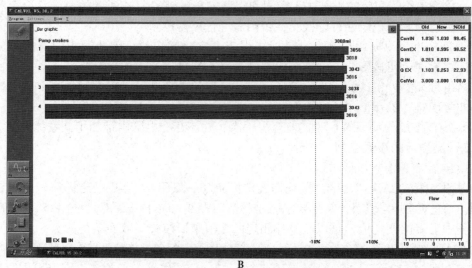

B

图 4-5　容积定标的两种显示方式

A. 流量-容积图形显示，其横坐标为容积，纵坐标为流量；

B. 容积柱形图显示，用柱形图表示的容积定标，右上角为定标数据（包括校正系数）

6. 时间校准　因测定时间皆为仪器自动计时，稳定性高；但时间的校准又非常困难，需专业部门或生产商完成。推荐 1 年校准一次。

7. 标准气浓度测定　见上，不赘述。

（三）标准呼吸模拟器校准

除采用固定体积的 3L 定标筒对肺量计或流量计进行定标或定标验证外，一些肺功能实验室和生产商还会采用计算机控制的气筒或气泵进行不同流量状态下的校正，该类仪器称为标准呼吸模拟器。肺功能仪与标准呼吸模拟器相连接，由计算机控制后者产生多种标准波形（如 ATS 推荐的 24 个 FVC 波形和 26 个 PEF 波形）的气流，气流流过肺量计，对比肺量计的测量值与标准值之间的差异，即可准确测量仪器的误差。

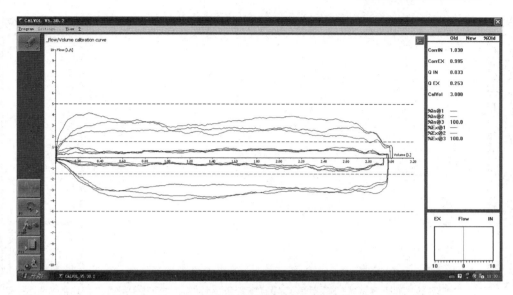

图 4-6 定标验证的图形显示

该类验证的准确度非常高，但仪器非常精密，花费时间也非常长，一旦校准完成可使用较长的时间。复校时间可根据仪器特点和使用情况决定。一般而言，复校时间间隔不超过一年，校准后可获得权威机构签发的校准证书。当仪器已使用多年或怀疑测量误差过大时，建议采用标准呼吸模拟器进行校正。

（四）环境定标

因为大部分肺功能参数（包括全部容积参数）需将直接测定结果换算为 BTPS 状态（弥散需换算为 STPD 状态），为保障测定结果的准确性和可比性，房间的温度、湿度应相对稳定（详见第三章），且每日肺功能检查前至少需进行一次环境定标；若环境状态波动较大，则下午测定前需增加一次定标。若为室外测定，需根据情况多次定标（图 4-8）。

（五）仪器维修

使用一定时间后（一般要求 1~2 年），即使校准结果准确，也应请生产商维修，以改善仪器的性能。

（六）检查中不能忽视的其他问题

1. 流量计的工作负荷 现代肺功能仪（包括简易设备）几乎皆用流量计取代传统单筒肺量计测定肺活量及其相关容积参数，事实上通气功能参数的测定也是如此。现代仪器的主要测定装置为流量计和气体分析仪，前者远比后者的使用频率高，事实上在应用后者的同时几乎皆应用前者。与国外医院每日较少的肺功能测定人数不同，国内很多三级医院的测定数量非常巨大，如上海中山医院每日测定人数超过 100 人，还有较大部分患者进行舒张试验和气道激发试验，总测定次数达 150~200 例次。这就面临一个严重问题——流量计的工作负荷。

不同生产商的流量计性能可能有差别，但就目前实际情况而言，差别非常有限，所谓差别也主要是设计工艺上的差别。一般简易肺功能仪仅有流量计，而缺乏相应的保护装置，呼出气中的水蒸气和 CO_2 容易影响其性能，尤其是前者的影响更大，因此每小时的测定人数受到较大限制；现代常规肺功能仪的流量计附近几乎皆有加热装置，能促进流量计

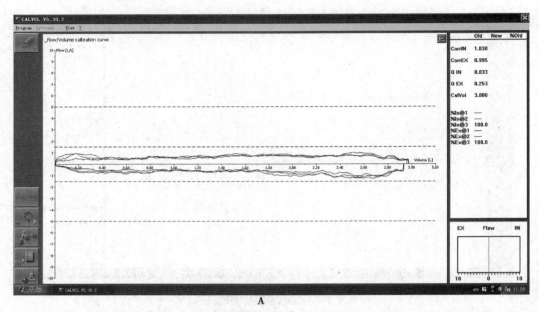

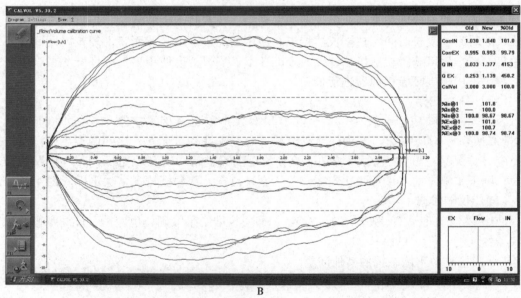

图 4-7 流量线性检验的图形显示

A. 低流量的线性检验；B. 高、中、低三种流量的线性检验

注：不同流量的检验可以单独显示（A），也可以将三者放在一起显示（B），右上角为数据

上水蒸气的蒸发和仪器正常功能的迅速恢复，允许的测定人数较多，但仍有一定程度的限制，连续频繁测定也将导致准确性下降。处理对策如下：

（1）严格控制人数：根据我们的经验，用常规肺功能仪测定时，每小时一台仪器的测定次数以 6～8 人次为宜，不要超过 10 人次；简易肺功能仪则不宜超过 6 人次。

（2）更换仪器：若需要测定的人次较多，需更换测定仪器或更换流量计，并再次进行环境和容积定标。

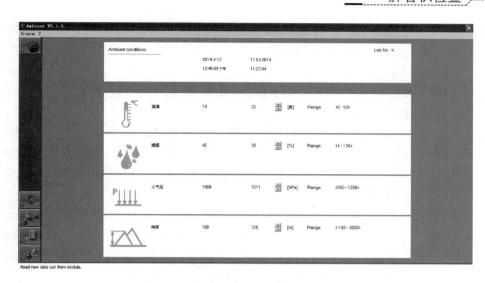

图 4-8 环境定标的图形显示
环境参数有温度、湿度、大气压和海拔高度

2. 房间的承受负荷 测定人数过多，将导致房间空气中氧浓度降低、CO_2 浓度升高、测试气体（如氦或甲烷、CO）浓度升高，影响测定的准确性（详见第三章），因此每个房间的测定人数也应控制，要求 1 人测定时，最多 3～4 人观摩，其他人员在房间外等待；避免所有待测人员同时涌入房间。测定过程中，还应保持良好的通风。

3. 检查者的耐受负荷 因为检查者需要不断示范，存在明显的体力消耗；更主要的是反复过度通气将引起呼吸性碱中毒，后者可导致脑血管收缩，影响脑的血供和氧供，不仅影响身体健康，也影响示范的准确性，因此应安排好检查者的测定程序，如常规肺功能测定人员和动脉血气测定人员可定时交替工作。

四、检查质量评估

无论是传统肺量计还是流量计测量都是对受检者呼吸气容积的直接测定，因此在仪器正常运转，且已通过定标和定标检验的情况下，只要受检者配合良好，且符合测定要求，就容易保障检查质量，具体标准如下。

（一）可接受的肺活量曲线

1. 呼吸基线平稳，无基线抬高或降低，即在正常 FRC 位置呼吸。

若基线降低，提示受检者呼吸过度、偏离 FRC 而更接近 RV；若基线提高，提示受检者呼吸不均匀、偏离 FRC 而接近潮气吸气末，或有漏气存在。

2. 潮气呼吸至少有三次平稳的呼吸显示，然后再进行肺活量等参数的测定。

3. 呼吸图形圆滑，无顿挫。

4. 测定肺活量时，呼气和吸气皆应充分完成。要求呼气至 RV、吸气至 TLC 时均出现短暂的平台。

5. 至少获得 3 次可接受的测试，且两次最佳肺活量之间的差值不超过 5% 或不超过 150ml。

通常操作不超过 8 次，2 次测试之间的休息时间在 1 分钟以上。

6. 检查结果的选择 取肺活量的最大测定值。

（二）其他参数的规范

1. IC、IRV、ERV 不单度测定，而是从 VC 曲线和 VT 中获取；相应地上述肺活量的测定要求也适用于这三个参数。

2. 应至少有三次可接受的 VC 测试，IC、IRV、ERV 取这三次测定结果的平均值。

3. IC、IRV、ERV 结果的可靠性直接取决于平静呼气基线的稳定性，要求三次测定结果的差异不超过 100ml。平静呼气基线的稳定性也直接影响 FRC 的测定或计算，也是 FRC 的技术要求和质量控制条件之一。

4. 在夹住鼻腔、含咬口呼吸的情况下，常有呼吸增强（表现为潮气容积增大），即使基线稳定，也常有 IRV、ERV 的减少，以及 RV 的减少和 RV/TLC 的增大。这应在报告中注明。

5. 在应用 IC 的情况下，IRV 的价值极其有限，其结果仅供参考。

第四节　肺活量及相关肺容积的特点和临床意义

肺量计或流量计直接测定的容积参数是 VT 和 VC，核心是 VC，其他参数皆通过与两者的换算而得出；TLC 及其相关参数也通过与两者换算而得出，因此熟练掌握 VC 及相关参数的特点和临床价值有重要意义。

一、潮气容积

1. 影响因素 VT 是指在静息呼吸时每次吸入或呼出的气体容积，常规选择呼气容积。因正常饮食条件下呼吸气体交换率（R）小于 1，故吸入气容积都大于呼出气容积，但差别较小。在氧耗量突然减小和 CO_2 排除量增加的情况下，如剧烈运动后、刚接受机械通气时，呼气潮气容积也可大于吸气潮气容积。在安静状态下 VT 大致是稳定的，但每间隔一定时间会有一次不由自主的深吸气，称为叹气，其大小约为正常 VT 的 2～3 倍。呼吸机设置中的叹气样通气即由此而来。

2. 临床意义 在阻塞性通气患者，气流阻力增大，为减少呼吸功，常采用深慢呼吸形式，VT 较大。在严重阻塞性通气患者，不仅气流阻力明显增大，FRC 也显著增加，伴胸肺弹性回缩力显著增大，同时出现内源性 PEEP（PEEPi），此时机体将无法代偿，出现浅而略快的呼吸，VT 减小，$PaCO_2$ 升高，PaO_2 降低。在限制性通气患者，肺弹性阻力增大，为减少呼吸功，常采取浅快呼吸形式，VT 较小。在急性肺实质病变导致的限制性通气患者，如急性肺炎、急性呼吸窘迫综合征（ARDS）、急性肺水肿，由于多种机械性和化学性感受器兴奋，不仅 RR 显著增快，VT 也较大，从而出现 VE 的显著增加，伴呼吸性碱中毒。

二、肺　活　量

VC 的测定简便易行，可重复性良好，是评价肺功能的最常用参数之一。

1. 影响肺活量的生理因素 主要有年龄、性别、身高、体重、人种、体力锻炼、营养状况等。在青少年，随着年龄增加，VC 增大，一般于 20 岁左右达高峰，并持续一段时间；然后随年龄增大而减小。同样情况下，男性 VC 较女性大。身材高大者肺总量增大，VC 也相应增大。理论上高体重者 VC 大，但实际上并非完全如此，因为体重与身高直接相关，在身高确定的情况下，体重对 VC 的影响几乎可以排出；但若体重显著增加（如肥胖）反而限制肺的扩张，导致 VC 下降。考虑到上述生理因素的影响，计算肺活量的预计值时一般将年龄、性别、身高、体重考虑在内，并将实测值占预计值的百分比作为判断 VC 是否降低的标准。

体力锻炼者 VC 常显著增加；营养不良者 VC 减小，营养过剩导致肥胖者，VC 也减少，因此计算 VC 预计值（其他肺功能参数亦如此，不赘述）时也需将该部分人群排除。欧美白色人、黑人与国人（绝大多数为黄种人）也有明显不同，应采用不同的预计值公式。

2. **影响肺活量的气候环境因素** 温度、湿度、高原等也影响 VC，但因肺功能仪测定的 VC 皆经过 BTPS 校正，故可以不考虑。

3. **影响肺活量的病理因素** VC 表示肺脏最大扩张和最大回缩的呼吸幅度，其大小受呼吸肌力、胸肺弹性、气道阻力等因素的综合影响，因此任何影响肺组织扩张和回缩的因素都会导致 VC 下降。常见疾病可分为五类。

（1）肺外疾病：神经-肌肉疾病导致呼吸肌无力，可出现 VC 下降。呼吸肌疲劳也可使 VC 下降，但休息后可恢复正常。胸廓和横膈疾病，如胸廓畸形、胸廓外伤、胸腔积液、胸膜肥厚粘连、气胸、纵隔占位、横膈麻痹、大量腹水或腹部肿块、上腹部手术、膈下脓肿等可限制肺组织的扩张或回缩，导致 VC 减少和限制性通气功能障碍。

（2）肺内孤立性病变：主要有肺内巨大肿块或大疱、肺内弥漫性大疱、多发性肺囊肿等可导致 VC 的显著减少和限制性通气功能障碍。由于对正常肺组织影响不大，故与肺外疾病的肺功能表现相似。

（3）肺实质病变：肺实质病变包括肺泡、肺泡毛细血管膜、肺间质病变。常见疾病有：各种情况的特发性和特异性弥漫性间质性肺炎；各种原因的肺间质和肺泡水肿，如急性肺损伤和心源性肺水肿；肺泡蛋白沉着症；弥漫性肺泡细胞癌；尘肺；纤维空洞型肺结核等。该类疾病进展到一定程度常出现 VC 下降和限制性通气功能障碍。

（4）肺部分切除术：若切除范围不大，通过正常肺组织的代偿，VC 可无明显改变；若切除范围较大，正常肺组织不能代偿时，则出现 VC 下降和限制性通气功能障碍。

（5）呼吸道阻塞或陷闭：各部位气道阻塞或陷闭都会导致阻塞性通气功能障碍，一般对 VC 的影响不大；但严重阻塞时，肺组织回缩严重受限，出现 VC 下降。

4. **肺活量的主要应用价值** VC 作为单一指标具有较高的诊断价值。

（1）限制性通气功能障碍及其程度的判断：VC 在一定程度上可取代 TLC 准确反映正常人和限制性肺疾病患者的肺容积大小，也是判断限制性通气障碍程度的主要参数，一般认为 VC < 预计值的 80% 为轻度限制性功能障碍，< 40% 为重度，两者之间为中度；这与 FEV_1/FVC 表示阻塞存在、MVV 或 FEV_1 表示阻塞程度有明显不同。

（2）阻塞性通气功能障碍及其程度的判断：VC 大小受呼吸肌力、胸肺弹性、气道阻力等因素的综合影响，其曲线形态可反映"气流阻塞"的存在。在正常或限制性通气功能障碍患者，VC 曲线的线迹陡直；而在阻塞性通气功能障碍患者，VC 线迹弯曲（图 4-9A），阻塞越严重，线迹越弯曲，甚至接近反抛物线（图 4-9B）。

（3）肺活量的其他概念和临床意义：VC 可分为吸气肺活量（inspiratory vital capacity，VCi）和呼气肺活量，一般测定呼气潮气量（即常规所述"肺活量"）。VCi 为尽力深呼气后，做最大缓慢吸气所能吸入的气体容积，常用于肺总量和一氧化碳弥散量的测定，也用于判断咳嗽能力。在正常人、限制性肺疾病和轻度阻塞性肺疾病患者，二者基本相等；在严重阻塞性肺疾病患者，因呼气阻力多明显高于吸气阻力（部分大气道阻塞除外），肺活量常小于吸气肺活量。肺活量还可分为一次肺活量（即常规所述"肺活量"）和分期肺活量，前者通过一次完整的呼气测定；后者通过深吸气末和平静呼气末的两次深呼气完成。一般情况下，两种肺活量也基本相等；但严重阻塞患者，分期肺活量大于肺活量（图 4-10）。

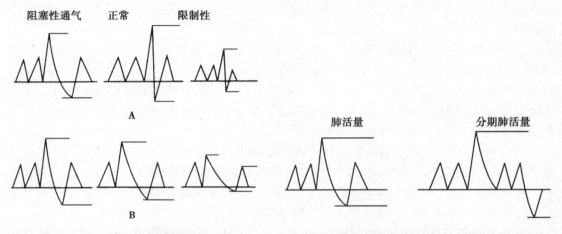

图 4-9　不同情况的肺活量图形比较　　　　图 4-10　阻塞性通气患者的肺活量和分期肺活量

（4）临床监测：在限制性疾病患者，VC 逐渐下降，说明病情加重；反之则说明治疗有效，病情改善。在 COPD 急性发作期的患者，VC 下降说明常存在呼吸肌疲劳，容易发生呼吸衰竭或呼吸衰竭加重；治疗后 VC 改善则说明呼吸肌疲劳改善。

三、其 他 参 数

1. 补呼气容积　主要与肺总量、呼气气流阻塞程度、横膈位置等有关，在正常人群中波动范围较大，尤其是受体位影响较大。从站立位改为仰卧位时，ERV 可下降 600～900ml。

一般 ERV 占正常人 VC 的 1/4，严重阻塞性通气患者 ERV 占 VC 的比例可显著减小，部分限制性疾病，如肥胖、腹水等也明显减小。精神紧张或配合不佳的患者呼气基线常上移，该比例可增大。

ERV 下降常是肥胖的重要表现。肥胖患者横膈抬高，ERV 首先减少，严重者伴随 VC 降低。

总体上讲，ERV 本身的临床价值有限，一般较少应用。

2. 深吸气量　一般 IC 占正常人 VC 的 3/4。深吸气量是完成最大自主通气量（MVV）的主体部分，也就是说，健康人用力呼吸时，潮气容积通过 IC 和 ERV 部分增大完成，但主要是通过 IC 增大完成。在大多数限制性通气功能障碍患者，其容积下降主要是 IC 的下降。在轻、中度阻塞性通气功能障碍患者，IC 的变化不明显，但常有 ERV 的下降；若出现严重阻塞，则 IC 也将下降，并最终出现 VC 的明显下降。

IC = TLC − FRC，故 IC 可间接反映呼气末肺容积的变化，且测定简单、方便，故近年来临床上常用 IC 取代 FRC 反映 COPD 患者的过度充气，判断病情的严重程度和评估治疗效果，与 FEV$_1$、FEV$_1$/FVC 结合应用可较好地反映 COPD 患者的实际肺功能状况。

体质虚弱的患者多存在呼吸肌无力，出现 MVV 下降，但若 IC 尚能维持正常，待患者体力恢复后 MVV 可明显增加。

第五节　功能残气量的测定

FRC、RV、TLC 不能直接用肺量计测定，必须通过间接方法测得，称为间接测定肺容积，其中平静呼吸时，每次呼气末肺内残留的气容积是相对稳定的，称为功能残气量；用力呼气末肺内残存的气容积称为残气容积，深吸气末肺内储存的气体总量称为肺总量。

一、测定与换算

上述三者中只要测定其中一种容积，就可借助直接测定肺容积参数进行换算，三者之间的关系为：

$$RV = FRC − ERV，TLC = RV + VC，RV/TLC = (RV ÷ TLC)\%$$

习惯上一般是首先测定 FRC（重复呼吸法、体积描记法）或 TLC（单次呼吸法），然后再换算出其他参数，故本节取名为"功能残气量的测定"。

二、测定的基本方法和原理

主要测定方法有气体分析法和体容积描记法。本节重点介绍前者，后者仅简单提及，详见第十八章。气体分析法的常用标记气体有氮气和氦气，也可用甲烷、氢气、氖气、氩气等。

1. 标记气体的共同特点　可均匀分布在肺内；与肺泡周围毛细血管之间的气体交换速度非常缓慢，故测定的短时间内可认为未发生气体交换；化学性质稳定，不参与机体的代谢和化学反应，因此气体在肺泡内的浓度或含量变化能反映肺容积的变化。

2. 不同标记气体的测定特点　氮气是肺内含量最多的气体，肺内氮气的含量与肺容积呈线性关系，吸入氧气后，氮气逐渐被氧气置换而呼出，呼出氮气量高者说明肺容积大（故用氮气测定 FRC 的方法被称为氮洗出法，目前的标准名称为氮稀释法）；反之亦然，因此根据氮气浓度的变化可测定出 RV、FRC、TLC。氦气是特别稳定的惰性气体，大气和肺内的含量几乎为零，给予受检者一定含量的氦气吸入后，肺容积大者呼出的氦气少，反之亦然，呼出气氦气的浓度和肺容积呈负线性相关关系，因此根据氦气浓度的变化也可准确测定肺容积。甲烷也是目前常用的标记气体，其测定原理和特点与氦气相似。

3. 基本方法　常用氮气测定肺容积的方法为密闭式氮稀释法-重复呼吸法，用氦气测定的方法有密闭式氦稀释法-单次呼吸法（简称一口气法）和密闭式氦稀释法-重复呼吸法；开放式氦稀释法的应用也逐渐增多。用甲烷标记的测定方法称为内呼吸法。由于甲烷的分布速度快，故仅采用类似氦稀释法的单次呼吸法。

三、实际测定结果与换算-临床上不能忽视的问题

肺功能测定和报告显示的 VC、IC、ERV 等参数是在肺活量测定中完成的，理论上可

以用于 TLC、FRC 之间的换算，但实际上现代测定并非如此。

单次呼吸法测定 TLC，重复呼吸法测定 FRC，而相应 FRC、TLC 及 RV 的换算与上述肺活量测定结果没有关系。其中单次呼气法完成吸气肺活量（VCi）的测定，VCi（而不是 VC）用于其他参数的换算；或 FRC 测定前，先完成肺活量的测定，并储存入计算机中进行换算。重复呼吸法测定前，也需先测定肺活量，并储存入计算机中进行换算，该换算也与报告中显示的上述肺活量测定无关系。

TLC 或 FRC 测定中的质量控制也需要对其中的 VC（该 VC = TLC – RV）和肺活量测定中显示的 VC 进行比较，两者的差别也需 5% 以内。

第六节　测定功能残气量的常用气体分析法

早期临床应用最多的是密闭性氮稀释法，目前应用最多的是密闭性氦稀释法，而开放式氮稀释法的应用也逐渐增多，用甲烷标记测定 TLC 的内呼吸法也是目前临床上的标准测定方法。密闭性氢稀释法曾经在临床上应用，目前已淘汰，不赘述。

一、密闭式氮稀释法-重复呼吸法

通过测定呼出气氮浓度计算 FRC 的一种方法。生理情况下呼吸空气时，氮气在肺内的含量最多、在血液中的溶解度非常低、又不参与代谢，肺内氮气含量与肺容积呈线性关系，因此根据氮气浓度的变化可测定出 FRC。基本测定方法：肺量计内充入一定量的纯氧（一般为 5L），嘱受检者重复呼吸 7 分钟，使肺内与肺量计中的氮浓度达到平衡，并测定其浓度，根据玻意耳定律，代入公式计算出 FRC。

该方法在临床上已非常少用，但因为是测定 FRC 的最经典方法，对理解其他测定方法也有重要价值，故仍重点介绍。

（一）测定仪器

与直接测定肺容积的仪器相似，也用单筒肺量计，但增加了测氧仪，故该仪器既能用于直接测定肺容积参数的检测，也能用于间接测定肺容积参数的检测。以上海中山医院所用 FCY-1 型肺功能残气测定仪为例说明。

1. FCY-1 型肺功能残气测定仪的特点　该仪器是以 FJD-80 型单筒肺量计为基础，在气道通路中加装极谱法高精度测氧仪改装而成，故可测定吸呼气中的氧浓度。因为在测 FRC 的过程中，气路中的二氧化碳和水蒸气被钠石灰吸收，剩余的就是氧、氮和极少量的其他气体（后者可以忽略不计）。氧浓度直接显示，而氮浓度 = 100% – 氧浓度。该仪器不仅测定速度快，而且能连续测定气路中氮（或氧）浓度的平衡情况。由于测氧仪与肺量计组合一起，故测定的气体容积和气体浓度皆取样于闭合回路中的气体，有利于保障测定的精确性。

2. 仪器组成　除加装测氧仪外，肺量计部分与 FJD-80 型单筒肺量计基本相同，包括储水筒、浮筒、平衡锤、表尺组成气体贮存和容积指示系统；鼓风器、钠石灰储存器、气路开关等组成密闭回路和二氧化碳吸收装置；内置电机带动记录器，记录测定时间和呼吸曲线；微量泵、流量计、三路开关、平衡水槽、气室组成气体采样回路；数字显示器和高阻抗放大器组成测氧系统（图 4-11）。

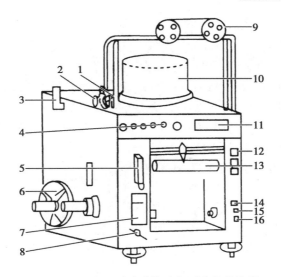

图 4-11　FCY-1 型肺功能残气测定仪结构图

1. 进氧气口　2. 校正气进口　3. 水标位　4. 氧浓度放大及调零钮
5. 流量计　6. 放钠石灰筒处　7. 氧电极温度平衡盒　8. 双连阀
9. 滑轮　10. 浮筒　11. 氧浓度显示器　12. 变速键　13. 记录纸轴
14. 电源开关　15. 鼓风器开关　16. 气泵开关

（二）基本原理和计算方法

测定前肺内的氮气浓度（C_1）恒定，一般为 79.1%，肺容积（V_1）＝FRC。肺量计内充入一定量的纯氧（V_2），一般为 5L，嘱受检者重复呼吸 7 分钟，使肺与肺量计中的氮浓度达到平衡，该氮浓度为 C_2，此时氮气的分布容积为 $V_2 + V_1$。

根据玻意耳定律，有公式 $C_1 V_1 = C_2 (V_2 + V_1)$，$V_1 =$ FRC。

（三）肺量计的校准

校准是准备工作中的重要内容。因为可靠的肺量计描图是正确评价肺功能的最基本要求。在一台新肺量计使用前或使用一定时间后（如每周清洗消毒后，或怀疑肺量计描图不可靠时）都应进行校准，鉴定其可靠性。

1. 肺量计注水量的校准　肺量计应保持水平位，水槽内的水平面应恰到水平管刻线处。

2. 容积的校准　肺量计可测定肺容积和通气功能，容积的准确尤为重要。肺量计容积取决于浮筒内径和高度，故设计时已固定并在出厂前鉴定。使用前容积校准主要是检查肺量计有无漏气。具体操作步骤见本章第三节，不赘述。

3. 鼓风器的鉴定　鼓风器用来防止测定中的重复呼吸，增加气流中二氧化碳的吸收速度，故鼓风器是否转动，流速是否符合标准应作检查和鉴定。

（1）鼓风器是否转动：打开肺量计电源开关，用手或纸片、棉絮等置于肺量计排风口（一端进气，另一端排气），有气流即表示鼓风器转动。

（2）鼓风器流量：正常应高于 40L/min，可用流量计测定或用薄膜贮气袋贮存排气量，再计算单位时间的排气量。

4. 运动部分的鉴定　滑轮转动要灵活，浮筒升降自如，没有明显摩擦力，鼓风器转

53

动没有产生不正常声音。

5. 测氧仪的校正　使氧浓度显示与大气一致，一般为 20.8%。

6. 二氧化碳吸收器的鉴定　CO_2 吸收器内贮放石灰 500g 以保证肺量计本身无效腔的固定。钠石灰应经常更换，以保持有效的 CO_2 吸收能力。如发现重复呼吸测定中出现潮气容积、频率的递增现象，应立即更换。更精确可靠的检查方法是重复呼吸 7 分钟的气样中用何氏分析法不能测出 CO_2。根据指示色检查钠石灰的效率不是敏感可靠的方法。还需强调钠石灰不仅吸收 CO_2，也吸收水蒸气。

7. 记录速度的校准　浮筒置于中间高度，开启记录开关记录水平线迹，按照记录器上的三挡进行校准，校准时用秒表分别间隔 30、15、1 秒时轻叩浮筒，在线迹上画出一切迹，根据切迹间的距离计算纸速是否准确（图 4-12）。

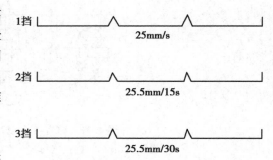

图 4-12　记录速度的校准方法示意图

（四）肺量计无效腔量的测定

肺量计不能排出的气体容积称肺量计无效腔，包括浮筒压到底时，浮筒顶与水槽水平之间的空隙及肺量计管道容积。肺量计用于 FRC 测定时必须正确测出无效腔容积，在实测值中扣除。

1. 测定原理和计算公式　与 FRC 的测定原理相同。即将已知容积的氧气充入肺量计，氧气与肺量计无效腔内的气体混合平衡后，根据肺量计空气中氮浓度被稀释的程度即可计算出肺量计的无效腔。

肺量计空气中 N_2 浓度为常数，即 79.1%。设无效腔容积为 d，那么平衡前的 N_2 浓度等于 79.1%，含 N_2 量为 d×79.1%。再充入已知容积的 O_2，设定该 O_2 容积为 a，含氮浓度为 z，则肺量计中的气体容积等于 d+a，两种气体混合后的 N_2 浓度为 y（用何氏分析仪或气相层析仪、测氧仪测得），那么平衡后总 N_2 量等于 (d+a) y。

因为　d×79.1% = (d+a)y − a×z

所以　d = a(y−z)/(79.1% −y)

一般冲入的氧气为纯氧，其氮浓度 (z) 等于 0，故上式可简化为

$$d = a×y/(79.1\% −y)$$

2. 操作步骤

（1）准确调整水槽存水量，使水槽水位管的水量准确位于刻线处。

（2）放入 CO_2 吸收器（内含钠石灰）于肺量计内，钠石灰量为 500g。

（3）连接螺纹管与三路开关，三路开关的位置使肺量计与大气相通。

（4）将浮筒压到底（描记笔处于零位），关闭三路开关，使肺量计完全密闭。

（5）准确充入纯 O_2 5000ml（从记录纸上读出，如超过或不足则计算时按实际充氧量代入公式）。

（6）开启电源，鼓风器转动数分钟，使肺量计内气体混合均匀。用测氧仪测定 O_2 浓度，100% − O_2 浓度即为 N_2 浓度。

若肺量计无测氧仪，可加用下述方法测定。

（7）将气样袋接在肺量计采样管处，轻压浮筒，收集气样。注意要冲洗几次气样袋，以保证取样可靠。

（8）用何氏分析仪、测氧仪等仪器测定 O_2 浓度，并换算为 N_2 浓度。

（9）将测出的 N_2 浓度代入上述公式，计算出肺量计无效腔容积 d。

（五）功能残气量经典测定

1. 测定原理和计算公式　如上述，肺内氮气含量与肺容积呈线性相关关系，因此根据氮气浓度的变化可测定出 FRC。基本方法肺量计内充入一定量的纯氧（一般为 5L），嘱受检者重复呼吸 7 分钟，使肺与肺量计中的氮浓度达到平衡，然后用气体分析仪测出氮浓度，再代入公式计算出 FRC。测定机制示意图见图 4-13。

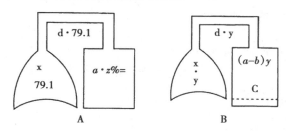

图 4-13　密闭式氮稀释法测定功能残气量示意图

测定前肺内的 N_2 浓度为 79.1%，假设 FRC 为 x，那么测定前患者呼吸至 FRC 时，肺内的含氮量为 x×79.1%；测定前肺量计无效腔的含氮量为 d×79.1%；肺量计充入的氧容积为 a，氧气的含氮量为 a×z=e；测定前总的含氮量为 x×79.1% +d×79.1% +e。

受检者重复呼吸后，肺与肺量计的氮气达到平衡，此时的 N_2 浓度为 y；重复呼吸后，在 FRC 位置时的含氮量为 x×y，无效腔含氮量为 d×y，肺量计内含氮量为（a-b）y。

测定前肺与肺量计中的含氮量固定。重复呼吸后含氮量由以下三部分组成，肺脏与肺量计中的含氮量，充入氧气的含氮量，测定过程中由肺毛细血管排入肺泡气的含氮量（c）；前者减去后两者即等于测定前的含氮量。

即：$x \times 79.1\% + d \times 79.1\% + e = x \times y + d \times y + (a-b)\, y - c$

$$x\,(79.1\% - y) = y\,(a-b) - d\,(79.1\% - y) - c - e$$

$$x = [\,y(a-b) - (c+e)100/(79.1 - y)\,] - d = FRC$$

其中：79.1% =空气中的氮浓度，a = 充入肺量计中的氧容积，e = 充入肺量计的氧气中的含氮量；b = 重复呼吸 7 分钟机体的氧耗量，y = 重复呼吸 7 分钟后肺与肺量计的气体平衡后的氮浓度；c = 重复呼吸 7 分钟体内排出的氮量，christie 氏计算法为 80ml；d = 肺量计及其通路的无效腔容积（ml）。

对于一定的肺量计及其通路而言，其无效腔容积是恒定的；但实际应用时随肺量计内氧浓度的变化而变化，氧浓度高，无效腔小。中山医院所用 FCY-1 型肺残气测定仪无效腔容积也同样与氧浓度等有关，但因该仪器已基本淘汰，肺量计及其通路的无效腔容积的换算不再列出（参见本书第 1 版）。

2. 测定程序

（1）先打开肺量计电源，使鼓风器旋转。肺量计无效腔内充满空气，装上钠石灰。

（2）压下浮筒，接上螺纹管与三路开关，使肺量计与大气隔绝。

（3）准确充入氧气5000ml，在记录纸上读出，如超过或不足则按记录纸实际读数代入算式。

（4）受检者取坐位，向其说明测定要求以取得配合。

（5）受检者口含接口，夹上鼻夹，开启肺量计电源开关与记录开关，描出一条基线。

（6）在受检者呼气末关闭三路开关，使受检者平静重复呼吸肺量计中气体7分钟。

（7）秒表记录时间达7分钟时打开三路开关（肺量计与大气隔绝），受检者呼吸与大气相通。取下鼻夹，关闭肺量计记录开关。

（8）用集气袋收集肺量计内气体。集气时，先冲洗几次取样袋，用何氏分析仪、气相分析仪或测氧仪等分析氮浓度。现代测氧仪直接连接在肺量计上（如FCY-1型肺功能残气测定仪），无须单独收集气体分析。

3. 计算方法

（1）画出7分钟静息呼气基线。

（2）以充氧5L为一条直角边，与其呈90°基线以第一次呼吸为开始点，划一直线，计算出7分钟耗氧量（图4-14）。

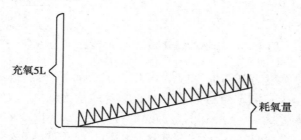

图4-14　7分钟氧耗量测定示意图

（3）将测得的氮浓度、氧耗量等数值代入上述公式计算。

举例说明如下：7mim的氮浓度55%，氧耗量1800ml，冲入纯氧5000ml，肺量计及其通路的无效腔容积3700ml。代入上述计算公式为：

功能残气量（FRC）$= [55 \times (5000 - 1800) - 18\,000] \div (79.1 - 55) - 3700 = 2856$（ml）。

（4）测定值须以生理状态（BTPS）校正。

（5）实测值除以预计值的百分比用以判断有无异常。

4. 测定时的注意点

（1）测定前应先检查肺量计水位是否达到刻度线，以保证肺量计无效腔不变。

（2）测定前必须检查受检者咬口是否完好，与其连接的三路开关、橡皮管有无漏气。

（3）受检者在测定过程中必须保持静息状态，尽量避免咳嗽或吞咽等动作。

（4）操作者必须密切观察整个操作过程，以便及时发现问题，如可从氧耗量线迹的变化来推测有无漏气，从呼吸形态观察钠石灰效率。

（5）重复测定时，受检者必须休息10分钟以上才能进行，以保障肺内各种气体浓度恢复至正常呼吸空气时的状态；而肺量计在充氧前应用空气冲洗以保证无效腔内充满真正的空气。两次测定值的差值不应超过5%，否则需重复测定。

（六）功能残气量的自动测定

加用计算机后，氧浓度的测定、FRC的计算等自动测定完成，并与正常预计值自动比较。

二、密闭式氦稀释法-重复呼吸法

在 FRC 位置，受检者经一密闭系统重复呼吸含特定浓度氦气的混合气体（一般为 10%He、21%O_2、0.3%CO、N_2 平衡的混合气体）。在重复呼吸过程中，氦气逐渐分布入肺泡中，并最终与容器内的氦浓度达到平衡。根据玻意耳定律，用平衡后的氦气分布容积、浓度（可换算成分压）代入公式计算出 FRC。该方法是目前最常用的 FRC 测定方法之一，常与 FRC 位置的 CO 弥散量同时测定。

（一）基本原理

与氦稀释法大体相似，FRC 可从已知氦浓度的气体被肺容积稀释的程度算出。即用公式 $C_1V_1 = C_2V_2$ 表示，详述如下。

氦气能在肺内快速地均匀分布，不易被吸收，且易于测定。测定时，于 FRC 位使受检者经一密闭系统重复呼吸某一容器内的含有特定浓度的氦气（如上述，一般为 10%）的混合气体，则容器的容积为 V_1，氦浓度为 C_1。在重复呼吸过程中，氦气逐渐分布入肺泡气中，最终肺泡内与容器内的氦浓度（C_2）达到平衡。此时氦气的分布容积为 V_2，FRC 则为 $V_2 - V_1$（图 4-15）。FRC 越大，对容器内氦的稀释度越大，平衡后容器内氦浓度就越低。

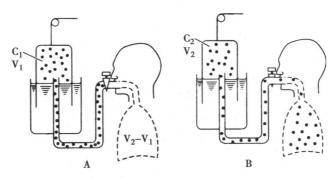

图 4-15　氦稀释法测定功能残气量示意图

V_1 为测定前容器内的氦气容积；C_1 为测定前容器内的氦气浓度；V_2 为测定后容器内和肺内总的气体容积；C_2 为测定后容器和肺平衡后的氦气浓度，FRC = $V_2 - V_1$

（二）测定仪器

测定仪器装置在大型肺功能测定仪上，可单独测定，但现代仪器多同时完成 CO 弥散量的测定（详见第八章第四节"五、重复呼吸法测定 CO 弥散量"）。

（三）测定方法

1. 准备步骤

（1）一般工作：打开电源，肺功能仪进行自检，进入测定菜单。与上述测定相似，也需更换钠石灰。

（2）定标和吸入气浓度测定：主要有环境、容积定标，以及标示气体浓度的测定，每日肺功能检查前必须首先完成；必要时在下午测定前再次进行。环境定标是输入大气压、温度、湿度、海拔高度，用于将肺功能参数测定结果换算为 BTPS 状态。用肺量计定标筒

（一般容积为 3L）进行容积定标和定标验证（详见本章第三节），保障肺容积测定和流量测定的准确。

标准气和实际吸入气是同一种标准混合气，即上述含 10% 氦的混合气，每日测定前皆需进行气体浓度测定，若氦浓度不足或超过 10%（或标准气的标示浓度），则以当日实际数值为准。该测定值被输入仪器用于肺容积的计算。

2. 测定步骤

（1）输入患者的编号、姓名用于资料的储存。

（2）输入患者的性别、年龄、身高、体重用于预计值的计算。

（3）受检者取坐位，说明测定要求以取得其配合。

（4）受检者口含咬口，夹上鼻夹，开启记录开关，描出一条基线。

（5）在受检者呼气末关闭三路开关，使其平静、重复呼吸肺量计内的气体，直至氦浓度稳定。打开三路开关，肺功能仪与大气隔绝，受检者与大气相通进行呼吸。取下鼻夹，关闭记录开关，完成测定。

（6）氦浓度显示稳定后，取肺量计中的气体进行氦浓度测定。

（7）20 分钟后重复测定一次，两次差异不超过 5%。休息 20 分钟后再进行其他项目的检查。

（8）计算：计算公式为上述 $C_1V_1 = V_2V_2$，$FRC = V_2 - V_1$。考虑到连接管路的无效腔，实际计算公式为：

$$FRC = \frac{（氦初始读数 - 氦终末读数）\times（筒内容积 + 连接仪器的无效腔容积）}{氦终末读数}$$

（9）校正和比较：将测定值用 BTPS 校正，出示 FRC 报告，然后与预计值比较。

（10）上述测定和计算结束后可在荧光屏上显示和经打印机打印出结果。

（11）说明：现代肺功能仪能自动进行上述计算，自动进行 BTPS 校正，直接显示 FRC；然后换算出 RV 和 TLC，并自动计算出实测值占预计值的百分比，最后打印出结果，故上述步骤（6）~（10）皆可省略。

三、密闭式氦稀释法-单次呼吸法

是目前最常用的 TLC、FRC 测定方法，常与 TLC 位置的 CO 弥散量同时测定。为便于理解，仍按传统方法介绍，最后按现代要求总结。

1. 准备步骤 与重复呼吸法基本相似。

2. 测定步骤

（1）~（4）与重复呼吸法相同。

（5）受检者用力呼气末（即 RV 位置）快速吸气至 TLC 位置，屏气 10 秒（9~11 秒）后平稳呼气至 RV 位置。然后打开三路开关，肺功能仪与大气隔绝，受检者与大气相通进行呼吸。取下鼻夹，关闭记录开关，完成测定。

（6）在（5）的呼气过程中，由于最初为气道呼出气、气道和肺泡的混合呼出气，故舍弃呼气初期的 1L 气体不用；其后的呼出气为真正的肺泡气，用于采集和测定氦浓度。

（7）~（10）与重复呼吸法相同。

（11）说明：与重复呼吸法相同，现代肺功能仪能自动进行上述计算，自动进行 BTPS

校正,直接显示 FRC 结果;然后换算出 RV 和 TLC,并自动计算出实测值占预计值的百分比,最后打印出结果,故上述步骤(6)~(10)皆可省略。

3. 适应证　与重复呼吸法可用于无肺功能检查禁忌证的各种情况不同,单次呼吸法的气体平衡时间太短,仅适合于正常人、轻-中度限制性通气功能障碍和轻-中度阻塞性通气功能障碍的患者。在严重阻塞的患者,由于气体来不及进入所有肺泡,或不能均匀分布在所有肺泡,测定结果常显著降低,此时必须改用重复呼吸法。在肺活量太小的限制性通气功能障碍的患者(或肺活量太小的健康人),由于连接管路无效腔相对较大,氦气也不能真正进入所有肺泡,测定结果也有较大误差,也必须改用重复呼吸法测定。

四、开放式氦稀释法

传统上测定 FRC 或 TLC 需要密闭容器收集呼出气,分别进行气体分析,然后计算出 FRC 或 TLC。随着现代计算机技术和气体分析技术的飞速发展,检测仪可在开放通路内同步、快速测定每次呼出气的氦气浓度和流量(流量对时间的积分为容积)大小,直接计算出 FRC 或 TLC,而不需要密闭容器收集呼出气,故称为开放式氦稀释法,也包括重复呼吸法和单次呼吸法,是现代肺功能仪测定 FRC 的发展方向。单次呼吸法的测定要求和测定方法与密闭法相同;但由于显著减少了连接管路,仪器的无效腔显著减少,故单次呼吸法的适应证扩大,主要是肺活量小的正常人和限制性通气功能障碍患者适应证扩大;重复呼吸法则与前相同,不赘述。

五、内呼吸法(intra-breath with trace gas CH4)

又称"控制呼出流量法"。利用甲烷做标示气体测量肺容积的一种方法。受检者在 RV 位,通过管道系统吸入含一定甲烷浓度的混合气体至 TLC,被限制以大约 0.5L/s 的流量呼出气体。呼出气浓度由红外光谱分析器进行实时分析,通过计算机计算出 TLC。由于甲烷的分布速度非常快,故皆用一次呼吸完成测定。但在严重周围气道阻塞的患者,甲烷可能来不及均匀分布至所有肺泡中,也可能有一定的测定误差。总体上除呼气速度的控制外,该方法与密闭式氦稀释法-单次呼吸法的要求基本相同,不赘述。

六、肺量计和气体分析仪的校准

1. 肺量计和流量计校准　肺量计或流量计是测定任何肺容积参数的必备设置,其校准与肺活量测定相同。详见本章第三节,不赘述。

2. 吸入气浓度的测定

(1)标准吸入气中的标记气体浓度基本一致,典型代表是浓度为 10% 氦的混合气,出厂时的气体浓度可以不足或超过 10%,但与理论值的差别应在 5% 以内。

(2)更换新的标准气后,应至少测定气体浓度一次,该浓度与理论值的差别也必须在 5% 以内。

(3)每日肺功能检查前应进行气体浓度的测定,以当日实际测定值为准。该测定值输入仪器,用于肺容积的计算;若测定例次较多,或环境状态差别较大,建议下午进行肺功能检查前再进行一次标准气浓度的测定(与容积定标和环境定标同时完成)。

3. 吸气肺活量的测定 无论是单次呼吸法测定 TLC 还是重复呼吸法测定 FRC，尤其是后者，每次测定前皆需测定吸气肺活量（VCi），该测定值储存在计算机中作为 RV 等结果换算用；另外单次呼吸法测定时，数次肺活量测定还可使可能存在的陷闭肺泡充分开放，从而使 TLC 的测定（包括 D_LCO 同步测定）更准确。

七、测定质量评估

与直接测定肺容积的要求不完全相同，因通过气体分析法间接测定 FRC 或 TLC，故还需增加对气体分析的评估。具体要求如下。

1. 呼吸基线平稳，无基线抬高或降低，即在正常 FRC 位置呼吸，无漏气。

2. 潮气呼吸至少有三次平稳呼吸后，再进行其他参数的测定。

3. 呼吸图形圆滑，无顿挫。

上述要求与肺活量的测定完全相同。

4. 单纯呼吸法的屏气时间为 9 ~ 11 秒，短于或超过该时间，测定的准确性将下降。重复呼吸法需出现稳定的标示气体浓度或浓度变化曲线。

现代肺功能仪检查皆直接在显示屏显示，并由仪器内的计算机根据内置的测定和质控要求自动确定起始和终止时间。

5. 至少获得 3 次可接受的测试，取最佳的两次进行比较，该两次 TLC 或 FRC 之间的差值不超过 5%。

通常操作不超过 4 次，休息 20 分钟后重复下一次测定。

八、检查结果的选择

取 TLC 或 FRC 测定结果的最大值。

第七节 测定功能残气量的其他方法

除本章第六节介绍的常用气体分析法外，与氦相似的其他惰性气体也用于 FRC 的测定，但相对较少。六氟化硫有一定的特殊性，临床应用逐渐增多。体容积描记法也是目前常规的测定方法。

一、六氟化硫稀释法（sulfur hexafluoride dilution，SF_6）

使用空气或者空氧混合气稀释 SF_6 至 5%，用超声流量计测定，气体通过对流的形式到达细支气管，以弥散的方式到达肺泡而进行的肺功能测试方法。

SF_6 是近期开始使用的肺功能测试气体，其特点是无色、无味、无毒，分子量 146，肺内不被吸收。与空气的平均分子量（28 ~ 29）相比，稀释为 5% SF_6 的平均分子量相当于 34 ~ 48，与空气非常接近；扩散速度较氦气快，测定准确度也更高。主要用于小儿 FRC 的测定。

二、体容积描记法

体容积描记法（body plethysmography）简称体描法，用以测定胸内气体容积（Vtg），相当于气体分析法测定 FRC。详见第十八章。本章仅简述其测定 Vtg 的原理及其与气体分析法的异同。

1. 测定方法和测定原理　测试前，先向舱内注入定量的空气，并记录舱内压变化，作为校准。测定时让受检者坐在体描仪的密闭舱内，通过管道系统，经口平静呼吸舱外空气，同时记录舱内压及口腔内压（图 4-16）。于 FRC 位置阻断呼吸气流，气流停止后的口腔内压等于肺内压。此时，让受检者做吸气动作，口腔内压将降低，其变化值（ΔP）可被直接测出；同时胸腔内容积增加，其增加值（ΔV）将导致舱内人体周围空气所占据的容积被压缩，压缩量也为 ΔV，密闭舱内压也相应增加 ΔP。将 FRC 位置时的胸内气体容积用 V 表示，肺内压用大气压 P 表示（可通过气压表读出）。

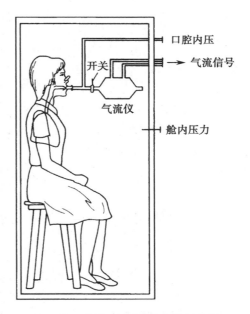

图 4-16　体描法测定 FRC 的示意图

根据 Boyle 定律可算出 ΔV。

$$PV = (P - \Delta P)(V + \Delta V)$$
$$PV = V(P - \Delta P) + (P - \Delta P)\Delta V$$
$$= PV - V\Delta P + (P - \Delta P)\Delta V$$
$$V = (P - \Delta P)\Delta V / \Delta P$$

ΔP 与大气压 P 相比甚小，可以忽略不计，P － ΔP 可以认为等于 P，因此上式可改写为：

$$V = P\Delta V / \Delta P$$

因此只要测得肺内压变化（ΔP）及胸内容积变化（ΔV）即可得出 V。如上述，V 即为 Vtg，等于 FRC。

2. 体描法和气体分析法的异同　在正常肺和限制性通气患者，体描法所测得的 Vtg 与用氦稀释法所测得 FRC 基本相同；在一般气流阻塞性疾病，两者也基本相同，但在严重阻塞性肺疾病，特别是 COPD 患者，由于常存在严重通气不良肺区，即使用重复呼吸法测定，吸入氦气也不易充分进入这些区域，其分布容积小，所以氦稀释法所测得的 FRC 可能小于体描法所得的 Vtg。

第八节　功能残气量及相关参数的临床意义

除单筒肺量计或流量计直接测定的容积参数，FRC 及其相关参数主要包括 FRC（或 Vtg）、RV、RV/TLC、FRC/TLC。

一、功能残气量

（一）FRC 的临床意义
适当 FRC 有重要意义，过大或过小都可能产生不良后果。

1. 适当 FRC 是维持 PaO_2、$PaCO_2$ 和 pH 稳定的主要因素　FRC 过大或过小都将产生不良影响。假如不存在 FRC，肺泡气 PO_2 在呼气末将会降低至静脉血水平（约 40mmHg），而在吸气时会接近空气的 PO_2（约 149mmHg），导致 PaO_2 随每次呼吸而发生大幅度波动，发生间歇性分流和严重低氧血症；$PaCO_2$ 也出现类似变化，并发生呼吸性碱中毒。临床上 FRC 过小主要见于重症肺炎、急性肺损伤/急性呼吸窘迫综合征（ALI/ARDS）和严重肺水肿。该类低氧血症常难以纠正，常需高浓度氧疗或机械通气治疗。相反，如果 FRC 过大，则吸入的新鲜气体被过度稀释，导致肺泡毛细血管膜（ACM）两侧的气体分压差减少，也不利于 O_2 和 CO_2 的弥散，发生低氧血症和高碳酸血症，临床上主要见于重症 COPD 和支气管哮喘；但若吸入高浓度氧，则氮气被稀释，肺泡 PO_2 明显升高，故尽管通气量不足，但氧的交换将顺利进行，因此该类低氧血症比较容易纠正。

2. FRC 反映呼吸力学的变化　FRC 的大小主要取决于肺的弹性回缩力、气道阻力和呼气时间。FRC 增大表示肺过度充气，主要见于严重气道阻塞（如支气管哮喘）和气道陷闭（如肺气肿）。当然轻、中度气流阻塞，通过代偿性深慢呼吸，FRC 保持不变。不适当机械通气则主要通过显著增大的人工气道阻力和呼气时间缩短导致 FRC 增大和肺过度充气。FRC 降低表示肺容积减少、肺弹性阻力增大，常见于肺炎、肺水肿、肺损伤、肺纤维化。气胸、胸腔积液、胸廓畸形、横膈或膈下疾病也导致 FRC 的减小。

3. 评估治疗效果　在支气管哮喘和 COPD 患者，若治疗后 FRC 降低，说明治疗有效，即使 FEV_1 无改善，患者也将出现临床症状的改善。在 ALI/ARDS 患者，FRC 可用于评估呼气末气道正压（PEEP）的设置是否合适。但总体而言，影响 FRC 结果的因素较多，且测定不方便，常用其他参数间接替代，如用 IC 代替 FRC 评价 COPD 的治疗效果，用吸气末肺容积（Vei）评价支气管哮喘患者的过度充气。

（二）FRC 的换算

IC = TLC − FRC，故 IC 可间接反映 FRC 的大小。由于 IC 的测定非常简单、方便，故近年来临床上常取代 FRC 用于反映 COPD 患者的过度充气，判断病情的严重程度和评估治疗效果，与 FEV_1、FEV_1/FVC 结合应用可较好地反映 COPD 患者的实际肺功能状况（图 4-17）。

二、残 气 容 积

习惯上称为残气量。指用力呼气末肺内残存的气体容积。RV 的临床意义与 FRC 相似，但在气流阻塞性疾病，其变化幅度常更显著。

三、肺 总 量

肺总量是指深吸气末肺内储存的气体总量。TLC 增大反映肺组织弹性减退，主要见于 COPD；TLC 正常说明肺组织的弹性正常，见于正常肺和支气管哮喘等气道阻塞性疾病；TLC 下降则反映肺容积减少和胸肺弹性阻力增大，见于各种肺实质、胸腔、纵隔、横膈、胸壁和膈下等疾病。理论上，TLC 是反映限制性通气功能障碍的最佳指标，但事实上并不尽然。由于影响 TLC 结果的因素较多，重复性相对较差，故常 VC 或用力肺活量（FVC）评价限制性通气功能障碍。TLC、VC（或 FVC）下降，一秒率正常，则诊断为限制性通气功能障碍。

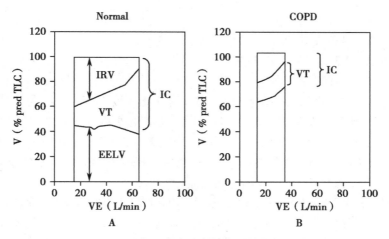

图 4-17 不同状态下，深吸气量反映功能残气量的变化特点

正常人平静呼吸时的呼气末容积（EELV）等于 FRC，约占 TLC 的 40%；运动时，VT 增大，随着运动强度的增大，VT 进一步增大，且 VT 增大主要来源于 IC，部分来源于 ERV，故运动时的 EELV 降低，IC 增大（图 A）；在严重气流阻塞性疾病，平静呼吸时的呼气末容积（EELV）等于 FRC，但占 TLC 比例明显超过 40%；运动时，VT 增大有限，随着运动强度的增大，VT 不能进一步增大，EELV 明显增高，IC 明显降低（图 B），故 IC 可以反映气流阻塞性疾病的肺过度充气

四、呼气相肺容积与肺总量的比值

（一）基本概念

1. 残气容积肺总量百分比（RV/TLC） 简称残总百分比，即 RV 与 TLC 的比值。是反映阻塞性通气功能障碍的常用指标。

2. 功能残气量肺总量百分比（FRC/TLC） 即 FRC 与 TLC 的比值。是反映呼吸力学变化和阻塞性通气功能障碍的常用指标。

（二）临床意义

1. RV/TLC 和 FRC/TLC 升高主要反映周围气流阻塞及其程度

（1）中心气道阻塞或轻度周围气流阻塞：RV/TLC、FRC/TLC 多正常。

（2）中重度周围气流阻塞：RV/TLC、FRC/TLC 升高。一般情况下，升高越明显，阻塞越严重。在多数情况下，RV/TLC、FRC/TLC 与肺过度充气一致。

（3）可在一定条件下反映肺气肿的程度。较多作者常用 RV/TLC 反映肺气肿的存在及其程度，但实际上是不合适的，即使有气体分布参数的异常也不合适。

1）支气管哮喘严重发作，RV/TLC 明显升高，且有气体分布不均，但仅有肺过度充气，而无肺气肿。

2）在限制性通气功能障碍患者，若肺的扩张受限（IC 减少）较回缩受限（ERV 和 RV 减少）更显著，RV/TLC 也将明显升高，而无肺气肿。

3）用 RV/TLC、FRC/TLC 判断气流阻塞的程度时需同时结合 RV、FRC 和 TLC 的变化。

4）若出现 RV、FRC 和 RV/TLC 的同步升高，且病史和影像学改变符合（主要是排除支气管哮喘），RV/TLC 升高可反映肺气肿的程度。

RV/TLC < 35%，无肺气肿。

RV/TLC 36% ~ 45%，轻度肺气肿。

RV/TLC 46% ~ 55%，中度肺气肿。

RV/TLC > 56%，重度肺气肿。

在不同气流阻塞性疾病，TLC 与 FRC、RV 的变化幅度常有较大差异。大气道阻塞患者，TLC 与 FRC、RV 多基本正常；在单纯周围气道阻塞性疾病，如支气管哮喘，RV、FRC 常显著升高，TLC 不变或变化不大，RV/TLC、FRC/TLC 显著升高；在周围气道陷闭为主的疾病，如 COPD，肺弹力纤维破坏，不仅 RV、FRC 显著升高，TLC 也有所增大，故 RV/TLC、FRC/TLC 也升高，但升高幅度小于前者。

2. FRC/TLC 反映呼吸力学的变化　尽管 FRC/TLC 也随年龄增大而增大，但较 RV/TLC 的变化幅度小得多，可较客观地反映呼吸力学变化（图 4-18）。正常情况下 FRC/TLC 为 40%，是肺弹性回缩力与胸廓弹性扩张力的平衡位置，胸廓弹力是吸气的动力。在此位置呼吸或机械通气可保障最佳的力学关系、最低的跨肺压和切变力、最低的肺循环阻力、最小的呼吸肌做功，并能维持正常的动脉血气水平。是自主呼吸或机械通气的最佳位置。若 FRC/TLC 达 67%，则胸廓处于弹性零位，若肺容积继续增大，肺和胸廓皆是吸气的阻力，容易诱发呼吸肌疲劳和呼吸衰竭；若达 85% ~ 90%，胸肺的弹性阻力显著增大，肺组织将处于极其严重的过度充气状态，常见于危重支气管哮喘，致死率较高。

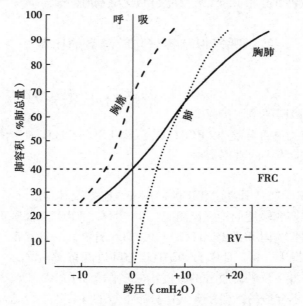

图 4-18　不同肺容积的弹性阻力变化
横坐标为跨压，胸廓、胸肺、肺所示图形分别代表跨胸廓压、跨胸压、跨肺压
随肺容积的变化，反映弹性阻力，其中正值表示为吸气阻力，负值为吸气动力

第九节　影响肺容积的生理因素和病理因素

影响肺容积的生理因素主要是性别、年龄、身高、体重、种族等，而影响其结果的病

理因素众多，在本章第四节和第八节已有所阐述，本节将整体影响因素总结如下。

一、生理影响因素

1. 性别　青春期前男女差别不大，青春期后男性肺的发育超过女性，一般同等身高男性的 VC、TLC 大于女性，而 RV 无明显差别。女性肺容积的下降也较男性出现早。

2. 年龄　肺容积与年龄的关系比较复杂。在幼年，随着年龄增大，肺容积增大，气道内径增大；青春发育期肺容积明显增大，VC 在 20 岁左右达高峰并相对稳定一段较短的时间；其后随着年龄增大，肺组织弹性减退，VC 以每年 25～30ml 的速度下降。RV 至 40 岁后增大，TLC 变化不大。

3. 身高　是影响肺容积的最主要因素之一。在性别、年龄相同的情况下，身材高者肺容积较大，反之则较小，两者之间有一定程度正相关。

4. 体重　也是主要的影响因素之一，但实际上体重与肺容积之间缺乏直接关系。因为在正常营养状态下，体重和身高密切相关，一旦考虑进身高因素，体重的影响就非常有限。目前因营养过剩导致肥胖或为保持身材（或疾病等情况）导致消瘦的情况比较多见，这两者都将导致肺容积的下降，但若此时考虑进体重的影响，则会出现肥胖患者预计值高和消瘦患者预计值低的情况，因此在考虑身高的情况下，体重不宜作为预测肺功能的主要指标。

5. 锻炼　经常锻炼的人肌肉发达、收缩力增强，气道阻力变小，VC 增大，RV/TLC 变小。

6. 昼夜变化　VC 的生理节奏有一定的规律性，尽管变化的范围有限。一般早晨 VC 增加，中午最高，夜间最低。因此常规肺功能的测定常在上午进行。若在其他时间段检查，应注明检查时间；同样动态随访时，也应选在同样的时间段检测。

7. 体位　各种体位对不同肺容积参数的影响不尽相同，主要影响 ERV 和 FRC，RV 变化不大，对其他肺容积参数的影响主要取决于其与 ERV 的关系。站位和坐位为常规的肺功能检查体位，总体上两者的差异不大，主要是坐位的 ERV 略有减小。半卧位或平卧位时，腹腔脏器的重力作用将导致横膈上移，ERV 和 FRC 明显减小，RV 略有减小，VC 和 TLC 也相应有所下降。当然半卧位或平卧位时，肺血流量增多也使一部分气体被"挤出"肺外；且受检者不能充分用力吸气和呼气，这些也会导致肺容积下降。当仰卧位改为侧卧位时，FRC 增加（图 4-19）。

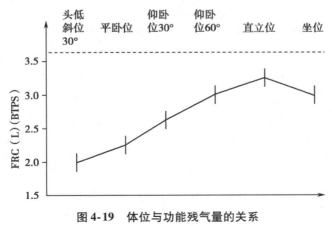

图 4-19　体位与功能残气量的关系

8. 人种 欧美白色人、黑人与国人（绝大多数为黄种人）也有明显不同，应采用不同的预计值公式。

9. 气候环境因素 温度、湿度、海拔高度等也影响肺容积，但因测定后皆经过 BTPS 校正，故多数情况下可以不考虑。

正常人肺容积的个体变异较大，其变化范围低于预计值 20% 或正常范围低限（LLN）为异常，其中 RV 及含 RV 的参数 FRC、TLC 低于或高于 20%（或正常范围低限或高限）皆为异常。

二、肺容积的正常值

不同国家、不同种族都有不同的肺容积预计公式，甚至同一种族的不同地区也可能不同（其他通气功能参数、CO 弥散量也存在相同问题）。目前所用的常规肺功能仪绝大多数为进口，且以美国进口为主，生产商自行输入的预计公式不一定适合本地区的需要，因此安装好设备后，应及时更改设计程序，输入本地区的预计公式；根据我们的调查结果和实际应用情况，建议采用上海中山医院制定的预计值公式。至于如何判断各项肺功能参数是否正常，仪器会根据预计公式（已用 BTPS 校正）自行计算，并通过打印机打印出来，不需单独人工计算。部分简易肺功能仪常无法更改程序，应用时需注意。

三、肺容积测定的临床意义

单一肺容积的临床意义在本章第四节和第八节都有所涉及，但都有所欠缺，因为各种肺容积测定多同时进行，需进行综合分析，简述如下。

（一）区别通气障碍的类型

需结合病史和通气功能参数综合判断。各种情况的呼吸系统疾病（包括神经-肌肉疾病）皆可导致肺功能减退，包括 VC 下降，因此单纯的 VC 改变缺乏特异性，一般需同时结合时间肺活量和其他肺容积的改变确定肺通气功能异常的类型。

一般用肺容积指标（主要是 VC）和时间肺活量指标（主要是 $FEV_1\%$、FEV_1）结合来判断肺通气功能异常是阻塞性还是限制性。在 VC 下降的情况下，若 $FEV_1\%$ 不下降，或时间肺活量提前完成，如 $FEV_2\%$ 或 $FEV_3\%$ 等于 100%，则为限制性通气功能障碍，此时多伴随 MEFV 曲线的典型限制性通气改变和其他肺容积参数 RV、FRC、TLC 的下降，VC = FVC。在轻度限制性通气，通过 RR 的代偿性增快，MVV 可以正常。

若 $FEV_1\%$ 下降则为阻塞性通气功能障碍，此时也伴随 MEFV 曲线的典型阻塞性改变。在轻度阻塞性通气，通过深慢呼吸的代偿，肺容积参数 VC、RV、FRC、TLC 无变化；但若阻塞继续加重，将出现 RV、FRC 和 RV/TLC 升高，VC 变化不大。FRC 的增大伴随气道扩张，阻力下降，故 FRC 增大实际上也是一种代偿形式。严重阻塞时 VC 也相应下降。无论何种程度的阻塞性通气，由于用力呼吸受限，将出现 MVV 下降，FVC < VC。混合型通气功能障碍介于两者之间。

（二）判断通气功能减退的程度

在不同类型的通气功能障碍，选择的评价参数不同。在阻塞性通气功能障碍，用 MVV% pred 或 $FEV_1\%$ pred 表示（详见第五章和第十五章），一般认为小于 80% 为轻度通气功能障碍，小于 60% 为中度，小于 40% 为重度（不同地区标准有差异，且不同疾病的标准也不相同，见相关章节）。在限制性通气功能障碍，用 VC% pred 或 FVC% pred 表示，分度法与阻塞性通气功能障碍基本相同。目前为简化临床应用，皆选择 $FEV_1\%$ pred，但需注意其中的问题（详见第十五章）。

（三）不同程度阻塞性通气功能障碍的肺容积改变

1. 小气道气流阻塞的肺容积改变　小气道指内径 $\leqslant 2mm$ 的气道。

（1）小气道的轻微病变或肺弹性功能的轻微减退：即所谓的小气道功能障碍阶段。其主要病理生理改变是用力呼气终末出现呼气流量下降。由于小气道横截面积巨大，阻力非常小，对患者的肺容积和通气功能参数基本无影响，故 VC、RV、FRC、TLC 皆正常。

（2）小气道的轻度阻塞或肺弹性功能的轻度减退：其主要病理生理改变是用力呼气中后期出现呼气流量下降和出现通气功能的轻度下降。但通过深慢呼吸的代偿，肺容积维持在正常水平，即 VC、RV、FRC、TLC 仍正常。

（3）小气道的中度阻塞或肺弹性功能的中度减退：其主要病理生理改变是用力呼气过程中出现呼气流量下降和出现通气功能的中度下降。深慢呼吸已不能维持足够通气量，出现 RV、FRC、TLC 和 RV/TLC 等容积参数的轻度升高。由于以呼气受限为主，RV、FRC 的升高幅度较 TLC 更明显，相应的 RV/TLC 的常明显升高。患者可通过缓慢呼气呼出全部吸入气体，VC 正常或基本正常。

（4）小气道的重度阻塞或肺弹性功能的重度减退：其主要病理生理改变是用力呼气过程中出现呼气流量的显著下降和出现通气功能的重度下降。深慢呼吸的代偿作用更为有限，出现 RV、FRC、TLC 和 RV/TLC 等容积参数的明显升高。由于在 TLC 位置时，较多气道即处于显著的阻塞状态，随着肺容积的下降，将迅速出现大量气体陷闭，缓慢呼气也多不能呼出全部的吸入气体，VC 下降。

（5）小气道的极重度阻塞或肺弹性功能的极重度减退：由于气道结构严重破坏或阻塞，肺组织弹力显著下降，在 TLC 位置气道即处于非常显著的阻塞状态；随着肺容积的下降，气体陷闭更加显著。不仅出现通气功能的极度下降，RV、FRC 和 RV/TLC 也明显升高。由于气体分布严重不均，常规肺功能测定（单次呼吸法）不能反映真实的容积改变，此时可能出现 RV、FRC 和 TLC 等测定结果的下降或基本正常，需采用重复呼吸法或体容积描记法测定，或结合病史和体格检查（或 X 线胸片）综合判断。由于平静呼吸时即存在气道的阻塞或陷闭，VC 明显下降。

2. 中等气道的阻塞　中等气道一般是段支气管至内径 2mm 之间的气道。因中等气道的横截面积小，阻力大，呼气初期即处于明显的阻塞状态，并持续整个呼气过程，故不仅出现通气功能的显著下降，也出现 RV、FRC 和 RV/TLC 的明显升高，VC 不变或下降。中等气道阻塞也常同时合并中重度小气道阻塞，这主要见于重度 COPD、支气管哮喘。

3. 大气道阻塞　大气道一般指段支气管以上的气道。因大气道横截面积非常小，阻力大，故出现通气功能的显著下降，但静息呼吸条件下，气体能充分呼出，RV、FRC、TLC、VC 等肺容积参数皆基本正常。

（四）手术对肺容积参数的影响

胸廓、肺脏手术对肺功能的影响可以理解。根据临床观察，剖胸手术开胸后即刻关闭，VC、MVV 均明显减少，6 周后才逐渐恢复，但多不能恢复至术前水平。术后胸膜粘连增厚是肺功能不能完全恢复正常的主要因素。腹部手术、麻醉影响膈肌活动，也显著降低 VC，但因不影响胸廓的完整性，故多能完全恢复正常。按成人横膈面积 $270cm^2$ 计算，升降 1cm 的横膈，VT 的变化约为 270ml。在老年、显著肥胖、有慢性呼吸系统疾病的患者，麻醉、手术对肺功能的影响更为明显。Churchill 等报道腹部手术后 VC 平均下降 25%～50%，上腹部手术一般为 55%；若未进行有效的呼吸管理，手术后第 1、2 天内的下降幅度最多，1～2 周后才可恢复至术前水平。腹部手术后，由于深吸气受限制，肺泡萎缩不张，RV 减少约 13%、FRC 下降约 20%。若未采取特殊康复措施，RV 和 FRC 在术后第 4 天达最低水平，然后逐渐恢复。术后 ERV 平均减少 35%（下腹手术下降 25%、上腹部达 60%）也说明肺泡不张的存在。腹部手术后多呈浅快呼吸，一般在术后 24 小时 VT 减少 20%，RR 增加 26%，1～2 周后才恢复正常，所以手术后的患者肺容积显著受影响。

第十节　各种肺容积参数价值的客观评价

肺容积参数为静态肺功能参数，适当肺容积是进行通气和换气的基础。肺容积参数主要是指 VC、RV、FRC、TLC 和 RV/TLC，所谓肺容积异常一般是指这些指标的异常。VT、IC、ERV 是辅助指标，一般不作为肺容积异常的诊断依据。

健康人的肺容积参数正常，但肺容积参数正常不一定说明肺功能正常。一般轻中度阻塞性通气功能障碍，肺容积参数正常；严重阻塞时才出现肺容积参数的异常。限制性通气功能障碍表现为肺容积参数的普遍下降。在混合型通气功能障碍患者，肺容积参数的变化不恒定。因此单纯用肺容积参数一般不能判断肺功能是否异常和异常类型，需结合其他参数，主要是通气功能参数综合判断。肺容积参数非常多，但常规评价时不一定应用所有参数，但若能对几种资料互相印证，则可提高判定的准确性，并可能对疾病的部位、性质和程度进行判断。常用肺容积参数主要有下列几个：

1. 肺活量　是直接测定的肺容积参数，几乎任何肺功能测定仪都可测定肺活量，且该参数的测定要求低，重复性好。肺活量异常的标准是肺活量下降至预计值的 80% 以下或正常范围低限（LLN）。肺活量描图的形态对诊断通气功能障碍类型也有一定价值。肺活量的下降程度是判断限制性通气功能障碍程度的主要标准（详见前述）。

2. 间接测定的肺容积参数　主要指 RV、FRC、TLC。这些参数异常的特点与肺活量不同，即其测定结果的升高或降低皆为异常。一定程度的阻塞性通气功能障碍时，RV、FRC、TLC 升高，而 VC 不变或下降。限制性通气功能障碍时，间接测定参数（如 RV、FRC、TLC）和直接测定参数（如 VC）皆下降。混合性通气功能障碍时，VC 下降，RV、TLC 的变化取决于以何种类型的通气功能障碍为主。

3. RV/TLC 和 FRC/TLC　升高为异常，且主要见于阻塞性疾病，但也见于限制性疾病，需结合其他容积参数才有价值，如合并 RV、FRC 升高为阻塞性通气障碍；合并 TLC 下降则为限制性通气功能障碍。

4. 其他直接测定肺容积参数　主要是 IC、IRV、ERV、VT，其总体价值皆较小，但有一定辅助诊断作用，其中 IC 的价值相对较大，主要用于评价 COPD 患者的过度充气。

最后强调，VC 是直接测定的肺容积参数，仅取决于受检者的配合程度，准确度高；而 RV、FRC、TLC 是间接测定参数，影响因素较多，在两类参数出现矛盾的情况下，应以 VC 为准，并积极查找测定出现误差的原因。

（朱　蕾　李　丽　杨延杰）

第五章

肺的通气功能

　　肺的主要功能是进行通气和换气，肺通气（pulmonary ventilation）的主要作用是吸入外界的氧气和排出肺内的二氧化碳。肺通气功能的检查项目主要包括静息通气量和用力通气量。

第一节　每分钟静息通气量

　　每分钟静息通气量（minute ventilation volume at rest，VE）简称每分通气量，是指基础代谢状态或静息状态下每分钟所呼出的气体容积，是潮气容积（VT）和呼吸频率（RR）的乘积，因此测定肺容积的过程中可直接完成 VE 的测定，根据呼吸基线的变化可同时完成氧耗量的测定。详见第三章第二节。

第二节　每分钟静息肺泡通气量和无效腔通气量

　　每分钟静息肺泡通气量简称肺泡通气量（alveolar ventilation，$\dot{V}_A$），是指静息状态下每分钟吸入的气体容积中能到达肺泡进行气体交换的部分或每分钟呼出气体容积中从肺泡内呼出的部分，一般测定后者。如正常情况下健康成人的 VE 约 6L/min，RR 12 次/分，VT 500ml，其中每次呼吸约 150ml 气体在气道内不能进行气体交换，该部分气道称为解剖无效腔（anatomical dead space），真正到达肺泡的气量仅 350ml；进入肺泡的气体也可因局部通气血流比例（$\dot{V}/\dot{Q}$）失调等原因而不能进行气体交换，该部分肺泡称为肺泡无效腔（alveolar dead space），解剖无效腔与肺泡无效腔之和称为生理无效腔（physiological dead space，VD）。进入肺泡的气体容积（或呼出肺泡的气体容积）与 RR 的乘积即为 $\dot{V}_A$，生理无效腔容积与 RR 的乘积为无效腔通气量（dead space ventilation）。

一、无　效　腔

　　如上述，无效腔（曾称为死腔）有生理无效腔、解剖无效腔与肺泡无效腔之分，生理无效腔为解剖无效腔与肺泡无效腔之和。鼻、咽、喉、气管、支气管、终末细支气管均为气体进出肺的通道，虽然对吸入气起着净化、加温、湿化等作用，但不进行气体交换，故将这部分解剖上的空腔称为解剖无效腔。解剖无效腔容积大小与身高或体重相关，成人约等于 2.2ml/kg，因此 70kg 体重成人的解剖无效腔约为 150ml。吸气时，首先进入肺泡的是呼气末存留在解剖无效腔内的肺泡气，然后才是湿化、温化的新鲜空气；呼气时，首先排出的是吸气末存留在无效腔内的新鲜气体，随后才是肺泡气。因此肺泡通气量有吸气和呼气肺泡通气量两个概念。由于正常呼吸商和呼吸气体交换率 <1，故呼气肺泡通气量 < 吸气肺泡通气量，一般情况下，理解其含义用吸气通气量，实际计算用呼气通气量，这与潮气容积的测定是一致的。正常人肺泡无效腔非常小，接近于零，因此生理无效腔与解剖无效腔基本相等。在病理情况下，一部分肺泡虽有通气但无血供或血供严重不足，不能进行气体交换，在功能上类似无效腔，称肺泡无效腔。无效腔的存在降低了通气效率，通常将生理无效腔容积与潮气容积的比值（VD/VT）反映每次肺通气的效率，比值越高，无效腔效应越大，肺通气效率越低。健康成人 VD 为 150ml，平静呼吸时的 VT 为 500ml，故 VD/VT 约为 0.3。

二、解剖无效腔的测定方法

根据不同的原理，解剖无效腔可用两种不同的方法测定，有单次呼吸法（简称一口气法）和波尔（Bohr）公式法。肺泡无效腔意义重大，但无法直接测定，只能先测得生理无效腔，再减去解剖无效腔来换算。

（一）单次呼吸法

与肺内气体分布的仪器和测定方法相同（详见第七章）。首先在肺量计内冲入纯氧，一般为 5L。测定时令受检者深呼气至残气容积（RV），深吸一口纯氧至总肺量（TLC），再平静、缓慢、均匀地呼气至 RV；同时测定呼出气中氮浓度的变化（图 5-1）。刚开始呼气时，首先排出纯氧，氮浓度为零，来自解剖无效腔，称为第 I 相。继而排出来自解剖无效腔和肺泡气的混合气体，且肺泡气排出的比重迅速增加，氮浓度迅速升高，称为第 II 相。然后排出肺泡气，氮浓度稳定，图形呈平台状。因为图中第 II 相的排出气体来自解剖无效腔与肺泡的混合气，故第 II 相气容积中的一半加上第 I 相的气容积即为解剖无效腔大小。

（二）波尔公式法

1819 年 Christian Bohr 利用物质守恒定律提出了测定 VD 的方法。原理为呼出气中所有的 CO_2 都来自于肺泡气。换言之，由于受到了无效腔的稀释作用，呼出气中的 CO_2 浓度称为混合呼出气 CO_2 浓度（$F_{\bar{E}}CO_2$），其大小低于肺泡气 CO_2 浓度（F_ACO_2）。无效腔越大，对呼出气中 CO_2 的稀释程度越大，$F_{\bar{E}}CO_2$ 越低，但呼出气的 CO_2 总量和肺泡呼出气的 CO_2 总量相等，其中后者等于 F_ACO_2 与肺泡气容积（V_A）的乘积。用公式表示如下：

$$F_{\bar{E}}CO_2 \times VT = F_ACO_2 \times V_A$$

因为 $V_A = VT - VD$

所以 $F_{\bar{E}}CO_2 \times VT = F_ACO_2 \times (VT - VD)$

$$VD = VT \times (F_ACO_2 - F_{\bar{E}}CO_2)/F_ACO_2$$

上式右侧上、下两项均乘以（PB-47）即可将 CO_2 浓度转换成分压，即：

$$VD = VT \times (P_ACO_2 - P_{\bar{E}}CO_2)/P_ACO_2$$

收集全部呼出气，混合后可测得 $P_{\bar{E}}CO_2$，用红外线 CO_2 测定仪或质谱仪可直接测得呼

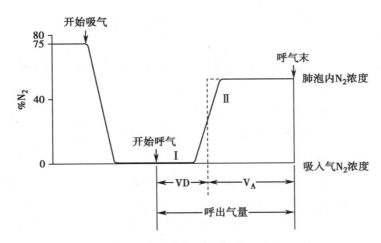

图 5-1　单次呼吸法测定解剖无效腔

横坐标为容积，纵坐标为口腔呼出气的氮气浓度。VD：解剖无效腔容积；V_A：呼出的肺泡气容积。吸入纯氧后，氮气浓度由 75% 下降到 0。从开始呼气（箭头所指）到氮气浓度开始上升处为第Ⅰ相（氮浓度为 0），从氮浓度上升点至平台（肺泡内氮浓度）的起点为第Ⅱ相。第Ⅰ相中呼出气为解剖无效腔中的纯氧，氮浓度为零。第Ⅱ相呼出气为解剖无效腔与肺泡的混合气，氮浓度不断上升。若将第Ⅱ相分为虚线左下与右上两个面积均等的三角形，从开始呼气至虚线的气容积即为解剖无效腔，由虚线至呼气末所呼出的气容积则为呼出的肺泡气容积

气末 PCO_2（$PetCO_2$）。因为在呼气末，解剖无效腔中的气体已被充分呼出，呼出气均来自肺泡，所以 $PetCO_2$ 可认为等于 P_ACO_2，上式可改写为：

$$VD = VT \times (P_ACO_2 - P_{\bar{E}}CO_2)/PetCO_2$$

三、生理无效腔和肺泡无效腔的测定

（一）基本原理和公式计算

测定生理无效腔的基本原理与解剖无效腔相似，为便于理解，从不同角度进行解释。

1. 用 Bohr 公式法可计算出解剖无效腔，但若受检者有肺部病变，存在严重的肺内气体分布不均，不同肺区的 P_ACO_2 有较大差异，此时计算出的 VD 值与实际结果可能有一定的偏差。比如有些肺泡因为得不到血液灌流或灌流不足，成为肺泡无效腔，此时用 $PetCO_2$ 来估计的 P_ACO_2 将低于实际结果，因为呼气末的正常肺泡气受到这部分肺泡无效腔气的稀释。1938 年，Enghoff 解决了这一问题。他提出用 $PaCO_2$ 来替代 P_ACO_2。在功能上，肺泡可分为正常血流灌注的肺泡和无血流灌注的肺泡两部分，因为 CO_2 的交换能力非常强，在正常肺组织，肺泡和周围毛细血管的 PCO_2 均可充分达到平衡，所以可把 $PaCO_2$ 看作所有得到血流灌注部分的 P_ACO_2；而没有得到血流灌注的肺泡被排除在外，此时算出的无效腔为解剖无效腔和肺泡无效腔之和，即生理无效腔，可用公式表示如下：

$$VD = VT \times (PaCO_2 - P_{\bar{E}}CO_2)/PaCO_2$$
$$或\ VD/VT = (PaCO_2 - P_{\bar{E}}CO_2)/PaCO_2$$

用公式 $VD = VT \times (PaCO_2 - P_{\bar{E}}CO_2)/PaCO_2$ 和 $VD = VT \times (P_ACO_2 - P_{\bar{E}}CO_2)/PetCO_2$ 计算出的 VD 差值即为肺泡无效腔。

2. 因为 $FetCO_2$ 或 $PetCO_2$（反映 V_A）和无效腔气的 FCO_2 或 PCO_2（反映 VD）不同，

因此 $P_{\bar{E}}CO_2$ 的变化可作为 VD 和 V_A 综合变化的结果，根据 VE 和 PCO_2 的变化可计算 VD，公式如下：

每分钟混合呼出气的 CO_2 总量 = 每分钟呼出肺泡气中的 CO_2 含量 + 每分钟呼出无效腔气中的 CO_2 含量，即：

$$RR \times VT \times F_{\bar{E}}CO_2 = \dot{V}_A(F_ACO_2) + RR \times VD \times FiCO_2$$

其中 F_ACO_2 约等于动脉血 CO_2 浓度（$FaCO_2$），$FiCO_2$ 代表吸入气 CO_2 浓度，约等于 0，$\dot{V}_A$ 等于 RR（VT – VD），故上式可简化为：

$$VT \times P_{\bar{E}}CO_2 = (VT - VD) \times FaCO_2$$

用分压表示则为：

$$VT \times P_{\bar{E}}CO_2 = (VT - VD) \times PaCO_2$$
$$VD/VT = (PaCO_2 - P_{\bar{E}}CO_2)/PaCO_2$$
$$VD = VT \times (PaCO_2 - P_{\bar{E}}CO_2)/PaCO_2$$

同样，用公式 $VD = VT \times (PaCO_2 - P_{\bar{E}}CO_2)/PaCO_2$ 和 $VD = VT \times (P_ACO_2 - P_{\bar{E}}CO_2)/PetCO_2$ 计算出的 VD 差值即为肺泡无效腔。

（二）VD 和 VD/VT 的测定方法

1. 应用器材　肺量计、橡皮咬口、鼻夹、集气袋、血气分析仪、CO_2 气体分析仪。

2. 操作步骤

（1）受检者取坐位，休息 10 ~ 15 分钟后，口含橡皮咬口，转动三路开关使接口与大气相通，接上肺量计，夹上鼻夹，使其习惯呼吸空气数次，保障呼吸平稳、自然。

（2）转动三路开关使接口与肺量计相通，开始重复呼吸肺量计中的气体，同时开动记录器描绘呼吸波形，待静息呼吸基线平稳后，转动三路开关至集气袋方向，收集呼出气，然后关闭肺量计，使接口与外界相通，测定即告完毕。

（3）将收集的呼出气混合均匀，用 CO_2 气体分析仪测定即可得出 $F_{\bar{E}}CO_2$，再换算为 $P_{\bar{E}}CO_2$。即：$P_{\bar{E}}CO_2 = (PB - 47) \times F_{\bar{E}}CO_2$（mmHg），其中 PB 为大气压，47 为饱和水蒸气压。

（4）在收集呼出气结束时抽取动脉血，测定 $PaCO_2$。

（5）将 $P_{\bar{E}}CO_2$ 和 $PaCO_2$ 代入上述公式即可计算出 VD 或 VD/VT。

注意：计算时需校正连接管路的机械无效腔。

四、肺泡通气量的测定

根据上述测定的 VD/VT 以及 VT、RR、VE 可非常容易计算出 $\dot{V}_A$，即：

$$\dot{V}_A = VE \times (1 - VD/VT)，或 \dot{V}_A = (VT - VD) \times RR$$

五、生理无效腔测定的临床意义

1. 正常生理无效腔是维持肺泡气容积和动脉血气稳定的重要因素　由于解剖无效腔和功能残气量（FRC）的存在，每次呼吸只能使肺泡气获得部分更新，从而减小了肺泡和动脉血中气体分压的波动。比如某受检者的 FRC 为 2500ml，VT 为 500ml，VD 为 150ml，在不考虑饱和水蒸气的情况下，每次吸入肺泡的新鲜空气为 350ml，肺内未经更新的气容积为 FRC 与 VD 的总和，即 2650ml，因此每次呼吸后肺泡气的更新率为 350/2650，即为 13.2%，因此正常肺泡的气体分压是相对稳定的。正常 VD/VT 是 0.25 ~ 0.35。

2. 生理无效腔增大的原因 气管 - 支气管结构是形成解剖无效腔的主要因素，但容积相对固定，即使在气道 - 肺实质疾病患者，其容积变化也比较小，但例外的情况是气管切开，解剖无效腔明显减小。肺泡无效腔是疾病状态下导致 VD 明显增大的主要因素，主要与终末细支气管、肺泡、肺间质病变直接相关。VD 增加反映小气道和肺实质的气体分布异常和 $\dot{V}/\dot{Q}$ 失调。

3. VD/VT 反映通气效率 VD/VT 低说明通气效率高，反之则说明通气效率下降。VD/VT 的增加不仅与解剖无效腔和肺泡无效腔的绝对增加有关，也与呼吸形式的改变直接相关，后者主要表现为浅快呼吸（尽管 VD 的绝对值可能不增加），比如 VE 6L/min，RR 12 次/分，VT 500ml，VD 150ml，则 $\dot{V}_A = 12 \times (500 - 150) = 4.2L/min$；若变为浅快呼吸，如 RR 20 次/分，VT 300ml，则 VE 不变，但 $\dot{V}_A = 20 \times (300 - 150) = 3L/min$，较深慢呼吸明显下降，因此浅快呼吸不利于肺换气，适当深慢呼吸则有利于气体交换，特别是在气流阻塞性肺疾病。此时深慢呼吸不仅提高通气效率，且降低气道阻力，减少呼吸功；但在非常严重的气流阻塞患者，过深的呼吸将加大吸气末肺容积，甚至达肺压力-容积（P-V）曲线的高位平坦段，使吸气阻力明显增大，因此 COPD 和支气管哮喘的严重急性发作期强调小潮气量呼吸或通气。只有阻塞不是太重的患者，或病情进入缓解期和稳定期后才能采取深慢呼吸。

4. 过大 VD/VT 是非常危险的 当 VT 明显减小或 FRC、VD 明显增大时，肺泡气的更新效率明显降低。当 VD 增大到 ≥ VT 时，呼吸的新鲜空气只进出于无效腔，虽有肺通气，但无肺泡通气，没有气体交换，此时无效腔的存在就非常危险了，对患者而言将是致死性的。当然高频通气除外。

5. VD/VT 可预测呼吸衰竭的发展趋势和指导机械通气 在严重肺部疾病，特别是气道阻塞性疾病，如 COPD，随访 VD/VT 的变化有助于了解病变程度的动态变化。在呼吸形式稳定的情况下，VD/VT 增大说明阻塞加重，可能诱发高碳酸血症，可能需要机械通气治疗；反之则说明病情好转。在机械通气患者，检测 VD/VT 还可指导通气参数的选择，预测和指导撤机。

第三节 流量-容积曲线的测定和解读

吸气或呼气时，吸入或呼出的气体流量（F）随肺容积（V）变化的关系曲线称为流量-容积（F-V）曲线，若吸气和呼气过程同时测定则曲线呈环状，则称为流量-容积环。临床测定较多的是尽力吸气末用力呼气或尽力呼气末用力吸气时的 F-V 曲线，分别称为最大呼气流量-容积（maximal expiratory flow-volume，MEFV）曲线和最大吸气流量-容积曲线（maximal inspiratory flow-volume，MIFV）（图 5-2），常规测定 MEFV 曲线，有需求时补充测定 MIFV 曲线。MEFV 曲线不仅有特定的形状，在不同肺容积也有比较恒定的流量，临床上常采用以下几个数值反映气道阻力和胸肺弹性阻力的综合变化：最大呼气流量（PEF），用力呼出 25%、50%、75% 肺活量的呼气流量（FEF_{25}、FEF_{50}、FEF_{75}，曾分别称

为 $\dot{V}_{75}$、$\dot{V}_{50}$、$\dot{V}_{25}$)。MEFV 曲线的形状和各种参数的大小主要取决于呼气力量、胸肺弹性、肺容积、气道阻力对呼气流量的综合影响，实测 MEFV 曲线及其与预计 MEFV 曲线的比较常用来反映不同类型的通气功能异常。不同容积的最大呼气流量反映的临床意义不同，但与传统意义上的表述有较大的区别，是常规肺功能检测中进展和变化较大的一部分，但容易被忽视。现代 MEFV 的测定皆伴随用力肺活量（FVC）及时间肺活量的同步测定（图 5-2B），因此两者测定的技术要求相同，临床意义也有较大程度的相似性。

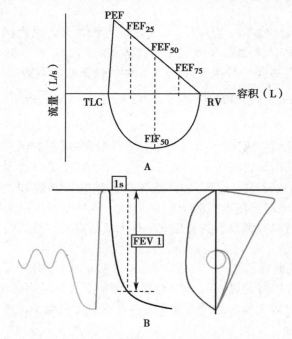

图 5-2 正常 MEFV 曲线及其参数

A. 正常的 MEFV 曲线及其参数的表示方法；

B. 现代肺功能仪同步完成 MEFV 曲线和用力肺活量曲线的测定

一、基本概念

1. 最大呼气流量-容积曲线（maximal expiratory flow-volume curve，MEFV 曲线）　在肺总量位置，用最大力量、最快速度呼气至残气容积位置所形成的流量-容积曲线。是判断气流受限、评价受检者配合程度和完成质量的最常用图形之一。

2. 氦氧流量-容积曲线（maximal expiratory flow-volume curve with heliox mixture）　用氦、氧混合气取代空气吸入，测定的最大呼气流量-容积曲线。有助于判断气道阻塞部位，因为氦气具有低密度（通过改善湍流而降低大气道阻力）和高黏度（通过增加层流阻力而增加小气道阻力）特性，正常人或较大气道阻塞的患者吸入氦气后，用力呼气至 50% 的肺活量前，呼气流量较呼吸空气时明显增加；而单纯小气道病变的患者变化不明显。

3. 潮气呼气流量-容积曲线（tidal expiratory flow-volume curve，TEFV 曲线）　静息状态下自然呼吸时，呼出气体流量随肺容积变化的关系曲线。

4. 流量受限指数（limited-flow index）　以残气容积为零点，潮气呼吸时的流量-容积曲线和最大呼气流量-容积曲线呼气相重叠部分容积占潮气容积的百分比。在健康人和限制性通气疾病患者，由于未用力、自然呼气，静息呼气流量始终小于最大用力呼气时的流量，故 TEFV 曲线始终在 MEFV 曲线内，除零点外，不可能有重叠；轻度气流阻塞时两者也不可能重叠；但在明显气流阻塞的患者，特别是气道陷闭所致者，用力呼气将导致气道陷闭或阻塞加重，流量将低于静息呼气时的流量，两者将有部分容积重叠；重叠部分越大，气流阻塞越严重。流量受限指数对判断气流阻塞及其程度有重要价值。

5. 最大吸气流量-容积曲线（maximal inspiratory flow-volume curve，MIFV） 在残气容积位置，用最大力量、最快速度吸气至肺总量所形成的流量-容积曲线。主要用于判断是否有大气道阻塞。

6. 最大呼气流量（peak expiratory flow，PEF） 又称"峰值呼气流量"。从肺总量位置用最大力量、最快速度呼气所产生的最大瞬间呼气流量。是综合反映通气能力的参数，主要用于呼吸肌力量和支气管哮喘的动态随访。

7. 最大咳嗽流量（peak cough expiratory flow，PCEF） 又称"峰值咳嗽流量"。深吸气后，用最大力量、最快速度咳嗽所产生的最大流量。是综合反映咳痰能力的常用参数。PCEF 与 PEF 大小相似，故常用 PEF 代替 PCEF。

8. 最大吸气流量（peak inspiratory flow，PIF） 从残气容积做最大力量、最快速度吸气时所产生的最大瞬间吸气流量。是综合反映吸气能力和大气道通畅程度的常用参数。

9. 用力呼出 25% 肺活量的呼气流量（forced expiratory flow at 25% of FVC exhaled，FEF_{25}） 曾称"75%用力肺活量呼气流量（$\dot{V}_{75}$）"。用力呼出 25% 肺活量时的最大瞬间呼气流量。是反映呼气肌力量和肺功能状态的综合指标。

10. 用力呼出 50% 肺活量的呼气流量（forced expiratory flow at 50% of FVC exhaled，FEF_{50}） 曾称"50%用力肺活量呼气流量（$\dot{V}_{50}$）"。用力呼出 50% 肺活量时的最大瞬间呼气流量。是反映小气道功能的常用参数。

11. 用力呼出 75% 肺活量的呼气流量（forced expiratory flow at 75% of FVC exhaled，FEF_{75}） 曾称"25%用力肺活量呼气流量（$\dot{V}_{25}$）"。用力呼出 75% 肺活量时的最大瞬间呼气流量。是反映小气道功能的常用参数。

12. 用力吸入 50% 肺活量的吸气流量（maximum inspiratory flow at 50% of forced inspiratory vital capacity，MIF_{50}） 用力吸入 50% 肺活量时的最大瞬间吸气流量。是反映大气道吸气阻塞和呼气阻塞的常用参数。

13. 用力呼出 50% 肺活量的呼气流量与吸气流量比值（ratio of maximum expiratory flow at 50% of forced vital capacity to maximum inspiratory flow at 50% of forced inspiratory vital capacity，MEF_{50}/MIF_{50}） 用力呼出 50% 肺活量的最大呼气流量与用力吸入 50% 肺活量的最大吸气流量之比。正常情况下，MEF_{50}/MIF_{50} 等于或略小于 1，常用来反映大气道呼气阻塞和吸气阻塞的程度。

14. 用力依赖部分（effort-dependent part） MEFV 曲线受呼气肌力量影响较大的初始部分。在最大吸气末，即肺总量位置，呼气肌的长度最长，收缩力最大，流量也最大，在图形上表现为流量迅速升高至峰值；其后随呼吸肌长度线性缩短，收缩力线性减弱，流量也线性下降。

15. 非用力依赖部分（non-effort-dependent part） 最大呼气流量-容积曲线受呼气肌力量影响非常小的终末部分。此时呼吸肌长度显著缩短，呼气肌收缩力显著降低，流量大小主要与小气道的通畅情况有关。

16. 等容积压力-流量曲线（iso-volume pressure flow curve，IVPF 曲线） 在一定肺容积条件下（一般用占 VC 或 FVC 的一定比例），做最大力量、最快速度呼气，同时记录胸腔内压和最大呼气流量，并以两者分别为横坐标和纵坐标，绘制出一系列压力-流量曲线。在高容积部分，流量大小与用力程度关系大，称为用力依赖性；在低容积部分则主要与气道通畅程度有关，称为非用力依赖性。主要用于阐述 MEFV 曲线的形成机制。

二、测定仪器和方法

（一）测定仪器和基本方法

测定 MEFV 曲线的核心仪器是流量计，按仪器特点主要分为机械流量计和电子流量计，按工作方式分为人工测定流量计和自动测定流量计（详见第三章第一节）。

1. 机械流量计的人工测定 上海中山医院早期应用的机械流量计是国产 LR-80 型流量-容积描记仪，由单筒水封式肺量计连接机械流量计和描记装置组成，需人工测定。测定时，受检者深吸气至 TLC，做最大力量、最快速度的呼气，用单筒肺量计显示容积，用机械流量计同步记录流量变化，用描记笔在标准绘图纸上绘出 MEFV 曲线。测定结束后用标尺测量出不同肺容积时的流量大小，然后与标准图比较，得出各容积的实际流量，最后与预计值比较，判断其结果是否正常。该类测定的特点是简单、直观，便于测定者和读者理解，缺点是用密闭式肺量计测定和机械描记笔记录，测定阻力大，测定值可能偏低，特别是肺功能较差或呼吸肌无力的患者容易低估；容积和流量分别用不同的仪器测定，两者的同步性可能稍差；仪器占地面积大；人工计算各参数的大小，费时费力，已基本淘汰。

2. 机械流量计的自动测定 用计算机控制上述仪器，则完成 MEFV 的自动测定。这样，仪器的体积显著减少，测定阻力降低，人为影响因素减少，测定结果的准确度可能提高。

3. 电子流量计（流量计）自动测定 流量计直接装置在肺功能仪的气路上，在计算机调节下测定不同时间的瞬间流量，流量对时间的积分为容积，以容积为横坐标，流量为纵坐标，自动绘出 F-V 曲线。其优点是仪器小，阻力低，流量和容积同步测定，计算机自动测定、计算和比较；其缺点是直观性差，不容易理解。现代流量计可以装置在简易肺功能仪上，能完成肺活量、通气功能的全面测定，应用非常简单、方便，可用于各级医院，或随意携带，进行野外、社区或家庭测定；也可以装置在常规肺功能仪上，能完成肺容积和弥散功能的测定，但因体积较大，且需要高压标准气，需放置在医院的专门实验室内。

（二）操作过程

1. 人工测定

（1）应用器材：肺功能仪、三路开关、橡皮咬口、鼻夹、螺纹管。

（2）仪器准备：测定前确保仪器密闭，阻力非常低，并调节指针于合适的位置（一般在零点）。

（3）患者准备：受检者取立位，口含咬口接肺功能仪，夹上鼻夹，呼吸空气片刻，使其习惯自然呼吸。

（4）测定：转动三路开关，使肺功能仪管路与咬口相通。先平静呼吸数次，然后最大吸气并屏气，立即开动记录器；大约一秒钟后，令受检者做最大力量、最快速度呼气，直至呼尽；关闭记录器，转动三路开关使咬口与外界相通，测定即告完毕。

休息1~2分钟后进行下一次测定，以两次描图接近者为满意，选择能够获得最大值的一次测定曲线计算结果。必要时充分休息后重复测定。

2. 自动测定

（1）应用器材：肺功能仪、橡皮咬口、鼻夹、螺纹管。

（2）仪器准备：输入环境参数：大气压、温度、湿度、海拔高度等进行环境定标；用3L标准量筒进行容积定标和校准（详见第四章第三节）。

（3）受检者准备：受检者取站位，口含咬口，通过螺纹管连接肺功能仪，夹上鼻夹，呼吸空气片刻，使其习惯自然呼吸。

（4）测定：平静呼吸数次后做最大吸气，吸足后屏气，令受检者做最大力量、最快速度呼气，直至呼尽。

休息1~2分钟进行下一次测定。以两次描图接近者为满意，选择能够获得最大值的一次曲线计算结果。必要时充分休息后重复测定。

三、流量-容积曲线的形成机制

呼气流量随容积变化取决于以下因素：大小气道的通畅程度、肺的弹性、胸廓的弹性、呼吸肌的力量以及受检者的配合程度。

（一）静息呼吸的流量-容积曲线

正常情况下，健康人在不同肺容积位置和用不同用力程度呼气时，呼气流量不同。在FRC位置时，胸廓的弹性扩张力和肺的弹性回缩力相等，呼吸肌完全处于松弛状态，无呼吸运动，气流量为零。平静吸气时，吸气肌收缩，胸廓扩张，胸腔负压增大，外界与肺泡之间出现压力差，产生吸气流量和吸入气容积，流量和容积随胸腔负压增大；其后吸气肌收缩力减弱，并逐渐降为零，胸廓的弹性扩张力和胸腔负压变小，而肺的弹性回缩力增加，吸气流量也逐渐下降至零，吸入气容积则逐渐达到最大，称为吸气潮气容积。开始呼气时，呼吸肌完全处于松弛状态，肺的弹性回缩力大于胸廓的弹性扩张力，肺组织回缩，产生逐渐增大的呼气流量和呼出气容积；随着肺容积的缩小，肺弹性回缩力下降，呼气流量逐渐减小，呼出气容积继续增大；直至肺容积恢复至FRC，流量降至零，呼出气容积达最大，称为呼气潮气容积。因此吸气、呼气流量随容积变化的曲线近似正弦波，分别称为吸气流量-容积曲线和呼气流量-容积曲线；两者组合呈环状，因此也称为流量-容积环。

（二）用力呼吸时的流量-容积曲线

在平静呼吸的整个呼吸过程中，吸气是主动的，呼气是被动的。吸气不仅产生吸气流量，其产生的动能也转化为势能，产生弹性回缩力；吸气幅度越大，弹性回缩力越大，呼气流量和呼出气容积也越大。深吸气至肺容积占肺总量67%的位置时胸廓的弹力降为零，其后继续扩张，不仅肺的弹性回缩力增加，胸廓也产生弹性回缩力，呼气流量和呼出气容积都将进一步增加，产生变化幅度更大的流量-容积曲线。

在FRC位置呼气时需呼气肌主动收缩，但若呼气缓慢，流量也不大，但若用力、快速呼气，尽管肺容积变化不大，但因呼气肌的驱动作用，呼气流量也明显增大。在高容积

用力呼气时，呼气肌收缩更强，呼气流量增加更为显著。在 TLC 位置用力呼气产生典型的
MEFV 曲线，此时流量大小主要取决于肺泡的驱动压和气道的通畅情况，机制如下。

1. 肺泡驱动压　是产生 MEFV 曲线的基本动力。肺泡驱动压为肺泡内压（Palv）与大
气压之差，由于大气压为零，实际驱动压 = Palv。Palv 取决于胸腔内压（Ppl）和肺弹性回
缩力（Pst）的综合作用，即：

$$Palv = Ppl + Pst$$

在用力呼气过程中，Ppl 迅速升高，其后逐渐下降，Pst 则逐渐下降，故呼气初期肺泡
驱动压最大，呼气流量最高；然后随着驱动压的下降，呼气流量也逐渐下降至 0。

2. 气道通畅程度　是影响 MEFV 曲线的主要因素。气道通畅程度取决于以下多种因
素：气道和肺实质的结构、肺容积、气道内外的压力差。气道结构的完整可保持大气道的
通畅；气道结构的完整和肺弹力纤维的正常则保持小气道的通畅。肺容积增大，气道特别
是小气道被牵拉扩张，阻力减小；反之则气道回缩，阻力增大。气道内压使气道扩张，气
道外压使气道回缩或趋向陷闭。

3. 肺泡、气道内外压力的变化与等压点　肺泡、气道外的压力是肺间质压（Pin），
理论上与 Ppl 相等，但由于肺实质本身阻力的作用，压力由胸膜周边向中心大气道周围组
织传导的过程中逐渐下降，特别是快速用力呼气时，从而产生压力梯度（图 5-3B）。当然
平静呼气时，各部分的压力有足够的时间平衡，在每个平面的肺间质压和胸腔负压基本相
等（图 5-3A）。

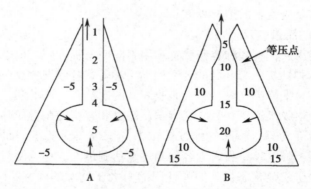

图 5-3　用力呼气时气道内外压力的变化模式图
A. 平静呼气时肺间质为负压、且各部位相似；
B. 用力呼气时，肺间质为正压，且产生明显的压力梯度

由于气道阻力的作用，气道内压从肺泡端开始向气道口逐渐下降（见图 5-3），以至
于形成一个压力梯度，其间必有一点，气道内外的压力相等，称为等压点。以等压点为
界，可将气道分为两个部分：等压点～肺泡端的部分称为上游气道（upstream airway）；等
压点～口腔端的部分称为下游气道（downstream airway）。在上游气道部分，气道内压力大
于气道外压力，即跨气道压大于 0，气道倾向于扩张；在下游气道部分，气道内压力小于
气道外压力，即跨气道压小于 0，气道倾向于回缩。对于健康人而言，等压点的位置主要
取决于肺容积以及用力呼气的程度和速度；在测定 MEFV 时，呼气用力的程度和呼气速度
的变化恒定，呼气初始皆处于最大容积水平，故等压点的位置主要决定于肺容积。换言

之，在一定肺容积水平，某一气道的等压点是不变的；但在整个呼气过程中，随着肺容积的减小，等压点是逐渐移动的。Macklem 等研究发现：肺容积在 80%～70% VC 水平时的等压点处于肺叶支气管，从此位置到 40% VC 位置，等压点位于大气道，且逐渐向外周缓慢移动；当肺容积小于 40% VC 水平后，若继续呼气，等压点将迅速向上游移动；达到 25% VC 水平时等压点移到细支气管水平。

（三）等容积压力-流量曲线

等压点学说常用于解释 MEFV 曲线的形成机制，等容积压力-流量曲线也可较好地解释其形成机制，两者可相互印证。

完成该曲线的要求是选择多个肺容积（一般用占 VC 的一定比例），而不仅仅是最大的一个肺容积（即 VC），做最大力量、最快速度的呼气，同时记录胸腔内压和呼气流量，并以两者分别为横坐标和纵坐标，绘制出一系列压力-流量曲线。图 5-4 显示肺容积占 VC80%、50%、25% 时的三条不同肺容积的曲线。在高容积（80% VC）部分，随着用力程度的增大，流量迅速升高至较高的幅度，即流量的升高与用力的关系非常大，称为用力依赖性；达一定程度后，流量不再继续增大，形成流量平台，即 80% VC 的肺容积有一个固定的流量峰值（最大呼气流量）。在低容积（25% VC）部分，随着用力程度的增大，流量迅速升高，但幅度非常有限，并迅速达峰值，称为非用力依赖性；继续用力，流量也不再升高，形成一个流量平台，即 25% 肺容积也有一个固定的流量峰值（最大呼气流量）。在 80% VC 和 25% VC 之间的 50% VC 部分，用力对流量大小的影响介于上述两者之间，最大呼气流量的大小也介于两者之间；而相同的是最大呼气流量也是一个固定值。若将占 VC 不同比例容积（从 100% 至 0）的最大呼气流量连接，则形成典型的 MEFV 曲线。在曲线的高容积部分，流量大小与肺容积、气道通畅程度、用力皆有密切关系，但与用力程度的关系更大；反之，在低容积部分则主要与气道通畅程度有关。

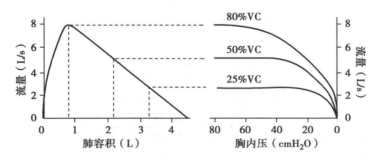

图 5-4　等容积压力-流量曲线与容量-容积曲线的关系
左侧为流量-容积曲线，右侧为压力-容积曲线

（四）最大呼气流量-容积曲线

1. MEFV 曲线的用力和非用力依赖部分　呼气时，胸内压显著升高，一方面压迫肺泡，使肺泡内压和气道内压升高，导致肺泡驱动压升高和气道扩张，促进气体排出；同时压迫气道，使气道趋向回缩和陷闭，正常情况下前者作用较后者大，加之大、小气道的结构完整，大气道有软骨环支撑，小气道有弹力纤维牵拉，故尽管存在等压点，但仍可避免下游气道陷闭，而上游气道则保持扩张，呼气流量较大。

在 TLC 位置或接近 TLC 位置时，大小气道皆处于扩张状态，以满足呼气初期高流量的需要，主要反映用力程度，故称为用力依赖部分；而在较低肺容积位置时，气道内径缩小可满足较低的呼气流量需要，流量大小与用力的关系较小，主要反映肺组织的弹性和小气道的通畅程度，故称为非用力依赖部分。正常人用力呼气时，胸腔内压和肺实质的弹性回缩力大，大小气道通畅，总的气道阻力不大，流量大小主要取决于呼吸肌的收缩力。

2. 健康人 MEFV 曲线形成的主要机制　肌肉的收缩力与肌肉的初长度成正比。骨骼肌的基本收缩单位是肌节（图5-5、图5-6），肌节的长度决定肌肉的长度，肌节长度最长时，肌肉长度最长，收缩力最大；肌节长度最短时，肌肉长度最短，收缩力等于零。在最大吸气末，即 TLC 位置，呼气肌的长度最长，收缩力最大，呼气流量也最大，在图形上表现为流量迅速升高至峰值；其后呼吸肌长度线性缩短，收缩力线性减弱，流量线性下降；至 RV 位置时，呼吸肌长度最短，收缩力降至零，流量也降至零，在图形上表现为一斜形下降的直线（见图5-2）。因此健康人的 MEFV 曲线实质上主要反映呼气用力的程度和速度，无论是用力依赖部分还是非用力依赖部分。

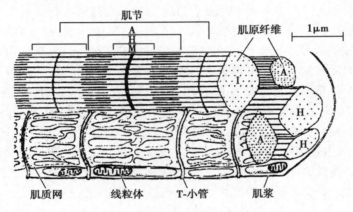

图 5-5　骨骼肌立体超微结构模式图

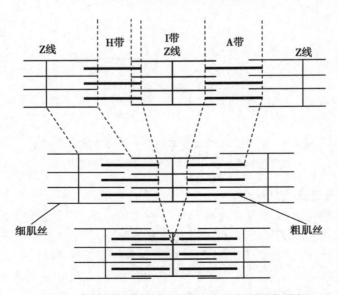

图 5-6　骨骼肌肌节缩短时粗肌丝与细肌丝移位图解

3. 健康人 MEFV 曲线的形状 如上述，典型曲线表现为上升支陡直形成尖峰，下降支斜形直线下降，接近直角三角形（见图 5-2）。另一表现是下降支略呈凹形下降，这常见于老年人，主要原因是肺弹性回缩力下降所致；随着年龄增大，其凹陷程度呈逐渐增加趋势（图 5-7）。

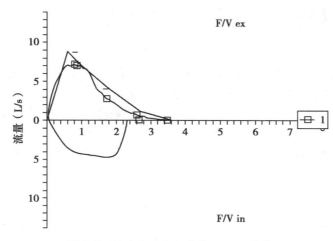

图 5-7 健康人、老年人的 MEFV 曲线

老年人肺弹性功能减退，低容积部分略呈凹形改变；PEF 和 FEF_{25} 皆占预计值的 80% 以上，FEF_{50} 和 FEF_{75} 皆占预计值的 80% 以下，FVC 和 FEV_1% 皆正常

（五）最大吸气流量-容积曲线

正常曲线呈饱满的圆钝状，FIF_{50} 与 FEF_{50} 相等或略大于后者（图 5-2A）。在周围气流阻塞性疾病，MEFV 曲线有明显改变；但 MIFV 曲线多变化不大，因为吸气时胸腔负压的迅速增大（MEFV 曲线迅速出现高正压），陷闭气道迅速开放，阻塞气道扩张，吸气阻力明显下降，故曲线基本正常或改变不明显。大气道（包括上呼吸道、胸腔外气管、胸腔内气管、主支气管）内径受胸腔负压的影响要小得多，且胸腔外部分是零压（大气压），故 MIFV 曲线多呈现特征性变化，且不同部位的变化特点不同，这也是 MIFV 曲线主要用于大气道病变定性和定位的主要原因。

四、影响 MEFV 曲线的生理因素

1. 性别 在同等年龄、身高情况下，在各个肺容积，男性的最大呼气流量皆较女性高。

2. 年龄 流量与年龄的关系比较复杂。在幼年，随着年龄增大，肺容积增大，气道内径增大，骨骼肌收缩力增强，流量也相应增大；青春发育期明显增大；在 20 岁达高峰并稳定一段较短的时间；其后随着年龄增大，骨骼肌收缩力减弱，肺组织弹性减退，因此不同肺容积的最大呼气流量皆下降。在老年人，由于肺组织弹性回缩力明显下降，因此在低容积时的流量下降更显著。

3. 身高 在性别、年龄相同的情况下，身高较高时，肺容积较大，参与呼吸的骨骼肌数量也较多，流量也相应较大，因此流量与受检者身高呈一定程度的正相关。

4. 体重 也常作为影响流量的主要影响因素之一，但实际上两者之间缺乏直接关系。

因为在正常营养状态下，体重和身高密切相关，一旦考虑进身高因素，体重的影响就非常有限。相反目前因营养过剩、运动过少导致肥胖或为保持身材或疾病等情况导致消瘦的情况也比较多见，这两者都将导致肺容积和通气功能，包括各容积的最大呼气流量下降，因此在考虑身高的情况下，体重不宜作为预测肺功能（包括呼气流量）的指标。

5. 锻炼 经常锻炼的人肌肉发达、收缩力增强；肺容积增大，气道阻力减小，从而使各个容积的呼气流量普遍增大。

6. 昼夜变化 流量，特别是 PEF 有明显的昼夜节律和季节节律，早晨增加，中午最高，夜间最低；FEF_{50} 和 FEF_{75} 的波动范围较小，大约在 1% ~ 30% 之间，因此在比较、判断结果时应将这些时间因素考虑在内，同一个受检者应在每天的同一个时间段复查。

7. 海拔高度 海拔高度增加时，呼气峰流量也随之增加，可能与海拔越高，空气密度越低，以及支气管发生扩张反应等因素有关。

正常流量预计值选择性别、年龄、身高、体重四个指标作为自变量。

五、核　　定

由技术员书写肺功能报告后，应由专业医师核定，并签字发出报告。

第四节　最大呼气流量-容积曲线测定的临床意义

MEFV 曲线是目前肺功能测定中的最重要曲线，曲线的完成情况不仅用于评价完成质量、确定不同容积流量的准确性，也直接影响同步测定的 FVC 曲线及其参数的准确性。有时结合吸气相曲线及其他参数综合评价可能有更大的价值。

一、常见气道-肺疾病的 MEFV 曲线

（一）小气道功能减退（图 5-8）

1. 不同程度小气道气流阻塞的 MEFV 曲线

（1）小气道轻微病变或肺弹性功能的轻微减退：是 MEFV 曲线能够发现的小气道病变或肺实质弹性减退的"最早"表现，即所谓单纯"小气道功能障碍"。在高容积位置，由于肺实质（主要是弹力纤维）的牵拉作用，小气道处于扩张状态，呼气流量基本正常；在低容积时，由于小气道结构破坏或肺弹力下降，在呼气产生的气道外压力作用下，小气道内径缩小，呼气阻力增加，呼气流量下降。MEFV 曲线表现为在低容积部位凹形下降，在数值上表现为 FEF_{50} 和 FEF_{75} 下降，PEF 和 FEF_{25} 基本正常。多见于长期吸烟者、COPD 前期患者、缓解期支气管哮喘患者或其他各种影响小气道功能疾病的早期阶段，也常见于老年人。由于小气道横截面积巨大，阻力非常小，轻微小气道功能减退对呼气完成基本无影响，故常规通气功能参数和肺容积参数皆正常，即 FVC、FEV_1% 和 RV、FRC、TLC 等皆正常。

（2）小气道的轻度阻塞或肺弹性功能的轻度减退：在高容积部位，气道仍处于扩张状态，呼气流量正常；随着用力呼气时间的延长，肺容积明显下降，破坏的气道结构或肺弹力减退就不足以维持气道扩张，气流阻力增加；肺容积越小，气流阻力增加的幅度越大，因此 MEFV 曲线在较高容积时即出现凹形下降，在低容积时下降更显著；在数值上表现为

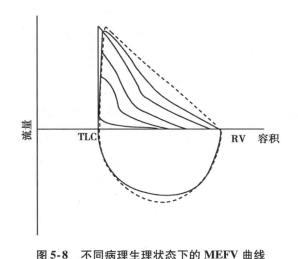

图 5-8 不同病理生理状态下的 MEFV 曲线
从右至左依次代表正常曲线，轻微、轻度、中度、重度、
极重度小气道病变或肺实质弹性功能减退时的 MEFV 曲线

PEF 基本正常，FEF_{25} 轻度下降，FEF_{50} 和 FEF_{75} 明显下降。此时多伴随通气功能的轻微下降（即 $FEV_1\%$ 稍下降，FEV_1 基本正常或稍下降），通过呼吸形式的代偿（深、慢呼吸），肺容积仍维持在正常水平。

（3）小气道的中度阻塞或肺实质弹性功能的中度减退：此时常伴随中等气道的阻塞。由于气道结构的严重破坏或阻塞，肺弹力显著下降，在 TLC 位置，气道即处于较轻的阻塞状态；其后随着肺容积下降，气流阻力明显增大；肺容积的下降幅度越大，气流阻力增大越显著，并逐渐出现大量气体陷闭，因此 MEFV 曲线表现为在所有肺容积的呼气流量皆下降，在较高的肺容积位置即出现明显的凹形下降，在低容积时的曲线较平坦；在数值上表现为 PEF 轻度下降、FEF_{25} 明显下降；FEF_{50} 和 FEF_{75} 极度下降。此时多伴随 FEV_1、$FEV_1\%$ 的等通气功能参数的轻、中度下降，$FEV_3\%$ 有所下降，完成 FVC 的时间延长。深慢呼吸已不能维持正常的肺容积水平，可出现 RV、FRC 和 RV/TLC 的轻度升高，但 VC、TLC 基本正常。

（4）小气道的重度阻塞或肺弹性功能的重度减退：此时常伴随中等气道的明显阻塞。由于气道结构的严重破坏或阻塞，肺弹力显著下降，在 TLC 位置时，多数气道即处于阻塞状态；随着肺容积下降，气流阻力明显增大，并迅速出现大量气道陷闭，因此 MEFV 曲线在高肺容积位置即出现凹形下降，并迅速变为较平坦的曲线。在数值上表现为 PEF、FEF_{25} 显著下降，FEF_{50} 和 FEF_{75} 接近于零。此时多伴随 FEV_1、$FEV_1\%$ 等通气功能参数的中、重度下降，$FEV_3\%$ 和 FVC 也明显下降；并出现 RV、FRC 和 RV/TLC、FRC/TLC 的明显升高，TLC 升高（肺弹力纤维严重破坏的患者）或基本正常（气道阻塞为主的患者），VC 下降。

（5）小气道的极重度阻塞或肺弹性功能的极重度减退：此时常伴随中等气道的明显阻塞。由于气道结构的严重破坏或阻塞，肺弹力的显著下降，在 TLC 位置，气道即处于非常显著的阻塞状态；随着肺容积下降，气流阻力显著增大，并迅速出现大量的气体陷闭，因此 MEFV 曲线表现为短促的上升曲线，并快速变为较平坦的曲线；在数值上表现为极小的

PEF，FEF_{25}、FEF_{50}和FEF_{75}皆接近于零。此时多伴随FEV_1的重度或极重度下降，$FEV_1\%$反而有所上升，且与$FEV_2\%$、$FEV_3\%$接近；RV、FRC、RV/TLC明显升高，VC明显下降。由于平静呼吸时即存在气道阻塞或陷闭，患者的呼吸力量不能克服气流阻力，常出现通气失代偿和高碳酸血症。

2. 小气道阻塞和小气道陷闭的区别 小气道阻塞是指小气道壁、小气道内病变或小气道外压迫导致的小气道内径缩小（图5-9A），其特点是吸气相和呼气相、高容积和低容积的气流阻力皆增加，但接近呼气末的肺容积缩小，小气道回缩，气流阻力增大更明显，故MEFV曲线各个容积的流量皆下降，曲线的下降支接近倾斜性下降或略呈凹陷型下降，FEF_{50}和FEF_{75}的下降幅度稍高于PEF和FEF_{25}（图5-9B），主要见于支气管哮喘（图5-10）。小气道陷闭是指小气道结构正常，但牵拉小气道的肺弹力纤维破坏或功能下降，在吸气相，由于胸腔负压的牵拉作用，小气道开放较充分；在呼气相，由于失去胸腔负压的牵拉作用，小气道塌陷（图5-9A）；肺容积越小，小气道塌陷越明显，主要见于α-抗胰蛋白酶缺乏导致的肺气肿，故MEFV曲线呈典型的凹陷型下降，FEF_{50}和FEF_{75}的下降幅度明显大于PEF和FEF_{25}的下降幅度（图5-9B）。绝大部分COPD同时存在气道阻塞和陷闭，尤其是中重度患者，故MEFV曲线呈凹陷型下降，FEF_{50}和FEF_{75}的下降幅度明显大于PEF和FEF_{25}（图5-10）。

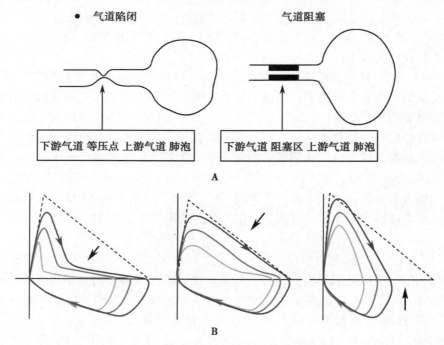

图5-9 小气道陷闭和阻塞的模式图

A. 从左至右分别为气道陷闭和气道阻塞的解剖模式图；

B. 从左向右小气道陷闭、小气道阻塞、限制性通气的MEFV曲线模式图

3. 潮气呼吸F-V曲线（TEFV曲线）与MEFV曲线的重叠性 在开始测定MEFV曲线前，需常规完成数次稳定的平静呼吸，相应产生稳定的TEFV曲线。正常情况下，自然呼吸时不需用力，肺弹性回缩产生呼气流量，其大小自然低于MEFV相同容积的流量。若以RV为零点进行曲线重叠检验，TEFV曲线始终在MEFV曲线内，不可能有重叠；限制

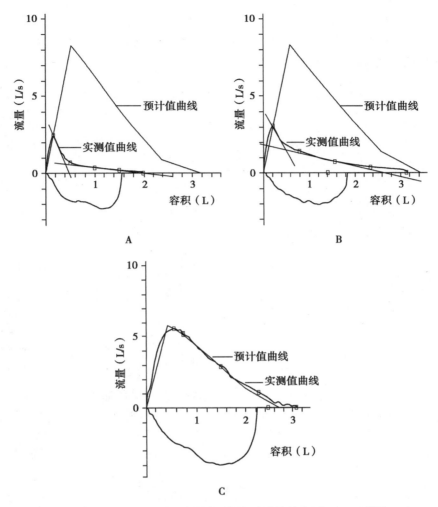

图 5-10　COPD、支气管哮喘和正常肺功能的实测 MEFV 曲线

A. COPD 的 MEFV 曲线；B. 哮喘的 MEFV 曲线；C. 正常人的 MEFV 曲线

性通气障碍亦如此。轻度气流阻塞时两者一般也不会重叠。但在明显气流阻塞的患者，特别是气道陷闭所致者，用力呼气将导致气道陷闭或阻塞明显加重；而自然呼吸时，气道处于相对较好的开放状态，故相同肺容积时，MEFV 曲线的流量将低于 TEFV 的流量，两者将有部分容积重叠（图 5-11）；重叠部分越大，气流阻塞越严重。重叠部分的容积占潮气容积的比值称为流量受限指数，该指标对判断气流阻塞及其程度有重要价值。

（二）中等气道的阻塞

中等气道指主支气管以下至解剖学概念上的小气道（内径 2mm）之间的气道。中等气道阻塞多为气道壁的病变，也可以是气道内或气道外的病变。其基本 MEFV 曲线与上述小气道阻塞的变化类似，但因中等气道的横截面积小，阻力大，呼气初期即处于明显的阻塞状态，并持续整个呼气过程，且出现陷闭的情况较少，故图形表现为所有肺容积的流量皆下降，下降支的斜率小，且常无明显凹陷，在数值上表现为 PEF、FEF_{25}、FEF_{50}、FEF_{75} 普遍降低（图 5-12），这与小气道阻塞改变有较大的相似性。主要见于支气管扩张、支气管淀粉样变、支气管内膜结核、支气管肿瘤或纵隔-肺组织占位压迫支气管等。中等气道阻塞常也合并严重小气道阻塞，如重度 COPD、重度支气管哮喘，此时主要表现为上述严重小气道气流阻塞的特征（图 5-10）。

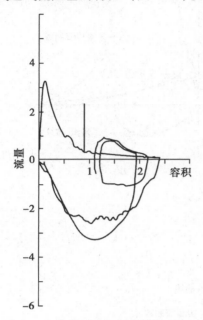

图 5-11 小气道陷闭患者的 TEFV
曲线与 MERV 曲线
两者有较大部分的重叠

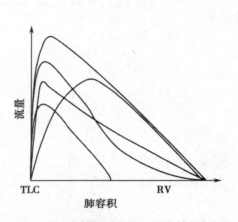

图 5-12 中等气道阻塞、限制性通气、
呼气无力的 MEFV 曲线
从右至左依次代表正常、呼气无力、
中等气道阻塞和限制性通气的曲线

（三）一侧主支气管的阻塞

1. 一侧主支气管的不完全阻塞　因健康侧支气管的阻力正常，呼气时流量迅速上升至较高的峰值，并迅速完成，故初始 1/2 部分肺容积的呼气流量较大；而病变侧阻力显著增大，气体呼出显著减慢，故终末 1/2 部分肺容积的呼气流量显著降低，呈较平直的曲线；吸气相变化类似，初始部分流量大，吸气后期流量缓慢，呼气和吸气的流量-容积环呈"双蝶型"改变（图 5-13）。因常规检查时，仅测定呼气相曲线，故单纯支气管的不完全阻塞容易误诊为周围气道阻塞。

2. 一侧支气管的完全阻塞　意味着病变侧支气管完全没有气流流动；而健康侧的气流阻力和肺顺应性正常，故呈典型限制性通气改变。

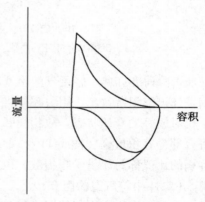

图 5-13 一侧支气管不完全
阻塞的 MEFV 曲线

（四）大气道阻塞

指上呼吸道、气管的阻塞，或双侧主支气管的阻塞。因大气道横截面积非常小，轻微阻塞即可导致流量的显著下降，故呼气和吸气流量-容积环的变化非常显著，且呈现一定的特点。

1. 固定性大气道狭窄　指大气道狭窄，气道内径不随吸、呼气时相变化，气道阻力恒定，对吸气和呼气的影响相似。PEF 和最大吸气流量（PIF）恒定，故 MEFV 和 MIFV 曲线呈对称的梯形，FEF_{50} 和用力吸入 50% 肺活量的吸气流量（FIF_{50}）之比接近或等于 1（图 5-14A）。由于常规肺功能测定不包括 MIFV 曲线，因此怀疑大气道阻塞时，必须额外注明 MIFV 曲线的测定。总之，结合临床表现和肺功能检查非常容易诊断大气道阻塞；然后根据颈胸部 CT、咽喉镜或气管镜的检查结果确定病变的部位和性质。IOS 对大气道阻塞的诊断也有一定的价值。

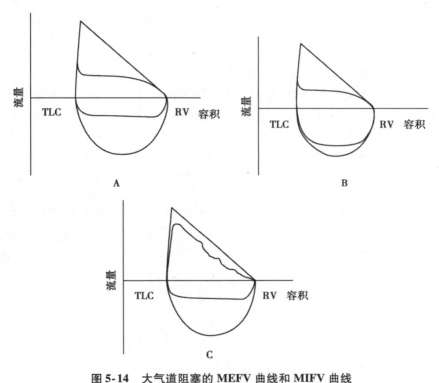

图 5-14　大气道阻塞的 MEFV 曲线和 MIFV 曲线
A. 大气道固定阻塞；B. 胸廓内大气道非固定阻塞；C. 胸廓外大气道非固定阻塞
注：呼气相曲线平台前出现的尖峰是惯性导致的流量突然增大所致

2. 胸廓内非固定性大气道阻塞　胸廓内气道阻塞，且阻塞程度随吸、呼气时相变化。吸气时胸腔负压显著增大，气道扩张，气道阻力明显降低；呼气时胸腔负压明显降低，并随之出现较高的正压，气道受压回缩，气道阻力显著增大，因此 MEFV 曲线的峰值明显降低，表现为不是很陡直的平台，PEF 显著下降；而 MIFV 曲线的变化不大，PIF 下降幅度要小得多。FEF_{50}/FIF_{50} 明显小于 1（见图 5-14B）。

3. 胸廓外非固定性大气道阻塞　胸廓外气道阻塞，且阻塞程度随吸、呼气时相变化。吸气时胸腔负压和胸腔内气管周围间质负压皆明显增大，但由于吸气气流受阻，胸腔内气管（上游气道）的负压也显著增大；而阻塞部位（下游气道）在胸腔外，其周围压力与大气压相同，即为零；因此上游气管内的负压对阻塞气道产生明显的吸引作用，导致气道回缩，阻力明显增大。呼气时胸腔负压显著降低，并转为较高的正压，使胸腔内上游气管的正压也显著增加，该正压对阻塞部位产生扩张作用，使气道阻力明显降低，因此 MIFV

曲线的峰值明显下降，表现为不是很陡直的平台，PIF 显著降低；MEFV 曲线的变化不大，PEF 的下降幅度要小得多。FEF_{50}/FIF_{50} 明显大于 1（见图 5-14C）。

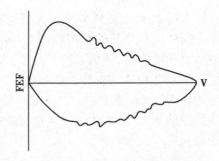

图 5-15　OSAS 患者 MEFV 曲线

4. 咽喉部肌肉的张力下降　导致上气道的稳定性下降，呼气时阻塞，并产生一定的振动，故出现形态圆顿、呈锯齿波样改变的曲线，且 PEF 下降（图 5-15），主要见于阻塞性睡眠呼吸暂停低通气综合征（OSAS）。

（五）限制性通气

主要见于肥胖、胸壁或胸腔病变、横膈病变、肺间质和肺实质病变。巨大或多发肺大疱、多发性肺囊肿等尽管使肺容积增大，但其容积相对固定，基本不随吸、呼气时相变化，也不参与气体交换，故常规肺功能检查（包括体描仪测定）也表现为限制性通气。因气道阻力正常，呼气流量变化主要与肺容积有关。在该类患者，肺容积缩小，呼吸肌的初长度缩短，呼吸肌收缩力和流量皆相应下降；但因肺容积缩小，肺弹性回缩力增大（主要见于肺实质病变），呼气时间明显缩短或提前完成呼气，因此与正常 MEFV 曲线相比，该类曲线的形态相似或呼气相曲线更陡直（见图 5-10A、图 5-12、图 5-16），其中肺实质病变因弹性回缩力增大，曲线将更陡直。若用容积校正，不同肺容积的呼气流量正常或增大；以 RV 为零点，将实测曲线与正常预计曲线相比，则可清晰显示相同容积的流量增大（图 5-16A）。限制性肺疾病的流量皆接近等比例下降或高容积的呼气流量下降幅度更小，这与阻塞性和混合性通气功能障碍有明显不同（图 5-17）。

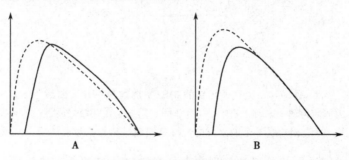

图 5-16　限制性通气功能障碍的 MEFV 曲线
虚线为正常预计值曲线，实线为限制性通气障碍的典型曲线，同样绝对容积条件下流量增大（A）或相同（B）。若为配合不良导致的支气管舒张试验假阳性也为类似表现（实线为吸药前曲线，虚线为吸药后曲线）

（六）呼吸肌无力

在高肺容积位置，流量主要与用力有关，而在低容积位置，流量与用力关系较小，因此在高容积时流量显著下降，曲线形态圆钝；在数值上表现为 PEF 和 FEF_{25} 下降；FEF_{50} 和 FEF_{75} 基本正常（见图 5-12）。

（七）混合型通气

混合型通气见于气流阻塞和胸-肺组织病变同时存在等疾病类型，故表现为肺容积和

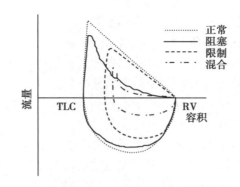

图 5-17　不同类型通气功能障碍 MEFV 曲线的模式图

从上向下依次为：①通气功能正常；②限制性通气：肺容积和流量等比
例缩小或提前完成；③阻塞性通气：用力肺活量基本正常，低容积流量
明显下降；④混合性通气：用力肺活量下降和凹陷性改变同时存在

所有容积的呼气流量皆下降，低容积下降更显著，且出现 MEFV 曲线的凹陷性改变或斜形
改变（见图 5-17）。

第五节　流量-容积曲线的不准确概念

　　MEFV 曲线涉及呼气力量、胸肺弹性、气道阻力、胸腔内压、肺间质压、肺泡压、气
道内压、等压点等众多概念，其形成机制的解释和解读上有较多不恰当，甚至是错误的内
容。为提高和改善认识，我们将这些问题单独列为一节阐述。

肺间质压和胸腔内压

（一）基本概念

1. 胸腔内压（intrapleural pressure，Ppl）　又称"胸膜腔内压"。胸膜腔内的压强与大
气压（描述为 0）的差值。一般情况下为负值，其大小等于肺内压与肺回缩力之差，正常
功能残气位时平均约为 $-5mmHg$。胸腔内压增大是其负值缩小，甚至转为正压。

2. 胸腔负压（intrapleural negative pressure）　又称"胸膜腔负压"。表现为负值的胸腔
内压。正常胸腔负压是维持肺扩张和气道扩张状态的基本条件，也是促进静脉血与淋巴液
回流的重要因素。胸腔负压增大时，压力降低，但绝对值增大。

3. 肺泡压（alveolar pressure，Palv）　又称"肺泡内压（pulmonary alveolar pressure）"。
肺泡内压强与大气压的差值。取决于胸腔内压与肺弹性回缩压之差，随呼吸运动而呈周期
性变化。肺泡压是推动呼吸道内气体流动的直接动力。吸气时，胸腔负压增大，超过肺弹
性回缩，使肺泡压低于大气压，气体进入肺内，直至肺泡压与大气压相等，气流停止；
呼气时则相反。

4. 气道压（airway pressure，Pai）　又称"气道内压"。气道内压强与大气压的差值，
随呼吸运动呈周期性变化。正常情况下，在吸气或呼气末，气流停止，从肺泡经各级气道
到口、鼻腔各处的压力相等；吸气时压力递减，呼气时递增。气流阻塞、用力呼吸时，气
道内压的变化幅度增大。

5. 肺间质压（pulmonary interstitial pressure，Pin） 肺间质的静水压，即肺间质压强与大气压的差值。静息状态下是负值，随呼吸周期而变化，与胸腔内压相似。各部位的肺间质压并不相同，从胸膜下向肺门存在一定的压力梯度，但静息呼吸时差别不大，用力呼吸时的差别明显增大。心包周围压力低于相同平面其他位置的压力。

6. 肺间质负压（pulmonary interstitial negative pressure） 表现为负值的肺间质压。正常肺间质负压是维持气道和肺血管开放的重要条件。

7. 驱动压（driving pressure） 是克服摩擦阻力而使流体流动的压力差。常用来描述气道内气体和血管内血液的流动情况，也用于描述呼吸机的工作原理。

8. 跨气道压（transairway pressure） 又称"经气道压"。气道内压与胸腔内压或肺间质压之差，是维持气道开放的压力。跨气道压为 0 的位置称为等压点。

9. 气道等压点（isopressure point in airway） 简称等压点。气道内外压力相等的部位，是气道闭合的临界点，正常位于大气道，用力呼气时上移至小气道，但由于肺弹力纤维的牵拉作用，并不出现小气道的陷闭。在气流阻塞性疾病，等压点上移至小气道，加之气道或肺组织破坏，容易发生气道陷闭。

10. 上游气道（upstream airway） 等压点至肺泡端的气道。在上游气道内，气道内压力大于气道外压力，气道倾向于扩张。

11. 下游气道（downstream airway） 等压点至口腔端的气道。在下游气道内，气道内压力小于气道外压力，气道倾向于回缩。

（二）用力呼气时的胸腔内压和肺间质压并不相等

MEFV 曲线的变化常用等压点学说解释，必然涉及肺间质压（Pin）和胸腔内压（Ppl）。一般认为 Pin 和 Ppl 相等，静息状态下皆为负值，其主要作用之一是维持气道的开放和扩张。用力呼气时两者皆为正压，其主要作用之一是导致气道内径缩小，阻碍气体呼出；另一方面，又压迫肺泡，使肺泡内压（Palv）升高，驱动气体呼出，并产生气道内正压，使气道（Pai）扩张。由于气道阻力的作用，从肺泡端开始，Pai 逐渐下降，当 Pin = Pai 时即为气道的等压点。等压点和气道的力学特性决定气道的形态和呼出气流量的大小。快速用力呼气时，由于时间非常短暂，在肺实质阻力的作用下，Ppl 传至气道周围时，其压力是逐渐下降的，即 Ppl 和 Pin 并不相等，仅在胸膜附近两者相似；但在气管周围两者有较大差异，Pin 可显著大于 Ppl。

（三）呼气力量对不同容积呼气流量皆有影响

一般说法是 PEF 和 FEF_{25} 取决于呼气力量，反映大气道通畅程度和呼气用力大小；FEF_{50} 和 FEF_{75} 与用力无关，反映小气道功能。但事实并非如此，如上述，任何位置的流量皆与用力有关，不用力就不可能产生压力差和流量；也都与气道阻力和肺的弹性有关，只是在不同位置，特别是不同疾病状态下对呼气流量的影响程度不同。在健康人，由于大小气道的结构和肺的弹性正常，气道-肺实质本身对流量的影响相对固定，故不同肺容积的流量大小皆主要取决于呼气力量（图 5-18）。换言之，就个体而言，不仅 PEF 和 FEF_{25} 的大小主要取决于呼气力量，FEF_{50} 和 FEF_{75} 的大小也取决于呼气力量，不用力就不可能呼气至 RV 位；用力越小，流量越小；缓慢用力时流量接近于零（图 5-18）。在严重气道（包括大、小气道）阻塞性疾病或肺弹性减退性疾病，所有容积位置的流量皆主要取决于疾病本身，而呼气用力则处于相对次要的位置，换言之，此时无论患者如何用力，不同肺容积的流量皆显著下降，甚至接近于零（见图5-11、图5-14）；当然，在气流阻塞严重的患者，适当减少用力，尽管降低高容积的流量，但可能减轻中、低容积的气道陷闭，反而增大低容积流量（见图5-11，图5-19）。对于中等程度的气道阻塞或肺弹性减退的患者而言，在高容积位置，气道扩张，流量主要与用力有关；在低容积位置，气道出现明显阻塞或陷闭，此时流量主要与疾病本身有关（见图5-10、图5-11）。

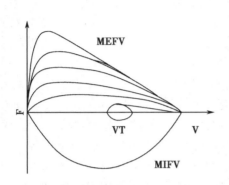

图 5-18　呼气用力程度对正常人不同容积呼气流量的影响

随着用力程度增大，高、低肺容积的流量皆逐渐增大

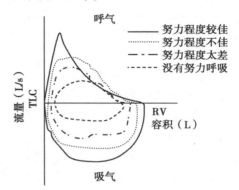

图 5-19　呼气用力程度对气流阻塞患者不同容积呼气流量的影响

在明显气流阻塞患者，适当降低用力，高容积流量下降；但中、低容积时的气道陷闭或阻塞减轻，流量反而增大

（四）小气道功能障碍仅指小气道流量的轻微下降

1. FEF_{50}和FEF_{75}反映小气道功能的说法是不确切的。在小气道轻微病变或肺弹性轻微减退时，仅有FEF_{50}和FEF_{75}下降，PEF和FEF_{25}无明显变化，此时FEF_{50}和FEF_{75}反映小气道功能。在中、重度小气道功能减退时，不仅FEF_{50}和FEF_{75}显著下降，PEF和FEF_{25}也下降（见图5-8、图5-10），此时称为阻塞性通气功能障碍，而不能称为小气道功能障碍，因此PEF和FEF_{25}正常时，FEF_{50}和FEF_{75}下降才能反映小气道功能障碍。若基本肺功能改变是限制性通气功能障碍，PEF和FEF_{25}的下降幅度明显低于FEF_{50}和FEF_{75}的下降幅度时，才能诊断为合并小气道功能障碍。因此无论何种情况下，用FEF_{50}和FEF_{75}诊断小气道功能障碍时，必须同时结合FEF_{50}和FEF_{75}的变化综合评价。

2. 单纯FEF_{50}和FEF_{75}下降反映小气道病变的说法是不确切的。如上述，在PEF和FEF_{25}正常的情况下，若FEF_{50}和FEF_{75}下降，反映小气道功能障碍，这可以是小气道病变的结果，也可以是肺弹性减退的结果，因此单纯FEF_{50}和FEF_{75}下降不一定反映小气道病变，仅反映小气道气流阻塞或功能障碍。

（五）气道等压点

1. 等压点位置取决于肺容积的说法是不确切的　习惯上认为等压点位置取决于肺容积，即在一定肺容积水平，某一气道的等压点是不变的；但在整个呼气过程中，随着肺容积减少，等压点是逐渐移动的。该说法也不确切，对于正常人和患者而言，等压点的位置不仅取决于肺容积，也与用力呼气的程度和速度直接相关，用力程度大，呼气速度快，等压点出现早，反之则出现晚。在测定MEFV曲线时，呼气用力的程度和速度最大且恒定，故此时等压点的位置取决于肺容积；或者说在测定 MEFV 曲线的条件下，肺容积是等压点位置的决定因素。

2. 等压点的影响因素   如上所述，呼气时的胸腔压力一方面导致肺泡内压升高，驱动气体排出；同时压迫气道，限制气体呼出，但习惯上认为胸腔内压与气道周围的压力相等，即胸腔内压对肺泡和气道的影响相同，等压点取决于肺的弹性回缩力和气道阻力，两者共同影响 MEFV 曲线。但事实上也并非完全如此，如上述，平静呼吸时，压力有足够的时间传导，肺间质压与胸腔内压相似，即胸腔内压对肺泡和气道的影响类似，等压点取决于肺的弹性回缩力和气道阻力。但用力、快速呼气时，因时间短暂，肺间质压，特别是气道周围压必然显著小于胸腔内压；而周围肺泡与胸膜位置非常接近，肺泡内压与间质压相同，因此胸腔传导至周围肺泡的压力要显著高于气道周围的压力，故等压点也与呼气力量有显著关系，解释流量-容积曲线必须充分考虑呼气用力对等压点的影响。

3. 小气道陷闭不一定是小气道流量下降的主要因素   如前述，导致低容积时流量下降的主要机制有小气道病变和肺弹性减退，两者皆可导致呼气阻力升高，流量下降，后者容易发生小气道陷闭，用等压点学说解释比较合适；而前者多不存在气道陷闭，但呼出气流量减慢，当然在等压点位置呼出气流量下降更明显，因此等压点学说仅能解释小气道气流受限的部分现象。典型小气道阻塞或陷闭的 MEFV 曲线的形状不同，前者表现为曲线的斜形下降（常见于支气管哮喘），后者表现为凹陷形下降（常见于 COPD，图 5-10）。

（六）呼气力量最大、流量最大的说法是不确切的

该说法在大部分患者是合适的，但在存在严重气道陷闭的患者，若用力较小，陷闭气道的数量显著减少，阻塞程度减轻，在低容积反而出现流量的升高（见图 5-11、图 5-19）。

第六节   最大呼气流量-容积曲线测定的质量控制

相对于肺活量曲线和用力肺活量曲线，MEFV 曲线的完成最困难，影响因素最多，其中技术员的指导和受检者的配合起核心作用；其次 MEFV 完成质量不仅影响流量参数的准确性，也直接影响同步测定的用力肺活量曲线的完成和各时间肺活量参数的准确性，因此其质量控制要求有一定的特殊性。

临床上，机械流量计已不再应用，且质控比较简单，本节不赘述。本节的质控标准仅针对目前广泛应用的电子流量计（简称流量计）。

一、技术员训练

技术员必须接受严格训练，熟练掌握操作技术和质量判断标准。测试前，技术员应耐心细致地向受检者说明检查的做法、注意事项；指导受检者如何正确地呼吸，并做出示范动作，要求受检者努力配合。具体涉及以下几个方面。

1. 技术员必须能判断受检者是否真正吸足气和尽最大努力进行呼气。因缺乏公认的客观判断指标，因此技术员的主观判断起核心作用。

2. 技术员必须正确指导受检者的呼吸动作，并准确地按动测定键，以保障受检者正确呼吸，做到仪器记录与受检者的用力呼气同步。

3. 技术员必须能识别受检者配合不当和仪器故障所产生的异常图形和数据。

（1）受检者配合不当：包括吸气不足、起始呼气不果断（即爆发力不足，图5-20）、呼气速度过慢（见图5-18、图5-19）、呼气用力不均匀或呼气过程中突然顿挫或吸气、咳嗽、声门过早关闭（图5-21）、舌根后坠（图5-22）、漏气（图5-23）等。这些情况应在测定过程中判断；而不是测定结束，受检者离开肺功能室或测定房间后再确定。

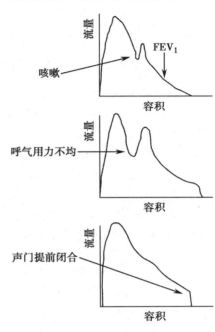

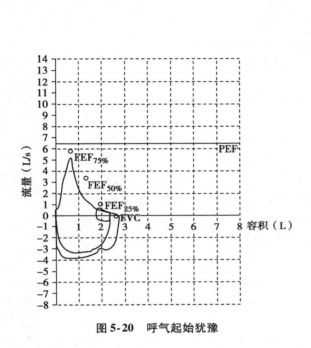

图 5-20　呼气起始犹豫

图 5-21　呼气过程中的问题

分别为呼气早期出现咳嗽（上）、用力不均或吸气（中）、呼气末期声门过早关闭（下）

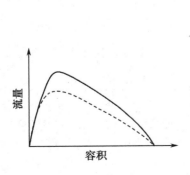

图 5-22　呼气时舌根后坠

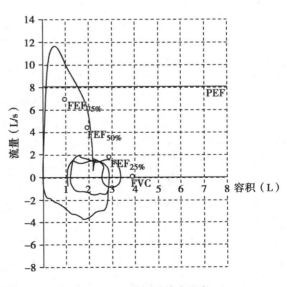

图 5-23　呼气过程中漏气

（2）仪器故障：不多见，但可能对当日所有受检者的测定结果均产生影响，这是与个体受检者配合不当的主要不同。

二、仪器的校准

每天操作前需进行环境定标、容积定标和气体浓度测定，必要时下午检查前再次进行校正。其他还涉及流量线性检验、时间校准、仪器维修。详见第四章第二节，不赘述。

三、实际操作的质量控制

（一）曲线的坐标和大小设置

1. 横坐标为容积，单位为 L；纵坐标为流量，单位为 L/s。横坐标上为呼气曲线，横坐标下为吸气曲线。

2. 流量刻度的每一个距离单位的长度至少为 5mm，每一个单位表示 1L/s；容积刻度的每一个距离单位的长度至少为 10mm，每一个单位表示 1L。

3. 推荐纵坐标流量（L/s）大小与横坐标容积（L）大小的比例为 1：4。

4. 时间肺活量的获取　早期肺量计通过杠杆连接描记笔在描记纸上绘图，绘图纸以标准的固定速度走纸，测定完成后与标准肺量图比较即可获得各时间肺活量的数据；目前是电子流量计（简称流量计）自动测定，计算机自动计算。

上述标准化的设置使图形显示更合理，也符合人们的视觉感受和评价习惯。

（二）图形的显示方法

1. 绘制在标准图纸上，然后根据定标图计算流量大小，然后发出报告。这见于早期的机械流量计。

2. 直接显示在电脑的显示屏上，然后通过打印机打印，发出报告。这是现代肺功能仪的要求。

（三）具体要求

1. 吸气充分　吸气要确实达到 TLC 位。

（1）单纯对 MEFV 曲线而言，判断是否充分缺乏客观指标，主观标准为：受检者感到吸气充足，不能再吸了；检查者观察到受检者已尽最大努力吸气。

（2）若同步测定 FVC 曲线，可通过 FVC 变异率间接判断，合适测定的变异率 <5%；呼气结束充分吸气，吸气结束点与呼气开始点能较好重合（这对严重阻塞性疾病不合适，因为用力吸气肺活量常明显大于 FVC）。

（3）若吸气不足，达不到 TLC 位，开始用力呼气时的肺容积较低，呼吸肌的初长度较短，收缩力减小，则 PEF 和 FEF_{25} 降低；但对低容积时的流量影响非常小（故吸气不足的图形可用于周围气道阻塞的初步判断，该图形属于可用图形。肺功能检查的所有图形，即使是不合格图形也不要随意抛弃）（图 5-24）。同步测定的 FVC 也将下降。

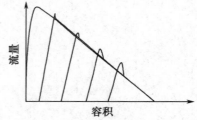

图 5-24　吸气用力不足主要影响峰流量
尖峰为呼气用力的惯性所致

2. 呼气升支陡直　要求受检者吸气到 TLC 位后，短暂停顿后迅速用力呼气，要有爆发力，图形表现为陡直的上升斜率，并与下降支之间形成尖峰。

需强调上升支的斜率与疾病类型和肺功能损害程度无关。我们的测定结果显示：在纵坐标流量（L/s）与横坐标容积（L）比例为1∶4的情况下，呼气流量上升支切线与横坐标的夹角（β）≥80°（图5-25）可以作为评价 MEFV 曲线起始部分完成质量的客观标准。

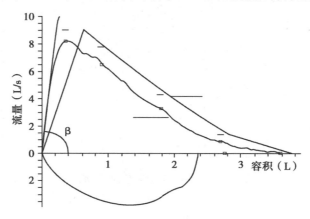

图 5-25　评价呼气起始部分的 β 角

如果初始呼气用力不足，则 PEF 和 FEF_{25} 必然降低，并可能伴随同步测定的 FEV_1、$FEV_1\%$、FEV_1/FEV_6 下降；但对 FEF_{50}、FEF_{75} 基本无影响，故可用于小气道功能的初步评价。

3. 呼气早期下降支自然　图形平滑，呼气第 1 秒内无顿挫，无咳嗽、屏气或吸气动作。

若出现咳嗽、屏气等问题，则 FEF_{25} 必然降低，并可能伴随同步测定的 FEV_1、$FEV_1\%$ 下降；但对 FEF_{50}、FEF_{75} 影响不大，故可用于小气道功能的初步评价。

4. 呼气晚期下降支自然　与早期的要求相同。

若出现咳嗽、屏气等问题，则容易出现 FEF_{50}、FEF_{75} 降低；对 PEF 和 FEF_{25} 无影响；对 FEV_1 的影响可能也不大；FVC 的测定结果可能下降。故可用于大气道功能和总体通气功能的初步评价。

5. 呼气充分　MEFV 曲线的下降支自然恢复到基线水平，即流量降为零；没有声门过早关闭或舌体后坠堵塞，或流量突然降至 0。对绝大部分成人而言，呼气时间应达 6 秒以上（中重度限制性通气障碍除外）。与吸气是否充分相似，对单纯 MEFV 曲线而言，判断呼气时间是否达 6 秒也是困难的；但现代肺功能仪皆同步测定 FVC 曲线，故实际判断并不困难。

如果受检者没有充分呼气，则低容积的峰流量变化大；同步测定的 FVC、FEV_6 变小，FEV_1 的大小不受影响（即可以评估通气功能障碍的程度），$FEV_1\%$、FEV_1/FEV_6 升高（即不能有效评估通气功能障碍的类型）。

综上所述，初始呼气流量与容积大小有关，吸气不足将导致 PEF 和 FEV_1 下降，故称为容积加速；呼气初期的流量与呼气用力程度密切相关，用力程度大，流量大；反之则流量小，故称为流量限制。因两者皆与用力程度密切相关，故称为用力依赖性。呼气终末部分与用力关系不大，称为非用力依赖性（图5-26）。

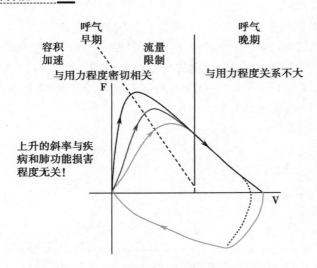

图 5-26　吸气或呼气用力不足时的 MEFV 曲线

（四）整体判断

1. 曲线的评估　符合上述全部要求的曲线称为可接受的曲线，可准确用于通气功能的诊断；能符合上述 1～3（可以同时符合 4）或能符合 4～5（可以同时符合 1、2、3 中一项或两项）的曲线称为可用的曲线；达不到要求的曲线称为不可用曲线。

2. 检查次数　在允许条件下，应至少获得 3 次可接受的曲线，且两次最佳曲线的峰流量差值不超过 5%。在电脑显示的情况下（目前的常规显示）两条曲线重叠，即将两条曲线起点及横坐标（或终点及横坐标）对齐后也显示良好的重复性。

3. 检查结果的选择　取最佳的一条曲线计算不同容积的峰流量。若该曲线与 FVC 曲线同步完成，则 FEV_1 和 FVC 之和最大者为最佳曲线。

4. 在仅能获得可用曲线的情况下，能符合前 3 条者可相对准确地计算出 PEF 和同步测定 FEV_1，可用于通气功能的基本判断；能符合后 2 条者可相对准确地计算出 FEF_{50}、FEF_{75}，可用于周围气流阻塞的大体判断，但需在报告中注明。

上述要求与 FVC 曲线测定有较大的相似性，可互相印证。

第七节　用力肺活量的测定和质量控制

用力肺活量曲线是肺功能测定中最常用的曲线，其参数则是临床上最常用的评估通气功能的参数。在肺功能临床应用的早期，用力肺活量曲线用单筒肺量计测定；目前几乎皆用流量计测定，且与 MEFV 曲线同步测定。

一、常　用　参　数

1. 用力肺活量（forced vital capacity，FVC）　深吸气至肺总量，做最大力量、最快速度的呼气所呼出的最大气体容积。在阻塞性通气功能障碍时，FVC 常小于 VC。

2. 第 0.5 秒用力呼气容积（forced expiratory volume in half second，$FEV_{0.5}$）　在肺总量位置用力呼气 0.5 秒所能呼出的气体容积。是反映小儿通气功能的常用参数。

3. 第 1 秒用力呼气容积 (forced expiratory volume in one second, FEV_1) 简称 "一秒量"。在肺总量位置用力呼气 1 秒所呼出的气体容积。是判断通气功能障碍类型和损害程度的最常用参数。

4. 2 秒用力呼气容积 (forced expiratory volume in two second, FEV_2) 在肺总量位置用力呼气 2 秒所呼出的气体容积。

5. 3 秒用力呼气容积 (forced expiratory volume in three second, FEV_3) 在肺总量位置用力呼气 3 秒所呼出的气体容积。健康人 FEV_3 接近 FVC。

6. 6 秒用力呼气容积 (forced expiratory volume in six second, FEV_6) 在肺总量位置用力呼气 6 秒所呼出的气体容积。是判断阻塞性通气障碍患者肺活量完成质量的指标,但在肺活量较小、又无气流阻塞的情况下,用力呼气多在 6 秒内结束。

7. 一秒率 (forced expiratory volume in one second/ forced vital capacity (FEV_1/FVC, FEV_1%), forced expiratory volume in one second/ vital capacity (FEV_1/VC), forced expiratory volume in one second/ forced expiratory volume in six second (FEV_1/FEV_6) 是 FEV_1 与 FVC、FEV_1 与 VC 或 FEV_1 与 FEV_6 的比值,一般用 FEV_1/FVC 的比值表示,在严重气流阻塞性疾病用 FEV_1/FEV_6 表示。是最常用的判断有无气流阻塞的参数。

8. 吸气用力肺活量 (forced inspiratory vital capacity, FIVC, FVCi) 深呼气至残气容积,做最大力量、最快速度的吸气所吸入的最大气体容积。正常人 FVCi = FVC;在阻塞性通气功能障碍时,FVCi 常大于 FVC。常规肺功能或通气功能报告无此概念,但实际测定中经常应用,如单次呼吸法测定 D_LCO 和 TLC 时所吸入的肺活量实质是 FVCi;测定最大吸气流量-容积曲线时所用的肺容积实质也是 FVCi。

二、不能忽视的说明

1. FVC 与 VC FVC 与 VC 不同,VC 是指受检者深吸气后,作一次深慢呼气,呼气时间不受限制,属静态肺功能参数;而 FVC 则要求受检者深吸气后,必须做最快速度的呼气,受时间限制,是动态肺功能参数。

(1) 正常肺或限制性肺通气患者:由于气道阻力正常,FVC = VC。尽管现代流量计的性能完善,但实际肺功能测定时,用力完成 FVC 必然存在一定程度的气体压缩,故在配合良好的情况下,健康人的 FVC 略低于 VC。

在实际工作中,一般首先测定 VC,然后再测定 FVC。随着受检者熟练程度的提高和呼吸力量的增强,也经常出现 FVC 稍大于 VC 的情况,此时肺功能报告中的 VC 应该取 FVC 的测定值。

但无论出现上述何种情况,两者之间的差异皆应在 150ml 之内;否则说明有测量误差。

(2) 气流阻塞性肺疾病:VC 可以正常或基本正常(严重阻塞下降),但 FVC 多下降,FVC < VC。若以气道阻塞为主,则 FVC 小于 VC 的幅度不大,如支气管哮喘;若以陷闭为主,则 FVC 将显著小于 VC。

2. FVC 与 FVCi 见上述。

3. FVC 与 FEV_6 健康成人 $FEV_{0.5}$% 约为 50% ~ 60%,FEV_1% 约为 75% ~ 85%,FEV_2% 约为 90% ~ 95%,FEV_3% 约为 95% ~ 98%,FEV_6% 约为 98% ~ 100%。即健康人

6 秒内能呼出全部 FVC，故 FEV_6 常作为判断 FVC 完成质量的指标。

（1）FEV_1/FVC 的评价：在气流阻塞疾病，给予充足的呼气时间，患者可充分呼出气体，FVC 可基本正常或轻度下降，但呼气流量减慢，FEV_1/FVC 下降；随着阻塞程度的加重，FEV_1/FVC 进一步下降；在严重气流阻塞的情况下，患者难以完成充分呼气，FVC 也明显下降，FEV_1/FVC 反而可能有所升高，因此 FEV_1/FVC 可反映气流阻塞的存在，但不能准确反映阻塞的程度。

（2）FEV_1/FVC_6 的评价：在严重气流阻塞患者，完成 FVC 的时间明显延长，可达 15 秒以上；但呼气用力和呼气时间过长导致的胸腔内压和跨肺压增大将引起脑缺血、缺氧，患者不仅难以忍受，也容易出现头昏、视物模糊，甚至晕厥等危险情况。为避免患者完成 FVC 出现的问题，推荐用 FEV_1/FEV_6 反映气流阻塞的存在；尽管此时 $FEV_1/FEV_6 > FEV_1/FVC$，但不影响阻塞性通气功能障碍的诊断。

除上述严重气流阻塞患者，大部分情况下，FEV_1/FEV_6 和 FEV_1/FVC 基本相同，直接用 FEV_1/FVC 反映一秒率即可。在轻度阻塞性通气功能障碍患者，完成 FVC 可能需要 7～10 秒，FEV_1/FVC 低于正常值，但 FEV_1/FEV_6 可能正常，导致漏诊，此时必须用 FEV_1/FVC 反映呼气的速度。在中、重度限制性通气功能障碍患者或小儿，完成 FVC 显著短于 6 秒，甚至 3 秒内完成，不容易完成 6 秒的用力呼气；否则也容易出现脑缺氧等风险，因此不宜用 FEV_6 取代 FVC，应用 FEV_1/FVC 反映呼气的速度。

总之，为保障诊断的准确性和测定的安全性，只有在严重气流阻塞的患者，应该用 FEV_1/FEV_6 取代 FEV_1/FVC 用于气流阻塞的诊断；在其他情况下需常规应用 FEV_1/FVC 作为反映呼气速度和是否有气流阻塞的参数。

三、用力肺活量的测定方法

（一）测定方法概述

经典的方法是用单筒肺量计测定，呼出气体储存在肺量计内，人工计算出用力肺活量和时间肺活量，此为密闭测定法，也称为直接测定法（图 5-27）。该法的操作规程和要求与肺活量的测定相似。因肺量计体积大，气路阻力高；需人工计算，效率低，人为因素影响大；准确度稍差，故逐渐淘汰。现代肺功能测定几乎皆用流量计直接描记流量变化（实质是最大呼气流量-容积曲线的测定，见图 5-2），并根据时间直接计算出上述各参数的大小（流量对时间的积分为容积），此为开放测定法。其特点是仪器气路的呼吸阻力明显减小，测定的准确度提高，测定结果通过电脑计算和储存，经荧光屏显示、或经打印机打印，是目前最常用和最基本的测定方法。

（二）用力肺活量的标准测定方法

在 RV 作最大吸气，然后爆发性呼气完成，分 5 个阶段：①潮气呼吸：均匀平静地呼吸；②最大呼气：在潮气吸气末，深慢呼气至 RV；③最大吸气：从 RV 快速（但不需最大用力）吸气至 TLC；④在吸气末短暂屏气；⑤用力呼气：爆发性呼气并持续至 RV。

说明：可以省去步骤②，在步骤⑤结束后深吸气。目前更多应用该测定方法。两者都符合要求。

（三）单筒肺量计测定用力肺活量

1. 应用器材　与每分通气量相同。

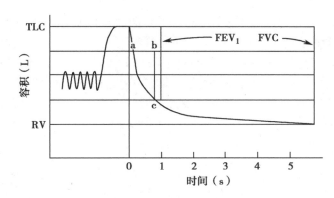

图 5-27　单筒肺量计测定时间肺活量

2. 操作步骤

（1）在肺量计中取出钠石灰容器，以减少通气阻力（这与肺活量测定明显不同）。

（2）提起浮筒，使描记笔的位置在记录纸处于左 1/3 与中 1/3 之间，转动三路开关以关闭肺量计，这时咬口与大气相通。

（3）受检者取站位，口含橡皮咬口接上肺量计，夹上鼻夹，呼吸空气片刻使其习惯测定状态。

（4）转动三路开关使肺量计与咬口相通，先做平静呼吸数次，然后做最大吸气并屏气（屏气时间不超过 2 秒，4~6 秒的屏气时间可能降低随后的呼气流量），立即开动记录器在最快速位（25mm/s），一秒钟后（转纸速度稳定后）令受检者迅速做最快速度的用力呼气，直至呼尽，不得中断。待出现描线平段，说明气已呼尽，关闭记录器，转动三路开关使咬口与外界相通，测定即告完毕。重复以上测定至少 2 次，以两次描图接近为满意，选择其中最大值的一次计算。必要时休息 1~2 分钟重新进行测定。

3. 计算方法　从屏气平段出现呼气下降段的转折点起，隔 1、2、3 秒距离作垂直线与呼气曲线相交，读出 1、2、3 秒呼气容积及用力肺活量，再计算各秒容积占用力肺活量的比值。

4. 注意事项

（1）降低测定阻力：单筒肺量计的气路阻力较高，对测定结果的准确性有一定影响，特别是在一般情况或肺功能较差的患者，因此应尽量减少肺量计内的测定阻力，如取出钠石灰，适当应用润滑油、保持各滑动连接处的光滑等。

（2）受检者是否真正吸气到 TLC 位：即起始用力呼气时肺容积是否达到最大位置。若吸气不足，则开始用力呼气时的肺容积低，FVC 和 FVE_1 的测定值也必然下降。

（3）短暂的屏气时间：出现明显的、短暂的平台，时间不短于 0.25 秒，以 1 秒左右较合适，不超过 2 秒，这有助于呼气开始时间的判断和爆发性呼气；屏气时间过长，将可能导致呼气流量下降，使 FEV_1 降低。

（4）呼气起始用力是否充足：因为呼气初期的呼出气容积主要取决于用力大小，用力不足必然导致 FEV_1 和 $FEV_1\%$ 测定值的下降，并容易导致判断错误，如将基本正常的肺功能误诊为阻塞性通气功能障碍。

1）呼气起始点的确定：若呼气起始无犹豫，有充足爆发力，则屏气迅速转换为呼气，该转换点即为呼气的起始点（若同时测定 MEFV 曲线，则显示起始无顿挫、PEF 尖峰出现）。如果爆发性呼气不充分，则屏气平坦段与呼气开始转折点的角度圆钝，不能准确读出起始点（若同时测定 MEFV 曲线，则不能显示 PEF 尖峰、而是呈圆钝状），故需要合适的确定起始点的方法。一般用外推法确定，即在 FVC 曲线的吸气屏气平坦段画延长线，并沿呼气段的最大斜率画延长线，两者的交点为呼气起始点（图 5-28 的 A 点）。

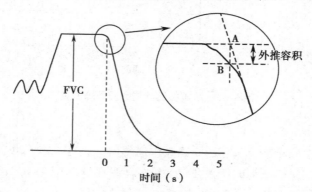

图 5-28 呼气起始点和外推容积的测定

2）呼气开始前的平台时间：至少有 0.25 秒，理想情况是达到 1 秒，这有助于外推容积测定时的准确划线。

3）外推容积的确定：呼气时间起始点开始前所呼出的气体容积称为外推容积（EV）。在图 5-28 的 A 点画吸气平坦段的垂直线，该线与呼气段交于 B 点，AB 段的容积即为 EV。在绝大多数现代肺量计上，EV 可自动计算。即使是计算机自动计算 EV，能够人工计算也是必要的。

呼气爆发力越强，时间零点出现越早，EV 亦越少；最理想状态时 EV 为 0；呼气爆发力不足时，EV 较大，测定的准确性下降。

4）外推容积合理性的确定：上述情况说明 EV 可作为呼气起始爆发力是否充足的质控指标。目前推荐 EV 应小于 FVC 的 5% 或 150ml（取较大值）。

（5）呼气过程：呼气过程无咳嗽、屏气、吸气、呼气停顿等额外动作，曲线平滑；也未出现舌头堵塞咬口器、声门关闭、漏气等情况。

（6）呼气结束是否符合标准：①受检者不能或不应继续呼气。尽管应鼓励受检者呼气至最大限度，但若受检者感觉明显不适则应立即停止呼气；一旦出现晕厥，还需采取保护性措施，避免摔倒。②呼气时间 ≥3 秒（10 岁以下儿童）或 ≥6 秒（10 岁以上受检者，这也是出现 FEV_6 参数的重要依据），或 FVC 曲线显示呼气末平台出现（容积变化 <25ml）、并持续 1 秒以上。

在中重度限制性通气功能障碍患者，呼气时间常达不到 6 秒，试图更长时间的呼气不仅不能使测定的准确性提高，反而使测定的安全性降低；而阻塞性通气患者可达 15 秒或更长，控制在 6 秒或略长于 6 秒不影响诊断，但使测定的安全性提高。

（7）操作方法的示范和指导：是提高完成质量的重要手段，重点是操作者能否正确地指导受检者的呼吸动作，并准确地按动测定键，以求做到图形描记与受检者的用力呼气动作同步；以及准确地判断受检者是否真正充分吸气和用力呼气等。

5. 测量次数　为获得高质量曲线，至少应测定三次，每次间隔 1～2 分钟；直至出现至少三条满意的曲线，或受检者的症状、体力使其不能有效测定或不愿意进行下一次测定，或已诱发支气管痉挛，或测定已达到 8 次。

（四）流量计测定时间肺活量

该法同步测定 MEFV 曲线，测定方法和要求与 MEFV 曲线相同，不赘述。

四、测定质量的评估

1. 有用或可接受 FVC 曲线的判断　①达到满意的试验呼气起始标准；②呼气第 1 秒内未出现咳嗽，曲线平滑，其后亦未发生影响结果的咳嗽；③达到满意的试验结束标准；④未发生舌头堵塞咬口器或声门关闭；⑤呼气期间未发生吸气动作；⑥整个过程没有漏气。一条有用的曲线仅需符合以上①和②两个条件，但可接受的曲线必须符合以上全部条件。

2. FVC 曲线的可重复性评价

（1）曲线的选择：如果是不可接受的曲线，在评价重复性之前就应剔除，不能用于判定最大值（但不可接受曲线并非无用，在较多情况下可用于初步评价有无大、小气道阻塞或大体通气功能状态等，参见本章第五节），最终选择 3 条可接受的曲线；如果未达到 3 次可接受的测试，则应继续测试，但通常不超过 8 次。测定次数过多，容易发生多种问题，如气道敏感性较高者，多次重复用力呼吸可能诱发气道平滑肌痉挛，出现呼气容积和流量的递次减少，这将不可能达到重复性标准，应在测定结果中说明。在这种情况下，应尽可能选择 2 条或 1 条可接受的曲线，用于判断，但需在测定结果中注明；若这种情况也不能达到，则选择一条有用的曲线用于判断，并在测定结果中注明（详见下述）。

（2）重复性评价：重复性质量分为 5 个等级（表 5-1）。多次测试时可作 FVC 曲线的重叠打印，如曲线重叠，说明测试的重复性佳；反之重复性不理想。

表 5-1　FVC 曲线重复性质量的等级标准

等级	重复性要求
A 级	可靠的测试结果。要求 3 次可接受、2 次可重复的曲线，最佳 2 次的 FEV_1 和 FVC 的差值在 150ml 之内
B 级	可靠的测试结果。要求 3 次可接受、2 次可重复的曲线，最佳 2 次的 FEV_1 和 FVC 的差值在 200ml 之内
C 级	较可靠的测试结果。要求至少 2 次可接受的曲线，最佳 2 次的 FEV_1 和 FVC 的差值在 250ml 之内
D 级	不可靠的测试结果。要求至少 2 次可接受的测试，但不可重复；或只有 1 次可接受的测试
E 级	不可靠的测试结果。没有可接受的测试

从表 5-1 可以看出，在 3 次可接受的测试中，选择两条最佳曲线，且该 2 条曲线的 FVC 和 FEV_1 之间的误差皆应≤150ml 或 5%，则达到最理想的重复性；但如果 FVC≤1L，则这些值的误差皆应≤100ml。

3. 数值的选择 FVC、FEV_1 选择可接受的三次测定中的最大值，不一定是同一条曲线，相应的 FEV_1/FVC 也是前两者最大值的比值；但与 FVC 有关的流量测定则选择测定最佳的曲线，即 $FVC + FEV_1$ 之和最大的曲线。

为兼顾测定的准确性和方便性，实际测定中选择最佳的 1 条 FVC 曲线用于全部相关容积和流量的测定。

4. 核定 由技术员完成测定后，应由专业医师核定，并签字发出报告。

五、FVC 曲线解读规范

1. 是否至少获得了 3 次可接受的测定？FVC 和 FEV_1 是否具有可重复性（两次最佳测定的差值在 5% 或 150ml 以内）？若符合，则进行正规化分析；若未达到要求要求，则需进行更复杂的分析；若仅有可用的曲线，则需要请有丰富呼吸生理学知识的专家帮助解读。

2. 选择的预计值和参考值是否合适，即是否是根据当地合适人群的年龄、性别、身高、体重、种族换算而来，还是直接应用肺功能仪带来的国外公式；当然国际交流增多，用当地公式评价外国人也需要合理分析？若确认合适，可进行下一步分析。

3. $FEV_1\%$ 是否低于正常预计值？若低于预计值；则阻塞性通气功能障碍存在，需进行如下分析。

（1）FVC 是否低于正常预计值？若正常，则为单纯阻塞性通气功能障碍；若低于预计值，则需考虑是否合并限制性通气功能障碍。

（2）若为后者，是进行肺容积（以 TLC 为核心的容积）测定的指征，需进行进一步的评价和诊断。简单而言，FRC、RV、RV/TLC 增大，为单纯阻塞性通气功能障碍；若 TLC 减小，则合并限制性通气功能障碍。详见第十四章"肺功能诊断"。

（3）评价气流阻塞的可逆性？是进行气道扩张试验的指征。

4. 若 $FEV_1\%$ 等于或大于正常预计值，需进行如下分析。

（1）若 FVC 和 FEV_1 皆正常，提示肺通气功能正常。

（2）若 FVC 和 FEV_1 皆下降，且两者成比例下降或 FEV_1 下降的幅度高于 FVC，则提示为限制性通气功能障碍。是进行肺容积和（或）最大吸气及呼气压测定的指征。

5. 无论何种判断，皆需考虑是否与病史、体征、胸部影像学的变化一致？是否需要进一步检查，是否需要修正诊断？在通气功能正常的情况下，还需结合病史考虑是否需要进行气道激发试验？

六、FVC 曲线和 MEFV 曲线同步测定的质量控制

（一）图形显示

1. MEFV 曲线的图形表示 纵坐标用流量表示，每一个距离单位的长度为 2L/s；横坐标用容积表示，每一个距离单位的长度为 1L；纵坐标流量（L/s）与横坐标容积（L）的比例为 1:4。

2. 用力肺活量的图形表示 横坐标用时间表示，单位为秒，每个刻度单位是相对值，并非代表 1 秒；纵坐标用容积表示，每个刻度代表 1L。

（二）具体要求

1. 吸气充分 吸气要确实达到 TLC 位。

（1）主观标准：受检者感到吸气充足，不能再吸；检查者观察到受检者已尽最大努力。

（2）计算重复测定的 FVC，合适测定的变异率 <5%；呼气结束充分吸气，吸气结束点与呼气开始点能较好重合（这对严重阻塞性疾病不合适，因为用力吸气肺活量常明显大于 FVC）。

2. 短暂的屏气时间　FVC 曲线出现明显的、短暂的平台，要求至少有 0.25 秒，理想情况是达到 1 秒左右，最长不超过 2 秒。

3. 呼气开始呈爆发力呼气。

（1）对 MEFV 曲线而言，呼气升支陡直，并与下降支之间形成尖峰。在上述纵坐标流量（L/s）与横坐标容积（L）比例为 1:4 的情况下，呼气流量上升支切线与横坐标的夹角≥80°可以作为评价 MEFV 曲线起始部分完成质量的客观标准。

（2）一般情况下，MEFV 达要求，FVC 曲线就能达到要求。

具体而言，呼气起始无犹豫，有充足爆发力，MEFV 曲线显示曲线起始陡直、PEF 尖峰出现，则 FVC 曲线的屏气迅速转换为呼气，该转换点即为呼气的起始点。

如果爆发性呼气不是很充分，则 MEFV 曲线无 PEF 尖峰出现，FVC 曲线屏气平坦段与呼气开始转折点的角度圆钝，需用外推法确定起始点。要求是在 FVC 曲线的吸气屏气平坦段画延长线，并沿呼气段的最大斜率画延长线，两者的交点为呼气起始点（见图 5-28 的 A 点）。

（3）外推容积（EV）可以作为呼气起始爆发力是否充足的客观指标。呼气时间起始点开始前所呼出的气体容积称为 EV。绝大多数情况下 EV 可自动计算。推荐 EV 应小于 FVC 的 5% 或 150ml（取较大值）。

4. 呼气早期下降支自然。

（1）对 MEFV 曲线而言，其图形平滑，呼气第 1 秒内无顿挫，无咳嗽、屏气或吸气动作，也未出现舌头堵塞咬口器、漏气等情况。

（2）一般 MEFV 达要求，FVC 曲线就能达到要求。

5. 呼气晚期下降支自然　与早期的要求相同，即图形平滑，无咳嗽、屏气或吸气动作，也未出现声门关闭、漏气等情况。

总体而言，该部分测定的轻微不合适对通气功能的影响有限，尤其是对 FEV_1 基本无影响。

6. 呼气充分

（1）对 MEFV 曲线而言，其下降支自然回复到基线水平，即流量为零；没有声门过早关闭或舌体后坠堵塞，或流量突然降至 0。

（2）一般而言 MEFV 达要求，FVC 曲线就能达到要求；对绝大部分成人而言，呼气时间应达 6 秒以上（严重限制性通气除外）。

（3）呼气时间达 6 秒对单纯 MEFV 曲线难以判断，但 FVC 曲线的呼气时间达 6 秒也可间接判断 MEFV 曲线的呼气充分。

7. 呼气结束的标准　呼气充分不是呼气结束的绝对标准，具体结束标准应符合下述要求。

（1）受检者不能或不应继续呼气。尽管应鼓励受检者呼气至最大限度；但若受检者感觉明显不适则应立即停止呼气；一旦出现晕厥，还需采取保护性措施，避免摔倒。后两种情况可以用于 PEF 和 FEV_1 的准确判断，但对其他容积的流量和 FVC 的判断价值不大，需在检查结果中注明。

（2）①对 FVC 曲线而言，成人呼气时间≥6 秒，或曲线显示呼气末平台出现（容积变化<25ml）、并持续 1 秒以上；该标准也可间接判断 MEFV 曲线是否达结束标准。②对 MEFV 曲线而言，其下降支自然回复到基线水平，即流量降至零；该标准也可间接判断 FVC 曲线是否达结束标准。

（3）结束时间的个体化评价：在较重的限制性通气患者，呼气时间常达不到 6 秒，试图更长时间的呼气不仅不能使测定的准确性提高，反而使测定的安全性降低。在较重的阻塞性通气患者，呼气时间可达 15 秒或更长，控制在 6 秒或略长于 6 秒不影响诊断，但使测定的安全性提高。

（三）测量次数

为获得高质量曲线，至少应测定三次，每次间隔 1~2 分钟；直至出现至少三条满意或可接受的曲线，或受检者没有能力继续有效测定或不愿意进行下一次测定，或已诱发支气管痉挛，或测定已达到 8 次。

七、FVC 曲线和 MEFV 曲线同步测定的质量评估

1. 有用或可接受 MEFV 和 FVC 曲线的判断 ①达到满意的试验呼气起始标准；②呼气第 1 秒内未出现咳嗽，曲线平滑，其后亦未发生影响结果的咳嗽；③达到满意的试验结束标准；④未发生舌头堵塞咬口器或声门关闭；⑤呼气期间未发生吸气动作；⑥整个过程没有漏气。一条有用的曲线仅需符合以上①和②两个条件，但可接受的曲线必须符合以上全部条件。

2. MEFV 和 FVC 曲线的可重复性评价

（1）曲线的选择：如果是不可接受的曲线，在评价重复性之前就应剔除，不能用于判定最大值（但不可接受曲线并非无用，在较多情况下可用于初步评价有无大、小气道阻塞或大体通气功能状态等），最终选择 3 条可接受的曲线；如果未达到 3 次可接受的测试，则应继续测试，但通常不超过 8 次，若最终仍未达到要求，应尽可能选择 2 条或 1 条可接受的曲线，用于判断，但需在测定结果中注明；若这种情况也不能达到，则选择 1 条有用的曲线用于判断，并在测定结果中注明。

（2）重复性评价：多次测试时可作 MEFV 曲线和 FVC 曲线的重叠打印，如曲线重叠，说明测试的重复性佳；反之，则说明重复性不理想。

（3）FVC 曲线的重复性分级：重复性质量分为 5 个等级（表5-1）。

3. 数值的选择 选择 1 条形态最佳的 FVC 曲线用于全部相关容积和流量的计算。

第八节 用力肺活量测定的临床意义

用力肺活量曲线的诸参数是最常用的通气功能参数，反映的临床价值极其丰富。

一、影响用力肺活量和时间肺活量的因素

FVC 是否正常取决于下列各项因素：①胸廓的完整和呼吸肌功能的健全（包括支配呼

吸肌的神经功能的正常）；②气管-支气管的通畅；③肺实质结构的健全和正常的弹性。任何病理情况或疾病影响上述三个因素者，均能导致 FVC 及各秒呼气容积下降。

1. 胸廓异常或呼吸肌功能损害　包括胸廓畸形、胸壁损伤、胸腔积液、胸膜肥厚粘连、气胸、纵隔占位、横膈麻痹、大量腹水或腹部肿块、膈下脓肿或炎症、各种原因的神经-肌肉损害。

2. 气流阻塞性肺疾病　各部位的气道阻塞或气流受限，如大、中气道阻塞，支气管哮喘，慢性阻塞性肺疾病等。

3. 肺实质病变　大体分三类：一是肺泡、肺泡毛细血管膜、肺间质和肺血管病变。如大叶性肺炎、急性间质性肺炎、急性肺损伤、急性心源性肺水肿、肺泡蛋白沉着症、弥漫性肺泡细胞癌、尘肺、慢性肺间质纤维化、纤维空洞型肺结核等；二是肺内孤立性病变，主要有肺内巨大肿块或巨大大疱、肺内弥漫性大疱、多发性肺囊肿等；三是肺部分切除术。

二、通气功能障碍类型的判断

各种情况的呼吸系统疾病（包括神经-肌肉疾病）皆可导致肺通气功能减退，但 FVC 可以下降或正常，因此单纯 FVC 的改变缺乏特异性，一般需同时结合时间肺活量和肺容积的改变确定肺功能异常的类型。

因 FVC 和各时间肺活量参数（主要是指 FEV_1、$FEV_1\%$）同时测定，FVC、FEV_1、$FEV_1\%$ 三个参数是判断是否有肺通气功能异常、异常的类型（阻塞性或限制性）的主要参数，其他参数是进一步确诊或协助诊断的辅助参数。

1. 通气功能正常　若 FVC、$FEV_1\%$ 皆正常，则通气功能正常，其他容积参数也应该正常；若出现 TLC 下降，理论上应诊断限制性通气功能，但若前两者皆正常，则大多数情况是 TLC 测量误差所致，应诊断为肺通气功能正常。

2. 限制性通气功能障碍　若 FVC 下降，$FEV_1\%$ 正常或增大，或时间肺活量提前完成，如 $FEV_3\%$ 等于 100%，则为限制性通气功能障碍，自然 FEV_1 与 FVC 同步下降，但前者下降的幅度常稍低。因为随着肺弹性增大，在相同容积下的呼气力量增大，呼气增快，FEV_1 下降的幅度自然偏小。限制性通气功能障碍多伴随 MEFV 曲线的典型限制性改变和肺容积参数：VC、RV、FRC、TLC 的下降，VC = FVC；在轻度限制性通气障碍，通过 RR 代偿性增快，MVV 可以正常。

3. 阻塞性通气功能障碍　若 FVC 正常，$FEV_1\%$ 下降则为阻塞性通气功能障碍；随着阻塞的加重，两者皆下降。但与限制性通气功能障碍不同，两者下降的幅度明显不同步，由于呼气减慢，FEV_1 常明显下降，此时也伴随 MEFV 曲线的典型阻塞性改变。在轻度阻塞性通气功能障碍，通过深慢呼吸的代偿，肺容积参数：VC、RV、FRC、TLC 无变化；阻塞加重后，RV、FRC 和 RV/TLC 升高，VC 变化不大；严重阻塞时 VC 也有所下降。

若 $FEV_1\%$ 仅在界限值附近；FEV_1 基本正常，反映小气道参数：$FEF_{25\%\sim75\%}$、FEF_{50}、FEF_{25} 明显下降，也能够确定阻塞性通气功能障碍的诊断。

若 $FEV_1\%$ 正常，FVC（或 VC）、FEV_1 下降，TLC 正常，也应诊断阻塞性通气障碍，这是小气道功能障碍导致的气道陷闭和气体陷闭所致，其 MEFV 曲线常明显的凹形改变（图 5-29），结合病史更有助于诊断。无论何种程度的阻塞性通气功能障碍，由于用力呼吸受限，几乎皆出现 MVV 的下降，FVC < VC。

三、判断通气功能减退的程度

对不同类型的通气功能障碍，选择的肺功能参数不同，其中阻塞性通气功能障碍用 MVV% pred 或 FEV_1% pred 表示，一般认为小于 80% 为轻度通气功能障碍，小于 60% 为中度，小于 40% 为重度；限制性通气功能障碍用 VC% pred 或 FVC% pred 表示，分度法与阻塞性通气障碍相同。当然目前皆用简化的 FEV_1% pred 判断，临床应用简单方便，但也丧失了一定的准确性。

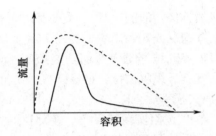

图 5-29　小气道陷闭所致阻塞性
（假限制性）通气功能障碍的 MEFV 曲线
虚线为预计值，实线为实测值

四、不同类型通气功能障碍的时间肺活量改变

（一）阻塞性通气改变

1. 周围小气道功能改变

（1）小气道轻微病变或肺弹性功能轻微减退：其主要病理生理改变是用力快速呼气终末出现呼气流量下降（即小气道功能障碍）。由于小气道横截面积巨大，阻力非常小，对通气功能和肺容积无明显影响，FVC、FEV_1 和 FEV_1% 正常。

（2）小气道轻度阻塞或肺弹性功能轻度减退：其主要病理生理改变是用力呼气中后期出现呼气流量下降，多出现 FEV_1 和 FEV_1% 的轻度下降。由于有足够的时间呼气，FVC 和 FEV_3% 变化不明显。通过呼吸形式的代偿（深慢呼吸），肺容积维持在正常水平。

（3）小气道中度阻塞或肺弹性功能中度减退：其主要病理生理改变是用力呼气的整个过程中出现呼气流量的普遍下降，低容积下降更显著，多出现 FEV_1 和 FEV_1% 的中度下降。由于没有足够的时间快速完成呼气，FVC 和 FEV_3% 可出现轻度下降，FVC < VC。深慢呼吸已不能维持正常的肺容积水平，可出现 RV、FRC、TLC 和 RV/TLC 等容积参数的轻度升高；能缓慢完成呼气，VC 基本正常。

（4）小气道重度阻塞或肺弹性功能重度减退：其主要病理生理改变是用力呼气的整个过程中皆出现呼气流量的显著下降，FEV_1 和 FEV_1% 重度下降。由于在 TLC 位置时，多数气道即处于明显的阻塞状态，随着肺容积的下降，将迅速出现大量气体陷闭，故 FVC 和 FEV_3% 皆明显下降，FVC 明显小于 VC。深慢呼吸不能维持正常的肺容积水平，出现 RV、FRC、TLC 和 RV/TLC 等容积参数的明显升高；VC 下降。

（5）小气道的极重度阻塞或肺弹性功能的极重度减退：由于气道结构的严重破坏或阻塞或肺弹性功能显著下降，在 TLC 位置时，气道即处于非常明显的阻塞状态，随着肺容积的下降，将迅速出现大量气体陷闭，FVC 和 FEV_3% 显著下降，因呼气时间缩短，FEV_1% 反而上升，FEV_1%、FEV_2%、FEV_3% 接近，FVC 曲线非常平坦（图 5-30），此时多伴随 MVV 的显著下降。RV、FRC 和 RV/TLC 理论上皆明显升高，但由于气体分布不均，常规肺功能测定可能无法充分反映真实的肺容积改变，RV、FRC 的升高可能不显著，但 Vtg 明显升高。由于平静呼吸时即存在气道阻塞或陷闭，故 VC 明显下降。常出现高碳酸血症。

2. 中等气道的阻塞　与上述小气道的变化类似，但因中等气道的横截面积小，阻力大，呼气初期即处于明显的阻塞状态，并持续整个呼气过程，故 FEV_1pred、$FEV_1\%$ 皆显著下降。中等气道阻塞也常同时合并中重度小气道阻塞，主要见于重度 COPD、支气管哮喘、弥漫性支气管扩张症等疾病。

3. 大气道阻塞 因大气道横截面积非常小，轻微阻塞即可导致呼气流量的显著下降，故 FEV_1pred、$FEV_1\%$ 皆显著下降，且出现 MEFV 曲线的特征性改变。

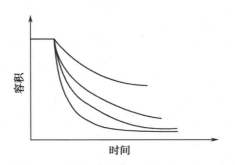

图 5-30 阻塞程度与用力肺活量的关系
最下面一条曲线为正常曲线；自下而上阻塞逐渐加重，曲线逐渐变平坦

（二）限制性通气改变

主要见于肥胖、胸廓或胸腔病变、肺间质或肺泡病变。尽管肺大疱、肺囊肿患者的实际肺容积增大，但因病变肺区不参与气体交换，体积相对固定，故也表现为限制性通气功能障碍，即表现为 FVC 下降，$FEV_1\%$ 正常或增加，或时间肺活量提前完成，如 $FEV_2\%$ 或 $FEV_3\%$ 接近或等于 100%，此时多伴随 MEFV 曲线的典型限制性改变和肺容积参数：VC、RV、FRC、TLC 的普遍下降，VC = FVC。

（三）混合型通气改变

见于气流阻塞和胸-肺组织病变同时存在等情况，其特点为存在阻塞性改变，即 $FEV_1\%$ 下降，但 FVC 和 VC 下降较单纯阻塞性肺疾病更显著；或存在限制性改变，即 FVC 和 VC 明显下降，但 $FEV_1\%$ 不升高，反而下降。结合肺容积和气速指数判断等则更有价值。

（四）呼吸肌无力

高肺容积位置的呼气流量主要与用力有关；低容积位置的呼气流量与呼气用力的关系较小，因此 FVC 正常，FEV_1pred 和 $FEV_1\%$ 下降，且伴随 MEFV 曲线的典型改变。

五、指导手术治疗和判断疾病预后

由于 FEV_1 是完成 VT 的主要部分，可直接换算为 MVV；加之测定简单方便、重复性好，故临床应用 FEV_1 的机会远较 MVV 多，比如在目前的 COPD 和支气管哮喘的诊治指南中，皆以 FEV_1 而不是 MVV 判断阻塞的程度。一般认为 $FEV_1 > 2.0$ 或 50% pred 对各种手术治疗是安全的。在 FEV_1 明显下降的情况下，若推测术后 $FEV_1 > 0.8L$，手术治疗也有较高的安全性，否则手术风险极大（详见第二十三章）。

FEV_1 对病情愈后的判断主要是针对 COPD，一般认为 < 0.8L 时预后较差。

六、FEV_1 是判断气道高反应性和可逆性的最常用参数

在气道激发试验中，若 FEV_1 的变化超过 20% 或 800ml，提示气道高反应性存在，有助于支气管哮喘的诊断。若患者 24 小时内 FEV_1 的变化超过 20% 有类似的价值。在确诊和治疗的哮喘患者中，若 FEV_1 变异度较大则说明治疗效果不满意，需调整治疗方案。

在阻塞性通气功能障碍患者，吸入气道扩张剂或应用糖皮质激素后，若 FEV_1 的改善率≥12% 且绝对值超过 200ml，则提示气道阻塞存在可逆性，对支气管哮喘的诊断有重要参考价值。

七、换算为MVV

FEV$_1$ 和 MVV 有较好的正线性相关关系，因此常用 FEV$_1$ 换算为 MVV，特别是对 MVV 测定有禁忌证（如张力性肺大疱）或因配合方面的原因（严重消耗性疾病、老年人不能理解和完成操作要求等）不能完成 MVV 测定的情况下。但需强调两点：①不同国家和地区的换算公式不同，应按当地的换算公式。②在正常和有阻塞性通气功能障碍的患者，该换算值一般是比较准确的，但在有限制性通气功能障碍的患者，换算值与实测值常有较大的差异，换算值一般是偏低的（见本章第九节）。

第九节 最大自主通气量

最大自主通气量（maximal ventilatory volume，MVV）是指受检者在 1 分钟内的最大通气量，但实际测定时仅测定 15 秒或 12 秒的最大通气量，然后换算为 MVV，即 MVV = 15 秒最大潮气容积、最快呼吸频率时的通气量 ×4，或 MVV = 12 秒最大潮气容积、最快呼吸频率时的通气量 ×5。因为呼吸显著增强必然伴随 CO_2 的过度排出，以及动脉血和脑脊液 pH 的下降，从而导致呼吸抑制；而且碱中毒及其伴随的钙离子、镁离子降低将导致一系列不良反应，因此受检者很难坚持、也不宜坚持 1 分钟的最大通气。MVV 是肺功能测定中非常有价值的一种参数，理论上能最准确地反映受检者的最大通气能力。

一、测 定 方 法

（一）单筒肺量计测定

1. 应用器材　同用力肺活量测定，取出钠石灰容器，以减少通气阻力。

2. 操作步骤

（1）调节浮筒，使描记笔位置在记录纸处于左 1/3 及中 1/3 之间，转动三路开关，关闭肺量计。

（2）受检者取站位，口含橡皮咬口接上肺量计，夹上鼻夹，呼吸空气片刻使其习惯测定状态。

（3）开动记录器在中速位（1.67mm/s），然后转动三路开关使肺量计与咬口相通，先描记平静呼吸数次，取得满意的平静呼吸基线，然后令其作最大力量和最快速度的呼吸，连续 15 秒或 12 秒（可用秒表控制时间），测定即告完毕。

（4）休息 5～10 分钟后，再重复以上测定一次，直至出现两次可接受的曲线。两次可接受的曲线要求是描图接近，且计算出的 MVV 结果相差 ≤8%；否则需再次测定。

3. 计算

（1）选取潮气容积平稳、最大的 15 秒或 12 秒的呼吸描图，将潮气容积逐个相加，或用平均潮气容积乘 15 或 12（图 5-31）；再乘以 4 或 5，即为 MVV。

（2）实测 MVV 必须经 BTPS 校正。

（3）选择最大值报告。

4. 判断

（1）MVV 与其预计值比较，判断是否正常以及通气功能下降的程度；结合描图可评价通气障碍的类型。

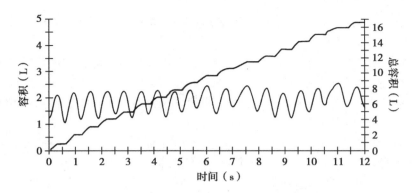

图 5-31　用力呼吸 12 秒及其 12 通气量计算模式图

（2）MVV 与 VE 比较，即（MVV – E）/VE 可判断肺通气功能的储备情况。

（二）现代简易或常规肺功能仪测定

1. 应用器材　简易或常规肺功能仪。

2. 准备

（1）将连接管路连接好，取出钠石灰容器，以减少通气阻力，并检测是否漏气。

（2）测定前需对仪器进行流量和容积校正（详见第四章，不赘述），输入环境指标进行 BTPS 校正；输入受检者身体测量参数，用于计算预计值。

3. 操作步骤　与单筒肺量计法相似，但更简单。简述如下。

（1）受检者取站位，口含橡皮咬口接上肺功能仪，夹上鼻夹，呼吸空气片刻使其习惯测定状态。

（2）转动三路开关使肺功能仪与咬口相通，先描记平静呼吸数次，取得满意平静呼吸基线，然后令其作最大力量和最快速度的呼吸，连续 15 秒或 12 秒（在安装和测试肺功能仪已设置时间，故具体时间由电脑自动控制），测定即告完毕。电脑屏幕自动显示图形和具体数据。

（3）休息 5 ~ 10 分钟后，再重复以上测定一次，直至出现两次可接受的曲线。两次可接受的曲线要求是描图接近，且计算出的 MVV 结果相差 ≤8%（在常规肺功能测定中，MVV 测定要求最高，变异度较大，故其质量控制要求相对较低）。否则需再次测定。

4. 结果的选择　仪器自动计算 MVV 的大小及其占预计值的百分比，选择最大值为测定结果。

5. 注意事项

（1）测定时工作人员要在旁鼓励，要求受检者尽量最快呼吸，但如何选用呼吸频率应由受检者自行决定，可提醒受检者的呼吸速度需要更快或慢一些，呼吸深度需要深一些或浅一些。正常人 RR 在 60 ~ 120 次/分之间，所测得 MVV 值的差异甚少。一般测定 RR 在 60 次/分时，正常人每次呼吸的潮气容积约为 VC 的 60%；若 RR 加快，则每次呼吸容积减少，但 MVV 相似。

（2）至少进行 2 次可接受的测试，误差应 ≤8%；若受检者很难完成如此的 2 次测试，取符合要求的一次，并在报告中注明；否则需用 FEV_1 换算。

（3）某些气道高反应性的患者在努力呼吸过程中可出现咳嗽或气道收缩，应立即终止测定，并吸入气道扩张剂。这也需在报告中说注明。最终 MVV 报告选择可接受的一次测定；否则需用 FEV_1 换算。

（4）最大通气量时间应稍长于 15 秒或 12 秒，开始数秒的部分常不可靠，宜弃去（现代肺功能仪一般多自动设置数秒）。

（5）一般情况差，有心脏病、自发性气胸病史、张力性肺大疱、高血压控制不良或体力衰弱等情况的患者应考虑免测，改用 FEV_1 换算。

（6）测验的准确度与受检者的配合程度有密切关系，若受检者的呼吸动作不够协调或未能尽力，测定结果可能相差很大；也宜改用 FEV_1 换算。

（三）可接受 MVV 测定的规范

该规范综合 ATS/ERS2005 版指南、中山医院肺功能室测定结果和受检者实际情况确定。

1. 持续、稳定、节律性的呼吸曲线，且在 12 秒以上。

2. MVV 曲线的潮气容积和呼吸频率应符合呼吸生理学特点。在通气功能正常的受检者，RR 约 $60 \sim 120$ 次/分，潮气容积约为 VC 的 $50\% \sim 60\%$。在限制性通气患者，RR 偏快，潮气容积所占 VC 的比例偏低。在阻塞性通气患者，RR 偏慢，潮气容积明显偏低；随呼吸时间的延长，潮气容积逐渐减小（见图 5-20）。

3. 符合上述两条者称为可接受的 MVV 曲线，应至少获得两条可接受的 MVV 曲线。两次可接受的曲线要求是描图接近，且计算出的 MVV 结果相差≤8%。

（四）MVV 的解读策略——总结

1. MVV 曲线是否是可接受的曲线？不是，则废弃；是，则进行进一步的分析。

2. 是否有两条可接受的 MVV 曲线？若没有，则选择最大 MVV，但其可靠度较低，需结合 FVC、FEV_1、FEV_1% 综合判断（见下述）；若有，且两者 MVV 之差≤8%，可较可靠地进行进一步分析。

3. MVV 是否正常（≥预计值的80%）？若正常，且在预计值的100%左右，则说明通气功能正常，即使仅有一条可接受的 MVV 曲线，也可以确定；若仅接近 80%，则可能是通气功能正常、轻度限制性通气功能障碍、轻度阻塞性通气功能障碍，需结合描图以及 FVC（或 VC）、FEV_1、FEV_1% 综合判断。简言之，若后三者皆正常，则说明通气功能正常；若 FVC 低于正常预计值、FEV_1% 正常，则提示轻度限制性通气功能障碍；若 FVC 正常、FEV_1% 低于正常预计值低限或 MEFV 曲线出现典型阻塞图形改变，则提示轻度阻塞性通气功能障碍。

（五）根据 FEV_1 换算 MVV

MVV 与 FEV_1 有非常好的正线性相关关系，故临床上习惯用 FEV_1 换算出 MVV。

1. 换算公式　不同地区的换算公式不完全相同，但换算结果差别不大，国际上应用较多的是：MVV（L/min）$= 35 \times FEV_1$（ml）。

上海复旦大学附属中山医院的换算公式为：MVV（L/min）$= 0.0302 \times FEV_1$（ml）$+ 10.85$。该公式是对上海地区健康人群进行流行病学调查后得出，更符合汉族人的情况，推荐应用。

2. 客观分析换算公式　在肺功能正常的患者，两者的线性关系非常好，可直接换算。在大部分阻塞性通气功能障碍的患者，两者也有较好的相关性，也可获得较准确的换算值；但在严重气流阻塞的患者，数次用力呼吸将导致大量气体陷闭于肺内，患者的潮气呼吸容积迅速下降，甚至不能有效完成 12 秒的最大、最快呼吸，此时的换算值可能偏大。在限制性通气功能障碍的患者，患者可通过代偿呼吸增快，使 MVV 的下降幅度远低于FVC（或 VC），因此在轻度限制性患者，MVV 实测值一般是正常的，用降低了的 FEV_1 计算出的 MVV 自然偏低；当然在部分有肺实质疾病的患者，其小气道在纤维组织的牵拉下处于过度扩张状态，且肺的弹性回缩力增大，明显提前完成呼气（如在 1~2 秒内），其换算值可能与实测值相似，甚至偏高，因此强调在限制性通气障碍患者用实测值。

二、临床意义

（一）影响 MVV 的因素

与影响用力肺活量和时间肺活量的因素相同，不赘述；但以下情况比较特殊，需注意。

1. 呼吸肌无力　受检者的 FVC、FEV_1% 可以正常，但由于不能耐受较长时间的通气，MVV 多下降，最大吸气压、最大呼气压测定有助于确定诊断。

2. 配合不良　在常规肺功能测定中，MVV 的测定难度最大、要求最高，故容易出现配合不良和 MVV 测定值的下降。

3. 呼吸中枢调节障碍　受检者的 FVC、FEV_1% 正常，但由于呼吸的节律性下降，完成 MVV 的最佳呼吸频率和潮气容积难以实现，容易出现 MVV 测定值的下降。

（二）通气功能障碍类型的判断

如前所述，各种情况的呼吸系统疾病（包括神经-肌肉疾病）皆可导致肺通气功能的减退，包括 MVV 下降，因此判断通气功能减退的类型需结合其他肺功能参数，但 MVV 图形变化还是能够显示大体的异常类型（图 5-32）。在肺功能正常的患者，潮气容积的图形陡直且高，RR 适中。在限制性通气功能障碍的患者，图形陡直且短，RR 明显增快。在阻塞性通气功能障碍的患者，随测定时间延长，潮气容积逐渐降低，呼吸基线迅速上移。

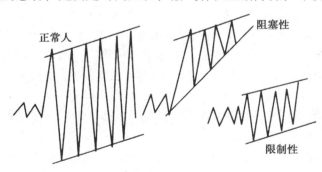

图 5-32　不同肺功能状态的 MVV 图形

（三）阻塞性通气功能障碍程度的判断

MVV 是判断阻塞性通气障碍程度的最可靠指标。

（四）不同程度阻塞性通气功能障碍的 MVV 的改变

详见本章用力肺活量部分，本处简述。

1. 小气道气流阻塞

（1）小气道轻微病变或肺弹性功能轻微减退：MVV 的大小和图形基本正常。

（2）小气道轻度阻塞或肺弹性功能轻度减退：其主要病理生理改变是用力呼气中后期出现呼气流量受限，MVV 轻度下降或在正常低限水平，其图形出现特征性改变，即潮气容积逐渐降低，呼吸基线逐渐上移。

（3）小气道中度阻塞或肺弹性功能中度减退：其主要病理生理改变是用力呼气的整个过程中皆出现呼气流量受限，低容积更显著，MVV 轻、中度下降，MVV 图形的特征性改变更加明显，即潮气容积迅速降低，呼吸基线明显上移。

（4）小气道重度阻塞或肺弹性功能的重度减退：其主要病理生理改变是用力呼气的整个过程中皆出现呼气流量显著受限。由于在 TLC 位置时，较多气道即处于明显的阻塞状态；随着快速呼吸的持续，将迅速出现大量气体陷闭，且呈进行性加剧，此时 MVV 显著下降，MVV 图形的特征性改变更加显著。

（5）小气道极重度阻塞或肺弹性功能极重度减退：由于气道结构的严重破坏或阻塞，肺弹性功能显著下降，在 TLC 位置时，气道即处于明显的阻塞状态，随着快速呼吸的持续，迅速出现更大量的气体陷闭，MVV 极度下降，MVV 图形显示潮气容积迅速降低，甚至接近于零。部分患者不能有效完成 MVV 的测定。

2. 中等气道的阻塞　因中等气道的横截面积小，阻力大，呼气初期即处于明显的阻塞状态，并持续整个呼气过程，故 MVV 显著下降，且出现特征性的图形变化。中等气道阻塞也常同时合并中重度小气道阻塞，主要见于重度 COPD、支气管哮喘等。

3. 大气道阻塞　因大气道的横截面积非常小，轻微阻塞即可导致流量显著下降，故 MVV 显著下降，且出现 MEFV 曲线的特征性改变。

（五）肺储备功能的判断和指导手术治疗

MVV 是常规肺功能参数中判断肺储备功能的最可靠指标，肺的储备功能常用（MVV-VE）/VE 换算，该比值越大，说明肺储备功能越大。一般认为 MVV > 70% pred 时，手术是安全的，69% ~ 50% 可以考虑，49% ~ 30% 应尽量避免，< 30% 应视为手术禁忌证。如同 FEV_1 对手术的指导价值相似，在 MVV 明显下降的情况下，若手术后（MVV-VE）/VE 能够大于 2，在加强围术期管理的情况下，手术有相对较大的安全性，否则手术风险极大。一般情况下，非胸部手术对呼吸功能无直接的器质性损伤，手术后可恢复至手术前的状态，因此可用 MVV 直接判断手术的可行性；胸部手术有较大的可变性，详见第二十三章。

第十节　呼气中期流量和最大呼气流量

呼气中期流量（forced expiratory flow$_{25\% \sim 75\%}$，$FEF_{25\% \sim 75\%}$）和最大呼气流量（PEF）是比较特殊的两个通气功能参数，故单独列为一节。

一、呼气中期流量

（一）概念

既往称为最大中期呼气流量（maximal midexpiratory flow，MMEF，MMF）。指 FVC 曲线上，用力呼出气容积在 25% ~ 75% 之间的平均流量。即把 FVC 四等分，呼气初始 1/4 与用力关系太密切，流量大，不宜掌控，忽略不计；呼气末端的 1/4，因肺弹性回缩力显著减弱，支气管内径明显缩小，呼气流量非常低，变异度非常大，也不予考虑；最后剩下中间 1/2 容积的平均流量即为 MMFV，其大小等于中间 1/2 的容积÷中间 1/2 的时间（图 5-33）。

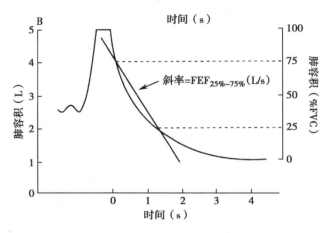

图 5-33　呼气中期流量计算模式图

（二）基本测定和临床意义

1. 测定　该参数实质是 FVC 曲线引申出的参数，故测定仪器、要求、质量控制与 FVC 相同。不赘述。

2. 正常值　与其他肺功能参数相似，实测值与预计值比较判断其是否正常。但为方便理解，也可根据既往测定结果大体估计，在健康青年人，$FEF_{25\% \sim 75\%}$ 平均为 4 ~ 5L/s；随着年龄增大，肺实质弹性减退，其大小逐渐降低。

3. 临床意义　上述概念显示 $FEF_{25\% \sim 75\%}$ 可较好反映气道阻力的变化。$FEF_{25\% \sim 75\%}$ 主要取决于 FVC 的非用力依赖部分，即呼气流量随用力程度达一定限度后，尽管继续用力，但流量的变化相对固定，因此其大小与大气道和呼气用力的相关性较小，而主要取决于中、小气道的阻力。与 MEFV 曲线的低肺容积流量有一定相似性，$FEF_{25\% \sim 75\%}$ 主要受中、小气道内径影响，流量下降反映小气道气流阻塞，因此 $FEF_{25\% \sim 75\%}$ 较 $FEV_1\%$ 等指标判断气流阻塞的敏感性高，在轻度小气道病变或肺弹性功能下降、中等气道病变早期即可出现 $FEF_{25\% \sim 75\%}$ 的下降。

（三）临床应用

1. 变异度　在健康人，$FEF_{25\% \sim 75\%}$ 的变异度较大，其正常预计值的一个标准差（SD）大约为 1L/s，达到其正常平均值的 1/5 ~ 1/4。在统计学的正常范围内，$FEF_{25\% \sim 75\%}$ 比正常预计值低 50% 并不是少见的现象，因此对其临床意义的解读应慎重。

2. 临床评价　$FEF_{25\% \sim 75\%}$ 理论上的意义较大，但其正常值变异度大，只有与其他通气功能参数有机结合才能合理进行临床评价。

（1）辅助小气道功能的诊断：敏感性高，特异性低，必须与 FEF_{50}、FEF_{25}、PEF、FEF_{75}、动态顺应性等结合分析才有价值。若 $FEF_{25\% \sim 75\%}$ 下降，同时 FEF_{50}、FEF_{25} 下降，PEF、FEF_{75} 正常则可以诊断为小气道功能障碍；若仅有 $FEF_{25\% \sim 75\%}$ 下降，其他参数正常，则不能诊断。

（2）辅助阻塞性通气功能障碍的诊断：若 FEV_1/FVC 在正常界限水平，$FEF_{25\%\sim75\%}$ 明显下降则有助于诊断为阻塞性通气功能障碍。

（3）气道舒张试验的合理评价：$FEF_{25\%\sim75\%}$ 也是评价气道舒张试验结果的参数，但与其他参数如 FVC、FEV_1 有明显不同。应用气道扩张剂后，$FEF_{25\%\sim75\%}$ 升高不一定是舒张试验阳性，反之 $FEF_{25\%\sim75\%}$ 降低也不一定是舒张试验阴性，评价时必须结合 FVC 的变化。用药后，若 FVC 明显改善，高流量的前 1/4 部分将去掉更大容积，而流量明显低的中间 1/2 容积所占比例更大，导致 $FEF_{25\%\sim75\%}$ 下降；反之，若 FVC 下降，则 $FEF_{25\%\sim75\%}$ 可能升高，因此用 $FEF_{25\%\sim75\%}$ 的绝对值评价舒张试验结果并不可靠。若将 $FEF_{25\%\sim75\%}$ 用相同的肺容积校正，如 $FEF_{25\%\sim75\%}$ 除以 FVC，则可在较大基础上排除肺容积的影响，判断舒张试验结果的可靠度增高。但总体而言，$FEF_{25\%\sim75\%}$ 变异度大和高度依赖 FVC 的特点决定了其评价舒张试验结果的价值非常有限。

（4）$FEF_{25\%\sim75\%}/FVC$：可在一定程度上反映小气道内径与肺容积大小的比例或小气道面积与肺容积的比值，对判断小气道功能和气道舒张试验结果更有价值。但这需要额外的人工计算（当然也可以通过设置程序自动计算），且目前有足够的辅助诊断参数，因此其实际价值并不大；当然可以进一步加强试验和临床研究，以合理评价其价值。

（5）限制性肺疾病的变化：在中重度限制性通气功能障碍，也常出现 $FEF_{25\%\sim75\%}$ 的下降，其主要机制是肺容积的显著下降；容积下降必然导致小气道横截面积的明显下降，流量自然下降。

（6）呼气用力的影响：尽管对单一个体的一次测定而言，$FEF_{25\%\sim75\%}$ 与呼气用力的关系不大；但 $FEF_{25\%\sim75\%}$ 随 FVC 变化，而 FVC 随呼气力量和受检者配合程度变化，因此对单一个体的多次测定和不同个体的测定而言，$FEF_{25\%\sim75\%}$ 自然受呼气力量影响。这是 $FEF_{25\%\sim75\%}$ 特异性低的主要机制之一。

由于现代肺功能仪测定的内容相当全面，$FEF_{25\%\sim75\%}$ 的变异性大、特异性低，临床已较少用。

二、呼气峰流量

PEF 是指受检者用力呼气时的最大流量，可用肺功能仪（早期为机械流量计；现代为电子流量计，习惯称为流量计）测定，也可用简易峰速仪测定，其中后者更常用。

（一）基本介绍

1. 测定方法与单位　目前主要由两种方法，一是从 MEFV 曲线上读取（流量计法），单位为 L/s；一是用峰速仪直接测定，单位 L/min。前者已详述，本节重点介绍峰速仪法。

2. 峰速仪的测定原理和应用　峰速仪是一种单纯的机械测定仪器，结构简单，可由多种装置实现，但常用的测定装置是涡轮机或通气小孔，气流通过时将引起测定装置的变化，经过标准化设置，并标注刻度后即为峰速仪。便携性峰速仪可用于各种场所，如住院病房（床旁测定）、急诊室、门诊、家庭（主要用于随访），但主要用于家庭。

3. 峰速仪的量程　儿童要求 60~400L/min，成人要求 100~850L/min。

4. 峰速仪的校准　与常规肺功能仪相似，应用一段时间必须用标准校正仪进行校准。

5. 峰速仪与流量计测定 PEF 的异同　与 MEFV 曲线不同，峰速仪仅测定呼气初期的最大流量，故要求受检者吸足气和爆发性呼气即可，而不要求良好地完成全部呼气过程，因此培训患者的正确吸气和呼气动作非常重要。当然测定前需将流量显示计调整至初始位置或零点。与 MEFV 曲线用 BTPS 校正不同，峰速仪显示实际环境状态下的 PEF，未经过任何校正，因此两者有一定差异。另外，与肺功能仪的高度标准化不同，峰速仪的标准化程度稍差，不同厂家产品的测定结果可能也有一定差异，因此受检者随访过程中不能随意更换测定仪器。

6. 体位　除非重症患者的床旁测定，建议用站位。

7. 基本测定过程

（1）检查仪器，并将显示计调整至基线位置或零位。

（2）受检者吸足气（要求最快速度，但不要求最大力量）至肺总量，并迅速将咬口放置于口腔内（口唇和牙齿的里面）；放置完成后即爆发性呼气（避免屏气时间超过 1 秒）。正确呼气时间 1~2 秒即可记录出 PEF。

（3）测定时颈部应处于中线位置，不能前屈或后仰以免气管受压，影响测定结果的准确性。

（4）查看流量读数，并记录。

8. 测定次数和质控要求　至少完成和记录三次可接受的测试，取两个最佳结果比较，要求其差值≤40L/min（0.67L/s）。最终结果选择最大值。

若重复测定后，PEF 下降，应注意诱发气道痉挛的可能。因为峰速仪主要用于支气管哮喘患者的随访，较多患者有气道高反应性，发生气道痉挛的比例较高。一旦发生，应吸入气道扩张剂。

（二）影响因素和临床意义的基本判断

与影响 FVC 和 MMV 测定的因素相同，PEF 是否正常也取决于下列各项因素：①胸廓结构的完整和呼吸肌功能的健全；②气管-支气管的通畅程度；③肺实质结构的健全和正常的弹性。任何情况影响上述三个因素者，均能导致 PEF 下降。由于 PEF 缺乏特异性，故仅能粗略判断肺功能是否异常，主要用于评价支气管哮喘患者气流阻塞程度的动态变化和治疗效果。

（三）支气管哮喘随访的要求

1. 确定患者的最佳 PEF 作为基础值　这可以通过 2~3 周的测定后确定。确定 PEF 的基础最佳值时，应同时测定的常规通气功能，记录 FEV_1。

2. 每日早晨和晚上（相同时间段）测定两次。

经过一段时间的正规、有效治疗后，患者可达到其最佳基础值，且多见于晚上的测定结果。

3. 测定结果与最佳基础值比较，决定治疗方案（见下述）。

4. 最佳基础值应每年重新确定一次；并同时测定和记录 FEV_1。因为最佳值随年龄和病情而变化，比如在少儿期，PEF（包括 FEV_1）随年龄增大而增大；在中、老年患者，随年龄增大而减小；随着气道重塑的加重，最佳 PEF 也逐渐减小。

5. PEF 应定期与 FEV_1 比较　因为峰速仪测定的准确性相对较低，PEF 的可变性大，影响因素多，故不仅要有上述最佳基础值的比较和同步记录，也应有其他时间的定期比较，比如一个季度。

6. 保障峰速仪的精确性 这比重复测定时的准确性更重要。如上述，不同厂家的峰速仪的测定结果可能有差异，故随访过程中应确保用同一种仪器。

（四）可接受 PEF 的规范——总结（参考 ATS/ERS2005 版标准）

1. 受检者取站位或直立坐位测定。

2. 受检者快速吸足气（不要求最大力量）后即爆发性呼气，无吸气末屏气或仅有不超过 1 秒的短暂屏气。

3. 至少完成三次有效的测定，并记录。

4. 两次最佳结果的差值≤40L/min。

5. 最终报告取最大的 PEF。

（五）PEF 随访结果的解读——总结（主要针对支气管哮喘，参考 ATS/ERS2005 版标准）

1. 受检者的个人基础最佳 PEF 是多少？

2. 本次完成的三次可接受的测试中，最大 PEF 是多少？是早上还是晚上测定？是吸入支气管扩张剂前还是吸入后测定？

3. 处理体系（zone system）（参考 ATS/ERS2005 版标准）

（1）绿色：PEF 达个人最佳值的 80%～100%，说明病情控制良好，继续原治疗方案或考虑药物减量。

（2）黄色：PEF 达个人最佳值的 50%～80%，提示可能有急性发作，是增加临时用药的指征，并需要调整原治疗方案。

（3）红色：PEF 小于个人最佳值的 50%，说明已急性发作，应即刻吸入支气管扩张剂，开始口服糖皮质激素。治疗 2～4 小时后，如果 PEF 恢复至黄色和绿色水平，则按黄色要求治疗；若不能恢复，需和医生联系或到医院就诊。

（六）PEF 下降的错误解读——不能忽视的问题

1. 大气道阻塞导致 PEF 下降 这种说法并不准确。如前述，在固定性大气道阻塞和胸腔内大气道阻塞患者，PEF 下降，但胸腔外大气道的轻、中度非固定性阻塞可不下降或下降不明显。

2. 小气道阻塞不导致 PEF 下降 是错误的。如上述，早期轻微或轻度小气道病变，PEF 不下降；但严重阻塞者皆下降。

由于周围气道阻塞性疾病（如支气管哮喘、慢性阻塞性肺疾病）的发病率远比中央大气道阻塞性疾病多得多，因此周围小气道阻塞是导致 PEF 下降的最常见原因。

第十一节 支气管舒张试验

痉挛、收缩、水肿的气道可自然扩张或经支气管舒张药物等治疗后扩张，称为气道可逆性（airway reversibility）。理论上判断气道可逆性的最佳方法是直接测定不同状态下的气道内径，但实际上较为困难，故临床上常用肺功能参数的变化反映气道阻塞的可逆性。通过给予支气管舒张剂治疗，观察阻塞气道可逆性的方法，称为支气管舒张试验（bronchodilation test）。

一、适应证和禁忌证

（一）适应证

1. 通气功能检查已证实存在气流阻塞的患者。

主要用于：①初次诊断；②已证实的可逆性气道阻塞，治疗后仍有阻塞性通气功能障碍，随访其可逆性变化，为是否调整治疗方案提供依据。

单纯随访肺功能变化，可不做舒张试验；对呼吸生理和肺功能特点能够熟练掌握，可不做舒张试验。

2. 有反复胸闷、气喘等症状或查体闻及哮鸣音，高度怀疑支气管哮喘，但通气功能检查正常者。

3. 有反复咳嗽、胸闷、气喘等症状或查体闻及哮鸣音，高度怀疑支气管哮喘或COPD，但单纯通气功能检查显示限制性通气功能障碍者。

对 2 的说明：

（1）肺通气功能正常是统计学意义上的正常，真正正常者仅占统计学正常的 95%，有 5% 的正常者是异常诊断。对单一个体而言，统计学正常可能并非真正的正常，同样大约有 5% 的受检者实质上是异常（即肺通气功能减退）；换言之，用支气管舒张试验后其通气功能应该更好，此时舒张试验阳性也有助于支气管哮喘的诊断。

（2）肺通气功能绝对正常的特点是 FVC、FEV_1 占预计值的百分比相似。但若受检者的 FVC 常较高（即"绝对正常"），FEV_1 较低，（其占预计值的百分比明显小于 FVC）、FEV_1% 接近正常值低限（即"基本正常"），且有小气道功能障碍的表现，是支气管舒张试验的指征。

若 FVC、FEV_1 皆为绝对正常，则应该是真正的通气功能正常，不是支气管舒张试验的指征。

（3）对用药前后的 FVC 曲线测定应该有非常严格的要求，即皆有至少三条可接受的曲线，且两条最佳曲线具有可重复性（见前述）；否则有可能是下述情况：用药前，受检者呼吸动作不熟练，测定值较小；经过训练后，再次测定非常熟练，用药后测定值自然升高，导致假阳性。

（4）此类患者最好进行支气管激发试验。

对 3 的说明：

（1）临床提示阻塞性疾病，但单纯通气功能检查提示限制性通气功能障碍（即 FEV_1% 正常，FVC、FEV_1 下降），需进一步检查和分析。若患者的 MEFV 曲线显示低容积的流量显著下降（图 5-29）；肺容积检查，显示 RV、FRC 升高，TLC 正常，也应该诊断为阻塞性通气障碍。这是一种比较特殊的类型，实质是小气道功能异常导致的大量气体陷闭所致。

（2）舒张试验前后应做全套常规肺功能检查，这有助于合理诊断和评估。

（3）FRC 或 TLC 的测定应该做重复呼吸法，单次呼吸法会低估 FRC 或 TLC。

（4）若综合判断确实符合单纯限制性通气功能障碍，应积极查找其他原因。

（二）禁忌证

1. 支气管舒张试验实质是一次用力肺活量检查，需用力完成，因此常规肺功能检查的禁忌证也适合该检查。

2. 该检查常规需应用气道舒张剂，主要是 β_2 受体激动剂和 M 受体拮抗剂，因此下列情况应禁用或慎用。

1）已知支气管舒张剂过敏者，禁用该药物。

2）有严重心功能不全或快速性心律失常者慎用 β_2 受体激动剂；有青光眼、前列腺肥大导致排尿困难者慎用 M 受体拮抗剂。

二、支气管舒张剂的选择和应用方法

（一）临床常用药物及剂型

常用支气管舒张剂有：β_2 受体激动剂、M 受体阻滞剂、茶碱等；改善或消除气道黏膜水肿、减轻气道炎症、扩张气道平滑肌的药物主要是糖皮质激素等。药物可通过吸入、口服、静脉等不同途径给药，吸入速效 β_2 受体激动剂是目前公认的首选给药方法，该类药物的主要特点是：应用方便、起效快、疗效确切、使用剂量少、副作用少。

1. 吸入型支气管舒张剂　吸入剂型包括定量气雾剂（MDI）、干粉剂或混悬液雾化吸入。药物以速效 β_2 受体激动剂最常用，首选沙丁胺醇及特布他林的定量气雾剂，在疗效相当的情况下，吸入剂量仅为口服剂量的 $1/10 \sim 1/20$，如沙丁胺醇 $200 \sim 400\mu g$，一般吸入后 5 分钟内起效，达峰时间约 $15 \sim 30$ 分钟；特布他林类似。M 受体阻滞剂的应用较少，其中首选异丙托溴铵定量气雾剂，一般选择 $40 \sim 80\mu g$ 吸入，15 分钟起效，达峰时间约 $30 \sim 60$ 分钟。

对依从性较差的患者可加用储物器（space）或改用射流雾化吸入。

非选择性的肾上腺素能受体兴奋剂，如肾上腺素、异丙基肾上腺素，因副作用较多，且疗效并不突出，不宜选用。实际上，除个别不正规的单位外，该类药物已淘汰。

2. 非吸入型支气管扩张剂　口服、皮肤贴敷、皮下注射、静脉注射等给药方式亦可应用，但仅用于部分对吸入型支气管舒张剂无反应、反应欠佳或不能配合吸入，临床上又高度怀疑有可逆性阻塞的患者。采用该类方式可保障药物进入体内、并到达作用部位，以进一步明确支气管阻塞的可逆性。但该法起效较慢，多需观察数小时或更长，真正需要的机会并不多见，临床实用性不强，不推荐应用。

3. 糖皮质激素　在慢性或老年支气管哮喘患者，常有明显的气道黏膜水肿，吸入气道扩张剂的疗效不佳，可口服激素观察。由于激素多需数小时起效，达高峰的时间更长，而出现稳定的疗效常需要数天，故一般治疗数天后复查。常用口服激素有泼尼松、甲泼尼龙、地塞米松，首选前两者。

（二）吸入药物的方法

1. 定量气雾剂单剂量吸入法

（1）操作方法：让受检者从 RV 位或 FRC 位开始经口做缓慢的深吸气，吸气时间为 $1 \sim 2$ 秒。开始吸气后，操作者马上按下定量气雾药罐，使药物释出，受检者吸入喷雾直至深吸气末（即 TLC 位）（目的是保障受检者吸入和操作同步，以利于药物的充分吸入）；屏气 $5 \sim 10$ 秒，或在没有感觉不适的情况下尽量屏息更长时间（以保障药物在气道内的均匀分布）；然后快速呼气至 FRC 位。

（2）药物剂量：国外较多指南用沙丁胺醇 4 吸（$400\mu g$）；或异丙托溴铵 4 吸

（80μg），每吸间隔 30 秒。统一用法和用量的目的是减少肺功能室间及不同操作者间的差异，保证药物的有效和足量吸入；对可能发生心脏不能耐受或肌肉震颤等不良反应的高危患者，建议分别减少剂量至 200μg 和 40μg。

有研究认为速效的长效 β_2 受体激动剂如福莫特罗，具有与短效 β_2 受体激动剂一样起效快速的特点，且作用持久、沉积率高，但是否能够提高支气管舒张试验的阳性率尚缺乏证据。还有研究表明，在支气管哮喘患者中以沙丁胺醇为舒张剂，剂量 200μg 与 400μg 在各时间点上的阳性率无明显差别，且吸入 200μg 可减少不良反应的发生率。

推荐：鉴于国内黄种人体型较欧美白种人小的特点，建议用沙丁胺醇 200μg 或异丙托溴铵 40μg 吸入，每吸间隔 30 秒。

（3）特点：该法为目前最为常用的方法，操作简便，时间短，价格便宜，适用于绝大多数受检者。

（4）不能忽视的问题：每个受检者皆必须用一个吸入器或储雾罐，避免交叉感染或操作不当。

2. 定量气雾剂单剂量经储雾罐吸入 对部分配合欠佳的患者，可加用储雾罐辅助吸入。方法是受检者口含着储雾罐吸口，待其平静呼吸舒适后，将药物连续 4 次（剂量同上）喷入罐内；而受检者继续平静呼吸即可。对发生不良反应的高危患者，也可减半吸入。

3. 干粉剂吸入法 受检者口含干粉吸入器，口角不能漏气；从 RV 位用口作深、慢吸气（需保证有一定的气流量，一般要求 >60L/min；流量过低，药物进入周围气道的剂量不足）。该法特点为：对受检者的依从性要求低，操作简单，时间短，吸入效果较好，结果稳定，尤适合于年老、体弱、对定量气雾剂配合较差的患者；但年龄过小（一般 <5 岁）的儿童因其吸气流量较小，不宜用此法。

4. 射流雾化吸入法 以射流雾化器为装置，以高压气源（氧气或空气）为动力，用生理盐水稀释支气管扩张剂，在高速气流作用下产生雾化悬液（亦称气溶胶）吸入支气管。高压气体可由电动压缩泵直接产生，也可采用瓶装高压氧气减压后作为动力。测定时受检者平静自然呼吸，连续吸入雾化悬液。

（1）雾化液配制：多采用药物原液加生理盐水稀释，稀释容积比例一般为 1:1，如 5mg/ml 硫酸沙丁胺醇溶液 1ml 加入生理盐水 1ml 中，或复方异丙托溴铵溶液 2.5ml 加入生理盐水 2.5ml 中。

（2）患者的选择：该法适用于几乎所有受检者，吸入效果好，但需要的时间较长；经口腔和舌黏膜吸入的药物偏多，对上述发生不良反应的高危患者应注意。一旦发生不良反应，需立即停止吸入。

（三）糖皮质激素口服疗法

建议成人用泼尼松 10～15mg/次或甲泼尼龙 8～12mg/次，3 次/日，3～5 天复查肺功能；避免超过 1 周。该试验的准确率较高，但较为烦琐，费时费力，故较少应用。

三、试验前准备

与常规肺功能相似，但因需吸入药物，故要求更高。

1. 病史 除常规肺功能检查的要求外，主要了解：受检者的呼吸系统疾病病史，尤其支气管扩张剂的过敏史以及其他不良反应的病史；了解是否有严重心脏病史，体格检查心率应<120次/分。

2. 基本准备　同用力肺活量检查。

3. 停用相关药物

（1）气道扩张剂：吸入短效支气管扩张剂，主要是 β_2 受体激动剂（如沙丁胺醇气雾剂、硫酸特布他林气雾剂）检查前4~6小时停用；吸入中效支气管扩张剂，主要是M受体阻滞剂，异丙托溴铵需停用6~8小时；若为口服短效 β_2 受体激动剂或氨茶碱，则需停用12小时。长效或缓释型 β_2 受体激动剂、长效或缓释型茶碱制剂应停用24~48小时（目前长效制剂类型逐渐增多，作用时间差别很大，一般每日吸2次的需停用24小时，每日吸1次的需停用48小时）。

（2）糖皮质激素：停用吸入糖皮质激素12小时，口服激素48小时。

（3）停用抗组胺药：抗组胺药，如氯苯那敏、氯雷他定、西替利嗪及含抗组胺成分的药物（日夜百服宁、酚麻美敏片、复方可待因糖浆、复发甲氧那明等，需停用12~48小时（其中短效停用12小时，中效停用24小时，长效停用48小时）。强调复方甲氧那明是目前临床应用较多的呼吸系统药物，其中含非选择性儿茶酚胺成分、氨茶碱、氯苯那敏等多种影响气道可逆性的药物，其他复方止咳药物也有类似特点。这些药物的作用强度常超过选择性 β_2 受体激动剂，但临床上容易忽视。

（4）停用气道收缩剂：主要是 β 受体阻断剂，根据药物的作用时间决定停用时间。

（5）测定前6小时避免饮用咖啡、浓茶及含酒精的饮料，测定前2小时避免剧烈运动或冷空气吸入，测定前1小时停止吸烟。

4. 不能忽视的说明

（1）需进行舒张试验者绝大多数为初次诊断为阻塞性通气功能障碍的患者，一般不存在上述停药问题。即使个别患者用药，也不影响进行舒张试验；除非确有必要，再停药后检查。

（2）已经诊断明确、且进行治疗者，大体存在下述三种情况。

1）不需要进行舒张试验，对照治疗前后的肺功能即可判断其可逆性。

2）停药不能影响治疗效果，特别是患者的安全性；否则不应该停药，在正规用药的情况下，随访肺功能即可。

3）继续原治疗，需要进行舒张试验，判断治疗效果。若舒张试验阳性，则治疗不充足，需提高治疗的层级；若舒张试验阴性，则治疗充足的可能性大，可进一步随访。

四、操作流程

1. 测定基础通气功能　受检者皆需先测定基础通气功能，若确实仍存在通气功能障碍，则进行舒张试验；若肺功能已恢复正常，实际上已证实气道阻塞的可逆性，无须下一步测试，直接发出报告即可，但需在报告中说明。

2. 吸入支气管扩张剂　若吸入速效 β_2 受体激动剂，沙丁胺醇（具体剂量和方法见上），应在吸入药物的15~30分钟重复通气功能检查；若吸入速效M受体阻滞剂，如异丙托溴铵，则在吸入30分钟重复检查。

其他途径给药者，根据上述作用时间重复进行通气功能检查。

五、结果判断与报告规范

（一）评定指标及标准

1. 可选择的评定指标　非常多，主要有 FEV_1、FVC、PEF、$FEF_{25\% \sim 75\%}$、FEF_{50}、气道阻力（R）、比气道传导率（sGaw）、呼吸总阻抗（Zrs）、响应频率（Fres）等，目前应用最多、认可度最高的是 FEV_1。

2. FEV_1 的评定标准及解读

（1）标准：历史上曾经出现多种标准，目前认可度最高的标准是用药后 FEV_1 改善率 $\geqslant 12\%$，且绝对值增加 $\geqslant 200ml$。达该标准则判断支气管舒张试验阳性。

（2）改善率的计算方法：关于改善率的计算有以下两种不同定义。

$$\Delta FEV_1\% \text{ initial} = （吸药后 FEV_1 - 吸药前 FEV_1）/FEV_1 \text{ 初始值} \times 100\%$$

$$\Delta FEV_1\% \text{ pred} = （吸药后 FEV_1 - 吸药前 FEV_1）/FEV_1 \text{ 预计值} \times 100\%$$

1）分析：不同指南对分母是 FEV_1 的预计值还是初始值有分歧。FEV_1 预计值（FEV_1pred）是根据受检者性别、年龄、身高、体重等经公式计算而得到的数值，而 FEV_1 初始值（FEV_1initial）是受检者用药之前的实测数值，即公式中吸药前 FEV_1。

1995 年 ERS 和 NVALT 的标准倾向于使用 $\Delta FEV_1\%$ pred；2005 年 ATS/ERS 标准、我国和 GINA 标准倾向于 $\Delta FEV_1\%$ initial。但仍有多个研究显示：$\Delta FEV_1\%$ initial 与受检者的初始气道阻塞情况相关，不能很好地反映气道反应的可逆性，而 $\Delta FEV_1\%$ pred 则是与气道反应性相关的独立因子，与患者初始气道阻塞情况无关，且能校正受检者的体重、年龄、性别等因素的影响，故较前者有更多优势。也有研究表明，两者敏感性相似，但 $\Delta FEV_1\%$ pred 特异性更好。

2）结合实用性和可操作性，推荐第一种计算方法。

（3）FEV_1 增加绝对值 $\geqslant 200ml$ 和改善率 $\geqslant 12\%$ 的关系：一般而言，正常人 FEV_1 的自身变异率 $< 200ml$，故 FEV_1 增加绝对值 $\geqslant 200ml$ 可反映应用药物后的支气管舒张反应，因此 FEV_1 的绝对值增加被认为是反映气道舒张的良好标准。但如上所述，目前多数指南以 FEV_1 改善率 $\geqslant 12\%$，同时 FEV_1 增加的绝对值 $\geqslant 200ml$ 作为阳性标准，两者是"和"的关系；但也有指南将两者定义为"或"的关系，如 2006 年 GINA。由于临床上经常出现两个指标的结果不一致等情况，故诊断标准是采用"和"还是"或"对结果的判断非常重要。特别是当受检者 FEV_1 的预计值或初始值太大或太小时，将出现以下问题：若 FEV_1 的预计值或初始值较大（$> 1666ml$），则即使 FEV_1 绝对值的增加 $\geqslant 200ml$，结果仍为阴性；若受检者 FEV_1 的预计值或初始值较小，则即使 FEV_1 改变未达到 200ml，甚至很小，只要分母足够小，FEV_1 改善率仍可 $\geqslant 12\%$。故"和"提高假阴性率，而"或"则提高假阳性率。

（4）推荐标准

1）一般同时达到上述两个标准为气道舒张试验阳性。

2）若仅绝对值的增加达标准，且 FVC 较大，同时 MEFV 曲线在低容积部分的图形有明显改善，也认为是阳性，建议治疗后随访；否则认为是阴性。若仅改善率达标准，FVC 较小，同时 MEFV 在低容积部分的图形有明显改善，也认为是阳性，建议治疗后随访；否则认为是阴性。

3）FEV$_1$ 增加 <8%（或 <150ml）是比较可靠的正常变异范围，在此范围内被认为是阴性。在两者之间的范围内，意义不确定，需结合 MEFV 曲线、病史等综合判断。判断标准同 2。

4）在出现上述 2）、3）两种情况，且难以取舍的情况下，推荐诊断为"支气管舒张试验可疑阳性，建议随访。"

（5）假阳性的解读：可分为三类情况解读，与适应证相似，分别为：阻塞性通气功能障碍、限制性通气功能障碍和正常通气功能患者。

1）问题：一旦诊断阳性，临床医生习惯上诊断为"支气管哮喘"，并给予正规抗哮喘（主要是气道扩张剂和激素）治疗，可能会出现一系列的问题，尤其是用药前肺通气功能检查正常或表现为限制性通气功能障碍的患者。

2）原因：由于通气功能检查对受检者配合度的要求非常高，随着检查次数的增多，FVC 和 FEV$_1$ 普遍增大，将导致假阳性。

3）判断：因为在支气管哮喘或 COPD 患者，其核心变化是周围气道阻塞，故其 MEFV 曲线主要表现为低容积流量显著下降，高容积的流量正常或轻度下降；若舒张试验阳性，则小气道扩张，各容积流量皆升高，容积自然增大（图 5-34）；若仅出现高容积段流量升高（可通过重叠试验判断，图 5-35，图 5-16B），则假阳性的可能性非常大。若用药前的通气功能和 MEFV 曲线皆正常，用药后的 MEFV 曲线几乎是成比例增大，则几乎皆为假阳性（见图 5-16）。对表现为限制性通气功能障碍患者，见本节适应证部分的说明，进行综合肺功能检查，若最终结果符合阻塞性通气障碍，则判断与上述相似；若确实无小气道功能异常，是典型限制性表现的 MEFV 曲线，且舒张后呈等比例增大，则几乎皆为舒张试验假阳性。

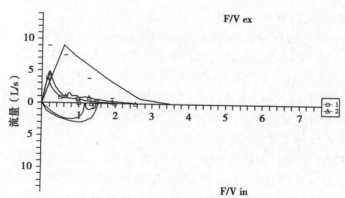

图 5-34 阻塞性通气功能障碍舒张试验阳性患者的 MEFV 曲线
流量低者为吸药前 MEFV 曲线，流量高者为吸药后曲线。吸药后 FEV$_1$ 和 FVC 皆明显增大，且 MEFV 曲线各容积段的流量普遍升高，提示小气道扩张，流量普遍上升，容积相应增大，故为舒张试验阳性

4）处理对策：若为阻塞性通气功能障碍（包括假限制、真阻塞），且影像学未发现明显器质性病变，可按哮喘或喘息型支气管炎正规治疗，并随访。如通气功能正常或确实为典型限制性通气功能障碍，建议随访肺功能或进行支气管激发试验。若确为典型限制性

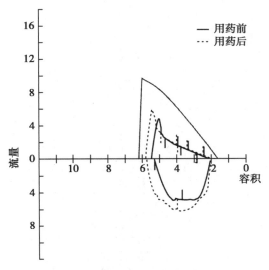

图 5-35 阻塞性通气功能障碍舒张
试验假阳性患者的 MEFV 曲线

实线为吸药前；虚线为吸药后

吸药后 FEV_1 和 FVC 皆明显增大，但 MEFV 曲线仅
高容积流量升高，低容积无变化，提示小气道无扩
张，容积增大是动作熟练所致，故为假阳性

通气功能障碍，还需进行其他方面的检查，查找原因，如是否有肺实质疾病、胸腔积液、
胸廓畸形、肥胖等。

3. 其他参数的价值和评价

（1）FVC：与 FEV_1 的判断标准相同，但影响因素相似，但价值相对较小，不赘述。

（2）sGaw：较 FEV_1 的敏感性高，阳性判断标准为：改善率为 30% ~ 40% 或更高。

（3）$FEF_{25\% \sim 75\%}$：改善率 > 25% 为阳性。与 FVC 的变化密切相关；若 FVC 明显增大，
需进行容积校正，即用 $FEF_{25\% \sim 75\%}$/FVC 评价，$FEF_{25\% \sim 75\%}$/FVC 的改善率达 25% 为阳性
（详见本章第十节）。

（4）PEF、FEF_{50}：前者的改善率达 15%，后者达 25% 为阳性。与 $FEF_{25\% \sim 75\%}$ 相似，
受 FVC 变化的影响较大，必要时用容积校正，不赘述。

（5）FEV_1%：是判断气流阻塞的最主要和最常用的指标，但不宜用于评价舒张试验
结果。较多情况下，气道阻塞的轻度改善将导致 FEV_1 的轻度改善；但 FVC 能充分呼出，
其改善幅度较 FEV_1 大，导致 FEV_1% 下降，出现假阴性。

（6）R、R_5、Zrs、Fres：四者相似，皆直接反映气道阻力，明显降低为阳性，但具体
标准不完全统一。

（7）描图变化：若 MEFV 曲线出现明显的低容积流量改善，而高容积流量的改变幅度
相对较小，则是阳性的表现；否则是阴性的表现（见图 5-34 ~ 图 5-36）。

（二）报告规范

舒张试验报告应包括检测方法、药物名称和剂量、FEV_1 改变的绝对值和改善率、结
果判断等。例如：吸入沙丁胺醇气雾剂 200μg；FEV_1 增加 240ml，改善率 16%；支气管舒

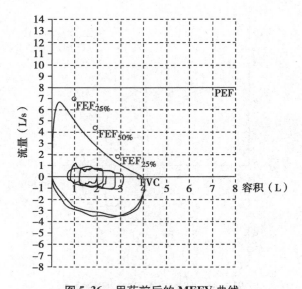

图 5-36 用药前后的 MEFV 曲线
两条曲线完全重叠，气道舒张试验阴性；
若为 MEFV 的重复性验证，则说明重复性良好

张试验阳性。

六、受检者的个体差异

受检者的个体差异性，例如年龄、疾病所处的阶段、认知能力和动作的协调性等皆会对支气管舒张试验的结果产生诸多影响。本节重点以支气管哮喘患者为例说明。

1. 年龄 哮喘患者的年龄对试验结果有一定影响。试验结果显示：平均年龄较大 [（59 ±7）岁] 的患者吸入 β_2 受体激动剂后，FEV_1 的改善率及其增加的绝对值均比年龄较轻 [（40 ±8）岁] 者低。因此有学者建议，老年受检者的阳性标准应适当降低。

2. 疾病阶段 在哮喘的不同阶段，气道情况不同，对支气管扩张剂的反应也不尽相同。处于哮喘的缓解期时，由于气道平滑肌本身可能无明显的痉挛，对 β_2 受体激动剂的反应自然较弱。β_2 受体激动剂仅能使痉挛的气道平滑肌迅速舒张，而对黏膜水肿、黏液栓堵塞和已经发生"重塑"的气道无明显作用，故出现这些情况时，舒张试验的阳性率也会降低。

3. 认知能力和动作的协调性 肺功能检查需要患者的配合，由于患者的年龄、智力、文化水平不同，导致其认知理解能力、配合能力以及动作协调性存在差异，直接影响试验结果。

七、系 统 误 差

系统误差是相对于随机误差而言的，指的是同一被测量物在多次测量过程中，保持恒定或以可预知的方式变化的测量误差的分量。对支气管舒张试验在内的多种肺功能测量时而言，其系统误差主要来自于肺量计（包括流量计）。对肺量计的日常维护和校准，测量技术的标准化以及实验室技术员的规范操作都可以减少甚至消除随机误差对肺功能结果的影响。

八、质 量 控 制

1. 试验用品标准化　定量气雾剂或粉剂为成品，符合规定要求，无须特别强调，但射流雾化需标准化。

试验用的射流雾化器装置和压缩空气动力源都必须有严格的规定和标准化要求，因为雾化装置、雾化压力和流量、雾粒大小及雾化量等都可能对支气管舒张试验的结果产生明显影响。

2. 雾化器所产生的雾粒直径以 $1 \sim 5\mu m$ 最为理想。

3. 受检者吸入过程应符合要求（见上述，不赘述）。若吸气深度不足、屏气时间过短、与释雾不同步等都会影响试验效果。

4. 通气功能测定必须符合质控要求（见上述）。

5. 不同药物的起效和达峰时间不同，因此应根据药物的特性而制定合适的检测时间（见上述）。

九、试验结果解读

（一）舒张试验阳性

提示气道阻塞有一定程度或完全的可逆性，应积极给予糖皮质激素和气道扩张剂治疗。

（二）舒张试验阴性

与阳性不同，阴性需考虑下述可能的原因（针对吸入气道扩张剂而言）。

1. 常见的发生假阴性结果的情况

（1）轻度气道平滑肌痉挛者，其肺功能接近正常，用药后气道舒张的程度较小，容易出现"假阴性"结果。

（2）黏膜和黏膜下层明显水肿的气道，即使有明显的支气管平滑肌痉挛，也容易出现"假阴性"结果。因为气道扩张剂尚未到达平滑肌部位即在水肿的黏膜中被大量代谢掉，发挥的作用自然有限。

（3）狭窄的气道内有较多分泌物或痰栓堵塞时，将影响吸入药物在气道内的沉积和作用，出现"假阴性"结果。

（4）有明显气道重塑的支气管阻塞患者，即使有明显的平滑肌痉挛，也容易出现"假阴性"结果。

（5）严重狭窄的气道，气道扩张剂吸入剂量有限，导致"假阴性"结果。

（6）缩窄的气道对该种支气管舒张剂不敏感。痉挛的平滑肌不一定对所有的支气管扩张剂都敏感，此时应考虑改用不同类型的支气管舒张剂重新检查，如将沙丁胺醇改用异丙托溴铵或长效 β_2 受体激动剂。

2. 在做试验前数小时内已经使用了支气管舒张剂或已使用激素治疗，药物的作用或后续作用仍持续，气道扩张反应已达到极限，故此时再应用舒张剂的效果自然不佳，但并不等于气道对该舒张剂不起反应。

3. 药物吸入方法不当，受检者配合不当，致使药物作用不佳，不能有效发生舒张反应。为保证药物的吸入，对配合不佳的患者可通过储物器吸入或采用射流雾化吸入的方法。

4. 使用药物剂量不足，不能有效发挥舒张反应。为明确了解支气管的可舒张性，在无发生不良反应的高危患者，可用较大剂量的支气管舒张剂，如沙丁胺醇400μg吸入。

5. 狭窄的气道确实无可舒张性，在作此结论前应排除上述4个方面的因素。

因此，舒张试验阴性并不表示支气管狭窄一定不可逆或对支气管舒张剂治疗无效，需仔细分析原因，必要时重复检查，或改善用药方法或改用其他试验方法（如泼尼松口服试验）复查，或适当治疗后复查，特别是泼尼松口服试验或正规试验性治疗后肺功能仍无改善，方可认为是气道阻塞不可逆。

（三）舒张试验后阻塞略有加重

即吸入气道扩张剂后，患者肺功能不但没有改善，反而有所下降，但FEV_1减小$<8\%$或$<150ml$，这被认为是在测定的正常变异范围内。

（四）舒张试验后阻塞明显加重

即吸入气道扩张剂后，患者肺功能不但没有改善，反而不断恶化，甚至FEV_1下降超过20%，达到激发试验的阳性标准。这是一种特殊情况，但并非罕见。

1. 首先考虑患者确实存在气道高反应性（间接说明存在可舒张性），药物及其辅助成分的直接刺激或低渗透压、低温刺激等诱发气道痉挛、水肿。应立即停止药物吸入，给予吸氧、口服或静脉用药等处理。

2. 其次仍考虑存在气道高反应性（也间接说明存在可舒张性），但可能与患者对该种气道舒张剂或其辅助成分过敏有关。

无论上述何种情况，若病情较轻，适当治疗后可迅速缓解；若发生严重支气管哮喘发作，需给予以肾上腺素为主的综合治疗（详见气道激发试验）。

上述情况皆说明气道存在可舒张性，无须再改用其他药物或方法进行气道舒张试验。本次急性气道阻塞缓解后，应给予正规维持治疗（同支气管哮喘）；并注意改用药物，避免过敏反应再次发生。

十、临床应用时需注意的其他问题

1. 支气管哮喘和COPD的鉴别　支气管哮喘和COPD是临床上最常见的两类气流阻塞性疾病，且临床表现具有很大的相似性，尤其是在不典型患者，为此常需进行支气管舒张试验作为鉴别诊断的重要依据，若舒张试验阳性即被诊断为哮喘，舒张试验阴性则被诊为COPD。事实上，这种看法并不全面。在长期迁延发作的哮喘患者，由于气道黏膜水肿、痰液堵塞等因素，一次吸入药物进行的舒张试验可能并无明显改善；而在COPD患者，虽然气道阻塞的可逆性较少，但并非不可逆；事实上达到舒张试验阳性标准的COPD患者并不在少数。只是后者在达到其最大可逆程度时，其$FEV_1/FVC<70\%$。因此，临床上应避免以舒张试验结果作为鉴别支气管哮喘、COPD的唯一或特别重要的标准。

临床上COPD合并哮喘，或支气管哮喘合并COPD的情况并不少见，也说明单纯以舒张试验结果进行鉴别并不合适，而应综合分析患者的病史、影像学表现、整体肺功能改变（尤其是MEFV曲线和D_LCO）、治疗反应、治疗后的检查结果等。确实符合两者，就应做出两者并存的诊断，但治疗方案选择支气管哮喘。

2. 可疑支气管哮喘的肺功能检查 支气管哮喘的特征之一是支气管平滑肌痉挛具有可逆性。故支气管舒张试验时，表现为通气功能有相当程度的改善。对疑似哮喘患者，若其基础肺功能呈轻、中度以上的阻塞，即 $FEV_1 < 70\%$ 预计值，不宜作支气管激发试验时，需进行舒张试验。

3. $FEV_1 > 70\%$ 预计值的可疑支气管哮喘 若有高度可疑的临床表现，$FEV_1\%$ 接近正常预计值低限，MEFV 曲线或其他参数提示周围气道阻塞的表现，特别是年轻患者，宜做舒张试验，而不是激发试验（详见上述正常值评价）。

4. 疗效评价 支气管舒张试验还可用于评价支气管舒张剂的疗效，以指导临床治疗，但需注意实验前的用药情况和准备工作，以尽可能提高评价的准确性；并注意随访。

5. 不能忽视的说明

1）指导治疗：若试验结果阳性，应给予正规的气道扩张剂和糖皮质激素治疗，并随访肺功能。但若试验阴性，也不是放弃治疗的指征，若无明显导致气道阻塞的确切病灶（如气管-支气管受压、大气道病变）也应该正规治疗；并随访肺功能。COPD 患者即是如此，尽管大部分舒张试验阴性，仍常规吸入糖皮质激素＋支气管扩张剂，并且显示了一定的疗效。

2）疗效评估：是否有效不能将 FEV_1 改善作为唯一指标。若 FEV_1 改善，说明气道阻塞改善，治疗有效，是继续应用气道扩张剂的指征；若 FEV_1 未改善，但肺过度充气参数：FRC 或 IC 改善，说明气体陷闭改善（主要见于 COPD），也是继续应用气道扩张剂的指征；若气道阻塞和气体陷闭皆未改善，但呼吸困难等临床症状明显改善，还是继续应用气道扩张剂的指征。

因此舒张试验阳性是应用气道扩张剂的强烈指征，但不能作为唯一指征；随访疗效也不宜仅选择 FEV_1，整体肺功能、运动能力、生活质量改善也是重要指标。

十一、舒张试验的应用逐渐减少

（一）舒张试验的目的

1. 协助诊断 如 COPD 的诊断，COPD 和支气管哮喘的鉴别诊断。

2. 指导治疗 主要是气道扩张剂和糖皮质激素的治疗。

（二）舒张试验价值的评价

1. 诊断 对目前 COPD 的诊断标准而言，舒张试验是必需的；但由于假阴性率高，对 COPD 和哮喘的鉴别价值有限，而综合病史（如呼吸困难程度的波动性是大还是小，$PaCO_2$ 升高或降低的速度是快还是慢，是否经常出现夜间喘鸣）、影像学改变（有无肺野外带的肺纹理增多或减少）、MEFV 曲线的变化（是接近斜形下降还是明显凹陷形下降）才更有价值。如患者呼吸困难程度有明显的季节性或地域性变化，$PaCO_2$ 曾有快速升高或快速降低的病史；X 线胸片无肺气肿的表现；MEFV 曲线接近斜形下降，β 角较小，则是支气管哮喘的指征，应给予正规抗哮喘治疗（包括口服糖皮质激素）。

2. 治疗 对大多数肺功能检查表现为非大气道病变的气流阻塞的患者而言，若没有发现其他器质性疾病（如食管裂孔疝压迫气管），无论气道舒张试验是否阳性皆应给予正规气道扩张剂（包括糖皮质激素）治疗；并随访疗效。

因此，充分掌握呼吸生理学知识和整体肺功能变化的规律，正确分析临床现象是判断气道可逆性和是否需要应用气道扩张剂的主要标准，气道舒张试验仅起有限的辅助作用。随着对呼吸生理知识掌握程度的提高，气道舒张试验应该显著减少，对气道舒张试验的准备（主要是药物的停用）应该更少。

第十二节　通气功能的评价

肺通气的主要作用是摄取氧和排出 CO_2 以维持正常的动脉血气水平。通气功能正常者换气功能也大多正常，即使稍差，也很有限，不会引起明显的低氧血症。若有肺血管病，则多仅出现换气功能障碍，肺通气功能正常；若有明显静动脉血分流（如先天性心脏病、肺血管畸形、重度肺动脉高压），则会出现明显的换气功能障碍和低氧血症，因此肺通气功能参数是肺功能测定的基本参数，对疾病的诊断、鉴别诊断和疗效评估具有重要价值。

通气功能测定不仅需要判定是否存在通气功能异常，还要判断异常的类型和程度。通气功能参数非常多，但常规检查时不一定皆需要测定；不过若能对几种价值较高的资料互相印证，则对通气功能的考核可以收到殊途同归的效果，提高判定的准确性和可操作性，并可能对病变的部位、性质和程度进行判断。临床最常用的肺通气功能检查主要有下述几项：

（一）最大自主通气量

见前述。

（二）用力肺活量曲线和最大呼气流量-容积曲线

见前述。

（三）运动肺功能

见第十九章。

（四）通气储量百分比

最大自主通气量减去每分通气量为通气储量，通气储量与最大自主通气量的比值乘以 100% 为通气储量百分比，即

$$通气储量百分比 = \frac{MVV - VE}{MVV} \times 100\%，其正常值为93\%。$$

通气储量百分比对判断肺通气功能非常有价值，但临床上多间接应用。各种肺内外病变导致最大自主通气量减少者，通气储量百分比下降；且百分比越低，通气功能越差，低至 $70\% \sim 60\%$ 后（正常人最大运动通气量与最大自主通气量的比值）说明肺功能已损害至严重程度，使患者接近气急阈。

患者的肺功能能否胜任胸腔外科手术，Cournand 曾用通气储量百分比的一些范围作为参考，简述如下。

1. 93% 或以上　通气功能健全，胸部手术可以胜任。

2. $92\% \sim 87\%$　通气功能尚可，胸部手术可以考虑。

3. 86% 以下　通气功能不佳，胸部手术须慎重选择或尽量避免。

4. $70\% \sim 60\%$　通气功能严重损害，接近气急阈，胸部手术应列为禁忌。

（五）气速指数

由 Gaensler 介绍，实质是 MVV 占预计值的百分比与 VC 占预计值的百分比的比值，即

$$气速指数 = \frac{MVV\ 占预计值的百分比}{VC\ 占预计值的百分比}$$

正常情况下，气速指数等于 1，临床上主要用来鉴别阻塞性和限制性通气功能障碍。如前述，在阻塞性通气功能障碍患者，VC 正常情况下即可出现 MVV 的下降；一旦出现 VC 的下降，MVV 的下降将更加显著，因此气速指数 <1。在限制性通气功能障碍的患者，早期即出现 VC 的下降，但通过代偿性的呼吸频率增快，MVV 可以正常；若 MVV 也出现下降，则 VC 的下降将更加显著，因此气速指数 >1。在混合型通气功能障碍，若气速指数小于 1 则以阻塞性通气功能障碍为主，否则以限制性通气功能障碍为主，若等于 1 则阻塞性和限制性所占比例接近。

注意：气速指数的计算以 VC 和 MVV 的实测值为基础，若 MVV 为换算值，则该参数的准确性下降，甚至得出相反的结论，这主要见于限制性通气功能障碍的患者。VC 和 MVV 的测定必须准确，否则也将影响对结果的判断。

（朱　蕾　龚　颖）

第六章

侧位肺功能

随着胸外科手术技术的进展，手术适应证不断扩大。为保障手术治疗的安全性，术前肺功能检查的重要性日益突出。而侧位肺功能测定可对两侧肺功能分别作出评价，对决定患者能否耐受胸部手术及手术范围有重要的参考价值。

一、基本概念

1. 分侧肺功能（separate pulmonary function） 通过双腔气管插管连接肺功能仪进行的左、右两侧肺功能的单独测定，可分别代表左右两肺通气功能的具体情况，也可计算占总通气功能的比例。健康人左、右两侧肺容积差别不大，受心脏位置的影响，右侧大约占53%，左侧47%，故常规肺功能测定就可反映总体及左右两侧肺功能状态的变化，无须两侧单独测定；但出现两侧明显不对称的胸肺疾病时，常规肺功能仅能反映总体变化，不能准确评价两侧的真实情况，此时分侧肺功能测定对判断两侧肺的功能、指导肺部手术有一定的价值。由于该项检查创伤大，操作方便，临床极少应用。

2. 侧位肺功能（lateral position pulmonary function） 左、右侧卧位平静呼吸基线与仰卧位平静呼吸基线的位移占总位移的百分数，可反映两侧肺通气功能占总通气功能的百分比，称为侧位肺功能。侧卧位时下位横膈受腹内压力作用上移，上位下移；下位肺血容量增加，上位减少；纵隔向下移位；下位胸廓受压缩小，上位胸廓扩张增大，故下位肺容积减少，上位肺容积增加。由于重力影响，上位肺容积的扩大超过下位肺容积的减小；上位肺功能越好，容积的扩大越显著，因此其平静呼气基线的上移也越明显。故可以粗略地代替分侧肺功能测定。侧位肺功能通常用传统单筒肺量计测定，人工计算；现代肺功能仪由于显示范围有限，且缺乏相应的测定程序，通常不能进行测定。因此目前绝大部分单位的侧位肺功能测定实际上处于停止状态。

二、侧位肺功能测定

（一）测定原理

受检者在不同体位时，重力对肺总量和两侧肺容积的影响不同。立位时，横膈下移，胸廓充分扩张，功能残气量（FRC）最大。仰卧位时，横膈和胸廓受压，回流血流量增多，FRC 减小。侧卧位时下位横膈受腹腔正压作用上移，上位横膈下移；下位肺血容量增加，上位肺血容量减少；纵隔向下移位；下位胸廓受压缩小，上位胸廓舒张增大，故下位肺容积减小，上位肺容积增大，但上、下位肺容积幅度的变化并不一致，由于重力影响，上位肺容积的扩大超过下位肺容积的减小，故 FRC 较仰卧位增大，因此受检者由平卧位转为侧卧位后，平静呼气基线上移。上位肺功能越好，容积的扩大越显著，基线上移幅度越大；反之基线上移越显著，上位肺功能越好。

图 6-1 是仰卧（实线）和右侧卧位（虚线）横膈、纵隔和胸廓位置的 X 线对照模式图，从仰卧位改为右侧卧位时，横膈、纵隔和胸廓有明显的变化。侧位肺功能的具体计算如下。

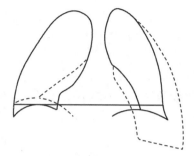

健康人左、右侧卧位平静呼气基线与仰卧位基线位移占总位移的百分数即代表该侧肺功能，即：

右肺位移 13cm，左肺位移 12cm，总位移 25cm。

右肺功能（％）= 13/25 × 100 = 53％

左肺功能（％）= 12/25 × 100 = 47％

图 6-1　不同位置横膈、纵隔和胸壁廓位置的 X 线对照模式图
实线代表仰卧位，虚线代表右侧卧位

如上述，一般情况下，上位肺组织的功能越好，肺容积增加越大，FRC 增加越显著，呼吸基线上移越明显，反之亦然。气管、肺部、胸膜、胸廓、横膈、腹腔等病理变化影响位移时，都可改变左右侧肺功能的正常比值。

（二）应用器材

1. 容积为 9～12L 的肺量计。

2. 硬板床。

3. 其他，如连接管、咬口、鼻夹等。

（三）测试方法

1. 准备工作

（1）向受检者说明测验要求，以取得其良好合作，卧床休息 10 分钟左右。

（2）肺量计安放钠石灰后充入纯氧 7～9L 备用。

2. 操作步骤

（1）受检者仰卧位在木板上，安好咬口，夹上鼻夹，使其习惯测定状态，呼吸片刻后，打开肺量计电源及记录开关，转动三路开关与肺量计相通。待呼吸平稳后记录每分通气量约 1～2 分钟，显示满意平静呼气基线。

（2）转身至右侧卧位（不必中断通气记录）描绘平稳的静息呼气基线 1～2 分钟。

（3）按上述操作要求，再描绘仰卧位、左侧卧位、仰卧位静息呼气基线 1～2 分钟。然后取出咬口，测定即告完毕。

（四）注意事项

1. 各种体位的通气测定时必须保障呼吸自然、平稳。

2. 改变体位时一定要在操作者的帮助下被动地、慢慢地转动，防止咬口脱出或阻塞，尽量减少通气量或呼吸形态的改变。

3. 平卧位，头、颈、胸、腹要在同一条直线上，双手自然放在身体两侧；侧卧位时，头、颈、胸、腹要在同一条直线上，整个身体要与床垂直，下位下肢伸直，上位下肢略弯曲，上位上肢放在腿上，下位上肢放在床上。

4. 开始测验时，仰卧位呼吸时间可略长，以出现平稳呼吸基线为原则。然后令受检者慢慢转到右侧卧位，在正常人可看到呼吸基线抬高，描记出平稳呼吸基线；再恢复到仰卧位，呼吸基线应回到原来的水平线上；描记数分钟后即令受检者转向左侧卧位，会出现与右侧卧位同样的现象，基线上移；当呼吸基线平稳后，仍回到仰卧位，平静呼吸基线下移，稳定后即拿出咬口，停止测定。

（五）描图的计算

1. 描图特点　按仰卧位→右侧卧位→仰卧位→左侧卧位→仰卧位顺序连续测定，呼吸基线都要平稳。在仰卧位时，三次呼吸基线都在同一水平线上，而右侧卧位与左侧卧位时呼吸基线的平稳抬高，与仰卧位平行。否则需重复测定。

2. 计算步骤（图6-2）

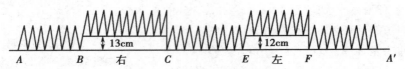

图6-2　侧位肺功能计算模式图

（1）首先把三次仰卧位呼吸基线连成一条直线（A-A'）。

（2）画出右侧卧位基线（B-C），左侧卧位基线（E-F），两者皆必须与仰卧位基线平行。

（3）分别测出右、左侧卧位基线与仰卧位基线的垂直距离，用 mm 表示，并以二者的距离之和的百分比表示右肺、左肺的功能。

三、影响侧位肺功能的因素

（一）侧位肺功能的变化

1. 单侧支气管-肺实质病变　任何因素导致单侧支气管的通气和肺实质的扩张受限都会导致该肺侧位肺功能的下降，如单侧支气管的严重或完全阻塞、肺不张、大片肺炎性病变、肺水肿、毁损肺、巨大肿块、巨大肺大疱等。

若两侧皆有病变，但程度差别较大时，也出现类似的变化。

2. 单侧胸腔-胸壁病变或纵隔-横膈病变　任何因素的单侧病变都会导致肺实质扩张受限，导致侧位肺功能下降，如胸腔积液、胸膜肥厚粘连、气胸、胸廓畸形、胸壁损伤、纵隔肿块、膈神经损伤、横膈损伤、膈下占位等。

若两侧皆有病变，但程度差别较大时，也出现类似的变化。

（二）影响测定结果准确性的因素

1. 双侧支气管-胸肺组织的广泛性病变　导致双侧肺实质的扩张皆同样受限，如COPD、支气管哮喘、双侧胸腔积液、肺间质纤维化等。此时由于广泛性肺扩张受限，改变体位时，FRC 的变化不大，甚至无改变，呼吸基线变化非常小或基本无变化；此时即使一侧肺组织合并更严重的病变，测定结果的准确性也可能下降。

2. 胸廓活动度与肺活动度的不一致　一般情况下，侧位肺功能与单侧肺组织病变程度有较好的一致性，可比较准确反映其功能变化。但有些情况下，如毁损肺或一侧肺切除应该导致该侧肺功能完全丧失，但实际测定时，由于该侧胸廓（包括横膈、纵隔）仍有一定的活动度，因此常常显示一定比例的侧位肺功能，因此侧位肺功能测定在某种程度上是侧位胸廓（包括横膈）活动度的测定，故反映侧位肺功能有一定的误差，需结合受检者的具体情况分析结果。

3. 腹部病变 限制膈肌的活动，导致肺功能下降，如肝脏肿大、胃胀气可分别导致右侧和左侧肺功能的下降。肥胖、腹腔胀气、腹水完全限制双侧肺的活动，导致 FRC 的变化不明显，此时侧位肺功能也常有较大的误差。在气道-胸肺组织功能正常情况下，无论单侧或双侧腹部病变都可导致侧位肺功能的改变。

因此，侧位肺功能的测定受多种因素的影响，应结合临床情况及必要的辅助检查综合判断其临床价值。

四、临 床 意 义

（一）判断病变的性质、程度及范围

肺内孤立性肿块（除非巨大者）一般不影响静息状态下肺实质的扩张，故不影响侧位肺功能的变化；若压迫气道，出现气道阻塞；或侵犯胸膜，发生胸膜粘连将导致肺扩张受限，出现病变侧的肺功能下降。反之，一旦出现病变侧的肺功能下降，应考虑上述并发因素的存在，注意影像学的改变，特别是胸部 CT 变化。在肺癌患者准备手术时更应注意区分，若能排除气道压迫、阻塞的因素，则是侵犯胸膜（特别是纵隔胸膜的侵犯容易忽视）的征象，此时手术的风险较大，手术效果较差。其他良性病灶也有类似的特性。另外侧位肺功能测定也有一定的鉴别意义。在肺门或纵隔淋巴结肿大患者，若为孤立性肿大，无融合现象，如结节病，则对肺实质的扩张和纵隔的移动无影响，侧位肺功能往往正常；反之若为淋巴瘤，易出现粘连，则影响肺实质的扩张和纵隔的移动，出现侧位肺功能的下降。

注意轻度的畸形、损伤、粘连或阻塞可导致肺组织和胸廓（包括纵隔和横膈）静息移动的异常，出现侧位肺功能的改变，但对肺容积和通气功能的影响不明显。若上述病变显著，则不仅出现侧位肺功能的改变，也可出现肺容积和通气功能的异常。

（二）判断肺部分切除术的可行性

肺有效容积和通气功能下降是影响肺部分切除术的主要因素，是判断手术可行性的基本因素。如第五章所述，手术后保存的肺功能符合下述条件可考虑手术，即手术后第一秒用力呼气容积（FEV_1）>0.8L 或最大自主通气量（MVV）>3 倍每分通气量（VE）。胸肺以外部位的手术容易判断，但肺部手术的判断较困难，一般情况下可根据大体切除的肺容积判断，但判断的准确性稍差，侧位肺功能可提供更可靠的依据，如患者有同样的身体条件和 FEV_1（或 MVV）大小，病变侧肺功能占20%较40%的手术安全性大，因为在全肺切除的情况下，前者丧失约20%的有效肺容积，后者则丧失40%的有效肺容积。

（朱 蕾 宋元林）

第七章

肺内气体分布

通气分布不均或血流分布不均皆可导致通气血流比例（$\dot{V}/\dot{Q}$）失调，是导致低氧血症和呼吸困难的常见原因。$\dot{V}/\dot{Q}$测定有多种方法，有的测定倾向于气体分布，有些测定倾向于血流分布，后者将在第八章详述。考虑到气体分布有一定的特殊性，且氮浓度Ⅲ相斜率和闭合气容积也曾经是肺功能检查的常规指标，故本章仅对该部分内容详细描述。

第一节　闭合容积曲线

令受检者呼气至残气容积（RV），然后吸纯氧至总肺容量（TLC），再缓慢地呼气至RV。将呼出气的容积和氮浓度分别输入函数记录仪的 X 和 Y 轴，绘出由 TLC 呼气至 RV 过程中氮浓度变化的曲线，称为闭合容积曲线。分Ⅰ、Ⅱ、Ⅲ、Ⅳ四相，是测定周围气道功能最灵敏的方法，但误差较大，目前已较少应用。

一、发生机制

呼气至 RV 时，因重力影响，在肺底部，肺泡的容积较小，含氮量少（但上、下部肺泡的氮浓度基本相同），肺底部的小气道关闭（图 7-1A）。从 RV 吸氧至 TLC 时，上下部的肺泡同时扩张（图 7-1B），但因膈肌的扩张作用强于肋间肌的扩张作用，下部肺泡的扩张容积较上部大，所以进入下肺部的氧多于上肺部，肺内氮浓度则自下而上递增。

呼出时，首先呼出解剖无效腔中的纯氧，氮浓度为零，与 X 轴重叠，称为第Ⅰ相。随着上肺无效腔气首先呼完，肺泡气开始呼出，而下肺无效腔气继续呼出，两者混合，使呼出气氮浓度升高；随着呼出肺泡气的比重增加，氮浓度快速升高，形成第Ⅱ相。然后上、下部的肺泡气持续呼出，氮浓度缓慢上升，称为第Ⅲ相，也亦称平台相。呼气终末阶段，随着肺容积的不断减小，小气道开始自下而上逐渐关闭，上部肺泡排气的比重逐渐加大，氮浓度迅速升高，称为第Ⅳ相（图 7-1）。

二、基本概念及其临床意义

1. 氮浓度Ⅲ相斜率　即闭合容积曲线第Ⅲ相的斜率。反映各部位肺泡气分布的均一性。如果所有肺泡的通气功能相同，则其氮浓度相同，此相为一平线，Ⅲ相斜率为零；斜

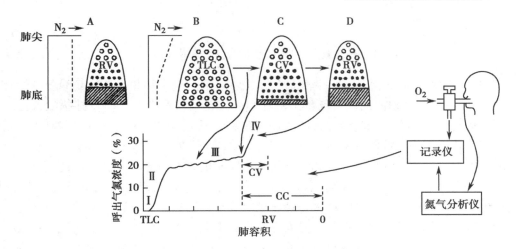

图7-1 氮浓度Ⅲ相斜率和闭合气容积模式图

率增加，说明肺泡内气体分布不均一，氮浓度不同；斜率越大说明气体分布的离散度越大。

气流阻塞性疾病，如慢性阻塞性肺疾病（COPD）、支气管哮喘产生慢肺泡（详见动态顺应性测定），吸氧后慢肺泡中的含氮量高于快肺泡，在第Ⅲ相后期，慢肺泡的排气比重增加，导致Ⅲ相斜率增加，曲线变陡。

2. 闭合容量（closing capacity，CC） 平静呼气过程中肺部小气道开始关闭时所测得的肺容积。

3. 闭合气容积（closing volume，CV） 曾称"闭合气量"。平静呼气过程中肺部小气道开始关闭时所能呼出的气容积大小，也就是第Ⅳ相的容积，等于 CC 与 RV 的差值。

因为气道关闭受肺容积影响，为排除此因素，常用 CV/VC 或 CC/TLC 的百分比值来判断气道的陷闭状况，比值增加提示了小气道过早关闭。正常人年轻时 CV/VC 约为5% ~ 10%；30 岁以后随年龄增长而增大；80 岁时可达30%。

在生理状态下，小气道闭合与呼气流量有关，不同呼气流量将显著影响闭合气容积的大小，因此 CC 和 CV 测量的重复性较差，故目前临床上极少测定；但对理解呼吸生理（包括围术期的肺功能变化）有重要价值，因此在各种专著或教材仍作为重点阐述。

4. 肺功能区 简称"肺区（lung zone）"。一种功能概念，不同肺泡群的通气效率可能不同，它们是彼此互不依赖，以并联关系存在的一种生理组合。与肺的解剖分区和血量分区无特定的关系。不同肺功能区的气体分布情况不同，可以将肺分为"快区"、"慢区"和"正常区"。

5. 快区 吸气时肺泡迅速充盈，内压较高的肺区。

6. 慢区 吸气时肺泡缓慢充盈，气体分布较少的肺区。

7. 正常区 肺泡充盈速度介于快区和慢区之间的肺区。

第二节 闭合容积曲线的测定

不同仪器测定的原理和方法基本相同，本章以中山医院肺科曾经使用的 CJ·DQ-1 型氮气分析仪为例说明。

一、CJ·DQ-1型氮气分析仪

该型氮气分析仪可连续测定呼吸气的氮气浓度，通过输出接口可连续记录氮气浓度的变化，将其与流量-容积曲线记录仪或肺量计和函数记录仪配套后，能直接描绘氮浓度与肺容积变化的关系曲线，即闭合容积曲线。其测定原理是气体分子在高真空和高电压场下发生电离，并产生辉光放电。测氮仪设计在2mmHg的真空和650V的电离管内。由真空泵将电离管内抽成真空，针形阀通过调节气体流量控制电离管内的真空度，因此当低压气体通过针形阀进入电离管内时将在高电压作用下放电，氮气电离产生的氮离子发出紫色光，经电动机转动叶片，使光通过时产生一定频率的脉冲；用只允许氮气电离的光波通过滤色片，由光电管接收滤色后的光信号，光电管输出光电流的大小反映气体中的氮气浓度。由于光电流输出信号非线性，因此放大滤波后需进行线性修正再输出到指示器，最后通过记录仪记录出线性的氮浓度变化。

各种氮气分析仪的具体应用方法看说明书。

二、测 定 过 程

（一）测定装置
主要由氮气分析仪、肺量计和记录仪通过一系列连接装置连接而成（图7-2）。

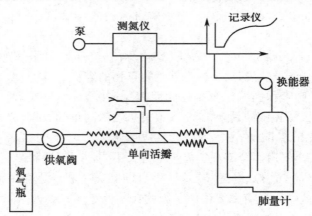

图7-2　闭合容积曲线测定示意图

（二）准备工作
1. 打开氮气分析仪和真空泵电源，调节氮气分析仪，测定空气氮浓度时达80%，测定纯氧气时降至零，同时调节X、Y记录仪的Y轴分别到80%与0点。

2. 调节换能器，使肺量计每1000ml反映在记录仪的x轴上为5大格（每小格为200ml）。

3. 用氧气冲洗通路使其充满氧气。

（三）操作步骤
1. 受检者取坐位。

2. 向受检者详细说明测定步骤与要求，以取得良好配合。

3. 给受检者按上咬口和夹上鼻夹，并与三路开关相连接，呼吸空气数次，使其习惯测定状态，再打开记录仪落笔键。

4. 令受检者深呼气至残气位，若确已呼气完闭，令其用手摇动表示；然后立即转动三路开关，再令其作慢深吸气（约500ml/s）至肺总量；随即稳定、缓慢地完成一次呼气（约300ml/s）至残气位。随后转动三路开关，使受检者呼吸空气，再关闭记录仪落笔键，测验即告完毕。

5. 休息数分钟，待肺内氮气浓度恢复到测验前时的水平时，再重复3、4的过程，作第二次测验。

（四）计算方法

1. 划出Ⅲ相氮浓度平均上升线（图7-3）。

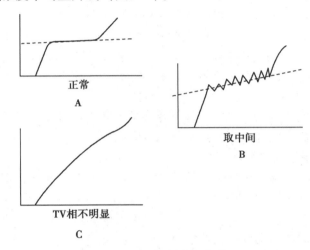

正常
A

取中间
B

TV相不明显
C

图7-3　Ⅲ相斜率示意图

A. 正常人的图形；B. 气体分布不均的图形；
C. 严重气体分布不均的图形，Ⅱ、Ⅲ、Ⅳ相区别不明显

2. 分别查出呼气750ml和1250ml时的氮浓度值，并求得其差值。

3. 计算出Ⅲ相斜率。在X线轴取1000ml（一大格）划平行线，得出末端与第Ⅲ相相交的垂直距离（小格数），对应值即为Ⅲ相斜率。

4. 找出第Ⅲ相与第Ⅳ相之间的氮浓度明显上升的拐点，计算CV和CC。

第三节　吸入气体分布的特点和临床意义

不同情况下气体分布的特点差别较大，对气体交换产生不同的影响。

一、基 本 概 念

1. **胸腔负压的重力依赖性**　正常情况下胸腔为负压，但各部位的压力大小并不相同，随重力不同而出现体位性差异，表现为上胸部或前胸部的负压大，下胸部或背部的负

压小。

2. 气体分布的重力依赖性 正常情况下，肺内气体分布随重力作用而变化的现象，表现为上肺部或前肺部的含气容积大，下肺部或背部的含气容积少。

3. 血流分布的重力依赖性 正常情况下，肺内血流分布随重力作用而变化的现象，表现为上肺部或前肺部的血流量小，下肺部或背部的血流量大。

二、正常肺吸入气体的分布

由于健康人胸腔负压、肺容积分布、呼吸肌作用的不同，健康人的气体分布也存在一定程度的差异。

（一）两侧肺之间的气体分布

分侧肺功能测定发现，健康人于清醒坐位时，右肺通气稍多于左肺，这与右肺容积略大于左肺有关；改为仰卧位后，功能残气量（FRC）减小，但两肺相对通气量无改变。由仰卧位改为侧卧位时，FRC 增大，其中上侧肺 FRC 增加更显著，下侧肺 FRC 减少，但上侧肺通气量减少（这与上肺血流量减小匹配），下侧肺通气量增加（这与下肺血流量增加匹配），因为在 FRC 位置时，下侧横膈的曲率半径大，收缩力强，故通气量大；而上侧肺正好相反。

在麻醉或人工控制通气时，采取侧卧位并不发生低侧肺通气量增大的现象，因为丧失了膈肌的代偿作用，且纵隔和横膈的挤压作用也限制肺的扩张。

（二）肺的各个横断面的气体分布

主要包括含气容积和通气量两个方面的内容。尽管上肺的含气容积高，但用放射性核素对肺内气体分布的研究发现：健康人直立位时，肺内各断面也有不同程度的通气量不均，下肺部的通气量大于上肺部。主要原因是上位胸腔的负压大，肺泡扩张度大，通气阻力大，加之上位肋间肌的活动度小，通气量自然小（这与上肺血流量小匹配）；下位肺则正好相反，通过膈肌的收缩，通气量自然较大（这与下肺血流量大匹配）。

（三）各个肺区的气体分布

所谓肺区是指具有相同通气率的肺泡群，它们彼此互不依赖，以并联关系存在，这是一种生理组合，与肺的解剖分区无特定的关系。有学者认为，不同的肺区，气体分布不同，可以将肺分为"快区"、"正常区"和"慢区"。在吸气时，快区肺泡迅速充盈，内压较高，而慢区肺泡缓慢充盈，气体分布较少，正常区肺泡则介于二者之间。肺区不同的机制可能为：①在吸气期间，一个肺区较另一个肺区的扩张度大，这种区域性容积扩张差异系肺实质膨胀性差异所致；②在吸气期间，一个肺区较另一个肺区接受的无效腔气多，这可能是由于肺泡的非同步充盈或气道长度的区域性差异所致；③吸气充盈和呼气排空的时间过程的区域性差异，这与气道阻力和顺应性的区域性差异有关。其中，时间常数的差异是导致气体分布不均的重要原因。快肺泡对进入气流的阻力小，顺应性小，时间常数小，而慢肺泡则与之相反，正常区肺泡介于二者之间。

（四）终末肺单位内气体分布

在终末肺单位内，近胸膜端吸入的气体少，而近气道端吸入的气体多，造成同一肺单位内的气体分层分布，称之为分层性通气不均。随着支气管分支级数的增加，呼吸道的总横截面积逐渐增大，气体流量逐渐减小，在到达气道末端之前，气体流动几乎停止。从此点至呼吸道末端，气体的移动是主要是以弥散方式进行的。由于弥散达到平衡需一定时间，使某个终末肺单位内存在着气体浓度差，即肺单位近气道端吸入的气体多，而近胸膜端吸入的气体少，导致吸入气体分布的层状不均。吸气过程中，时间常数短的肺单位内压高，当吸气终止时，气体重新分布，进入时间常数长的肺单位，以改善气体分布不均。

（五）不同吸气时相的气体分布

胸腔内压的区域性差异是导致肺的各个横断面在不同吸气时间分布不均的主要因素。胸腔负压梯度自肺尖向肺底递减。若从 RV 开始吸气，因胸腔上部呈较高的负压，肺底部受重力影响仍为正压，上肺区的肺组织处于压力-容积（P-V）曲线的陡直段，而下肺区组织则处于低位平坦段，故上肺区肺泡先扩张，气体优先向上肺区分布；待吸气至 FRC后，上下肺组织皆处于 P-V 曲线的陡直段，故上下肺区同时充气，在充气时间和数量上亦基本相同；吸气接近肺总量时，上肺区肺泡先于下肺区进入 P-V 曲线的平坦段，故上肺区先中止扩张充气，而下肺区肺泡继续充气。

尽管健康人存在一定程度的气体分布不均，但正常呼吸情况下差别不是太大，通过自身调节与肺血流处于相对匹配的状态。

三、影响吸入气体分布的因素

1. 年龄　在成人，随年龄增大，吸入气分布不均增加。这可能是肺的退行性变所致，也可能与长期吸入刺激性物质导致的气道损伤有关。

2. 呼吸形式　生理范围内，呼吸形式的改变对气体分布基本无影响；但呼吸形式的显著改变，如呼吸频率过快或过慢、潮气量过大或过小则将显著影响气体分布。

3. 肺容积和体位　两者分别通过容积、呼吸肌张力和收缩力的改变影响气体分布，具体见上述。

4. 支气管活性药物　吸入组胺引起气体分布不均增加，系因组胺引起小气道收缩所致；相反，吸入 M 受体阻断剂可导致气体分布改善，系因 M 受体阻断剂引起小气道扩张所致。

四、临 床 意 义

吸入气分布不均是导致低氧血症的常见原因，发生气体分布不均的主要病理学基础是不均匀的气流阻力和顺应性。不均匀的气流阻力常见于气道的局部阻塞或陷闭，如支气管痉挛、水肿、受压或肺气肿等。不均匀的顺应性见于不均匀的肺部病变，如肺间质纤维化、急性肺损伤、肺炎、胸腔积液、肺充血或肺水肿、肺栓塞、肺组织受压等。

因此，对有上述疾病的患者进行吸入气分布的测定，可了解吸入气分布不均的部位及程度，为临床治疗方案的制订、疗效的观察及预后的判断提供依据。当然，气体分布测定与血流分布测定同时完成价值更大，详见第八章。

（朱　蕾　宋元林）

第八章

肺内的气体交换

肺的主要功能是进行气体交换，而气体交换的完成有赖于各部位肺组织通气、血流比例（$\dot{V}/\dot{Q}$）的均衡、弥散功能的良好。任何能引起 $\dot{V}/\dot{Q}$ 失调和弥散障碍的因素，均可以影响肺的气体交换功能。

第一节　与气体交换有关的重要概念

有关气体交换的一些基本概念很重要，需首先明确。

1. 浓度（concentration）　某物种物质在总量中所占的分量。

2. 气体浓度（gas concentration）　单位容积内的气体含量。

3. 大气压强（atmospheric pressure）　简称"大气压"。由于地球周围空气本身重量而产生的压强。大气压的大小与高度、温度及其他气候和地理条件有关。

4. 标准大气压（standard atmospheric pressure）　大致为气温等于 0℃，纬度为 45°处海平面的大气压强。一个标准大气压等于 101 325Pa 或 760mmHg。

5. 气体总压（total gas pressure）　简称"总压"。在混合气体或溶解气体的液体中，气体分子运动所产生的总压力，是各成分产生的分压之和。

6. 气体分压（partial gas pressure）　简称"分压"。在混合气体或溶解气体的液体中，各种气体分子运动产生的张力，各气体分压等于总压乘以它们各自的容积百分比。张力是分压的同义词，特别适用于溶解在液体（如血液）中的气体。

7. 张力（tension）　受到拉力作用时，物体内部任一截面两侧存在的相互牵引力。

8. 吸入气（inspired gas）　机体经鼻腔、口腔或人工气道等吸入气体，进入气道前的气体状态。正常情况下是环境气体，机械通气时则为设定的空氧混合气等。

9. 气道气（airway gas）　外界气体吸入气道后充分湿化、温化后的状态，此时饱和水蒸气压大约为 47mmHg，氧分压较吸入气有所降低。

10. 肺泡气（alveolus gas）　实际在肺泡内、能够参与气体交换的气体。正常情况下，不同肺区的肺泡气成分恒定，常用呼气末气体表示。与气道气相比，二氧化碳分压升高，饱和水蒸气压恒定，氧分压及氮分压降低。

11. 呼出气（expired gas）　经鼻腔、口腔或人工气道等由气道呼出至外界的气体。

12. 呼气末（end expiration） 呼气即将结束前的阶段。其特点是呼出气流速非常慢，而气体成分和浓度比较恒定。

13. 呼气末气（end expired gas） 呼气即将结束前呼出的气体。气体的成分和浓度比较恒定，可反映肺泡气的情况。

14. 混合呼出气（mixed expired gas） 一次正常呼吸呼出的全部气体混合均匀后的状态，包括肺泡气和传导气道内的气体，后者基本不含二氧化碳。

15. 动脉血（arterial blood） 经肺微循环进行气体交换、充分氧合的血液。从肺毛细血管静脉端开始，经肺静脉、左心房、左心室、到体循环动脉的血液都是动脉血。理论上健康人上述各部位动脉血的氧分压相等，但由于存在代谢及少量解剖分流等原因，实际数值是逐渐降低的。心脏解剖分流较大，主动脉和肺静脉氧分压差最大，随着年龄增大，该差值逐渐增大。

16. 静脉血（venous blood） 体循环血液到达周围组织器官后，氧分子顺压力梯度弥散出毛细血管供细胞代谢利用，导致氧分压和饱和度迅速降低的血液。毛细血管静脉端、静脉、右心房、右心室、肺动脉、肺毛细血管动脉端的血液皆为静脉血。由于各器官的供血量和代谢率不同，其静脉血氧饱和度差别非常大。

17. 混合静脉血（mixed vein blood） 体循环不同部位回流的静脉血充分混合后的状态。一般是上、下腔静脉血进入右心房，通过右心室的充分搅拌后进入肺动脉，此时静脉血已充分混合，故一般通过肺动脉导管进入主肺动脉取血作为混合静脉血。

18. 氧分压（partial pressure of oxygen，PO_2） 混合气体或溶解状态的氧分子运动所产生的张力。

19. 大气氧分压（partial pressure of oxygen in atmosphere） 大气中，氧气分子运动产生的张力。大气氧分压随着海拔高度的升高而降低，海平面处大约为 21.3kPa（159mmHg），海拔 3000m 处降为 17.4kPa（130mmHg），因此高原地区容易出现缺氧。

20. 大气氧浓度（fraction of oxygen in atmosphere） 大气中氧气分子所占的体积百分比，海平面处大约为 20.8%。

21. 平均海平面（average sea level） 简称"海平面"。长时期观测某一海域一定时期内海水水位而确定的海平面平均位置，通常作为高度的基准面。

22. 海拔高度（altitude above sea level） 某一地点高出平均海水面的垂直距离。其国际单位是米（m）。

23. 吸入气氧分压（partial pressure of oxygen in inspired gas，PiO_2） 吸入空气、氧气或其他混合气时，氧分子运动所产生的张力。正常情况下，吸入气氧分压为大气氧分压。

24. 气道氧浓度（fraction of oxygen in airway，$FawO_2$） 吸入气进入气道内充分湿化、温化后，氧气所占的浓度百分比。由于饱和水蒸气的影响，健康人气道内氧浓度较大气低。

25. 气道氧分压（partial pressure of oxygen in airway，$PawO_2$） 吸入气道中的氧分子运动所产生的张力。其大小主要由大气压（PB）和吸入气氧浓度（FiO_2）决定，也受水蒸气压的影响，其计算公式为：$PiO_2(mmHg) = FiO_2 \times (PB - 47)$，47 是正常饱和水蒸气压的大小（单位 mmHg）。正常情况下气道氧分压约为 149mmHg。

26. 肺泡气氧浓度（fraction of alveolar oxygen，F_AO_2） 肺泡内氧分子占整个肺泡气的

容积百分比。肺泡氧分压等于肺泡内气体总压乘以肺泡氧浓度。肺泡氧浓度越高，弥散入血的氧气越多，但过高的氧浓度可能引起肺损伤。

27. 肺泡氧分压（partial pressure of oxygen in alveolar gas，P_AO_2） 肺泡内氧分子运动所产生的张力。随呼吸运动而呈周期性升高和降低，但由于功能残气量的存在，正常情况下波动范围不大，平均约为104mmHg。

28. 动脉血氧分压（partial pressure of oxygen in arterial blood，PaO_2） 动脉血中物理溶解的氧所产生的张力。正常青壮年约为80～100mmHg，随年龄增大而降低。

29. 静脉血氧分压（partial pressure of oxygen in venous blood，PvO_2） 静脉血中物理溶解的氧分子所产生的张力。不同组织器官的静脉血氧分压不同。

30. 混合静脉血氧分压（partial pressure of oxygen in mixed venous blood，$P\bar{v}O_2$） 混合静脉血中物理溶解的氧所产生的张力。健康人约为40mmHg。

31. 氧分压梯度分布（oxygen partial pressure graded distribution） 海平面大气的PO_2最高，大约为159mmHg，经气道、肺泡、肺泡周围毛细血管、肺静脉、主动脉、体循环毛细血管，到周围组织，PO_2逐渐降低的分布状态，其中在细胞内线粒体中最低，估计约为2mmHg，而肺泡氧分压是氧梯度分布的关键环节之一。

32. 水蒸气压（water vapor pressure） 水蒸气中分子运动产生的压力。水蒸气压仅与温度有关，只要不超过大气压，水蒸气压就不受大气压的影响。温度越高，水蒸气越大，且其大小呈指数关系递增。在零度时，有较低的水蒸气压。当温度达到水的沸点时，水蒸气压与大气压相等，在海平面时，水的沸点为100度，水蒸气压为760mmHg。

33. 饱和水蒸气压（saturated water vapor pressure） 在一定条件下，充分湿化、温化后的水蒸气压力。

34. 正常饱和水蒸气压（normal saturated water vapor pressure） 正常体温状态下（37℃）的饱和水蒸气压，约为47mmHg。一般情况下，气道和肺泡的水蒸气压为正常饱和水蒸气压。

35. 大气二氧化碳分压（partial pressure of carbon dioxide in atmosphere） 大气中CO_2气体分子运动产生的张力。大气中CO_2含量很低，其压力可忽略不计。

36. 大气二氧化碳浓度（carbon dioxide concentration in atmosphere） 大气中CO_2分子占气体总量的体积百分比，大气中CO_2浓度非常低，约占0.04%。

37. 吸入气二氧化碳分压（partial pressure of carbon dioxide in inspired gas） 吸入气中，CO_2分子运动所产生的张力。正常呼吸空气情况下，与大气CO_2分压相同。

38. 吸入气二氧化碳浓度（fraction of carbon dioxide in inspired gas） 吸入气中，CO_2所占容积百分比。正常呼吸空气情况下，与大气CO_2浓度相同。

39. 气道二氧化碳分压（partial pressure of carbon dioxide in airway） 吸入气进入气道内充分湿化、温化后，CO_2分子运动所产生的张力。正常情况下可忽略不计。

40. 气道二氧化碳浓度（fraction of carbon dioxide in airway） 吸入气进入气道内充分湿化、温化后，CO_2所占的浓度百分比。正常情况下可忽略不计。

41. 肺泡气二氧化碳分压（partial pressure of carbon dioxide in alveolar gas，P_ACO_2） 肺泡气CO_2分子运动所产生的张力。各肺区基本相同，随呼吸运动而呈周期性变化，但幅度变化不大，与动脉血也基本相同，正常情况下用$PetCO_2$表示。严重气体分布不均时，各肺区出现明显差异，可用 CO_2 波形图表示。

42. 肺泡气二氧化碳浓度（fraction of carbon dioxide in alveolar gas） 肺泡气 CO_2 分子所占的容积百分比。常用呼气末 CO_2 浓度表示。

43. 二氧化碳波形图（capnogram） 连续测量和描记呼出气 CO_2 分压或浓度实时变化的图形，正常呈矩形，分四相。Ⅰ相：代表吸气停止，呼气开始，呼出的气体是来自气道内的无效腔气，PCO_2 为零；Ⅱ相：代表无效腔气和肺泡气的混合过程，PCO_2 快速升高；Ⅲ相：呼气平台，呈水平线，代表含 CO_2 气体的肺泡混合气被持续呼出，其末尾最高点为仪器显示的 $PetCO_2$ 值；Ⅳ相：为吸气下降支。波形图常用于了解呼吸道和通气、血流灌注等情况。

44. 呼气末二氧化碳分压（partial pressure of carbon dioxide in end expired gas，$PetCO_2$） 呼气末气体中，CO_2 分子运动所产生的张力。常用于反映肺泡气的 PCO_2，正常情况下几乎与 $PaCO_2$ 相等。$PetCO_2$ 测量是无创性的，而且可以连续观察、动态显示、趋势回顾以及波形图记录，在评价肺通气、气管插管情况、呼吸道疾病、循环灌注等方面有重要价值。

45. 呼气末二氧化碳浓度（fraction of carbon dioxide in end expired gas，$FetCO_2$） 呼气末气体中，CO_2 所占的容积百分比。CO_2 的弥散能力强，且呼气末气体为肺泡气，因此可以用呼气末 CO_2 浓度来反映动脉血 CO_2 浓度，为临床诊断和治疗提供依据。

46. 混合呼出气二氧化碳分压（partial pressure of carbon dioxide in mixed expired gas，$P_{\bar{E}}CO_2$） 混合呼出气中，CO_2 分子运动产生的张力。由于气道的传导部为吸入的新鲜气体，故混合呼出气内 CO_2 分压较动脉血或肺泡内低。通过与 $PaCO_2$ 比较，可反映无效腔大小，即 VD/VT =（$PaCO_2 - P_{\bar{E}}CO_2$）/$PaCO_2$。

47. 混合呼出气二氧化碳浓度（fraction of carbon dioxide in mixed expired gas，$F_{\bar{E}}CO_2$） 混合呼出气中，CO_2 所占的容积百分比。主要用于代谢功能的测定，可以通过混合呼出气 CO_2 浓度推算混合呼出气 CO_2 分压。$P_{\bar{E}}CO_2$ =（即时的大气压 -47）$\times F_{\bar{E}}CO_2$。

48. 动脉血气体总压（total pressure of gas in arterial blood） 动脉血中各种溶解气体产生的张力之和。肺泡气与动脉血进行气体交换后，饱和水蒸气变为液态水，故其气体总压比大气和肺泡气略低。正常情况下，大约为 760mmHg（大气压）-47mmHg（饱和水蒸气压）$=713$mmHg。

第二节　气体交换的基本概念及其临床意义

肺内的气体交换主要是指肺泡气内的氧（O_2）扩散入血，经血液循环运输至周边；而血液中的二氧化碳（CO_2）扩散入肺泡，随呼吸运动排出体外的过程。与气体交换有关的概念主要有下述几个方面。

一、静动脉血分流

静动脉血分流（vein-arterial shunt）简称"分流"。氧饱和度（SO_2）低的静脉血不经肺泡周围毛细血管或经过但未进行气体交换，而直接汇入肺静脉或左心，最终进入体循环的过程。可以表现为肺内或肺外分流。

1. 肺内静动脉分流 简称"肺内分流"。肺内部分静脉血不经肺泡周围毛细血管而由支气管静脉和肺内静-动脉交通支汇入肺静脉，或肺内部分静脉血经无通气的肺泡周围毛细血管进入肺静脉的过程。健康人分流量极低，可忽略不计。肺内严重病变时，分流量增加，是发生顽固性低氧血症的主要机制。

2. 生理性分流 正常人在生理情况下发生的静动脉血分流主要是心内分流，少部分来源于支气管血管和肺循环的吻合支产生的分流。正常值约为3%～5%。

3. 病理性分流 在疾病状态下发生的静动脉血分流。如急性肺损伤/急性呼吸窘迫综合征（ALI/ARDS）的肺泡陷闭和实变部分，肺泡无通气，而肺泡周围毛细血管存在血流。

4. 解剖分流 静脉血不流经肺泡周围毛细血管而通过开放的静动脉之间的交通支（静-动脉短路）直接流入体循环动脉的过程。健康人主要是心内分流。

5. 功能性分流 在严重通气不足的肺单位，由于肺泡通气量显著减少，而肺泡周围毛细血管血流基本正常或接近正常，导致$\dot{V}/\dot{Q}$显著降低而趋向于零，从而产生类似于静动脉血分流的效应。如此导致的低氧血症，用中、低浓度的氧疗很难纠正，但不同于解剖分流的是吸纯氧后可以明显改善。

6. 静动脉血分流率（Qs/Qt） 简称"分流率"。每分钟从右心室排出、未经氧合而直接进入左心室的血流量占右心室总输出量的百分数，正常值为3%～5%。Qs/Qt明显升高对ALI/ARDS的诊断和治疗有重要价值。肺实变、肺水肿、肺炎是引起肺内分流的三大主要原因。

7. 间歇性分流 间歇发生的静动脉血分流。

8. 呼气相间歇性分流 呼气期，胸廓回缩，肺泡萎陷时发生的静动脉血分流。吸气期在胸腔负压的作用下，肺泡开放，分流消失。主要见于ALI/ARDS。

由于氧解离曲线和CO_2解离曲线的特点不同，以及氧和CO_2在静、动脉血中的分压差不同，分流主要导致顽固性低氧血症，$PaCO_2$可以正常，甚至降低（详见本章第六节）。

二、通气血流比例

吸入的气体经各级支气管，最后抵达由肺泡和其周围的毛细血管构成的肺单位进行气体交换。正常的气体交换，要求吸入气体容积和相应的血液循环均匀地分布到每个肺泡和其周围的毛细血管。

（一）基本概念

1. 通气血流比例（ventilation perfusion ratio，$\dot{V}/\dot{Q}$） 肺泡通气量和肺血流量之间的比例。两者关系是影响气体交换主要因素。静息状态下，成人每分钟肺泡通气量约4L，肺循环血流量约5L，即$\dot{V}/\dot{Q}$为0.8，以此作为评价肺气体交换效率的标准。

2. 通气血流比例失调 $\dot{V}/\dot{Q}$明显高于和（或）低于0.8的现象。是临床上导致换气功能障碍和发生低氧血症的最常见原因。

3. 无效腔样效应（dead space effect） 也称为"无效腔样通气"。在$\dot{V}/\dot{Q}$失调的高$\dot{V}/\dot{Q}$（>0.8）部分，肺泡内气体不能与周围毛细血管进行充分的交换的现象，类似生理无效腔增加。是导致呼吸做功增加和呼吸肌疲劳的常见原因。

4. 静动脉血分流样效应（shunt effect） 简称"分流量样效应"。在 $\dot{V}/\dot{Q}$ 失调的低 $\dot{V}/\dot{Q}$（<0.8）部分，肺动脉内的静脉血不能充分氧合进入肺静脉的现象，类似静动脉血分流的效果。是导致低氧血症的最常见原因。

（二）正常人的 $\dot{V}/\dot{Q}$

由于胸腔内压和肺间质负压受重力影响，使血流分布表现为明显的重力依赖性；而气体分布也呈一定的重力依赖性，但与血流相比要轻得多，故正常条件下不同肺区的 $\dot{V}/\dot{Q}$ 分布不是均匀的。重力使肺内气体和血流分布存在自上而下的区域性差异，即上肺部气体分布多，血流分布少；下肺部气体分布少，血流分布多，故上肺部 $\dot{V}/\dot{Q}$ > 0.8，下肺部 $\dot{V}/\dot{Q}$ < 0.8，只有中肺部的 $\dot{V}/\dot{Q}$ = 0.8。虽然肺泡通气量与肺血流量有区域性差异，但通过机体的自身调节，使下肺血流量有所减少，而上肺的通气量也有所减少。因为下肺气体分布少，氧分压低，血管收缩，下肺血流量有所减少，而进入上肺的血流量自然增多；反之，上肺气体分布多，CO_2 分压低，支气管收缩，进入上肺的气容积有所减少，进入下肺的气容积自然增多。而且自主呼吸时，由于肩胛部和高位胸廓的活动度较小，上肺通气量减少，而低位胸廓和膈肌的活动度较大，下肺通气量增加，从而使绝大部分肺脏的 $\dot{V}/\dot{Q}$ 维持在 0.8 左右。

正常人 $\dot{V}/\dot{Q}$ 的大体分布情况是肺顶部为 3.3，该区血流量相对较少，只能摄取有限的 O_2；但肺泡通气量相对过度，每一个有血流的肺功能单位都能排出相对较多的 CO_2，故 P_AO_2 高，该区呼吸气体交换率（R）可达 2。肺中、下部的通气量和血流量均明显增加，$\dot{V}/\dot{Q}$ 接近于正常值，具有较高的气体交换效率。在肺底部，$\dot{V}/\dot{Q}$ 减小到 0.63，呈现出相对通气不足（图 8-1）。

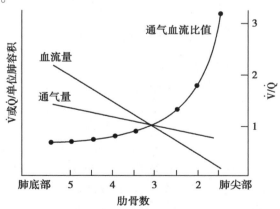

图 8-1 垂直位时肺泡通气、肺血流及其比值的区域性差异
该图显示肺底部的肺血流量及肺泡通气量均高于肺尖部，但由于肺血流量的梯度变化大于肺泡通气量的梯度变化，故 $\dot{V}/\dot{Q}$ 自上而下递减

$\dot{V}/\dot{Q}$ 相对正常时，肺泡周围毛细血管中的静脉血可充分动脉化。静脉血原为 PO_2 40mmHg、PCO_2 46mmHg；而动脉血的 PO_2 升至 100mmHg，PCO_2 降为 40mmHg。

（三）$\dot{V}/\dot{Q}$ 失调

主要包括 2 种情况，即 $\dot{V}/\dot{Q}$ 增加和 $\dot{V}/\dot{Q}$ 降低，后果分别是无效腔样通气和静动脉血分流样效应，极端情况分别是解剖学上的无效腔通气和静动脉血分流。

1. 分流样效应　指由于某些原因，如气道不完全性阻塞、肺泡萎陷等造成局部肺泡通气量不足，但血流灌注相对良好，故 $\dot{V}/\dot{Q}$ 明显低于 0.8。因为肺泡通气量不足，流经肺泡周围毛细血管的静脉血未充分进行气体交换就进入动脉，故称为静动脉血分流样效应，后果与静动脉血分流相似，主要表现为低氧血症。

2. 无效腔样效应　指由于某些原因，如肺血管痉挛或不完全栓塞（血栓、脂肪、羊水、癌细胞等）造成局部血流灌注量减少，而肺泡通气量相对正常，$\dot{V}/\dot{Q}$ 明显大于 0.8。因为肺泡通气量相对正常而肺泡周围毛细血管的血流量减少，进入肺泡的气体不能与周围血流充分交换，造成肺泡无效腔增加，故称谓"无效腔样效应"；无血流通过时，则为无效腔通气。肺泡无效腔与解剖无效腔之和称为生理无效腔。生理无效腔越大，通气效率越低；若机体代偿充分将出现呼吸功明显增加和呼吸性碱中毒，否则将发生通气量不足，出现高碳酸血症和低氧血症。

3. 动脉血气表现　$\dot{V}/\dot{Q}$ 失调可以是总体性的，如每分通气量减少、呼吸浅快，导致总体 $\dot{V}/\dot{Q}$ 下降，表现为低氧血症和高碳酸血症，实质是肺泡通气量下降；弥漫性肺血管痉挛或肺栓塞，导致总体 $\dot{V}/\dot{Q}$ 增加，无效腔通气量增加，通气效率降低。但更常见的 $\dot{V}/\dot{Q}$ 失调是局部性的，且为不均匀的，主要表现为低氧血症。若无特殊说明，临床上所指的 $\dot{V}/\dot{Q}$ 失调是指局部性的。

4. $\dot{V}/\dot{Q}$ 失调的调节　人体对 $\dot{V}/\dot{Q}$ 失调有一定的调节能力（正常人生理性调节见上述）。当 $\dot{V}/\dot{Q}$ 增高时，该区肺泡的 PCO_2 降低，PO_2 升高。低碳酸血症将引起细支气管收缩，结果使通气量减少，$\dot{V}/\dot{Q}$ 失调改善。$\dot{V}/\dot{Q}$ 降低时，该区域肺泡的 PO_2 降低，PCO_2 升高。低氧引起肺毛细血管收缩，使肺泡周围的血流灌注减少，$\dot{V}/\dot{Q}$ 失调改善。

三、弥　散

气体分子由高分压向低分压区域转移的过程，称为气体弥散（gas diffusion），简称弥散。在两个相通的容器内，若存在浓度（或分压）不同的气体，则该气体分子不断地发生相互转移，其净效应是由高浓度（或高分压）区域向低浓度（或低分压）的区域移动，最终两个区域的气体浓度趋于相等。此后气体交换虽继续进行，但已达到动态平衡，净转移率为零。混合气体中的每一种气体分子都是从其分压（而不是总压）高的部位弥散到分压低的部位，直至动态平衡。

（一）肺内气体弥散

1. 氧在肺内的弥散　简称"氧弥散"。吸入的氧气进入交换区后，从肺泡内扩散到毛细血管内的红细胞，然后与血红蛋白结合的过程。

2. 二氧化碳在肺内的弥散　简称"二氧化碳弥散"。从碳酸氢根（包括血浆内和红细胞内）和血红蛋白氨基上释放的 CO_2 进入肺泡的过程。

3. 弥散量　当分压差为 1mmHg（或 1kPa）时，每分钟由肺泡经呼吸膜到达红细胞内或由红细胞内经呼吸膜到达肺泡内的气体容积（ml/min）为该气体在肺内的弥散量（DL）。由于 CO_2 的弥散速率是氧的 20 倍，因此临床所说的弥散功能障碍主要指氧的弥散障碍。需强调，尽管 CO_2 的弥散速率是氧的 20 倍，但实际弥散量的差别并不大，因为正常肺泡毛细血管膜两侧的氧分压差：$P_AO_2 - P_{\bar{v}}O_2 = 100mmHg - 40mmHg = 60mmHg$，而 CO_2 分压差 $P_{\bar{v}}O_2 - P_ACO_2 = 46 - 40 = 6mmHg$，即前者是后者的 10 倍，因此正常情况下 CO_2 弥散量仅为氧的 2 倍。

（二）气体弥散的途径

肺内气体的弥散包括三个连续不断的过程，即气相弥散、膜相弥散和血相弥散。

1. 基本概念

（1）气相弥散（gaseous phase diffusion）：肺泡内的气体流动速率几乎为零，氧和 CO_2 等气体分子在肺泡内通过弥散实现的转运过程。

（2）膜相弥散（membrane phase diffusion）：简称"膜弥散"。氧和 CO_2 在扩散膜两侧的转运过程。是气体弥散的主要限速步骤。

（3）血相弥散（hematic phase diffusion）：氧从毛细血管壁进入红细胞内，和血红蛋白结合；CO_2 从红细胞内释放到达毛细血管壁的过程。

2. 弥散过程

（1）气相扩散：气流至肺泡管后，不再是"团流"，实际上处于"静止"状态，但肺泡内的气体仍然进行扩散运动，它们能与肺内残余气体达到充分混合。正常人的肺泡直径平均只有 $200\mu m$，从肺泡管到肺泡周围的扩散距离约为 $500\mu m$，气体扩散在很短的时间内即可达到平衡（<10 毫秒），故气相扩散不是肺内气体扩散过程的限速因素。但在肺气肿时，肺泡壁被破坏，形成气肿泡，气体扩散的距离明显增加，气相扩散可达 300 毫秒以上，此时的气体弥散量将受到影响。

（2）膜相扩散：肺泡毛细血管膜（ACM）又称扩散膜或弥散膜（图 8-2），它包括肺泡表面液层及其表面活性物质、肺泡上皮、肺泡上皮基底膜、毛细血管基底膜（两层基底膜实质上是融合在一起的）和毛细血管内皮等部分。弥散靠 ACM 两侧的气体分压差驱动，但 ACM 和气体本身的特性影响弥散的速度。机体新陈代谢不断消耗氧，排出 CO_2，肺泡气与肺毛细血管血液之间氧分子与 CO_2 分子相互弥散，并不断被肺泡气排出体外或经血液循环运输至周边，从而保障肺换气功能的持续进行。正常成人肺泡的总面积可达 50～100m^2，而 ACM 厚度小于 $0.5\mu m$，所以很适合气体分子的扩散。当含氧量低的混合静脉血流经肺泡毛细血管时，肺泡内含量高的氧分子顺浓度差跨越扩散膜，由气相进入液相；反之 CO_2 则由液相进入气相。根据亨利（Henry）定律，进入液相的气体量与其分压和其溶解度成正比，因此气体分子通过扩散膜的速率受到该气体溶解度的影响。膜相扩散是影响弥散量的最主要因素。

（3）血相扩散：氧分子由 ACM 进入血浆后，还必须通过红细胞膜、胞浆，最终与血红蛋白（Hb）结合，变成氧合血红蛋白。由于氧与 Hb 的结合非常迅速，红细胞内游离的

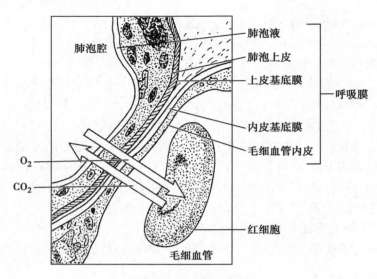

图 8-2　扩散膜示意图

氧很少，因此肺泡、血浆和红细胞之间的氧分压梯度得以维持，使氧持续不断地从肺泡内向红细胞内扩散；CO_2 从血液到肺泡的扩散亦如此。氧和 Hb 的结合以及 CO_2 的释放皆需要时间，因此血相扩散亦为肺内扩散过程的限速因素之一。另外，血相扩散的速率还受肺血流量、红细胞数量和质量的影响，增加血流量可以增加 Hb 与氧的结合以及 CO_2 的释放，从而加速血相扩散，反之则使血相扩散减慢；同样，严重贫血也可导致氧及 CO_2 的血相扩散减慢。

第三节　气体弥散的特性及其临床意义

肺内气体弥散主要是氧和 CO_2 的弥散，但临床实际测定一氧化碳（CO）的弥散，这主要是由气体弥散的特性决定的；当然影响不同气体弥散的因素及其反映的临床意义也有所不同，但理论阐述和临床应用时皆容易混淆。

扩散限制和灌流限制

血液流经毛细血管时，肺泡与血液之间的气体交换是通过扩散来完成的，扩散动力是分压差；血流经过肺毛细血管时，随着扩散的进行，分压差逐渐减小；当分压差为零时，扩散达到动态平衡。可见扩散动力是一个变量。不同气体的特征不同，从而影响其扩散过程。

（一）扩散限制（diffusion limitation）**和灌流限制**（perfusion limitation）**的概念**

气体扩散主要受扩散膜和肺血流量的双重影响，但不同气体受上述两种因素影响的程度可明显不同，部分气体的扩散速率与肺血流量无直接联系，只受到扩散膜限制，称为扩散限制。如 CO 与 Hb 的结合能力非常强大，从肺泡弥散至周围毛细血管后，其血管内的分压接近 0，导致血流量几乎不影响其弥散量的大小，可较好反映弥散膜的特性。同样，部分气体的扩散速率不受扩散膜限制，仅受灌流肺泡的血流量影响，称为灌流限制。如氧化亚氮（N_2O）不与 Hb 结合，从肺泡弥散至周围毛细血管后，其两侧分压差迅速达到平衡，净弥散消失；若血流量增大，其弥散量也相应增大。

（二）不同气体的扩散特性分析

安静状态下，血液通过肺泡毛细血管的时间约为 0.75 秒。假如吸入含有适当浓度的 CO、N_2O 或 O_2 的气体，那么在流经肺毛细血管过程中，血液中的气体分压变化可以用图 8-3 表示。其中 CO 与 Hb 的亲和力极大，当 CO 通过扩散膜进入红细胞后，与 Hb 紧密结合，从而使得血浆中的 PCO 几乎为零，到血液离开肺毛细血管时（0.75 秒），血液中 PCO 仅略升高，因此扩散膜两侧的分压差可被视为一个衡量，其大小等于肺泡内的压力，在血液流经肺泡毛细血管的整个过程中，CO 的扩散速率得以维持。显然 CO 扩散速率与肺血流量无直接关联，它仅受扩散膜的限制，故 CO 被称为扩散限制（diffusion limitation）性气体。

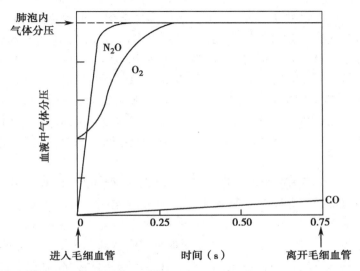

图 8-3　不同气体弥散时在肺泡与肺血流间达到动态平衡的时程

血液流经肺毛细血管的全程需要 0.75 秒，N_2O 与 O_2 的扩散分别于 0.15 秒及 0.3 秒时达到动态平衡，而 CO 在血液离开毛细血管时远未达到平衡，但也仅略升高。（仿 Levitzky MG，1995）

与 CO 扩散相比，N_2O 扩散特性明显不同。N_2O 被吸入后，它首先迅速地从肺泡扩散至血浆，在肺毛细血管的起始端，由于存在很大的分压差，血浆中 PN_2O 迅速上升；因为 N_2O 不与 Hb 结合，扩散 0.15 秒时，扩散膜两侧的分压差即已消除，达到了动态平衡（见图 8-3）。此时扩散的动力丧失，不再有净转移，因此 N_2O 扩散量取决于肺血流量，肺血流量越高，带离肺泡的 N_2O 分子数目越多，扩散速率越大。也就是说，一般情况下，N_2O 的扩散速率不受扩散膜特性的影响，仅受灌流肺泡血流量的影响，故 N_2O 被称为灌流限制（perfusion limitation）性气体。

O_2 的扩散特征介于 CO 和 N_2O 之间。O_2 能与 Hb 结合，但其亲和力远不如 CO。从图 8-3 中可以看出，血液流经肺毛细血管的 0.3 秒时，O_2 的扩散已达到动态平衡，不再有净转移，此时 O_2 的扩散如同 N_2O，亦为灌流限制。因为灌流限制不能反映呼吸膜的扩散特性，而扩散限制才能反映膜的扩散特性，所以临床上常用 CO 弥散量检测呼吸膜的扩散特性，也就是说用 CO 弥散量反映呼吸膜的特性较 O_2 更可靠。

（三）O_2 和 CO_2 的扩散时程及特征

血液流经肺毛细血管的时间很短，约 0.75 秒。正常情况下，在毛细血管中 O_2 扩散达到平衡的时间约 0.25~0.3 秒，CO_2 的扩散平衡时间约 0.4 秒，分别占血流时间的 40% 与 53%，说明正常情况下两者皆表现为灌流限制，都有较大的扩散储备能力。但在改变某些因素后，O_2 的扩散可由灌流限制转变为扩散限制，O_2 的扩散受阻，如剧烈运动时，红细胞流经肺泡毛细血管的时间可缩短至 0.25 秒，扩散速率也加快，正常气体交换仍然得以维持；但若有肺部病变，扩散膜对气体转移的阻力增加，O_2 达到动态平衡的时程延长，容易导致低氧血症。扩散膜的增厚、通透性降低或扩散面积减小，均可增加扩散膜的阻力，延长达到平衡的时程。图 8-4 显示，静息状态下，肺部疾病患者血液能达到充分氧合，但若血液流速加快则可导致氧合障碍。这也是肺部疾病患者容易出现运动性低氧的原因之一。在肺部严重病变时，扩散膜的阻力显著增加，静息时肺部血液也不能达到氧饱和，出现低氧血症。以上讨论的是 P_AO_2 在 100mmHg 情况下的扩散。但 PO_2 降低时，O_2 的扩散特征又不同。图 8-4B 显示，P_AO_2 降至 50mmHg 时，由于驱动压（膜两侧 O_2 分压差）减低，O_2 的扩散速率减慢，大约 0.45 秒时才能达到动态平衡；此时若有肺部病变，将进一步加大扩散膜的阻力，使静息时 O_2 扩散的动态平衡时间明显延长，进一步降低 PaO_2。另外，肺部病变不仅增加扩散阻力，还常伴有通气障碍，也会进一步加重低氧血症。

正常情况下，CO_2 亦为灌流限制性气体，其扩散时程与 O_2 相似（图 8-5）。它的驱动压（肺血流与肺泡之间的分压差）为 6mmHg，而正常情况下 O_2 的驱动压为 60mmHg，故 CO_2 的驱动压只有 O_2 的 1/10。由于 CO_2 的扩散能力为 O_2 的 20 倍，故正常情况下 CO_2 的弥散量和弥散时间与 O_2 非常接近，也能在正常时程内达到动态平衡。如同 O_2 的转移，肺部病变时 CO_2 转移亦可转化为扩散限制，理论上也可出现高碳酸血症（图 8-5），但实际上非常罕见，因为通过代偿性肺通气量增加可以改善这一状况。

（四）影响肺内气体弥散的因素

机体内的气体交换是以弥散方式进行的，单位时间内气体弥散的容积为气体弥散的速率（diffusion rate，D），它主要受以下因素的影响。

1. 气体的物理特性 组织或血液内的气体浓度常以气体分压表示，某种气体分压的高低主要取决于该种气体的溶解度（S），溶解度是单位分压下溶解于单位容积溶液中的气体容积，一般以 1 个大气压、38℃、100ml 液体中溶解的气体的 ml 数表示。气体的扩散能力其溶解度成正比，与其分子量（MW）的平方根成反比，即扩散能力可表示为 $S/\sqrt{MW}$，后者称为弥散系数（diffusion coefficient），用 K 简写。弥散系数反映气体的物理特性。虽然 CO_2 的分子量（44）大于氧（32），但在体液中的溶解度远高于氧，两者分别为 51.5 和 2.14，所以 CO_2 的弥散系数是氧的 20 倍，同样其弥散能力也是氧的 20 倍。计算如下：

$$(51.5/\sqrt{44})/(2.14/\sqrt{32}) \approx 20$$

2. 弥散屏障的厚度和面积 扩散屏障的厚度增加，气体扩散所需的时间延长，弥散

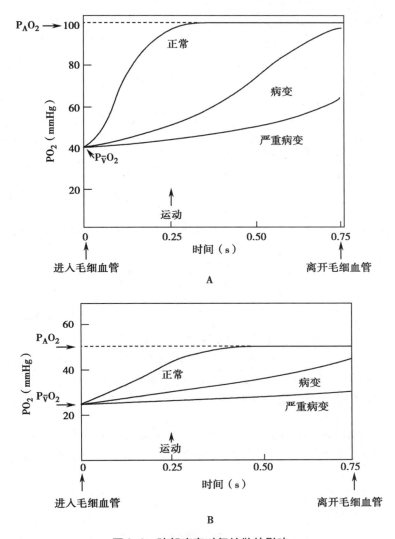

图 8-4 肺部病变对氧扩散的影响

A. P_AO_2 正常（100mmHg）的肺部病变患者，氧的扩散仍为灌流限制；只有当肺部病变非常严重时，氧的扩散才转化为扩散限制，导致低氧血症；B. P_AO_2 降低（50mmHg）并伴有肺部病变时，氧呈扩散限制。（仿 Levitzky MG，1995）

量下降，即弥散量与扩散距离（d）成正比。扩散面积（A）增大，单位时间扩散的分子数量增加，即弥散量与扩散面积成正比。肺弥散屏障主要为弥散膜，包括肺泡液体分子层及表面活性物质、肺泡上皮细胞及其基底膜、肺泡毛细血管内皮及其基底膜等，任何因素能使弥散屏障厚度增加，或弥散面积减小，均会导致气体弥散量的下降。

单纯就氧的弥散而言，红细胞壁的厚度和血红蛋白的表面积也是影响氧弥散的重要因素，严重贫血或红细胞功能异常的患者可出现氧弥散量的下降；当然红细胞的数量和功能的改变也同样影响 CO_2 的弥散。

如前所述，正常情况下，O_2 扩散的储备能力是由其灌流限制特性决定的，一般扩散

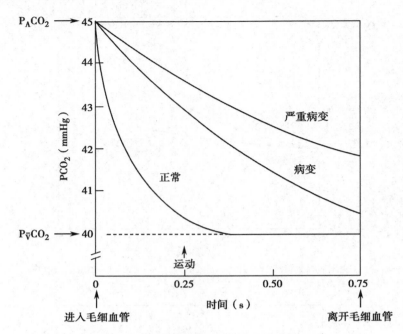

图 8-5 肺病变对 CO_2 扩散的影响

正常情况下，CO_2 的扩散在 0.4s 达到动态平衡，此为灌流限制。当
肺部病变时，特别是严重病变时，CO_2 的扩散在血流灌注期间不能
达到平衡，而转化为扩散限制。（仿 Levitzky MG，1995）

膜的改变不会影响氧的扩散，况且肺组织有巨大的气体交换面积和代偿能力，静息状态下
仅动用总数的 20%，因此只有扩散膜的变化达到相当程度，由灌流限制转为扩散限制时才
能导致低氧血症。

3. 弥散膜两侧的压力差 弥散是指分子由高浓度区向低浓度的扩散，两侧的浓度差
或压力差越大，弥散量越大。

4. 气体分布 正常情况下气相扩散不是肺内气体扩散过程的限速因素，但在肺气肿
时，肺泡壁被破坏，形成大疱，气体扩散的距离明显增加，气相扩散可达 300 毫秒以上，
此时的气体弥散量将下降。

5. 气体与血液的接触时间 理论上灌流限制是影响氧弥散能力的主要因素。正常情
况下，红细胞流经肺泡周围毛细血管的时间为 0.75 秒，血红蛋白的氧合时间约需要 0.3 ~
0.35 秒，足以完成气体交换，因此临床上单纯因血流加快导致低氧血症的情况非常罕见，
但血流加快可以加重其他因素导致的低氧血症。

6. 通气血流比例 气体分布和血流分布对弥散的影响更主要表现在两者的匹配上，
比如在血流不存在的情况下（如肺动脉栓塞，其肺弥散膜是基本正常的），无论通气量多
大，皆不存在肺泡与血液之间气体扩散；反之，若通气不存在（如支气管急性阻塞，其肺
弥散膜基本正常），单纯血流量存在或增加也不会发生气体扩散。因此总弥散面积和有效
弥散面积是不同的概念，在 $\dot{V}/\dot{Q}$ 失调情况下，患者的总弥散面积可以正常，但有效弥散
面积减少，这是导致气体弥散量下降的主要机制。正常的气体交换，要求吸入气体和相应

的血流分别均匀地分布到每个肺泡及其周围的毛细血管内。静息状态下，成人每分通气量约4L，肺循环血流量约5L，即$\dot{V}/\dot{Q}$为0.8，以此作为反映肺气体交换效率的标准。若通气、血流分布均匀，两者的比值等于或接近0.8，气体弥散量将正常；若通气、血流分布不均或$\dot{V}/\dot{Q}$失调，气体弥散量将下降。

$\dot{V}/\dot{Q}$失调主要包括2种情况，即$\dot{V}/\dot{Q}$增加和$\dot{V}/\dot{Q}$降低，前者因肺泡通气量不足，流经肺泡的静脉血不能充分进行气体交换而进入动脉，故出现弥散量下降。后者的通气量相对正常而肺泡周围毛细血管的血流量减少，进入肺泡的气体不能与血液充分进行气体交换，导致弥散量下降。

需强调，$\dot{V}/\dot{Q}$失调最常见的情况是局部性，但也可以是总体性的，如通气量减少或呼吸浅快，总体$\dot{V}/\dot{Q}$下降，实质是肺泡通气量下降，此时由于肺泡与毛细血管之间的氧的压力差降低，弥散量下降；弥漫性肺血管痉挛或栓塞，总体$\dot{V}/\dot{Q}$增加，实质是肺血流量不足，弥散量也下降。

$\dot{V}/\dot{Q}$失调是临床上导致D_LO_2和D_LCO下降的最常见因素，但经常被忽视或误诊。

7. 血红蛋白浓度　由于氧的溶解度非常低，氧在血液中主要与Hb结合，所以Hb浓度不仅是影响组织氧合的主要因素，也是影响氧弥散量的主要因素之一。在没有Hb的情况下，肺泡和肺泡毛细血管的氧分压可迅速达到平衡，弥散也迅速终止；在Hb充足的情况下，弥散入血的氧可迅速与Hb结合，从而保持肺泡-毛细血管之间的浓度差，氧的弥散得以继续进行。Hb浓度越高，氧合的速率越快，氧的弥散量越高，否则就越低。但实际肺功能测定中，用CO弥散代表氧的弥散，因CO与Hb的结合能力是氧与Hb结合能力的210倍，即使Hb有所下降，也足以与CO充分结合，所以Hb浓度是影响氧弥散量的主要因素，但不是影响CO弥散量的主要因素。

8. 温度　气体扩散的速率与温度（T）成正比。但正常情况下，人体的体温基本恒定，对氧弥散量的影响影响可以忽略不计。

第四节　一氧化碳弥散量的测定理论基础

CO弥散的传统测定方法主要有单次呼吸法（single breath method，SB）、恒定状态法（steady state method，SS）和重复呼吸法（rebreathing method，RB）。测定仪器主要有传统弥散功能测定仪和现代复合式肺功能仪（可同步测定容积，并能完成通气功能的测定），两者测定CO弥散量的原理和方法类似，前者的特点是操作复杂，费时费力，已逐渐淘汰；但直观，便于理解。后者操作简单；但比较抽象，不容易理解，目前绝大多数单位采用该类仪器。故本节对操作原理和方法的介绍以前者为主，在此基础上对后者进行比较性描述。

一、CO弥散测定的基本原理

肺扩散膜两侧的气体弥散量可用菲克（Fick）定律表示：

$$\dot{V} = K\left(\frac{A}{L}\right) \times (P_1 - P_2)$$

其中 $\dot{V}$ 代表气体弥散速率，K 代表弥散系数，A 代表弥散面积，L 代表弥散膜厚度，$P_1 - P_2$ 代表弥散膜两侧的压力差。因此，决定气体弥散速率的驱动力为膜两侧的分压差；在压力差恒定的条件下，气体弥散速率决定于 ACM 的特点，包括：①弥散系数，取决于气体的分子量、溶解度以及气体与膜的反应；②ACM 的特点：弥散面积、弥散膜厚度、弥散膜的通透性。

由于肺弥散的特殊性，气体除了通过 ACM（膜相弥散）以外，还与红细胞内 Hb 结合或从红细胞内释放（血相弥散），并在肺泡内有一定的弥散时间（气相弥散，多数可忽略不计），习惯上以肺弥散能力（D_L）代替以上几个特征，故上述公式可改写为：

$$\dot{V} = DL / (P_1 - P_2)$$

肺的气体弥散主要为 O_2 与 CO_2 的弥散，特别是 O_2 的弥散。D_LO_2 的测定理论上是可能的，但测定技术难度大，主要是因为肺泡毛细血管从动脉端到静脉端的氧分压不恒定，且缺乏恒定的规律，因此仅用于研究，临床上多应用 CO 进行 D_L 测定。一般由 $1.23 \times D_LCO$ 换算为 D_LO_2。之所以选择 CO 作为测定弥散的气体是由其一系列的特点决定的。

二、选择一氧化碳作为标记气体的理论基础

1. 一氧化碳和血红蛋白的结合及其对人体的影响　　CO 是一种无色、无味、无刺激性的气体。大量吸入后可造成严重的组织缺氧，但又不引起呼吸困难的表现，不产生发绀，因此是一种极其危险的气体。CO 与 Hb 结合后生成一氧化碳血红蛋白（carboxyhemoglobin，HbCO）。尽管氧在空气中的含量约为 21%，但因为 CO 与 Hb 的亲和力是 O_2 的 210 倍，所以吸入含有 0.1% 的 CO 气体，达到平衡后，血液中将有 50% 的 Hb 生成 HbCO，相当于严重的贫血状态。事实上，生成 50% 的 HbCO 比减少 50% Hb 的贫血状态导致的后果更为严重，因为 CO 不仅减少有效 HbO_2 的含量，而且减少 2，3 二磷酸甘油酸（2，3-DPG）的含量，使氧离曲线左移，从而降低氧在组织中的释放能力，加重机体的代谢障碍。

据计算，达平衡状态后，吸入含 0.1% 的 CO 可占据 50% 的 Hb；吸入 0.2% CO 时可占据 66% 的 Hb；而吸入 0.3% 时则占据 75% 的 Hb。测定一氧化碳弥散量（D_LCO）时要吸入 0.3% 的 CO，那么为何不会导致缺氧呢？这是因为在测试时，受检者吸入气体的时间很短暂，单次呼吸法测定大约只有 10 秒时间，CO 容积占肺内气体容积的比例非常低，进行交换的气体容积更少，故 CO 与 Hb 的结合量非常有限，不会导致缺氧。举例说明如下。

假设受检者的肺泡通气量为 5L，心输出量为 6L。已知每升血液能携氧 200ml（即血氧容量为 200ml/L），同样亦能携带 200ml CO（即血 CO 容量为 200ml/L），6L 心输出量所能携带的 CO 容量约为 1200ml，即占据 50% Hb 所需要的 CO 容积为 600ml。吸入含 0.3% CO 的标准气时，每分钟进入肺泡的 CO 容积为 15ml，因此需要 40 分钟才能使 50% Hb 与 CO 结合；在单次呼吸法测定的 10 秒内，只有 2.5ml 的 CO 进入血液，因此不会引起不良反应；即使采用重复呼吸法，测定时间也仅数分钟，假如平衡时间长达 7 分钟（临床上几乎不存在），进入血液的 CO 也仅有 105ml，与 Hb 结合的量也不会超过 10%，因此常规测定 D_LCO 是安全的。

2. 一氧化碳作为测定气体的优点　　主要有：①CO 透过 ACM 的速率与 O_2 相似，能反

映氧的弥散状态；②除大量吸烟者外，正常人血浆内 CO 浓度几乎是零，即肺毛细血管内的分压（P_C）是零，通过测定肺泡 CO 分压（P_A）即可准确地反映 ACM 两侧的 CO 分压差，即 $P_A - P_C = P_A - 0 = P_A$；③CO 与血 Hb 的结合力是 O_2 的 210 倍，因此生理范围内的 O_2 分压和 Hb 浓度对 D_LCO 测定几乎无影响；④CO 为扩散限制性气体，扩散速率与肺血流量无明显关系，多数情况下它只是受到扩散膜的限制，与 O_2 相比能更好地反映扩散膜的特性。上述因素决定了 CO 是反映扩散膜特性的理想气体，且测定简单、方便。

三、一氧化碳弥散的过程

1. 理论分析　CO 弥散是指 CO 气体从肺泡内通过 ACM 向红细胞内传导的过程，D_LCO 大小是指在单位压力差（mmHg 或 kPa）、单位时间（min）内传导的量，即弥散速率，可表示为：$D_LCO = \dot{V}CO/P_ACO$。进一步分解，D_LCO 可分为三部分：CO 分子在肺泡内的传导（Da）、CO 分子在 ACM 的传导（D_M）、CO 分子与 Hb 的结合，Hb 结合 CO 分子的量取决于其与 Hb 的反应速率（θ）和肺毛细血管的血容量（Vc）。如前所述，气相弥散时间极短，Da 可忽略不计，故 D_LCO 的结果取决于后两部分。

弥散阻力是产生单位弥散量所需要的压力差，反之单位压力差作用产生的弥散量就是弥散速率，对 CO 分子在肺的弥散量而言就是 D_LCO。根据物理学原理，弥散速率是弥散阻力的倒数（或弥散阻力是弥散速率的的倒数），在两个或多个阻力串联时，总阻力就等于各个阻力之和；CO 分子弥散的总阻力就是肺泡内弥散阻力、ACM 弥散阻力、红细胞内结合阻力之和。由于肺泡直径很小，气体密度很低，故肺泡内的气体弥散阻力非常小，可忽略不计，CO 分子的总弥散阻力就是 ACM 阻力、CO 与 Hb 结合阻力之和。用公式可表示为：

$$1/D_LCO = 1/Da + 1/D_M + 1/\theta Vc \tag{1}$$

$$1/D_LCO = 1/Da + 1/D_M + 1/Vc \times 1/\theta \tag{2}$$

简化后则可表达为：

$$1/D_LCO = 1/D_M + 1/\theta Vc \tag{3}$$

$$1/D_LCO = 1/D_M + 1/Vc \times 1/\theta \tag{4}$$

因此影响 CO 弥散的因素包括 ACM、Hb 浓度（是影响结合速率的主要因素）和血容量。O_2 可与 Hb 竞争性结合，影响 CO 与 Hb 的结合速率，但如上述，生理条件下可忽略不计；pH、$PaCO_2$ 等也可影响 Hb 的构型，影响其与 CO 的结合，但在生理条件下，两者皆在非常小的范围内波动，故其影响是恒定的，可不考虑，因此影响血相弥散量或弥散阻力的主要因素是有效 Hb 浓度（包括红细胞、Hb 的结构和浓度）和血容量。由于 CO 在血液内的浓度几乎为零，且 CO 和 Hb 的结合能力巨大，因此在后两者在变化不是非常大的情况下，对 D_LCO 影响也非常有限。

2. 膜弥散　公式（4）也可表示为：

$$1/D_LCO = 1/Vc \times 1/\theta + 1/D_M \tag{5}$$

公式（5）实质为线性方程，可用函数 $y = ax + b$ 表示，其中 x 表示 $1/\theta$，为横轴；y 表示 $1/D_LCO$，为纵轴；a 表示 $1/Vc$（斜率），b 表示 $1/D_M$（截距）（图 8-6）。

由于 O_2 和 CO 与 Hb 之间成竞争性结合，故在 O_2 浓度为 0 的情况下，CO 与 Hb 的结合量速度最快，D_LCO 最大，$1/D_LCO$ 最小，在 Y 轴上，其大小为截距（$1/D_M$）；随着氧

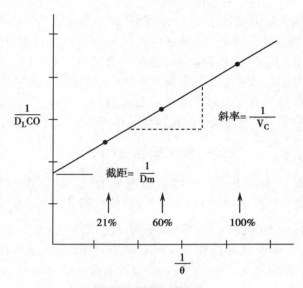

图 8-6 膜弥散的测定
21%、60%、100%代表吸入气氧浓度

浓度升高，CO 与 Hb 的结合量速度减慢，θ 减小，1/θ 增大；D_LCO 线性增大，1/D_LCO 线性减小，可得到斜率 1/Vc。因此通过改变氧浓度（一般选择 21%、60%、100%）可计算出 Vc 和 D_M，测定的 D_M 排除了血流的影响，可更好地反映肺泡毛细血管膜的功能状态。

3. 血相弥散 如上述，血容量是影响弥散量的限速因素，但在正常生理条件下或较轻的病理条件变化对 D_LCO 的影响不大。当然红细胞或肺血容量的明显异常变化也会对 D_LCO 产生明显影响，但多种教材或专著对这些因素的阐述有较多不足，甚至错误，值得重视。详见本章第七节。

第五节 一氧化碳弥散量的临床测定

如本章第四节所述，CO 弥散量测定有多种方法，但主要是单次呼吸法和重复呼吸法。是本节介绍的重点。

一、肺弥散的重要概念

1. 肺弥散量（diffusion capacity of the lung，D_L） 简称"弥散量"。指单位分压差（1mmHg 或 1kPa）时，每分钟由肺泡或红细胞内经肺泡毛细血管膜弥散的气体容积（ml）。主要是指氧和 CO_2 的弥散量。

2. 肺二氧化碳弥散量（diffusion capacity of carben dioxide in the lung） 简称"二氧化碳弥散量"。单位分压差（1mmHg 或 1kPa）时，每分钟由红细胞内经肺泡毛细血管膜到达肺泡内的 CO_2 容积（ml）。

3. 肺氧弥散量（diffusion capacity of oxygen in the lung，D_LO_2） 简称"氧弥散量"。单位分压差（1mmHg 或 1kPa）时，每分钟由肺泡经肺泡毛细血管膜到达红细胞内的氧气容积（ml）。由于 CO_2 的弥散能力较氧强，故临床上更关注氧弥散量。

4. 肺一氧化碳弥散量（diffusion capacity of carbon monoxide in the lung，D_LCO） 简称"一氧化碳弥散量"。单位分压差（1mmHg 或 1kPa）时，每分钟由肺泡经肺泡毛细血管膜到达红细胞内、与血红蛋白结合的一氧化碳容积（ml）。由于测定方便，且氧的弥散特点非常相似，故临床上用 D_LCO 反映氧的弥散能力。一般情况下，$D_LO_2 = 1.23 \times D_LCO$。$D_LCO$ 也受气体分布、血流分布及两者比例的影响，即更多情况下 D_LCO 是反映换气功能的参数。

D_LCO 用公式表示为：$D_LCO = \dot{V}CO/(P_ACO - PcCO)$。

其中 $\dot{V}CO$ 代表肺摄取 CO 的速率，P_ACO 代表肺泡 CO 分压，$PcCO$ 代表肺泡毛细血管 CO 分压，可忽略不计。

上式可简化为：$D_LCO = \dot{V}CO/P_ACO$。

5. 每升肺泡容积的一氧化碳弥散量（diffusion capacity for carbon monoxide per liter of alveolar volume，D_LCO/V_A，KCO） 又称"一氧化碳比弥散量"，简称"比弥散量"。一氧化碳弥散量与肺泡容积（V_A）的比值，即单位肺容积的一氧化碳弥散量。由于排除了肺容积大小的影响，对不同个体肺弥散能力的比较更有价值，也就是说健康成人、儿童或不同性别、身高成人的 D_LCO 可以不同，但 KCO 比较接近。气道-肺组织病变常导致 D_LCO 和 KCO 的同时下降，但肺内孤立病灶、肺部分切除、肺外疾病患者，由于通气肺组织正常，常仅有 D_LCO 下降，KCO 基本正常。

二、一氧化碳弥散量测定的重要概念

1. 一氧化碳弥散量测定（CO diffusion capacity test） 受检者在一定的肺容积位置（常规为 TLC 或 FRC）吸入含有 0.3% CO、10% 氦（或甲烷等）、21% O_2 以及 N_2 平衡的混合气体，达一定要求后呼气。呼气过程中，气体中的水蒸气和 CO_2 被吸收，连续测定 CO 浓度，通过公式计算出 D_LCO 的测定方法。主要包括单次呼吸法和重复呼吸法。

2. 一氧化碳弥散量测定-单次呼吸法（CO diffusion capacity test-single breath method，SB） 简称"一口气法"。受检者呼气至 RV，继之快速吸入含有 0.3% CO、10% 氦（或甲烷等）、21% O_2 以及 N_2 平衡的混合气体，至 TLC，屏气 10 秒后呼气。呼气过程中，气体中的水蒸气和 CO_2 被吸收，连续测定 CO 浓度，通过公式计算出 D_LCO 的测定方法。可同步测定出 TLC。

3. 一氧化碳弥散量测定-恒定状态法（CO diffusion capacity test-steady state method，SS） 受检者呼吸含有一定浓度 CO 的混合气体（一般情况下，标准气同上），测定 CO 摄取速率与肺泡气 CO 浓度或分压，并计算出 CO 弥散量的测定方法。主要用于运动试验时肺弥散功能的测定，已基本被现代重复呼吸法取代。

4. 一氧化碳弥散量测定-重复呼吸法（CO diffusion capacity test-rebreathing method，RB） 简称重复呼吸法。受检者在 FRC 位置平静呼吸储存袋内含有 0.3% CO、10% 氦（或其他气体等）、21% O_2 以及 N_2 平衡的混合气体。呼气过程中，气体中的水蒸气和 CO_2 被吸收，连续测定 CO 浓度，当测定的氦浓度稳定后，根据公式算出 D_LCO 的测定方法。可同步测定 FRC。

三、单次呼吸法测定一氧化碳弥散量

该法最初于 1915 年由 Krogh 报告，于 50 年代由 Forster 与 Olgilvie 等加以改进并应用于临床，又称为改良 Krogh 法。

该法的测定要点是受检者呼气至 RV，继之迅速吸入含有 0.3% CO、10% He（或其他示踪气体）、21% O_2 以及 N_2 平衡的混合气体，待受检者吸足气（即达 TLC 位置），屏气 10 秒，然后呼气。在呼气过程中，气体中的水蒸气被吸收，连续测定 CO 及 He 浓度，然后通过公式计算出屏气阶段（即 TLC 位置）的 D_LCO。该法测定时记波器上所描绘图形如图 8-7 所示。

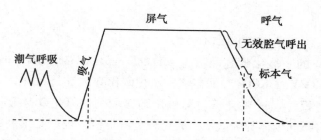

图 8-7　单次呼吸法测定 CO 弥散量示意图
两条虚线之间的时间是用于计算的屏气时间
该图为模式图，为标注方便而将吸气线和呼气线的倾斜
度拉大；实际吸气和呼气皆是快速完成（见图 8-13），线
迹非常陡直

屏气阶段并非仅仅是屏气平台时间，还分别包括吸气和呼气的一部分时间，但该部分时间的选择并非完全一致，目前比较公认的是以吸气时间的前 1/3 与后 2/3 的交界作为屏气阶段的开始时间点，呼气采样段的 1/2 中间点作为终止时间点，两点之间的时间是计算时间，如图 8-7 竖虚线所示。

气相色谱仪是测定 CO 弥散的核心设备，各家设备厂的仪器差别不大，本节以中山医院曾经使用的 SC-8 型肺功能气相色谱仪为例简要介绍。

（一）SC-8 型肺功能气相色谱仪

仪器的整机由四个部分组成：主机、温度控制器、供电器和记录仪（图 8-8）。具有高灵敏度的铼钨丝作热导检测器，气路流程为双流路，通过六通平面转阀（图 8-8 所示 5、图 8-9 所示 11）完成固定容积气体进样，能分析氧、氮、CO、CO_2、氦等气体，是进行气体分析的有效工具。

1. 主机　主机上装有层析室、恒温箱、热导池、气体进样阀和气路控制系统和温度测量系统。层析室内装 U 型或 W 型色谱柱（见图 8-9 所示 12、13），载气流路 1 中装 13 × 分子筛柱，用以分析氧、氮、氦；载气流路 2 中装硅胶柱，用以分析 CO、CO_2。

热导池装在一个小铁盒内，放置在层析室恒温箱顶上面。气体进样：六通阀进样约 0.5ml，分析 CO_2、CO；进样量约 0.05ml，分析氧、氮、氦。

主机右侧是气路控制系统，有 2 只开关阀（见图 8-9 所示 6）控制载气通路，二只稳流阀调节和控制气流流量，以免流量波动；而稳压阀（见图 8-9 所示 7）则用以稳定载气

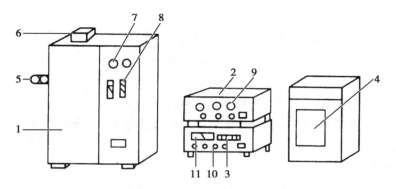

图 8-8　SC-8 型肺功能气相色谱仪结构示意图

1. 主机　2. 温度控制器　3. 供电和信号衰减器　4. 记录仪
5. 六通进样阀　6. 热导池　7. 压力表　8. 流量计　9. 温度调节钮
10. 衰减键　11. 电流指示

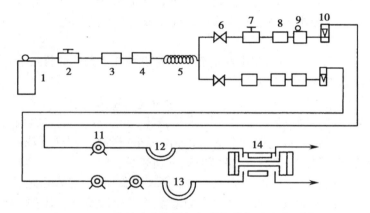

图 8-9　SC-8 型肺功能气相色谱仪的气路流程示意图

1. 载气源　2. 减压阀　3. 净化器　4. 稳压阀　5. 气阻　6. 开关
7. 稳流　8. 缓冲　9. 压力表　10. 流量计　11. 六通阀　12. 硅胶柱
13. 13 × 分子筛柱　14. 热导池

压力以免压力波动，从而保障气体采样和测定的稳定与准确。温度测量系统包括测温毫伏计和温度指示按键开关。

2. 温度控制器　是一个独立的电气单元，包括三套相同的恒温控制线路，对层析室、汽化室和热导池检测器进行恒温控制，与主机之间有专用导线相连。面板上有三个温度调节钮，可调节层析室热导检测器的给定温度。

3. 供电器　是个独立的电气单元，用于供给热导检测器直流电流，与主机之间有专用导线连接。

4. 记录仪量程为 $0 \sim 1mV$，满程扫描时间为 1 秒，与主机之间有专用导线连接。

（二）气相色谱仪准备

1. 打开高压瓶总阀门，调节减压阀，使输出压力降为 $2kg/cm^2$ 左右（具体用法参照气相色谱仪说明书）。

2. 仪器通电后先后按下主机的"启动"、"鼓风'开关按钮，然后接通温度控制器电源。

3. 5 分钟后接通供电器电源，电流强度在 140mA 左右。

4. 恒温 1 小时后，层析室和热导池温度应分别为 (50 ± 10)℃ 和 $75 \sim 80$℃；否则需请工程师检修。

5. 用皂膜流量计校正载气流量，使其稳定在 40ml/min 左右，每天校正 1 次。

6. 开机 2 小时后按下 1/4 信号衰减键，记录仪接通电源，走纸速度为 600mm/h，若基线平直即可进行 CO 浓度测定。

（三）气体准备

1. 标准气配制　分别取医用空气瓶、氧气瓶、一氧化碳气瓶、氦气瓶备用。将医用空气瓶的压力降至一定水平后作为配制瓶，按标准气中 CO 浓度为 0.3%、氦气浓度为 10%、氧气浓度为 21%、剩余气体为氮气的要求，分别计算出需要的 CO 容积、氦气容积、氧气容积；然后按计算量将上述气体分别通过连接管冲入空气瓶中。全部气体冲完后，固定和检查配制瓶开关，将气瓶滚动数分钟，然后静置 24～48 小时，使气体充分混匀。然后通过何氏气体分析仪测定气体浓度，气体浓度在上述标准的 5% 之内为符合要求；否则需重新配制。

2. 标准气测定　将上述预先配制在钢瓶中的标准气充入 500ml 橡皮囊中，然后挤出气体，如此清洗橡皮囊二次，再充满气备用。

气相色谱仪衰减比例设置为 1/32（根据记录曲线长短调节衰减比例），开启记录仪走纸，然后将橡皮囊中的标准气置平面六通转阀 2 进样，记录纸上最先出现氦峰，接着出现为氮、氧混合峰；然后将衰减比例设置为 1/2，出现第三条峰，为 CO 峰；待 CO 尾部呈镰刀状时，将衰减比例回复到 1/32，记录笔即复位到基线。用曲线尺在 CO 峰起点和镰刀状尾部之间作一曲线，由 CO 峰顶作一垂线与该曲线相交，此点与峰顶之垂直距离即为 CO 峰高。需强调实际标准气的浓度和上述要求的浓度常有少许差异，比如 CO 的浓度可能为 0.31%，而不是 0.3%。

3. 吸入气测定　吸入气即当日用于测定 CO 弥散量的混合气，需测定前临时配制。因配制量有限，仅能够测定几个受检者。除上述气相色谱仪外，CO 弥散量测定装置包括呼出气收集装置（即图 8-10 的袋箱装置）和肺量计。测定吸入气浓度时，首先将五路开关转到位置 2，压下肺量计浮筒使吸入用混合气驱入箱中的贮气袋内，将其中的残余气体排出，并保存足量的混合气；将五路开关转到位置 1，吸入贮气袋内的气体约 1～2L；将五路开关转到位置 4，下压肺量计浮筒，将贮气袋中气体挤入 500ml 于橡皮囊中清洗二次，然后按上述标准气测定所示方法测定实际吸入气中的峰高，按下列公式计算出吸入气中的氦和 CO 的实际浓度。

$$吸入气浓度 = 吸入气峰高/标准气峰高 \times 标准气浓度$$

4. 不能忽视的说明在早期的 CO 测定阶段，标准气由各个肺功能室自己配制，所用气瓶容积非常小，一般配制 2 瓶，1 瓶使用，1 瓶备用；而每日用的吸入气也需自己临时配制。目前所有标准气皆由专用医用气体公司提供，绝对不能再自行配气；气瓶容积非常大，标准气直接作为吸入气用于临床测定，故每日可测定大量受检者。每日进行肺功能测定前，需先对标准气中的 CO、氧、氦（或其他示踪气体）进行测定，测定结果即为每日的实际吸入气浓度，供当日计算用。

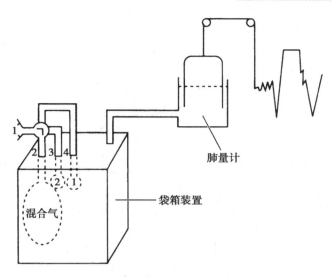

肺量计

袋箱装置

混合气

图 8-10 CO 弥散量测定装置模式图

（四）CO 弥散量测定的操作步骤

1. 向受检者说明测验要求和意义以取得其配合。

2. 排尽箱内二小气囊内的气体，五路开关转至位置 1，与肺量计相通。

3. 受检者取坐位，接好咬口，夹上鼻夹；咬口与五路开关连接，待受检者吸呼平稳后随即开启肺量计，纸速在 2 挡（1.7mm/s）。

4. 记录 3~4 次潮气容积，在平静呼吸末令受检者呼至残气容积时（让受检者摇手示意表示，或呼气曲线呈水平线时）转动五路开关至位置 2，与储气袋相通。令受检者迅速吸气至肺总量（吸气开始即按秒表，这与现代要求不同），屏气 10 秒，然后快速呼气；在呼气的同时及时将开关转至 3、4 位置，先后将呼出气充满气囊 1、气囊 2（为肺泡气），然后再将开关转至位置 1，呼至残气容积（见图 8-7）。

5. 取下受检查者的鼻夹及咬口，关闭肺量计，用 20ml 注射器抽取气囊 2 内的呼出气样。具体要求是先冲洗二次，再抽取气样保存。然后在气相色谱仪上测定氦和 CO 的浓度。

6. 从肺量计上取下描图纸，测出受检者的吸气肺活量（VCi）和屏气时间。

7. 计算 CO 弥散量

（1）理论依据：该方法的基本要点是假定气体吸入后快速均匀地分布于所有肺泡内，这在正常肺能基本实现。He（也可以是其他气体）作为示踪气体，不进行气体交换，吸入气中的浓度最高，吸气过程中迅速分布于肺内，浓度下降；吸气末和呼气过程中的浓度相同，能够反映肺容积的大小（详见第四章）。CO 在吸气末、屏气初的肺泡内浓度最高，代表跨肺压的最大值（肺泡毛细血管的 CO 分压为 0）；随着弥散的进行，肺泡内的 CO 浓度逐渐下降，呈现一定规律的函数关系，可用于计算；收集的呼出气为弥散测定过程中最低浓度的肺泡气，反映弥散过程中的最低跨肺压（此时肺泡毛细血管的 CO 分压依然为 0）。

（2）D_LCO 的计算：根据吸入气氦浓度（FiHe）、吸入气一氧化碳浓度（FiCO）、呼出气氦浓度（FeHe）、呼出气一氧化碳浓度（FeCO）、吸气肺活量（VCi）、屏气时间（t）

计算出屏气初期肺泡气的最高 CO 浓度（F_ACO）、肺泡气容积（V_A，反映总弥散面积），最后计算出 D_LCO。

　　吸气末、屏气开始前，CO 和 He 皆被残气容积稀释，且稀释幅度相同；同时弥散尚未进行，故两种气体的浓度比值相同，即：

$$F_ACO/FiCO = FeHe/FiHe$$
$$F_ACO = FiCO \times FeHe/FiHe$$
$$V_A = (VCi - VD) + RV$$

　　VD 包括解剖无效腔、咬口及连接管路的无效腔，其中前者随受检者变化，其大小 = 理想体重（kg）×2.2ml；后者固定（不同测定仪器有差异），直接带入计算即可。

　　由于无效腔的 He 不参与弥散，He 浓度下降是吸入肺泡内的 He 被 RV 稀释的结果，而 He 稀释前后的含量不变，故有公式：

$$(VCi - VD) \times FiHe = V_A \times FeHe$$
$$V_A = (VCi - VD) \times FeHe/FiHe$$

　　实际计算时，需校正为标准条件（STPD）（与肺容积和通气功能校正为 BTPS 不同），故有公式：

$$V_A = (VCi - VD) \times FeHe/FiHe \times STPD$$

$$D_LCO = \frac{V_A \times 60}{PB - 47} \times \ln\left[\frac{F_ACO}{FeCO} \times 1.05\right]$$

　　式中：ln 为自然对数；47 为 37℃ 时的饱和水蒸气压；PB 为大气压；60 为时间单位换算（1 分钟 = 60 秒）。

$$KCO = D_LCO/V_A$$

　　8. 重复下一次测定至少需间隔 5 分钟，两次误差应小于 5%；否则需间隔 20 分钟后再次测定，直至出现 2 次误差小于 5% 的数据。最终结果取最大值。

　　9. 测试完毕，分别关闭仪器电源及高压气瓶总阀门，用过的五路开关、橡皮囊、咬口（目前皆用一次性物品）需常规消毒。

　　10. 不能忽视的说明　中山医院初期测定阶段是吸气开始时按秒表计时，呼气开始按秒表结束，与目前的标准有一定差异，直接导致 1988 年制定的 D_LCO 正常预计值公式不符合现代要求。为此我们用新仪器，按新测定要求制定了新的预计值公式（肺容积和通气功能的预计值公式经检验仍适合于现阶段，故其预计值公式未更改）。

　　（五）质量控制

　　1. 定标和校准　在每次测定前，应对仪器的容积、环境状态进行定标，对气体浓度等进行校正。

　　（1）肺量计和流量计校准：如上述，无论是单次呼吸法还是重复呼吸法，D_LCO 的测定皆在肺容积测定的基础上完成，因此肺量计或流量计的校准是必须的。定标容积的精确度要求达到读数的 ±3%（包括 3L 定标筒的误差，实际读数为 3.5%）。其具体校准与肺活量测定相同，详见第四章第三节。

　　（2）吸入气浓度的校准：标准吸入气（即 10% He 或其他示踪气体、0.3% 的 CO、21% 的 O_2、N_2 平衡的混合气体）中的主要测定气体是 He 和 CO，两者出厂时的实际浓度可能略低于或略超过上述理论值，但与理论值的差别应在 5% 以内。每日肺功能测定前应进行气体浓度的测定，以当日实际测定值为准。该测定值输入仪器，用于肺容积和 CO 弥散量的计算。

（3）肺活量的测定：无论是单次呼吸法还是重复呼吸法，尤其是后者，每次测定前皆需测定肺活量，该测定值储存在计算机中作为 RV 等参数换算用和 CO 测定中需要的容积换算用；另外单次呼吸法测定时，肺活量测定还可使可能存在的陷闭肺泡充分开放，从而使单次呼吸法测定的 TLC 和 D_LCO 结果更准确。

因 CO 浓度非常低，所以测定要求非常高。同样屏气时间非常短，时间测定也必须非常精确。除每一部件外，还需检查整个仪器的各种阀是否正常，以及有无漏气等情况，确保收集到真正的肺泡气。

2. 无效腔的控制　对于成人而言，阀门、过滤器和咬口的无效腔总容积（VD）要小于 35ml，VD 的冲洗容积（washout volume）至少需要 0.75 ~ 1.0L（这也是单次呼吸法测定时要求 FVC 不能少于 0.75 ~ 1.0L 的主要原因）；如果受检者的 FVC < 2.0L，冲洗容积可以减少到 0.50L。采样容积（sample gas volume）需要 0.5 ~ 1.0L；如果受检者的 FVC < 1L，采样容积也可以 <0.5L，但要保障能够完全排空无效腔气。

3. 受检者的选择　当受检者 FVC < 1L 或 0.75L（具体要求随测定仪器变化，下同）时，常不能收集到足够的供测定用的肺泡气，不能用单次呼吸法进行 D_LCO 测定。当受检者有明显气流阻塞，气体在肺泡内的分布不均匀时，则无法收集到气体浓度稳定的肺泡气，也不能用单次呼吸法进行 D_LCO 的测定。由于检查时需屏气 10 秒，故不适合于严重气短患者。

4. 测定结果的评价和选择

（1）测定次数和测定间隔：至少有 2 次测定，2 次测定的间隔时间至少 5 分钟；如果是严重阻塞肺疾病，应适当延长间隔时间，例如 10 分钟（这主要针对重复呼吸法测定而言）。短期内测定不宜超过 5 次，否则测定结果的准确性显著下降。

（2）可接受性的判断：①吸气肺活量（VCi）的测定值 ≥85% 的最大 FVC 或 VC；②屏气时的肺容积始终保持恒定，即屏气描线无波动；③屏气时间为 8 ~ 12 秒；④吸气与呼气动作均匀而迅速，要求吸气时间 <4 秒，呼气时间要 ≤4 秒（样本采集时间 <3 秒）。

（3）可重复性的判断：至少有 2 次可接受测试，两次最佳结果之间的差异 ≤3ml/（min·mmHg）（或 1mmol/（min·kPa））或 ≤10%。

（4）结果的报告选择两次最佳 D_LCO 和 D_LCO/V_A 的均值。如果经过 Hb、COHb、吸入气氧分压（PiO_2）等校正，也需要同时报告校正后的 D_LCO 和 D_LCO/V_A。

（六）现代呼出气的采样和测定方法

1. 小储气袋收集法　通过电脑自动采集，使呼出气收集袋（或收集室）的容积明显减小，CO 分析仪的体积也相应显著减小，可与 He 分析仪等组装在一起直接安装在气路上，与肺容积测定同步完成；呼吸气路的无效腔容积小，需要的气样容积少，对 FVC 的要求低，即更低的 FVC 也可以准确测定，一般要求 FVC >750ml 即可。是目前最常用的测定方法。

2. 连续测定法　随着电子技术和电子计算机技术的发展，可对呼出气进行瞬间采样，而不需要收集袋（详见第十九章），因此仪器体积进一步缩小，呼吸气路的无效腔容积也进一步减小，测定范围进一步扩大，是目前各种肺功能仪的发展方向。

四、稳定状态法测定一氧化碳弥散量

受检者呼吸含有一定浓度 CO 的混合气体，测定 CO 摄取速率（$\dot{V}CO$）与肺泡气 CO 浓度或分压（P_ACO），并计算出 D_LCO。基本要求是受检者吸入含有 0.3% CO、10% He、21% O_2 以及 N_2 平衡的混合气体（可直接采用上述含 He 的标准气）5 ~ 6 分钟。最初呼出气弃之，数分钟后，认为达到恒定状态时，收集呼出气 1ml 于储存袋，分析呼出气中的 CO、CO_2 与 O_2 浓度，根据公式计算 D_LCO。

（一）气相色谱仪准备

参照单次呼吸法。

（二）$PaCO_2$ 及 VD/VT 测定

可用重复呼吸法测定呼气末 PCO_2（$PetCO_2$）从而间接反映 $PaCO_2$；也可直接抽取动脉血测定 $PaCO_2$，最后换算出 VD/VT。

本节简述重复呼吸法测定 $PaCO_2$ 的方法。

1. 测定装置　主要包括二路开关和储气囊（图 8-11）。

2. 准备工作

（1）贮气囊接二路开关备用，囊内贮存含 CO_2 和氧气的混合气体约 1.5L（约为潮气容积的三倍），其中 CO_2 浓度约为 7% ~ 8%。

（2）向受检者说明操作要求和意义以取得其配合。

（3）开启红外线二氧化碳分析仪预热 5 分钟，按二氧化碳分析仪操作常规校正后备用（也可用其他类型的二氧化碳分析仪）。

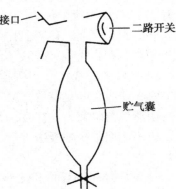

接口　二路开关

贮气囊

图 8-11　重复呼吸法测定 $PaCO_2$ 的模式图

3. 操作步骤

（1）夹上鼻夹，接上咬口，并与二路开关连接，让受检者呼吸空气约 1 分钟，使其适应测定状态。

（2）在平静呼气末转动二路开关与贮气囊相通，要求受检者作稍深快速度的呼吸 15 秒，使肺内气体呼入气囊中，即转动二路开关与空气相通，自然呼吸。每次重复呼吸时间不得超过 20 秒。

（3）呼吸空气数分钟后，再重复（2）的操作，最终使气囊与肺泡气的 CO_2 浓度平衡。

（4）测定贮气囊内的 CO_2 浓度，按下列公式计算 $PaCO_2$。

$PaCO_2$（mmHg）=（当时大气压 -47）× 重复呼吸后储气囊中的 CO_2 浓度 -6

（5）注意事项贮气囊中的气体必须重复测定 2 ~ 3 次，直至 CO_2 浓度的测定值基本不变为准。

（三）气体准备

1. 标准气的测定　将预先配制在钢瓶内的标准 CO 混合气体充入 500ml 橡皮囊中，然后挤出、清洗气囊二次，再充满橡皮囊备用，气相色谱仪准备后将橡皮囊中备用气样取出，测出 CO 峰高。

2. 吸入气浓度测定　将集气囊内的气体收集在贮气囊中，接在气相色谱仪上测出 CO 峰高，根据下列公式计算吸入气 CO 浓度：吸入气浓度 = 吸入气峰高/标准气峰高 × 标准气浓度。

3. 安装和调节 CO 弥散量测定装置（图 8-12）。该装置与单次呼吸法的测定装置有部分相同，即皆包括肺量计和袋箱装置；此外还有集气囊和带两通开关的连接装置。

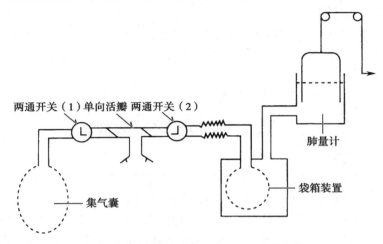

图 8-12　稳态法测定一氧化碳弥散量的装置模拟图

（四）操作步骤

1. 向受检者说明测验要求以取得其良好配合。

2. 将钠石灰放入测定仪，以吸收呼吸过程中产生的 CO_2 和水蒸气。

3. 使两通开关（1）通大气（不同开关位置详见单次呼吸法），用肺量计抽尽袋箱装置内气囊的气体。

4. 受检者取坐位（或卧位），接好咬口，夹上鼻夹，咬口与单向活瓣连接，待呼吸平稳后转动两通开关（1），使受检者吸入集气囊中的含 0.3% CO 混合气，而呼气入袋箱装置的气囊内。

5. 清洗几次袋箱装置的气囊，然后由肺量计记录潮气容积与呼吸次数，使气囊内尽量装最多的气体后，转动两通开关（2）使气囊密闭。

6. 取下受检者的咬口及鼻夹，关闭肺量计，用 20ml 注射器抽取气囊中呼出气样，冲洗二次，然后再抽取气样，并在气相色谱仪上测定，测出混合呼出气的 CO 浓度（$F_{\bar{E}}CO$）和 CO_2 浓度（$F_{\bar{E}}CO_2$），并换算为相应的分压：$P_{\bar{E}}CO$ 和 $P_{\bar{E}}CO_2$。两者实质皆为肺泡气的浓度和分压。

7. 从肺量计上取下描图纸，测出 VT 和 RR，计算 VE。

8. D_LCO 的计算

（1）计算 VD/VT：$VD/VT = (PaCO_2 - P_{\bar{E}}CO_2)/PaCO_2$。

（2）计算肺泡气 CO 分压（P_ACO）：

$$P_ACO = \frac{P_{\bar{E}} - VD/VT \times PiCO}{1 - VD/VT}$$

（3）计算 CO 吸收率和每分钟 CO 吸收量：

$$CO\ 吸收率 = \frac{FiCO - F_{\bar{E}}}{F_{\bar{E}}CO} \times 100$$

$$每分钟 CO 吸收量 = VE \times (FiCO - F_{\bar{E}}CO)$$

（4）计算 D_LCO：$D_LCO = 每分 CO 吸收量/P_ACO$。

9. 重复测定至少需间隔 5 分钟以上。

10. 不能忽视的说明

（1）与单次呼吸法相同，上述要求皆为早期测定方法，供操作者理解用。目前的标准气和吸入气皆为同一种混合气，由专门医用工厂提供。每日的吸入气浓度测定与单次呼吸法相同。

（2）该方法已基本为现代重复呼吸法取代。

五、重复呼吸法测定 CO 弥散量

（一）早期测定方法

1. 受检者呼气至 RV 后，自储气袋内重复呼吸标准混合气（与上述相同），共 30 ~ 60 秒，储气袋内气体容积调节至与受检者 VC 相等，呼吸频率约 30 次/分，以保证储气袋内的气体与肺泡气充分混合。由于呼吸深度与 VC 相等，故每次吸气时均能将储气袋内的气体全部吸入。在不同时间点测定储气袋内的 CO 浓度，最终根据公式计算出 D_LCO。

2. 计算公式

$$V_s = V_{bag} \times \frac{FibHe}{FfbHe}$$

$$D_LCO = \frac{V_s}{PB - 47} \times \frac{60}{t_1 - t_2} \times \ln \frac{FbCO(1)}{FbCO(2)}$$

公式中 V_s 为 RV 与储气袋气体容积之和，V_{bag} 为储气袋气体容积，FibHe 为弥散开始前储气袋内的氦浓度，FfbHe 为弥散测定结束时储气袋内的氦浓度，t_1、t_2 分别弥散测定过程中的两个时间点，FbCO(1) 为 t_1 时储气袋内的 CO 浓度，FbCO(2) 为 t_2 时储存袋内气体 CO 浓度。

（二）现代测定方法

随着电子技术和计算机技术的不断发展，气体分析仪可对呼出气迅速采样和测定，甚至进行瞬时测定（而不需要储气袋），这样呼吸管路的无效腔显著减少，测定气体浓度时对患者呼吸状态的要求明显下降。现代重复呼吸法与既往测定方法不同，但与稳态法非常相似，要求受检者平静呼吸储气袋内的标准混合气，在呼吸过程中，整个呼吸通路中 He（或其他示踪气体）迅速达到平衡状态，此时 He 浓度描记图显示为：浓度逐渐下降，并最终呈一直线，测定结束。根据公式计算出 D_LCO。因测定时间较长，弥散速率不均一，故必须借助计算机完成计算。

六、单次呼吸法和重复呼吸法的比较

在早期阶段，二种测定方法的差别较大，测定仪器和测定的精确度也有较大不同，但现代测定方法发生巨大变化，其主要特点是通过一套仪器和一瓶测试气体（标准气）完成两种方法的测定，只是某些特点有一定差别，简述如下。

（一）单次呼吸法的基本特点

优点是操作高度标准化，直观，重复性好，对适合人群的精确性高，是目前常规的测定方法。缺点是要求受检者快速吸气、屏气、呼气，对受检者配合程度的要求高；不适合于运动时测定；也不适合于下列患者：明显气短的患者，FVC 明显减小的患者，有明显气流阻塞的患者。

虽然屏气测定是非生理性的，但测定结果仍然可以作为判断病情严重程度的良好指标。

（二）重复呼吸法的基本特点

在自然呼吸状态下完成测定，因而更符合受检者的生理特点，可适用于各种情况，对于通气、血流分布以及肺容积变化的影响较不敏感，即单次呼吸法不能测定的患者可通过重复呼吸法完成，是目前常规的测定方法。缺点是缺乏高度标准化的要求，测定结果的精确性和重复性可能稍低；测定时间较长；严重气体分布时，其准确性也有所下降。

（三）两种方法的结果比较

1. 重复呼吸法测定 FRC 位置的 CO 弥散量（常简称 D_LCOrb），单次呼吸法测定 TLC 位置的 CO 弥散量（常简称 D_LCOSB），因而前者的测定值较后者小。

2. 两种方法的测定值密切相关，如用肺容积加以校正，则二者之间无明显差别，除非有明显 $\dot{V}/\dot{Q}$ 失调；如上述，一旦有明显 $\dot{V}/\dot{Q}$ 失调，重复呼吸法的测定值更可靠。

七、现代肺功能仪测定 CO 弥散量的特点

与早期测定仪器相比，现代肺功能仪测定 CO 弥散量的方法、原理、计算公式相似。但有以下特点：①由单一测定 CO 弥散量的装置改为能同时测定肺容积和 CO 弥散量的复合型仪器（即氦、甲烷等不仅是测定 CO 弥散量的示踪气体，也是测定肺容积的标记气体），还能同时测定呼吸流量和通气功能（用单一流量计完成呼吸流量、通气功能、肺容积的测定），因此一台仪器取代了既往的 4 台仪器，占用的面积显著减少；气体浓度分析仪与流量计组装在一起，安装在肺功能仪气路的同一部位，容积和浓度同步测定，测定结果更准确。②仪器管路的阻力明显降低，测定的准确度提高；测定管路的无效腔减小，适应证拓宽，特别是单次呼吸法可用于用力肺活量更小（FVC > 750ml 即可）的受检者。③标准气和吸入气：传统上需由操作者定期配制标准气，每天配制吸入气、并进行气体浓度测定；现代测定则用已配好的、浓度恒定的高压混合气作为标准气和吸入气，能进行长时间应用，因此气体浓度稳定，操作步骤显著减少，人为因素的影响也显著减少，每日测定数量显著增多。④测定仪器的定标由人工改为自动，每日气体浓度的测定也有人工改为自动，人为因素的影响进一步减少。⑤测定数值由人工操作、计算改为电脑自动操作、计算，并自动与预计值比较，计算出实测值占预计值的百分比，最后将实测值、预计值和实测值占预计值的比例通过荧光屏直接显示和（或）用打印机直接打印出来，因此可显著节省劳动力。⑥因为是用同一台仪器完成容积和浓度的同步测定，故单次呼吸法和重复呼吸法皆可在测定肺容积的同时完成 CO 弥散量的同步测定（图 8-13 ~ 图 8-15），显著减少测定程序。⑦单次呼吸法测定时的屏气时间由人工（通过秒表）计时改为电脑自动计时、并通过显示屏自动显示；重复呼吸法测定时间的确定也由人工固定设置改为通过电脑自动测定和调节：即连续监测 He（或其他示踪气体）浓度和 CO 浓度，示踪气体浓度达稳定状态时自动终止测定（图 8-15、图 8-16）；受检者的依从性显著改善，因此各种测定方法皆更为简单、准确，皆可根据需要灵活选择，特别是重复呼吸法已成为不适合单次呼吸法测定时的常规方法（图 8-15、图 8-17）。

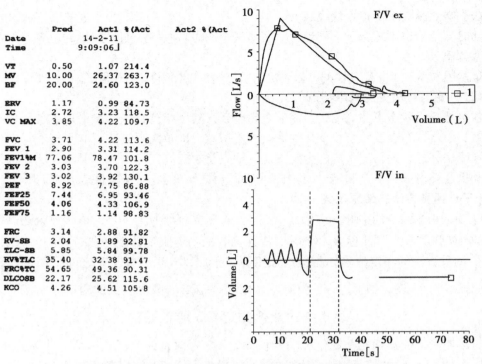

	Pred	Act1	%(Act	Act2	%(Act
Date		14-2-11			
Time		9:09:06			
VT	0.50	1.07	214.4		
MV	10.00	26.37	263.7		
BF	20.00	24.60	123.0		
ERV	1.17	0.99	84.73		
IC	2.72	3.23	118.5		
VC MAX	3.85	4.22	109.7		
FVC	3.71	4.22	113.6		
FEV 1	2.90	3.31	114.2		
FEV1%M	77.06	78.47	101.8		
FEV 2	3.03	3.70	122.3		
FEV 3	3.02	3.92	130.1		
PEF	8.92	7.75	86.88		
FEF25	7.44	6.95	93.46		
FEF50	4.06	4.33	106.9		
FEF75	1.16	1.14	98.83		
FRC	3.14	2.88	91.82		
RV-SB	2.04	1.89	92.81		
TLC-SB	5.85	5.84	99.78		
RV%TLC	35.40	32.38	91.47		
FRC%TC	54.65	49.36	90.31		
DLCOSB	22.17	25.62	115.6		
KCO	4.26	4.51	105.8		

图 8-13 单次呼吸气法同步完成 CO 弥散量和肺容积的测定

正常肺功能：CO 弥散量、肺容积和通气功能皆基本正常

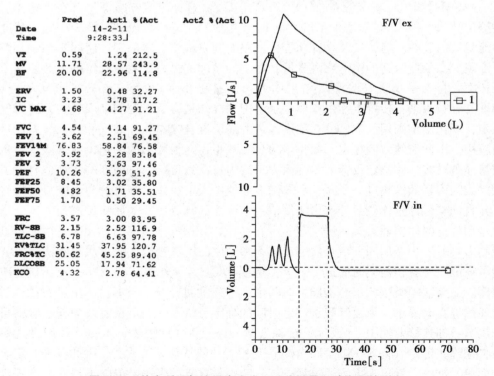

	Pred	Act1	%(Act	Act2	%(Act
Date		14-2-11			
Time		9:28:33			
VT	0.59	1.24	212.5		
MV	11.71	28.57	243.9		
BF	20.00	22.96	114.8		
ERV	1.50	0.48	32.27		
IC	3.23	3.78	117.2		
VC MAX	4.68	4.27	91.21		
FVC	4.54	4.14	91.27		
FEV 1	3.62	2.51	69.45		
FEV1%M	76.83	58.84	76.58		
FEV 2	3.92	3.28	83.84		
FEV 3	3.73	3.63	97.46		
PEF	10.26	5.29	51.49		
FEF25	8.45	3.02	35.80		
FEF50	4.82	1.71	35.51		
FEF75	1.70	0.50	29.45		
FRC	3.57	3.00	83.95		
RV-SB	2.15	2.52	116.9		
TLC-SB	6.78	6.63	97.78		
RV%TLC	31.45	37.95	120.7		
FRC%TC	50.62	45.25	89.40		
DLCOSB	25.05	17.94	71.62		
KCO	4.32	2.78	64.41		

图 8-14 单次呼吸气法同步完成 CO 弥散量和肺容积的测定

轻度阻塞性通气障碍，除 RV、RV/TLC 略增大外，其余肺容积基本正常，DLCO 和 KCO 轻度下降

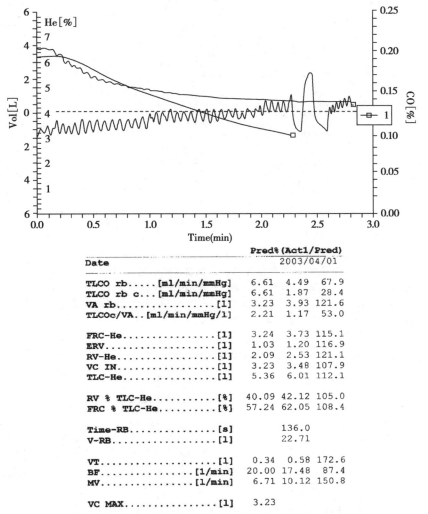

Date	Pred	%(Act1/Pred)	
		2003/04/01	
TLCO rb.....[ml/min/mmHg]	6.61	4.49	67.9
TLCO rb c...[ml/min/mmHg]	6.61	1.87	28.4
VA rb................[1]	3.23	3.93	121.6
TLCOc/VA..[ml/min/mmHg/l]	2.21	1.17	53.0
FRC-He................[1]	3.24	3.73	115.1
ERV...................[1]	1.03	1.20	116.9
RV-He.................[1]	2.09	2.53	121.1
VC IN.................[1]	3.23	3.48	107.9
TLC-He................[1]	5.36	6.01	112.1
RV % TLC-He...........[%]	40.09	42.12	105.0
FRC % TLC-He..........[%]	57.24	62.05	108.4
Time-RB...............[s]		136.0	
V-RB..................[1]		22.71	
VT....................[1]	0.34	0.58	172.6
BF................[1/min]	20.00	17.48	87.4
MV................[1/min]	6.71	10.12	150.8
VC MAX................[1]	3.23		

图 8-15　重复呼吸法完成 CO 弥散量和肺容积的同步测定

明显阻塞性通气功能障碍患者，近 3 秒时氦气浓度达稳态，测定自动终止。结果显示测定 RV 增大，FRC、TLC 有所增大，VCi 正常，D_LCO 和 KCO 下降

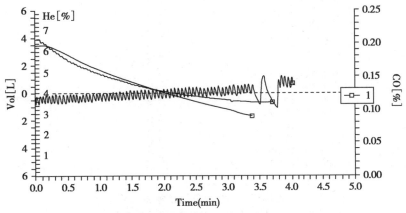

图 8-16　用重复呼吸法测定 CO 弥散量

Date	Pred%(Act1/Pred) 2003/04/01		
TLCO rb.....[ml/min/mmHg]	6.76	4.24	62.7
TLCO rb c...[ml/min/mmHg]	6.76		
VA rb........[1]	3.52	6.65	189.0
TLCOc/VA..[ml/min/mmHg/1]	1.91	1.94	101.4
FRC-He................[1]	4.00	6.41	160.1
ERV...................[1]	1.28	1.09	85.1
RV-He.................[1]	2.45	5.32	217.1
VC IN................[1]	3.72	2.08	55.8
TLC-He................[1]	6.27	7.63	121.7
RV % TLC-He..........[%]	41.39	69.74	168.5
FRC % TLC-He.........[%]	58.08	83.98	144.6
Time-RB...............[s]		203.0	
V-RB..................[1]		38.37	
VT....................[1]	0.33	0.67	205.0
BF..................[1/min]	20.00	17.11	85.6
MV..................[1/min]	6.57	11.53	175.4
VC MAX...............[1]	3.72		

图 8-16　用重复呼吸法测定 CO 弥散量（续）

接近 4 秒时氦气浓度达稳态，自动终止测定，与图 8-14 和图 8-15 相比，患者气流阻塞明显加重，RV、FRC、RV/TLC、FRC/TLC 显著增大，TLC 增大，提示气体分布严重不均，达稳态所需时间更长，D_LCO 不能准确显示

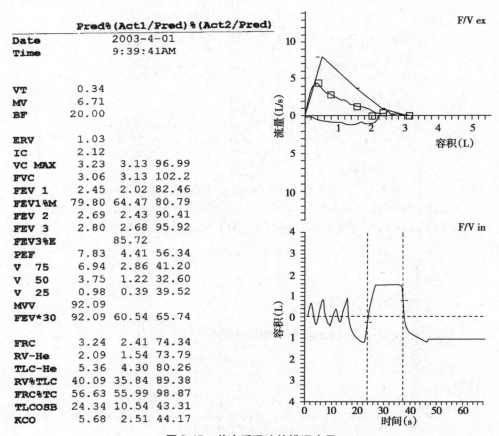

	Pred%(Act1/Pred)%(Act2/Pred)		
Date	2003-4-01		
Time	9:39:41AM		
VT	0.34		
MV	6.71		
BF	20.00		
ERV	1.03		
IC	2.12		
VC MAX	3.23	3.13	96.99
FVC	3.06	3.13	102.2
FEV 1	2.45	2.02	82.46
FEV1%M	79.80	64.47	80.79
FEV 2	2.69	2.43	90.41
FEV 3	2.80	2.68	95.92
FEV3%E		85.72	
PEF	7.83	4.41	56.34
V 75	6.94	2.86	41.20
V 50	3.75	1.22	32.60
V 25	0.98	0.39	39.52
MVV	92.09		
FEV*30	92.09	60.54	65.74
FRC	3.24	2.41	74.34
RV-He	2.09	1.54	73.79
TLC-He	5.36	4.30	80.26
RV%TLC	40.09	35.84	89.38
FRC%TC	56.63	55.99	98.87
TLCOSB	24.34	10.54	43.31
KCO	5.68	2.51	44.17

图 8-17　单次呼吸法的错误应用

与图 8-15 为同 1 例患者，用单次呼吸法测定的肺容积和
弥散量皆显著下降，不符合呼吸生理特点，结果作废

总之，现代肺功能仪测定 CO 弥散变得非常简单、方便，准确性和重复性更好，单次呼吸法可用于 FVC 较小的患者，而重复呼吸法已成为常规的测定方法。但同时也应注意，在测定方法变得简单的同时，测定程序、原理和计算过程也变得非常抽象，使操作者和临床医生不容易理解其测定的程序和原理，对测定结果是否准确也更难以把握，因此用现代肺功能仪测定 CO 弥散量时，不仅要严格掌握其操作规程，也必须理解传统测定仪器的基本结构、测定原理、方法和要求。

第六节　影响一氧化碳弥散量的生理学和病理学因素

临床所指的肺弥散量是指氧和 CO_2 的弥散量，主要是氧弥散量；而肺功能室测定的是 CO 弥散量，两者的影响因素并不完全相同，甚至在某些情况下有较大差异。若无特别说明，本节是指影响 CO 弥散量的因素，且主要是指影响单次呼吸法测定结果的因素；若对单次呼吸法和重复呼吸法的影响不同，会给出补充说明。若是影响氧弥散量的因素和影响 CO 弥散量的因素不同，也会给出说明。

一、影响成人 CO 弥散量的生理因素

需强调下述情况是指对正常人单次呼吸法测定结果的影响，因为该法在 TLC 位置测定，肺容积固定，只有技术员指导恰当，受检者很容易吸气至真正的 TLC 位置，故容易评价影响因素；而重复呼吸法是在 FRC 位置测定，肺容积容易受多种因素的影响，比如休息时间不足、紧张、运动、发热，可以出现 FRC 测定结果的增大或减小，前者导致扩散膜面积增大和 D_LCO 升高，后者导致扩散膜面积的减少和 D_LCO 下降，因此评价影响重复呼吸法测定结果的因素时必须充分考虑"FRC"是否是静息状态的稳定肺容积。

（一）基本生理因素

1. 年龄　D_LCO 随年龄的增大而降低，降低幅度约为每年 $0.10 \sim 0.24 ml/(mmHg \cdot min)$ [$75 \sim 1.80 ml/(kPa \cdot min)$]。降低原因不太清楚，可能主要与有功能的毛细血管床变化或 $\dot{V}/\dot{Q}$ 离散度增大有关。

2. 身高　弥散量与身高成正相关。身高增加，肺容积增大，肺泡毛细血管膜的面积增加，肺毛细血管血容量增多，D_LCO 增大。

3. 体重　一般情况下，D_LCO 与体重有一定程度的正相关，但若同时考虑身高因素，则无明显关系。但若出现体重的异常变化，如超重，由于 $\dot{V}/\dot{Q}$ 离散度增大，D_LCO 反而有所下降。

4. 性别　年龄相同的情况下，男性的 D_LCO 较女性大，但如考虑进身高的影响，则 D_LCO 在性别之间并无差异。

上述影响 D_LCO 的生理条件说明，除老年人肺功能减退导致 D_LCO 下降外，其他因素皆通过影响肺容积的大小影响 D_LCO，肺容积大者，D_LCO 大；反之则小。KCO 排除了肺容积的影响，不同年龄、身高、性别的受检者的结果相同。

（二）体位

有报告卧位较坐位时 D_LCO 增加 14% ~ 20%，而坐位较立位时增加 13%。可能与肺血

流量增加和 $\dot{V}/\dot{Q}$ 改善有关，即立位时重力影响最大，回心血流量减少，肺血流量亦减少；而 $\dot{V}/\dot{Q}$ 的离散度增大。由立位改为坐位或卧位时，重力的影响逐渐减弱，重力对回心血流量、气体分布和血流分布的影响减弱，肺血容量增大，$\dot{V}/\dot{Q}$ 改善，D_LCO 自然增大。故测定 D_LCO 时需注明受检者的体位。常规情况下，D_LCO 是在坐位测定的，可不注明。

（三）其他生理性相关因素

1. 运动　运动时 D_LCO 增加，这可能与运动时肺通气和肺血流量皆增加，以及伴随的 $\dot{V}/\dot{Q}$ 分布改善有关。运动时氧耗量增加，为满足代谢需要，肺通气量和血流量需同时增加。通气量的增加伴随肺泡扩张幅度的增大；血流量的增加可能伴随开放肺毛细血管的扩张，或闭合肺毛细血管的开放，以致肺毛细血管床增加，$\dot{V}/\dot{Q}$ 分布更加均匀，这些变化不仅限于在 FRC 位置，也出现在 TLC 位置，故重复呼吸法和单次呼吸法测定的 D_LCO 皆增大。

2. 血流量　有作者认为运动时 D_LCO 增加的机制主要是肺血流量增加所致，这是不确切的。试验证实：通过静脉输入生理盐水或白蛋白，或注射肾上腺素或阿托品等药物，使机体心输出量增加，但 D_LCO 基本不受影响。甲状腺功能亢进患者，心排血量增加，D_LCO 亦基本不受影响，这与 CO 的特性有关，即 CO 与 Hb 的结合非常迅速，轻度肺血容量或血流量的增加对短时间内（单次呼吸法的屏气时间仅 10s）两者的结合影响不大；再者 CO 是扩散限制性气体，而非血流灌流限制性气体，故单纯血容量的轻度增加对 D_LCO 影响不大。这是解读其他有关试验结果时必须重视的问题。上述运动时的血流量增加和 D_LCO 增大是由于 $\dot{V}/\dot{Q}$ 改善所致，单纯血流量增加一般不会导致 D_LCO 的增大，两者有明显不同。

3. 体温　D_LCO 随体温降低而减少。麻醉狗实验说明，体温每降低 1℃，D_LCO 约减少 5%。体温降低可使 CO 在肺泡膜的溶解度增加，但弥散系数、肺血流量以及肺血管压力均降低；因此体温明显降低时，D_LCO 降低。一般发热可使肺血流量增加，但由于 CO 的特性（见上述），D_LCO 的变化不大，除非是体温明显升高。一般临床患者的体温变化幅度有限，对肺通气量和肺血流量及其分布的影响不大，故 D_LCO 变化不大。

4. 血红蛋白 Hb 是影响氧弥散的主要因素之一。由于 CO 与 Hb 的结合能力是氧的 210 倍，因此 Hb 的轻度下降对 D_LO_2 的影响有限；当然 Hb 重度下降时，D_LCO 也有所降低。

5. 肺泡氧分压（P_AO_2）　正常人静息状态下，P_AO_2 在 $60\sim600$mmHg 的范围内，D_LCO 无明显变化，但当 $P_AO_2 < 40$mmHg 时 D_LCO 增加，可能由于明显低氧时，O_2 与 CO 的竞争性结合作用显著减弱。长期吸入高浓度氧使 D_LCO 减低，是由于高浓度吸氧发生氧中毒，导致肺泡、肺间质和肺血管损伤所致。

6. 肺泡二氧化碳分压（P_ACO_2）　有作者报告，9 例试验者在吸入含 7.5% CO_2 气体 10 分钟后，用单次呼吸法测定弥散量，结果显示 D_LCO 增加 25%，机制不清，可能与 CO_2 兴奋呼吸中枢，肺通气和肺血流量增加导致的 $\dot{V}/\dot{Q}$ 改善有关。常规测定中，无论 P_ACO_2 是否正常，对肺通气、血流的影响皆不大，对 D_LCO 测定结果的影响非常有限。

7. 吸烟　吸烟可使 D_LCO 减少，机制是吸烟导致血液中 CO 的含量增加，测定时肺泡与肺毛细血管之间的 CO 分压差降低，CO 的弥散速率自然减慢，故 D_LCO 下降。正常呼吸情况下，吸烟产生入血的 CO 至少需 12~24 小时才能代谢掉，因此若准确判断吸烟患者的弥散功能，至少停止吸烟 24 小时，最好 48 小时。

8. 高原 高原环境使 D_LCO 升高。有作者报告了 33 例正常人从海平面进入 3658m 高原后的测定结果。海平面 D_LCO 测定值（均数 ±SD）为（20.18 ± 0.74）mmHg，到高原后第 2、5、10 天的测定值分别为：（22.49 ± 9.0）mmHg、（22.41 ± 0.91）mmHg、（21.59 ± 0.48）mmHg。同时测定 38 例在高原居住 1~25 个月者，D_LCO 值为（23.71 ± 1.06）mmHg；25 例世居高原（至少 3 代）者，D_LCO 测定值为（29.60 ± 1.46）mmHg；16 例由高原迁至平原后 6 个月者，D_LCO 测定值为（25.75 ± 1.43）mmHg，仍较平原居民高。以上测定对象均为男性，年龄相似。

居住高原使 D_LCO 增加的原因可能是由于肺弥散能力、通气量、红细胞以及肺毛细血管血流量增加等数种因素综合作用所致。

（四）不同测定方法对弥散量测定值的影响

如前所述单次呼吸法的测定值较重复呼吸法高，因此不同测定方法有不同的正常预计值公式。

综合国外不同作者报告，成人 D_LCO 正常值为 13~48ml/（kPa·min），差别较大，除与受检者之间个体差异、检查方法不同有关外，也与 D_LCO 测定本身的影响因素较多有关，如标准气（He 和 CO）的配制、测定等，这与肺活量、用力肺活量等直接测定肺功能参数（无须换算）的影响因素较少不同，因此 D_LCO 的测定方法和质控标准必须统一，且必须严格执行。

（五）一直忽视的一个影响 CO 弥散量的测定因素——标准肺容积轨迹

在肺顺应性的测定中有一个很重要的概念，即标准肺容积轨迹（standard lung volume history）。该概念是指静态顺应性测定前需 3~4 次达肺总量的深呼吸。因为即使健康人，也存在部分肺泡的开放不充分，会导致顺应性下降，多次深吸气达 TLC 位置可以使肺泡充分开放，顺应性增加。同样充分深吸气几次后，随着所有肺泡的充分开放，TLC 测定值也有所增大，弥散膜面积增大，同时 $\dot{V}/\dot{Q}$ 也更均匀，D_LCO 也相应有所增大，故 TLC 和 D_LCO 的测定（目前两者同步测定，并同时显示测定结果）应放在 VC 或 VC 及 FVC 的测定后进行。

二、CO 弥散量测定的临床意义

与影响 D_LCO 的生理学因素相似，各种能影响肺泡毛细血管膜面积、厚度、弥散能力以及 CO 与 Hb 反应的病理因素均能影响 D_LCO。关于 ACM 的面积应特别注意"实际交换面积或有效交换面积"，而不仅仅是"绝对面积"。在较多 $\dot{V}/\dot{Q}$ 失调（包括急性支气管阻塞导致的分流或肺栓塞导致的无效腔通气），尽管 ACM 的绝对面积无变化，但参与气体交换的有效面积减少，故 D_LCO 明显降低。事实上导致 D_LCO 降低的最常见因素就是 $\dot{V}/\dot{Q}$ 失调。当然绝大多数患者的 D_LCO 降低，个别情况下也会出现升高，但出现解读错误的情况非常多见。还需强调弥散功能障碍极少是临床疾病的唯一的生理异常，常同时伴随 $\dot{V}/\dot{Q}$ 失调，严重者可伴随静动脉血分流率增加和肺容积的明显异常。

（一）肺实质疾病

包括肺泡、肺泡毛细血管膜、肺间质的异常，常出现 D_LCO 和 KCO 的下降，尤其是 KCO 的下降更明显，甚至在影像学改变、或肺容积改变、抑或是 PaO_2 下降前即可出现。

1. 疾病的基本特点　以广泛性或弥漫性肺间质和肺泡改变为基本特点。常见疾病有各种原因的特发性和特异性弥漫性实质性肺疾病；各种原因的肺炎，特别是中重症肺炎；急性肺损伤/急性呼吸窘迫综合征（ALI/ARDS）；各种原因的肺水肿，如心源性肺水肿、负压性肺水肿、脑源性肺水肿、高原性肺水肿；肺泡蛋白沉着症；职业性肺疾病，如尘肺等。

2. D_LCO 和 KCO 下降的机制

（1）肺泡毛细血管膜病变：导致弥散面积减少、厚度增加，结果 D_LCO 和 KCO 下降。由于肺泡损伤严重，故该原因所致的 KCO 的下降幅度常更大。

（2）肺顺应性下降：肺实质炎症、结缔组织增生导致肺顺应性下降，TLC 下降，吸入的 CO 容积减少，D_LCO 必然下降；由于可能存在较多正常的肺结构，故该原因所致 KCO 的下降幅度较 D_LCO 低。

（3）气体分布不均、血流分布不均和 $\dot{V}/\dot{Q}$ 失调：无论是气体或血流分布不均，无论是 $\dot{V}/\dot{Q}$ 降低还是升高，皆会导致肺泡与毛细血管之间的实际交换面积减少，即使 ACM 总的面积和厚度皆正常，最终皆会导致 D_LCO 和 KCO 下降。多数情况下，$\dot{V}/\dot{Q}$ 失调是导致 D_LCO 和 KCO 下降的主要机制。单次呼吸法测定时，由于气体交换时间短暂，D_LCO 和 KCO 测定值的下降更显著；重复呼吸法测定时，由于吸入气体有较充分的时间进入"全部"有通气（包括低通气）的肺泡，并与毛细血管进行气体交换，故 D_LCO 和 KCO 测定值的下降幅度相对较轻。

3. 弥漫性实质性肺疾病的弥散特点　弥漫性实质性肺疾病是导致 CO 弥散量下降的最典型疾病，但在认识上有一定误区，本节重点阐述。

（1）D_LCO 和 KCO 下降是诊断慢性肺间质疾病的重要依据，也是评价治疗效果的重要标准。

弥漫性实质性肺疾病（习惯上称为"弥漫性间质性肺疾病"）主要根据病史、体征、肺功能检查、病理学检查等综合分析、诊断。肺功能检查表现为限制性通气障碍和 PaO_2 下降，但 CO 弥散量下降常远较其他疾病更为严重。若治疗有效，D_LCO 和 KCO 恢复，且其改善常先于限制性通气功能障碍和肺部影像学的改变。

（2）CO 弥散量下降的原因：关于 D_LCO 下降的原因，最初依据光学显微镜检查结果，认为是由于正常肺间质组织被纤维组织或结缔组织所代替，使 ACM 增厚、面积减少所致；但其后的电子显微镜检查又显示了不同的变化。在正常人，部分肺泡上皮与毛细血管内皮紧密连接，且两者之间的基底膜融合在一起，厚度很薄，称为肺泡毛细血管膜，是进行气体交换的部分；其余部分的肺泡上皮与毛细血管内皮之间存在较多结缔组织，称为间质部，主要是液体交换的场所，不影响肺的气体交换。在弥漫性实质性肺疾病患者，电子显微镜检查显示：在多数患者，纤维组织增生主要存在于毛细血管不与肺泡进行气体交换的间质部分，ACM 部分可能并不增厚，该类患者的影像学改变非常明显，肺功能表现为严重限制性通气功能障碍，伴一定程度的 D_LCO 和 KCO 下降，低氧血症相对较轻。但也部分患者，肺间质部分的改变不明显，ACM 改变明显，肺功能表现为 D_LCO、KCO 严重下降和低氧血症，但影像学改变不明显，限制性通气功能障碍的程度也较轻。

综合分析，该类疾病 D_LCO 和 KCO 下降的原因主要有：气体分布不均、血流分布不均和 $\dot{V}/\dot{Q}$ 失调，这常常是最主要的原因；肺泡损伤和肺泡毛细血管床破坏引起 ACM 面积减少；ACM 的炎症反应和纤维组织增生，使其厚度增加；部分肺间质纤维组织增生，使残存的功能良好的肺泡毛细血管被推向一侧，从而使肺泡与毛细血管之间的气体交换面积进一步减少。当然在晚期患者，特别是出现蜂窝肺改变时，肺容积减少和弥散膜厚度增加可能在 D_LCO 和 KCO 的下降中发挥更主要的作用。

（二）胸腔及胸廓疾病

包括胸廓畸形、胸壁损伤、胸腔积液、胸膜肥厚粘连、气胸、纵隔占位等疾病；横膈麻痹，大量腹水或腹部肿块导致横膈上移；局部炎症、损伤影响横膈运动等情况也属于该类疾病。上述情况可导致肺容积减少和限制性通气功能障碍，肺容积的减少必然导致弥散膜面积的减少和 D_LCO 下降，但由于肺实质结构正常或基本正常，KCO 无变化或下降不明显，PaO_2 无变化或仅有轻度下降，这是该类病变与肺实质疾病的主要肺功能区别。

在该类疾病，若肺容积显著下降，用单次呼吸法测定时，常不能收集到真正的肺泡气，KCO 也明显下降。这种下降是错误操作的结果，可能会对疾病类型和严重度发生误判，故需改用重复呼吸法测定，当然后者测定的 KCO 是应该是正常的。

（三）肺内孤立性病变

主要有肺内巨大肿块或大疱，肺内多发性大疱，多发性肺囊肿等，表现为肺容积显著减少和限制性通气功能障碍，但由于病变组织不参与或基本不参与气体交换，而非病变肺组织的功能正常，故其 CO 弥散量变化与胸腔及胸廓疾病的改变相似，表现为 D_LCO 下降，KCO 基本正常。

（四）肺部分切除术

若切除范围不大，通过正常肺组织的代偿，弥散功能可基本无改变；若切除范围较大，则必然出现肺容积下降和限制性通气功能障碍，肺容积减少导致弥散膜面积减少和 D_LCO 的下降；通气肺组织结构和功能正常，KCO 正常。

（五）气流阻塞性疾病

各部位气道的阻塞或气流受限都会导致阻塞性通气功能障碍，但对弥散功能的影响差别较大。

1. 中心气道阻塞　由于肺泡弥散膜的面积和厚度正常，肺容积、D_LCO 和 KCO 皆正常。需强调在重度阻塞的患者，由于不能迅速完成吸气、呼气，屏气困难，不适合用单次呼吸法测定，而应选择重复呼吸法。

2. 周围气道阻塞　主要包括 COPD 和支气管哮喘，两者有相似的肺功能改变，但在某些方面也明显不同。

（1）COPD：主要表现为阻塞性通气功能障碍，同时伴随弥散功能减退。D_LCO 下降的原因主要有：气流阻塞不均匀导致气体分布不均，$\dot{V}/\dot{Q}$ 失调，结果有效扩散面积减少；肺泡壁破坏及其伴随的肺毛细血管床减少导致扩散膜面积绝对减少，其中前者是导致 D_LCO 下降的主要原因。严重肺气肿的气腔显著扩大，气相弥散距离延长，也是导致 D_LCO

下降的原因。由于有气体分布不均、肺泡和肺毛细血管的破坏，KCO 也明显下降。

轻度或早期 COPD 患者的气体分布相对均匀，肺实质无破坏或破坏较轻，故 D_LCO 和 KCO 多基本正常。

如前述，单次呼吸法测定仅适合于轻度 COPD 患者，而重复呼吸法测定可用于各种阻塞程度的患者，尤其是重度阻塞患者。

（2）支气管哮喘：哮喘发作引起肺通气和肺血流的代偿性增加，特别是肺血流量常明显增加；不引起肺实质破坏。肺血流量增加促进 CO 和 Hb 结合的速率，故一般认为 D_LCO 不下降，而是升高，并习惯上认为这是支气管哮喘和 COPD 患者肺功能改变的最主要区别。但事实上并不正确，尽管肺血流量增加，使 CO 和 Hb 结合速率增快，但在心功能和红细胞正常的患者，该因素的作用非常有限；相反，由于严重气体分布不均和 $\dot{V}/\dot{Q}$ 失调，使有效弥散面积明显减少，必然导致 D_LCO 和 KCO 的下降，且常发生低氧血症；只是 D_LCO 和 KCO 的下降幅度低于 COPD 患者。当然在哮喘缓解期，肺通气功能恢复正常；即使仍有一定程度的阻塞性通气功能障碍，$\dot{V}/\dot{Q}$ 失调也明显恢复，D_LCO 和 KCO 基本正常。

在 COPD 患者的缓解期，$\dot{V}/\dot{Q}$ 失调导致的有效弥散面积减少和肺实质破坏导致的弥散面积绝对减少仍存在，故 D_LCO 和 KCO 仍降低，因此缓解期的 D_LCO 不同变化才是 COPD 和哮喘的主要区别之一。

3. 其他原因导致的气道阻塞 如支气管扩张症、职业病等，其 D_LCO 和 KCO 的改变主要取决于是否伴随广泛肺实质破坏或明显 $\dot{V}/\dot{Q}$ 失调导致的有效弥散面积减少。

（六）心血管病变

在解读上有较多误区，见本章第七节。

（七）贫血

各种原因的贫血理论上都导致 CO 和 Hb 的结合速率减慢和 D_LCO 降低。但由于 CO 与 Hb 的结合能力非常强大，且贫血患者常伴随代偿性血流速率增快，故实际上 D_LCO 的变化不大。当然严重贫血也可引起上 D_LCO 的下降。

（八）肺泡出血

肺泡出血将导致有效肺泡容积减少和实际弥散距离（肺泡内液体增加必然增加弥散膜厚度）增加，故肺实际弥散能力下降；但临床测定时，吸入肺泡的 CO 可直接和 Hb 迅速结合，而不必通过肺泡毛细血管膜，故 D_LCO 的测定值反而可能有所增加。

总之，D_LCO 不仅是反映弥散功能的参数，而是综合反映换气功能的参数，气体分布异常、血流分布异常和 $\dot{V}/\dot{Q}$ 失调，以及静动脉血分流皆可导致 D_LCO 下降。少数情况下 D_LCO 可以升高。在某些特殊情况下，D_LCO 的测定结果和肺弥散功能状态并不一致。

第七节 循环功能对一氧化碳弥散测定结果的 影响及其临床意义

在呼吸生理学范畴讨论 D_LCO 时是以循环功能相对稳定为前提来进行的，如单次呼吸法仅需大约 10 秒时间完成 D_LCO 的测定，此时认为以肺血流量为核心的循环功能对 D_LCO

的影响不大，可以忽略。正常人静息状态时，肺血流量稳定，$\dot{V}/\dot{Q}$ 在正常 0.8 左右的水平，循环功能的影响确实可以忽略不计；但临床患者的特点多种多样，特别是在心血管疾病、代谢疾病、血液疾病患者，如果仍假设血流量正常而解读肺弥散功能，则难免造成一些误读、误判。

一、循环功能影响 CO 弥散量的生理学分析

D_LCO 是单位时间（min）内 CO 在肺的弥散量，而肺毛细血管的血液是在心脏连续舒张、收缩的推动下不断地向前移动的，因此如何将两者正确联系起来是分析循环功能影响 D_LCO 的重要问题。在正常心率（HR）70 次/分时，肺毛细血管的血液每分钟被心脏搏动向前推进了 70 次，每次搏动向前推进的血容量就是每搏量（SV），单位时间（min）内向前推进的总容量就是肺血流量，而后者等于心输出量（Q），即 Q = SV × HR。在测定 D_LCO 时，与肺泡气进行气体交换的血液总容量（Vb）是肺毛细血管血容量和血液推进速率的乘积，即 Vb = Vc × Q。当然此处假定肺毛细血管都参与气体交换，则血液推进速率，即单位时间流过的血液实质是肺血流量，故等于 Q；正常情况下，两者也确实有非常好的正线性相关关系，实际差别也不大，故可以用 Q 代表血液推进速率。正常生理状态下，由于每分钟心脏推动血液前进的容量，即 Q（大约 5L/min）远大于静止状态时的肺毛细血管血容量（静息肺血容量约 450ml，其中 70～100ml 在毛细血管），故即使是用单次呼吸法的 10 秒时间来测定肺弥散功能，以每分钟为时间单位计算的 D_LCO 也至少需要 8 倍的血容量输送才能完成。因为每分钟推动的毛细血管血容量是静息毛细血管血容量的 50 倍，即 Q ÷ 毛细血管血容量 = 5000ml/min ÷ 100ml = 50/min；而 1 分钟 = 60 秒，则测定 10 秒，即 1 分钟的 1/6 时间（1/6min）所推动的毛细血管血容量是静息毛细血管血容量的 8 倍，即 50/min × 1/6min≈8。所以对于 D_LCO 测定和解读而言，由循环功能决定的血流速率影响远大于肺毛细血管血容量，因此计算 D_LCO 必须注意肺血流量的影响。

二、测定弥散功能时的肺血容量和肺血流量

1. 肺血容量和参与 CO 弥散量测定的血容量　静息 FRC 位置的肺血容量约 450ml，约占总血容量的 9%，其中毛细血管血容量 70～100ml，绝大部分参与气体交换（肺泡外毛细血管不参与，但所占比例较低）；由于血流速率非常快，故可以认为肺动脉内的血液在测定时间内也参与了气体交换；肺静脉内的血液是已经充分完成气体交换后的动脉血，理论上应排除在弥散血流之外，但由于这部分血液在流出肺的同时，相同的体循环静脉血容量也同时进入肺内，故可以认为该部分血液也参与了弥散功能的测定。总之，可以大体认为肺血容量是参与气体交换测定时的血容量，虽然有一定的误差，但对理解测定机制有帮助；同时也不影响 D_LCO 的确切计算。

2. CO 弥散量测定时肺血容量的变化规律　由于肺组织和肺血管的可扩张性大，故肺血容量的变化范围也较大，用力呼气时，肺部血容量减少至约 200ml；而深吸气时可达 1000ml，故理论上用单次呼吸法（在 TLC 位置）测定 D_LCO 时，参与弥散的血容量可能是 1000ml，而重复呼吸法（在 FRC 位置）是 450ml。但事实上并非如此，单次呼吸法测定 D_LCO 时，肺血容量的变化可以分为四个阶段。首先是快速呼气至 RV，胸腔迅速转为正

压、回心血流量急骤减少；同时肺内部分血流被挤出，但由于时间非常短暂，肺血容量的减少有限。随之是快速吸气，肺泡和毛细血管相应扩张，弥散面积增大；但由于胸腔负压显著增大，发生限流效应，加之时间短暂，回心血流量和肺血流量增加也非常有限。第三阶段是屏气，此时胸腔和肺间质负压迅速逆转为正压，回心血流量再次急骤减少，有部分血液被挤出肺脏，该段时间最长，肺血容量的减少最明显。最后是快速呼气，肺血容量的变化与第一阶段相似；但由于迅速进入采集呼出气样本的阶段，这部分血容量对测定结果的影响可以忽略。因此肺容积从 FRC 转为 RV，并升至测定位置的 TLC 时，肺血容量变化非常有限，并未出现血容量的大幅度增加；加之屏气阶段肺泡正压和肺间质正压的挤压作用，肺毛细血管血容量随测定时间的延长而逐渐减少，血流速率也相应减慢，因此用单次呼吸法测定时，血相弥散（包括血容量、血流量、红细胞等方面）对 D_LCO 结果的影响比较小，这和实际测定情况是一致的。而用重复呼吸法测定时，肺血容量和肺血流量的特点与自然呼吸一致，血容量变化在某些情况下对 D_LCO 测定结果的影响较大；由于测定时间较长，肺血流量或心输出量的变化对测定结果影响更大。

3. 胸腔负压与左心功能的相互影响及限流效应 深吸气时胸腔负压显著增大对心功能的影响呈现一定的特点，但常被忽视或错误解读。理论和实践皆证实：胸腔负压显著增大可出现下列心血管功能的变化。

（1）左心室后负荷增大：左心室后负荷是左心射血时遇到的阻力，一般描述为血压（指外周动脉的血压，后者实质是血管内血流对血管壁的压强与大气压的差值，因大气压以 0 表示，故外周血压实质是血流对血管壁的压强，反映外周血流的阻力）。事实上大动脉压受胸腔内压的影响（胸腔内血管血压也是血管内血流对血管壁的压强与大气压的差值，但血流对血管壁的压强与胸腔负压之差，即血管跨壁压是反映血流阻力更可靠的参数），故单纯从血管的角度考虑，左心室射血的实际后负荷也比胸腔外的血压高。进一步研究和分析显示：左心室后负荷是左心室内压与胸腔内压之差，包括收缩期和舒张期两部分，因舒张期心室内压接近 0，故正常分析时可忽略不计，可简化为收缩期的左心室内压（可较好反映外周动脉血压）与胸腔内压（正常为负值）之差，称为左心室跨壁压，其大小自然比外周动脉血压高。健康人静息呼吸时，胸腔负压低且稳定，约为 −5mmHg，对后负荷的影响可忽略不计，血压与心室内压直接相关，可较好表示后负荷，这也是临床上称血压为左心室后负荷的主要理论基础。在呼吸显著增强的情况下，胸腔负压显著增大，左心室跨壁压和后负荷皆明显升高，此时用血压代表左心室后负荷是错误的。

（2）左心室前负荷基本不变：自主呼吸导致的胸腔负压周期性增大是前负荷和肺血容量增加的主要动力，但胸腔负压增加前负荷的作用也有一定的限度，由于静脉壁菲薄、且缺乏弹性支持，故胸腔负压的显著增大会使中心静脉显著扩张、中心静脉压（CVP）下降，甚至变为负压，并在胸腔（高负压）与腹腔（高正压）交界部位引起静脉塌陷，静脉回流阻力上升；胸腔负压越大，静脉塌陷也越明显，静脉回流阻力越大，达一定程度后，回心血流量将不再继续增加，称为限流效应（图 8-18）。当然前负荷也相对稳定。

根据 Frank-Starling 定律，随着前负荷增大，心输出量（CO）增加；若前负荷过高，即左心室舒张末压超过 15~18mmHg 时，心肌收缩力和 CO 将不再增大。

（3）急性左心衰竭患者的心输出量变化：对于急性左心衰竭肺水肿的患者，心功能受损，前负荷处于过高水平；呼吸明显增强时，胸腔负压显著增加，发生"限流效应"，前

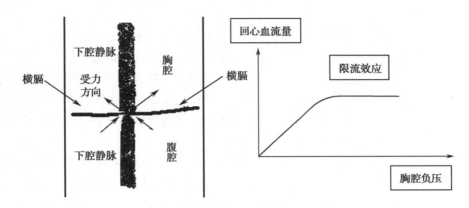

图 8-18　胸腔负压导致限流效应模式图

负荷达一定程度后不再增大，而后负荷显著增大。因此胸腔负压显著增大时，前负荷维持在一定水平，后负荷显著增大（选择性升高后负荷），CO 下降。

（4）正常人的心输出量变化：快速深吸气时胸腔负压显著增大，迅速发生"限流效应"，前负荷不增加，而后负荷显著增大，导致 CO 下降。

当然反复快速深呼吸（包括吸气和呼气），如运动，上述效应被部分克服；加之交感神经-肾上腺髓质系统兴奋，CO 增大，但也有一定的限度，当然限流效应的存在也使肺血容量维持能在一定水平，避免肺水肿的发生。

三、正确解读循环功能对 D_LCO 影响

（一）心血管先天异常

1. 肺动脉瓣狭窄、肺血管畸形或右向左分流的先天性心脏病常导致肺血流量减少，使 CO 和 Hb 的结合速率减慢，可引起 D_LCO 下降，但下降幅度有限。具体原因见前述。

2. 左向右分流的先天性心脏病导致肺血管充血以及肺血流量增加，D_LCO 常有一定程度的增加。测定结果显示：D_LCO 增加与肺血流量及肺动脉楔压增加均成正相关。肺血管压力增加可能使肺上叶毛细血管床扩张，使正常情况下上肺血流量较通气量为少的情况得以改善，$\dot{V}/\dot{Q}$ 分布更为均匀，有效弥散面积增加，这可能是 D_LCO 增加的主要机制；肺血流量增加可使 CO 和 Hb 的结合速率增快，但增加 D_LCO 的作用有限，具体原因见前述。外科修复术后，D_LCO 相应下降。

（二）二尖瓣狭窄

由于血流通过二尖瓣的阻力增加，引起肺毛细血管淤血扩张，毛细血管血容量增加，因而理论上可增加 D_LCO，但实际上正常或降低，其机制与左心衰竭相似，核心是肺血流速率减慢，见下述。

（三）左心衰竭

患者的 D_LCO 基本变化是降低而非升高。很多专著和教科书皆错误描述为"左心衰竭患者的 D_LCO 增加"。解读错误的主要原因是认为充血性左心衰竭患者肺毛细血管的血容量增大。实际上尽管血容量增大，但肺血流速率（即血流推进速率）的减慢更为显著，而后者才左心衰竭的核心病理生理学变化，是导致 D_LCO 下降的主要原因。

1. 导致 D_LCO 下降的因素

（1）血流速率减慢：患者心输出量降低，使得肺血流速率明显减慢，单位时间内通过肺的总血容量降低，CO 与 Hb 的结合速率减慢，从而导致 D_LCO 降低。

（2）肺毛细血管膜的弥散能力下降：患者肺部淤血，肺毛细血管扩张，使得血相弥散的距离增大；肺间质水肿，肺泡水肿，使得 ACM 厚度增加，膜相弥散和气相弥散的距离皆有所增加，故总弥散距离增大；肺泡萎陷、水肿，含气肺容积减少，弥散面积减少，两者综合作用使 D_LCO 降低，重症患者可明显降低。

（3）肺毛细血管静水压升高：使得任何由肺毛细血管外向血管内的气体弥散（包括 CO 弥散）皆受到一定程度的限制，θ 有所降低，从而导致 D_LCO 下降。

（4）$\dot{V}/\dot{Q}$ 失调：肺淤血呈重力依赖性，下肺部或背部淤血重，$\dot{V}/\dot{Q}$ 降低，使"有效弥散面积"减少，从而导致 D_LCO 下降。

2. 导致 D_LCO 升高的因素　主要是肺毛细血管血容量增加。因为心排血量降低，肺淤血，使肺毛细血管的血容量有一定程度地增加，Vc 相应增加，D_LCO 增大，但如上述，增大幅度有限。

3. 测定时的肺血流量变化及其对 D_LCO 测定结果的影响

（1）单次呼吸法测定时的肺血流量变化：测定初期迅速呼气至 RV 的过程中，胸腔负压迅速转为正压，回心血流量和肺血容量减少；深吸气过程中，胸腔负压显著增大，左心室后负荷显著增加，而前负荷（进入肺循环的血容量）增加有限，结果 CO 下降，肺血流速率减慢，肺淤血有所加重，肺血容量有所增加；屏气测定过程中（该过程时间最长，对 CO 弥散速率影响最大），胸腔和肺间质迅速转为正压，回心血流量减少，后负荷显著减少，CO 变化不大或略有增加，但在肺泡和肺间质正压的双方压迫下，肺毛细血管受压、狭窄，较多肺血流被挤出肺脏，血流速率减慢，毛细血管静水压明显升高，即上述导致 D_LCO 降低的因素总体加重，D_LCO 测定值下降。

（2）重复呼吸法测定时的肺血流量变化：与自然呼吸时的肺血流量变化相同，即导致 D_LCO 降低的因素继续存在、且发挥主要作用，故 D_LCO 测定值下降，但下降幅度较单次呼吸法低。

总之，上述降低 D_LCO 的效应远强于增加 D_LCO 的效应，故最终导致左心衰竭衰患者的 D_LCO 下降，且随着病情加重而进一步降低。当然由于 CO 和 Hb 的结合能力非常强大，且主要表现为扩散限制性气体，故一般测定的短时间内（单次呼吸法仅屏气 10 秒）对轻度左心衰竭患者 D_LCO 的降低作用有限。若有明显 $\dot{V}/\dot{Q}$ 失调或肺泡水肿，则 D_LCO 明显下降。

（四）右心衰竭

右心衰竭的主要病理生理变化是右心室排血量减少和体循环淤血、水肿，前者将导致肺毛细血管血容量减少和血流速率减慢，从而导致 D_LCO 降低，但降低幅度有限。

（五）肺动脉高压

任何原因的肺动脉高压皆可导致肺血管床减少和肺弥散膜面积下降，从而导致 D_LCO 降低。

（六）肺栓塞

主要表现为栓塞肺区的血流量显著减少或完全终止，故尽管 CO 能通过 ACM，但毛细血管内的血容量极少，CO 和 Hb 的结合速度显著减慢（这种变化相当于有效弥散面积显著减少）；同时伴随局部毛细血管的缺氧性收缩或局部肺组织的缺氧性损伤，弥散膜面积减少，故 D_LCO 显著下降。在国外的指南中，D_LCO 下降是肺栓塞诊断的重要依据。

第八节　静动脉血分流率的测定及临床意义

静动脉血分流（简称分流）是 $\dot{V}/\dot{Q}$ 失调的极端情况，故可通过测定 $\dot{V}/\dot{Q}$ 分布判断，但严重分流的后果和程度与一般 $\dot{V}/\dot{Q}$ 失调有较大差别，且直接测定分流率比较简单，故本节单独描述。

一、静动脉分流率经典测定

（一）准备工作

准备一副消毒的干注射器（2ml），在无菌操作下吸取 750U/ml 的肝素 1ml，充分湿润注射器内腔后打出肝素备用；或直接备用肝素化的干燥注射器。

（二）采取动脉血样

一般选择肱动脉、股动脉或肘动脉，常规消毒皮肤表面后，用注射器采取动脉血 2ml，然后用软木塞插在针头上避免血样接触空气（或直接应用自动密闭的干燥注射器），再转动注射器使肝素与动脉血充分混合，并立即送检。

（三）受检者体位

取平卧位，口含橡皮咬口，夹上鼻夹，经单向活瓣呼吸纯氧 20ml，然后再抽取动脉血送检。

（四）静动脉分流率的计算

分流存在使得肺结构在功能上可分为两部分。一部分是肺泡通气、血流皆均匀的区域（正常区域），另一部分无通气、仅有血流的区域（分流区域）。根据物质守恒定律，动脉中总的血氧运输量（$Qt \times CaO_2$）为流经正常区域参与气体交换的血氧流量（$Qc \times CcO_2$）和流经分流区域未参与气体交换的血氧流量（$Qs \times C\bar{v}O_2$）之和（图 8-19）。即：

$$Qt \times CaO_2 = Qs \times C\bar{v}O_2 + Qc \times CcO_2$$

$$Qc = Qt - Qs$$

$$Qt \times CaO_2 = Qs \times C\bar{v}O_2 + (Qt - Qs) \times CcO_2$$

其中 Qt 为心输出量，Qs 为分流量，CaO_2、$C\bar{v}O_2$ 和 CcO_2 分别为动脉血、混合静脉血和离开肺的毛细血管的血氧含量。

将公式调整，则有：

$$Qs(CcO_2 - C\bar{v}O_2) = Qt(CcO_2 - CaO_2)$$

以分流量占心输出量的百分比表示，则有：

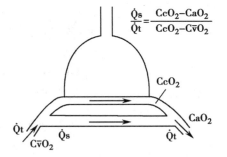

$$\frac{\dot{Q}s}{\dot{Q}t} = \frac{CcO_2 - CaO_2}{CcO_2 - C\bar{v}O_2}$$

图 8-19　静动脉分流率测定原理示意图

$$Qs/Qt = (CcO_2 - CaO_2)/(CcO_2 - C\bar{v}O_2) \times 100\%$$

PaO_2 和 CaO_2、$P\bar{v}O_2$ 和 $C\bar{v}O_2$ 可非常容易地通过动脉血和中心静脉血测定和计算，CcO_2 可依据 P_AO_2 及氧离曲线计算，但非常烦琐，故该公式很少用。一般需对上述公式进行简化，根据简化公式计算分流率。简述如下。

氧含量包括物理溶解氧和血红蛋白结合氧两种形式，氧的溶解系数为 0.003 1ml/mmHg，每克 Hb 结合的氧量为 1.39ml。则有

$$CcO_2 - CaO_2 = (PcO_2 \times 0.0031 + Hb \times 1.39 \times ScO_2) - (PaO_2 \times 0.0031 + Hb \times 1.39 \times SaO_2)$$

一般情况下，$P_AO_2 = PcO_2$；吸纯氧、$PaO_2 > 150mmHg$ 时，$ScO_2 = SaO_2 = 100\%$，故上式可简化为：

$$CcO_2 - CaO_2 = (P_AO_2 - PaO_2) \times 0.0031$$

也可表示为：

$$CcO_2 - CaO_2 = P_{(A-a)}O_2 \times 0.0031$$

由于 $CcO_2 - C\bar{v}O_2 = (CcO_2 - C\bar{v}O_2) + (CaO_2 - CaO_2)$，上式可调整为：

$$CcO_2 - C\bar{v}O_2 = (CcO_2 - CaO_2) + (CaO_2 - C\bar{v}O_2)$$

其中 $CcO_2 - CaO_2 = (P_AO_2 - PaO_2) \times 0.003 1$，$CaO_2 - C\bar{v}O_2$ 为动脉、混合静脉血氧含量差，正常情况下为 5，代入上述分流率的计算公式，则有：

$$Qs/Qt = \frac{P_{(A-a)}O_2 \times 0.0031}{5 + P_{(A-a)}O_2 \times 0.0031}$$

其中 $P_AO_2 = P - (PaCO_2 + 47)$

式中：P_AO_2 为吸纯氧 20 分钟后肺泡气氧分压；P 为当时大气压；47 为 37℃时的饱和水蒸气压；$PaCO_2$ 为吸纯氧 20 分钟后动脉血 CO_2 分压。

一般正常情况下动脉、混合静脉血氧含量差为 5，而患者则随机体代谢率、心血管功能和 PaO_2 的变化而变化，习惯上用 3.5。但实际需要测定静动脉分流率的多数患者的代谢率是高的，如 ARDS，因此仍以 5 合适；当然若用镇静剂-肌松剂抑制自主呼吸，则机体骨骼肌活动也将显著受抑制，代谢率显著降低，以 3.5 更合适。

二、机械通气测定法

该方法要简单得多，只要将机械通气时的 P_IO_2 调至 100%，20 分钟后进行动脉血气检测，将测定的 PaO_2 和换算出的 P_AO_2 代入上述公式计算即可。

三、简易测定法

理想状态下，即不存在分流的情况下，吸纯氧后，PaO_2 可下述公式计算。

$$PaO_2 = 当时大气压 - (PaCO_2 + 饱和水蒸气压) = 760 - 40 - 47 = 673mmHg$$

即吸纯氧时 PaO_2 接近 700mmHg；每下降 100mmHg，分流率约增加 5%，即 $PaO_2 = 600mmHg$ 时，分流率大约为 5%；$PaO_2 = 500mmHg$ 时大约为 10%，依此类推。

四、分流率的正常值和分流程度的判断

健康人的静动脉血分流率小于 5%，大于该数值说明增加。正常人 PaO_2 大于 150mmHg 时，血红蛋白达到氧饱和，即 $SaO_2 = 100\%$；进一步增加 P_IO_2，只能增加物理溶解氧的含量，从而相应地增加 PaO_2（图 8-20），两者成正线性相关关系。但在有病理性分流的患者，PaO_2 随 P_IO_2 增加而升高的幅度减小；分流率越大，升高幅度越小；当分流率达到 50% 时，吸入纯氧仅能稍许提高 PaO_2（图 8-21）。

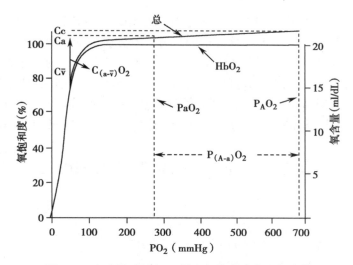

图 8-20 不同血氧分压下的血氧饱和度和血氧含量

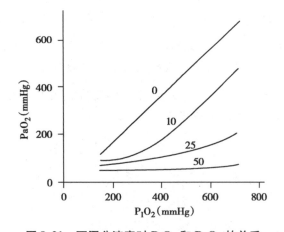

图 8-21 不同分流率时 P_IO_2 和 PaO_2 的关系

五、临 床 意 义

在严重低氧血症患者，分流率的测定不仅能反映肺组织病变的严重度，在一定程度上也能反映病变的性质，并为临床治疗、疗效判断提供依据。

1. 鉴别低氧血症的原因　一般认为在 $PaCO_2$ 不升高的情况下，低氧血症主要由换气功能障碍引起（阻塞性通气功能障碍也可引起单纯低氧血症，见本章第九节），而换气功能障碍主要包括 $\dot{V}/\dot{Q}$ 失调、弥散障碍（单纯发生者少见）、静动脉血分流。吸空气或低浓度氧时存在低氧血症的患者，若吸纯氧后，PaO_2 明显升高，分流率正常或接近正常，则低氧血症主要由 $\dot{V}/\dot{Q}$ 失调引起；若分流率明显增大，则主要由静动脉血分流引起，主要见于 ALI/ARDS、急性支气管阻塞、重症大叶性肺炎、严重肺水肿等情况。

2. 判断病变程度和提供治疗依据　在上述疾病，若分流率小，一般认为肺实质损伤的程度相对较轻，比如在 ALI 患者，分流率低说明实变区域较小，常规机械通气后低氧血症容易改善；否则说明实变区域较大，可能需要采取允许性高碳酸血症（PHC）或肺开放策略或其他辅助通气措施。在吸入性肺损伤的患者，若分流率低，则意味着病变程度可能较轻，可以用较小剂量的糖皮质激素（激素）治疗；若分流率大，则意味着病变程度可能较重，需要大剂量激素冲击。在心原性肺水肿患者，若分流量小，则说明肺泡水肿轻，一般药物治疗即可，否则说明肺泡水肿严重，不仅需要药物治疗，也需要适当的机械通气治疗。

3. 判断治疗效果　经治疗后，分流率下降说明病情好转，否则说明病情无改善或恶化。

第九节　通气血流比例失调的测定

$\dot{V}/\dot{Q}$分布在生理情况下存在一定程度的区域性差异，但不严重。在出现呼吸系统疾病或相关疾病的情况下，$\dot{V}/\dot{Q}$失调加重。在气道-肺实质疾病，$\dot{V}/\dot{Q}$失调是导致低氧血症的最常见原因。$\dot{V}/\dot{Q}$失调的实质是气体和血流分布不均（图8-22），它包括两种基本情况，一是$\dot{V}/\dot{Q}$增加，局部血流量绝对或相对减少，通气量绝对或相对增加，形成无效腔样通气，极端情况是血流不存在（如肺栓塞），导致生理无效腔增加；二是$\dot{V}/\dot{Q}$降低，局部通气量相对或绝对减少，血流量绝对或相对增加，导致分流样效应，极端情况是肺泡无通气，导致静动脉血分流，因此$\dot{V}/\dot{Q}$失调常与弥散功能减退和静动脉血分流同时存在，其测定方法常缺乏特异性，常需进行排除性诊断。

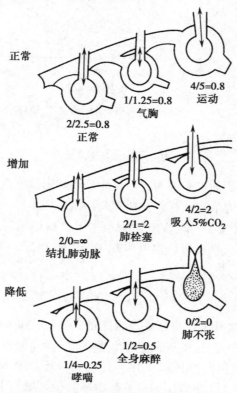

图8-22　通气血流比例的三种基本情况

一、测定原理及测定方法

（一）放射性核素测定

只要测出吸入气和血流在肺内分布的数值，就能初步了解 $\dot{V}/\dot{Q}$ 在肺内的分布状况。用放射性核素的方法可以非常方便地测定肺泡通气与肺血流的分布情况。肺动脉栓塞时，被堵的区域仍有通气，但血流严重减少或缺如，为高 $\dot{V}/\dot{Q}$ 区域；支气管急性阻塞时，该区域的气体分布缺如，但血流存在，为低 $\dot{V}/\dot{Q}$ 区域。肺部病变时，同一区域内肺功能单位（肺单位）的 $\dot{V}/\dot{Q}$ 值可以升高、正常或降低。

放射性核素方法的缺点是分辨力差，仅能检出较大区域间的 $\dot{V}/\dot{Q}$ 失调，无法检出小区域内部的 $\dot{V}/\dot{Q}$ 失调，因此临床上常用一些生理指标间接判断 $\dot{V}/\dot{Q}$ 失调的情况。

（二）同时测定生理无效腔和静动脉血分流

该法也称为分析气体和血流分布异常的赖利氏法（Riley metho。$\dot{V}/\dot{Q}$ 失调的高 $\dot{V}/\dot{Q}$ 部分存在无效腔样通气，极端情况是形成肺泡无效腔；而低 $\dot{V}/\dot{Q}$ 部分存在分流量效应，极端情况是静动脉血分流，因此测定生理无效腔可以评估存在高 $\dot{V}/\dot{Q}$ 单位的程度，而测定分流率可以评估存在低 $\dot{V}/\dot{Q}$ 单位的程度，若分流率和生理无效腔均增加，提示 $\dot{V}/\dot{Q}$ 的离散程度增加。

具体而言，该法是将肺结构视为一个由三个不同功能部分混合组成的模型：肺泡无效腔组成的肺区、理想肺通气和血流组成的肺区、存在静动脉血分流的肺区。由 $\dot{V}/\dot{Q}$ 不一致所引起的 CO_2 分压梯度可忽略不计，并假定理想的肺泡气的 PCO_2 等于 $PaCO_2$（40mmHg）。计算首先求出理想肺泡气的 PO_2，然后利用上述数值及测出的呼气末气体分压，计算无效腔通气与肺泡通气之比（见 VD/VT 测定）和静脉血分流量与肺血流量之比（见 Qs/Qt 测定），若两者皆出现异常，说明 $\dot{V}/\dot{Q}$ 失调。此方法非常简单、方便，但仅能判断 $\dot{V}/\dot{Q}$ 失调的存在，不能估计 $\dot{V}/\dot{Q}$ 的离散度。

（三）肺泡动脉血氧分压差（A-a O_2 Gradient，$P_{(A-a)}O_2$）

因为测定简单方便，准确度较好，是临床上最常用的测定方法。

1. 机制　用 $P_{(A-a)}O_2$ 判断 $\dot{V}/\dot{Q}$ 失调主要有下述机制。

（1）分布效应（distribution effect）：在气体交换过程中，混合肺泡气的成分主要受高 $\dot{V}/\dot{Q}$ 肺泡内（呼出气容积多，但相应毛细血管的血流量低）的气体影响，而肺静脉血的成分主要受低 $\dot{V}/\dot{Q}$ 毛细血管血流（血流量高，但相应肺泡的呼出气容积少）的影响，即 P_ACO_2 下降（同时伴 $PaCO_2$ 下降）与高 $\dot{V}/\dot{Q}$ 有关；而 PaO_2 降低（同时 $PaCO_2$ 基本正常）与低 $\dot{V}/\dot{Q}$ 有关，因此当 $\dot{V}/\dot{Q}$ 的离散度较大时或当肺内存在着不同 $\dot{V}/\dot{Q}$ 的肺区时，必然导致混合肺泡气和体循环动脉血之间的气体分压差异。

（2）解离曲线效应：氧离曲线呈 S 型，在 PO_2 80mmHg（对应 SO_2 约为97%）以上为非常平坦部分，PO_2 升高几乎不伴随 SO_2 和血氧含量的变化；在 60mmHg（对应 SO_2 约为 90%）以下为陡直的线性部分，PO_2 下降会导致 SO_2 和血氧含量的显著下降；在 60 ~ 80mmHg 之间时，PO_2 的变化可导致 SO_2 和血氧含量的轻度变化，这对氧合和氧的解离非常重要。

在正常肺泡 PO_2（104mmHg）的情况下，血液几乎充分氧合，SO_2 约为 99%，SO_2 和血氧含量几乎不会因高 $\dot{V}/\dot{Q}$ 肺区的代偿性通气增强而增加；相反，动脉血氧含量因低 $\dot{V}/\dot{Q}$ 肺区的存在（静脉血 PO_2 约为 40mmHg，SO_2 约为 75%）而明显降低。当这两部分血流混合时不可避免导致 SaO_2 和动脉氧含量的明显降低，PaO_2 必然下降，$P_{(A-a)}O_2$ 也必然增大。肺泡气、血液 PO_2 和 PCO_2 变化的详细解释见下述。

CO_2 解离曲线呈线性，动静脉血的 CO_2 分压差别非常小，故上述情况导致 $P_{(A-a)}CO_2$ 增大，但幅度有限（详见下述），故临床上常用 $P_{(A-a)}O_2$ 的变化评价 $\dot{V}/\dot{Q}$ 失调，而极少用 $P_{(A-a)}CO_2$。

2. $P_{(A-a)}O_2$ 的计算　PaO_2 可通过动脉血气分析直接测定和重复呼吸法间接测定（见本章第七节）；而 P_AO_2 一般可通过简单的换算（肺泡气方程式）求得，当然也可通过相对复杂的测定计算出来，两种方法的主要区别是前者非常简单，准确度稍差，特别是机体气体代谢率和肺气体交换率之间的差别较大（正常情况下两者相同）时可能有较大的误差；后者的测定比较复杂，但准确度高。实际应用时一般用肺泡方程式计算，但因临床和科研上需要精确 P_AO_2 的机会较多，故本节对两种方法皆阐述。

（1）公式法计算 P_AO_2　即用肺泡气方程式计算 P_AO_2。P_AO_2 低于吸气末气道内 PO_2，其差数与从混合静脉血弥散入肺泡的 PCO_2 成正比。通常代谢情况下，CO_2 的产生的摩尔数低于氧消耗的摩尔数，呼吸商和呼吸交换率皆小于 1（一般为 0.8），因此必须进行校正。肺泡方程式为：

$$P_AO_2 = P_IO_2 - P_ACO_2 + [F_IO_2 + (1 - F_IO_2)/R]$$

式中 P_IO_2 为吸入气氧分压，可直接测定（如用气体分析仪、血气分析仪、肺功能仪）或设置（如呼吸机），P_ACO_2 可用 $PaCO_2$ 代替，R 为呼吸气体交换率，一般等于呼吸熵，约为 0.8。故上式可简化为：

$$P_AO_2 = P_IO_2 - PaCO_2 + [F_IO_2 + (1 - F_IO_2)/0.8]$$

$$P_{(A-a)}O_2 = P_AO_2 - PaO_2$$

（2）直接测定法计算 P_AO_2

1）测定装置：主要包括贮气囊和装有单向活瓣的连接管路（图 8-23）

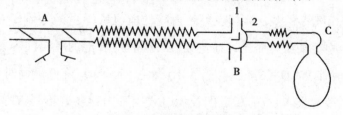

图 8-23　P_AO_2 测定装置简图
A. 单向活瓣和接口；B. 四路开关；C. 气囊

2）准备工作

a. 开启测氧仪，按常规程序校正后备用。

b. 开启二氧化碳分析仪，按常规程序校正后备用。用重复呼吸法测定 $PaCO_2$ 以及混合呼出气 CO_2 分压（$P_{\bar{E}}CO_2$）（见本章第七节），也可用血气分析仪直接测定。

c. 向受检者说明操作要求，以取得其良好配合。

3）操作步骤

a. 受检者取卧位，接上咬口与单向活瓣相连，转动四路开关（甲）至1，使呼出气排入大气；在此条件下自然呼吸。

b. 受检者呼吸平稳后，转动四路开关（甲）至2，使呼出气进入贮气囊，待储气囊储满气即转动四路开关（甲）至1，使呼出气排入大气，再转动开关乙将贮气囊内气体排出。

c. 重复b，使贮气囊被呼出气充分冲洗，以保障能收集到纯粹的肺泡气，而不是肺泡与空气的混合气。

d. 转动四路开关（甲）至2，收集呼出气于贮气囊内，待储气囊半满时，转动四路开关（甲）至1，使呼出气排入大气，取下咬口，测试结束。

4）分析呼出气 CO_2、氧的浓度和计算 P_AO_2

a. CO_2 的测定用二氧化碳分析仪测定 $F_{\bar{E}}CO_2$，再换算为 $P_{\bar{E}}CO_2$。$P_{\bar{E}}CO_2 = （当时大气压 - 47）\times F_{\bar{E}}CO_2$。

b. $PaCO_2$ 的测定可用血气分析仪直接测定 $PaCO_2$，也可用重复呼吸法测定，其计算公式为：

$PaCO_2$（mmHg）=（当时大气压 - 47）× 重复呼吸后储气囊中的 CO_2 浓度 - 6。（具体见前述）

c. 无效腔容积的计算

$$VD/VT = [（PaCO_2 - P_{\bar{E}}CO_2/PaCO_2）- 单向活瓣的无效腔容积]/VT$$

d. P_AO_2 的计算

肺泡气氧浓度（F_AO_2）=（呼出气氧浓度 - 21 × VD/VT）/（1 - VD/VT）

注：21% 代表空气中的氧浓度，去掉% 为21

$$P_AO_2 = （当时大气压 - 47）\times F_AO_2$$

$$P_{(A-a)}O_2 = P_AO_2 - PaO_2$$

e. 注意：测定过程中受检者必须保持平稳呼吸。

（3）$P_{(A-a)}O_2$ 的正常值及其临床意义

1）正常值：$P_{(A-a)}O_2$ 一般是在吸空气的情况下测定。吸氧时，一定要给出准确的吸入气氧浓度（F_IO_2）才有价值。吸空气时，$P_{(A-a)}O_2$ 为 5～20mmHg，健康青年人小于8mmHg，随年龄增长而升高，60～80 岁可达24mmHg。吸纯氧时为 25～65mmHg。

2）临床意义和正确解读：$P_{(A-a)}O_2$ 是判断摄肺组织摄氧能力（换气功能）的标志，是临床上判断 $\dot{V}/\dot{Q}$ 失调的最常用指标。在同时存在低氧血症及高碳酸血症的患者，若 $P_{(A-a)}O_2$ 正常，说明低氧血症完全由肺泡通气不足引起；若 $P_{(A-a)}O_2$ 增大说明同时存在 $\dot{V}/\dot{Q}$ 失调等换气功能异常。在 $PaCO_2$ 正常的单纯低氧血症患者，说明低氧血症单纯由换气功能障碍所致，多见于肺实质疾病；若疾病的基本类型是阻塞性通气障碍（如 COPD 急性加重或支气管哮喘急性发作），则说明通气充分代偿，各肺区气流阻塞的不均匀及其导致的 $\dot{V}/\dot{Q}$ 失调是导致低氧血症的主要原因。如上所述，$P_{(A-a)}O_2$ 大小受 $\dot{V}/\dot{Q}$ 分布、弥散功能障碍和静动脉血分流的影响，因此其测定结果缺乏特异性，实际应用时应可采用排除性方法，比如吸纯氧测定时若分流率基本正常，则 $P_{(A-a)}O_2$ 增大主要由 $\dot{V}/\dot{Q}$ 失调和弥散功能下降引起；而弥散功能障碍极少单度导致低氧血症和 $P_{(A-a)}O_2$ 增大，因此排除了静动脉血分流率增加，可基本考虑存在 $\dot{V}/\dot{Q}$ 失调。同样道理，若 D_LCO 下降，同时排除了静动脉血分流率增加，也应考虑 $\dot{V}/\dot{Q}$ 失调，进一步鉴别需同时进行低氧吸入试验（表8-1）。一旦上述因素确定，$\dot{V}/\dot{Q}$ 失调的程度可根据 $P_{(A-a)}O_2$ 增大的程度判断。当然换气功能障碍的患者多同时存在上述多种情况，可结合疾病的特点判断。连续测定 $P_{(A-a)}O_2$ 有助于了解肺部疾病的进展，指导机械通气的应用，预测撤机。

表8-1 不同类型换气功能障碍的 $P_{(A-a)}O_2$ 变化

原因	弥散障碍	$\dot{V}/\dot{Q}$失调	分流
低氧	增大	改善	增大
空气	增大	增大	增大
纯氧	正常	正常	增大

若 $P_{(A-a)}O_2$ 接近于 0 或为负值则应考虑为测定误差。

（四）多种惰性气体测定法

多种惰性气体测定法（通常用 6~8 种惰性气体）可对换气功能各方面情况进行综合性评价，可以精确测量出肺部静动脉血分流、无效腔通气及不同 $\dot{V}/\dot{Q}$ 肺区的分布情况。

1. 原理 该方法的基本原理为：不同气体在血液中有不同的溶解度，溶解度高的气体容易溶解在血液中，因此当血液通过低 $\dot{V}/\dot{Q}$ 肺组织时，该气体大量存留于血流中，而通过正常 $\dot{V}/\dot{Q}$ 肺组织时也有相当部分存留，只有通过高 $\dot{V}/\dot{Q}$ 肺组织时才有相对较大部分被呼出；相反，溶解度低的气体在血液通过高 $\dot{V}/\dot{Q}$ 肺组织时几乎全部被呼出，通过正常 $\dot{V}/\dot{Q}$ 肺组织时大部分被呼出，只有通过极低 $\dot{V}/\dot{Q}$ 肺组织或分流肺组织时才能存留于血液中。上述特点随气体溶解度的变化而变化。这样根据血液中多种气体流经肺部时排出与存留的状况能判断出各种 $\dot{V}/\dot{Q}$ 肺区（包括其极端情况：无效腔通气和静动脉血分流）的分布情况。

2. 测定方法 测定方法有多种，比较经典的是 6 种气体测定法。该法是将下列 6 种溶解度逐步增高的气体：硫六氟化物（sulfur hexafluoride）、乙烷（ethane）、环丙烷（cyclopropane）、氟烷（halothane）、二乙醚（diethylether）和丙酮（acetone）同时溶解于生理盐水中，慢慢地注入手臂静脉，这样气体随血流进入肺部；然后用气相层析法分别测定呼出气及动脉血中的各种气体的浓度。同时记录心输出量、每分通气量、动脉血气结果、中心静脉血气结果。将各种气体的排出及存留数据通过公式转换，计算通气与血流的分布，并作图（图8-24）。

图 8-24 的横轴是从 0~100 的各种 $\dot{V}/\dot{Q}$，以对数表示；纵轴是肺通气量或肺血流量，均以 L/min 表示。通气及血流曲线的宽窄程度反映肺泡通气和肺血流分布的均一性。如果

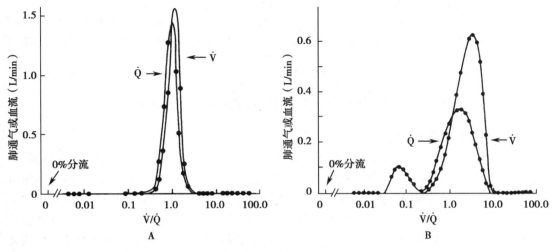

图 8-24　通气/血流分布图

A 和 B 分别为 1 例正常人和 COPD 病人的测定结果。A 显示肺通气与血流皆集中在 $\dot{V}/\dot{Q}$ 1.0 附近，曲线狭窄，说明 $\dot{V}/\dot{Q}$ 均一。B 中相当部分血流分布在 $\dot{V}/\dot{Q}$ 为 0.03 和 0.3 之间，说明存在一定程度的分流效应，容易造成低氧血症；肺通气主要发生在 $\dot{V}/\dot{Q}$ 为 2.0~8.0 之间，说明存在大量具有无效腔效应的肺泡，会增加呼吸功。$\dot{V}/\dot{Q}$ 曲线变宽说明气体、血流分布的均一性较差。（参照 West JD，1995）

所有肺区的 $\dot{V}/\dot{Q}$ 相同，那么该曲线将为一垂直线；曲线宽说明 $\dot{V}/\dot{Q}$ 的离散度大。图 8-24A 为一例正常男性青年的 $\dot{V}/\dot{Q}$ 分布图，其绝大部分的肺通气和肺血流处于皆处于 $\dot{V}/\dot{Q}$ 1.0 附近。图 8-24B 为一例 COPD 的 $\dot{V}/\dot{Q}$ 分布图，其中一部分血液流经低 $\dot{V}/\dot{Q}$ 部位，说明该患者有一定数量的具有分流效应的肺区；有相当部分通气处于 $\dot{V}/\dot{Q}$ 为 2~8 之间，说明该患者还有较大量的具有无效腔效应的肺区；$\dot{V}/\dot{Q}$ 曲线明显变宽，说明该患者 $\dot{V}/\dot{Q}$ 的离散度明显增大。因此多种惰性气体测定法可精确测定 $\dot{V}/\dot{Q}$ 的总体和局部分布情况，对于研究和理解生理或病理情况下的肺部气体交换具有重要价值。但由于技术上的难度及实际临床价值的局限，尚难在临床普及。

二、临床意义

见本章第十节。

第十节　通气血流比例失调影响气体交换的机制及临床意义

在重力和胸腔负压的作用下，健康人也存在一定程度的通气、血流分布不均，一般中肺部 $\dot{V}/\dot{Q}$ 适当，大约为 0.8；上肺部 $\dot{V}/\dot{Q}$ 高，下肺部 $\dot{V}/\dot{Q}$ 低。但通过机体的代偿，各部位的 $\dot{V}/\dot{Q}$ 差别不大。但病理情况下，$\dot{V}/\dot{Q}$ 失调的情况非常普遍，这不仅见于单纯肺实质疾病，也见于多种气流阻塞性疾病，尤其常见于 COPD 和支气管哮喘急性发作。$\dot{V}/\dot{Q}$ 测定不仅能反映肺组织病变的性质，也能反映病变的程度，并为治疗提供依据。本节首先从以下三种方法分析 $\dot{V}/\dot{Q}$ 失调的效应特点。

一、病理情况下 $\dot{V}/\dot{Q}$ 失调的基本效应特点

（一）$\dot{V}/\dot{Q}$ 降低的效应

当部分肺区通气量明显降低或消失，而局部肺血流量相对或绝对增加时，$\dot{V}/\dot{Q}$ 明显小于 0.8 或等于 0，进入肺泡的气体不能与血液中的气体充分进行交换，造成静动脉血分流样效应或分流。本部分以肺通气量降低、血流量正常为例说明其效应机制。

1. 对氧交换的影响　若患者呼吸空气，将导致低氧血症。其机制为：混合静脉血的 PO_2 和 SO_2 处于氧离曲线的陡直段，分别为 40mmHg 和 75%，混合静脉血经过低通气或无通气的肺组织后，由于不能充分获得氧，肺泡周围毛细血管末端的氧分压（PcO_2）、氧饱和度（ScO_2）和氧含量（CcO_2）不能明显上升。局部病变的机械刺激（如毛细血管淤血、肺水肿、肺容积缩小的刺激）和化学刺激（如低氧血症）使呼吸中枢兴奋，从而使结构正常或相对正常的肺组织通气量显著增加，当其肺泡通气量增加一倍时，其 P_AO_2 从 104mmHg 升高至 125mmHg，其周围 PcO_2 也相应升高，但因氧离曲线处于平坦段，故其 ScO_2、CcO_2 仅略增加。这两部分血液混合后必然导致 SaO_2 的明显下降，而 PaO_2 也相应降低，因此在低 $\dot{V}/\dot{Q}$ 部分，即使正常肺组织出现代偿性过度通气，患者仍呈低氧血症。

2. 对二氧化碳交换的影响　一般 $PaCO_2$ 正常，甚至降低。其机制为：CO_2 解离曲线接近线性；动、静脉血的 PCO_2 差仅为 6mmHg。当 $\dot{V}/\dot{Q}$ 降低，混合静脉血加入动脉血后，对 $PaCO_2$ 的影响不会太大。如上所述，局部病变和低氧血症的呼吸刺激作用将使 $\dot{V}/\dot{Q}$ 正常或增加的肺区通气增强，肺泡气和动脉血的 PCO_2 下降。因 CO_2 的溶解度非常高，弥散能力为氧的 20 倍，解离曲线接近线性，因此呼吸增强能排出更多的 CO_2，导致该部位肺泡毛细血管的 PCO_2 显著下降。两部分血液混合后，$PaCO_2$ 正常，甚至下降。

当然若出现严重、广泛的 $\dot{V}/\dot{Q}$ 失调，$\dot{V}/\dot{Q}$ 正常或增加的肺泡数量显著下降，不能进行有效代偿，$PaCO_2$ 自然上升；同样，在通气功能显著下降的患者，也不能进行有效代偿，$PaCO_2$ 也相应升高。慢性呼吸衰竭患者，吸氧导致 $PaCO_2$ 升高的主要机制就是 $\dot{V}/\dot{Q}$ 失调。

（二）$\dot{V}/\dot{Q}$ 增高的效应

当部分肺有正常通气，但血流量显著减少或消失时，$\dot{V}/\dot{Q}$ 明显大于 0.8 或等于 ∞。肺泡与血液之间不能进行充分的气体交换，造成生理无效腔增加。这主要见于肺血管疾病，特别是肺栓塞患者。在具有肺泡无效腔的情况下，肺通气出现类似血液分流的"空气分流"，即一股未经改变或未经明显改变的"空气气流"（湿化的空气气流）和一股已充分进行气体交换的肺泡气流在气管内汇合而形成混合肺泡气。"空气分流"改变了混合肺泡气的成分，使其接近吸入气，即肺泡气 PO_2 升高、PCO_2 降低。在 $\dot{V}/\dot{Q}$ 升高的情况下，其周围毛细血管内可出现 PO_2 升高（SO_2 基本无变化）、PCO_2 降低；而 $\dot{V}/\dot{Q}$ 正常的肺泡也

已充分进行气体交换，因此 PaO_2 基本不变或仅略有升高，$PaCO_2$ 正常或轻度下降，肺泡气和呼出气的 PCO_2 下降。

若 $\dot{V}/\dot{Q}$ 失调或静动脉血分流非常严重或合并较重的基础肺疾病时，正常组织的数量有限，机体不能充分代偿时，也会出现 CO_2 潴留，此时不一定合并气道本身的疾病。

（三）不均匀肺通气和不均匀肺血流的效应

在理想肺中，$\dot{V}/\dot{Q}$ 在各部位都等于 0.8。但如上所述，即使在健康人，$\dot{V}/\dot{Q}$ 正常和异常的肺区也是混合存在的，但因绝大多数肺区的 $\dot{V}/\dot{Q}$ 接近 0.8，故动脉血气和肺泡气的 PO_2 和 PCO_2 差别不大。在肺部疾病患者，有较多肺区的 $\dot{V}/\dot{Q}$ 明显偏离 0.8，甚至为 0 或无穷大。如上述，两种情况的存在将导致低氧血症和 $P_{(A-a)}O_2$ 增大，$PaCO_2$ 正常或降低。在 $\dot{V}/\dot{Q}$ 失调广泛、严重存在的情况下，或存在基础肺疾病的情况下，不仅出现严重低氧血症，也将出现高碳酸血症。

二、$\dot{V}/\dot{Q}$ 失调影响气体交换的实例分析

（一）低 $\dot{V}/\dot{Q}$ 的效应

1. 低 $\dot{V}/\dot{Q}$ 肺单位导致低氧血症和肺泡动脉血氧分压差增大。强调本例是一种理想模型（图 8-25），由正常 $\dot{V}/\dot{Q}$ 和低 $\dot{V}/\dot{Q}$ 两个肺单位组成，两个肺单位的容积相同，也无肺通气和肺血流的代偿性变化（具体代偿性变化见下述）。左侧肺单位有正常的肺泡通气和血液灌流，其 P_AO_2 和 PcO_2 均为 104mmHg，CcO_2 和 ScO_2 分别为 20ml/dl（其中血红蛋白结合氧 19.7ml/dl，物理溶解氧 0.3ml/dl）和 99%。右侧肺单位因气道阻塞，肺泡通气量减少 1/2，但血流量正常，因此 P_AO_2 和 PcO_2 均下降至 52mmHg，CcO_2 和 ScO_2 则分别下降至 17ml/dl 和 85%。最终 CaO_2 或 SaO_2 为两个肺单位 CcO_2 或 ScO_2 的混合值。因为这两个肺单位的血流量相等，所以 CaO_2 和 SaO_2 是这两个肺单位 CcO_2 和 ScO_2 均值，即：

$$CaO_2 = \frac{20ml/dl + 17ml/dl}{2} = 18.5ml/dl$$

$$SaO_2 = \frac{99\% + 85\%}{2} = 92\%$$

根据氧离曲线，对应的 PaO_2 为 63mmHg，远低于两个单位 PaO_2（分别 100 和 50mmHg）的平均值（75mmHg），因此低 $\dot{V}/\dot{Q}$ 的肺单位能明显降低 PaO_2。

混合肺泡气的 PO_2 取决于这两个肺单位的通气量，右侧肺单位的通气量只有左侧的一半，左右两个肺单位通气量的混合比为 2:1；左右两侧的 P_AO_2 分别为 104mmHg 和 52mmHg，混合后的 P_AO_2 为：

$$P_AO_2 = \frac{（左）P_AO_2 \times 2 + （右）P_AO_2}{3} = 87（mmHg）$$

$$P_{(A-a)}O_2 = P_AO_2 - PaO_2 = 87mmHg - 63mmHg = 24mmHg$$

可见正常肺单位与低 $\dot{V}/\dot{Q}$ 肺单位混合后，P_AO_2 与 PaO_2 都下降，但以 PaO_2 下降为甚，$P_{(A-a)}O_2$ 明显增大。

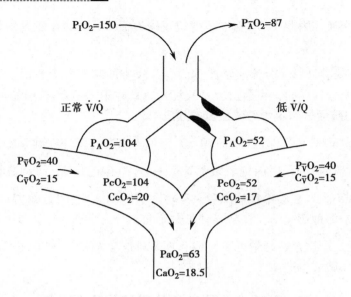

图 8-25　正常肺单位与低 $\dot{V}/\dot{Q}$ 肺单位的混合效应

图为两个肺单位的模式图。左侧为正常肺单位，右侧为低 $\dot{V}/\dot{Q}$ 肺单位。其中
PO_2 单位为 mmHg，氧含量（CO_2）单位是 ml/dl；混合后 PaO_2 与 P_AO_2 均下降，
但前者更甚。（仿 Hlastala MP Berger AJ, Physiology or Respiration, 1996：124）

2. 低 $\dot{V}/\dot{Q}$ 肺单位对 CO_2 交换的影响有限。由于 CO_2 解离曲线为线性，故可以根据
CO_2 含量计算两部分肺区的混合结果，也可直接根据两部分肺区的 PCO_2 计算出混合结果。

正常肺区的 $PcCO_2$ 为 40mmHg，低 $\dot{V}/\dot{Q}$ 肺区的肺泡通气量减少 1/2，CO_2 的排出量也
减少 1/2，$PcCO_2$ 介于动脉血（40mmHg）和静脉血（46mmHg）中间，为 43mmHg，则两
部分混合后为：

$$PaCO_2 = \frac{40mmHg + 43mmHg}{2} = 41.5mmHg$$

混合肺泡气的 PCO_2 也取决于这两个肺单位的通气量，右侧肺单位的通气量只有左侧
的一半，故左、右肺单位通气量的混合比为 2：1；其 P_ACO_2 分别为 40mmHg 和 43mmHg，
混合后的 P_ACO_2 为：

$$P_ACO_2 = \frac{（左）40 \times 2 + （右）43}{3} = 41（mmHg）$$

肺泡与动脉血之间的 CO_2 分压差，即：

$$P_{(A-a)}CO_2 = 41mmHg - 41.5mmHg = -0.5mmHg$$

可见正常肺单位与低 $\dot{V}/\dot{Q}$ 的肺单位混合后，P_ACO_2 与 $PaCO_2$ 皆变化不大。

3. 代偿性通气增加时低 $\dot{V}/\dot{Q}$ 肺单位对气体交换的效应　如上述，大多数患者皆有代
偿性通气量增大，当正常肺区的肺泡通气量增加一倍时，其 P_AO_2 从 104mmHg 增至
125mmHg（升高幅度为 21mmHg），PcO_2 也相应升高至大约 125mmHg；PcO_2 的上升必然
伴随 $PcCO_2$ 以及 P_ACO_2 和 $PaCO_2$ 的同步下降。根据呼吸气体交换率的特点（正常 R 约为

0.85），P_ACO_2、$PcCO_2$、$PaCO_2$（三者皆相等）的下降幅度皆略低于的 PcO_2 的上升幅度，大约为 18mmHg，故其实测值为 $40mmHg - 18mmHg = 22mmHg$。

（1）PaO_2 和 $P_{(A-a)}O_2$ 的变化：正常肺单位的氧离曲线处于平坦段，故其 ScO_2 仅略增加至约 100%；而低 $\dot{V}/\dot{Q}$ 肺单位的 ScO_2 仍为 85%，最终 SaO_2 为两个肺单位 ScO_2 的混合值。因为这两个肺单位的血流量相等，所以 SaO_2 是这两个肺单位 ScO_2 的均值，即：

$$SaO_2 = \frac{100\% + 85\%}{2} = 92.5\%$$

对应的 PaO_2 为 65mmHg。

故与未代偿时的 $SaO_2 = 92\%$、$PaO_2 = 63mmHg$ 相比，代偿性通气量增大后的 SaO_2 和 PaO_2 皆基本无变化。

$$P_{(A-a)}O_2 = 125mmHg - 65mmHg = 60mmHg$$

故与未代偿时相比，代偿性通气量增大后的 $P_{(A-a)}O_2$ 进一步增大。

（2）$PaCO_2$ 和 $P_{(A-a)}CO_2$ 的变化：正常肺区代偿性通气量增大后，P_ACO_2、$PcCO_2$ 皆降至 22mmHg；低 $\dot{V}/\dot{Q}$ 肺区的肺泡通气量减少 1/2，CO_2 的排出量减少 1/2，P_ACO_2、$PcCO_2$ 介于动脉血（40mmHg）和静脉血（46mmHg）中间，为 43mmHg。两部分肺区的血流量相同，则混合后的 $PaCO_2$ 是两部分 $PcCO_2$ 的均值，即：

$$PaCO_2 = \frac{22mmHg + 43mmHg}{2} = 32.5mmHg$$

混合肺泡气的 PCO_2 也取决于这两个肺单位的通气量，右侧肺单位的通气量只有左侧的一半，故左、右肺单位通气量的混合比为 2:1；其 P_ACO_2 分别为 22mmHg 和 43mmHg，混合后的 P_ACO_2 为：

$$P_ACO_2 = \frac{（左）22 \times 2 + （右）43}{3} = 29（mmHg）$$

肺泡与动脉血之间的 CO_2 分压差，即：

$$P_{(A-a)}CO_2 = 29mmHg - 32.5mmHg = -3.5mmHg$$

可见在呼吸代偿性增强的情况下，正常肺单位与低 $\dot{V}/\dot{Q}$ 肺单位混合后，P_ACO_2 与 $PaCO_2$ 皆降低，$P_{(A-a)}CO_2$ 略有增大。

总之，在出现低 $\dot{V}/\dot{Q}$ 的情况下，通过呼吸代偿性呼吸增强，不仅出现 P_AO_2、PaO_2 的下降和 $P_{(A-a)}O_2$ 的明显增大，也出现 $PaCO_2$ 下降和一定程度的 $P_{(A-a)}CO_2$ 增大。

（二）高 $\dot{V}/\dot{Q}$ 的效应

1. 对氧的效应　图 8-26 中有两个分别为 $\dot{V}/\dot{Q}$ 正常和增高的肺单位，各占肺结构的 1/2，混合静脉血的 PO_2 和 PCO_2 分别为 40mmHg 和 46mmHg，SO_2 为 75%。左侧肺单位有正常的肺泡通气与血液灌流，其 P_AO_2 及 PcO_2 皆为 104mmHg，相应 ScO_2 为 99%；右侧肺单位因毛细血管阻塞，血流量减少 1/2，但肺泡通气量正常，其气体交换量大约减少 1/2，P_AO_2 升高，接近气道的 PO_2；或者说"该肺区的肺泡通气量相对增加 1 倍"，P_AO_2 将从 104mmHg 增至 125mmHg，PcO_2 也相应升高至大约 125mmHg，ScO_2 为 100%。

本例混合后的 SaO_2 取决于这两个肺单位的血流量，右侧肺单位的血流量只有左侧的一半，左右两侧的混合比为 2:1；左右两侧的 ScO_2 分别为 99% 和 100%，混合后的 SaO_2 为：

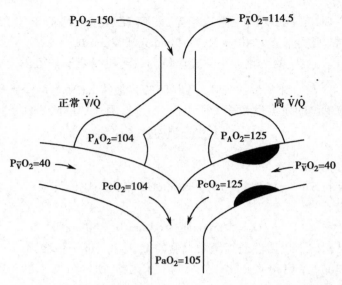

图8-26 正常肺单位与高 $\dot{V}/\dot{Q}$ 肺单位的混合效应模式图

左侧为正常肺单位，右侧为高 $\dot{V}/\dot{Q}$ 单位

$$SaO_2 = \frac{(左)99\% \times 2 + (右)100\%}{3} = 99.3\%$$

SaO_2 的 99.3% 大约相当于 PaO_2 105mmHg。

混合肺泡气的 PO_2 取决于这两个单位的通气量。由于两侧气道正常，通气量相同，左右两侧的通气量混合比为 1:1，故混合后的 P_AO_2 为两者的均值，即：

$$P_AO_2 = \frac{104 + 125}{2} = 114.5(mmHg)$$

$P_{(A-a)}O_2$ 为 114.5mmHg − 105mmHg = 9.5mmHg

2. 对二氧化碳的效应　根据肺泡方程式或呼吸气体交换率的特点，高 $\dot{V}/\dot{Q}$ 肺区的 P_ACO_2 和 $PcCO_2$ 皆相应下降至 22mmHg（具体计算见上述）。正常 $\dot{V}/\dot{Q}$ 肺区的 P_ACO_2 和 $PcCO_2$ 皆为 40mmHg。这两个肺单位 $PcCO_2$ 混合后的均值取决于这两个肺单位的血流量，右侧血流量为左侧的一半，左右两侧血流量的混合比为 2:1；故 $PaCO_2$ 为：

$$PaCO_2 = \frac{(左)40mmHg \times 2 + (右)22mmHg}{3} = 34mmHg$$

本例混合肺泡气的 PCO_2 取决于这两个肺单位的通气量，两侧的通气量相同，左右两侧的 P_ACO_2 分别为 40mmHg 和 22mmHg，混合后的 P_ACO_2 为两者的均值，即：

$$P_ACO_2 = \frac{40 + 22}{2} = 31(mmHg)$$

$P_{(A-a)}CO_2$ 为 31mmHg − 34mmHg = −3mmHg

因此高 $\dot{V}/\dot{Q}$ 肺区与正常肺区混合后的基本变化是 SaO_2 基本不变，PaO_2 略有升高，$P_{(A-a)}O_2$ 略增大；$PaCO_2$ 降低，$P_{(A-a)}CO_2$ 略增大。

3. 实际状态下对氧和二氧化碳的效应

（1）基本变化：血流量下降导致的低 P_ACO_2 可使病变侧支气管收缩，通气量下降，

相应该侧的 P_ACO_2 和 $PcCO_2$ 有所升高，故 $PaCO_2$ 可基本不变；同时 PaO_2 也基本不变。这与上述理想模型的变化非常接近。

（2）常见变化：急性肺血管病变可刺激相应的感受器（如 J 感受器），使呼吸增快、增强，出现呼吸性碱中毒；而明显的肺循环阻力升高可导致肺动脉高压，后者又可导致肺内侧支循环的开放，甚至心内房间隔卵圆孔的开放，出现右向左的分流，出现低氧血症。这是肺栓塞或重度肺动脉高压导致低氧血症的主要原因。

（3）重症患者的变化：当高 $\dot{V}/\dot{Q}$ 区域明显增加（相应正常 $\dot{V}/\dot{Q}$ 区域明显减少）的情况下，特别是有基础肺疾病时，将导致肺泡通气量的降低，同时出现 CO_2 潴留和低氧血症。

（三）高 $\dot{V}/\dot{Q}$ 和低 $\dot{V}/\dot{Q}$ 同时存在的气体交换特点

如上述，在低 $\dot{V}/\dot{Q}$ 肺单位存在的情况下，出现 P_AO_2 与 PaO_2 的下降和 $P_{(A-a)}O_2$ 的明显增大，$PaCO_2$ 基本正常，也可出现 $PaCO_2$ 下降和一定程度的 $P_{(A-a)}CO_2$ 增大；而高 $\dot{V}/\dot{Q}$ 肺单位存在的情况下，PaO_2 略有升高，$P_{(A-a)}O_2$ 基本正常，$PaCO_2$ 稍降低，$P_{(A-a)}CO_2$ 略增大。因此其总体效应是：P_AO_2 与 PaO_2 下降，$P_{(A-a)}O_2$ 明显增大，$PaCO_2$ 正常或下降，$P_{(A-a)}CO_2$ 略增大

（四）分布效应（distribution effect）

气体交换过程中，混合肺泡气的成分主要受高 $\dot{V}/\dot{Q}$ 肺区的影响，而肺静脉血的成分主要受低 $\dot{V}/\dot{Q}$ 肺区的影响，因此当肺组织 $\dot{V}/\dot{Q}$ 的离散度较大或肺内存在着不同 $\dot{V}/\dot{Q}$ 的肺区时，导致混合肺泡气和体循环动脉血之间产生较大的气体分压差，主要是氧分压差。该现象称为分布效应。

三、$\dot{V}/\dot{Q}$ 分布曲线及其应用

$\dot{V}/\dot{Q}$ 失调对 PaO_2 和 $PaCO_2$ 的影响可更直观地用图解法加以说明。在不同 $\dot{V}/\dot{Q}$ 肺区皆存在情况下，P_AO_2 和 P_ACO_2 的数值不同，两者随 $\dot{V}/\dot{Q}$ 变化的关系曲线称为 PO_2-PCO_2 关系曲线，该曲线的起点和终点分别相当于 $\dot{V}/\dot{Q}=0$（肺泡气体分压为静脉血的数值，即 $P_ACO_2=46mmHg$，$P_AO_2=40mmHg$）和 $\dot{V}/\dot{Q}=\infty$（肺泡气体分压为气道内的数值，即 $P_AO_2=149mmHg$，$P_ACO_2=0$）；当然随着呼吸气体交换率（R）的变化，P_AO_2 和 P_ACO_2 的关系也会相应变化，从而得出不同 $\dot{V}/\dot{Q}$ 结果（图 8-27）。

假设肺是由下列三组大小相同的肺单位组成（图 8-28）：①静动脉血分流肺单位（$\dot{V}/\dot{Q}=0$）；②正常肺单位（$\dot{V}/\dot{Q}=0.8$）；③肺泡无效腔肺单位（$\dot{V}/\dot{Q}=\infty$）。本部分分别讨论这三组肺单位通气和换气后，肺泡气中与动脉血中的 PO_2 和 PCO_2 的变化特点。

1. 混合肺泡气的氧和 CO_2 分压　由于第一组肺单位只有血流，没有肺泡通气，因此混合肺泡气中的气体成分是由第二、三两组肺单位混合而成的，肺泡中的 PO_2 和 PCO_2 大小（即 A 点）应当处于第二、三组肺单位之间。假设 R 为 0.8，A 点必定落在 $R=0.8$ 的气相关系线上，其具体部位取决于二、三两组肺单位的通气比例。如果第二组肺单位的通气大于第三组，那么 A 点就靠近第二组；反之，则靠近第三组。在本例中，因为二、三两

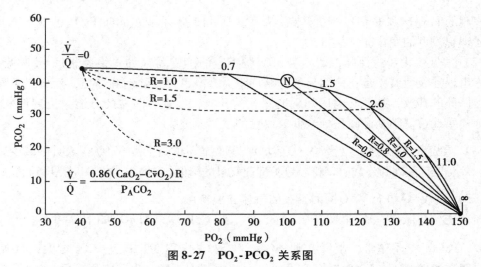

图 8-27　PO₂ - PCO₂ 关系图

粗线为 $\dot{V}/\dot{Q}$ 分布曲线，五条细实线反映不同 R 值时的气相（肺泡气）关系，四条虚线反映不同 R 值时的血相（动脉血）关系。在气血平衡状态下，当 R 值分别为 0.6、1.0、1.5、3.0 时，$\dot{V}/\dot{Q}$ 分别为 0.7、1.5、2.6、11.0。图中 R = 0.8 时（见 N 点）为正常肺单位的 $\dot{V}/\dot{Q}$（0.8），此时 PaO_2 为 100mmHg，$PaCO_2$ 为 40mmHg。（仿 Slonim NB and Hamilton LH, Respiratory Physiology, 5th ed, 1987：132）

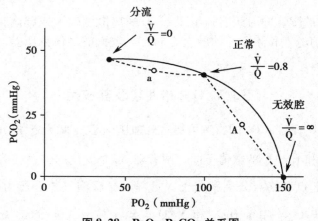

图 8-28　PaO₂ - PaCO₂ 关系图

三组肺单位混合作用下的血液与肺泡气中的氧和 CO_2 分压。a 为血相点，位于 R = 0.8 的血相关系线上。A 为气相点，位于 R = 0.8 的气相关系线上。（仿 Hlastala MP and Berger AJ，1996）

组肺单位的肺泡通气量相等，所以 P_AO_2 和 P_ACO_2 皆为两组数值的均数。第二组肺单位的 P_AO_2 和 P_ACO_2 分别为 104mmHg 和 40mmHg，第三组则分别为 150mmHg 和 0mmHg，因此混合呼出气的 P_AO_2 和 P_ACO_2 分别为两组之和的 1/2，即 127mmHg 和 20mmHg。

2. 混合肺静脉血（体循环动脉血）的氧和 CO_2 分压　因为第三组肺单位只有通气而无血流，所以血相中的气体成分必然由第一、二两组肺单位混合而成。因为 R 为 0.8，血相点（即 a 点）必定沿着血相关系曲线，其具体位置与第一、二两组肺单位的血流比例有关，靠近血流比例大的肺单位。在本例中，第一、二两组的肺血流相等，因此 CaO_2（或 SaO_2）和 $CaCO_2$ 为这两组肺单位血流中测定结果的平均值。第一组肺单位的 ScO_2 和第二

组肺单位的 ScO_2 分别为 75% 和 99%（相当于 PO_2 40mmHg 和 104mmHg），因此混合后的 SaO_2 为 87%，根据氧离曲线，PaO_2 为 56mmHg，明显低于两者的平均值（72mmHg）。由于 CO_2 解离曲线为线性，因此混合后的 $PaCO_2$ 可根据两组的 $PcCO_2$ 直接计算，而无须根据 CO_2 含量换算。由于第一、二两组肺单位的 $PaCO_2$ 分别为 46mmHg 和 40mmHg，故混合后的 $PaCO_2$ 为两组之和的 1/2，即 43mmHg。

3. 总体混合结果　$P_AO_2 = 127mmHg$，$P_ACO_2 = 20mmHg$。$PaO_2 = 56mmHg$，$PaCO_2 = 43mmHg$。$P_{(A-a)}O_2 = 127 - 56 = 71mmHg$。$P_{(A-a)}CO_2 = 20 - 43 = -23mmHg$。可见 $\dot{V}/\dot{Q}$ 失调主要导致 PaO_2 明显降低，$PaCO_2$ 基本无变化，$P_{(A-a)}O_2$ 显著增大，$P_{(A-a)}CO_2$ 也有所增大，故临床上常用 $P_{(A-a)}O_2$ 衡量 $\dot{V}/\dot{Q}$ 失调的严重程度。

四、鉴别低氧血症的原因

一般认为在 $PaCO_2$ 不高于正常的情况下，低氧血症主要由换气功能障碍引起，而换气功能障碍主要包括 $\dot{V}/\dot{Q}$ 失调、弥散障碍、静动脉血分流，其中 $\dot{V}/\dot{Q}$ 失调是导致低氧血症的最常见原因。一般情况下，吸空气时存在低氧血症的患者，若吸纯氧后测定分流率正常或接近正常，则低氧血症的原因主要是 $\dot{V}/\dot{Q}$ 失调，尽管也存在弥散功能的下降。在存在高碳酸血症的患者，一般也同时存在 $\dot{V}/\dot{Q}$ 失调，通气量的下降和 $\dot{V}/\dot{Q}$ 失调共同导致低氧血症。原则上，通气阻力增加或通气动力下降导致肺泡通气量不足，出现低氧血症和高碳酸血症，且 $PaCO_2$ 上升的幅度和 PaO_2 下降幅度相似，两者之和变化不大，大约为 140mmHg，$P_{(A-a)}O_2$ 正常，但这种情况实际上仅见于突然发生呼吸衰竭的短时间内；随着时间的延长，自主呼吸的代偿作用减弱或消失，必然出现 $\dot{V}/\dot{Q}$ 失调。在气流阻塞性疾病，如 COPD 或支气管哮喘急性发作，气流阻塞不均匀必然导致 $\dot{V}/\dot{Q}$ 失调，是发生 D_LCO 降低、低氧血症和 $P_{(A-a)}O_2$ 增大的主要原因。由于该类疾病非常常见，临床上发生单纯低氧血症的情况也非常常见，但容易出现解读错误。

总之，在单纯低氧血症的患者，除非存在明显的静动脉血分流，$\dot{V}/\dot{Q}$ 失调是导致低氧血症的主要原因，这不仅见于各种肺实质疾病，也常见于各种周围气流阻塞性疾病。在同时存在高碳酸血症的患者，肺泡通气量下降和 $\dot{V}/\dot{Q}$ 失调是导致低氧血症的主要原因。

五、判断病变的程度、了解病情的发展趋势和提供治疗依据

在上述疾病，若 $\dot{V}/\dot{Q}$ 失调轻，一般认为肺实质损伤的程度相对较轻、病变范围相对较小，或气流阻塞的程度较轻，低浓度氧疗即可；否则说明损伤的程度相对较重、病变范围相对较大，或气流阻塞的程度较重，需要高浓度氧疗，甚至机械通气治疗。同样如 $\dot{V}/\dot{Q}$ 失调加重，说明病变加重，否则说明病情改善。在机械通气患者，若通气压力和潮气容积稳定，而 $\dot{V}/\dot{Q}$ 失调加重，反之说明潮气容积太小，需增加潮气容积；若 $\dot{V}/\dot{Q}$ 改善，说明通气模式和参数的设置合适。

（朱　蕾　顾宇彤　杨延杰）

第九章

小气道功能

小气道病变曾经是一个非常热门的题目，在肺功能的测定方面也设计了许多指标判断小气道的功能，并根据小气道功能的改变判断小气道病变。尽管该概念的实际临床应用减少，但仍经常被提及。

第一节　小气道的概念与特点

小气道（small airway）是一个人为的概念，它是指内径 2mm 以下的气道。与大、中气道相比，它有如下特点：①管壁菲薄，炎症易波及气道全层及其周围组织。②管腔纤细，易因分泌物或渗出物等因素而导致阻塞。③纤毛减少或消失，微生物、尘埃等易沉积在黏膜上，导致黏膜损伤。④总横截面积非常大，气道阻力非常低，仅占总气道阻力的 20% 以下；气流速度缓慢，以层流为主，有利于吸入气体在肺内的均匀分布。⑤软骨缺如，平滑肌相对较丰富，在神经体液因素作用下，通过平滑肌的舒缩，改变小气道口径，控制进入和呼出肺泡内的气体流量，有利于通气/血流（$\dot{V}/\dot{Q}$）的调节。⑥小气道功能的维持主要依赖于其结构的支撑和肺实质弹力纤维的牵拉，弹力纤维的破坏将导致小气道内径缩小，甚至陷闭。

第二节　小气道功能与小气道病变

小气道功能和小气道病变是临床上非常容易混淆的概念，但实际上两者有明显的不同。

一、小气道病变与小气道功能

1. 小气道病变　是指小气道及其周围组织的病变，有广义和狭义两种感念，一是指广义上各种程度的病变，一是指狭义上病变的早期阶段。一般指后一种概念，而肺功能所指小气道病变则专指后一种情况。常见于以下情况：轻度细支气管炎、长期大量吸烟或受大气污染、长期接触挥发性化学物质而没有出现明显肺功能异常的患者，支气管哮喘的轻症或缓解期患者，COPD 高危人群、α_1-抗胰蛋白酶缺乏症早期、早期慢性支气管炎等。

小气道病变可以导致小气道阻塞，出现气流进出小气道的速率减慢，但常规肺通气功能正常。

2. 肺实质弹性功能减退　如 α_1-抗胰蛋白酶缺乏所致肺气肿，其主要特点是肺弹力纤维破坏，但小气道的结构可能正常。由于弹力纤维的牵拉作用减弱，容易出现呼气期小气道陷闭和呼出气流受限。

3. 小气道功能障碍　指单纯小气道功能减退而常规通气功能正常的病理生理状态，常见于小气道病变和肺实质弹性功能减退的早期，即轻微小气道阻塞或肺气肿的早期阶段。

简言之，小气道病变导致小气道功能障碍；但小气道功能障碍患者不一定有小气道病变。由于小气道功能受肺实质弹性和小气道结构的双重影响，因此只有排除肺实质弹性减退才能认为小气道功能反映小气道病变。所以同时测定小气道功能和肺的静态顺应性对判断小气道病变才有较高的确诊价值。当然临床上小气道功能障碍常常是两种情况综合作用的结果，如 COPD 高危人群。

二、反映小气道功能的指标

（一）测定小气道功能的常用方法

1. 最大呼气流量-容积（MEFV）曲线　该方法简便易行，可重复性高，已经得到了广泛的应用（详见第七章）。

2. 呼气中期流量　有一定价值（详见第七章）。

3. 闭合气容积和闭合容量　曾经是判断小气道功能的重要指标，但因其生理意义不完全清楚，误差较大，重复性较差，临床上的应用日趋减少。该概念对理解呼吸生理有重要价值，故临床上仍经常提及（详见第六章）。

4. 动态顺应性　动态顺应性的频率依赖性对评价小气道功能有重要价值（详见第十章）。

5. 脉冲振荡技术（IOS）测定呼吸阻力　IOS 可以测定胸肺各个部位（包括小气道）、各种性质（包括弹性、黏性、惯性）的阻力（详见第十七章）。尽管 IOS 有较多不成熟的方面，但是将来肺功能测定的发展方向。

（二）反映小气道功能的参数特点

习惯上认为小气道功能改变有一定特异性，与一般意义上的不同程度的气流阻塞不同，事实并非如此。以 MEFV 为例说明如下。

一般认为 FEF_{50} 和 FEF_{75} 反映小气道功能，PEF 和 FEF_{25} 则不能。实际上，在小气道或肺实质弹性组织的轻微病变时，仅有 FEF_{50} 和 FEF_{25} 下降，PEF 和 FEF_{25} 正常或基本正常，此时 FEF_{50} 和 FEF_{75} 下降反映小气道功能障碍。在严重小气道病变或肺实质弹性显著减退时，不仅有 FEF_{50} 和 FEF_{75} 的显著下降，也有 PEF 和 FEF_{25} 的明显下降，同时伴随 $FEV_1\%$ 的下降，应诊断为阻塞性通气功能障碍，而不能诊断为小气道功能障碍，此时的 FEF_{50} 和 FEF_{75} 下降仅仅是阻塞性通气功能障碍的一种表现。在限制性通气功能障碍，FEF_{50} 和 FEF_{75}、PEF 和 FEF_{25} 也全面下降，FEF_{50} 和 FEF_{25} 下降也仅仅是限制性通气功能障碍的一种表现。

确切的小气道功能障碍的概念应该是在 PEF 和 FEF_{25} 基本正常的情况下，或在限制性通气功能障碍患者，FEF_{50} 和 FEF_{75} 的下降幅度显著低于 PEF 和 FEF_{25} 下降幅度的情况下，FEE_{50} 和 FEF_{75} 下降提示小气道功能障碍。其他反映小气道功能的指标也是如此。

第三节　小气道功能的测定

如本章第二节所述，测定小气道功能的方法有多种，本节对应用较多的几种方法介绍如下。

一、MEFV 曲线的测定

是最常用的测定小气道功能的方法，几乎取代其他传统测定方法。这在第七章有详细描述，本节仅就几个方面的问题进行阐述。

（一）小气道功能障碍的表现

主要表现在以下两个方面：

1. 数值变化

（1）表现为 PEF 和 FEF_{25} 正常或基本正常，FEF_{50} 和 FEF_{25} 下降，同步测定的 FVC、$FEV_1\%$ 正常。即在常规肺通气功能正常的情况下，低容积流量下降才能诊断小气道功能障碍。

（2）若患者有肺容积缩小和限制性通气功能障碍，则表现为 FEF_{50} 和 FEF_{75} 的下降幅度显著低于 PEF 和 FEF_{25} 下降幅度，同步测定的 FVC 下降，$FEV_1\%$ 正常。即在单纯限制性通气功能障碍，低容积流量显著下降才能诊断小气道功能障碍。

2. 图形变化

（1）横坐标上 FVC 的大小正常，高容积图形基本正常，中、低容积出现凹陷性改变（图 9-1B）。实质是肺通气功能基本正常，单纯小气道功能障碍的表现。

（2）横坐标上 FVC 下降，高容积流量显著下降，低容积流量显著下降。这实质是限制性通气功能障碍合并小气道功能障碍的表现（图 9-1C）。

（二）小气道病变的鉴别

1. 静态顺应性测定　若 MEFV 曲线显示小气道功能障碍，而静态肺顺应性正常（即肺弹性正常），则考虑小气道病变；若静态肺顺应性下降，则说明小气道功能障碍是肺弹性减退所致，而没有小气道病变，或肺弹性减退与小气道病变同时存在。

2. 若高容积流量正常，低容积流量显著下降或出现明显凹陷型改变，则小气道功能减退是肺弹性减退所致的可能性大（见图 9-1B）；反之则为单纯小气道病变所致的可能性大（见图 9-1D）。

3. 年龄　在青壮年患者出现小气道功能减退以小气道病变所致的可能性大；在老年则以肺弹性功能减退，或同时合并小气道病变所致可能性大。

二、呼气中期流量（$FEF_{25\%\sim75\%}$）的测定

$FEF_{25\%\sim75\%}$ 曾经是反映小气道功能的重要指标。$FEF_{25\%\sim75\%}$ 是指 FVC 曲线上，用力呼出气容积在 $25\%\sim75\%$ 之间的平均流量。即把 FVC 四等分，呼气初始 1/4 与用力关系太密切，流量大，不予考虑；在呼气末端的 1/4，肺实质弹性回缩力明显减退，小气道横截

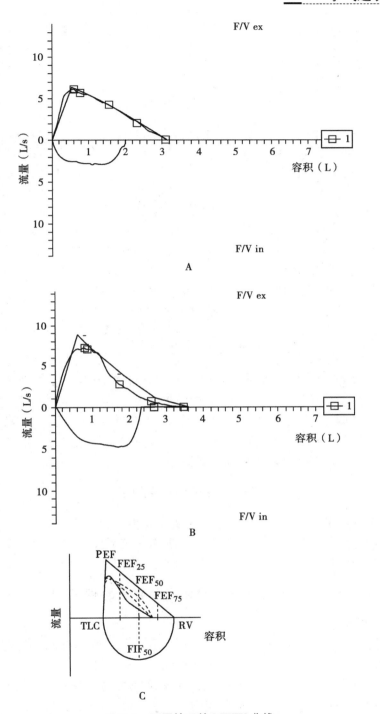

图9-1 不同情况的 MEFV 曲线

A. 正常小气道，不同肺容积的呼气峰流量皆在预计值的95%以上；B. 单纯小气道功能障碍，PEF 和 FEF_{25} 皆占预计值的80%以上，PEF_{50} 和 FEF_{75} 皆占预计值的70%以下，FVC 和 $FEV_1\%$ 皆正常；C. FVC 显著降低，正常呼气下降支呈直线或凸型（中间细虚线）下降，为典型限制性通气功能障碍的表现；若呈凹陷型下降，则提示限制性通气功能障碍合并小气道功能障碍

201

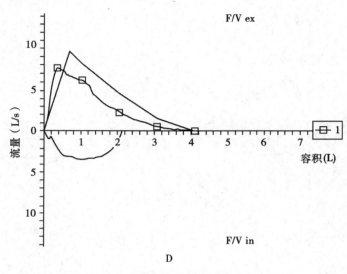

图 9-1　不同情况的 MEFV 曲线（续）

D. 支气管哮喘患者，PEF 和 FEF_{25} 占预计值的 80% 以下，PEF_{50} 和 FEF_{75} 占预计值的 80% 以下，FVC 正常，FEV_1% 基本正常，诊断为小气道功能障碍

面积缩小，呼气流量非常低，变异度相对较大，也不予考虑；最后剩下中间 1/2 即为 $FEF_{25\% \sim 75\%}$（早期称为 MEFV），其大小等于中间 1/2 的容积÷中间 1/2 的时间。可在一定程度上反映小气道阻力的变化，即 FVC 正常、FEV_1 正常，$FEF_{25\% \sim 75\%}$ 下降提示小气道功能障碍；但该参数的影响因素较多，变异度较大，应用较少，主要作为小气道功能障碍和阻塞性通气功能障碍的辅助诊断指标（详见第五章）。

三、动态顺应性测定

单纯小气道功能障碍的特点为：肺容积和通气功能正常；静态顺应性正常；低呼吸频率时的动态顺应性正常，但高频率时下降，表现为一定程度频率依赖性（详见第十章）。因该方法测定比较烦琐，且特异性有限，临床上并不常用。

四、闭合气容积和闭合容量的测定

（一）基本概念

1. 闭合容量（closing capacity，CC）　是指平静呼气过程中肺部小气道开始关闭时所测得的肺容量。

2. 闭合气容积（closingvolume，CV）　是指平静呼气过程中肺部小气道开始关闭时所能呼出的气体容积，为 CC 与 RV 之间的差值。

（二）基本测定和临床意义

在闭合容量曲线的测定过程中（详见第七章），第Ⅳ相起点至 RV 间的气容积为 CV。CC = CV + RV。当小气道病变或功能减退时，其内径变小，呼气过程中提前关闭，CC 和 CV 增大。为排除肺容积对气道关闭的影响，常用 CV/VC 或 CC/TLC 的百分比值来判断气道陷闭状况，比值增加提示小气道过早关闭。正常青年人 CV/VC 的百分比值为 5% ～

10%；30 岁以后随年龄增长而加大；80 岁时可达 30%。这是因为年轻时肺弹性好，有利于气道开放；老年人肺弹性减退，容易发生小气道提前陷闭。早期小气道功能改变，尽管肺容积和通气功能正常，但 CC 和 CV 增大。

五、氦- 氧流量容积曲线的测定

第五章通气功能部分详细介绍了 MEFV 曲线，若用氦-氧混合气取代空气吸入，测定的最大呼气流量- 容积曲线称为氦-氧流量容积曲线。因为氦气具有低密度（通过改善湍流而降低大气道阻力）和高黏度（能增加层流阻力而增加小气道阻力）特性，正常人吸入氦气后，用力呼气至 50% TLC 前，呼气流量明显增加；而在小气道功能障碍的患者中，增加不显著（图 9-2）。这是因为在 50% TLC 后，患者呼气时的层流比重显著增加，氦气非但不能改善气道阻力反而增加层流阻力。因为肺功能测定中，该项目开展甚少，不详述。

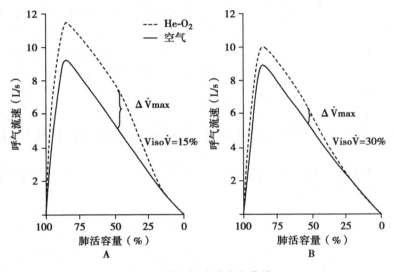

图 9-2 氦- 氧流速容积曲线

图中 100% 的位置为 TLC，0% 为 RV。$\Delta \dot{V}_{max}$ 为处于 50% VC 时，吸入空气与吸入氦气时的呼气流量差值。等容积（Viso）是指呼气流量相同时的肺容积。A 为正常人；B 为小气道气流受限的患者，患者的 $\Delta \dot{V}_{max}$ 下降，Viso 增加

（朱　蕾　任卫英）

第十章

呼吸阻力与顺应性

肺通气的动力需克服肺通气的阻力方能实现肺通气。阻力增高是临床上肺通气障碍的最常见原因。肺通气的阻力可大体分为两类：弹性阻力（静态阻力）和非弹性阻力（动态阻力），弹性阻力的倒数为顺应性，弹性阻力主要包括肺和胸廓的弹性阻力，是平静呼吸时的主要阻力，约占总阻力的2/3；非弹性阻力，包括黏性阻力和惯性阻力，约占平静呼吸总阻力的1/3，其中又以气道的黏性阻力为主。

第一节　呼吸阻力的分类及正常呼吸状态下的阻力

尽管呼吸阻力涉及上述多种类型，但在呼吸运动中，不同阻力发挥的作用差别很大，有时阻力也并非起阻碍呼吸运动的作用。

一、基 本 概 念

1. 呼吸力学（respiratory mechanics）　应用基础物理学（包括流体力学、热力学和牛顿力学）的理论研究气体、气体经气管-支气管树的特性以及导致气体流动的胸肺力学特性的科学。

2. 弹性（elasticity）　弹性组织在外力作用下变形时，对抗变形和弹性回位的倾向。呼吸器官的主要特性是弹性，从而保持气道、肺、胸廓皆处于良好的扩张状态；在静息、运动时也能保持良好的协调性。

3. 弹性阻力（elastance，E）　弹性组织对抗变形和弹性回位而产生的阻力。

4. 呼吸系统弹性阻力（respiratory elastance，Ers）　又称"胸肺弹性阻力"。肺、胸廓和气道总的弹性阻力。是平静呼吸时的主要阻力，约占总呼吸阻力的2/3。

5. 肺弹性阻力（lung elastance，El）　肺泡扩张时的弹性阻力，包括肺泡的弹性回缩力和表面张力。是吸气的阻力、呼气的动力。

6. 表面张力（surface tension）　存在于液-气界面，使液体表面积缩小的力。

7. 肺泡表面张力（surface tension of alveoli）　存在于肺泡表面的液-气界面，使肺泡缩小的力。是吸气运动时的主要弹性阻力之一。

8. 表面活性物质（surfactant）　能使液体界面表面张力系数减小的物质。

9. 肺泡表面活性物质（pulmonary surfactant，PS）　存在于肺泡表面衬液、主要成分是二棕榈酰卵磷脂（DPPC）的脂蛋白混合物，由肺泡Ⅱ型细胞合成并释放，分子的一端是非极性的脂肪酸，不溶于水；另一端是极性的，易溶于水，形成单分子层分布在液-气界面上，并随肺泡的张缩而改变其密度。主要作用是降低表面张力，有利于肺扩张和肺组织液体的稳定。

10. 肺表面活性蛋白（pulmonary surfactant protein） 简称"表面活性蛋白（surfactant protein，SP）"。PS 中与磷脂结合的蛋白质。包括 SP-A、SP-B、SP-C 和 SP-D 基本类型，是维持表面活性物质作用的基本成分。

11. 胸廓弹性阻力（chestwall elastance，Ec） 胸廓扩张时的弹性阻力。实质是胸廓的弹性回缩力，也受腹腔内压的影响。正常呼吸情况下胸廓处于扩张状态，是呼气的阻力、吸气的动力。健康成人，肺容积占肺总量约67%的位置时，胸廓处于弹性零位。超过该位置是吸气的阻力、呼气的动力，容易发生呼吸肌疲劳。

12. 气道弹性阻力（airway elastance） 吸气时，气道弹性扩张而产生的阻力。一般很小，可忽略不计。

13. 摩擦阻力（frictional resistance） 又称"黏性阻力（viscous resistance）"。两个互相接触的物体，当它们将要发生或已经发生相对运动时，在接触面上产生一种阻碍相对运动的力。

14. 气道阻力（airway resistance，Raw） 气体流经气道时，来自气体分子之间和气体与气道壁之间的摩擦阻力。是呼吸系统的主要黏性阻力，也是临床上使用最多的有关黏性阻力的概念。常用阻断法和体描法测定，目前标准测定方法是体描法。一般测定呼气相阻力。

15. 气道传导率（airway conductance，Gaw） 简称"气导"。气道阻力的倒数。常用于描述气道阻力的变化规律。

16. 比气道阻力（specific airway resistance，sRaw） 气道阻力与肺容积的比值。由于排除了肺容积对气道阻力的影响，个体差异小。可用于小儿与成人、男性与女性之间的客观比较。

17. 比气道传导率（specific airway conductance，sGAW） 简称"比气导"。气导与肺容积的比值。比气导是一个常数，不受肺容积的影响，个体差异小，能较好地比较气道阻力。

18. 吸气相气道阻力（airway resistance at inspiratory phase，Raw ins） 简称"吸气阻力"。吸气时，气体流经气道时，来自气体分子之间和气体与气道壁之间的摩擦阻力。

19. 呼气相气道阻力（airway resistance at expiratory phase，Raw exp） 简称"呼气阻力"。呼气时，气体流经气道时，来自气体分子之间和气体与气道壁之间的摩擦阻力。

20. 气流阻力呈面积依赖性（area dependency of airflow resistance） 气体流动在不同情况下显示的不同特性，在气道横截面积较大的情况下表现为层流，阻力恒定，压力与流量呈线性关系的现象。主要见于中、小气道。

21. 气流阻力呈流量依赖性（flow dependency of airflow resistance） 气体流动在不同情况下显示的不同特性，管径较细或出现分叉的情况下表现为湍流，气流阻力随流量的增大而显著增大，压力与流量的变化呈非线性关系的现象，主要见于大气道和人工气道。

22. 肺组织黏性阻力（lung tissue viscous resistance） 呼吸时肺组织相对位移所发生的

摩擦阻力。在急性肺组织病变可显著增加。

23. 肺阻力（lung resistance，R_L）　呼吸时，气体流经呼吸道时气体分子间、气体分子与气道壁之间的摩擦阻力，以及肺组织相对位移所发生的摩擦阻力。是气道阻力和肺组织黏性阻力之和。可用多种方法直接测定，也是临床上比较常用的黏性阻力概念。但临床上常将肺阻力误认为气道阻力，特别是机械通气监测时。

24. 胸廓黏性阻力（chestwall viscous resistance）　呼吸时胸廓组织相对位移所发生的摩擦阻力。一般可忽略不计，但肥胖患者增加。

25. 呼吸系统黏性阻力（respiratory viscous resistance，Rrs）　又称"呼吸阻力（respiratory resistance）"。呼吸时，气体流经呼吸道时气体分子间、气体分子与气道壁之间的摩擦阻力，以及胸、肺组织相对位移所发生的摩擦阻力。是肺阻力与胸廓黏性阻力之和。

临床上不仅容易将肺阻力误认为气道阻力，更容易将 Rrs 误认为气道阻力，特别是机械通气监测时。临床实际测定的是 R_L 或 Rrs，而不是 Raw。当然由于肺组织、胸廓本身的黏性阻力非常低，一般情况下用 Rrs 或 R_L 代替 Raw。普通肺功能测定即可如此。但在出现肺组织或胸廓明显病变的情况下，如肺炎、肺水肿、ARDS、胸腔积液、显著胸膜增厚，肺实质或胸廓的黏性阻力显著升高，此时的 Rrs 或 R_L 就不能简化为 Raw。

26. 惯性（inertia）　在外力作用下，物体维持原有静止或运动状态的倾向。

27. 惯性阻力（inertial resistance）　物体在启动、变速、换向时因惯性所产生的阻止运动的力。

28. 气道惯性阻力（airway inertial resistance）　气流进出气道时，在启动、变速、换向时因气流和气道的惯性所产生的阻止气体流动的力。尽管气道壁较厚，密度较高；但气道为中空的含气管道，总体密度非常低，惯性阻力很小，可忽略不计。

29. 肺惯性阻力（lung inertial resistance）　气流进出肺内时，在启动、变速、换向时因肺组织的惯性所产生的阻止气体流动的力。肺是含气器官，密度非常低，惯性阻力很小，可忽略不计。严重肺组织病变时，气体显著减少，而实质成分显著增多，阻力明显增大。

30. 胸廓惯性阻力（chestwall inertial resistance）　气流进出气道，在启动、变速、换向时因胸廓的惯性所产生的阻止气体流动的力。尽管气道壁较厚，密度较高，但由于覆盖在含气的肺脏表面，总体密度非常低，惯性阻力很小，可忽略不计。肥胖、胸腔积液时，总体密度增大，惯性阻力也显著增大。

31. 呼吸系统惯性阻力（respiratory inertial resistance）　又称"总惯性阻力"。气流进出气道时，在启动、变速、换向时因气流和胸肺组织惯性所产生的阻止气体流动的力。是气道、肺组织、胸廓三部分的惯性阻力之和。如上述，健康人很小，可忽略不计，胸廓、肺组织严重病变、大量胸腔积液或肥胖时增大。

32. 呼吸系统静态阻力（respiratory static resistance）　又称"总静态阻力"。呼吸气流停止状态下，呼吸系统仍然存在的阻力，主要包括胸廓和肺的弹性阻力。

33. 呼吸系统动态阻力（respiratory dynamic resistance）　又称"总动态阻力"。呼吸气体出现流动或流动倾向时才有的阻力。包括气道、肺、胸廓的黏性阻力和惯性阻力，主要是气道阻力。

二、呼吸力学的基本特性

在分析呼吸力学时，首先应认识到呼吸系统静态与动态特性，这些特性可用物理学中的运动方程模式来表达（图10-1）。

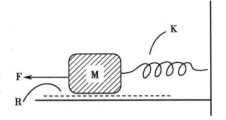

在这一模式中，一个具有一定质量（M）的物体，连接着一个弹簧。在外力（F）作用下，欲使物体沿箭头方向向前移动，必先牵拉弹簧。被牵拉的弹簧由于弹性回位而产生的阻力，称为弹性阻力。弹性阻力的大小取决于弹簧的弹性系数（K）和弹簧位移的距离（l）；弹性系数越大，位移越大，则弹性阻力越大。在牵动物体时，物体与表面因摩擦而产生摩擦阻力（或黏性阻力）。摩擦阻力的大小取决于摩擦系

图10-1　运动方程的模式图

数（R）与物体位移的速度（i）；R和i越大，则黏性阻力越大。其中摩擦系数的大小与摩擦表面的粗糙程度有关。移动的物体在启动与加速时还会遇到惯性阻力。惯性阻力的大小取决于被移动物体的质量M（确切地说是单位容积的质量，也就是密度）与位移的加速度（ii），加速度为单位时间内速度的变化率。M与ii越大，则惯性阻力越大。因而，外力在克服阻力移动物体时，可分解成克服弹性、摩擦（黏性）及惯性阻力三部分，即：

$$F = F_{弹} + F_{摩} + F_{惯}$$

此式亦可表达为运动方程（equation of motion）：

$$F = Kl + Ri + Mii$$

上述的力学模式也可用于呼吸力学。在呼吸系统中，气体的流动是靠压力差（P）来推动的。呼吸系统弹性阻力习惯用顺应性的倒数（1/C）来表示；呼吸器官（胸部和肺）位移的距离用肺容积的变化（ΔV）来表示；在呼吸系统中摩擦阻力主要为气道阻力，以R来表示；位移速度以气体流量（$\dot{V}$）来表示；惯性阻力以I来表示；位移的加速度以气流加速度（σ）来表示。因此在呼吸系统中，运动方程式可以表达为：

$$P = 1/C \cdot \Delta V + R\dot{V} + I\sigma$$

上式可见，在呼吸系统中，气体运动的动力（P）也可被分解成克服弹性、摩擦（黏性）、惯性这三种阻力的分压力，即：

$$P = P_{弹} + P_{摩} + P_{惯}$$

由于空气的密度极小（可以认为是0），而整个呼吸系统（包括肺和胸廓）的主要容积由空气构成（肺几乎是含气器官，故密度可以认为是0；胸廓尽管是由肌肉、骨骼等组成，密度很高，但覆盖在肺表面，相当于是中空的，故密度也接近于0），因此呼吸系统中惯性阻力极小，可以忽略不计，上述公式可分别简化为：

$$P = 1/C \cdot \Delta V + R\dot{V}$$

$$P = P_{弹} + P_{摩}$$

三、呼吸阻力的分类

正常人自然呼吸时，各种阻力的来源及其所占比例大体如下：

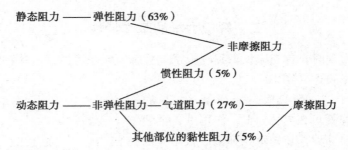

其中弹性阻力主要来自肺和胸廓的弹性，在气流停止的静止状态下仍然存在，属静态阻力。平静呼吸时，肺和胸廓的弹性阻力大小相当，但方向相反。非弹性阻力则只能在气流存在或有存在倾向的情况下存在，因此又称为动态阻力。依阻力是否由摩擦引起，又可分为非摩擦阻力和摩擦阻力。非摩擦阻力包括弹性阻力和惯性阻力。惯性阻力是气流在启动、变速、转向时和组织变性时产生的阻力，所占比例甚小。摩擦阻力也称为黏性阻力，包括气道的黏性阻力（标准名称为"气道阻力"）和其他部位黏性力，以前者为主。气道阻力来自气体分子之间和气体与气道壁之间的摩擦。其他部位的黏性阻力来自呼吸器官位移所产生的摩擦，比如肺与胸廓间、肺叶之间、肺泡与周围间质之间产生的摩擦。气道阻力、惯性阻力和其他部位的黏性阻力只有在气体流动或有流动倾向时才有，系动态阻力。正常人静息呼吸状态下，惯性阻力和其他部位的黏性阻力可以忽略不计，总通气阻力由肺弹性阻力、胸廓弹性阻力和气道阻力三部分组成。

四、与呼吸运动有关的压力

呼吸运动时，胸膜腔、肺泡及呼吸道中发生周期性的压力变化，以克服呼吸阻力，产生肺通气。如图 10-2 所示，不同压力（实质是压强）的特点不同，正确理解概念和意义是进一步掌握呼吸动力学知识和进行呼吸阻力测定的前提。

1. 胸膜腔内压（intrapleural pressure，Ppl） 又称"胸腔内压"，曾称"胸内压"。胸膜腔内的压强与大气压之差。一般情况下为负值，其大小等于肺内压与肺弹性回缩力之差，正常功能残气位时平均约为 -5mmHg。胸腔内压增大是其负值缩小，甚至转为正压。胸腔内压直接受呼吸肌活动的影响，吸气时负压增加，呼气时减少。胸腔负压使壁薄的大静脉扩张，有利于静脉血液回流。因重力的作用，直立位时胸腔负压从肺尖部到肺底部逐渐减少，肺底部接近于零。受心脏相对固定的影响，心包周围的负压要比同水平肺脏周围的负压大。胸腔内压可直接测定，但更常用测定食管内压的方法来测得。

2. 食管内压（esophageal pressure，Pes） 平稳呼吸状态下，食管中、下 1/3 交界处的压强与大气压之差。Pes 数值近似等于胸腔内压。检测 Pes 的变化（ΔPes）可用来反映胸腔内压的变化。

3. 肺泡压（alveolar pressure，PA） 又称"肺泡内压（pulmonary alveolar pressure）"。肺泡内压强与大气压的差值。取决于胸膜腔内压与肺的弹性回缩压之差，随呼吸运动而呈周期

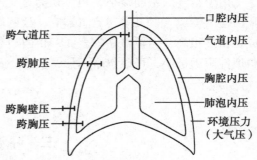

图 10-2 呼吸系统不同压力分布示意图

性变化。肺泡压的变化是推动呼吸道内气体流动的直接动力。吸气时，胸腔负压增大，超过肺弹性回缩压，使肺泡压低于大气压，气体进入肺内，直至肺泡压与大气压相等，气流停止；呼气时则相反。

4. 气道压（airway pressure） 又称"气道内压"。气道内压强与大气压的差值。随呼吸运动呈周期性变化。正常情况下，在吸气或呼气末，气流停止，从肺泡经各级气道到口、鼻腔各处的压力相等；吸气时压力递减，呼气时则递增。气流阻塞、用力呼吸、机械通气时，气道内压的变化幅度增大。

在呼吸运动中，气道内任意二点间的压力差，取决于气道阻力大小、气流速度、气流形态（层流或湍流）。

5. 气道开口处压力 正常为大气压（零），在测定呼吸阻力和顺应性时常通过阻断气流而完成测定，用于反映肺泡内压。

6. 驱动压（driving pressure） 克服摩擦阻力而使流体流动的压力差。常用来描述气道内气体和血管内血液的流动情况，也用于描述呼吸机的工作原理。

7. 跨壁压（transmural pressure） 管壁内外的压强差。

8. 跨胸压（transthoracic pressure） 又称"经胸压"。肺泡与胸廓外大气压之差，是胸廓、肺脏扩张或回缩的总压力。

9. 跨肺压（transpulmonary pressure） 又称"经肺压"。肺泡内压与胸腔内压或肺间质压之差，是肺扩张或回缩的直接动力，其大小主要与肺顺应性有关，肺顺应性减低时跨肺压增大。

10. 跨胸壁压（transchest wall pressure） 又称"经胸壁压"。胸腔内压与胸廓外大气压之差。是胸廓扩张或回缩的压力，其大小决定胸廓的顺应性。由于大气压固定地以0表示，故跨胸壁压等于胸腔内压。

11. 跨气道压（transairway pressure） 又称"经气道压"。气道内压与胸膜腔内压或肺间质压之差，是维持气道开放的压力。跨气道压为0的位置称为等压点。

第二节　呼吸系统顺应性的基础知识

呼吸系统的主要特性之一是弹性，顺应性是弹性阻力的倒数，即弹性阻力（E）=1/顺应性（C），顺应性为单位压力变化（ΔP）所引起的容积变化（ΔV），即 $C=\Delta V/\Delta P$，常用单位是 L/cmH_2O 或 L/kPa。临床习惯上用顺应性来衡量弹性阻力。因吸气和呼气是两个相反的过程，故弹性阻力的作用是相对的，若对吸气是阻力，对呼气则为动力；反之亦然。呼吸系统的顺应性的计算主要涉及以下三个概念。

肺顺应性（Cl）=肺容积变化（ΔV）/跨肺压变化（ΔP）

胸廓顺应性（Ccw）=肺容积变化（ΔV）/跨胸壁压变化（ΔP）

胸肺总顺应性（Crs）=肺容积变化（ΔV）/跨胸廓压变化（ΔP）

一、基 本 概 念

1. 顺应性（compliance） 外力作用下弹性组织的可扩张性。容易扩张者，顺应性大，弹性阻力小；不容易扩张者，顺应性小，弹性阻力大。

2. 肺顺应性（lung compliance，C_l） 呼吸运动时，在外力作用下肺的可扩张性。健康成人的肺顺应性约为 $0.2L/cmH_2O$。

3. 比顺应性（specific compliance，C_{sp}） 单位肺容积下的顺应性，为肺顺应性（L/kPa 或 L/cmH_2O）和肺总量（TLC）或功能残气量（FRC）的比值。C/FRC 的正常值约为 0.8L/kPa（$0.08L/cmH_2O$）。

4. 胸廓顺应性（chest wall compliance，C_{cw}） 呼吸运动时，在外力作用下胸廓的可扩张性。因为正常情况下，胸廓和肺脏紧贴在一起，两者同步扩张和回缩，故正常胸廓顺应性与肺相同，也为 $0.2L/cmH_2O$；但在出现气胸、胸腔积液、肺不张的情况下，胸廓和肺脏的变化程度不同步，顺应性不同。

5. 呼吸系统顺应性（respiratory system compliance，C_{rs}） 又称"总顺应性"。呼吸运动时，在外力作用下胸部（主要包括胸廓、肺、横膈）的可扩张性。计算公式为：$1/C_{rs} = 1/C_l + 1/C_{cw}$，正常值为 $0.1L/cmH_2O$。

6. 气道顺应性（airway compliance，C_{aw}） 呼吸运动时，在外力作用下气道的可扩张性，用单位跨气道压变化引起的气道容积变化表示，一般可忽略不计。

7. 标准肺容积轨迹（standard lung volume history） 静态顺应性测定前需 3~4 次达肺总量的深呼吸。因为即使健康人，也存在部分肺泡的开放不充分，会导致顺应性下降，多次深吸气达肺总量位置可以使肺泡充分开放，顺应性增加。这对单次呼吸法测定 D_LCO 和 TLC 也非常重要，但临床上容易忽视。

8. 滞后现象（hysteresis） 吸气相和呼气相测得的压力-容积曲线或肺顺应性并不一致，在相同的跨肺压条件下，呼气相肺容积的改变要较吸气相大，称为滞后现象。正常情况下反映肺黏性阻力的存在，病理情况下也与陷闭肺泡的存在等因素有关。

9. 静态顺应性（static compliance，C_{st}） 简称"顺应性（C）"。在呼吸周期中，多次暂时阻断气流时测得的顺应性。

10. 呼吸系统静态顺应性（static compliance of respiratory system） 简称"静态总顺应性"。在呼吸周期中，分阶段呼吸，多次暂时阻断气流时测得的胸肺总顺应性。在较高肺容积或低位肺容积时，肺泡处于过度扩张或陷闭状态，顺应性随容积变化；中间部位的肺容积与压力变化呈线性关系，故用这部分的顺应性表示静态顺应性，标准测定为以 FRC 至 FRC +0.5L 的容积改变（ΔV）除以相应的压力改变（ΔP）。临床上常用静态总顺应性反映静态肺顺应性。

11. 静态肺顺应性（static lung compliance，C_{sl}） 在呼吸周期中，气流暂时阻断时测得的肺顺应性，标准测定为以 FRC 至 FRC +0.5L 的容积改变（ΔV）除以相应的压力改变（ΔP）。

12. 静态胸廓顺应性（static chestwall compliance） 在呼吸周期中，气流暂时阻断时测得的胸廓顺应性，标准测定为以 FRC 至 FRC +0.5L 的容积改变（ΔV）除以相应的压力改变（ΔP）。

13. 动态顺应性（dynamic compliance，Cdyn） 呼吸周期中，气流未阻断时测得的顺应性。较静态顺应性测定简单。正常人的 Cdyn 与 Cst 非常接近、且稳定性好，故常用后者代替前者。病理情况下，Cdyn 的大小容易受气流阻力的影响。

14. 呼吸系统动态顺应性（dynamic compliance of respiratory system） 简称"动态总顺

应性（dynamic total compliance）"。呼吸周期中，气流未阻断时测得的胸肺总顺应性。在健康人或气道阻力正常的患者，动态总顺应性与静态总顺应性接近；但病理情况下容易受气流阻力的影响。

15. 时间常数（time constant，RC）气道阻力（R）和肺泡顺应性（C）的乘积（RC），反映肺泡充气或排空的速度。一个 RC 约为 0.01 秒。

16. 快肺泡（fast alveoli）正常情况下，肺充气或排空皆很快，在 0.03 秒时（三个 RC）即可完成的终末呼吸单位（简称肺单位）

17. 慢肺泡（slow alveoli）小气道阻力或肺组织顺应性增加时，RC 值变大，充气或排空的速度变慢的肺单位。

18. 动态顺应性呈非频率依赖性（non-frequency dependence of dynamic compliance）简称非频率依赖性。受检者以不同的呼吸频率（RR）进行呼吸。随着 RR 的加快，肺泡的充盈、排空的时间逐渐减少。由于正常肺单位的 RC 小，当 RR 增加至 60 次/分时，仍有足够的充盈和排空时间，动态顺应性保持基本稳定，与静态顺应性数值接近，C_{dyn}/C_{st} 在 0.8 以上，从而能够反映正常肺组织弹性。该生理现象称为非频率依赖性。

19. 动态顺应性呈频率依赖性（frequency dependence of dynamic compliance，FDC）简称"频率依赖性"。肺或胸肺总顺应性随呼吸频率（RR）的增加而降低的病理生理现象，见于小气道病变或肺组织弹性减退。该类病变产生慢肺泡，在 RR 较低时，气体尚有足够的时间进出于慢肺泡，C_{dyn}/C_{st} 值接近正常。随着 RR 的加快，气体进出慢肺泡的量逐渐减少，最终只能进出快肺泡，其 C_{dyn} 降低；快肺泡充盈量增加，活动范围上移到胸肺压力-容积（P-V）曲线的高位平坦段，其 C_{dyn} 也相应减小，故总 C_{dyn} 降低。

20. 特定呼吸频率顺应性（dynamic lung compliance at certain respiratory frequency，C_{dynRR}）被测定者以固定的呼吸频率进行呼吸时测定的动态顺应性，常用 C_{dyn20}、C_{dyn40}、C_{dyn60}。对判断周围气道阻塞的程度有一定价值。

21. 动态顺应性 20（dynamic lung compliance at 20 times per minute of respiratory frequency，C_{dyn20}）受检者以 20 次/分的呼吸频率进行呼吸时测定的顺应性。

22. 动态顺应性 40（dynamic lung compliance at 40 times per minute of respiratory frequency，C_{dyn40}）受检者以 40 次/分的呼吸频率进行呼吸时测定的顺应性。

23. 动态顺应性 60（dynamic lung compliance at 60 times per minute of respiratory frequency，C_{dyn60}）受检者以 60 次/分的呼吸频率进行呼吸时测定的顺应性。正常人 C_{dyn20}、C_{dyn40}、C_{dyn60} 基本相似，称为动态顺应性呈非频率依赖性，提示无气流阻塞；若仅出现 C_{dyn60} 下降，提示小气道功能障碍；若 C_{dyn40} 也下降，提示阻塞性通气功能障碍；若全部下降，且 C_{dyn20} 明显低于 C_{st}，则为严重气流阻塞的表现。

24. 肺压力-容积曲线（pressure-volume curve of the lung）简称"压力-容积（P-V）曲线"。描述肺容积（一般是指 RV 或 FRC 与 TLC 之间的容积）与跨肺压之间相互关系的曲线，反映不同容积水平肺顺应性的变化。曲线的横坐标是压力，纵坐标是肺容积，正常情况下 RV 与 TLC 之间的吸气相曲线呈"S"形，FRC 与 TLC 之间呈反抛物线形，呼气相呈反抛物线形，与吸气相并不完全重合。

"S"形曲线的上下各有一折点，与肺泡的过度扩张和开放有关。临床上常通过测定呼吸系统压力-容积曲线反映肺顺应性变化。

25. 呼吸系统压力-容积曲线（pressure-volume curve of the respiratory system） 也简称"压力-容积（P-V）曲线"。描述肺容积（一般是指 RV 或 FRC 与 TLC 之间的容积）与跨胸压（因大气压为零，实质是肺泡内压）之间相互关系的曲线，反映呼吸系统顺应性的变化。曲线的横坐标是压力，纵坐标是肺容积，正常情况下 RV 与 TLC 之间的吸气相曲线呈"S"形，FRC 与 TLC 之间呈反抛物线形，呼气相呈反抛物线形，与吸气相并不完全重合。

"S"形曲线的上下各有一折点，与肺泡的过度扩张和开放有关。是临床上测定最多的 P-V 曲线

26. 胸廓压力-容积曲线（pressure-volume curve of the chest wall） 描述胸廓容积（常用肺容积代替）与跨胸廓压（实质是胸腔内压）之间相互关系的曲线，反映胸廓顺应性的变化。曲线的横坐标是压力，纵坐标是肺容积，正常情况下是一条反抛物线，反映胸廓顺应性的变化，临床上不常用。

27. 陡直段（steep part） 在压力-容积曲线上，压力容积呈线性关系的部分，较小压力变化即可产生较大容积变化，是常规测定肺顺应性的部位，标准部位是 FRC 与 FRC + 0.5L 之间；也是自主呼吸和机械通气的适宜部位，在该部位呼吸要求的呼吸功少，不容易发生肺损伤和循环功能障碍。

28. 高位平坦段（upper flat part） 在 P-V 曲线上，超过压力容积呈线性关系的平坦部分，提示肺泡处于过度扩张状态。不能用于常规肺顺应性测定；在该部位自主呼吸容易发生呼吸肌疲劳和呼吸衰竭，机械通气则容易发生肺扩张性损伤和低血压。

29. 低位平坦段（lower flat part） P-V 曲线陡直段以下的平坦部分，提示肺泡陷闭。在该段还容易发生微血管扭曲、肺循环阻力增加。不能用于常规肺顺应性的测定；在该部位通气容易发生肺切变力损伤，低氧血症也不容易纠正。

30. 低位拐点（lower inflection point，LIP） 简称"低拐点"。P-V 曲线上低位平坦段与陡直段的交点。超过该点表示吸气顺应性显著改善，是萎陷肺泡的复张点，也是指导 PEEP 选择的重要指标。一般强调使用等于或略高于此点的 PEEP 可显著改善氧合，减轻或避免肺泡反复塌陷和复张所致的剪切力损伤。

低位平坦段和低位拐点在正常人 FRC 和 TLC 之间不会出现，即使是在 RV 与 TLC 之间也很少出现。主要见于急性肺损伤/急性呼吸窘迫综合征（ALI/ARDS），因此常规肺功能测定见不到这两部分，除非是机械通气患者的床旁测定或动物实验。

31. 高位拐点（upper inflection point，UIP） 简称"高拐点"。压力-容积曲线的高位平坦段与陡直段的交点。超过该点时，大部分肺泡将处于过度扩张状态，顺应性显著下降，容易发生扩张性损伤。正常情况下相当于跨肺压 $35 \sim 50 cmH_2O$、肺总量 $85\% \sim 90\%$ 的位置。

32. 松弛压（relaxation pressure） 全称"口腔松弛压"或"口腔闭合压"。肺功能检测中，受检者屏气时测到的口腔内压（实质是口腔内压强与大气压的差值），此时呼吸肌是放松的，故称为松弛压。屏气时，口腔、气道、肺泡形成一"密闭容器"。根据压强定律，在密闭容器内，压强向各个方向传导，且大小相等，故口腔压等于肺泡压（实质是肺泡压与大气压的差值，即跨胸压）。这是肺功能测定中最简单、方便、可靠的测定跨胸压的方法。

33. 气体陷闭（air trapping） 呼气末气体不能充分呼出，而在肺内异常潴留的病理生

理状态。气体陷闭必然导致内源性 PEEP（PEEPi），常在肺气肿或静态肺过度充气的基础上发生。

34. 气体陷闭容积（air trapping volume） 在常规呼气末，充分放松呼气肌或延长呼气时间后，所能继续呼出的气容积。

35. 吸气末肺容积（end- inspiratory volume，V_{EI}） 气体陷闭容积与潮气容积之和。反映肺过度充气的程度，是指导危重支气管哮喘患者机械通气的参数。

二、肺 顺 应 性

肺的静态顺应性及相关问题

1. 静态肺 P- V 曲线的测定 基本测定要求是：分步吸气（或打气入肺）或分步呼气（或从肺内抽气），每步吸气或呼气后，屏气，放松呼吸肌，测定肺容积的变化和胸腔内压，然后绘制肺 P- V 曲线。

注：吸气、呼气测定是指清醒自主状态下测定；打气入肺或从肺内抽气是指机械通气状态下的测定。

2. 静态顺应性的测定 上述 P- V 曲线陡直段的斜率即为肺顺应性。因为测定是在屏气、无呼吸运动、无气体流动的情况下进行的，所以称为静态肺顺应性，简称肺顺应性。肺顺应性的大小与容积和吸呼气状态有关，若在吸气状态和呼气状态同步测定胸腔内压（机械通气患者测肺泡内压）和容积的变化，则有 P- V 环（图 10-3）。

3. 正常肺顺应性的特点 ①呼气和吸气曲线并不重合，而是有一定的滞后，考虑与肺泡的表面张力和肺组织的黏性有关，因此肺组织也称为黏弹性物体。②曲线呈"S"形，中间段陡直，简称陡直段，斜率或顺应性最大，与弹性纤维的可扩张性有关，相当于肺容积在 FRC 与 85% TLC 之间的位置；上段平坦，简称高位平坦段，斜率或顺应性小，与胶原纤维对弹性纤维的限制有关；高位平坦段与陡直段的交点称为 UIP；下段也平坦，简称低位平坦段，斜率或顺应性小，与肺容积缩小，小气道和肺泡陷闭，以及表面张力持续增大（表面活性物质的作用在一定容积时达极限而不是继续增大）有关；低位平坦段与陡直段的交点称为 LIP。LIP 和低位平坦段仅在 FRC 以下容积或疾病状态（如 ALI/ARDS）下出现（详见本章第三节）。

正常人自然呼吸位于中间段，吸气和呼气曲线非常接近，C_L 皆约为 0.2L/cmH$_2$O。

当肺充血、肺组织纤维化或肺泡表面活性物质减少时，静态肺顺应性减小，弹性阻力增加；肺过度充气超过 P- V 曲线的 UIP 时，弹性阻力将急剧增加；当发生 ALI/ARDS 后，肺容积显著缩小使呼吸运动位于低位平坦段时，不仅弹性阻力显著增大，剪切力（或切变力）也显著增大，容易发生肺损伤。

4. 比顺应性 肺顺应性还受肺容积的影响。肺总量大者顺应性较大，如成人；肺总量小者顺应性较小，如小儿。由于不同个体间肺总量存在差别，在比较其顺应性时必须排除肺容积的影响进行标准化。单位肺容积下的顺应性称为比顺应性，即比顺应性 = 测得的肺顺应性（L/cmH$_2$O）/肺总量（L）。

5. 肺弹性阻力的来源 肺弹性阻力来自两个方面：肺泡表面液体层与气体之间的界面所形成的表面张力，肺弹性纤维的弹性回缩力，前者约占肺弹性阻力的 2/3，后者约占 1/3。

（1）肺泡表面张力：肺泡表面覆盖着薄层液体，与肺泡内气体形成液-气界面。

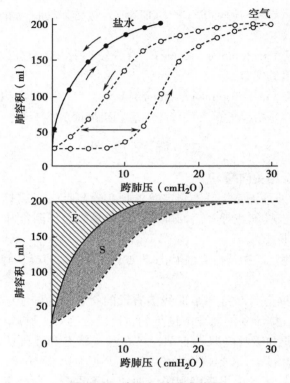

图 10-3　肺压力-容积曲线图

肺 P-V 曲线有明显的滞后现象，滞后程度以充气与放气时两条曲线之间的最大横距表达（见充放气曲线间的横线），反复充气后滞后程度可逐渐减小。若肺内注入生理盐水，气液界面消失，表面张力消除，滞后现象消失（上图）。容积与压力变化的乘积为肺扩张时克服阻力所做的功。肺充气时所做的功包括克服弹性阻力的功（E）与表面张力的功（S）两部分，而注入生理盐水时做功只需克服弹性阻力（E）（下图）。（仿 Murray JF, The normal lung, 1976: 83）

1）作用特点：由于液体分子间的吸引力远大于液体与气体分子之间的吸引力，因而使球形液体表面有尽量缩小的倾向，称表面张力。表面张力在肺容积较小时，其作用大约占总肺弹性阻力的 2/3。随着肺容积的增大，肺弹性回缩力逐步加大，表面张力逐渐减小。这一结论可从下面实验中得到证明。向离体的猫肺逐步注入空气或生理盐水，同时测定肺容积（V）及跨肺压（P）可描出肺 P-V 曲线，即肺静态顺应性曲线（图 10-4），此曲线可用于计算扩张肺时所作的功。图中总面

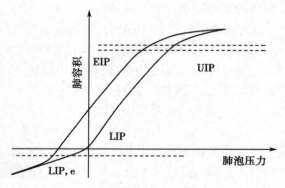

图 10-4　完整吸气相和呼吸相 P-V 曲线

由 4 个拐点和 6 条曲线组成，其中 EIP 略低于 UIP，LIP, e 略低于 LIP

积（E＋S）为克服总的肺弹性阻力所做的功；其中 E 和 S 分别为用于克服肺弹性回缩力和表面张力所做的功。肺容积从 50ml 扩大到 100ml 时，S 的面积远大于 E 的面积；而从 180ml 扩大到 200ml 时，E 大于 S，说明扩张肺克服的弹性阻力，在低容积时以表面张力为主；在中等容积位置时，两者相似；在高容积位置时，以弹性回缩力为主。因此，肺弹性回缩力和表面张力各自所占弹性阻力的比重是随肺容积而变化的。

2）肺泡表面活性物质（SP）：SP 是复杂的脂蛋白混合物，主要成分是二棕榈酰卵磷脂（DPPC），由肺泡Ⅱ型细胞合成并释放，分子的一端是非极性的脂肪酸，不溶于水，另一端是极性的，易溶于水。因此，DPPC 分子垂直排列于液-气界面，极性端插入水中，非极性端伸入肺泡气中，形成单分子层分布在液-气界面上，并随肺泡的张缩而改变其密度。正常 SP 不断更新，以保持其正常的功能。

SP 可使肺泡液-气界面的表面张力下降，肺弹性阻力随之下降，有利于肺的扩张；同时，也可减弱表面张力对肺毛细血管中液体的吸引作用，防止液体渗入肺泡，使肺泡保持相对干燥。此外，由于 SP 的密度随肺泡半径的变小而增大，也随半径的增大而减小，所以小肺泡 SP 密度大，降低表面张力的作用强，有助于防止其塌陷；大肺泡的 SP 密度小，表面张力大，有助于防止其过度膨胀，从而维持大肺泡与小肺泡压力的大致相等，保持大小肺泡的稳定性，有利于吸入气在肺内得到较为均匀的分布。

急性肺损伤、肺炎、肺血栓等疾病可损害Ⅱ型细胞的功能，使 SP 分泌减少或活性降低，肺泡表面张力增大，致使吸气阻力增大，甚至发生或加重肺不张和肺水肿。胎儿肺泡Ⅱ型细胞约在妊娠 6～7 个月开始分泌 SP，到分娩前达到高峰。某些早产儿，因肺泡Ⅱ型细胞尚未成熟，缺乏 SP，以致发生肺不张和肺泡内透明质膜形成，导致呼吸窘迫综合征。因此，了解肺泡Ⅱ型细的成熟过程及其 SP 的代谢和调节有重要的理论和实际意义。

（2）肺弹性回缩力：几乎肺内所有成分都具有弹性（这与肺的功能一致），均参与弹性阻力的形成，其中弹性纤维与胶原纤维是肺弹性回缩力的重要来源。肺弹性成分还包括网状纤维、组织细胞、上皮细胞、血管和小气道等。因为肺弹性成分主要存在于肺间质，所以其弹性回缩力也主要来自肺间质。在正常肺，血管、小气道及组织细胞所占肺弹性阻力的比例甚小；但当出现肺部炎症、损伤或水肿时，肺弹性回缩力可明显增加。肺气肿时，弹性纤维被破坏，弹性阻力减小，致使呼气后残气容积（RV）增大。

总之，肺弹性阻力包括肺泡表面张力和肺弹性回缩力；是吸气的阻力，对呼气过程而言则是动力。当 SP 缺乏或功能下降时，吸气阻力增大，肺不易扩张，但呼气加快；弹性纤维被破坏时，对吸气影响不大，但限制肺泡气的呼出，RV 增大也不利于肺通气，因此肺弹性阻力必须处于一定的平衡状态。

三、胸廓顺应性

胸廓也具有良好的弹性，呼吸运动时也产生弹性阻力。由于因胸廓弹性阻力增大而发生肺通气障碍的情况少见，所以临床意义相对较小。

胸廓处于自然位置时的肺容积相当于 TLC 的 67%（见图 4-18），此时胸廓毫无变形，不表现出弹性回缩力。肺容积小于 TLC 的 67% 时，胸廓的弹性回缩力向外，是吸气的动力，呼气的阻力；肺容积大于 TLC 的 67% 时，胸廓的弹性回缩力向内，成为吸气的阻力，呼气的动力，所以 FRC 明显增大时容易发生呼吸肌疲劳。胸廓弹性回缩力的作用随胸廓位置而变化,这与肺明显不同,肺的弹力总是吸气的阻力,呼气的动力。

正常情况下,胸廓和肺脏紧贴在一起,两者同步扩张和回缩,故正常人胸廓顺应性也是 $0.2L/cmH_2O$。胸廓顺应性可因肥胖、胸廓畸形、胸膜增厚和腹内占位病变等而降低。在出现气胸、胸腔积液、肺不张的情况下,胸廓和肺脏的变化程度不同步,顺应性不同。

四、肺和胸廓的总顺应性

因为肺和胸廓的弹性阻力呈串联排列,所以肺和胸廓的总弹性阻力是两者弹性阻力之和,而总顺应性(C_{rs})正好相反,即:

$$1/C_{rs} = 1/C_L + 1/C_w$$

第三节 不同状态下的压力-容积曲线

如上所述,P-V 曲线主要受肺顺应性的影响,因此肺的特点决定了 P-V 曲线的特点。一般认为肺 P-V 曲线主要有下述两方面的特点:①肺顺应性的可变性,即呼气相曲线和吸气相曲线并不重合,而是有一定的滞后,考虑主要与肺泡表面张力的可变性有关;②曲线呈“S”型,具体机制见本章第二节。但事实上并非完全如此,真实的 P-V 曲线要复杂得多。

一、吸气相和呼气相 P-V 曲线

(一)完整吸气相和呼气相 P-V 曲线

典型的完整曲线是以下述 4 个方面为前提的:①离体测定;②单纯测定肺;③从肺泡含气容积为 0 开始测定至 TLC;④吸气相和呼气相皆测定。

1. 基本特点 完整吸气相和呼气相 P-V 曲线皆呈“S”型(见图 10-4),共有 4 个拐点:吸气支的低位拐点(LIP)和高位拐点(UIP),呼气支的呼气相拐点(expiratory phase inflexion point,EIP)和呼气相低位拐点(LIP in expiratory phase LIP, e);相应伴随 6 条曲线,吸气相的低位平坦段、陡直段、高位平坦段和呼气相低位平坦段、陡直段、高位平坦段。但临床上或试验动物仅能发现 3 个拐点,多数学者也认为只有只有 3 个拐点:吸气相两个、呼气相 1 个,这与欠缺呼吸生理学知识有关,因为试验方法并未达到或接近上述要求。

2. 完整 P-V 曲线的测定 典型的完整曲线的要求如上述。一般动物实验测定呼吸系统(不单纯指肺)的 P-V 也可接近上述情况,并能出现 4 个拐点(见图 10-4,与图 10-3 相似)。测定要求是指完全麻醉条件下,从 RV 或低于 RV 开始充气,直至 TLC,完成吸气相测定;然后从 TLC 开始,逐渐抽气达到或超过 RV,完成呼气相测定。

无论典型测定和接近典型测定,临床上都不可能达到上述要求,故不可能出现 4 个拐点。

(二)典型 P-V 曲线

无论动物实验还是临床试验,一般要求从 FRC 吸气(或充气)至 TLC,完成吸气相测定;然后,从 TLC 开始呼气(或抽气)至 FRC,此时最多有 3 个拐点、5 条曲线(图 10-5)。基本上仅见于典型 ALI/ARDS。该曲线是多数学者所描述的曲线,非常容易完成测定。

(三) 基本 P-V 曲线

在更多临床情况下,吸气相和呼气相的完整曲线仅出现 UIP 和 EIP 两个拐点,当然也仅有 4 条曲线 (图 10-6),主要见于正常肺和气流阻塞性肺疾病;多数肺实质疾病 (包括部分 ALI/ARDS) 也是如此。典型 ALI/ARDS 经过适当机械通气治疗,消除了 LIP,也仅有两点、两线。

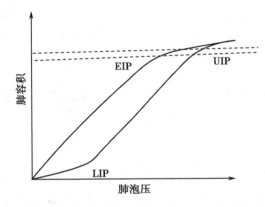

图 10-5 ARDS 以 FRC 为零点的 P-V 曲线
由 3 个拐点和 5 条曲线组成,
其中 EIP 略低于 UIP

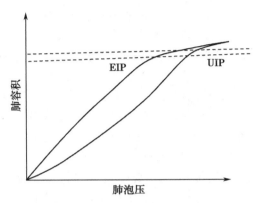

图 10-6 正常肺以 FRC 为零点的基本 P-V 曲线
由 2 个拐点和 4 条曲线组成,
其中 EIP 略低于 UIP

无论何种曲线,有关 EIP 的解释多数是错误的。

(四) ALI/ARDS 低容积的 P-V 曲线

该曲线在 FRC 以上的低容积部分测定,可出现 LIP、LIP,e 两个低位拐点和四条曲线 (图 10-7)。

(五) 无拐点的 P-V 曲线

见于大多数顺应性测定和机械通气治疗患者。实际上是介于 LIP 和 UIP (LIP,e 和 EIP) 之间的陡直段部分 (图 10-8)。

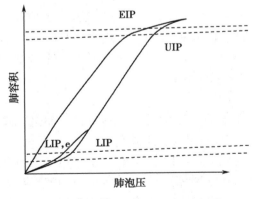

图 10-7 典型 ARDS 以 FRC 为基点
P-V 曲线和低容积 P-V 曲线
低容积 P-V 曲线出现 LIP,e。
LIP,e 略低于 LIP;EIP 略低于 UIP

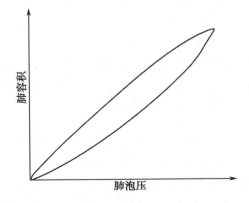

图 10-8 以 FRC 为零点,不超过
高位拐点的 P-V 曲线
吸气相和呼气相曲线皆无拐点

二、吸气相 P-V 曲线

典型者呈 S 型，包括三段、两点。

（一）陡直段

其中间部分陡直，故称为陡直段，顺应性最大、且稳定，与弹性纤维的可扩张性、表面张力和表面活性物质的综合作用有关，相当于肺容积在正常 FRC 和 UIP 之间的位置。在该段范围内，容积显著增加，压力轻度升高，故陡直段的容积决定了肺组织能耐受的潮气容积大小，是自主呼吸和机械通气的适宜部位；也是常规测定顺应性的部位。

（二）高位平坦段

超过陡直段后，肺容积将迅速接近 TLC，容积轻度增加，压力即显著增大，曲线变得平坦，故称为高位平坦段。该段的顺应性呈指数式减小，弹性阻力呈指数式增加，与胶原纤维对弹性纤维的限制有关。不适宜进行自主呼吸和机械通气。

（三）高位拐点

是高位平坦段与陡直段的交点，大约相当于接近 TLC 85% ~ 90% 和跨肺压 35 ~ 50cmH$_2$O（大约相当于控制通气时平台压 35cmH$_2$O）的位置。是自主呼吸和机械通气限制高压和高容积的转折点（一过性肺开放除外）。

1. UIP 的可变性　正常肺单位的功能接近，UIP 的压力和容积比较固定。但在气流阻塞性肺疾病或肺实质疾病，由于气道阻塞和肺损伤的不均一性，P-V 曲线上可无典型 UIP 出现。Hickling 的数学模型提示依据 P-V 的 UIP 不能准确判断肺的过度扩张。对急性肺损伤患者而言，在机械通气平台压（Pplat）＞高位拐点的压力（P$_{UIP}$）时，部分区域肺的复张仍继续发生，而部分肺区已出现明显的过度扩张，但这部分肺区的过度扩张可被前者掩盖，故 P-V 曲线上不出现明显 UIP，曲线继续接近线性。在分别测定肺组织高位区域和低位区域的 P-V 曲线时，发现高位肺区较早出现 UIP，低位肺区则没有观察到 UIP，这符合重力依赖性的特点；而在总体 P-V 曲线上，典型 UIP 则没有被观察到。据此可以认为 UIP 主要反映肺高位区域的过度扩张，且可能被低位区域的继续复张所掩盖；而 UIP 的出现则反映肺的过度扩张状态已经出现。

2. 机械通气高压或容积的确定　根据上述结果，若 P-V 曲线上出现 UIP，应使 Pplat ＜ P$_{UIP}$。正常肺通气至 UIP 时，大约相当于控制通气时 Pplat 35cmH$_2$O 或自主呼吸 30cmH$_2$O 的水平，超过此值，多数肺泡将出现明显的过度充气，因此若 UIP 被掩盖时，则应使控制通气的 Pplat ＜ 35cmH$_2$O，有自主呼吸触发时则应 ＜ 30cmH$_2$O。

（四）两个特殊位置

1. 胸廓的弹性零位　在肺容积占 TLC 67% 的位置，胸廓处于弹性零位，超过该位置后，呼吸阻力将显著增加，因此应尽可能避免在该位置以上自主呼吸。

2. 正常功能残气量　FRC 是平静呼气末的肺容积。正常 FRC 的容积相当于占 TLC 40% 的位置，此时胸廓的弹性扩张力和肺组织的弹性回缩力处于平衡状态，吸气阻力最小，呼气完全靠肺组织的弹性回缩力完成，故呼吸做功最小；肺循环阻力最低；一般情况下跨肺压和切变力最低，故发生自主呼吸所致肺损伤或机械通气相关肺损伤（VILI）的机会最少，循环功能最好；同时又能维持正常的动脉血气水平，因此 FRC 是自然呼吸末或机械通气末的最佳位置。

（1）正常 FRC：健康成人自然呼吸时，呼气末在正常 FRC 位置，潮气容积位于中间段，吸气和呼气曲线非常接近，静态肺顺应性（C_L）约为 $0.2L/cmH_2O$。

（2）降低或升高的 FRC：在病理状态或疾病情况下，如肺充血、渗出、实变、肺组织纤维化，神经-肌肉疾病，全身麻醉或上腹部手术后，FRC 减少（部分急性期 ARDS 可以出现典型 LIP），切变力和肺循环阻力显著增大，顺应性显著降低，故不仅呼吸功明显增加，也容易发生肺损伤（包括自主呼吸和机械通气所致肺损伤）和循环功能障碍，此时的治疗措施是适当增大 FRC，在急性、可逆性病变则尽可能恢复至接近正常 FRC 的位置。肺过度充气，包括 COPD、支气管哮喘常导致 FRC 显著增大，使自主吸气末的容积或机械通气的平台压超过 P-V 曲线的 UIP 时，弹性阻力和肺循环阻力显著增加，呼吸功显著增大，此时应尽采取措施降低 FRC，并使其尽可能接近正常 FRC 水平。若肺容积不能有效下降，则可适当加用 PEEP 对抗内源性 PEEP（PEEPi）。

（五）低位平坦段

P-V 曲线的下段曲线较平坦，故称为低位平坦段，其顺应性显著降低，这与肺容积缩小、小气道和肺泡陷闭（伴随小血管的扭曲变形和低氧性收缩），以及表面张力持续增大（表面活性物质的作用在降至一定容积时达极限而不是继续增大）有关。在该位置自主呼吸和机械通气，呼吸做功增多；肺循环阻力增大；切变力显著增大，自主呼吸、机械通气所致肺损伤机会皆明显增多；且容易发生顽固性低氧血症。因此也应避免在该段进行自主呼吸或机械通气。

（六）低位拐点

即低位平坦段与陡直段的交点。理论上大量肺泡陷闭导致陷闭肺区出现和 LIP 形成。主要见于 ALI/ARDS；正常人则出现于用力呼气至 RV、且持续时间较长的患者，类似情况还见于持续较长的全身麻醉或药物中毒、应用较大剂量的镇静-肌松剂或麻醉剂过度抑制自主呼吸的患者，还有神经-肌肉病变、呼吸较弱、长期卧床、控制通气的患者。陷闭肺区可导致多种不良后果：呼气期分流和严重低氧血症；切变力损伤；局部肺血管收缩和肺循环阻力增加。

1. LIP 为一段　LIP 为陷闭肺泡的同时开放点，即呼气末压力超过 LIP，大量陷闭肺泡开放，上述不良后果自然消除；若低于该点、且持续一定时间，则肺泡重新陷闭而出现陷闭肺区。一般情况下，开放正常肺泡需要的跨肺压（不是平台压）约 $20cmH_2O$，故理论上 LIP 是一点，习惯上也称为一点，但实际上由于胸腔负压梯度的存在，不同位置肺泡的开放需要的肺泡内压不同，即 LIP 不同，故表现为一段。在 ALI/ARDS 患者，由于肺泡病变程度不一，需要的跨肺压也不同，一般病变越重，需要的跨肺压越大，可显著超过 $20cmH_2O$，故在相同胸腔负压的情况下，LIP 的变化范围更大，这也是 ARDS 患者可以实施定压通气（PEEP 较低，约 $10cmH_2O$）、也可以实施开放性肺通气（PEEP 较高，约 $20\sim30cmH_2O$）的理论基础之一。

2. ARDS 的 LIP 可以不出现　这与正常或基本正常的肺泡在低容积时出现过度扩张有关，与 UIP 不出现的机制相似，不赘述。

总之，肺的弹性变化表现为总体吸气相 P-V 曲线呈 S 形的特点。在弹性限度内，弹性纤维起主要作用，称为肺的延伸性，表现为陡直段，是自主呼吸和机械通气的合适部位。在高容积时胶原纤维起主要作用，此称为肺的不可延伸性，表现为高位平坦段；在低容积时，表面张力显著增大，小气道－肺泡陷闭，顺应性显著下降，表现为低位平坦段，应避免在该两段进行自主呼吸或机械通气。在肺容积占 TLC 的 40% 时，胸廓的弹性扩张力和弹性回缩力处于平衡状态；而肺容积占 TLC 67% 时，表示胸廓处于弹性零位。UIP 和 LIP 对指导机械通气高压和低压的选择有一定价值。

三、呼气相 P-V 曲线

（一）吸气相 P-V 曲线阐述和应用中的问题

如上述，传统观念认为 LIP 是标志大量陷闭肺泡的开放点，故临床上常以该点或略高于该点的压力作为选择"最佳 PEEP"的依据。但有作者研究发现 PEEP 与 LIP 没有很好的相关性，认为要了解复张肺泡重新陷闭的压力值，呼气相 P-V 曲线能提供更有价值的信息。理论上吸气相压力打开陷闭肺泡或使开放的肺泡进一步扩大，而呼气相压力则防止已开放的肺泡重新陷闭或容积过度缩小；防止陷闭的压力应略低于开放的压力，故 LIP 应该是打开大部分陷闭肺泡的最低压力。一般情况下，临床所用通气压力或平台压远超过 LIP 的压力，足以打开陷闭肺泡（ARDS 的实变部分除外），而 PEEP（防止陷闭的压力）稍低于 LIP 即可。事实上大部分情况下，临床所用 PEEP 比实验室测定的 LIP 压力低，但已也足以改善氧合。Hickling 等利用 ARDS 数学模型显示 LIP 是大量肺泡开始复张的开始，而非复张的结束；在吸气相 P-V 曲线的中间陡直段，肺泡持续复张，只是数量减少，甚至超高 UIP 仍有部分肺泡开放，因此用吸气相 P-V 曲线指导通气高压的选择、用呼气相 P-V 曲线指导 PEEP 的选择更合适。

（二）呼气相 P-V 曲线拐点的误区

吸气相 P-V 曲线可反映 ARDS 陷闭肺泡或萎陷肺泡复张的动态过程，而呼气相 P-V 曲线则可反映肺泡重新闭合的动态过程。在 ALI/ARDS 患者或实验动物的呼气相，理论上随着肺泡内压力降低，病变重的肺泡（实变肺区或实变肺泡）首先大量陷闭，此后病变相对较轻的陷闭肺区或陷闭肺泡依次重新陷闭，因此在呼气相 P-V 曲线上应该表现出不同肺区先后关闭引起的顺应性变化，出现二个拐点。但事实上并非如此，无论是临床患者、还是 ARDS 实验动物皆只有一个拐点。

一般情况下，从 ARDS 实验动物的 TLC 位置开始呼气或抽气，在呼气开始时，随着气道压力降低，顺应性有所改善，但仍非常低；继续降低压力，斜率突然增加，顺应性显著改善，该转折点称为 EIP；结合吸气相 P-V 曲线，共出现三个拐点，理论上参考 EIP 选择 PEEP 更合理。这是动物实验和临床上经常被多数学者描述或解释的情况。如 EIPMedaff 等成功救治一名因链球菌败血症引起 ARDS 的患者，其 PEEP 需达到 25cmH$_2$O，远远超过吸气相 P-V 曲线上的 LIP 的压力（16～18cmH$_2$O）；根据呼气相的 P-V 曲线，其 EIP 的压力大约为 25cmH$_2$O，显示良好的相关性。Hoizapfel 等根据呼气相 P-V 曲线的 EIP 选用 PEEP 后，使静动脉分流率平均减少 88%。

理论上 PEEP 代表呼气相的力学特点，而 LIP 代表吸气相的力学特点，因此根据呼气相的 P-V 曲线设定 PEEP 应该更为合理，但实际上并非如此简单。这些试验测定的 EIP 远高于 LIP、而不是低于 LIP，是不合理的。EIP 确实存在，但并不能反映呼气相肺泡的陷闭点；上述压力仅是一种生理上的巧合，是肺开放策略的不正规应用而已。

（三）真实的呼气相 P-V 曲线

无论是临床患者、志愿者，还是正常实验动物、ARDS 实验动物，其呼气相 P-V 曲线的真实结果和合理解释应该是下述情况。

1. 高位平坦段 一般情况下，在充分吸气或充气至 TLC 位置后，顺应性非常低；呼气或抽气开始时，随着压力降低，顺应性有改善，但非常有限，反映肺组织处于过度扩张状态，为呼气相高位平坦段。

2. 高位拐点 随压力和容积的继续降低，斜率突然增加，顺应性显著改善，该转折点称为 EIP。EIP 是大量过度扩张的肺泡转为正常弹性状态肺泡的转折点。

3. 陡直段 随着压力进一步降低，肺容积继续降低，但肺泡仍处于正常弹性扩张状态，顺应性基本不变，故称为呼气相陡直段，一致持续至正常 FRC 位置结束。

正常 FRC 是呼气末的最佳位置。Rimensberge 研究了 ARDS 的呼气相 P-V 曲线，发现当肺容积下降至 TLC 的 40% 时，肺泡开始陷闭，认为 PEEP 的大小应使呼气末肺容积略大于 40% TLC。该试验结果与上述情况相符。因此以 FRC 为零点测定的吸气相和呼气相 P-V 曲线（仅在第一象限内）应该有三个拐点。

4. 低位拐点 若在正常 FRC 位置继续抽气，肺容积将下降至正常 FRC 以下，压力下降至一定程度后，跨肺泡压降至 $20cmH_2O$ 以下，大量肺泡陷闭，顺应性显著减退，该转折点称为呼气相低位拐点（LIP，e）。LIP，e 反映大量已开放的陷闭肺泡重新陷闭。

5. 低位平坦段 继续降低压力，剩余开放肺泡的开放内径缩小，顺应性变化不大，出现低位平坦段。

这是完整 P-V 曲线的真实情况，有 4 个拐点。

我们对油酸所致 ARDS 模型犬的研究结果也显示：在 FRC 和 TLC 之间，呼气相 P-V 曲线也只有一个拐点 EIP。EIP 反映肺组织由过度充气向正常弹性状态的转折点，与 LIP，e 无关。这是因为，本试验中试验犬处于 ARDS 病变的早期阶段。在疾病早期，实变肺区可在高气道压下充分复张，并维持较长时间的开放状态。呼气相气道压力下降，过度扩张的肺泡恢复至正常弹性扩张状态，两者的交点为 EIP；此后，尽管肺泡内径缩小，但仍保持持续扩张状态，故无低位拐点出现。所以 EIP 实质上是呼气相 P-V 曲线的高位拐点。维持肺泡扩张比增大肺泡需要的压力低，故 EIP 的压力低于 UIP（约 $35cmH_2O$）、高于 LIP，我们的试验结果与此符合，该压力与上述 Medaff 等报道的结果类似，故推测部分国外作者报道的所谓呼气相低位拐点可能就是 EIP。但很少有学者继续进行试验，也很难进行试验，那么是否有更简单的方法测定 LIP，e 呢？

（四）呼气相 P-V 曲线 LIP，e 的测定

我们在上述动物试验中，也绘制了部分 ARDS 犬低容积段的吸气相和呼气相 P-V 曲线，同时得到了 LIP 和 LIP，e。基本方法：先用大注射器法记录吸气相 P-V 曲线，注气至一定阶段后，压力变化幅度开始减小，而顺应性（用曲线斜率表示）开始变大，说明 LIP 已出现，再继续注气一次；然后开始抽气记录呼气相 P-V 曲线和 LIP，e（见图 10-7）。此法得出的曲线反映了病变较轻的陷闭肺区的力学特征，其理论依据是：LIP 标志陷闭肺区或陷闭肺泡复张的开始；使肺容积略高于 LIP，但远低于 UIP，此时开放的只有陷闭肺区，而无实变肺区。大量病变较轻的陷闭肺泡复张成功后，随着肺泡内压的下降，肺泡即重新陷闭，故在呼气相曲线上出现 LIP，e，该点的压力（$P_{LIP,e}$）为该肺区的闭合压，必然比

开放压（P_{LIP}）低，我们的试验结果显示：$P_{LIP,e}$为 $7 \sim 8cmH_2O$，比 P_{LIP} 约低 $2cmH_2O$。在此压力之上，陷闭肺区保持开放状态。由于陷闭肺泡的闭合压也存在区域性差异，LIP，e 也表现为一段范围。将 PEEP 设置在这个范围以上，可防止复张的肺泡在呼气末的重新陷闭。该点压力可能是 ARDS 早期实行定压通气的"最佳 PEEP"。我们的实验结果和临床上选择 PEEP 的实际情况也与此相符。由于 LIP，e 和 LIP 的压力非常接近，故实际操作时，用 LIP 指导 PEEP 设置也是合适的。

第四节　呼吸系统顺应性的测定

如上述，肺顺应性测定涉及静态和动态顺应性两种基本类型，包括肺、胸廓和胸肺总顺应性三个方面。

一、静态顺应性的测定

（一）基本要求

1. 胸肺总顺应性测定

（1）基本测定方法：令受检者吸气至总肺容量（TLC），然后分次呼气。在每次呼出一定量的气体后，关闭气道屏气，并放松呼吸肌，同时测定相应的口腔闭合压（相当于跨胸压）。以肺泡压为横坐标，肺容积为纵坐标，即可绘出胸肺总顺应性曲线。

在屏气时因气道关闭，气流中止，口腔内压等于肺泡内压；跨胸压为肺内压减去体表压，后者为零，因此所测的口腔内压，即为跨胸压。此时的跨胸压反映了总的弹性回位力。

（2）胸肺总顺应性的特点：由于测定时受检者屏气，并放松呼吸肌，因此测出的口腔内压又称松弛压。在肺容积小于 40% TLC 时（图 4-14），胸廓向外的回位力大于肺向内的回位力，因此测得的跨胸压（也称为松弛压）为负值。在肺处于 FRC 位置时，肺容积约为 TLC 的 40%，胸廓与肺的弹性回缩力大小相等，方向相反，跨胸压为零。肺容积大于 FRC 后，肺的回缩力随容积变大而逐步增大，而胸廓回缩力则逐步减小，跨胸压为正值并逐步增大。当肺容积为 67% TLC 时，胸廓处于弹性平衡位置，其回缩力为零，此时跨胸压与肺的回缩力相等。当肺容积大于 67% TLC 时，胸廓与肺的回缩力都向内，跨胸压明显升高。

2. 胸廓顺应性测定　需同步测定口腔闭合压和胸腔内压，前者的测定与胸肺总顺应性中的测定相同，不赘述；合理测定受检者的食管内压可反映胸腔内压（详见后述）。

跨壁压＝胸腔内压（食管内压）－大气压＝胸腔内压（食管内压）。肺容积与跨壁压之间变化关系曲线即为胸廓顺应性曲线。

3. 肺顺应性测定　若从上述的测定中计算出跨肺压（跨肺压＝肺内压－胸腔内压），则肺容积与跨肺压之间的变化关系曲线即为肺顺应性曲线。

4. 顺应性的换算　胸廓、肺、胸肺总顺应性可以相互换算。

（二）顺应性测定的关键项目

在上述测定中，容积的测定非常容易，关键是压力，其中核心是胸腔内压的测定。胸腔内压的直接测定比较困难，常用食管内压取代。因胸内食管壁顺应性非常好，而食管的中下 1/3 交界部位又处于相对的游离状态，基本不受纵隔内器官的压迫，食管内压基本等于胸腔内压。因此可用食管内压代替胸腔内压。

（三）测定仪器

1. 测定导管　一般用聚乙烯导管，长度 100cm，内径 1.2 ~ 1.5cm，外径 1.8 ~ 2.0mm，末端有一长 10cm、周长 3.5cm、厚 0.06mm 的食管气囊，气囊内的导管部分有许多呈螺旋状排列的小孔（图 10-9）。

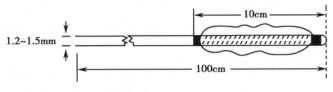

图 10-9　食管气囊测压导管示意图

2. 压力传感器和记录仪　一般压力传感器皆可使用，但要求的量程至少为 0 ~ 60cmH$_2$O，以保障压力 – 容积曲线的完整测定。必要时使用水压计（图 10-10，U 型测压计的一种类型）检测。

3. 肺量计　闭合式（单桶肺量计）和开放式（流量计）皆可，用于记录肺容积的变化。

4. 流量计　可应用单独的流量计，应用时需要确定零气流点（points of zero flow），或者直接应用肺量计的流量测定。

5. 节拍器　作为动态肺顺应性测定时的呼吸频率信号。

6. 不能忽视的说明　现代测定中，除测定导管仍为单独装备外，其他测定设备皆装置在一起，并通过电脑控制完成，因此目前的临床测定非常方便。由于测定方法相似，为便于理解，仍以传统测定设备介绍。

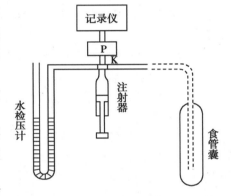

图 10-10　食管内压测定装置模式图
P 为压力换能器；K 为三通开关

（四）食管内压的测定

1. 食管气囊的位置　应放置食管中部或中、下 1/3 交接处，原则上以获得最大的负压为准。

导管的下方距离从鼻孔到气囊末端计算。下放距离主要取决于受检者的坐高。国外文献报告，正常高度的男性，下放 42 ~ 45cm，女性 40 ~ 42cm。在儿童可通过下式计算：（身高/5 +9）cm。国内成人通常为 35cm 左右。

2. 导管的插入

（1）准备：除非受检者的咽部刺激明显，没有必要在测试前常规空腹；否则需空腹，以免引起呕吐和吸入。用利多卡因行鼻腔和咽部麻醉，以减少插管时的不适。将气囊内气体抽光。

（2）插入：将导管通过鼻孔插入，经咽部到达食管上部；然后受检者用吸管吸水帮助下咽到食管下部。也可让受检者经口腔自行下咽至食管，优点是刺激反应较小，受检者易于接受和耐受。

3. 食管气囊位置的确定

（1）将气囊充气约 0.2ml，导管外端连接 U 型测压计（见图 10-10）或其他类型压力计（如压力表、压力换能器，详见第三章）。

（2）移动气囊的位置，观察压力计内的压力变化。

直立位时胸腔内压受重力影响，从上到下负压值逐渐减小。食管气囊一般要求位于食管中间的 1/3 或中、下 1/3 的交接处。

（3）气囊位置可按如下方法确定

1）先将气囊导管从鼻孔插入 60cm 左右，使气囊全部位于胃内。当受检者深吸气时，将记录到正压。

2）确定为正压后，一边让受检者深吸气，一边慢慢将导管上提。当记录到的正压开始转为负压时，说明气囊的上端已进入胸腔，此时需在导管上作标记；再从此点继续将导管上提 10cm，则气囊的下端将位于横膈的胸腔面，此时一般会达到或接近理想位置。

3）在该位置缓慢向上或向下移动导管，当出现最大负压时，即认为达到准确的理想位置。

4）确定最终位置后，应将导管用胶布在鼻孔处（或口角处，依插入方式决定）固定，记录气囊的下放距离。

气囊下放后，部分受检者出现会出现食管的周期性收缩，而呈现正的压力波，稍等几分钟后即可消失。

4. 食管内压的测定　按图 10-10 所示，每次测压前，打开 K 开关，用注射器抽空食管囊内的空气，然后注入约 0.2ml 空气（便于压力传导，又不会导致气囊内压升高）。关闭 K 开关，使导管与水检压计相连，直接读取食管内压；或连接记录仪，读取食管内压。也可用压力表或压力换能器和记录仪读测定食管内压（详见第三章）。当然现代测定直接连接压力测定仪（由压力换能器和记录仪组装而成的设备），非常简单、方便。

5. 食管内压与胸腔内压的关系和测定要求

（1）基本关系：由于纵隔内容物的压迫以及食管本身的基础张力，通过食管气囊所测的食到压力通常较胸腔内压略高。两者差值在坐位较小，在卧位时明显增大，因此强调坐位测定。

（2）呼吸运动的影响：由于食管内压受呼吸运动的影响，吸气时负压增大，呼气时负压减小；短暂屏气保持稳定，屏气时间延长，负压将持续减小，甚至转为正压。这些因素必将影响跨肺压的结果，以及最终顺应性测定的准确性。

（3）测定要求

1）必须坐位测定。此时食管内压与胸内压测定值非常接近，并且与呼吸过程中的压力变化也非常一致。

2）测定时必须保持呼吸平稳，且食管内压的读值必须与口腔闭合压的测定时间一致。

（五）肺容积和口腔闭合压的测定

上面完成了其中最关键的测定——胸腔内压的测定。肺容积和肺泡内压的测定似乎很简单，但实际上也有较多要求。

1. 准备　正式测定前，要求受检者做 3 次深吸气，吸气至肺总量，建立标准肺容积轨迹。

2. 仪器　肺功能仪和口腔闭合压测定器，按要求正规连接，使受检者通过咬口呼吸时，通过压力传感器测定口腔压与流量传感器测定流量和肺容积基本同步。

3. 具体测定方法　令受检者平静呼吸，呼吸平稳后缓慢深吸气至 TLC，然后缓慢、平稳呼气。要求每次呼出的气容积约 500ml，然后暂停；测定结束后进入下一次呼气。

在呼气过程中，用肺功能仪显示每次确切的呼出气容积，直至 RV；在呼气暂停时同步应用阻断器间断性关闭口器，每次持续 1~2 秒，用压力传感器和记录仪测定和显示口器闭合压（实质是肺泡内压）。

（六）顺应性测定

1. 顺应性的计算　根据上述肺泡内压、胸腔内压和容积的同步变化，代入公式（$C = \Delta V / \Delta C$）可换算出不同位置肺顺应性、胸廓顺应性和胸肺总顺应性的大小。

2. 压力-容积曲线的描记　以 RV 或 FRC 为零点，以跨胸压（即肺内压 P）为横坐标，以肺容积（V）为纵坐标，将不同位置的顺应性（C）相连，即可得呼气相 P-V 曲线。

（七）吸气相顺应性和 P-V 曲线的测定

上述测定皆为呼气相测定，是临床肺功能的常规测定，与机械通气患者常规检测吸气相不同。为了观察 P-V 曲线滞后现象及其程度，应分别测定呼气相 P-V 曲线和吸气相 P-V 曲线。

吸气相 P-V 曲线的测定方法与呼气相曲线相似，只是过程相反，简单说明下述几点：

1. 食管内压测定　同上。

2. 肺容积和口腔闭合压的测定　令受检者平静呼吸，呼吸平稳后缓慢深呼气至 RV，然后缓慢、平稳深吸气至 TLC。要求每次吸入的气容积约 500ml，然后暂停；测定结束后再进入下一次呼气。

在深吸气过程中，用肺功能仪显示每次确切的吸入气容积，直至 TLC；在吸气暂停时同步应用阻断器间断性关闭口器，每次持续 1~2 秒，用压力传感器和记录仪测定和显示口器闭合压（实质是肺泡内压）。

3. 吸气相顺应性的测定和 P-V 曲线的描记　同上。

（八）不能忽视的测定问题

1. 测定完成 P-V 曲线后，顺应性的报告取 FRC 与 FRC + 0.5L 之间的结果。

2. 许多患者不能耐受整个深呼吸过程长时间的呼吸阻断，故临床上一般仅测定呼气相的 P-V 曲线和顺应性。

3. 耐受性较差的患者，可仅做几次 P-V 曲线陡直段顺应性的测定，方法如下。

（1）建立标准肺容积轨迹。

（2）呼气相测定

1）连续测定法：缓慢深吸气大约 1500ml，然后缓慢呼气，每次呼出约 500ml，同步测定口腔闭合压和准确的肺容积（实际上仅测定三次）；直至 FRC。根据公式计算出肺、胸廓顺应性或胸肺总顺应性。

理论上三次测定结果相似，取三次结果的平均值或最后一次测定值（这是标准要求）。若三次结果差别较大，提示质控不过关，需检查仪器，重新测定。若两次测定结果相似，仅第一次或第三次的差别较大，提示病理性原因导致第一次或第三次测定时进入 P-V 曲线的高位平坦段或低位平坦段，取两次结果相近者计算平均值。

2）多次重复测定法：在 FRC 位置缓慢深吸气约 500ml 后，再缓慢深呼气至 FRC，同步测定压力和容积，计算顺应性。呼吸平稳后，重复第二次和第三次测定。取三次结果的平均值。

（3）吸气相测定：也可采用两种方法。

1）连续测定法：和呼气相测定相反的过程，不赘述。

2）重复测定法：也是和呼气相测定相反的过程，但更简单。简述如下：在 FRC 位置缓慢深吸气约 500ml 后暂停，同步测定压力和容积，计算顺应性。呼吸平稳后，重复第二次和第三次测定。取三次结果的平均值。

上述测定避免了高容积和低容积导致的问题，实际是以 FRC 至 FRC＋0.5L 之间的容积改变（ΔV）与相应压力改变（ΔP）的标准测定或接近标准测定，能够反映真实的顺应性。

4. 严重气流阻塞的患者，短时间内口腔闭合压和肺泡压不容易达到平衡；而延长时间可以到达平衡，但容易诱发呼气肌活动，故应严格掌握测定的准确性，并进行合理的评估，最终报告还需要给出相应的说明。

5. 因胸肺总顺应性常能较好地反映肺顺应性，而前者的测定要简单、方便得多，不需要测定胸腔内压。

6. 三种顺应性全部需要测定时，仅测定两种即可，另一种可由前两者换算出。即：$1/C_{cw} = 1/C_{rs} - 1/C_L$。

二、动态顺应性测定

（一）动态顺应性测定的必要性

从本章第一节的介绍和呼吸力学公式：$P = 1/C \times \Delta V + R\dot{V}$（惯性阻力可忽略不计）可知，肺顺应性是肺静态特征，故理论上静态测定最合理。从本节上面的介绍可知，测定静态肺顺应性需要先测定跨肺压，而后者受呼吸肌活动影响，操作不当将影响结果的准确性；另外还要阻断气流，测定口腔闭合压，给受检者带来一定的不适感，且也可能影响肺泡内压测定的准确性；总体测定过程较烦琐，使其实用性下降。动态顺应性的测定简单、方便，可操作性强，在一定程度上能较好地反映静态顺应性，因此临床上常采用动态测定法（不阻断气流）来了解肺顺应性。

（二）基本测定要求和测定原理

1. 测定要求　同步测定肺容积和胸腔内压，分别取呼气末与吸气末的数值，计算两者的变化值（图 10-11），即可得出动态肺顺应性。

2. 基本原理　呼气末和吸气末的气流量皆为零，因此上式中的气道阻力项为零，此时上述公式可简化为：$\Delta P = 1/C \times \Delta V$。

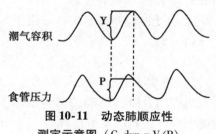

图 10-11　动态肺顺应性
测定示意图（$C_L dyn = V/P$）

调整后即为：$C = \Delta V/\Delta P$。

因此尽管不阻断气流，但所测得的压力变化也可反映肺的静态特征，即顺应性的变化。由于该方法是在动态呼吸时直接测定完成，而不阻断呼吸气流，故称为动态顺应性。图 10-12A 显示的也是动态肺顺应性的测定。

动态顺应性也分为动态总顺应性（$C_{rs} dyn$）、动态肺顺应性（$C_L dyn$）、动态胸廓顺应性（$C_{cw} dyn$）。三者测定的容积皆相同，压力随测定要求而变化。

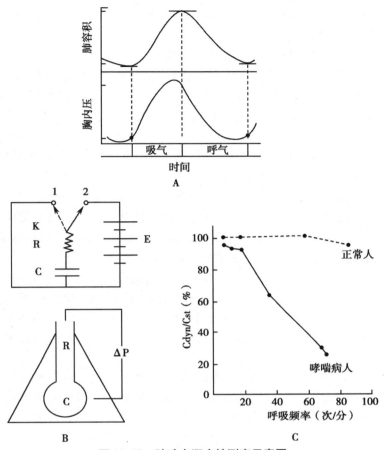

图 10-12 肺动态顺应性测定示意图

A. 肺动态顺应性（$C_L dyn$）为肺容积及跨肺压（肺泡内压与胸腔内压之差）的变化数值之比。在吸气末与呼气末，气流停止，肺泡内压与大气压相等，跨肺压变化 = 胸内压变化，而肺容积变化即为潮气容积

B. 上图为电阻（R）、电容（C）串联电路，E 为电源电压，K 为开关（电容在 1 位时放电，2 位时充电）；下图为一个肺单位的模式图，ΔP 为呼吸驱动压，相当于 E，气道阻力（R）相当于电阻，肺泡顺应性（C）相当于电容，RC 为时间常数

C. 表示正常人 $C_L dyn$ 呈非呼吸频率依赖性，支气管哮喘患者的 $C_L dyn$ 随 RR 增加而降低，呈频率依赖性

（三）测定方法

1. 测定仪器的选择和食管内压的测定　皆与静态顺应性相同。

2. 口腔闭合压和肺容积的测定

（1）与静态顺应性的测定相同，也要求肺容积与食管内压的测定同步。

具体要求是：受检者放置食管气囊导管后，将导管外端连接测压计（压力传感器、压力表、U 型测压计皆可，但以 U 型测压计更可靠）和记录仪。口含口器，夹鼻夹，嘱受检者按节拍器的频率进行平稳的潮气呼吸，在呼吸周期中，同步记录食管内压和肺容积的变化。

（2）动态顺应性的计算：容积变化除以相应的压力变化即可得出不同部位的动态顺应

227

性。通过改变呼吸频率（RR）可测出不同 RR 时的动态肺顺应性（CdynRR），常用 Cdyn20、Cdyn40、Cdyn60 等。

（四）正确理解动态顺应性的测定原理和价值

1. 时间常数对动态顺应性的影响 电学中电容充电、放电所需要的时间与串联电路中电阻（R）和电容（C）的乘积—RC（时间常数）有关；与电源电压的高低无关（见图 10-12B）。如图 10-12B 所示，气道与其连接的肺泡呈串联关系，同样使肺泡充气或排空所需的时间与气道阻力（R）和肺泡顺应性（C）的乘积 RC（时间常数）有关，而与压力差（口腔与胸腔内压之间）的大小无关。如前述，口径小于 2mm 的正常小气道-肺泡单位（简称肺单位）的 RC 约为 0.01 秒，其充气或排空皆很快，在 0.03 秒时（三个 RC）即可完 97% 的充盈或排空，称为快肺泡。小气道阻力增大或肺实质顺应性增加时，受累呼吸单位的 RC 值变大，充气或排空的速度变慢，称为慢肺泡。检测动态顺应性可评估慢肺泡的存在情况，实际上也就是测定小气道功能和肺弹性的变化，特别是早期阶段的变化，这也是动态顺应性能够评价小气道功能的机制之一。

2. 正常人的动态顺应性 随着 RR 的加快，肺泡的充盈、排空的时间逐渐减少。正常肺单位的 RC 小，当 RR 增加至 60/分时，仍有足够的充盈和排空时间。因此 $C_L dyn$ 与 $C_L st$（或 $C_{rs} dyn$ 与 $C_{rs} st$）的数值接近、且稳定，其比值（$C_L dyn/C_L st$ 或 $C_{rs} dyn$ 与 $C_{rs} st$）在 0.8 以上，能够反映正常肺组织的弹性。因为此时的 Cdyn 不受 RR 变化的影响，故称为非频率依赖性。

3. 小气道功能障碍和阻塞性通气功能障碍的动态顺应性 因气道或肺组织病变产生慢肺泡时，在 RR 较低时，气流有足够的时间进、出慢肺泡，因此慢肺泡及整体肺实质的 $C_L dyn/C_L st$ 值接近正常。随着 RR 的加快，气体进出慢肺泡的量逐渐减少，最终只能进出于快肺泡，使得吸入气体的分布范围逐渐减小，$C_L dyn$ 降低；另外，由于快肺泡的充盈量增加，其活动范围将上移至 P-V 曲线的高位平坦段，其 Cdyn 也相应减小，最终导致整体肺顺应性或胸肺总顺应性随着 RR 的增加而降低。由于此时的动态顺应性受 RR 的影响，故称为频率依赖性（FDC）。

（1）小气道早期病变和轻微或轻度肺弹性减退时，肺动态顺应性在高频率呈频率依赖性，即此时的动态顺应性变化反映小气道功能障碍。

（2）随着小气道或肺实质病变的加重，动态顺应性的频率依赖性更明显，其特点是在高频率时显著下降；中等频率也出现下降，即此时的动态顺应性反映阻塞性通气功能障碍。

慢肺泡通气量低，为低 $\dot V/\dot Q$ 肺单位，容易导致低氧血症。

三、质 量 控 制

重点是技术操作的细节。

1. 导管的选择 必须采用正规生产的带标准气囊的导管。

由于条件所限，早期测定时经常由操作者自己组合、制作气囊和导管，差异度较大，容易造成一定的误差。

2. 气囊的空气容积 若导管、气囊标准化，则气囊内注入的气体容积也相应可以恒定，但实际上还存在一定的规格差异，要求注入的空气量也有所不同。

（1）注入空气量的多少及问题：注入空气量的多少，主要由气囊壁的厚度及气囊的顺应性来决定，最终目的是基本不产生弹性回缩力（能真实反映食管内压）、而压力的传导性又非常好（保障测定的同步性）。壁薄、顺应性高的气囊需要注入的空气量少，反之需要注入的空气量多。若注入空气量过多，则将导致气囊壁产生弹性回缩力，测得压力常常比实际食管内压高；同时气囊对压力变化的敏感性也下降，不容易保障测定的同步性。若注入的空气量过少，则气囊对食管内压的变化不敏感，压力测定的同步性和准确性也相应下降。

（2）推荐要求：不同厂家的规格和要求有所不同，使用前应仔细阅读说明书，根据说明书要求决定注入气量。对大多数导管而言，通常注入气量不应超过 0.5ml，一般 0.2ml。

3. 流量计的调节　调节流量计和食管气囊的频率反应，使其同步。对于动态肺顺应性以及肺阻力的测定而言，食管内压和流量仪的流量信号之间不存在迟滞期（phase lag）非常重要。假若迟滞期未被校正，在高频率呼吸时，会造成较大的误差。

4. 测定过程中，避免吞咽活动，否则会影响明显食管内压测定的准确性。

四、顺应性的其他测定仪器和方法

1. 体容积描记法　是测定气道阻力的标准方法，也可同时测定胸肺总顺应性。

（1）基本测定：可同时测定气道阻力和动态总顺应性，此时跨胸压（实质是肺泡内压）和肺容积的变化可在示波器上显示，并通过 X-Y 轴记录仪记录，连接呼气末和吸气末两点（即零气流点），求出直线的斜率，此即动态总顺应性，而通过气流阻断可测定静态总顺应性。

（2）其他测定：若插入食管导管，则可同步测定肺顺应性和胸壁顺应性（包括静态和动态），并可同时测定肺阻力，使整体呼吸力学指标的测定趋向完善。

（3）测定现状：除动物试验和床旁检测多仍采用传统方法测定顺应性外，大部分的顺应性测定用体容积描记仪。该方法被认为是测定气道阻力和顺应性的金标准。

（4）说明：静态或动态顺应性的测定与上述要求相同，不赘述。

2. 脉冲振荡测定法　脉冲振荡肺功能仪可以显示不同振荡频率时的顺应性，对判断肺、胸廓顺应性，以及小气道功能有一定价值。需强调：理论上该仪器可测定各种性质和各种部位的阻力，且测定方法非常简单方便，但在较多方面还不成熟，仅供参考。

3. 呼吸机测定法　机械通气患者可以通过呼吸机实时测定压力和潮气容积的变化，进而计算总的静态和动态顺应性（见下述）。随着机械通气理论和技术的进步，该方法已逐渐成为临床上最常用的测定方法。

第五节　呼吸系统顺应性测定的临床意义

一般情况下，常规肺功能测定简单方便，有明确的标准和质控要求；且测定结果能够反映气道阻力、胸肺顺应性、呼吸肌力量的变化，因此顺应性不是常规的测定内容，很少用。但在机械通气患者中，常规肺功能测定非常困难，变异度大，而气道阻力和顺应性的测定则非常方便，是常规的测定方法。

一、影响顺应性的生理因素

1. **肺容积** 同样压力条件下，更多的气体可以进入肺容积大的受检者，反之亦然，因此肺容积大者顺应性大，肺容积小者顺应性小。但这并不代表两者的肺实质弹性不同。若将顺应性除以肺容积（一般为 FRC 或 TLC）则称为比顺应性（详见前述）。在正常受检者，无论成人、儿童、男性、女性，不同肺容积的比顺应性相同，即弹性相同（老年人例外，因为其肺弹性减退，比顺应性下降）。比顺应性（C/FRC）的正常值约为 0.8/kPa（0.08/cmH$_2$O）。

2. **性别** 男性较女性的顺应性高约 40%，同样男性较女性的 TLC 或 FRC 也高约 40%，因此比顺应性相同。不同性别之间肺弹性无内在的差别。所谓的"差别"主要是肺容积的差别所致（见上述）；也有其他一些因素的影响，如男性的吸气肌力量强，胸壁的静态回缩力较小，顺应性大。

3. **年龄** 儿童至成人期，肺顺应性逐渐增加，肺容积也相应增加。肺弹性纤维网的增加可能是重要的影响因素；胸廓与肺脏的不平行生长也是重要的影响因素，儿童胸廓的增长较肺脏为快，因此胸廓对肺实质牵拉作用增强。从青年期到老年期，由于肺弹性纤维结构的改变，肺静态顺应性有所增加。由于老年人肺容积（FRC、TLC）也倾向于增加，因此用比顺应性能更好地揭示老年人肺弹性的真实变化。总体上，成人和儿童的比顺应性相同，老年人倾向于下降。

4. **身高** 动、静态肺顺应性均与身高成明显正相关（肺容积亦如此）。肺顺应性有随身高增长而增加的趋势与肺泡数量（肺容积）的增加有关，而不是单一肺泡弹性的差异，因此不同身高的比顺应性相同。

5. **体位** 肺顺应性在坐位最高，俯卧位次之，仰卧位最低。体位对肺顺应性的影响可从以下几个方面解释：①在直立位时，心搏幅度平均仅 0.5cm，而在仰卧位时幅度明显增大，较直立位大三倍；②仰卧位时受到纵隔和腹腔内容物的重力压迫作用；③体位的改变导致肺内血流量的重新分布，仰卧位时血容量增加。由于肺容积与肺顺应性成比例变化，因此不同体位测定时的比顺应性仍基本保持不变；当然若为长期卧位的患者，由于肺组织长期淤血，其比顺应性下降，这与测定时的体位改变的影响特点明显不同。

6. **滞后现象** 吸气相和呼气相测得的 P-V 曲线并不一致。在相同的跨肺压条件下，呼气相肺容积的改变要较吸气相为大。这是由于呼气动作发生在吸气动作之后，某些肺泡的开放更充分。对正常成人而言，在正常呼吸频率和潮气容积条件下，肺滞后现象可忽略不计；但当呼吸频率减慢或深呼吸时，滞后现象的影响明显增强。

7. **肺容积轨迹** 多次深吸气达 TLC 位置，肺顺应性增加，这与部分陷闭肺泡的充分开放有关。在静态肺顺应性测定前，应强调肺容积轨迹。在深吸气后进行测定，同样容积条件下所需的压力较深吸气之前要小，可能是由于深吸气之前某些肺单位处于萎陷或闭合状态，而深吸气后充分开放所致。由于肺顺应性受滞后现象和肺容积轨迹的影响，因此静态肺顺应性测定应在标准状态下进行，一般在测定前深吸气至 TLC 3~4 次。事实上 D$_L$CO 和 TLC 的测定也有同样的要求。

8. **麻醉** 麻醉期间肺弹性回缩压增加，肺顺应性减低，这与麻醉导致的膈肌张力和收缩力下降，FRC 大幅度减少有关。麻醉后 FRC 可减少至接近 RV 的水平。

9. 运动 一些作者报告运动较平静状态时的肺顺应性有明显增加，这与运动后肺泡充分开放有关，这与肺容积轨迹的机制相似。

二、正 常 值

关于肺顺应性的正常测定值，国外作者的报告结果差别较大，均值在 1.6 ～ 2.9L/kPa（0.16～0.29L/cmH$_2$O）之间。吴绍青以及严碧涯等曾分别测得 25 例和 29 例健康成人的动态肺顺应性，结果为 2.3L/kPa（0.23L/cmH$_2$O）和（2.8±1.0）L/kPa［（0.28±0.10）L/cmH$_2$O］。中日友好医院呼吸内科应用体积描记仪测定 130 例健康男女（年龄 18～65 岁）的动、静态肺顺应性，男性分别为（1.7±0.6）L/kPa［（0.17±0.06）L/cmH$_2$O］，（2.3±0.6）L/kPa［（0.23±0.06）L/cmH$_2$O］；女性分别为（1.1±0.3）L/kPa［（0.11±0.03）L/cmH$_2$O］和（1.5±0.4）L/kPa［（0.15±0.04）L/cmH$_2$O］。

总体上静态肺顺应性（C$_L$st）的平均正常值约为 2L/kPa（0.2L/cmH$_2$O）。胸廓顺应性的正常值与肺相似，也大约为 2L/kPa（0.2L/cmH$_2$O）。总顺应性相应为 1L/kPa（0.1L/cmH$_2$O）。

在正常平静呼吸时，动态肺顺应性接近或略小于静态肺顺应性，即使 RR 增加到 60 次/分，C$_L$dyn/C$_L$st 也保持在 0.8 或 0.75 以上（不同报道有一定差异）。判断 FDC 的标准通常采用 C$_L$dyn60/C$_L$dyn20 和 C$_L$dyn60/C$_L$st 两项指标，在正常人此比值≥0.8 或 0.75。

三、顺应性测定的临床意义

顺应性反映呼吸器官的弹性，主要是肺组织的弹性。不同情况下的顺应性变化反映不同的病变特性，其中静态顺应性（包括肺顺应性和总顺应性）测定的主要目的是评价肺实质的特性，而动态顺应性测定的目的主要是了解小气道的功能（包括小气道病变和肺组织弹性减退）；胸廓顺应性的测定价值有限，极少应用，这在上述内容中已有阐述。但总体上顺应性测定不是常规的肺功能测定项目，除机械通气患者外（见下述），其临床价值相对有限。

由于测定顺应性前首先测定常规肺功能，故以 FRC 的变化为基础重点分析静态顺应性的变化。动态顺应性有其特殊性，本节仅简述，另有单独的章节详述。

（一）FRC 增加的疾病

1. 慢性阻塞性肺疾病（COPD） COPD 患者的静态肺顺应性增加（图 10-13），比顺应性增加；动态顺应性呈频率依赖性下降。

（1）静态顺应性和比顺应性下降：如前述，静态顺应性反映肺实质

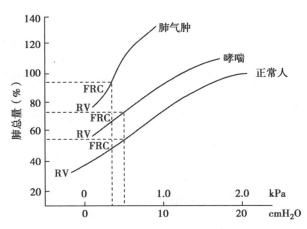

图 10-13 正常人、COPD 和支气管哮喘患者的静态顺应性

的弹性，而COPD患者的主要特性之一就是肺弹性回缩力下降。后者下降的主要原因是胶原纤维和弹力纤维排列和构成的改变，主要是弹力纤维的破坏；其次是肺泡气腔体积的增大。根据Laplace定律：$P = 2T/r$，即肺泡内压（反映跨胸压，近似反映跨肺压）与肺泡的曲率半径r成反比，与表面张力T成正比。在COPD患者，不仅肺弹力纤维破坏导致静态顺应性增加，增大的肺泡气腔也是导致静态顺应性增加的重要因素。在肺泡表面张力相对恒定的情况下，肺泡内径的明显增大将导致肺泡内压（跨肺压）的明显减小，这必然导致静态顺应性的下降。当然这是排除了肺结构破坏的原因，仅以单纯的肺泡容积增大为前提，故比顺应性正常。两种原因的总体结果是肺静态顺应性和比顺应性皆下降，以前者下降更明显。

（2）动态顺应性呈频率依赖性下降：由于肺弹性减退，导致肺单位的顺应性（C）减退；而肺弹性减退使其对支气管，特别是小气道的环状牵曳力减弱，病变部分的支气管容易塌陷甚而完全闭合，特别是在用力呼气的情况下；同时气管结构的破坏和气道陷闭导致肺单位的气流阻力（R）增大，时间常数（RC）相应增加，出现慢肺泡，快、慢肺泡的存在导致肺动态顺应性（CLdyn）随着RR的增加而逐渐降低，即出现频率依赖性下降。

（3）肺气肿与肺大疱的鉴别：肺顺应性的测定对于鉴别多发性肺大疱和弥漫性肺气肿有一定价值。在肺大疱存在的情况下，正常肺组织的扩张受到限制；同时大疱周围的肺组织处于压缩状态而导致某些肺单位的功能减弱或丧失，其"硬度"相对增加，故肺顺应性减低。如上述，在肺气肿患者，静态肺顺应性增加。

2. 支气管哮喘　尽管支气管哮喘与COPD相似，皆表现为肺容积增加，但顺应性的改变并不相同。支气管哮喘表现为静态顺应性有所增大，比顺应性正常，通常表现为静态P-V曲线平行上移（见图10-13）；动态顺应性呈频率依赖性下降。

（1）静态P-V曲线平行上移：因为支气管哮喘患者主要病理改变是支气管黏膜的充血、水肿和平滑肌的痉挛；气道的基本结构仍完整，肺组织的结构正常，因此理论上静态顺应性正常；由于肺组织经常处于扩张状态，肺组织的黏性降低，肺泡充分开放，故同样的肺泡内压或跨肺压条件下，肺容积较大，静态顺应性相应有所增大，P-V曲线平行上移。

（2）由于弥漫性气道阻塞，RC增大，必要导致动态顺应性呈频率依赖性下降。

（3）必须重视的特殊情况

1）在支气管哮喘处于控制期的患者，其气道阻力正常，静态顺应性和动态顺应性皆正常。

2）部分急性发作期支气管哮喘患者表现为静态肺顺应性降低，但治疗后改善或恢复正常，这与部分小气道因严重充血、水肿或黏液栓阻塞导致该部分肺单位功能丧失有关。治疗后，痰栓清除，小气道充分开放，肺单位的功能恢复，顺应性自然改善。

3）部分支气管哮喘慢性期患者可出现静态顺应性增加，主要是以为长期病变导致气道重塑和肺组织结构的破坏（即部分病变类似COPD）有关，这并不常见；更常见的是部分支气管哮喘合并COPD。故静态顺应性的测定对鉴别单纯支气管哮喘或支气管哮喘合并COPD有一定价值。

（二）FRC减少的疾病

1. 肺实质部分损失　常见于肺切除、肺不张患者。肺容积的减少必然导致静态肺顺应性的减低。由于剩余肺组织的结构和功能正常，比顺应性正常；动态顺应性下降，但呈非频率依赖性。

2. 肺实质病变 如弥漫性肺间质纤维化、各种原因的肺水肿、各种情况的肺组织损伤、肺炎等。由于肺实质弹性增加，气道阻力相对正常，故静态肺顺应性、比顺应性均减低；动态顺应性降低，但呈非频率依赖性。静态 P-V 曲线的典型改变是 TLC 下降，中间陡直段明显缩短。

（三）FRC 正常的疾病

主要分以下几种情况。

1. 周围气流阻塞性疾病的早期或轻症阶段 见上述 COPD 和支气管哮喘，其基本表现是静态顺应性基本正常，动态顺应性呈频率依赖性下降。

2. 大气道阻塞 肺泡内径、肺实质结构正常，故静态顺应性和比顺应性正常；气道阻力显著增大，RC 明显增大，动态顺应性呈频率依赖性下降。

3. 神经-肌肉疾病的早期阶段 静态和轻体力劳动情况下，机体的通气能充分代偿，无肺组织淤血、萎陷，静态顺应性、比顺应性、动态顺应性皆正常。

第六节 机械通气患者的顺应性测定

顺应性测定在机械通气患者更常用，但此时的测定设备不是用各种肺功能仪，而是用呼吸机。常规测定总顺应性，而不是肺顺应性；一般测定吸气相顺应性，而不是呼气相顺应性。通过呼吸机相关参数的变化测定呼吸系统的 P-V 曲线（图 10-14），并间接反映肺的 P-V 曲线；进一步确定 LIP 和 UIP，指导机械通气，因此无论是测定方法还是临床意义都有其特殊性，故单独论述。

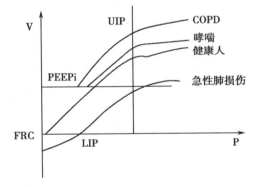

图 10-14 不同疾病的 P-V 曲线特点以及 LIP 和 UIP 的确定

传统机械通气强调改善气体交换和维持正常的动脉血气，这在重症气流阻塞患者和肺实质疾病患者常需要较高的通气压力和潮气容积，容易导致机械通气相关性肺损伤（简称气压伤）和循环功能的抑制。特别是前者，一旦发生，患者的处理将非常困难，且病死率也将显著增加，因此近年来强调在避免或减少肺损伤和循环抑制的基础上改善气体交换，即使达不到理想的动脉血气水平也可以接受，称为肺保护性通气策略，如定压通气（pressure target ventilation，PTV）和容许性高碳酸血症（permissive hypercapnia ventilation，PHC）通气。实施保护性机械通气的核心是确定机械通气的高低压力，而高低压力的确定直接取决于 LIP 和 UIP。在肺外疾病患者，如麻醉、安眠药中毒、神经-肌肉疾病，肺组织大量萎陷，用常规潮气容积和呼吸频率（在适当吸氧条件下）可维持适当动脉血气水平，但容易发生肺炎。

一、顺应性以及 LIP 和 UIP 的确定

（一）P-V 曲线的测定

有两种基本的测定方法。

1. 动态测定法或准静态测定法

（1）测定要求：①选择容积控制通气或压力控制通气，一般是容积控制通气；完全不存在自主呼吸，必要时用镇静剂－肌松剂进行完全抑制。②呼气末流量降至0，无内源性 PEEP（PEEPi）。③定容型或定压型通气都必须确保较长时间的吸气平台；呼气末气道正压（PEEP）为0；呼吸频率（RR）非常慢，一般为 4～6 次/分。④潮气容积足够大，要求送气初期和中期，送气曲线（容积曲线）基本为直线；吸气末期呈弯曲、较平坦的曲线（即超过 UIP）。

上述测定实质是动态顺应性测定，但与静态的要求非常接近，故也称为准静态顺应性测定。若达不到上述要求，测定的动态顺应性就不能反映静态顺应性，甚至动态顺应性本身的可重复性也较差。此时若仍进行检测，则能够反映其他方面的意义（详见朱蕾主编第三版《机械通气》）。

（2）上述要求的说明：由于无 PEEPi 和 PEEP，RR 非常慢，存在稳定的、足够长的平坦时间，可大体排除气体陷闭、气道因素和机械通气治疗的影响，能基本反映胸肺组织的弹性，此时呼吸机可直接、多次测定 P-V 曲线、确定 UIP 和 LIP。

（3）现代实际测定：目前的新式呼吸机可通过一次呼吸同时、直接测定吸气相和呼气相的 P-V 曲线，并直接在荧光屏显示，自动根据曲线形态直接显示 LIP 和 UIP。需测定多次，取显示最佳的 3 条曲线，LIP 和 UIP 为 3 次测定结果的平均值。

（4）简易测定：在不具备高档呼吸机或不具备完善检测条件时，也可根据压力和潮气容积的变化简单测定，即 Crs = 潮气容积（VT）/平台压（Pplat）。

1）测定要求：也必须符合前述条件：①～③。

2）测定方法：从低 VT 开始，进行机械通气，同步记录 VT 和 Pplat，一般连续测定多次，选择重复性好的 3 次，取平均值，计算一次 $C_{rs}dyn$。完成 1 次测定后，增加 1 次 VT，一般每次增加 100～200ml，继续同步记录 VT 和 Pplat，直至 Pplat 达 40～50cmH$_2$O（过高的压力无必要，且容易引起气压伤）。这样以 FRC 为零点，以平台压（实质是跨胸压）变化为横坐标，以潮气容积变化为纵坐标也可绘制出吸气相的 P-V 曲线。

3）若仅完成最初 1～2 测定，则即计算 $C_{rs}dyn$。

2. 静态测定法 即"大注射器法"，即在完全抑制自主呼吸的情况下，停用呼吸机，连接压力换能器最好和记录仪（也可直接连接 U 型水检压计和水银检压计），用大容量注射器通过人工气道直接向肺内注气，每次注气量逐渐增加。同步记录容积和测定肺泡压力。根据公式计算出 $C_{rs}st$。最终也可绘制以 FRC 为基点静态 P-V 曲线。一旦完成曲线，即可确定相应的 LIP 和 UIP。

该方法最精确，但烦琐，问题较多，与上述动态测定法相比，也无特别的优势；事实上合适的大注射器极难获得，故临床工作中极少应用，主要用于动物实验。

（二）C、LIP 和 UIP 的简易测定法

若不能测定曲线或曲线不典型，可测定不同水平 PEEP 时的总顺应性，即 Crsdyn = VT/Pplat － PEEP。

1. 测定要求 必须符合前述条件：①～③。

2. 测定方法 在通气方式稳定的条件下，逐渐增加 PEEP。每次增加约 2～4cmH$_2$O，通气稳定后，读取实际 VT、Pplat、PEEP 和 $C_{rs}dyn$（现代高档呼吸机可直接显示顺应性），连续测定 3 次，取平均值；然后再进行下一次测定；直至出现 Pplat 的升高幅度明显大于 PEEP 的升高幅度或顺应性明显下降（说明已进入高位平坦段）

3. 结果判断　若出现顺应性开始增加，而后基本稳定不变，其交点为 LIP，否则不存在 LIP；继续增加 PEEP，顺应性保持稳定，则说明 VT 在 P-V 曲线的陡直段，机械通气合适，测定结果也确实反映 $C_{rs}dyn$；达一定程度后，顺应性将显著下降，两者交点为 UIP。

4. 说明　绝大多数高档呼吸机有直接测定和显示顺应性的功能，可直接读取；而对中、低档呼吸机而言，则多需人工计算顺应性。

（三）C、LIP、UIP 的简易估算法

1. 测定要求　必须符合前述条件：①~③。

2. 测定方法和评价　在 PEEP 为 0 的情况下测定 Pplat，然后增加 PEEP，若 Pplat 的升高幅度基本等于 PEEP 的增加幅度，为低位平坦段；若 Pplat 升高幅度下降，说明达 LIP，其后升高幅度又等于 PEEP 的增加幅度，为陡直段；若 Pplat 升高幅度持续等于 PEEP 的增加幅度，而不出现 Pplat 升高幅度的下降则说明不存在 LIP；到一定程度后，Pplat 显著升高，其交点为 UIP。

（四）根据疾病特点简单推测 LIP 和 UIP

严重气道阻塞性疾病，气道阻力和 PEEPi 对肺泡有一定的正压扩张作用，不存在 LIP。在急性肺渗出性病变，如急性肺损伤或急性肺水肿，多存在肺泡陷闭和 LIP，其水平为前者大体为 8~12cmH$_2$O，后者略低；若进入亚急性或慢性期，或发病即为亚急性或慢性渗出性病变，LIP 一般不存在，如慢性肺间质纤维化，ARDS 的亚急性期和慢性期。在各种疾病，UIP 皆存在，且其压力大体相似，相当于控制通气时的平台压为 35cmH$_2$O。

（五）UIP 容积的确定

如上述，UIP 压力的确定比较容易，且 UIP 压力的价值较大；而 UIP 容积的价值较小，确定也比较困难，也确实无太大必要。在危重支气管哮喘患者，UIP 容积的价值相对较大，可通过"窒息试验"、参考 Vei 大体估算（图 10-15）

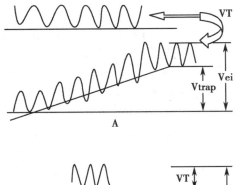

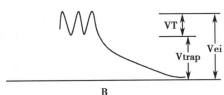

图 10-15　支气管哮喘过度充气的形成机制及高位拐点容积的确定

1. 准备　维持原通气模式和参数，但需镇静剂-肌松剂或麻醉剂完全抑制患者自主呼吸；将吸入气氧浓度（FiO$_2$）调节至 100% 数分钟。

2. 测定方法

（1）在吸气末断开呼吸机，并与单筒肺量计连接，以便于患者的呼出气全部呼入肺量计。

（2）呼气时间维持 30~60 秒。

（3）计算吸气末肺容积（Vei）：肺量计收集的呼出气容积即为 Vei，实质是潮气容积与陷闭气容积之和。Vei = 20ml/kg 大体相当于 UIP 的容积。

（六）不能忽视的说明

1. 在严重气流阻塞性疾病不能准确测定顺应性，即使在充分麻醉和严格控制机械通

气条件下也不能完成。

（1）重症 COPD

1）问题：常用一定程度的 PEEPi，在急性加重期更明显。PEEPi 的产生机制主要是小气道陷闭，气道阻塞也有重要作用，即使是显著减慢 RR、显著延长呼气时间也不能完全消除 PEEPi，因此肺泡的基线压力不是 0，用潮气容积/平台压计算将低估顺应性。

2）处理对策：按测定要求使患者的呼吸平稳后，在呼气末通过堵塞气道的方法测定 PEEPi。连续测定 3 次，取平均值，则 $C_{rs}dyn = VT/Pplat - PEEPi$。

（2）重症支气管哮喘

1）问题：常有较高的 PEEPi，作者测定的最高值为 $22cmH_2O$。PEEPi 的产生机制主要是气道阻塞，小气道陷闭也有重要作用。由于气体陷闭过多，显著减慢 RR（4~6 次/分）、显著延长呼气时间也不能完全消除 PEEPi。如上述（五）所述，呼气时间长达 30~60 秒，甚至更长才能充分呼气，使 PEEPi 降至 0 或接近 0。这在临床测定中极难完成；多次测定的风险也太大。因此常规测定时肺泡的基线压力大于 0，用 VT/Pplat 计算将低估顺应性。

2）处理对策：按测定要求使患者的呼吸平稳后，在呼气末通过堵塞气道，测定 PEEPi。连续测定 3 次，取平均值，则 $C_{rs}dyn = VT/Pplat - PEEPi$。

3）强调：即使按上述校正公式计算，其准确度也有欠缺，因为无论是 COPD 还是支气管哮喘，其呼气末的流量都不能降至 0（达不到动态顺应性测定的基本要求），尤其是后者。因此该顺应性结果仅能大体参考，不能作为判断病情和调整机械通气的主要依据。

2. 常规机械通气过程中显示的动态总顺应性多不能反映静态肺顺应性　常规机械通气，即使患者无气流阻塞，也常达不到上述要求。比如：①PEEP 大于 0 的情况下，顺应性的计算应该是：$C_{rs}dyn = VT/Pplat - PEEP$，这需要调整呼吸机的设置，因为有部分呼吸机设置为：$C_{rs}dyn = VT/Pplat - PEEP$，有部分设置为：$C_{rs}dyn = VT/Pplat$，因此测定顺应性前必须首先检测和调整计算公式。②在有自主呼吸的条件下，基础肺泡内压将小于 0 或 PEEP，按上述公式计算必然高估顺应性。③定容型或定压型模式的参数设置不当，无平台时间（呼吸机将根据峰压计算）或平台时间太短（真正准确的平台压并没有出现），按上述公式计算必然低估顺应性。④用压力支持通气（PSV）及其衍生模式或其他自主性模式，吸气末气流不能降至零（达不到动态顺应性测定的基本要求），顺应性计算结果自然不可靠。

二、指导机械通气的理论和实践

如上述，机械通气患者的 P-V 曲线是以 FRC 为基点，肺泡内压（P）变化为横坐标，肺容积（V）变化为纵坐标的关系曲线（见图 10-14），实质是胸肺的动态顺应性曲线；在按上述严格要求测定的情况下，能够反映肺的静态顺应性曲线。

（一）顺应性的变化特点

正常 P-V 曲线分为二段一点，即陡直段、高位平坦段和高位拐点。在陡直段，压力和容积的变化呈线性关系，较小的压力差即能引起较大的潮气容积变化，是自主呼吸和机械通气的适宜部位，其中呼吸基线在 FRC 位置可保障最佳的力学关系、最小的呼吸肌做功和正常的动脉血气水平。若潮气容积的变化进入高位平坦段，较小的容积变化即可导致压力的显著升高，从而增加肺损伤发生的机会，并加剧机械通气对循环功能的抑制，故 UIP 是肺损伤发生机会多少的转折点。机械通气时强调高压低于 UIP。一般情况下，UIP 相当于肺容积占 TLC 的 85% ~90% 和跨肺压 35~50cmH$_2$O 的位置。对常规机械控制通气而言，其压力水平大约相当于 35cmH$_2$O 的平台压，这也是平常所说的机械通气时平台压小于 35cmH$_2$O 的来源。若存在自主呼吸时，如压力支持通气及其衍生模式、定容或定压型的辅助通气模式，35cmH$_2$O 的平台压反映的跨肺压将可能超过 UIP 的水平，因此必须进一步降低平台压力，以不超过 30cmH$_2$O 为宜。自主呼吸能力过强时，跨肺压将显著增大，且容易导致人机对抗，应适当应用镇静-肌松剂或麻醉剂，以控制过强的自主呼吸。对常规机械控制通气而言，UIP 的容积水平相当于吸气末肺容积（Vei）= 20ml/kg 的水平（见图 10-15）。保护性肺通气时，UIP 的选择既可以参考压力，也可以参考容积，前者主要用于肺实质疾病，如 ARDS；后者主要用于气道阻塞性疾病，主要是支气管哮喘；一般情况下皆参考压力。

（二）不同类型呼吸衰竭的机械通气治疗

1. 正常肺的通气　如上述，正常肺（包括正常人或肺外疾病患者）的 P-V 曲线分为二段一点，陡直段的肺容量一般在 2000ml 以上，即在 UIP 以下，允许有较大的 VT 变化范围。肺外疾病导致呼吸衰竭初期，肺的力学变化与正常人基本相似。但由于原发病导致患者部分或全部失去自主呼吸能力，在重力作用下，下肺区血流增加，通气减少，小气道和肺泡逐渐出现陷闭，RV、FRC 下降，顺应性降低，且可能出现 LIP，容易发生顽固性肺炎，因此应选择较大 VT 通气，并适当减慢 RR；若采用常规 VT 时，则应合用一定水平的 PEEP。

2. 肺实质病变的通气　肺实质疾病的典型代表是 ALI/ARDS，其 P-V 曲线的特点出现低位平坦段和 LIP，FRC 下降，TLC 仅为正常值的 30% ~40%。典型 ARDS 病变具有重力依赖性，大体分为高位正常肺区 30% ~40%、低位实变肺区 30% ~40%，中间陷闭肺区 20% ~30%，陷闭肺区导致 LIP 出现。其中陷闭肺泡区的存在可发生以下不良后果：切变力损伤（实质是撕拉性损伤，较扩张力更容易导致肺损伤），呼气期分流和严重低氧血症，局部肺血管收缩和肺循环阻力增加。单纯机械通气可加重上述问题。ARDS 患者 P-V 曲线的低位平坦段为正常肺泡随压力变化的结果，LIP 则为陷闭肺泡同时开放点或开放范围，其后正常肺泡和开放的陷闭肺泡同时扩张，出现与健康肺相似的变化。故 ARDS 患者 P-V 曲线的特点可总结为上述 2 段 2 点，陡直段容积显著减少，故机械通气时，不仅强调控制高压，也强调选择适当的低压。PEEP 位于或略高于 LIP 的水平时，可消除陷闭区，使呼气末肺容积增大至 50% 以上，从而达到最大幅度地改善氧合、减轻肺损伤和改善肺循环的目的，PEEP 的经验数值为 8~12cmH$_2$O。高压的控制与正常肺相似，但因存在肺泡的原发性损伤，对压力的耐受性下降，高压的控制应更严格。高低压力的控制称为定压通气（PTV），在大部分患者可保障 VT 在大约 8~12ml/kg 的正常水平，维持正常 PaCO$_2$ 和 pH；在少部分患者可能导致低 VT 和高碳酸血症，此时称为 PHC。

3. 气道阻塞性疾病的通气　在 COPD 和危重支气管哮喘等周围气流阻塞性疾病，由于呼出气流严重受限，导致 FRC 增大、PEEPi 出现，其 P-V 曲线的特点是 2 段 1 点，但基点上移，陡直段缩短（见图 10-14），因此其低压的控制与 ARDS 不同。在该类患者，采用

PEEP 的目的是对抗 PEEPi。适度 PEEP 通过对抗 PEEPi，可扩张气道，减少呼吸功，改善人机配合。COPD 患者 PEEPi 的主要形成因素为气道的动态陷闭，气道黏膜的充血水肿、呼吸增快、呼气用力也有不同程度的影响。但在支气管哮喘患者，其主要形成因素为气道黏膜的充血、水肿和气道平滑肌的痉挛，PEEP 可完全对抗气道的陷闭，但对其他因素的影响较小，故对 COPD 患者，适当应用 PEEP 可对抗 PEEPi，又不影响呼吸力学和血流动力学，一般强调 PEEP 在 PEEPi 50% ~ 85% 的水平；但对哮喘患者，则应严格控制 PEEP，其大小一般不超过 3 ~ 5cmH$_2$O。原则上 COPD 或支气管哮喘的高压的控制与 ARDS 相似。但因 COPD 的顺应性增加，可容许的 VT 也相应增大，故除非通气早期或有明显的 HCO$_3^-$ 浓度代偿性增加，通气压力可适度增大。在 RR 较慢时，允许适度较大的 VT；若 RR 加快，将导致 PEEPi 增大，应严格限制 VT。在支气管哮喘患者，肺组织的基础顺应性基本不变，呼气末和吸气末的肺容积增加是发生气压伤和循环功能抑制的基础，其 FRC 至 UIP 之间的容积（正常顺应性）常缩小至 300 ~ 400ml 以下，因此限制肺过度充气是机械通气的核心。限制低压的措施除控制 PEEP 外，主要是减慢 RR，适度增大吸气流量和缩短吸气时间、延长呼气时间，降低 VT，而控制高压的措施原则上为限制平台压，但由于不同患者过度充气不一致，顺应性差别较大，而通气形式又显著影响动态顺应性，因此实际通气时平台压与呼气末容积的相关性不高，试验证实肺过度充气与吸气末肺容积（Vie）的相关性高，故实际应用时更倾向于选择 Vie，而不是平台压。

第七节　非弹性阻力的基本知识

非弹性阻力包括惯性阻力、黏性阻力。惯性阻力是气流在发动、变速、换向时因组织惯性所产生的阻止运动的因素，包括气道、肺组织、胸廓的惯性阻力三部分。运动物体惯性阻力的大小主要取决于单位容积的重量（密度）和变化的程度（位移）。正常情况下，气道接近于"刚性管道"，吸呼气时的变化不大，几乎不产生惯性阻力；肺组织为含气组织，而胸廓是"中空"的结构，密度皆非常低，惯性阻力也非常小。平静呼吸时，呼吸频率低、气流速率慢，上述组织的位移非常小，惯性阻力可忽略不计。在肺实质或胸廓疾病，如 ARDS、肺水肿、肺间质纤维化时，肺实质的密度显著升高；胸廓异常，如肥胖、胸腔积液、胸膜肥厚等，胸廓的密度显著增大；同时肺部病变的存在常导致呼吸反射性的增强、增快，故惯性阻力明显增大，但对呼吸的影响常常被忽视。黏性阻力是气体流经呼吸道时气体分子间和气体分子与气道壁之间的摩擦阻力，或组织相对位移所发生的摩擦阻力，前者称为气道阻力，是非弹性阻力的主要成分，约占 80% ~ 90%。虽然气道阻力在平时只占总呼吸阻力的 1/3 左右，但气道阻力增加却是临床上肺通气功能障碍最常见的原因。胸廓和肺组织黏性阻力皆不大，但发生病变时，如 ARDS、肺水肿、肺间质纤维化时，肺组织的黏性阻力显著增大；胸廓异常，如肥胖、胸腔积液，其黏性阻力也增大，但与气道阻力相比，其对通气功能影响仍相对较低。

一、与黏性阻力有关的概念

见本章第一节。不赘述。

二、气道阻力及相关问题

(一) 气道阻力

以单位时间内推动一定量气体流经呼吸道时所需的压力差（肺内压与口腔压之差）来表示。正常人每秒推动 1L 气体进出呼吸道需 1 ~ 3cmH$_2$O 的压力差，故气道阻力为 1 ~ 3cmH$_2$O/（L·s）。不同情况下气流阻力以及克服气道阻力所需的气道压力不同。

1. 气流形态　大体分为层流、湍流两种基本形式。正常呼吸时这两种形式并存，湍流常发生在大气道和支气管分权处，而层流则存于小气道内。

2. 驱动压　同等流量情况下，两种气流形态产生的阻力明显不同，克服阻力所需的压力也明显不同。在呼吸力学中，常以下式来表示驱动压（P）与其所克服的两种气流阻力之间的关系（图 10-16）。

$$P = K_1\dot{V} + K_2\dot{V}^2$$

式中 $\dot{V}$ 为气流速率（流量）；K_1 与 K_2 分别为层流与湍流的常数。

3. 影响气流阻力的因素　在呼吸过程中，若单有层流而没有湍流时，气体流动符合泊肃叶定律。

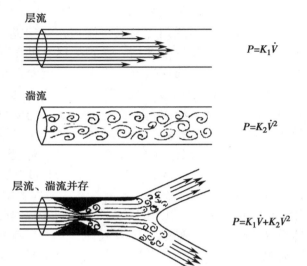

图 10-16　三种不同的气体流量形态

$$驱动压 = 流量 \times 阻力；阻力 = \frac{8 \times 管长 \times 气体的黏滞性}{\pi \times (管的半径)^4}$$

若呼吸运动过程中，单有湍流而没有层流，则气体流动符合范宁方程。

$$驱动压 = \frac{(流量)^2 \times 摩擦因子 \times 管长}{4\pi^2 \times (管的半径)^5}；阻力 = 驱动压 \div 流量，因此有：$$

$$阻力 = \frac{流量 \times 摩擦因子 \times 管长}{4\pi^2 \times (管的半径)^5}$$

摩擦因子由雷诺数和管壁的光滑度决定。气体在不分支管道中的流动方式（湍流、还是层流）由雷诺数（Reynold，Re）决定。

$$雷诺数 = \frac{流量 \times 气体密度 \times 管的半径}{气体的黏滞性}$$

一般情况下，雷诺数 > 1500 是湍流，< 1000 是层流，介于两者之间为混合流。因为平静呼吸时两种流态并存，所以气道阻力的计算非常复杂，目前所用公式仅为评估气道阻力的一种简化方法。

(二) 影响气道阻力的因素

根据上述公式，影响气道阻力的因素主要有以下几个方面：

1. 气流形态　是影响气道阻力的重要因素。气体以两种形式在气道内流动，一种是层流，一种是湍流，但更多情况下是两者的混合成分。根据上述流体力学原理，层流时的气道阻力是常数，压力消耗小；同样流量的湍流，阻力显著增大，且阻力大小随流量的增大而增加，压力消耗显著增大（图 10-17），因此在湍流状态下增加驱动压不是克服气道阻力的有效方式，只有改变流量形态才是真正有效的措施。气流太快和管道不规则容易发生湍流，如气管内有黏液、渗出物，或肿瘤、异物等时，可用排痰、清除异物、减轻黏膜肿胀等方法减弱湍流，使之尽可能转化为层流，从而有效降低气

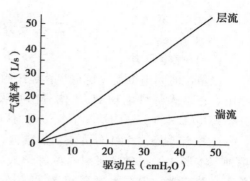

图 10-17　不同气流形态下气流速率
（流量）与驱动压的关系

道阻力。呼吸频率 30 次/分时的气道阻力为 10 次/分时的二倍左右，其主要原因是湍流的形成，故减慢呼吸频率可显著降低气道阻力。

2. 气道管径　是影响气道阻力的另一重要因素。因气道阻力与气道半径的 4 次方（层流）或 5 次方（湍流）成反比，故与长度相比，气道半径减小 1/2，气道阻力将至少以 16 倍（层流）或 32 倍以上（湍流）的程度增加；事实上，随着气道内径的减小，层流将逐渐转为湍流，阻力的增大将更为显著，因此气道狭窄是导致气道阻力显著增大的主要因素。故当呼吸道狭窄时，如哮喘发作、喉痉挛、舌根后坠，常出现严重呼吸困难，甚至有致命的风险。不适当的人工气道和与呼吸机的联结接头可显著增加气道阻力。

3. 气流速率（流量）　气流速率是影响气流形态的重要因素，在层流范围内，气流速率的增加对阻力无影响，一旦转为湍流，阻力显著增加。可通过延长吸气时间，减慢吸气流量和选择递减流量波等形式降低气流速率。

4. 肺容积　呼吸周期中肺容积不断发生变化，吸气时肺容积增加，气道阻力降低。大气道依靠软骨环的支撑而能持续开放；第 10 级之后的小气道，因软骨消失，易受外力影响。气道直径越小，其结构越薄软，越易塌陷；但由于小气道周围的结缔组织与肺间质中的弹性纤维等结构互相交织，肺扩张可牵拉小气道的壁外成分，而扩大其口径；肺扩张也可降低胸腔内压，从而加大小气道的跨壁压，扩大其口径；呼气时则相反。因此，在呼吸过程中，小气道阻力呈现出明显的周期性变化。即使是大支气管，其管径也随肺容积而变化，只是变化的幅度较小气道低。比如，对狗的肺充气，使肺容积从 RV 增至 TLC 时，支气管口径扩大 60%，而长度增加 40%。图 10-18A 显示气道阻力与肺容积的关系，阻力随容积增加而降低，呈抛物线状。在 TLC 和 FRC 之间，气道内径变化不大，气道阻力也相应变化不大，但接近 RV 时，大量的小气道趋向陷闭，气道阻力直线上升。气道阻力的倒数称为气道传导率，简称气导，即气导 = 1/气道阻力。由图 10-18B 可见：气导与肺容积呈线性关系，线性关系有利于实验数据的处理，所以常用气导来反映气道阻力。

5. 身高与年龄的影响　身高与肺容积相关，因此能直接影响气道阻力。身材越高大，肺容积越大，呼吸道口径也越大。在评估气道阻力时，为排除身高（也就是肺容积）因素，常采用气导与肺容积的比值表示，即比气导表示，即比气导 = 气导/肺容积。

气导与肺容积呈线性关系，比气导则为常数，即比气导不受肺容积的影响。比气导的个体差异小，能较好地反映气道阻力。在胚胎期，大气道发育基本成熟；出生时，小气道

也基本形成；但肺泡主要则是在出生后逐步发育完善的，因此新生儿的比气导数值较高，以后逐渐接近成人。老年人因肺实质的弹性减退，气道口径减小，气道阻力增加，比气导减小。因此判断气道阻力时，除了计算比气导外，还应当与同年龄组的正常值对比，以消除因年龄造成的差异。

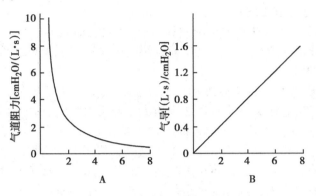

图 10-18 肺容积对呼吸道阻力的影响

A. 气道阻力与肺容积的关系为非线性，在 FRC 与 TLC 之间的位置，阻力变化
不大，接近 RV 时，气道阻力显著增大；B. 气导与肺容积的关系为线性

6. **气道长度** 也是影响呼吸功的因素，但因呼吸运动中，气道长度变化较小，故实际价值不大。

7. **气体的黏滞性** 空气和氧气的黏滞性相似，密度也相似，故空氧混合气比例的变化对通气阻力影响不大。

8. **气体的密度** 气体密度是影响气流形态的重要因素，空氧混合气成分的变化对阻力影响不大，但若用氦气取代氮气，密度将显著降低，可避免或显著减弱湍流的强度，降低气流阻力。

（三）气道阻力的分布特点

在生理情况下，整个气道的阻力大约 50% 位于鼻与口腔，25% 位于声门（即上呼吸道占 3/4），15% 位于气管支气管，第 10 级之前的大气道占总气道阻力的 85%；而第 10

级以后的小气道只占 15%。在第 10 级后的各级小气道直径的递减不明显，而分支倍增，故总横截面越接近周边增大越显著（图 10-19），相应的气道阻力可忽略不计。因为气道由各级分支串联而成，所以通过各级气道的气体流量必然相同，因此气流通过总横截面非常小的大气道时，气体分子的线速度很快，摩擦阻力大；而周边小气道，总横截面显著变大，流速缓慢，摩擦阻力非常小。由于小气道占总气道阻力的百分比小，故除非存在严重而广泛的功能改变，测定总气道阻力难以查出小气道的功能病变，因此小气道又称安静区（silent zone）。

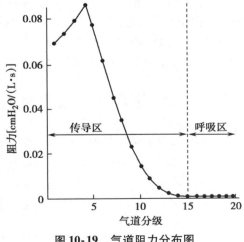

图 10-19 气道阻力分布图

与口腔相比，鼻腔气路曲折，阻力更大，为经口呼吸时的 2～3 倍，故呼吸困难时，患者常张口呼吸。气管插管的导管内径大约占自然气道（气管）的 1/3，表现为明显的湍流，阻力显著增加。气管切开则避免上呼吸道 75% 的阻力，可显著减少呼吸功，缓解呼吸困难。

（四）影响气道管径的因素

气道管径不仅是通过本身的大小影响气流阻力，也通过影响气流形态影响气流阻力，是导致气道阻力变化的主要因素。因此掌握其影响因素有特别重要的价值。气道管径主要受下述四方面因素的影响。

1. 气道内外的压力差　气道内外的压力差称为气道的跨壁压。气道内压力高，跨壁压增大，管径被动扩大，阻力变小；反之则增大。若用力呼气，胸腔内压增加，一方面增加肺泡和气道内压（即增加驱动压，也部分增加跨壁压），促进气体流动；另一方面也增加肺间质压力，压迫气道，降低跨壁压，总的趋势是肺间质压增加超过气道内压，对胸内气道起挤压作用，使其口径缩小；越用力呼气，挤压力越大，挤压的气道范围越广。用力呼气时，胸腔内压对气道的压迫称为气道的动态挤压（dynamic compression）。

2. 肺实质对气道壁的外向放射状牵引　小气道的弹力纤维和胶原纤维与肺泡壁的纤维彼此穿插，这些纤维像帐篷的拉线一样对气道壁发挥牵引作用，以保持没有软骨支持的细支气管的开放。气道或肺组织的破坏皆可使这种牵引作用减弱，导致气道阻力组增加，常见于 COPD。

3. 自主神经系统对气道管壁平滑肌的调节　呼吸道平滑肌受交感、副交感神经的双重支配，两者均有一定程度的紧张性。副交感神经使气道平滑肌收缩，管径变小；交感神经使平滑肌舒张，管径变大，临床上常用拟肾上腺素能药物解除支气管痉挛，缓解呼吸困难。近来发现呼吸道平滑肌的舒缩还受非肾上腺素能非胆碱能神经释放的递质的调节，它们或作用于接头前受体，调节递质的释放；或作用于接头后，调节对递质的反应或直接改变效应器的反应。

4. 化学因素的影响　有较多的化学物质对气道的收缩和舒张发挥作用。

在上述四种因素中，前三种均随呼吸而发生周期性变化，气道阻力也因而出现周期性改变。吸气时，胸腔负压增加，气道跨壁压增大，肺实质对气道壁的外向放射状牵引作用增强，气道平滑肌扩张，使吸气阻力小于呼气阻力。某些疾病，如肺气肿时，因肺和支气管壁的弹性减弱，顺应性增大，对气管壁的牵引作用减弱，呼气时易发生萎陷，因而呼气阻力明显大于吸气阻力。对于这类患者，机械通气时应适当延长吸、呼气时间比，延长呼气时间；适当加用 PEEP，以保证充分呼气。

第八节　气道阻力及其他黏性阻力的测定

黏性阻力的概念有多种，临床上常用的是气道阻力、肺阻力和呼吸阻力，本节重点叙述该方面的内容，常用的测定方法有阻断法、体积描记法、食管测压法、强迫振荡法和机械通气测定法等。

一、气道阻力和肺阻力的测定原理

1. 气道阻力的测定原理　肺泡内压与气道口压之间的压力差（驱动压 P）是驱动气道

内气体流动的压力，全部消耗于气道的弹性、黏性和惯性阻力（阻力 F）上，即：

$$F = F_{弹} + F_{摩} + F_{惯}$$

故气道内气体的运动方程为：

$$P = 1/C \cdot \Delta V + R\dot{V} + I\sigma$$

气道为中空的含气组织，整体密度非常低；且在安静呼吸时的气流速度平稳，加速度（σ）非常小，惯性阻力（I）几乎为零，可以忽略不计，故气道内气体的运动方程可表达为：

$$P = 1/C \cdot \Delta V + R\dot{V}$$

正常情况下气道的弹性阻力（1/C）非常低，无论肺容积变化（ΔV）幅度如何，也可以忽略不计，则上述运动方程可进一步简化为：

$$P = R\dot{V}，R（气道阻力）= P（驱动压）/\dot{V}（流量）$$

因此肺泡内压与气道口压之间的压力差仅用于克服气道的黏性阻力（气道阻力）上，即气道阻力（Raw）=（肺泡内压 – 气道口压）/气体流量。

肺泡内压可用简单的阻断法测定，气道口压等于大气压，为 0；气体流量可在气道口直接用流量计测定，故气道阻力的测定非常简单。

2. 肺阻力的测定原理　胸腔内压与气道口压之差主要消耗于弹性及黏性阻力上，如果有办法将消耗于弹性阻力及黏性阻力的压力区别开，即可测得肺阻力（R_L）。

在顺应性测定一节中，我们用阻断呼吸气流时的口腔压代替肺泡内压，用食管内压代替胸腔内压，而气道口压力为零，因此压力差实质是相应的食管内压。

肺阻力的测定一般在体容积描记仪内进行（可同时完成气道阻力的测定），需先测得呼吸时的容积、流量及食管内压的变化。流量通过流量计测定；容积的测定随体积描记仪的种类而不同，容积型体容积描记仪可以直接测定容积，压力型则依靠箱内压的变化来间接测定容积，流量型则以流量计测定，流量对时间的积分为容积。将测定的压力、容积、流量讯号转变为电信号，增幅后记录在多导生理记录仪上，可得到如图 10-20 所示的曲线。

图中 Pst 为跨肺压，用于克服弹性阻力，因此可结合潮气容积的变化计算顺应性，Pre 为胸腔内压，用于克服肺阻力。与气道阻力的测定相似，肺阻力（R_L）= Pre/$\dot{V}$。分别计算呼气和吸气时的 Pre/$\dot{V}$，

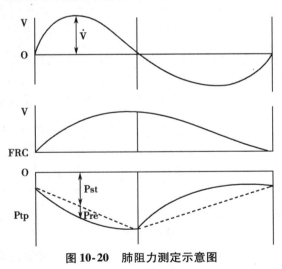

图 10-20　肺阻力测定示意图

$\dot{V}$ 代表呼吸流量；V 代表潮气容积；FRC 为功能残气量；Pst 为跨肺压，是克服弹性阻力的压力；Pre 为胸腔内压，是克服肺阻力的压力

则分别得到呼气相和吸气相的肺阻力。通常是在呼气及吸气相各选五个时点，分别计算 R_L，再取平均值为最后结果。

机械通气测定法测定气道阻力和肺阻力的原理与上述相似，不赘述。

强迫振荡法的测定原理与上述有非常大的不同，见第十七章。

二、气道阻力和肺阻力的测定方法

（一）阻断法

阻断法用于单纯测定气道阻力，不能测定肺阻力。

1. 测定的技术要求　该项技术的关键是确保阻断时呼吸肌放松，且肺泡内压与气道口压平衡，使气道口压的变化（ΔPao）可以反映肺泡压。判断呼吸肌能否完全松弛的最可靠方法的是肌电图（EMG），但实际上很难做到，通常用气道开口处测压计显示压力；若压力平台出现提示这些条件已符合。至于应保持多久的压力平台，还没有明确的规定，因为屏气时间过长，将诱发呼气肌收缩，导致肺泡内压升高；气道阻断时间的长短还会影响随后顺应性测定的准确性，每增加 0.1 秒的阻断时间可使顺应性测定值降低 $0.15ml/cmH_2O$。这些数据都显示阻断时间应标准化，未达到压力平台的数据应丢弃，达到压力平台时间应短暂，且符合不同疾病的呼吸生理学特点。

2. 主要测定仪器　有阻断器、压力换能器和记录仪（U 型测压计和压力表无法准确显示平台，不宜选择）、流量计。现代测定仪将上述仪器组装在一起，测定更方便。

3. 测定程序

（1）夹鼻夹，口含咬口，连接上述仪器，呼吸数次，使受检者习惯测定状态。

（2）呼吸平稳时迅速（数十毫秒内）阻断呼吸通道，记录阻断前的流量（$\dot{V}$）和阻断后显示的压力（P），该压力即为肺泡内压（图 10-21）。

（3）因为阻断时间非常短暂，可以认为流

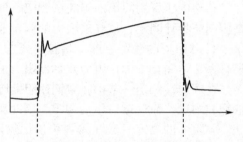

图 10-21　呼吸气流阻断时的口腔内压

阻断时，口腔、气道和肺泡形成密闭管道，各部位压力相等，口腔压等于肺泡压，相当于肺泡与气道口的压力差

量和压力同步测定，因此可以计算气道阻力：$Raw = P/\dot{V}$。

（4）可以分别测定吸气相和呼气相的阻力，一般测定呼气相阻力。若无特别说明，气道阻力指呼气相阻力。

4. 特点　主要优点是测定简单方便，既可用于常规测定，也可用于临床监测。在严重气流阻塞或呼吸频率增快的患者，因肺泡内压和口腔内压来不及平衡，将导致口腔内压 P 低于肺泡内压，从而低估气道阻力；若延长阻断时间，压力可以平衡，但压力和流量将明显不同步，且可能诱发呼气肌收缩，使肺泡内压升高，测定结果也不能准确反映气道阻力。体描法能够克服这些缺点。

（二）体容积描记法

体描仪可以像阻断法一样比较简单地测定气道阻力，并能同时测定胸肺总顺应性；也可以加用带气囊的食管导管测定食管内压，从而测定肺阻力和肺顺应性。

1. 体描仪的基本结构特点　体描仪主要有以下几个部分：①可以良好密闭的巨大箱体，受检者坐在其中测定。②箱壁上安装压力换能器，测定箱体的压力变化；流量计测定箱体内的容积变化（流量对时间积分为容积），从而完成 FRC 的测定。③安装有流量计的呼吸通路，从而测定肺活量、通气功能参数。④计时器。⑤上述多个部分完成气道阻力和顺应性的测定。⑥显示屏和记录仪。在电脑调节下完成测定过程显示，测定结果的计算、显示和比较，并最终储存和打印。

2. 气道阻力测定的基本原理和技术要求 体描法测定气道阻力尽管与阻断法相似（即通过口腔阻断测定肺泡压），但也有很大的不同，其基本原理为：口腔气流阻断时测定肺容积（核心是FRC，详见第四章和第十八章），但测定阻力时不需要阻断（图10-22A），根据公式计算出气道阻力，即 R = 肺泡内压/流量，流量可通过流量计测定，而肺泡内压可通过体描仪的箱内压变化间接测定，无须像阻断法那样用口腔阻断压表示。因为在恒定容积的体描箱内，容积与压力的乘积为一恒定值，肺泡内压和容积的变化可引起箱内压和容积的等值变化，因此可用箱内压的变化（PB）反映肺泡内压的变化（图10-22B），这样可完成流量和压力的同步测定，从而避免了阻断法测定的缺点，使阻力的测定非常准确，因而体描法成为测定气道阻力的金标准。

实际测定时，习惯用角度的变化反映阻力（图10-22B）。

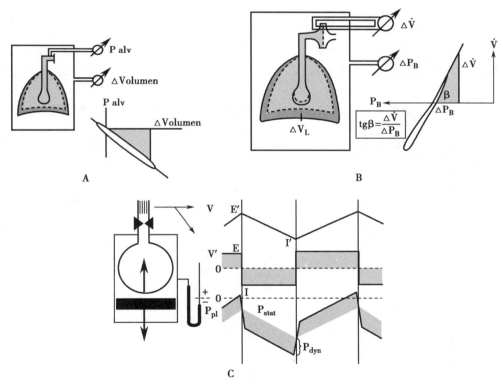

图10-22 体容积描计议测定肺阻力和顺应性模式图
A. 体描法测定箱内压（代表肺泡压）和容积变化（代表肺容积）模式图；B. 体描法同步测定流量和肺泡压、计算气道阻力的模式图；C. 体描法测定肺阻力和顺应性的模式图

3. 肺阻力的测定 肺阻力的测定比较复杂，除应理解体描仪的原理、掌握操作方法外，能否正确使用带气囊的食管导管是测定成败的关键。

食管导管的插入方法、位置的确定及充气量多少等见本章第四节（有关顺应性的测定）。强调用该法可以同时测定黏性阻力和顺应性，因为测定胸腔内压后，同步测定容积

245

变化即可计算顺应性；而同步测定流量即可计算肺阻力。

4. 总顺应性的测定　未用食管导管，单纯测定气道阻力的同时可直接测定总顺应性。因为测定的肺泡压实质也是跨胸压，而同步测定肺容积是在跨胸压作用下的肺容积变化，故总顺应性＝肺泡压/容积变化值。

5. 功能残气量的测定　见第四章。

6. 肺活量和通气功能参数的测定　见第四章和第七章

综上所述，加用食管导管后可同时测定气道阻力、肺阻力（肺阻力与气道阻力之差为肺组织的黏性阻力），以及总顺应性和肺顺应性（两者倒数的差值即为胸廓顺应性的倒数），而肺容积和通气功能的测定更简单（图10-22C），从而完成呼吸力学的全面测定。

（三）强迫振荡法

详见第十七章。

（四）机械通气测定法

1. 测定方法和要求　与顺应性测定相同，必须按测定要求操作，具体见顺应性测定，不赘述。

2. 需注意的其他问题

（1）常规测定的是呼吸系统黏性阻力，简称呼吸阻力（Rrs）。因为测定的肺泡压实质是跨壁压，故克服的黏性阻力包括气道、肺组织、胸廓等部分，但容易混淆为气道阻力。

（2）除非是肺组织急性、严重损伤或有大量胸腔积液、肥胖，一般呼吸阻力、肺阻力和气道阻力的差别不大，可以认为 $Rrs \approx R_L \approx Raw$。

（3）充分理解呼吸生理，能够同时直接测定气道阻力和呼吸阻力（图10-23）。其中压力可直接显示，流量（最好是方波）可以直接设定，也可以计算，即流量＝潮气容积/送气时间（不是吸气时间，该时间包含屏气时间）。$Raw = (Ppeak - P_1)/\dot{V}$，$Rrs = (Ppeak - Pplat)/\dot{V}$。

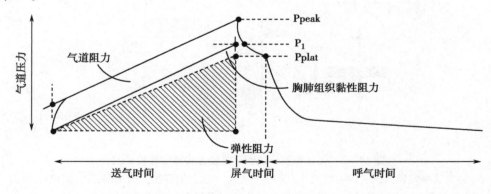

图10-23　机械通气时气道阻力和肺阻力的测定

吸气末屏气，气道压力迅速下降，形成 P_1，反映气道阻力，其后在3-5s内缓慢下降形
成 Pplat，反映胸肺组织黏性阻力（主要是肺黏性阻力），Pplat 与呼气末肺泡内压（不
一定是 PEEP）之差反映弹性阻力

3. 在肺实质疾病患者，肺组织黏性阻力增大，有必要单独计算。由于胸廓黏性阻力

可忽略不计，故肺组织黏性阻力（R_{lt}）＝R_L – Raw ≈ Rrs – Raw。

第九节　气道阻力及其他黏性阻力测定临床意义

气道阻力是反映整体气道功能状态的参数。正常情况下，肺组织本身的黏性阻力很小，只占肺阻力的五分之一左右，因此肺阻力与气道阻力比较接近，也能较好地反映气流阻塞情况。但是与测定气道阻力相比，肺阻力的测定技术复杂，计算也较费时，并且需要插入食管气囊，不易被受检者接受；但因能同时测定动态肺顺应性、静态肺顺应性等重要呼吸生理参数，因而肺阻力测定至今仍不失为一项有意义的检查方法。

对呼吸阻力而言，若无胸腔积液、肥胖等情况，胸廓本身的黏性阻力较肺组织的黏性阻力更小，因此呼吸阻力与气道阻力也比较接近，也能较好地反映气流阻塞情况。但是与测定气道阻力相比，呼吸阻力的测定更简单（特别是机械通气患者），且能同时测定总顺应性等重要呼吸生理学参数，因而呼吸阻力测定也是一项非常有意义的检查方法。

常规肺功能测定对判断气道阻塞的存在、程度，甚至阻塞部位的价值非常大；而气道阻力或呼吸阻力的测定则无法做到如此地步，临床意义相对有限，本文根据 FRC 变化，对气道阻力或呼吸阻力的临床意义进行简单分析。理论上 IOS 的临床价值很高，不仅能显示呼吸阻力的存在，还能显示阻塞的部位和程度；但事实上有较多问题，另述。

（一）FRC 正常的疾病

主要见于大、中气道阻塞。除非特别严重的情况，静息时 TLC 和 FRC 皆正常，常规测定的吸气相和呼气相的气道阻力增加，但不能区别阻塞的部位，需结合常规肺功能、特别是 MEFV 曲线综合评价。

（二）FRC 增加的疾病

主要见于支气管哮喘和 COPD。

1. COPD　气道阻力增加，且呼气相阻力增加的幅度远高于吸气相阻力，甚至在吸气相阻力变化不大的情况下，呼气相阻力已明显增加。COPD 的主要病理特点是肺组织弹性减退、气管壁破坏，肺组织对支气管的环状牵引力减弱，在呼气相容易出现小气道塌陷甚而完全陷闭；在吸气相，在胸腔负压和肺间质负压的作用下仍能保持较高的开放程度，因此呼气相气道阻力显著增加，而吸气相增加有限，甚至基本正常。由于 COPD 病理改变的可逆程度小，即使缓解期也不能恢复正常，故急性发作期、缓解期的呼气相阻力皆增加，只是缓解期的阻力较急性期低。

2. 支气管哮喘　尽管支气管哮喘与 COPD 的呼吸生理学变化有较高的相似性，皆表现为肺容积增加，但也有明显的不同，其特点吸气相和呼气相的阻力皆明显增加，呼气相更显著。若气道阻力不高，则说明哮喘已缓解。因为支气管哮喘发作期的主要病理改变是支气管黏膜的充血、水肿和平滑肌的痉挛；气道壁的基本结构仍完整，肺实质结构正常，因此吸气和呼气相的阻力皆增加。由于呼气时气道内径缩小，故呼气时气道阻力的增加更明显。一旦自然缓解或治疗后缓解，则气道的结构和功能恢复正常，气道阻力也相应恢复正常。

（三）FRC 减少的疾病

疾病种类很多，其特点也有明显不同，简述如下。

1. 肺实质部分损失 如部分肺切除、肺不张，气道和肺实质的容积皆减少，故气道阻力和肺组织黏性阻力皆应减少。但由于肺组织黏性阻力本就有限，故主要表现为气道阻力降低，呼吸阻力、肺阻力和气道阻力相似。

2. 肺实质病变 如弥漫性肺间质疾病、各种原因的肺水肿、各种情况的肺组织损伤、肺炎等。由于肺实质病变，肺间质和肺泡中的水分、蛋白成分、细胞成分、纤维成分增加，特别是急性期的增加更明显，故肺组织黏性阻力增加。因气道结构相对正常，故主要表现为气道阻力基本正常或略升高，肺阻力、呼吸阻力增加，肺阻力和呼吸阻力接近，但与气道阻力的差值增大。

3. 胸廓疾病 疾病种类很多，大体分为以下几种情况。

（1）胸壁或胸腔的实质成分增加：如胸腔积液、胸膜明显增厚、肥胖。胸廓的黏性阻力增加；肺实质扩张受限，部分有压迫性不张，气道结构和功能基本正常。因此其基本表现为：气道阻力和肺阻力基本正常或略升高，呼吸阻力和气道阻力的差值增大。

（2）胸腔的含气成分增加：如气胸。因为有压迫性肺不张，伴不张区的气道容积减少。因此其基本表现为：气道阻力降低，肺组织、胸廓的黏性阻力皆基本正常，故肺阻力和呼吸阻力也相应降低，气道阻力、肺阻力、呼吸阻力接近。

第十节 呼 吸 功

呼吸功是指呼吸运动时克服通气阻力所消耗的能量，标准单位是焦耳（J）。正常人平静呼吸时，呼吸肌收缩所做的功均用于吸气相（主要克服肺的弹性阻力和气道阻力）；而呼气时，肺的弹性回缩力足以克服通气阻力（主要是气道阻力），无须额外做功。

一、基 本 概 念

1. 功（work） 力在位移方向上的分量与位移的乘积。国际单位焦耳（J）。用来描述力在物体移动过程中的空间效果。

2. 功率（power） 单位时间内完成的功。国际单位瓦特（W）。

3. 呼吸功（work of breathing，WOB） 在气体进出呼吸道和肺的过程中，用以克服气道阻力、肺和胸壁弹性阻力等各种呼吸阻力所消耗的能量。

二、计算呼吸功的物理学定律

功 = 力 × 距离，而应用于呼吸力学上，可以用下式表达。

呼吸功 = 跨胸压变化（ΔP）× 肺容积变化（ΔV）。在呼吸周期中，吸气肌主要克服两种阻力（肺弹性阻力和气道阻力，其他阻力可忽略不计）做功，也就是说呼吸功为克服肺弹性阻力所做功（$W_弹$）与克服气道阻力所做功（$W_摩$）之和（图 10-24）。

图中 $W_弹$ 为横线覆盖的部分，包括了 OABCDO 区域，其中有相当大部分（$ABCB^2A$）是被动呼气时用于克服气道阻力的功，即由肺弹性回位而做的呼气运动功（包含在 $W_弹$ 内，可以认为未再额外做功）；图中的 OAB^2CDO 部分是用于克服弹性阻力时，作为热量释放入人体的部分。$W_摩$ 为点状阴影部分，即 AB^1CBA 区域，用于吸气过程中克服气道阻力所做的功。在限制性与阻塞性肺疾病时，呼吸功均有增加，限制性疾病时克服弹性阻力所做的功增加，而阻塞性疾病时克服气道阻力所做的功增加。在阻塞性肺疾病时，压力和容积的负值部分来源于呼气肌所作的功。在正常人和限制性通气功能障碍患者，平静呼吸时呼气肌不运动，但较重的阻塞性通气功能障碍常有呼气肌活动；若用力呼吸，呼气肌皆参与呼气运动，出现呼气肌做功。

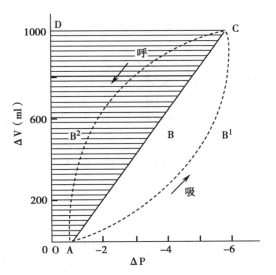

图 10-24　呼吸肌对肺做功示意图

三、病理状态下的无效功

参考图 10-25，包括三种常见的状态，即正常状态和两种病理状态。

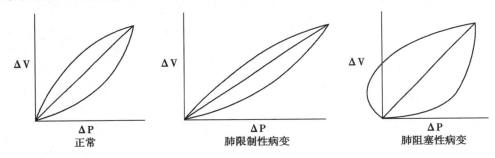

图 10-25　不同病理状态下的呼吸肌做功示意图

1. 正常人的呼吸做功　正常人平静呼吸时，需要克服的肺弹性阻力和气道阻力不大，一旦发生吸气运动和跨肺压变化，将迅速产生气流，出现容积变化，即压力变化和容积变化之间的时间非常短，可以忽略不计，压力变化和容积变化的乘积（$\Delta P \times \Delta V$）可以反映呼吸肌做功。

2. 气流阻塞性疾病的呼吸做功　在有明显气流阻塞和 PEEPi 的情况下（多见于 COPD 和支气管哮喘急性发作），吸气初期的跨肺压变化克服额外增加的 PEEPi 和上游气道阻力而不会产生气流，消耗呼吸功，该部分称为无效功（见下述）；只有跨肺压显著增大到一定程度，在克服正常的弹性阻力和气道阻力，并进一步克服额外增大的 PEEPi 和气道阻力后，肺泡的压力才能降至 0 以上，使气道口和肺泡之间产生压力差，产生吸气气流和容积变化，呼吸功增大。严重气流阻塞患者的无效功常常是巨大的。因此采用上述计算公式容易低估实际做功量，此时可用压力时间乘积表示，即呼吸功 = 胸腔压力的变化（ΔP）× 吸气时间（Ti）。

四、氧耗量与呼吸功

1. 正常人的氧耗量　呼吸做功也经常用氧耗量表示。平静呼吸时，正常人的总氧耗量约为 200～300ml/min；而呼吸肌氧耗量约为 0.3～1.8ml/min，占总氧耗量 5% 以下。运动时，总氧耗量显著增加；每分通气量增加，呼吸肌耗氧量也增加，但所占总氧耗量的比值基本不变。

2. 肺疾病患者的氧耗量　支气管哮喘患者急性发作时，呼吸运动显著增强，呼吸肌氧耗量约为正常情况下的4～10倍；而机体其他部位仍处于相对静息状态，氧耗量基本不增加（心脏代偿性收缩增强、加快，氧耗量有所增加；四肢常"绝对休息"，骨骼肌的氧耗量下降），故呼吸肌的氧耗量占总氧耗量的比例可达25%以上。呼吸肌氧耗量显著增加是哮喘患者运动耐受性较差的主要原因之一。其他气流阻塞性疾病（如COPD急性发作）或急性肺实质疾病也出现类似的变化。

3. 做功效率　在阻塞性和限制性通气障碍患者，做功的效率减低，做同等焦耳功时所需的氧耗量显著增加，从而使活动受限。做功的效率用下式表示：

$$做功效率(\%) = 有效功(J) / 总氧耗(ml/min) \times 100$$

式中总氧耗量指呼吸肌用于有效做功与无效做功的氧耗量总和。正常人呼吸肌做功效率在5%～10%之间。

五、呼吸形式与呼吸功

呼吸功与呼吸形式之间有一定关系。在某一特定肺泡通气量时，人体能不自觉地自动选择合适的呼吸频率和潮气容积，以能够克服最低的呼吸功（图10-26）。

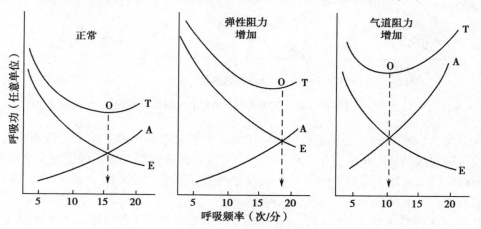

图10-26　呼吸功和呼吸形式关系示意图

E为克服弹性阻力的呼吸功曲线，A为克服气道阻力的呼吸功曲线，T为总呼吸功曲线，
在数值上T为E与A之和。O点所对应横坐标为最佳呼吸频率，此时呼吸功最小

1. 限制性肺疾病　当肺弹性阻力增加时，如弥漫性肺间质疾病，呼吸变浅、变快，使得克服弹性阻力增加而消耗的呼吸功得以减少；但弹性阻力显著增大至一定程度，呼吸将显著变浅、变快，潮气容积接近生理无效腔，发生高碳酸血症型呼吸衰竭。

2. 阻塞性肺疾病　当气道阻力增加时，如支气管哮喘或COPD，呼吸变深、变慢。因为随着呼吸减慢，气体流量减慢，甚至使部分湍流变为层流，这样就可显著减少因气道阻力增加而消耗的呼吸功；但若气流阻塞导致严重肺过度充气时，肺组织和胸廓的顺应性都将显著下降，这需要改为浅而略快的呼吸，此时机体将不可能平衡"深慢呼吸"和"浅快呼吸"之间的关系，发生呼吸肌疲劳和呼吸衰竭。

上述情况是人体的自我保护和调节功能；当疾病增加至一定程度时，将出现失代偿，导致呼吸衰竭。

图 10-26 用图解法阐述不同病理情况下呼吸形式和呼吸功的关系。气道阻力随呼吸频率增快而加大，弹性阻力随呼吸深度的降低而减少。正常情况下最佳呼吸频率为 16 次/分，潮气容积为 10～12ml/kg。若每分通气量不变，呼吸频率增加时，潮气容积必然减小，弹性阻力随呼吸频率的增加而减小，而气道阻力则相应增大。当弹性阻力增加时，克服弹性阻力的呼吸功曲线（E）上移，而克服气道阻力的呼吸功曲线（A）不变，最佳频率右移。当气道阻力增加时，曲线 A 上移而曲线 E 不变，最佳频率左移。

（朱 蕾　沈勤军）

第十一章

呼吸肌功能

呼吸肌的收缩和舒张是实现肺通气的原动力，呼吸肌功能的减退或呼吸肌疲劳将导致呼吸肌收缩力下降，诱发呼吸功能不全。在呼吸功能不全患者，随着呼吸肌疲劳的改善和收缩力的恢复，呼吸衰竭也会逐渐改善，呼吸肌力的测定结果常作为评价神经-肌肉疾病、预测呼吸衰竭发生、指导机械通气上机和撤离的指标，因此该指标不属于常规肺功能测定的范畴，主要用于临床监测和协助肌肉疾病的诊断。

第一节 呼吸肌的解剖与生理

呼吸肌是骨骼肌，符合骨骼肌的基本结构和功能特点；同时呼吸肌不停收缩和舒张，和一般骨骼肌也有明显不同。

一、基 本 概 念

1. 骨骼肌细胞（skeletal muscle cell） 又称"骨骼肌纤维"。在内外界环境条件刺激下具有收缩功能的、呈细长纤维状的多核细胞。有明暗相间的横纹，其细胞质的绝大部分被与收缩功能有关肌原纤维所占据。

2. 呼吸肌（respiratory muscle） 参与呼吸运动的骨骼肌。主要由膈肌、肋间肌和腹肌三部分组成，是产生呼吸运动的原动力。

3. 辅助呼吸肌（adjunctive respiratory muscle） 静息条件下，不参与呼吸运动，但在呼吸困难或用力呼吸等条件下发挥作用的胸锁乳突肌、斜角肌和斜方肌等骨骼肌。

4. 吸气肌（inspiratory muscle） 使胸廓扩大产生吸气动作的骨骼肌。主要有膈肌和肋间外肌。

5. 呼气肌（expiratory muscle） 使胸廓缩小产生呼气动作的骨骼肌。主要有肋间内肌和腹壁肌。

6. 膈肌（diaphragm） 位于胸腹腔之间，向上隆起呈穹隆形的扁薄阔肌，是最主要的吸气肌。膈肌及其表面的胸膜和腹膜构成胸腔的底和腹腔的顶，由三部分组成：①膈肌肋间部，附着于肋骨边缘并终止于中心腱；②膈肌中心腱；③膈肌脚部，分左、右两个膈脚，起始于2~3个上部腰椎，其纤维终止于中心腱。

7. 肋间内肌（intercostales interni） 位于肋间隙的深面，起自下位肋骨的上缘，斜向前上方的骨骼肌。其与肋间外肌的纤维方向呈交叉状，止于上位肋骨的下缘。该肌自胸骨侧缘向后达肋角，于肋角内侧移行为肋间内膜，收缩时肋骨下降，辅助呼气。

8. 肋间外肌（intercostales externi） 位于相邻两肋骨之间，起于上位肋骨下缘，肌纤维斜向前下方，止于下位肋骨上缘的骨骼肌，共 11 对。是主要的吸气肌之一，收缩使肋骨向前、向外移动，胸廓的横径增大，该肌在肋软骨间的部分移行为腱膜，称肋间外膜。

9. 肌原纤维（myofibril） 横纹肌（包括骨骼肌和心肌）内与收缩功能有关、和肌细胞长轴一致的纤维状结构，有明带和暗带相间排列的横纹。每一条肌原纤维由许多平行的肌丝构成。

10. 肌丝（myofilament） 呈平行排列的组成肌原纤维的基本结构，由粗肌丝和细肌丝两种，分明带和暗带两部分。明带中央有一条着色深的细线，称为 Z 盘或 Z 线。

11. 肌节（sarcomere） 相邻两个 Z 盘之间的一段肌原纤维，肌肉静息时的长度约 $2.1 \sim 2.5 \mu m$。是骨骼肌的基本结构和功能单位。肌节的长度决定肌肉的长度，肌节长度最长时，肌肉长度最长，收缩力最大；肌节长度最短时，肌肉长度最短，收缩力接近于零。

12. 肌肉初长度（initial length of muscle） 静息状态下的肌肉长度，由肌节的长度决定。肌肉的收缩力与肌肉的初长度成正比。肺气肿患者，膈肌低平，其初长度缩短，收缩力降低。

13. 兴奋-收缩偶联（excitation-contraction coupling） 肌肉收缩的过程中，肌纤维膜去极化，动作电位传入细胞内，肌质网释放钙离子（Ga^{2+}）至肌浆，并触发横桥循环的全部过程。

14. 运动单位（motor unit） 肌肉收缩的功能单位，包括一个运动神经元和它所支配的所有肌纤维。

15. 运动单位的募集反应（recruitment of motor unit） 简称"募集反应"。一定强度的兴奋传至脊髓前角的运动神经元时，那些最小的运动神经元因其膜面积较小而最先引起兴奋；随着刺激的增强，更多较大的运动单位被激活，肌肉的收缩力和收缩速度也逐渐增强的过程。

16. 膈运动单位（phrenic motor unit） 膈运动神经元及其支配的膈肌纤维，是膈肌收缩的功能单位。

17. 肋间运动单位（intercostal motor unit） 肋间、肋下运动神经元及其支配的肋间肌纤维。是肋间肌收缩的功能单位。肋间运动神经元位于胸段脊髓前角，包括吸气和呼气运动神经元，受延髓吸气和呼气神经元的直接控制，分别支配肋间外肌和肋间内肌，在功能上互为拮抗。

18. 膈运动单位的募集（recruitment of phrenic motor unit） 随着呼吸运动强度的增大和运动类型的改变，膈运动单位以特定的顺序进行募集的过程。募集的程度取决于特定运动所需的力量和时程。

19. 收缩（contraction） 肌肉产生力的主动过程。

20. 负荷（load） 物体运动需克服的阻力。

21. 肌肉负荷（muscle load） 肌肉收缩时需克服的阻力。

22. 等张收缩（isotonic contraction） 肌肉缩短过程中肌张力保持不变的收缩形式。

23. 等长收缩（isometric contraction） 负荷较大时，肌力增大而肌肉不缩短的收缩形式。

24. 肌力（muscle strength）　肌肉工作时克服或对抗阻力所产生的收缩力的大小。

25. 肌张力（muscular tension）　静止松弛状态下肌肉的紧张度。静息状态下，肌肉总是维持一定的收缩强度，并使肌肉缩短。

26. 呼吸肌力（respiratory muscle strength）　呼吸肌工作时克服或对抗呼吸阻力所产生的收缩力。

27. 肌耐力（muscle endurance）　长时间进行肌肉活动的能力，即对抗疲劳的能力。

28. 呼吸肌耐力（respiratory muscle endurance）　呼吸肌长时间进行收缩活动的能力。主要取决于膈肌，是影响呼吸衰竭发生、发展和机械通气撤机的主要因素之一。

二、呼吸肌的组成及生理功能

呼吸肌主要由膈肌、肋间肌和腹肌三部分组成。胸锁乳突肌、斜角肌和斜方肌等在一定情况下也参与呼吸运动，称为辅助呼吸肌。根据功能，呼吸肌可分为吸气肌和呼气肌两组。吸气肌有膈肌、肋间外肌、胸锁乳突肌和斜角肌等。呼气肌主要为肋间内肌、腹直肌、腹内斜肌和腹外斜肌等。平静呼吸时，吸气是主动、耗能的过程，其中膈肌起主要作用；而呼气为被动运动。正常情况下，呼气靠肺的弹性回缩和吸气肌肉的松弛完成，所以是被动、不耗能的过程。在用力呼气或过度通气时，如运动、支气管哮喘急性发作、急性肺组织损伤，呼气就不单纯是被动运动，呼气肌也参与收缩，就变为主动运动，也要做"功"；当然被动过程仍发挥主要作用。

三、膈肌的解剖结构和生理功能

由于膈肌是最主要的呼吸肌，故本节重点阐述膈肌的结构和功能。

（一）膈肌的解剖和生理

膈肌从胚胎学、形态学和功能学上分析属于骨骼肌，但又不同于其他骨骼肌。膈肌收缩时对细胞外 Ca^{2+} 内流有很强的依赖性，且一生中不停顿地运动，这点又与心肌类似。膈肌是一个解剖整体，它由三部分组成：①膈肌肋间部，附着于肋骨边缘并终止于中心腱；②膈肌中心腱；③膈肌脚部，分左、右两个膈脚，起始于上 2～3 个腰椎，其纤维终止于中心腱。当吸气时，膈肌收缩，圆顶变平，腹腔脏器被压，向下、向前移位，使胸廓的上下径增大；同时由于附着于肋骨的膈肌肋间部收缩，使 6～10 肋骨向外、向上旋转，也导致胸廓下部的横径增大。平静呼吸时，膈肌活动所产生的通气量占总通气量的 60%～80%，其余主要来自于肋间外肌的活动。深呼吸时，由于辅助呼吸肌的参与，通气量显著增大。

与其他骨骼肌一样，膈肌收缩也遵循初长度-张力关系、力量-速度关系和刺激频率-力量关系。膈肌收缩力与其本身的形态、长度有关，如膈肌初位置越向上弯曲，初长度越长，收缩力就越大；若膈肌平坦（如肺气肿、严重支气管哮喘发作）时，其收缩力减弱，甚至还会使胸廓下缘肋间内陷，导致胸腹矛盾运动。

膈肌收缩功能还与其他多种因素有关。低钾、高钾、低磷、低钙、低镁、低蛋白血症、甲状腺功能亢进或甲状腺功能低下、低氧血症、高碳酸血症等均可影响膈肌的功能。

（二）膈肌肌纤维组成与收缩力、耐力的关系

由于呼吸运动反复不停地进行，故呼吸动作是项体现肌力和耐力的综合性运动，膈肌纤维的组分必须与此相适应。人类膈肌由不同类型的肌纤维混合组成。根据收缩时间和代谢特征的不同，肌纤维可分为三类：Ⅰ型（慢肌），即慢速氧化型肌纤维（SO），约占成人膈肌肌纤维的50%，含有丰富的毛细血管、肌红蛋白、线粒体，有利于有氧代谢，有较高的耐疲劳能力；ⅡA型（快A型），即快速氧化糖酵解型纤维（FOG），约占25%，含线粒体较高，能量供应足，也有一定的耐疲劳能力；ⅡB型（快B型），即快速糖酵解纤维（FG），约占25%，该型纤维的毛细血管、肌红蛋白及线粒体虽然较少，但却有利于无氧酵解，故ⅡB型纤维主要参与膈肌的收缩力，而耐疲劳能力较差。上述三种肌纤维的组合能适应平时膈肌连续不断地运动，也能满足短时间的剧烈呼吸运动。

（三）膈肌做功及其影响因素

膈肌活动产生通气，主要是克服呼吸器官的弹性阻力和气道阻力，需消耗能量，产生呼吸功。正常人的静息呼吸功非常低，其每分钟耗氧量仅占总耗氧量的2%~3%；但在严重呼吸困难时，其耗氧量可增加至25%以上。

第二节　肺通气的动力

气体进出肺脏取决于两方面因素的相互作用：一是推动气体流动的动力；二是阻止其流动的阻力。前者超过后者，方能实现肺通气。

一、呼　吸　肌

是产生呼吸运动的原动力。产生吸气动作的呼吸肌是吸气肌，主要有膈肌和肋间外肌，其中前者起决定作用，呼吸肌力的测定常常是膈肌收缩力的测定；产生呼气动作的是呼气肌，主要有肋间内肌和腹壁肌。此外，还有其他一些辅助呼吸肌。

二、吸　气　运　动

吸气肌收缩时，产生吸气，所以吸气是主动过程。

1. 膈肌运动　膈位于胸腔底部，呈穹隆状向上隆起，肌纤维从顶部中央的中心键向四周呈辐射状排列。当膈肌收缩时，穹隆部下降，从而使胸腔上下径增大，肺亦随之扩张，产生吸气（图11-1）。膈下移的距离与其收缩程度直接相关，成人膈肌在平静吸气时下移约2cm，深吸气时，下移可达7~10cm，膈肌每下降1cm，肺容积可扩大约250ml，即产生250ml的潮气量。由于胸腔呈圆锥形，下部面积比上部大得多，因此，横膈稍下降就可使胸腔和肺的容积显著增大。据估计，平静呼吸时因膈肌收缩而增大的胸腔容积相当于总潮气容积的约70%，所以膈肌的舒缩在肺通气中起主要作用。由于膈肌似半球形，可用Laplace公式来描述膈肌张力（T）与其产生的压力（P）及曲率半径（R）的关系。即 $P=2T/R$，因此当膈肌半径变大时，同样的肌张力产生的压力较小，这一关系可以解释肺气肿患者（半径大）的吸气肌乏力。横膈因收缩而下移时，腹腔内的器官因受压迫而使腹壁突出；膈肌舒张时，腹腔内脏恢复原位。因为膈肌舒缩引起的呼吸运动伴有腹壁的起伏，称为腹式呼吸。

2. 肋间外肌运动 肋间外肌的肌纤维起自上一肋骨的近脊椎端的下缘，斜向前下方走行，止于下一肋骨近胸骨端的上缘。由于脊椎的位置是固定的，而胸骨可以上下移动，故当其收缩时，肋骨前端与胸骨上举，并使肋弓稍外展，尤以下位肋骨外展较显著，从而使胸腔前后、左右径增大，胸腔容积与肺容积增大，产生吸气。由肋间肌舒缩产生的呼吸运动称为胸式呼吸（图 11-2）。

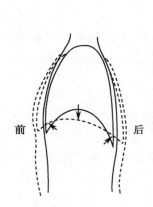

图 11-1 膈肌运动模式图

呼气时，膈肌上移，膈肌的曲率半径变小（实线）；吸气时，膈肌收缩下移（箭头所示的运动方向），膈肌半径变大（虚线）

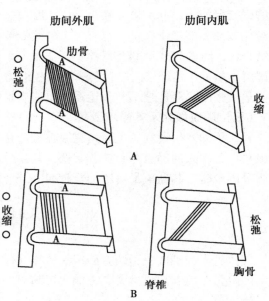

图 11-2 肋间肌和肋骨运动模式图

A、B 分别表示呼气和吸气时肋间肌和肋骨的运动

3. 呼吸运动形式 婴儿的胸廓尚未发育成熟，肋骨较为垂直，不易提起，主要呈腹式呼吸。正常成人的呼吸大多是以腹式呼吸为主的混合式呼吸，尤其是男性，女性也以腹式呼吸为主，只是比男性弱一些。临床上，胃肠道胀气或严重腹水的患者，多呈胸式呼吸；胸部有病变的患者，常呈腹式呼吸。

辅助吸气肌基本位于颈部和上胸部，主要用于协助胸式呼吸。呼吸肌疲劳主要是膈肌疲劳，此时肋间外肌和辅助吸气肌将发挥主要通气作用。因此辅助吸气肌运动即是高强度运动或用力呼吸的表现，也是呼吸肌疲劳的表现；前者表现为呼吸肌运动同步，后者不同步，甚至出现胸腹矛盾运动。

三、呼 气 运 动

平静呼气时，呼气运动不是由呼气肌收缩产生，而是完全取决于膈肌和肋间外肌的舒张，此时肺依靠本身的弹性回缩力回位，并牵引胸廓缩小，恢复其吸气开始前的位置，产生呼气，所以平静呼吸时，呼气是被动的。平静呼气时的能量来源于吸气肌，吸气时的部分能量以势能形式储存在肺弹性组织中，呼气时靠弹性回位而释放利用。用力呼吸时，呼气肌才参与收缩，使胸廓进一步缩小，呼气也有了主动的成分。肋间内肌走行方向与肋间外肌相反，收缩时使肋骨和胸骨下移，肋骨还向内侧旋转，使胸腔前后、左右径缩小，加强呼气作用；腹壁肌的收缩，一方面压迫腹腔器官，推动横膈上移，另一方面也牵拉下部的肋骨向下、向内移位，两者都使胸腔容积缩小，协助产生呼气。

四、平静呼吸和用力呼吸

1. 平静呼吸　机体在安静时平稳而均匀的自然呼吸称为平静呼吸，主要是由吸气肌有节律地收缩与舒张完成的。平静呼吸时，成人呼吸频率约为 12 ~ 18 次/分，潮气容积约为 500 ~ 600ml。当膈肌与肋间外肌收缩时，胸腔负压与肺容积增大，肺内压低于大气压 1 ~ 2mmHg，大气流入肺内，形成吸气；膈肌与肋间外肌舒张时，腹腔内脏回位使膈穹窿上移，同时肋骨与胸骨下降回位，使胸腔负压与肺容积缩小，肺内压高于大气压约 1 ~ 2mmHg，肺内气体外流，形成呼气。可见，平静呼吸时，吸气是由吸气肌群收缩（做功）完成，是主动过程；呼气则是由吸气肌群舒张完成（未做功），呼气肌并不参与活动，所以是被动过程。

2. 用力呼吸　运动、急性肺实质或气道疾病、急性高原缺氧等因素将导致呼吸加深、加快，称为深呼吸或用力呼吸。这时除膈肌与肋间外肌加强收缩外，辅助吸气肌也参与收缩，胸腔负压与肺容积进一步增大，肺内压比平静吸气时更低，吸入的气体容积更多。用力呼气时，除吸气肌群松弛外，肋间内肌和腹肌等呼气肌群也参与收缩，使胸腔负压与肺容积更加缩小，肺内压比平静呼气时更高，呼出的气体容积更多。可见，用力呼吸时，除吸气肌群加强做功外，呼气肌与许多辅助呼吸肌都参与了呼吸活动，所以吸气和呼气都是主动过程，因而消耗的能量也更大，但需强调在用力呼气过程中，被动运动仍起主要作用。

综上所述，肺通气的动力可概括如下：呼吸肌的舒缩引起的呼吸运动是肺通气的原动力，可引起胸腔内压的周期性变化，肺随之扩张和回缩；肺容积的这种变化又造成肺内压和大气压之间的压力差，并推动气体进出肺泡，故压力差是肺通气的直接动力。

第三节　呼吸运动单位及其募集

呼吸中枢的传出冲动通过相应的运动神经元，传至相应的呼吸肌产生呼吸运动。呼吸运动神经元及其相应的呼吸肌称为呼吸运动单位，不同刺激强度激活的呼吸运动单位的数量不同，产生的呼吸反应强度也不同。

一、膈运动单位

膈运动神经元及其支配的膈肌纤维称为膈运动单位。脊髓中的膈运动神经元是中枢神经系统控制吸气活动最重要的传出通路，受延髓背侧呼吸组（DRG）和腹侧呼吸组（VRG）吸气神经元下行冲动的直接控制。

1. 基本特点　膈运动神经元群位于 C_3 ~ C_6 两侧的前角，细胞成丛状，沿纵轴排列成柱状。神经元树突分 4 ~ 5 级，主要向头尾侧和内外侧延伸。在哺乳类动物，每侧膈运动神经元群约有 250 ~ 400 个膈运动神经元，绝大部分是 α-运动神经元，体积较小，直径约为 35~50μm；γ-运动神经元为数甚微，与之相对应的肌梭也几乎缺如。

2. 基本活动特性　早在 1957 年，Henneman 提出运动神经元的"大小原则"，指出神经元的大小与其兴奋阈值、兴奋时放电频率、蛋白质合成速率以及所支配的肌肉收缩特性等都密切相关。因此运动神经元的大小是其内在特性的决定性因素。在膈运动神经元群，大运动神经元膜的传入阻抗较低，兴奋性高，容易被激活；小运动神经元则相反，膜传入阻抗较高，兴奋性低，不容易被激活。此外膈运动神经元的兴奋性还受到不同来源的兴奋性和抑制性突触的影响。

膈肌是哺乳类动物最重要的吸气肌，一般膈肌运动产生的潮气容积约占总潮气容积的 60%~80%，实验显示切除两侧膈神经能导致大鼠的即刻死亡。与大多数骨骼肌不同，膈肌活动的方式独特，表现为周期性和不易疲劳性。在整个生命周期中，膈肌活动的时程比（duty cycle），即收缩时程占呼吸周期的百分比，远高于其他骨骼肌，可达 40%，而猫的肢体肌仅为 2%~14%。膈肌纤维可反复激活的能力与其收缩和代谢特性有关。

3. 分类方法　根据收缩特性，即单收缩时间的长短、非融合强直收缩曲线中有无"下垂"（sag）现象，膈肌纤维有快慢之分。根据疲劳特性，以重复电刺激引起强直收缩时，采用肌张力衰减程度的 Burke 疲劳指数（fatigue index，Pi），即刺激末与刺激初的张力之比，膈肌纤维又能分成不易疲劳型（Pi > 0.75）、较易疲老型（0.25F < Fi < 0.75）和易疲劳型（Fi < 0.25）。根据组织化学氧化酶染色特性，膈肌纤维可分成 S 型（慢收缩、有氧氧化型）、FOG（快收缩、有氧氧化及糖酵解型）和 FG（快收缩、糖酵解型）。根据肌原纤维 ATP 酶染色的程度，又可将膈肌分为 I、IIa、IIx 和 IIb 四类纤维，其大小为 IIb > IIx > IIa > I。I 类纤维氧化酶活性最高，收缩慢而不疲劳，肌动球蛋白 ATP 酶活性最低。IIx 和 IIb 类纤维的氧化酶活性较高，收缩快而不易疲劳，肌动球蛋白 ATP 酶活性较低。按这种分类，纤维的组化特性与生理特性及代谢特性高度相关。

4. 分类　Sieck 等结合膈运动神经元和膈肌纤维的生理功能和形态特征，将膈运动单位分成如下四种类型：①S 型（slow-twitch type），由兴奋性高的小运动神经元和 I 类肌纤维组成；②FR 型（fast-twitch fatigue resistant type），由兴奋性高的小运动神经元和 IIa 类肌纤维组成；③Fint 型（fast-twitch fatigable type），由兴奋性低的大运动神经元和 IIx 类肌纤维型组成；④FF 型（fast-twitch fatigable type），由兴奋性低的大运动神经元和 IIb 类肌纤维组成。在猫，这四类运动单位占据的比例分别为 30%、4%、25%、41%。在不同的膈运动单位中，神经元与其支配肌纤维数的比值大致相当，在猫约为 1:200~1:270；但不同单位所能产生的最大收缩强度和抗疲劳性却明显不同，其最大收缩强度依次为 FF > Fint > FR > S 型，在猫分别为 144、134、88 和 39mN，而抗疲劳特性的顺序则大致相反。因此，膈肌收缩的总强度和抗疲劳特性取决于参与收缩的运动单位的数量及其各类单位的相对比例。

二、膈运动单位的募集

与其他骨骼肌运动单位相似，膈运动单位以特定的顺序进行募集，募集的程度则取决于特定运动所需的力量和时程。

1. 呼吸运动募集的基本顺序和特点　膈运动单位的募集是根据兴奋性大小，即按 S、FR、Fint 和 FF 型的先后顺序来进行的。在整体动物实验，一般以跨膈压（Pdi）作为膈肌收缩力的指标来推断膈运动单位募集的过程（图 11-3）。当两侧膈神经受到最大刺激时，所有的膈运动单位皆处于激活状态，此时测得的 Pdi 为最大跨膈压（Pdimax）。猫在平静呼吸时，膈肌产生的 Pdi 约为 Pdimax 的 17%，此时主要激活抗疲劳特性的运动单位（S 型和 FR 型）。在高 CO_2 血症和低 O_2 血症时，中枢呼吸驱动作用加强，募集单位增加，除 S 型和 FR 型，还包括部分 Fint 型运动单位，膈肌收缩明显加强，Pdi 达 Pdimax 的 28%。在气道严重阻塞时，几乎全部 Fint 运动单位都参与募集，膈肌收缩显著加强，Pdi 可达 Pdimax 50%，为呼吸性通气时 Pdi 的最大值。明确这一点对理解呼吸生理和膈肌功能的测定非常重要。

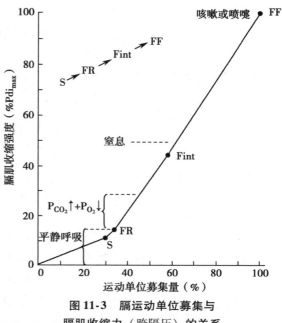

图 11-3 膈运动单位募集与膈肌收缩力（跨隔压）的关系

2. 非呼吸运动的募集　在完成某些非呼吸性通气行为，例如咳嗽和喷嚏时，需要膈肌作短暂、强力的收缩，此时募集范围扩大到 FF 型运动单位。当全部的运动单位募集后，膈肌收缩达到最大值，即 100% Pdimax。

3. 膈肌疲劳及处理对策　膈肌疲劳（不能维持所需的收缩强度）或衰弱（不能产生所需的收缩强度）会导致严重的临床后果。如同其他骨骼肌，膈肌的收缩特性和抗疲劳性随其使用程度而产生适应性变化。研究神经肌肉控制呼吸运动的可塑性具有重要的临床意义。例如呼吸肌负荷过度的肺气肿患者，或者长期依赖于呼吸机而膈肌负荷降低的患者，膈运动单位的结构和功能会发生相应的变化。在治疗肺气肿时，就有两种相反的意见，一是强调加强训练，提高膈肌的耐力；一是采用夜间机械通气方法，使疲劳的膈肌得到休息。这实际上是一个问题的两个方面，即首先适当休息，使呼吸肌疲劳恢复；然后进行适当的锻炼，锻炼以不出现呼吸肌疲劳为原则；一旦出现疲劳，就进行适当的休息，如此反复多次，就可达到康复锻炼的目的。

三、肋间运动单位

肋间运动单位由肋间运动神经元及其支配的肋间肌纤维组成。

肋间运动神经元位于胸段脊髓前角，包括吸气和呼气运动神经元，受延髓腹侧呼吸组（VRG）吸气和呼气神经元的直接控制，分别支配肋间外肌和肋间内肌，在功能上互为拮抗。肋间运动神经元与膈肌运动神经元的大小相似，位于前角外侧部神经元的胞体较小，主要与通气有关；位于内侧部的胞体较大，主要与姿势调节有关。肋间肌有大量肌梭，肋间外肌尤甚。根据组织化学染色，肋间肌可分为 Ⅰ、Ⅱa 和 Ⅱb 三类纤维，其纤维大小依次为 Ⅱb＞Ⅱa＞Ⅰ。肋间运动单位亦可相应地分成 S、FR 和 FF 三型，其理化特性以及募集特点均与膈运动单位相似，不赘述。

第四节 呼吸肌疲劳概述

呼吸肌疲劳是重症呼吸系统疾病的常见现象，是导致呼吸衰竭发生、发展的重要原因。改善呼吸肌疲劳是促进疾病恢复、指导机械通气撤机的重要手段。

一、基本概念

1. 呼吸肌疲劳（respiratory muscle fatigue） 呼吸肌在承担负荷时所产生的收缩力和（或）收缩速率的能力降低，以至于不能产生维持足够肺泡通气量所需驱动压的病理生理状态。这种能力的降低可以经休息而恢复。由于膈肌是最主要的呼吸肌，故又称膈肌疲劳（diaphragmatic fatigue），是呼吸衰竭发生的重要环节之一。

在呼吸肌疲劳状态下，肋间外肌和辅助吸气肌将发挥更主要的通气作用，这也是该类患者出现胸式呼吸增强和辅助呼吸肌活动的主要机制。

2. 呼吸肌无力（respiratory muscle weakness） 呼吸肌收缩产生的力量和耐力不能对抗呼吸肌的负荷，以至于不能产生维持足够肺泡通气量所需驱动压的病理生理状态，这种能力的下降不能通过休息而恢复。是神经-肌肉疾病的一种表现。

临床上要区别肌疲劳和肌无力有时非常困难，故有作者将肌疲劳和肌无力通称为"肌衰竭"（muscle failure）。

3. 中枢性疲劳（central fatigue） 呼吸中枢兴奋性下降引起的膈肌收缩力下降。

4. 外周性疲劳（peripheral fatigue） 由于神经、肌肉传递或肌肉兴奋-收缩偶联障碍，或通气阻力增加等原因引起的呼吸肌收缩力下降。根据其对电刺激或中枢驱动力的反应不同又可分为高频疲劳和低频疲劳。

5. 高频疲劳（high frequency fatigue，HFF） 在高频电刺激（>60Hz）或中枢驱动时膈肌肌力特别低，其特点是发生快（伴有膈肌肌电图的电压降低）、恢复也快的一种病理生理状态。一般认为主要与神经-肌肉接头传递障碍或肌纤维兴奋性降低有关。

6. 低频疲劳（low frequency fatigue，LFF） 在低频电刺激（<25Hz）或中枢驱动时肌力特别低，其特点是肌力下降发生慢、恢复也慢（常不伴有肌电图活动减少）的一种病理生理状态。主要与肌肉本身的兴奋-收缩偶联障碍有关。在生理状态下，呼吸中枢驱动频率处于低频范围（<25Hz），故人体呼吸肌疲劳主要是低频频率。

二、呼吸肌疲劳的原因和发病机制

（一）基本原因和临床表现概况

各种原因引起能量消耗增加或（和）能量供应不足可导致膈肌疲劳。轻者可出现呼吸困难和通气功能下降，表现为呼吸次数增多、潮气容积下降、辅助呼吸肌活动、胸腹矛盾运动、肺活量（VC）降低等。若呼吸肌疲劳进一步发展，将出现 PaO_2 降低，$PaCO_2$ 升高，发生呼吸衰竭。

（二）对鉴别呼吸衰竭的作用

根据呼吸肌疲劳的发生与否，呼吸衰竭可分肺衰竭和呼吸泵衰竭两种情况，肺衰竭是气体交换的衰竭，主要表现为低氧血症，一般无明显的呼吸肌疲劳；而泵衰竭主要是通气衰竭，常有严重呼吸肌疲劳，除低氧血症外，还伴有明显的高碳酸血症，且 PaO_2 下降的幅度和 PaO_2 上升的幅度相似。呼吸肌疲劳是发生高碳酸血症的关键因素之一。

（三）具体发生原因

因为呼吸运动是一种反射活动，包括感受器、传入神经、中枢、传出神经和效应器（呼吸肌等）等 5 个部分。整个呼吸运动控制链的任何一部分异常均可导致驱动-肌力-负荷的失衡，发生呼吸肌疲劳。

1. 呼吸中枢驱动减少　约有 50% 的呼吸肌疲劳与中枢驱动力下降有关。如脊髓前角细胞的变性、昏迷等中枢病变可引起呼吸肌疲劳；呼吸负荷增加时存在着相对的中枢驱动不足，疲劳的肌肉需要更多的中枢驱动才能产生相应的力量；也有人认为呼吸肌疲劳时反射性抑制中枢驱动是一种保护性机制，可以减少呼吸肌做功，但容易出现通气量降低和高碳酸血症。

2. 神经、肌肉病变　如颈髓外伤，膈神经损伤，神经—肌接头和膈肌本身的病变，以及代谢障碍导致的高能磷酸盐的消耗，细胞内 pH 下降，细胞内乳酸浓度升高等肌肉本身的化学变化，均可引起肌疲劳

3. 泵负荷增加而能量供应不足　如气道-胸肺疾患引起气道阻力增加或胸肺顺应性下降，增加了呼吸肌的负荷；剧烈运动，发热等因素使通气量增加，亦加重呼吸肌负荷。

4. 其他因素　能量代谢障碍时，呼吸肌的能量消耗将超过能量供给而使能量储备耗竭，或膈肌细胞内的能量生成和利用发生障碍都能引起呼吸肌疲劳；营养不良，呼吸肌血供不足，血氧含量下降，血中代谢底物浓度降低，肌细胞内供能装置异常等均可导致呼吸肌疲劳的发生、发展。代谢异常也可致肌力下降，如肌细胞内酸度（乳酸，磷酸）增加时使呼吸肌受损，发生呼吸肌疲劳；低磷血症、低镁血症、高钾血症、低钾血症、缺氧、高碳酸血症、碱中毒、低蛋白血症等因素均可引起肌力下降。

总之，多种因素可导致呼吸肌疲劳，但多数情况下膈肌疲劳是多种因素相互作用的结果，是一个从量变到质变的渐进过程。

第五节　呼吸肌疲劳的临床表现及诊断

准确判断呼吸肌疲劳的出现及其程度，对于呼吸衰竭的防治具有重要意义。但是呼吸肌疲劳的表现形式多种多样，不同原因和部位的表现也不尽相同，主要表现有以下几个方面。

一、临 床 表 现

1. 呼吸困难　是呼吸肌疲劳最常见的临床表现，主观上表现为呼吸费力，客观上表现为呼吸次数或节律的改变，辅助呼吸肌活动，胸腹矛盾运动等。呼吸困难常随体位的改变而加重或减轻。一般改为立位时加重，因为在重力作用下，腹腔内脏器下移，膈肌低平，膈肌纤维缩短，使其处于长度-张力曲线的不利位置，致使膈肌收缩更无力，呼吸泵的功能继续下降；相反，采用前倾坐位时，在重力作用下，腹腔脏器压迫膈肌上移，使膈肌初长度增加，膈肌收缩效率提高，呼吸困难减轻。

2. 呼吸形式变化　呼吸浅而快，或呼气延长，出现哮鸣音，或出现点头样呼吸。胸腹矛盾运动及胡佛征（Hoover sign）是膈肌疲劳发生的可靠征象。胸腹矛盾运动，即胸腹

壁扩张不同步，出现吸气相腹壁内陷现象。胡佛征为：吸气时胸廓扩张，胸腔负压增加，使已疲劳或功能减退的膈肌受到向上移动肋骨的牵引，出现下肋骨边缘内陷的现象。

3. 膈肌运动幅度　膈肌上、下运动的幅度可用叩诊法诊断，也可在 X 线下观察。用力呼吸时，膈肌活动可使肺界的移动至少应达三个肋间间隙。当出现呼吸肌疲劳时膈肌运动的幅度显著下降。

4. 膈肌运动强度　膈肌运动的最直观表现是腹部抬高，正常情况下，受检者做深吸气和鼓腹动作时，腹壁明显膨出，且能持续较长时间；出现呼吸肌疲劳后，则膨出幅度减小、时间缩短。

5. 休息后肌肉功能的改变　呼吸肌疲劳经休息治疗后可恢复，这也可作为呼吸肌疲劳的判断标准。当经负压通气或经罩正压通气等无创性人工通气后，可使呼吸肌充分休息，最大吸气压和临床状态均可改善。

二、肺功能变化

呼吸肌疲劳使肺容积和通气功能参数，如肺活量（VC）、潮气容积（VT）、最大自主通气量（MVV）、第一秒用力呼气容积（FEV_1）等均有不同程度的下降。

1. 吸气肌疲劳　理论上导致吸气不足和吸气力量不足，并伴随呼气初期的力量不足，故主要导致 TLC、VC 下降；多种通气功能参数下降，主要是 MEFV 曲线的高容积流量下降、低容积流量无变化或变化不大，FEV_1、FEV_1% 也相应下降。

2. 呼气肌疲劳　主要表现为呼气末期的力量和速度不足，故表现 RV 增加，RV/TLC 增大。但实际上由于呼气主要是被动运动，单纯呼气肌疲劳的机会极少。

呼吸肌疲劳主要是吸气肌疲劳，其中最多见的是膈肌疲劳，可伴随呼气肌疲劳。以 MEFV 曲线的高容积流量下降、低容积流量基本正常为突出表现，TLC、VC、FEV_1、FEV_1% 下降，MVV 显著下降，RV、RV/TLC 增加。一般认为 VC 及 MVV 下降、RV 升高，与膈肌疲劳的严重程度相关。

严重呼吸肌疲劳可使肺泡通气量（$\dot{V}_A$）下降，导致 CO_2 潴留和低氧血症。

由于 VC 测定简单方便，常作为判断呼吸肌疲劳的肺功能指标。

三、呼吸肌功能测定的基本方法

主要包括总体吸气肌、呼气肌、膈肌功能的测定，膈肌功能判断则涉及膈肌肌力和耐力的测定，以及膈肌肌电图分析等。

呼吸肌肌力指肌肉工作时，依靠肌纤维收缩克服或对抗阻力的能力。典型测定法是采用 Black 和 Hyatt 法测定最大吸气和呼气的口腔阻断压，即最大吸气压（MIP）和最大呼气压（MEP）。当然理论上最可靠的方法是检测膈肌的收缩功能。在人体不能直接测定膈肌的收缩力量。由于膈肌收缩可引起胸腔和腹腔内压的变化，因而测定胸腔内压或腹腔内压可以间接评价其收缩功能。在此基础上发展了一系列的方法，如最大跨膈压的测定，外加吸气阻力时膈肌肌力和耐力的测定、电刺激膈神经或在运动负荷下测定膈肌耐力；还有膈肌肌电的频谱分析来判断膈肌疲劳等多种方法。最常用的评价膈肌收缩功能的指标是跨膈压（Pdi）和最大跨膈压（Pdimax）。

肌耐力是指长时间进行肌肉活动的能力，也可看作是对抗疲劳的能力。如可连续测定

5 次肺活量，每次测定间隔 30 秒，疲劳时肺活量逐次下降。有关呼吸肌肌力、肌耐力测定方法还有很多，有的在同一测定方法中可同时观察肌力和肌耐力。

四、评价呼吸肌功能的基本概念

1. 最大吸气压（maximal inspiratory pressure，MIP） 在残气容积（RV）或功能残气量（FRC）位置，阻断气道时，用最大力量、最快速度吸气所产生的口腔闭合压。它反映吸气肌的综合收缩能力，是判断呼吸神经-肌肉（包括膈肌、肋间肌、辅助吸气肌）功能、指导机械通气撤机和呼吸康复锻炼的常用指标。

2. 最大呼气压（maximal expiratory pressure，MEP） 在肺总量（TLC）位置，阻断气道时，用最大力量、最快速度呼气所能产生的口腔闭合压。它反映呼吸肌和胸肺弹性作用的综合作用，可用于评价呼吸神经-肌肉（包括腹肌）疾病患者的收缩功能，评价患者的咳痰能力。

3. 口腔闭合压（mouth occlusion pressure，MOP） 在受检者预先不知道的情况下突然阻断气道所测定的口腔内压。在多种情况下应用，如 MIP、MEP、P0.1。

4. 跨膈压（transdiaphragmatic pressure，Pdi） 静息吸气末横膈两侧的压力差，即腹内压和胸内压之差。是判断膈肌功能的常用指标。

5. 最大跨膈压（maximum transdiaphragmatic pressure，Pdimax） 在功能残气量（FRC）位置，关闭吸气管道时，用最大力量、最快速度吸气所产生的跨膈压。是反映膈肌力量的可靠指标。

6. 膈肌张力时间指数（diaphragmatic tension-time index，TTdi） 用膈肌收缩产生的 Pdi 平均值和 Pdimax 的比值用来反映收缩强度，用吸气时间（Ti）与呼吸周期时间（Ttot）的比值反映膈肌收缩持续时间时，两者的乘积即为 TTdi。用公式表示为：$TTdi = Pdi/Pdimax \times Ti/Ttot$，是反映呼吸肌耐力的指标。

7. 膈肌耐受时间（diaphragmatic muscle endurance time，Tlim） 又称"膈肌限制时间"。膈肌在特定强度的吸气阻力负荷下（或特定 TTdi 时）收缩所能维持肌力而不发生疲劳的时间。

8. 膈肌肌电图（diaphragmatic electromyogram，EMGdi） 通过体表电极、经皮穿刺电极及食管电极等多种形式测定的膈肌肌电变化。由不同频率组成，其频谱在 20~250Hz 之间。膈肌肌电图分析主要是分析中位频率（centroid frequency，Fc）、频谱的低频成分（L，20~48Hz）、高频成分（H，>150Hz）和 H/L 的比值。

五、最大吸气压和最大呼气压的测定

MIP 和 MEP 是最常用的直接评价呼吸肌功能的参数，尤其是前者；其特点是测定简单、方便，重复性好。由于临床表现和常规肺功能测定能够对呼吸肌功能做出基本判断，故 MIP 和 MEP 测定不常用，主要用于床旁检测和试验研究，特别是机械通气患者。详见本章第五节。

六、0.1 秒口腔闭合压（P0.1）

指平静呼气末，迅速关闭吸气管道，在第二次吸气开始后 0.1 秒所产生的口腔内压。它主要反映呼吸中枢反应性，对判断呼吸肌功能也有一定价值。当 P0.1 降低时，反映呼吸中枢反应性降低；反之明显升高时，则反映呼吸中枢反应性增高，提示有呼吸肌疲劳的趋势。

七、跨膈压（Pdi）、最大跨膈压（Pdimax）及其相关参数

（一）概述

1. 跨膈压 指静息吸气末横膈两侧的压力差，即腹腔内压和胸腔内压之差，临床上可通过测定胃内压（Pga）和食管下 1/3 处的压力（Peso）来分别代替腹腔内压（Pab）和胸腔内压（Ppl），吸气末的两侧的压力差即为跨膈压，即 Pdi = Pga − Peso。测定的基本仪器和基本方法见模式图 11-4。

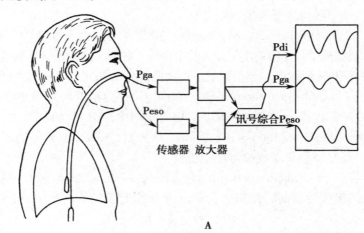

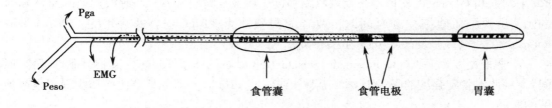

图 11-4　跨膈压测定的模式图

A. 测定模式图；B. 测定的关键设备

注：选择适当的导管可同时完成 Pdi 和 EMG 的测定

相对而言，胃内压的测定比较简单，核心是食管内压的准确测定。

理论上 Pdi 测定是判断膈肌功能的理想指标。文献报道，正常人 Pdi 为（14.7 ±1.37）kPa，COPD 患者 Pdi 为（4.51 ±0.59）kPa。

2. 最大跨膈压 是指在 FRC 位，关闭吸气管道时，最大用力吸气所产生的 Pdi，表示膈肌作最大、最强收缩时所产生的压力，是反映膈肌收缩力量的可靠指标。

正常成人 Pdimax 的变化范围较大，与年龄、性别及测定方法有关。有文献报道，正常成人 Pdimax 在 8.82 ~ 21.07kPa 之间。一般临床上判断为：Pdimax 男 ≥9.6kPa，女 ≥6.86kPa 为正常。

膈肌疲劳时，Pdi 和 Pdimax 均明显降低，其中后者降低更明显，故 Pdi/Pdimax 升高。Pdi/Pdimax 的比值反映膈肌肌力的储备，当 Pdi/Pdimax >0.4 时即可考虑呼吸肌疲劳。

3. 其他跨膈压换算指标 很少用，见本节基本概念部分，不赘述。

4. 膈肌肌电图（EMGdi）频谱分析 EMGdi 由不同频率组成，其频谱在 20～250Hz 之间。EMGdi 频谱分析主要是分析中位频率（Fc，即全部频谱的中位数值）、频谱的低频成分（L，20～48Hz）、高频成分（H，>150Hz）和 H/L 的比值。

EMGdi 可通过体表电极、经皮穿刺电极及食管电极测定。EMGdi 频谱分析的正常值因实验条件的不同可有较大差异，文献报道，Fc 值为 70～120Hz，H/G 为 0.3～1.9。

膈肌疲劳时，各种频率成分发生变化，主要为低频成分增加，高频成分减少，H/L 比值下降，Fc 值也下降。当 Fc 或 H/L 较基础值下降 20% 时即表示已存在膈肌疲劳。

总体而言，膈肌功能的直接测定比较麻烦，变异度较大，缺乏公认的正常值标准，主要用于科研和神经-肌肉疾病的辅助诊断。具体测定方法不赘述，见相关专著。MIP 和 MEP 尽管不是直接反映呼吸肌功能的参数，但能够整体反映受检者的吸气和呼气能力，尤其是前者主要反映膈肌的收缩能力和呼吸功能，而后者主要反映呼气肌收缩能力和咳痰能力；且测定简单、方变，变异度相对较小，对常规肺功能检查结果有一定的辅助作用，是目前呼吸肌功能检查的主要方法，主要用于床旁测定，是本章介绍的重点。

（二）跨膈压和最大跨膈肌压的测定

简述如下：

1. 测定装置（参见图11-4）

（1）两条末端带乳胶气囊的聚乙烯塑料导管：导管的外径为 2.0～2.5mm；内径 1.5～2.0mm；乳胶囊长 5～6cm，周长 3.5cm，气囊通过多个小孔与导管相连通。

（2）压力传感器：有一定质量要求，各地不完全一致，参考广州呼吸疾病研究所的结果为：灵敏度应 <0.05kPa（0.5cmH$_2$O），量程应为 −15.7～+24.5kPa（−160～+250cmH$_2$O）。

（3）放大器：用载波放大器，要求线性误差 <2%。放大倍数通常选用 500～1000 倍（具体大小根据记录部分的要求而定）。

（4）显示和记录部分：常采用示波器和记录仪。示波器显示压力波形，不仅有助于判断气囊位置，亦有助于测定 Pdimax 时判断受检者的努力程度或作为反馈信号指导受检者掌握吸气的方法。压力讯号记录在记录纸上，用于计算。

当然，现代测定仪多用微电脑直接显示 Pga、Peso、Pdi 和 Pdimax 的压力曲线，并自动计算出结果。

（5）三通阻断阀（Y 型或 T 型）：除通向口腔外，一端连通大气（或肺功能仪），另一端通道阻断（用于 Pdimax 的测定）。

2. 准备 首先是确定导管气囊不漏气，然后将气囊抽空，将导管及气囊外涂液状石蜡。用 2% 的利多卡因充分进行鼻腔及咽部麻醉。将上述仪器连接、校正后使其处于适当的工作状态。

3. 操作 受检者取坐位，经鼻腔插入上述带气囊的聚乙烯导管。插入时，令受检者一边吞咽，一边下送导管。必要时饮水少许，以利于吞咽，使气囊分别位于胃（成人约 60cm 长）及食管下 1/3 处（约 40～45cm 长），分别从两个导管注入 6ml 气体，再回抽气体使胃气囊保留 1.5ml，食管气囊保留 0.2～0.5ml。根据示波器显示的压力波形对导管的位置进行调整。正常情况下，当气囊位置适中时应显示两个相反的波形，即吸气时食管内压为负压、胃内压为正压，且随呼吸波动。

4. 测定结果的读取　受检者吸气末横膈两侧的压力差为Pdi；若呼气至FRC位时，调节三通管，使气道阻断，立即作最大努力吸气，此时记录的Pdi为Pdimax；休息1~2分钟后可进行第二次Pdimax的测定，重复测定2~3次。

5. 质量控制

（1）膈肌收缩力受其初长度的影响。在高肺容积时，膈肌初长度短，Pdimax降低，反之则增加，因此测定时必须使受检者自然呼吸，确保测定的初始位置在FRC。

（2）Pdimax的测定结果与受检者用力程度及操作者的熟练程度的密切相关，因此测定前必须进行相应的培训，测定时必须确保以最大力量和最快速度进行吸气。重复测定2~3次，取最大值。

（3）每次使用前应对压力传感器应进行定标或至少每3个月定标一次（目前多为自动定标，非常方便）。灵敏度不超过0.05kPa（0.5cmH$_2$O）。

第六节　最大吸气压和最大呼气压的测定

MIP和MEP反映全部吸气肌和呼气肌的收缩能力，在更多情况对判断呼吸能力较跨膈压的测定更有价值，且测定简单、方便。

一、最大吸气压的测定

（一）测定装置

主要包括以下几部分：①鼻夹。②橡皮口器，口器主要有两种类型-管状和翼状，前者咬在口中，后者固定在口腔外。③带气流阻断器的三通阀（主要有T型或Y型），要求三个方向的开口内径相同，且应＞20mm，三通开关的一端通空气，另两端分别通向气流阻断器和口器连接部分，三通阀的口器连接管上有一直径2mm的漏气小孔，与大气相通。④压力测定仪，连接在口器和气流阻断器之间，用于测定口腔闭合压。

1. 三通阀　是测定的基本装置，有不同方向的呼吸气路、气流阻断器、连接管、漏气孔、压力测定连接管等部件，通过调节三通阀的方向保障受检者能够按要求呼吸。

2. 三通阀的气流阻断装置　是完成测定的核心装置，有两种基本类型：带小孔的单向阀和阻断器。测定时通过关闭单向阀的小孔或关闭阻断器，就可保持口腔的密闭，从而保障能产生最大的口腔闭合压。

3. 鼻夹　测定时夹住鼻腔，保障经口腔呼吸。

4. 口器　无论是管状还是翼状，皆和常规肺功能测定的咬口不同，其边缘皆有翼状结构，以保障固定的舒适、方便和"绝对密闭"，特别是口角不漏气。管状口器放置在口腔内，牙齿咬住牙垫；翼状口器类似面罩紧密罩在唇面部，并用固定带固定，从而保障受检者经口腔呼吸，且保障测定气路的密闭性。

5. 漏气孔　在口腔和阻断器之间有一个细小、固定的漏气装置。该装置可以是类似大针头的细孔，也可以是一个细管状的圆孔。具体要求有差异，比较公认的要求为：内径2mm，长度20~30mm。作用是减轻或消除用力吸气或呼气时，面颊部、咽喉部软组织的吸入或鼓出，以及面颊部肌肉收缩或舒张对口腔闭合压的影响。因为在测定MIP时，用力吸气会导致面颊部和咽喉部软组织内陷，同时局部肌肉收缩加重这一作用，导致口腔负压减小，不能真实反映吸气肌的力量；而小孔的存在可保障适量气体进入口腔，有效避免或减轻上述问题的发生。在测定 MEP 时，用力呼气会导致面颊部鼓出，降低口腔压，适当漏气则缓冲该作用。适当小量进气或漏气不影响测定时的肺容积和压力，即该设置的存在即能避免测定时的口腔局部问题，又不影响测定的准确性。

6. 测压计　常用压力测定仪有三种：压力换能器和记录仪、压力表和 U 型测压计（图 11-5 和图 3-3）。测压计的量程要求从 $-200cmH_2O \sim 200cmH_2O$，误差应小于 $\pm 2\%$。

在三种类型的测压计中，压力换能器的电信号需转换至记录仪或电脑的荧光屏上显示压力的线迹和大小。测定时由于颊肌和口咽部软组织的惯性作用，压力上升初期会有一个短暂的峰值，不能真实反映呼吸肌产生的压力，应弃去；平台为真实的 MIP 或 MEP（图 11-6），因此结果的读取和判断非常简单、方便。压力表和 U 型测压计需操作者直接读取和记录压力，这要求有较高的观察敏感度和结果把握度，一般要求读取测定 1 秒后的最大压力；若对这两种仪器设置一个压力指示器直接显示最高压力，可简化观察者的工作，但容易误读压力。如前述，最高压力并非真正的 MIP 或 MEP。因此在三种测压计中，建议选择压力换能器，读取和记录平台压力。

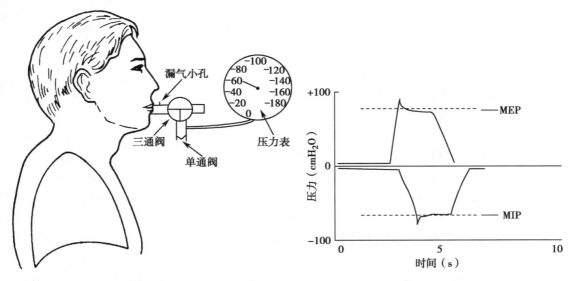

图 11-5　压力表测定口腔闭合压示意图　　　　图 11-6　MIP 和 MEP 的读取

（二）测定程序

1. 准备　向受检者说明测定的目的、意义、要求，以取得其配合，特别强调需最大力量、最快速度的吸气。

2. 体位　取站位或坐位。

3. 连接和固定测定装置　将口器与三通阀连接后，转动三通阀通空气；固定口器，并让受检者参与调整，使其感觉舒适，又避免漏气；夹上鼻夹。

4. 受检者自然呼吸空气，使其适应测定过程。

5. 指导受检者充分呼气至 RV。可通过检测呼气流量（降至 0）或受检者示意（如摇手）判断。

6. 充分呼气后，按上述要求转动三通阀至阻断器方向。要求迅速阻断口腔内气路（不同仪器的阻断方式不同，按说明书操作）。

7. 受检者迅速用最大力量、最快速度吸气，并维持屏气 1～3 秒。

注意：必须适当屏气，以便于压力的读取，但屏气时间必须有所控制。尽管吸气时胸腔内压降低（即胸腔负压增大），但若屏气时间过长，将导致胸腔内压长时间升高，也会导致回心血流量减少和心输出量降低，风险加大。

8. 弃去吸气初期的尖峰，选择平台期的最高压力。

9. 休息约 1 分钟以上进行下一次测定。

10. 至少有三次测试，且结果相差在 20% 或 10cmH$_2$O 以内。

11. 选择三次结果中的最大值报告。

12. 若在 FRC 位置阻断气道开始测定，需注明。

（三）MIP 测定的临床意义

1. 正常值　MIP 反映吸气肌的综合吸气力量，理论上应该是经过流行病学调查和预计值公式计算出的结果，但国内缺乏这方面的资料。广州呼吸疾病研究所测定了 20～80 岁正常人 120 例（男 60 例，女 60 例），其 MIP 和 MEP 的预计值公式为：

男性：MIP = 13.83 − 0.063 × 年龄（kPa）

或　MIP = 143 − 0.55 × 年龄（cmH$_2$O）

MEP = 25.9 − 0.10 × 年龄（kPa）

或　MEP = 268 − 1.03 × 年龄（cmH$_2$O）

女性：MIP = 10.06 − 0.049 × 年龄（kPa）

或　MIP = 104 − 0.51 × 年龄（cmH$_2$O）

MEP = 16.44 − 0.051 × 年龄（kPa）

或　MEP = 170 − 0.53 × 年龄（cmH$_2$O）

总体而言，目前缺乏公认的预计值公式。由于 MIP 变异度大，不同作者报告的结果也差别较大，因此选择比较公认的最低界限值是一种比较理想的选择。一般认为在健康成人，男性 MIP ≤ −75cmH$_2$O，女性 ≤ −50cmH$_2$O。大于该数值提示 MIP 降低。

2. MIP 降低的意义　MIP 降低主要见于以下情况：

（1）神经-肌肉疾病或涉及膈肌、肋间肌或辅助吸气肌的疾病：前者如重症肌无力，运动神经元病，多发性神经炎，膈神经麻痹，低钾血症，低钠血症，高钾血症；后者如肝脓肿，上腹部手术，颈部或胸部损伤，胸廓畸形，胸膜疾病等。神经-肌肉直接损伤或间接损伤都会导致收缩力下降。当然影响膈神经-膈肌的疾病或病理状态是主要的影响因素。

（2）横膈低平：主要见于肺气肿、支气管哮喘急性发作。膈肌曲率半径变小，收缩力减弱。

（3）气道-肺疾病：限制性肺疾病表现为 TLC 下降，必然导致 MIP 下降，但幅度有限。在轻度阻塞性疾病，RV、TLC 正常，不影响 MIP；若阻塞加重，RV 增加，也会导致 MIP 降低，但幅度有限。

无论上述何种情况，当 MIP 降至正常预计值（绝对值）的 30% 或超过上述界限值时，提示呼吸肌疲劳，容易发生呼吸衰竭。

3. MIP 升高的意义　提示气道-肺通气功能正常，呼吸肌力量增强，常见于体力劳动者或经常锻炼的健康人。

4. MIP 测定的临床意义

（1）用于疾病的辅助诊断：见上述。

（2）判断康复训练的效果：主要是 COPD 患者的康复训练，慢性神经-肌肉疾病患者的康复训练。

（3）指导运动医学：主要通过心肺运动试验评价机体的呼吸能力以及心、肺、运动系统的整体代谢功能，测定 MIP 也有一定的辅助价值。

（4）指导撤机：当 MIP ≤ −25cmH$_2$O 时，可作为患者撤离人工通气的参考指标。

二、最大呼气压的测定

（一）测定设备

同 MIP 测定。

（二）测定程序

与 MIP 测定过程相反，但方法相似。

1～4. 与 MIP 测定相同。

5. 指导受检者充分吸气至 TLC。可通过检测吸气流量（降至 0）或受检者示意（如摇手）判断。

6. 充分吸气后，按上述要求迅速阻断口腔内气路。

7. 受检者迅速用最大力量、最快速度呼气，并维持屏气 1～3 秒。

注意事项：必须适当屏气，以便于压力的读取；但避免屏气时间过长，否则将导致胸腔内压显著升高，回心血流量显著减少，心输出量降低，引起头晕、胸闷等不适。长时间口腔压的明显增大也会导致受检者的明显不适感。

8. 弃去吸气初期的尖峰，选择平台期的最高压力。

9. 休息约 1 分钟后进行下一次测定。

10. 至少有三次测试，且结果相差在 20% 或 10cmH$_2$O 以内。

11. 选择三次结果中的最大值。

与 MIP 相比，MEP 所受影响因素更多。MEP 首先与吸气肌功能直接相关，若吸气肌力量明显不足，患者就不能充分吸气至 TLC，MIP 自然下降。在吸气肌功能正常的情况下，MEP 是呼气肌（主要是腹肌和辅助呼气肌；肋间内肌是经典的呼气肌，但作用有限）、肺和胸廓的弹性回缩力综合作用的结果。

（三）MEP 测定的意义

1. MEP 正常值　对同一个个体而言，MEP 一般较 MIP 高。广州呼吸疾病研究所测定结果见上述。

与 MIP 正常值的评价相似，也主要选择 MEP 界限值，一般认为女性 MEP ≥80cmH$_2$O，男性 ≥100cmH$_2$O 为正常。

2. MEP 下降的意义

（1）主要见于神经-肌肉疾病或损伤，主要是高位颈髓损伤，支配腹肌的神经损伤。

（2）见于 MIP 的明显下降，具体机制见上述。

（3）见于限制性通气障碍和严重阻塞性通气功能障碍，但下降的幅度有限，其下降机制与 MIP 下降的机制相似。

3. MEP 升高的意义 · 提示气道-肺功能正常，呼吸肌力量增强，常见于体力劳动者或经常锻炼的健康人。

4. 测定 MEP 的临床意义

（1）用于疾病的辅助诊断：见上述。

（2）指导运动医学：主要通过心肺运动试验评价，测定 MEP 也有一定的辅助价值。

（3）解释常规肺功能变化：MEP 不足，即用力呼气不充分，故多伴随 RV、RV/TLC 升高。

（4）反映咳痰能力：在很多情况下，最大呼气能力和咳痰能力一致，MEP 和最大呼气流量（PEF）皆是反映咳痰能力的参数。通常 MEP 达上述界限值，即 $100cmH_2O$（男性）或 $80cmH_2O$（女性）表示咳嗽有效，继续升高亦不能提高咳嗽的效率。

（5）指导撤机和拔管：MIP 对判断呼吸能力价值较大，而 MEP 对判断咳嗽能力价值更大。若 MIP 和 MEP 皆符合要求，则提示人工机械通气患者不仅可以撤机，也可以拔管。

三、MIP/MEP 测定和应用的注意事项

1. 由于 MIP、MEP 测定的主观性强，变异度大，解读时需慎重。

2. 由于测定的主观性较强，缺乏客观的评估标准，测定值降低可能是受检者不理解或未充分用力的结果，特别是气路关闭前未充分吸气或未充分呼气的结果。

3. 随着测定次数的增多，某些受检者的测定结果逐渐增大，实际上是受检者操作更加熟练、配合更有效的结果，称为训练效应。

4. 随着测定次数的增多，某些受检者的测定结果反而逐渐下降，提示可能出现呼吸肌疲劳。

四、MIP/MEP 测定的可接受性规范

1. 压力线迹（见于压力换能器测定和部分 U 型测压计测定）出现 1~3 秒；并且在初始短暂的压力升高后有明显的压力平台，读取该平台的压力值；若使用压力表或 U 型测定计则大约在 1 秒后出现相对稳定的数值。取平台期的最高压力作为结果。

2. 至少有三次压力测定，且三次测定的结果相差在 20% 或 $10cmH_2O$ 以内（适用于任何压力测定装置）。

3. 取 3 次测定结果的最大值。

五、质 量 控 制

与上述内容有一定程度的重复

1. MIP 和 MEP 的测定是否准确取决于受检者是否以最大努力（包括最大力量和最快速度）的吸气或呼气。在三次测定中，其误差应小于 20%。

2. 压力计或压力换能器每次使用前应定标，或至少每 3 个月定标一次。可以用水银压力计或血压计作为定标仪进行检测。

3. MIP 和 MEP 的大小与肺容积有密切关系。在 RV 起始，MIP 的测定值最大，在 TLC 位置则近于零；MEP 则相反，因此测定时，必须确保 MIP 的初始测定位置在 RV，而吸足气后达 TLC；而 MEP 的初始测定位置在 TLC，呼气完毕后必须达 RV。

（朱 蕾　胡莉娟）

第十二章

动脉血气分析与酸碱平衡

血气分析仪是医院内最基本的生化仪器，一般是用三对电极对全血、血浆、血清或质控样品中的酸碱度、二氧化碳分压和氧分压进行定量测定，也可测定其他气体中的二氧化碳分压和氧分压。在完成上述指标测定和输入受检者血红蛋白浓度（或应用固定血红蛋白浓度）的基础上，可计算出实际碳酸氢根、碱剩余、二氧化碳含量、标准碳酸氢根和标准碱剩余等参数。而现代血气分析仪可通过增加选配件测定血液的电解质浓度、碳氧血红蛋白、高铁血红蛋白等物质。本章仅阐述传统血气分析项目。

一、基 本 概 况

动脉血气分析是指对动脉血不同类型气体和酸碱物质进行分析的技术过程（当然也可对静脉血等进行相同的技术分析）。常用指标有三类：氧合指标、二氧化碳分压和酸碱物质浓度。动脉血包括的气体有氧气、氮气、二氧化碳等，其压力总和称为总压。一般认为动脉血的气体总压与大气压是相同的，但实际上由于饱和水蒸气被血液吸收，动脉血气体总压比大气压略低，大约为 760mmHg − 47mmHg = 713mmHg。其中各种成分所产生的压力称为分压，如氧分压、二氧化碳分压等，分压是驱动气体交换的动力。在外界环境稳定的情况下，动脉血气结果是肺组织气体交换功能的综合反映，但动脉血气不是反映肺功能变化的敏感指标，只有肺功能损害达一定程度才会出现动脉血气的变化。

二、常 用 名 词

1. 血气（blood gas） 血液中溶解的气体成分。健康人主要有氮气、氧气和二氧化碳，不同部位的血液气体浓度差别较大。

2. 血气分析（blood gas analysis） 对血液中不同类型气体和酸碱物质进行分析的技术。主要测定指标有三类：氧合指标、二氧化碳指标和酸碱物质，由此对呼吸、氧合功能和酸碱平衡进行判断。

3. 血气分析仪（blood gas analyzer） 利用电极法等原理对血液中不同类型的气体和酸碱物质进行分析的设备。一般直接测定血液中的酸碱度、氧分压、二氧化碳分压等三项指标，利用公式推算其他指标。现代血气分析仪也可以测定电解质浓度、碳氧血红蛋白等。

4. 动脉血气（arterial blood gas，ABG） 动脉血液中溶解的气体成分。健康人主要有氮气、氧气和二氧化碳，其中氧分压约 80~100mmHg，二氧化碳分压 35~45mmHg。

5. 动脉血气分析（arterial blood gas analysis） 对动脉血液中不同类型气体和酸碱物质进行分析的技术。主要测定指标有三类：氧合指标、二氧化碳指标和酸碱物质，一般所说的血气分析就是指动脉血气分析。

第一节 氧 的 代 谢

氧气（oxygen，O_2）是空气的组分之一，在海平面约占空气浓度的20.8%，具有无色、无臭、无味的特点，溶解度很小。氧的分子量为32。氧气是机体生命活动的必需物质，可通过光合作用合成，其主要作用是进行有氧代谢，提供能量。在机体内主要以氧合血红蛋白的形式存在，物理溶解量不多，但具有重要生理意义。

一、基 本 概 念

1. 动脉血氧分压（partial pressure of oxygen in arterial blood，PaO_2） 动脉血中物理溶解的氧所产生的张力。正常青壮年约为 80～100mmHg，随年龄增大而降低，卧位时 $PaO_2 = 103.5 - 0.42 \times$ 年龄（岁）；坐位时 $PaO_2 = 104.2 - 0.27 \times$ 年龄（岁）。但年龄大于70 岁时，$PaO_2 > 70$mmHg 为正常。

2. 吸入气氧流量（inspired oxygen flow） 自然呼吸空气的情况下，每分钟通过鼻导管、面罩等机械装置额外吸氧的流量，常用单位为 L/min。

3. 吸入气氧浓度（fraction of inspired oxygen，FiO_2） 自然呼吸或通过鼻导管、面罩或呼吸机等机械装置吸入空气、氧气或其他混合气，氧气所占的容积百分比，其范围一般为21%～100%。

动脉血气报告必须注明吸入气氧流量或氧浓度。

4. 血氧饱和度（oxygen saturation，SO_2） 血液中氧含量与氧容量的比值。

5. 血红蛋白氧饱和度（Hb oxygen saturation） 血红蛋白与氧结合的程度。即氧合血红蛋白占总血红蛋白的百分比，或血红蛋白氧含量与血红蛋白氧容量之比。

6. 溶解氧（dissolved oxygen） 血液或其他液体中物理溶解的氧。由于氧的溶解度低，物理溶解的氧量非常少，故一般用血红蛋白氧容量、血红蛋白氧含量、血红蛋白氧饱和度代表血氧容量、血氧含量和血氧饱和度，特别是用血红蛋白氧饱和度代表血氧饱和度。

7. 结合氧（combined oxygen） 与体内大分子物质可逆结合的氧，如与血红蛋白、肌红蛋白结合的氧。

8. 血氧容量（blood oxygen capacity） 100ml 血液与氧充分接触后的最大氧含量。包括物理溶解氧和与血红蛋白相结合氧两部分，一般用毫升数或毫摩尔数表示。

9. 血红蛋白氧容量（Hb oxygen capacity） 1g 血红蛋白与氧充分接触后的最大氧含量。理论上 1g 血红蛋白最高可结合 1.39ml 的氧，实际上由于变性血红蛋白或高铁血红蛋白等的存在，一般仅能结合 1.34ml 的氧。

10. 血氧含量（blood oxygen content） 每 100ml 血液中实际所携带氧的毫升数或毫摩尔数。包括物理溶解氧和与血红蛋白相结合氧两部分，一般用毫升数或毫摩尔数表示。

11. 血红蛋白氧含量（Hb oxygen content） 每 1g 血红蛋白实际结合氧的毫升数或毫摩尔数。

12. 氧合（oxygenation） 氧分子与血红蛋白分子等的物理结合，而不发生化学变化的过程或状态。

13. 氧化（oxidation） 氧与其他物质发生化学反应的过程。

14. 血红蛋白（hemoglobin，Hb） 高等生物体内负责运载氧的一种蛋白质，由珠蛋白和血红蛋白组成，包括四个亚基。成人主要为HbA，由两个α亚基和两个β亚基组成。每个亚基中有一个亚铁离子（Fe^{2+}）与O_2结合，因此一个血红蛋白分子可结合4个O_2。

15. 氨基甲酸血红蛋白（carbaminohemoglobin，HbNHCOOH） CO_2与血红蛋白氨基的结合状态，是血液运输CO_2的一种形式。该反应无须酶的催化，且反应迅速、可逆，主要调节因素是氧合作用。

16. 紧张型血红蛋白（tense Hb） 简称"T型血红蛋白"。亚基处于钳制状态的血红蛋白，使氧不能与血红蛋白结合，在需氧组织内可以快速地释放氧。

17. 松弛型血红蛋白（relaxed Hb） 简称"R型血红蛋白"。亚基结构呈松弛状态的血红蛋白，使氧极易与血红蛋白结合，从而可迅速地将氧运输至其他部位。

18. 氧合血红蛋白（oxyhemoglobin，HbO_2） 血红蛋白与氧的结合物。一个血红蛋白分子有4个氧结合位点，一个氧分子与血红蛋白结合后，其他结合位点与氧分子的结合能力迅速提高，并导致其余3个位点与氧的迅速结合，故氧合血红蛋白一般结合4个氧分子。氧合血红蛋白与酸的结合能力降低，有利于CO_2在肺组织的释放。

19. 去氧血红蛋白（deoxyhemoglobin） 又称"还原型血红蛋白"。不结合氧分子或已解离出氧分子的血红蛋白。一个氧分子与血红蛋白解离后，其他结合位点与氧分子的结合能力迅速降低，并导致其余3个位点与氧的迅速解离。还原型血红蛋白与酸的结合能力增强，有利于组织CO_2的运输。

20. 动脉血氧饱和度（oxygen saturation in arterial blood，SaO_2） 动脉血中血红蛋白与氧结合的程度。用氧合血红蛋白占总血红蛋白的百分比或血红蛋白氧含量与血红蛋白氧容量之比表示。正常值大约为98%。

21. 血氧饱和度50%时的氧分压（partial pressure of 50% saturation of hemoglobin，P50） 血氧饱度为50%时的氧分压大小。是判断血红蛋白对氧的亲和力以及氧离曲线位置的客观指标。氧离曲线右移时P50较大，左移时P50较小。正常人pH 7.40、$PaCO_2$ 40mmHg、37℃体温下的P50为26.6mmHg。

22. 动脉血氧含量（oxygen content in arterial blood，CaO_2） 每100ml动脉血中含氧的毫升数或毫摩尔数。是红细胞和血浆中含氧量的总和，包括血红蛋白结合氧和物理溶解氧两部分。反映动脉血结合氧的能力。CaO_2(ml) = 0.003 × PaO_2(mmHg) + 1.39 × SaO_2 × Hb(g)。0.003是氧的溶解系数，即每100ml血液中每1mmHg PO_2有0.003ml物理溶解状态的氧。

23. 氧解离曲线（oxygen dissociation curve） 简称氧离曲线。氧分压和血氧饱和度之间关系的曲线。即表示不同氧分压下血红蛋白与O_2结合情况或者是氧合血红蛋白解离情况的曲线。

24. 波尔效应（Bohr effect） $PaCO_2$升高可以降低血红蛋白对O_2的亲和力的现象。1904年，克里斯蒂安-波尔（Christian Bohr）首次对此进行描述，因此将CO_2（以后又增加pH或H^+）对氧离曲线的影响称为波尔效应。

25. 2，3-二磷酸甘油酸（2，3-diphosphoglyceric acid，2，3-DPG） 糖酵解中间产物1，3-二磷酸甘油酸（1，3-DPG）的一个三碳异构体，糖无氧酵解时的代谢产物。红细胞内的含量很高，约 $5mmol/L$，能降低血红蛋白对氧的亲和力，使氧离曲线右移。在慢性缺氧、贫血和心功能不全的患者，红细胞内 2，3-DPG 生成增多，使得氧合血红蛋白在组织中的释放出更多的氧，改善组织缺氧。

26. 氧合指数（partial pressure of oxygen in artery blood/fraction of inspiratory oxygen concentration，oxygenation index，PaO_2/FiO_2，OI） 动脉血氧分压和吸入气氧浓度的比值，反映肺换气功能的主要指标之一，正常值为 $430 \sim 560mmHg$。PaO_2/FiO_2 是目前国内外诊断 ALI/ARDS 最常用、最主要和最简单的氧合指标，结合病史和其他指标，当 $PaO_2/FiO_2 \leqslant 300mmHg$ 为 ALI，$\leqslant 200mmHg$ 为 ARDS（柏林定义有更改，但尚未获得公认，不赘述）。

27. 脉氧仪（pulse oximeter） 一种无创性监测脉搏和动脉血氧饱和度的仪器。它根据不同组织吸收光线的波长差异，对每次随心搏进入手指和其他血管丰富组织内的搏动性血流进行监测，包括对血红蛋白进行光量和容积测定。基本方法包括两种：分光光度测定法和容积记录测定法。

28. 无创脉搏氧饱和度法（noninvasive pulse oximetry，NPO） 用脉氧仪无创性、连续性监测动脉氧饱和度，并同时显示脉搏次数的方法，已常规用于危重患者呼吸功能的监测。

29. 经皮动脉血氧饱和度（percutaneous arterial oxygen saturation，SpO_2） 用 NPO 测得的血氧饱和度，实际是毛细血管血氧的饱和度。SpO_2 与动脉血氧饱和度的相关性非常好，数值也非常接近，测定简单方便，故临床应用非常广泛。

30. 经皮动脉血氧分压（percutaneous arterial oxygen partial pressure） 通过氧电极经皮肤测定的毛细血管血氧分压。在一定范围内可反映动脉血氧分压。

31. 动脉血氧运输量（oxygen delivery in arterial blood，DaO_2） 单位时间内心脏通过动脉血向外周组织提供的氧量。其大小是动脉血氧含量与心输出量的乘积，常用单位 L/min。

32. 静脉血氧分压（partial pressure of oxygen in venous blood，PvO_2） 静脉血中物理溶解的氧分子所产生的张力。不同组织器官的静脉血氧分压不同。

33. 静脉血氧饱和度（oxygen saturation in venous blood，SvO_2） 静脉血中血红蛋白与氧结合的程度。即氧合血红蛋白占总血红蛋白的百分比，或血红蛋白氧含量与血红蛋白氧容量之比。不同组织器官的静脉血氧饱和度不同。

34. 静脉血氧含量（oxygen content in venous blood，CvO_2） 每 $100ml$ 静脉血中的含氧量，常用毫升数或毫摩尔数表示。包括物理溶解氧和与血红蛋白相结合氧两部分。不同组织器官的静脉血氧含量不同。

35. 动脉-静脉血氧含量差（arterio-venous oxygen content difference，$Ca-vO_2$） 动脉血氧含量减去静脉血氧含量所得的差值，常用毫升数或毫摩尔数表示。反映组织的循环功能和有氧代谢情况。不同组织器官的动脉–静脉血氧含量差不同。

36. 混合静脉血氧分压（partial pressure of oxygen in mixed venous blood，$P\bar{v}O_2$） 混合静脉血中物理溶解的氧所产生的张力。健康人约为 $40mmHg$。

37. 混合静脉血氧饱和度（oxygen saturation in mixed venous blood，$S\bar{v}O_2$） 混合静脉血中血红蛋白与氧结合的程度。即氧合血红蛋白占总血红蛋白的百分比，或血红蛋白氧含量与血红蛋白氧容量之比。它反映组织的氧合程度，受供氧量和耗氧量的影响。静息状态下大约是 75%。

38. 混合静脉血氧含量（oxygen content in mixed venous blood，$C\bar{v}O_2$） 每 100ml 混合静脉血中所携带的氧量，常用毫升数或毫摩尔数表示。包括物理溶解氧和与血红蛋白相结合氧两部分。

39. 动脉-混合静脉血氧含量差（arterio-mixed venous oxygen content difference，$Ca\text{-}\bar{v}O_2$） 动脉血氧含量减去混合静脉血氧含量所得的差值，常用毫升数或毫摩尔数表示，反映组织的循环功能和有氧代谢情况。

40. 缺氧（hypoxia） 氧的供给不能满足机体的代谢需要或由于氧化过程障碍，机体不能正常地利用氧的病理状态。缺氧使机体发生代谢、功能和形态结构等方面的变化。

41. 低氧血症（hypoxemia） 动脉血氧分压低于正常值范围低限的病理生理状态，可以小于 60mmHg，也可以大于 60mmHg。

42. 低氧血症型呼吸衰竭（respiratory failure with hypoxemia） 动脉血氧分压小于60mmHg 的呼吸衰竭类型。低氧血症、低氧血症性呼吸衰竭和缺氧的概念不同。

二、动脉血氧分压

氧分压是溶解状态的氧所产生的压力。

（一）正常值

正常人 PaO_2 低于大气 PO_2，但明显高于器官组织，存在一定的压力梯度，从而保障气体交换和代谢的正常进行。机体 PO_2 以气道最高，组织细胞最低（图 12-1）。PaO_2 随年龄增加逐渐减低（图 12-2）。正常值公式为：

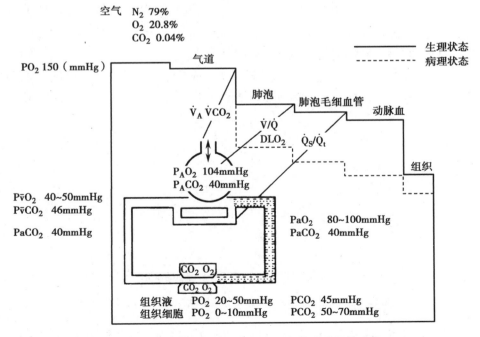

图 12-1 机体不同部位氧分压和二氧化碳分压的变化

仰卧位 $PaO_2(mmHg) = 103.5 - 0.42 \times$ 年龄（岁）。
坐位 $PaO_2(mmHg) = 104.2 - 0.27 \times$ 年龄（岁）。

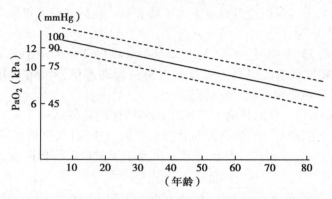

图 12-2　年龄与动脉血氧分压的关系

年龄大于 70 岁的患者，$PaO_2 > 70mmHg$ 为正常。

PaO_2 的正常值范围应为预计值 ± 2 个标准差，PaO_2 低于正常值称为低氧血症，由于根据标准差计算比较麻烦，也无必要如此精确计算，因此各地多根据比较简单的公式计算，中山医院采用［预计值 − 10（mmHg）］。需强调肺功能报告对 PaO_2 下降的描述与临床有所不同，$PaO_2 < 60mmHg$ 时临床上称为呼吸衰竭，但肺功能报告称为中度（ < 60mmHg）或重度（ < 40mmHg）低氧血症。

氧气从肺泡弥散到肺泡毛细血管，并由血流携带到左心和动脉系统。PaO_2 较肺泡气 PO_2 为低，其差值，即肺泡动脉血氧分压差［$D_{(A-a)}O_2$］反映了弥散功能、通气血流比例（$\dot{V}/\dot{Q}$）和静脉动脉分流率（Qs/Qt）的综合影响，正常人主要受 Qs/Qt 的影响。

（二）低氧血症的原因和发生机制

1. 外界大气中氧分压偏低　最常见于高原地区或高空（图 12-3），也见于通风不良的地区，大气压和氧分压随着海拔高度的升高逐渐下降，因此高原地区的氧分压正常值与平原地区有很大的不同。

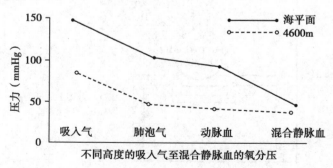

不同高度的吸入气至混合静脉血的氧分压

图 12-3　海拔高度与大气中氧分压和动脉血氧分压的关系

2. 肺泡通气量不足　引起低氧血症和 CO_2 潴留。肺泡通气不足有两种情况，一是总的每分通气量减少，见于呼吸泵衰竭；二是每分通气量不减少，甚至增加，但生理无效腔增加，导致肺泡通气量（$\dot{V}_A$）减小。$\dot{V}_A$-PaO_2 的关系曲线呈抛物线型，当 $\dot{V}_A$ 大于 1.5ml/min 时，PaO_2-$\dot{V}_A$ 曲线较平坦，$\dot{V}_A$ 的明显变化也仅引起 PaO_2 轻中度下降；$\dot{V}_A$ 小于 1.5ml/min，两者的关系表现为陡直的线性，此时若 $\dot{V}_A$ 轻微下降即可导致 PaO_2 的显著降低。$\dot{V}_A$-$PaCO_2$ 的关系曲线正好相反，PaO_2 的显著下降必然伴随 $PaCO_2$ 的显著升高（图12-4）。

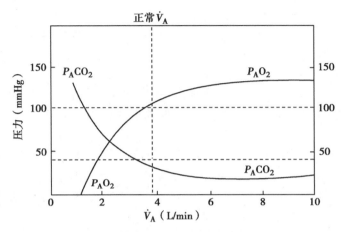

图 12-4　肺泡通气量与肺泡气氧分压和二氧化碳分压的关系曲线

3. 通气血流比例失调　肺泡通气与肺泡周围毛细血管的血流灌注必须协调，才能保证有效的气体交换。一般 $\dot{V}/\dot{Q}$ =0.8 作为评价标准。$\dot{V}/\dot{Q}$ 明显大于0.8时，肺泡通气量相对较高，而肺血流量相对减少，使肺泡无效腔增加；$\dot{V}/\dot{Q}$ 明显小于0.8时，肺血流量相对较高，肺泡通气量相对减少，静脉血流经肺泡得不到充分的气体交换，出现功能性静动脉分流，也称为分流样效应，总体上 $\dot{V}/\dot{Q}$ 失调一般只产生低氧血症，无 CO_2 潴留（详见第八章）。一般的哮喘发作或 COPD 急性加重，也仅有低氧血症，其主要原因是通气量代偿性增大，但 $\dot{V}/\dot{Q}$ 失调加重。

4. 静动脉血分流　肺泡萎陷不张、实变、肺泡水肿均可致肺内右至左静脉血分流量增加。当超过30%以上，提高吸氧浓度对改善 PaO_2 的作用极其有限。

5. 弥散障碍　主要影响氧的交换，产生低氧血症。但临床上单纯因弥散障碍导致低氧血症的情况少见。

6. 氧耗量增加　氧耗量增加本身并不会导致呼吸衰竭，但却是呼吸功能不全时加重低氧血症和 CO_2 潴留的重要原因。发热、寒战、抽搐和呼吸困难等皆可显著增加氧耗量。

肺泡通气量不足是导致高碳酸血症的主要原因，而 $\dot{V}/\dot{Q}$ 失调则是低氧血症的主要原因，静动脉分流常导致顽固性低氧血症。氧耗量增加则诱发或加重呼吸衰竭的发生和发展。

（三）低氧血症对机体的影响

1. 对中枢神经的影响　急性低氧，如吸纯氮20秒可出现抽搐、深昏迷。急性低氧使 $PaO_2 < 36mmHg$ 即可出现脑细胞的不可逆损伤。逐步降低氧浓度，症状发展缓慢，轻度低氧表现为注意力不易集中、智力减退、定向障碍。低氧血症逐渐加重，$PaO_2 < 50mmHg$ 时，将出现烦躁、神志恍惚；$PaO_2 < 30mmHg$ 时则神志丧失；若 $PaO_2 < 20mmHg$，则发生不可逆脑细胞损伤。低氧血症使脑血管扩张，血流量增加；但当颈内静脉 PaO_2 降至 $10 \sim 15mmHg$，脑血流量下降。

2. 对循环系统的影响　低氧血症可刺激心脏，使心率加快、心搏量增加，血压上升，冠状动脉血流量也相应增加。心肌缺氧可出现心电图异常（主要包括心律失常和缺血性改变），严重缺氧引起心室颤动或心搏骤停。

低氧血症能使肺小动脉收缩，肺循环阻力增加，肺动脉高压，持续低氧血症将导致肺心病。COPD患者发生肺心病的最主要机制是低氧血症，当然最有效的治疗措施也是长期吸氧。

3. 对肝肾功能的影响　低氧血症导致的缺氧将损害肝细胞，转氨酶和胆红素上升；随着低氧血症的纠正，肝功能随之恢复。低氧血症会扩张肾血管，增加肾血流量和肾小球滤过率，尿量增加；但当 $PaO_2 < 40mmHg$ 时，肾血管收缩，功能受抑制，尿量减少。

4. 对酸碱平衡和电解质的影响　严重低氧血症导致的缺氧抑制细胞能量代谢，产生大量乳酸和无机磷，导致代谢性酸中毒，并发生转移性高钾血症，容易并发心律紊乱和心脏停搏。

（四）低氧血症的反射性调节

一旦出现低氧血症，机体一系列的代偿机制将发挥作用。这包括低氧血症本身的调节作用和导致低氧血症的机械性反射的调节作用（下述）。氧分压通过兴奋外周化学感受器影响呼吸中枢的兴奋性，其对呼吸中枢的直接作用是抑制性的。一般情况下，PaO_2 对呼吸中枢的影响最不敏感，PaO_2 下降至 $80mmHg$ 以下时，才有可能出现可觉察的通气反应增强；下降至 $60mmHg$ 以下时，才可出现明显的通气反应增强。因此正常情况下，PaO_2 对呼吸中枢兴奋性的影响微乎其微。但在慢性 CO_2 潴留的患者，呼吸中枢对 CO_2 的变化逐渐适应，这时低 PaO_2 对呼吸中枢的兴奋性才更重要。

在慢性高碳酸血症患者，临床上强调低流量吸氧以维持低氧血症对呼吸中枢的兴奋性，同时又强调 PaO_2 在 $60mmHg$ 以上（或 SaO_2 在 90% 以上）以维持适当的氧合，实际上是矛盾和不确切的，因为 PaO_2 在 $60mmHg$ 以上时，其对呼吸中枢的作用基本不变，此时气道-肺组织的机械变化（如牵张反射、本体反射、毛细血管J反射等）才是兴奋呼吸中枢的主要因素。在急性肺损伤或肺水肿等换气功能障碍的患者，常将低 PaO_2 作为兴奋呼吸中枢的主要因素也是不确切的，因为此时将 PaO_2 纠正至 $60mmHg$ 以上，呼吸加快、加强照样存在，且常常存在呼吸性碱中毒，此时气道-肺组织的机械变化才是导致呼吸增强、增快的主要因素。只有肺水肿、肺损伤改善，呼吸增强才会改善，否则需适当应用镇静-肌松剂才能抑制过强的自主呼吸。

三、氧容量和氧含量

血液携带氧的最大能力称为氧容量，一般指 100ml 血液充分与氧接触后的最大氧含量，包括物理溶解氧和与血红蛋白相结合氧两部分；而血红蛋白携带氧的最大能力称为血红蛋白氧容量。如前述，物理溶解的氧量非常少，故一般情况下两者通用。为方便理解和计算，除非特殊说明，本节皆为血红蛋白氧容量。

（一）氧容量

氧容量不是动脉血气分析仪直接测定的指标。

1. 氧容量的理论值　已知一个血红蛋白（Hb）分子有四条肽链，各含有一个能和氧结合的二价铁离子（Fe^{2+}），故每个 Hb 分子能与四个氧分子结合，即每个 Hb 分子的氧容量为四个氧分子，1molHb 分子能与 4mol 的氧分子结合。因为每摩尔气体所占据的空间为 22400ml（STPD）；每摩尔 Hb 的质量为 64 500g，因此可得如下公式：

1molHb 能携带 O_2 的 ml 数为：$4 \times 22\,400ml$（STPD）= 89 600ml（STPD）。

每克 Hb 能携带氧的 ml 数为：89 600ml/64 500g = 1.39ml/g。

因此每克 Hb 的氧容量为 1.39ml（STPD）。

2. 实际氧容量　实际上每克 Hb 只能携带大约为 1.34ml 的氧，这是因为有一小部分 Hb 的铁离子由二价转变为三价，形成高铁血红蛋白，后者不能携带氧。亚硝酸离子和氧的高价化合物都可促进高铁血红蛋白的生成，从而降低氧容量。若健康人的血液中 Hb 为 15g/dl，那么 100ml 血液中 Hb 的氧容量为：

$$1.34ml/g \times 15g = 20.1ml$$

3. 氧含量达氧容量的条件　在 PO_2 为 150mmHg，PCO_2 为 40mmHg，温度为 38℃时，Hb 结合氧可达到饱和，氧含量等于氧容量，因此氧容量的概念又可定义为在上述条件下 100ml 血液所能携带的氧容积（ml）。

（二）氧含量

是指实际结合的氧量，因此与氧容量不同，血红蛋白充分氧合时的氧含量等于氧容量。

四、动脉血氧饱和度

血氧饱和度是 Hb 与氧结合的程度，即氧合 Hb 占总 Hb 的百分比，或 Hb 实际结合的氧量与 Hb 氧容量之比。以公式表示如下：

$SaO_2 = HbO_2/(HbO_2 + Hb) \times 100\%$。

或 $SaO_2 = HbO_2/$氧容量$\times 100\%$。

1. 正常值　95%～98%。

2. 氧饱和度与氧分压的关系　SaO_2 与 PaO_2 直接有关，即 PaO_2 降低，SaO_2 降低；PaO_2 增高，SaO_2 升高。当 PaO_2 为 150mmHg 时，SaO_2 为 100%，亦称氧饱和。氧饱和时，氧与 Hb 结合的氧量等于氧容量。

3. 氧离曲线　尽管 SaO_2 与 PaO_2 直接有关，但两者并非是线性关系，而是接近"S"形曲线，称为氧离解曲线（图 12-5），简称氧离曲线。氧离曲线大体可分为平坦段和陡直段两部分。

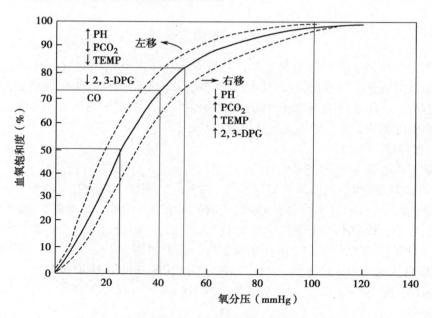

图 12-5 氧离曲线及其影响因素

（1）平坦段：PO_2 超过 60mmHg 后，PO_2 变化所引起 SO_2 的变化较小，如 PO_2 由 60mmHg 上升至 100mmHg，PO_2 增加 40mmHg，SO_2 由 90% 上升到 98%，仅升高 8%；PO_2 达 100mmHg 后，SO_2 已接近 100%，PO_2 达 150mmHg 后，SO_2 达 100%，增加 PO_2 不能使 SO_2 进一步上升。

（2）陡直段：PO_2 低于 60mmHg，氧离曲线处于陡直段，此时 PO_2 较小的变化即引起 SO_2 大幅度改变。如 PO_2 由 25mmHg 增加到 40mmHg，SO_2 增加约 25%。

（3）S 形氧离曲线的价值：氧离曲线的上述特点有利于血液从肺泡摄取氧和在组织毛细血管中释放氧。肺泡气 PO_2 正处于氧离曲线的平坦段，因此肺泡气 PO_2 变化引起 PaO_2 下降时，SaO_2 可无明显变化。周围组织的 PO_2 处于氧离曲线的陡直段，有利于氧合 Hb 的解离并向组织供氧。

（4）影响氧离曲线的基本因素：氧离曲线可因各种因素而产生左移或右移，右移后在相同 PaO_2 下 SaO_2 较低，有利于血液在组织中释放氧，不利于血液在肺部结合氧；左移则正相反。氧离曲线的移位在陡直段的表现更显著，因此主要影响血液在组织中释放氧，而对肺组织的氧合作用影响不大。造成氧离曲线右移的因素主要有 $PaCO_2$ 增高、pH 降低、红细胞内 2，3 二磷酸甘油酸（2，3-DPG）增加和体温上升等。$PaCO_2$ 降低、pH 增高、2，3-DPG 减少和体温降低则引起氧离曲线左移；反之则右移（见图 12-5）。各种因素对氧离曲线的影响下面将分述。各种碱中毒导致的代谢障碍原因之一是通过抑制氧在组织的释放造成的。

（5）P50：是指血氧饱度为 50% 时的氧分压，它可反映 Hb 对氧的亲和力，是反映氧离曲线的位置的客观指标。氧离曲线右移时 P50 较小，左移时 P50 较大。正常人 pH 7.40，$PaCO_2$ 40mmHg，37℃ 体温下的 P50 为 26.6mmHg。

氧离曲线左移时，P50 降低，Hb 对氧的亲和力增高；反之，曲线右移时，P50 升高，

Hb 对氧的亲和力降低，需要更高的 PO_2 才能使 Hb 的饱和度达到 50%。增高 P50 有利于血液在组织中释放氧，不利于血液在肺部摄取氧。由此，增高与降低 P50 是一对矛盾。通常认为 P50 右移，有利于氧供，有利于组织代谢，对肺组织氧合影响不大。但在不同的环境下，主要矛盾不同，比如，胎儿从胎盘中摄取氧，其 Hb 对氧的亲和力需要比母体高得多，即 P50 低。同样，在珠穆朗玛峰上，P50 约为 19mmHg，该水平的 P50 有助于血液在肺部摄取氧，因为在极度低氧的环境下，氧的摄取已转化为矛盾的主要方面。影响氧离曲线的因素皆影响 P50 的变化，在有些情况下影响的程度有时非常大（图 12-6）。

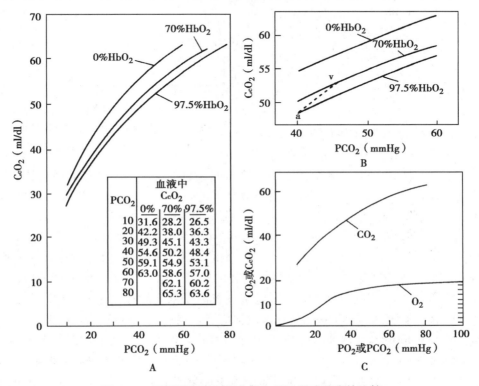

图 12-6 不同因素对氧离曲线和 P50 影响程度的比较

（6）氧离曲线的形成机制：Hb 为四聚体，用透析方法可将 Hb 四条多肽链解离，形成四个单体，单体与氧的亲和力远大于四聚体。此时，得到的氧离曲线与肌红蛋白的氧离曲线相似，呈双曲线形（图 12-7）。

肌红蛋白存在于肌肉中，它类似血红蛋白，为一条多肽链与一个血红蛋白构成的单体。氧离曲线的 S 形特征是由四条多肽链聚合时，相互发生作用后形成的。通过 X 线衍射方法来研究血红蛋白分子的立体构型，已知血红蛋白的每条肽链可分为八段（A～H），每条多肽链各自屈曲折叠，多肽链之间又相互连接，形成特定构型。在不同链上或同一链上的氨基酸残基之间，有各种疏松的、极性的与非极性的化学键，从而形成四级结构。每个血红蛋白基团被包绕在曲折肽链的缝隙之中。氧离血红蛋白的键连接牢固，结构稳定，称为紧张型血红蛋白（T 型 Hb），氧分子难以进入，与氧的亲和力差。一旦氧分子进入缝隙与血红蛋白氧合即可改变构型，使另一个血红蛋白周围的肽链间隙变大，这样容易接纳氧分子，提高氧的亲和力。如此一个血红蛋白的氧合促进了下一个血红蛋白的氧合，当第四个血红蛋白进行氧合时，其亲和力约为第一个的 150 倍。氧合血红蛋白的肽链间隙极度松散，称为松弛型血红蛋白（R 型 Hb），它对氧的亲和力大。因此由血红蛋白结合氧可引起构型变化，进而增强了血红蛋白对氧的亲和力，这是 S 形氧离曲线形成的根本原因。

（7）PCO_2 和 pH 对氧离曲线的影响：1904 年 Christian Bohr 首次描述了增加 PCO_2 可以降低血红蛋白对氧的亲和力，因此将 PCO_2（以后将 pH 或氢离子浓度包括进来）对氧离曲线的效应称为波尔（Bohr）效应。

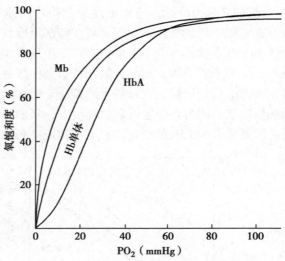

图 12-7 成人 Hb（HbA）、Hb 单体和肌红蛋白（Mb）的氧离曲线

血液中 PCO_2 和氢离子浓度升高时，血红蛋白对氧的亲和力降低，氧离曲线右移；反之，血液中的 PCO_2 和氢离子浓度降低时，氧的亲和力增加，曲线左移。因此改变 PCO_2 和氢离子浓度可以影响 P50。当血液中 PO_2 为 100mmHg 时，PCO_2 由 40mmHg 增高至 80mmHg（见图 12-6A），或 pH 由 7.4 降至 7.2（见图 12-6B）后，血氧饱和度的改变微乎其微（平坦段）；而当血液中 PO_2 为 40mmHg 时，血氧饱和度下降的幅度非常明显，可达 20% 之多（陡直段）。现已确定 PCO_2 和 H^+ 产生的 Bohr 效应的机制不完全相同。H^+ 可作用在血红蛋白肽链羧基端的盐键，使其结构趋于稳定，由 R 型转向 T 型，从而使氧离曲线右移。然而，PCO_2 升高除了通过增加氢离子浓度起作用之外，CO_2 还能与血红蛋白中的 α 及 β 肽链的氨基末端结合，改变血红蛋白构型而使氧离曲线右移。

从影响氧离曲线平坦段和陡直段的特点可以看出，Bohr 效应的生理意义在于加强输氧效率，即在肺部促使氧合，在组织中促使氧解离。在肺部由于排出 CO_2，血液中 PCO_2 和 H^+ 浓度下降，从而促使氧的摄取；在组织中由于代谢产生了 CO_2 与 H^+，从而增加了氧的释放。

（8）温度对氧离曲线的影响：如图 12-6C 所示，温度增高可降低血红蛋白与氧的亲和力，使氧离曲线右移；反之，温度降低，曲线左移。由此可见，当组织代谢增高时，产热增加与其他因素共同影响氧离曲线，加速氧供。比如肌肉收缩时，不仅温度升高，同时 CO_2 产量增加，酸性代谢产物的浓度升高，使 pH 下降，这些因素都使氧离曲线右移，促使肌肉中的血液释放更多的氧，满足组织代谢的需要。从图 12-6C 中还可以看到，在低温状态下，血红蛋白和氧的亲和力显著增加。在 20℃、PCO_2 为 50mmHg 时，血红蛋白已处于氧饱和；即使在 PCO_2 为 40mmHg，血氧饱和度仍在 90% 以上，此时氧的释放困难，虽然血液呈红色，氧含量高，但组织不能获得氧而呈缺氧状态。

在进行低温麻醉时，因患者口唇泛红，容易疏忽组织缺氧，需特别注意。低温环境下，氧离曲线左移，毛细血管中氧合血红蛋白含量高，亦是冬天户外活动时耳朵、口唇发红的原因。

（9）2，3 二磷酸甘油酸对氧离曲线的影响：红细胞含有丰富的磷酸盐，包括 2，3-

DPG 和 ATP 等。磷酸盐，尤其是 2，3-DPG 能降低血红蛋白对氧的亲和力，使氧离曲线右移。2，3-DPG 是糖无氧酵解时的代谢产物，红细胞中含量高约 5mmol/L。2，3-DPG 仅与氧离血红蛋白结合，而不能与氧合血红蛋白结合，其结合比例是 1∶1。在血红蛋白的两条 β 链之间的空隙中有许多正电荷，2，3-DPG 带有负电荷，因而容易与其结合。与 2，3-DPG 结合后，血红蛋白空间构型改变，由 R 型转化成 T 型，趋于稳定，从而降低对氧的亲和力，使氧离曲线右移。此外。红细胞膜对 2，3-DPG 的通透性低，当 2，3-DPG 在细胞内大量积聚时，可增加细胞内的氢离子浓度，进一步促使氧离曲线右移。

在慢性缺氧、贫血和心功能不全的患者，2，3-DPG 生成增多，使得周围组织毛细血管中的血红蛋白可释放出更多的氧，从而改善组织缺氧。由于氧的释放增加，容易出现肢体末梢发绀。

保持时间较长的库存血，红细胞内 2，3-DPG 含量减少，使氧离曲线左移。2，3-DPG 在新鲜红细胞的含量较高，而在衰老红细胞的含量显著下降，因此在低氧血症和其他影响组织供氧的情况下应输新鲜血，若输入大量库存时间较久的血液，容易导致组织缺氧。

2，3-DPG 的含量受多种因素调节，但主要有以下两种：当 2，3-DPG 的含量增高时，可反馈作用于代谢通路而降低其产量；在血液偏碱的条件下，2，3-DPG 的含量增加，这可能与碱性条件下糖酵解增加有关。

需强调上述各种因素除了直接影响氧离曲线之外，还能相互作用，从而间接影响氧离曲线和 P50。例如，CO_2 可与 2，3-DPG 竞争结合血红蛋白 β 链上的位点。PO_2 降低时，血红蛋白释放 2，3-DPG，使 CO_2 易于和血红蛋白作用；PO_2 升高时，占据了血红蛋白结合点，CO_2 的作用就不能表现。

五、动脉血氧含量

1. 正常血氧含量的组成　血氧含量的概念是指每 100ml 血液中所带氧的毫升数，包括物理溶解氧和与血红蛋白相结合氧两部分。$CaO_2 = 0.003 \times PaO_2 + 1.39 \times SaO_2 \times Hb$（ml）。0.003 是氧的溶解系数，即每 100ml 血液中每 1mmHg 氧分压有 0.003ml 物理溶解状态的氧。在生理范围内，溶解的氧量极少，如 PO_2 为 40mmHg 与 100mmHg 时，溶解氧量分别约占氧含量的 0.8% 与 1.5%。因此通常把与血红蛋白结合的氧量看作血氧含量（吸入高浓度氧时除外）。PaO_2 的正常值为 80~100mmHg，因此物理溶解的氧仅为 0.3ml/100L 血液，可忽略不计。

2. 重视改善血氧含量　氧气在血液中运输的主要形式是与血红蛋白相结合的氧，由公式可见氧含量与血红蛋白浓度和血氧饱和度都有关。如上述，1.39 是理论上 1 克血红蛋白在 100% 氧饱和时所能结合氧的毫升数，但实际上由于变性血红蛋白的存在，实际测得的血红蛋白结合氧能力约为 1.34ml/g，因此贫血患者输新鲜血不仅有助于改善组织缺氧，也有助于改善肺部的氧合，同样也有助于改善各种酸碱紊乱，特别是呼吸性酸中毒。以 SaO_2 为 98%，Hb 15g% 代入公式计算，正常人动脉血 Hb 结合的氧量为 19.7ml/100ml 血液，而动脉血氧含量为 20ml/100ml 血液。因此 CaO_2 主要与 SaO_2 和 Hb 浓度有关，改善氧合不仅要改善氧分压及影响氧离曲线的因素，也应改善血红蛋白的量和质。

3. 高压氧改善血氧含量　高压氧治疗主要增加物理溶解氧，并有助于氧与血红蛋白的结合，主要用于 CO 中毒的治疗。

六、动脉血氧运输量

1. 基本概念与正常值 动脉血氧运输量（DaO_2）为血氧含量（CaO_2）与心排血量（CO）的乘积，正常人静息时 CO 为 5L/min，因此 DaO_2 约为 1000ml/min。

混合静脉血 SO_2 为 75%，氧含量为 15ml/100ml，因此在正常情况下每 100ml 动脉血流经组织后有 5ml 氧供给组织利用。

2. 改善组织缺氧的措施 治疗危重症时强调保障适当的氧供，不能单纯以改善 PaO_2 或 SaO_2 为目的，增加 DaO_2 比单纯升高 PaO_2 或 SaO_2 更重要。如上述，$DaO_2 = CaO_2 \times CO$，$CaO_2 = SaO_2 \times Hb$，而 CO 则主要取决于有效血容量和心脏功能，而有效血容量不仅与入液量是否充足和血钠浓度是否正常有关，更取决于血浆白蛋白的浓度，因此维持适当的组织供氧量的基本措施是维持足够的氧合、适当的血红蛋白浓度、适当的补液量、足够的白蛋白浓度和适当的心功能。实际应用时，上述指标的维持皆有一定的限度，其中 $PaO_2 = 60mmHg$ 可保持合适的氧合（$SaO_2 = 90\%$），低于该水平，氧合水平将显著下降；但继续增加 PaO_2，氧合水平增加有限，故强调 PaO_2 维持在 60~70mmHg 即可。而 Hb 以 90~140g/L 为宜，过低，CaO_2 下降，过高则增加血流阻力。入液量和白蛋白浓度也应适当，一般白蛋白>30g/L 可维持适当血容量，低于该数值可能导致血容量不足，应适当补充；低于 25g/L 时将可能容易导致严重的血容量的不足和组织水肿，必须积极补充。

进一步分析，DaO_2 是影响组织供氧量的重要因素，但还有其他因素的参与，如微循环、内环境、氧离曲线的特性、组织状况等（参考朱蕾主编"体液代谢的平衡与紊乱"）。

总之，PaO_2 和 SaO_2 是动脉血气分析中表示氧合功能的重要指标，也是临床上考察病情程度和治疗效果的重要依据；但真正影响组织供氧的因素不仅包括上述两个指标，也包括血红蛋白的质和量、氧离曲线的特性、适当补液量和血钠浓度、适当白蛋白浓度、心脏功能、组织状况等因素，但这些因素容易被忽视，是导致临床治疗失败的常见原因。

第二节 酸碱的概念

酸碱主要涉及呼吸和代谢两部分，主要是代谢方面的内容。

一、基 础 概 念

1. 动脉血二氧化碳分压（partial pressure of carbon dioxide in arterial blood，$PaCO_2$）动脉血中物理溶解的 CO_2 产生的张力，正常为 35~45mmHg，反映通气功能的主要动脉血气指标。

2. 氢离子（hydrogen-ion） 氢原子失去一个电子形成的 +1 价阳离子。

3. pH（pH value） 氢离子浓度的负对数，即 $pH = -\lg [H^+]$，反映血液的酸碱度，动脉血的正常值范围为 7.35~7.45。适当 pH 水平是维持内环境稳定和正常机体代谢功能的基本要求。生命可耐受的最大 pH 范围为 6.8~7.8。

4. 实际碳酸氢盐（actual bicarbonate，AB） 又称"碳酸氢盐（HCO_3^-）"。在实际 $PaCO_2$ 和 SaO_2 的条件下，测得的血浆 HCO_3^- 浓度。正常值为 22~27mmol/L，平均值为 24mmol/L。AB 受呼吸和代谢因素的双重影响。

5. 标准碳酸盐（standard bicarbonate，SB） 血液在37℃、血红蛋白充分氧合、PCO_2 40mmHg 条件下，测得的血浆 HCO_3^- 浓度。正常值与 AB 相同。由于排除了呼吸的影响，是反映代谢性酸碱平衡的指标。

6. 血浆二氧化碳总量（total plasma CO_2 content，TCO_2） 存在于血浆中的一切形式的 CO_2 的总含量，包括物理溶解的 CO_2、与血浆蛋白质氨基结合的 CO_2、HCO_3^-、CO_3^{2-}、和 H_2CO_3。其中 H_2CO_3 量仅为溶解状态 CO_2 量的 1/800，CO_3^{2-} 的含量也可以忽略不计。HCO_3^- 是血浆中 CO_2 运输的主要形式，占总运输量的 95%，TCO_2 的正常值为 23 ~ 31mmol/L，平均27mmol/L。

7. 缓冲碱（buffer base，BB） 血液中具有缓冲能力的负离子总含量。

8. 实际缓冲碱（actual buffer base，ABB） 在实际 $PaCO_2$ 和 SaO_2 条件下，测得的血浆缓冲碱的浓度。正常范围为 46 ~ 54mmol/L，由碳酸盐缓冲碱和非碳酸盐缓冲碱组成。

9. 碳酸盐缓冲碱（bicarbonate buffer base） 碳酸氢根离子的别称，是机体内最主要的缓冲碱。

10. 非碳酸盐缓冲碱（buffer base except bicarbonate） 细胞外液中，碳酸氢根离子以外的具有缓冲酸作用的阴离子的总和。

11. 标准缓冲碱（standard buffer base，SBB） 在 37℃、血红蛋白充分氧合、PCO_2 40mmHg 条件下，所测得的血浆缓冲碱浓度。常用实际缓冲碱与正常缓冲碱浓度（即为碱剩余）的差值来表示人体碱储备的情况。

12. 碱剩余（base excess，BE） 将 1L 全血的 pH 滴定至 7.40 所需的酸或碱的数量。

13. 实际碱剩余（actual base excess，ABE） 在实际 $PaCO_2$ 和 SaO_2 条件下，将 1L 全血的 pH 滴定到 7.40 所需的酸或碱的数量，正常值为 ±3mmol/L，其意义与 AB 相似，但反映血液酸碱物质总的缓冲能力，故可能更有价值。

14. 标准碱剩余（standard base excess，SBE，BE） 在 37℃、血红蛋白充分氧合、PCO_2 40mmHg 条件下，将 1L 全血的 pH 滴定到 7.40 所需的酸或碱的数量。用酸滴定提示碱剩余，用正值表示；用碱滴定提示酸剩余，用负值表示。SBE 是反映代谢性酸碱平衡的指标，正常值为 ±3mmol/L。

15. 全血碱剩余（blood base excess，BEb） 血浆和血红蛋白两部分标准碱剩余的总和。一般通过同时测定 pH 与另一个指标（如 HCO_3^- 或 $PaCO_2$）后在 Siggaard-Anderson 列线图上读出 BEb 值。

16. 细胞外液碱剩余（extracellular fluid base excess，BEecf） 忽略血红蛋白浓度影响、按细胞外液总量换算的碱剩余。因为血浆和组织间液不断进行交换，组织间液对血液的缓冲能力迅速进行放大，因此从理论上细胞外液较血液能更可靠地反映机体的缓冲能力。从细胞外液角度讲，BE 值受血红蛋白浓度的影响更小，可以忽略不计，常规用血红蛋白 50 ~ 60g/L进行固定校正。

二、常用酸碱概念

1. 酸碱平衡（acid-base balance） 在不断变化的内外环境因素作用下，体液的 pH 始终维持在 7.4 ±0.5 的弱碱性范围内的生理状态。酸碱平衡是由机体的缓冲系统、肺、肾共同调节而实现的。

2. **酸碱（acid base）** 狭义上讲氢离子为酸，氢氧根离子为碱。广义上讲能产生氢离子的物质是酸，能结合氢离子的物质是碱。

3. **酸（acid）** 能释放出氢离子的物质。体液中的酸性物质主要是细胞内分解代谢过程中的产物，在普通膳食条件下，正常人体内酸性物质的产量超过碱性物质；部分酸性物质直接来源于饮食。机体的酸性物质主要是碳酸。

4. **挥发性酸（volatile acid）** 以分子形式溶解于液体，也可以转变为离子形式，并伴随氢离子形成，但主要是以气体分子形式存在的一类物质。碳酸是机体内的挥发性酸，主要通过机体的代谢活动产生，以二氧化碳分子形式经肺部呼出。

5. **非挥发性酸（involatile acid）** 又称"固定酸（fixed acid）"。以离子形式存在的酸，主要通过机体的代谢活动产生；部分经肾脏排出，部分通过代谢活动消耗。

6. **碱（alkali）** 能接受氢离子的物质。体液中的碱性物质主要通过细胞内的分解代谢产生，部分直接来自饮食。在普通膳食条件下，正常人体内碱性物质的产量低于酸性物质。

7. **酸碱平衡紊乱（acid-base imbalance）** 又称"酸碱平衡失调"。酸碱物质量的变化或分布异常的病理生理状态。通常指血浆的变化。

8. **酸血症（acidemia）** 血浆 pH 低于正常范围下限或氢离子浓度高于正常范围上限的病理生理状态。

9. **碱血症（alkalemia）** 血浆 pH 高于正常范围上限或氢离子浓度低于正常范围下限的病理生理状态。

10. **酸中毒（acidosis）** 碱性物质原发性减少或酸性物质原发性增多的病理生理状态。pH 可以异常（未代偿或代偿不充分）或正常（充分代偿）。

11. **碱中毒（alkalosis）** 碱性物质原发性增多或酸性物质原发性减少的病理生理状态。pH 可以异常（未代偿或代偿不充分）或正常（充分代偿）。

12. **氯离子转移（chloride ion transfer）** 简称"氯转移"。发生在红细胞内外的氯离子移动，伴随碳酸氢根离子的反向转移，以保持细胞内外的渗透平衡和细胞内外两个区域的电中性。是完成二氧化碳运输的主要步骤之一。

13. **钾-钠交换和氢-钠交换（potassium-sodium exchange and hydrogen-sodium exchange）** 细胞内外离子分布不平衡，一般情况下 3 个 Na^+ 转移至细胞外伴随 2 个 K^+ 和 1 个 H^+ 转移入细胞内。在 K^+ 和 H^+ 浓度变化不平衡的情况下发生氢-钠和钾-钠竞争，即钾和氢转运的相对比例发生变化，同时转移的总量也发生变化。

14. **钠泵（sodium pump）** 又称"钠-钾依赖式 ATP 酶"。镶嵌在细胞膜磷脂双分子层之间的一种特殊蛋白质，具有 ATP 酶的活性。其生理意义有：①建立起一种储能机制，每次动作电位之后保持膜内外钠、钾离子的浓度差正常；②钠泵活动所贮备的能量也可以完成其他的生理活动；③钠泵造成的细胞内高钾是某些代谢反应的基础，也可防止钠离子大量进入细胞内，避免细胞结构和功能遭到破坏。

15. **电中性（electric neutrality）** 电荷为零的物体或系统。体液作为一个整体而言，其电解质的正负离子平衡，对外不表现带电的属性。

16. **电中性定律（electric neutrality law）** 细胞膜内外离子浓度可以不平衡而产生电位差，但两个区域内的正负电荷数一般是相等的，从而保持电中性。

17. 酸碱对（acid-base pair） 酸碱的关系可表示为：酸 = 氢离子 + 碱，因此一种酸皆对应一种碱；反之亦然。

18. 缓冲作用（buffer action） 酸碱对缓冲较大量酸性或碱性物质的能力。表现为：由于酸碱对的存在，体液中进入较大量的酸性或碱性物质后，pH 的变化范围较小。

19. 缓冲系统（buffer system） 又称"缓冲对"。具有缓冲作用的酸碱组合。

20. 可变缓冲对（alterable buffer pair） 总含量在缓冲作用发生后出现变化的酸碱物质组合。

21. 不变缓冲对（fixed buffer pair） 总含量在缓冲作用发生后不出现变化的酸碱物质组合。

22. 血液缓冲系统（buffer system of blood） 又称"血液缓冲对"。血液中具有缓冲作用的酸碱组合，大体分为可变缓冲对和不变缓冲对，前者起主要作用。在血浆中，HCO_3^-/H_2CO_3 是主要的缓冲对；在红细胞内，HbO_2^-/$HHbO_2$ 和 Hb^-/HHb 是主要的缓冲对。

23. 血液缓冲作用（buffer action of blood） 血液缓冲酸性和碱性物质的能力。血液能迅速发挥其缓冲作用，是防御酸碱紊乱的第一道防线，其中红细胞内碳酸酐酶的存在使 HCO_3^- 和 H_2CO_3 相互之间的转化速度加快约 13 000 倍。红细胞内的缓冲作用要比红细胞外强 3～6 倍，血液对 H_2CO_3 的缓冲作用绝大部分（约 92%）直接或间接通过红细胞实现。

24. 细胞外液缓冲系统（buffer system of extracellular fluid） 又称"细胞外液缓冲对"。血液和组织间液具有缓冲作用的酸碱组合，除血红蛋白缓冲对和血浆蛋白缓冲对外，组织间液的缓冲对和血浆的其他缓冲对相似。

25. 细胞外液缓冲作用（buffer action of extracellular fluid） 血液和组织间液缓冲酸性和碱性物质的能力。由于毛细血管对电解质离子具有全通透性，组织间液可以放大血液的缓冲作用，故血气分析中不仅有血液碱剩余的概念，也有细胞外液碱剩余的概念。

26. 体细胞缓冲系统（buffer system of somatic cell） 又称"体细胞缓冲对"。在体细胞内具有缓冲作用的酸碱组合。在细胞内，钾离子是主要阳离子，磷酸根离子和蛋白阴离子是主要阴离子，约占阴离子总量的 70%，K_2HPO_4/KH_2PO_4 是最主要的缓冲对。

27. 体细胞缓冲作用（buffer action of somatic cell） 体细胞缓冲酸性和碱性物质的能力。由于体细胞数量众多，有丰富的线粒体及强大的有氧代谢作用，可迅速调节 K_2HPO_4/KH_2PO_4 的比例；细胞器上的质子泵可将 H^+ 泵入细胞器，故细胞内的缓冲作用迅速、强大，一般 15 分钟后达 60%，3 小时后达峰值。

28. 脑脊液缓冲作用（buffer action of cerebrospinal fluid） 脑脊液缓冲酸性和碱性物质的能力。脑脊液缺乏足够的缓冲物质，也缺乏细胞和相应的代谢活动，本身缓冲作用有限；脑脊液和血液之间存在血-脑脊液屏障，H^+ 和 HCO_3^- 出入脑脊液的速度缓慢，但 CO_2 可迅速进出，故血液中出现原发性代谢紊乱时，脑脊液酸碱度的改变缓慢且有限，而原发性呼吸紊乱则可导致脑脊液酸碱度的显著变化。

29. 骨骼的缓冲作用（buffer action of skeleton） 骨骼缓冲酸性和碱性物质的能力。在持续时间较长的代谢性酸中毒中参与调节作用，此时钙盐分解增多，有利于对 H^+ 的缓冲，这也是慢性酸中毒患者发生骨质疏松的原因之一。

三、酸碱紊乱的概念

1. 代偿性酸中毒（compensatory acidosis） 酸中毒发生后，代偿机制充分发挥作用的病理生理状态。此时轻度或中度酸中毒患者的 pH 恢复正常，重度患者不能恢复正常。

2. 代偿性碱中毒（compensatory alkalosis） 碱中毒发生后，代偿机制充分发挥作用的病理生理状态。此时轻度或中度碱中毒患者的 pH 恢复正常，重度患者不能恢复正常。

3. 失代偿性酸中毒（decompensated acidosis） 酸中毒发生后，代偿机制未发挥作用或未充分发挥作用的病理生理状态。pH 降低。

4. 失代偿性碱中毒（decompensated alkalosis） 碱中毒发生后，代偿机制未发挥作用或未充分发挥作用的病理生理状态。pH 升高。

5. 呼吸性酸中毒（respiratory acidosis） 动脉血 PCO_2 原发性升高，伴随或不伴随 pH 降低的病理生理状态。可发生于肺通气、换气功能障碍的任何环节，或数个环节同时发生障碍，或外界环境 CO_2 浓度明显升高，但主要发生于通气功能障碍。除外界环境因素导致的情况外，皆伴随低氧血症。

6. 急性呼吸性酸中毒（acute respiratory acidosis） 动脉血 PCO_2 的原发性急性升高的病理生理状态，伴随 pH 的降低，SB、SBE 在正常范围。发病急，多有明显的临床表现和低氧血症。

7. 慢性呼吸性酸中毒（chronic respiratory acidosis） 动脉血 PCO_2 的原发性慢性升高的病理生理状态。pH 降低不明显或在正常范围，SB、SBE 升高。多有明显的基础疾病，以慢性阻塞性肺疾病最多见。除原发病的表现外，呼吸性酸中毒本身导致的临床症状常不明显或比较轻，同时伴随低氧血症。

8. 肺性脑病（pulmonary encephalopathy） 呼吸衰竭引起的脑功能障碍，是呼吸性酸中毒和低氧血症的常见表现。

9. 呼吸性碱中毒（respiratory alkalosis） 原发性肺过度通气，致动脉血 PCO_2 低于正常值的病理生理状态。根据发病的急缓，pH 可以升高或正常。病因可分为医源性与非医源性，前者多见于机械通气调节不当；后者多见于肺组织病变、高热或全身急性病变、神经中枢异常、术后患者、精神-神经因素等。

10. 急性呼吸性碱中毒（acute respiratory alkalosis） 急性原发性肺过度通气，致动脉血 PCO_2 低于正常值的病理生理状态，pH 升高，SB、SBE 在正常范围。因发病急，多有呼吸性碱中毒导致的临床表现。

11. 慢性呼吸性碱中毒（chronic respiratory alkalosis） 慢性原发性肺过度通气，致动脉血 PCO_2 低于正常值的病理生理状态。pH 的升高幅度有限或在正常范围高限，SB、SBE 降低。由于机体代偿系统充分发挥作用，故临床症状不明显，主要为原发病的表现。

12. 代谢性酸中毒（metabolic acidosis） 原发性固定酸增多（酸性物质产生过多或排出减少）或碱离子（主要是碳酸氢根离子）减少导致的酸中毒类型。

13. 乳酸酸中毒（lactic acidosis） 动脉血乳酸浓度明显升高，并伴有代谢性酸中毒的病理生理状态。是危重症患者常见酸中毒类型。

14. 高氯性酸中毒（hyperchloric acidosis） 原发性碳酸氢根离子降低导致的酸中毒类型，伴随氯离子的继发性升高。

15. 未测定阳离子（undetermined cations，UC） 细胞外液中，钠、钾以外的其他含量极少的阳离子的总称。

16. 未测定阴离子（undetermined anions，UA） 细胞外液中，氯离子、碳酸氢根离子以外的其他含量极少的阴离子的总称。

17. 阴离子隙（anion gap，AG） 血浆中未测定的阴离子（UA）与未测定的阳离子（UC）浓度间的差值。$AG = UA - UC = (Na^+ + K^+) - (Cl^- + HCO_3^-)$。正常情况下 AG 约为 $6 \sim 12mEq/L$。

18. 高 AG 型代谢性酸中毒（high AG metabolic acidosis） 酸性阴离子的原发性增多导致的酸中毒类型，伴随碳酸氢根离子的继发性降低，一般认为 AG 大于 16mEq/L 为高 AG 性酸中毒。

19. 高钾性酸中毒（hyperkalemic acidosis） 血钾浓度升高导致的细胞外液酸中毒状态。在高钾血症患者，体细胞内外氢-钠交换减弱，钾-钠交换增强，导致细胞外酸中毒与细胞内液碱中毒，细胞内钠浓度降低；这一过程也发生在肾脏，使氢和钠排出减少，导致细胞外液酸中毒进一步加重。

20. 代谢性碱中毒（metabolic alkalosis） 各种原因引起的血浆碳酸氢根离子原发性升高的病理生理状态。血浆 pH 升高或正常，在呼吸功能正常的情况下常伴随 $PaCO_2$ 的代偿性升高。

21. 低钾性碱中毒（hypokalemic alkalosis） 血钾浓度降低导致的细胞外液碱中毒状态。在低钾血症患者，体细胞内外氢-钠交换增强，钾-钠交换量下降，导致细胞外液碱中毒与细胞内液酸中毒，细胞内钠浓度增高；这一过程也发生在肾脏，使氢和钠排出增多，导致细胞外液碱中毒进一步加重。

22. 低氯性碱中毒（hypochloremic alkalosis） 氯离子浓度原发性下降，碳酸氢根离子代偿性增加，且两者的变化幅度相似的病理生理状态。在低氯的情况下，红细胞内的碳酸氢根离子转移至红细胞外增多，导致细胞内酸中毒。

23. 双重酸碱紊乱（dual acid-base disorders） 两种酸碱紊乱同时或先后出现的病理生理状态，包括呼吸性酸中毒型（呼吸性酸中毒 + 代谢性酸中毒，呼吸性酸中毒 + 代谢性碱中毒）、呼吸性碱中毒型（呼吸性碱中毒 + 代谢性酸中毒，呼吸性碱中毒 + 代谢性碱中毒）和代谢性酸中毒型（代谢性酸中毒 + 代谢性碱中毒）。

24. 双重代谢性酸碱紊乱（dual metabolic acid-base imbalance） 同时存在代谢性酸中毒和代谢性碱中毒的病理生理状态，如低氯性碱中毒可合并高 AG 型代谢性酸中毒。

25. 呼吸性合并代谢性酸碱紊乱（respiratory and metabolic acid-base imbalance） 同时存在呼吸性和代谢性酸碱紊乱的病理生理状态。一种情况是通气功能和代谢功能同时或先后发生异常；另一种情况是某种异常发生后机体逐渐代偿，随着原发性异常的较快或迅速改善，继发性改变来不及恢复而发生复合型紊乱。

26. 呼吸性酸中毒合并代谢性碱中毒（respiratory acidosis and metabolic alkalosis） 呼吸性酸中毒、代谢性碱中毒先后或同时发生的病理生理状态。在慢性呼吸性酸中毒的治疗过程中，由于 CO_2 排出过快，补充碱性药物过量；应用糖皮质激素、利尿剂致排钾增加，细胞外钾向细胞内移动，产生低钾血症；呕吐或利尿剂使用，使血氯降低；肾血流量不足，肾小球滤过率下降，碳酸氢根离子重吸收增多等，产生代谢性碱中毒。

27. 呼吸性酸中毒合并代谢性酸中毒（respiratory acidosis and metabolic acidosis） 呼吸

性酸中毒、代谢性酸中毒先后或同时发生的病理生理状态。多见于呼吸性酸中毒患者，由于低氧血症、血容量不足、心输出量减少和周围循环障碍，体内固定酸增加，肾功能障碍影响酸性代谢产物的排出，并发代谢性酸中毒。

28. 呼吸性碱中毒合并代谢性碱中毒（respiratory alkalosis and metabolic alkalosis） 呼吸性碱中毒、代谢性碱中毒先后或同时发生的病理生理状态。慢性呼吸性酸中毒患者通过肾脏代偿，机体碳酸氢根离子的绝对量增加；若病情迅速好转或机械通气应用不当，在短期内排出过多 CO_2，使 $PaCO_2$ 低于 35mmHg 而出现双重异常。

29. 高碳酸血症后碱中毒（posthypercapnic alkalosis） 慢性呼吸性酸中毒患者通过肾脏代偿，机体碳酸氢根离子的绝对量增加；若病情迅速好转或机械通气应用不当，在短期内排出过多 CO_2，而碳酸氢根离子排出缓慢增加，从而产生的代谢性碱中毒。

30. 三重酸碱紊乱（triple acid-base disorders，TABD） 呼吸酸碱紊乱与两种类型的代谢性酸碱紊乱同时或先后出现的病理生理状态，包括呼吸性酸中毒型（呼吸性酸中毒 + 代谢性酸中毒 + 代谢性碱中毒）和呼吸性碱中毒型（呼吸性碱中毒 + 代谢性酸中毒 + 代谢性碱中毒）两种基本类型。

第三节 动脉血二氧化碳和酸碱的代谢

二氧化碳（carbon dioxide，CO_2）是氧化代谢的终产物，分子量44，正常状态下为气体。在血液中约有 2700ml CO_2，肺泡气中约含 150ml。CO_2 的排出量与产生量不一致时，体内各部位 CO_2 浓度需要 20~30 分钟后才能达到动态平衡，因此 CO_2 排出量有时不能很好地反映 CO_2 产生量。

一、基 本 概 念

1. 二氧化碳测量计（capnometer） 根据不同物理原理测定呼出气或其他情况下 CO_2 浓度或分压的仪器。包括红外线分析仪、质谱仪、拉曼散射分析仪、声光分光镜和化学 CO_2 指示器等，而常用的 CO_2 测量计是根据红外线吸收光谱的物理原理设计而成（即红外线分析仪）。

2. 溶解二氧化碳（dissolved carbon dioxide） 又称"物理溶解二氧化碳"。体液中溶解的 CO_2，是机体内 CO_2 的运输形式之一，约占总运输量的5%，有重要意义。物理溶解 CO_2 是转化为其他 CO_2 运输形式（如碳酸氢盐）的基础；组织代谢产生的 CO_2 首先以溶解的形式存在，提高分压，再出现化学结合；在血液和肺泡气中进行气体交换的 CO_2 首先是溶解形式，以降低血液中 CO_2 的分压，结合状态的 CO_2 再分离补充。

3. 溶解系数（solubility coefficient） 在一定温度和一个大气压下，一种气体溶解在 1ml 某种液体内的量。溶解系数用来衡量气体的溶解能力。CO_2 的溶解系数远高于 O_2。

4. 化学结合二氧化碳（bound carbon dioxide） 体液中以化学结合形式存在的所有 CO_2 的统称，不是单一的一种物质。血液中 CO_2 以物理溶解和化学结合的两种形式运输。体液中化学结合的 CO_2 主要是以碳酸氢盐和氨基甲酰血红蛋白形式存在，还有碳酸、碳酸盐等形式，约占总量的95%，其中碳酸氢盐占88%，氨基甲酰血红蛋白形占7%。

5. 碳酸（carbonic acid，H_2CO_3） 一种弱酸，分子式 H_2CO_3，是机体内不同 CO_2 状态

之间转换的关键形式。机体代谢产生的 CO_2 溶解后需首先与水分子进行化学反应产生 H_2CO_3，才能转化为碳酸氢盐进行运输。同样血液中的碳酸氢盐与氢离子结合转化为 H_2CO_3，才能分解为 CO_2 呼出体外。

6. 碳酸氢盐（bicarbonate） 碳酸氢根离子与金属阳离子的化合物，是机体内二氧化碳最主要的储存和运输形式。在不同部位，碳酸氢盐的形式不同，细胞外液主要是碳酸氢钠，细胞内则主要是碳酸氢钾。

7. 碳酸盐（carbonate） 碳酸根离子与金属阳离子的化合物。机体内二氧化碳的一种储存和运输形式，但含量非常低，一般可忽略不计。

8. 碳酸酐酶（carbonic anhydrase，CA） 催化 $CO_2 + H_2O$、H_2CO_3、$H^+ + HCO_3^-$ 相互转化的辅酶。CA 的存在使转化速度显著增快，对 CO_2 运输、酸碱缓冲、肾脏对酸碱的调节等具有重要作用。

9. 乙酰唑胺（acetazolamide） 一种碳酸酐酶抑制剂。主要用于代谢性碱中毒和眼内高压的治疗，也有一定的利尿作用。

10. 二氧化碳解离曲线（carbon dioxide dissociation curve） 血液 CO_2 含量与 CO_2 分压的关系曲线。在生理范围内，CO_2 在水中（或血浆中）有很高的溶解度，CO_2 分压与 CO_2 含量大致呈线性关系。

11. 霍尔丹效应（Haldane effect） 由 PO_2 改变而引起 CO_2 解离曲线位移的作用。当血红蛋白由氧合状态转为氧离解状态时，CO_2 解离曲线左移，血红蛋白携带 CO_2 的能力有所提高。

12. 高碳酸血症（hypercapnia） 动脉血 CO_2 分压高于正常水平，即 $PaCO_2 > 45mmHg$ 的病理生理状态。多见于肺泡通气量的原发性减退和代偿性代谢性碱中毒。

13. 肺泡通气量-动脉血二氧化碳分压关系曲线（alveolar ventilation-$PaCO_2$ curve，$\dot{V}_A$-$PaCO_2$ 曲线） 肺泡通气量（$\dot{V}_A$）与动脉血二氧化碳分压（$PaCO_2$）的关系曲线，呈反抛物线型。当 $\dot{V}_A$ 较高时，$\dot{V}_A$-$PaCO_2$ 曲线较平坦，$\dot{V}_A$ 的轻度变化对 $PaCO_2$ 的影响不大；$\dot{V}_A$ 较低时，两者的关系表现为陡直的线性，$\dot{V}_A$ 轻微变化即可导致 $PaCO_2$ 的显著变化，对指导机械通气和进行病情判断有重要价值。

14. 轻度高碳酸血症（mild hypercapnia） $45mmHg < PaCO_2 < 60mmHg$ 的病理生理状态。由于在该水平时，$\dot{V}_A$-$PaCO_2$ 曲线表现为平坦的曲线，$\dot{V}_A$ 的轻度增加或降低对 $PaCO_2$ 的影响较小，需较大增加才能使 $PaCO_2$ 明显下降，但也相应会导致气道压力的明显升高；若适当增加，尽管 $PaCO_2$ 改善有限，但随着呼吸肌疲劳的改善，呼吸衰竭也会逐渐改善。

15. 中度高碳酸血症（moderate hypercapnia） $60mmHg \leq PaCO_2 < 80mmHg$ 的病理生理状态。由于在该水平时，$\dot{V}_A$-$PaCO_2$ 曲线表现为弯曲的曲线，$\dot{V}_A$ 轻度增大，$PaCO_2$ 即下降至平坦段，其后改善速度减慢；若 $\dot{V}_A$ 轻度降低，$PaCO_2$ 即上升至陡直段，其后升高速度迅速加快，因此该部分患者机械通气时，必须特别注意监护。

16. 重度高碳酸血症（severe hypercapnia） $PaCO_2 \geq 80mmHg$ 的病理生理状态。由于在该水平时，$\dot{V}_A$-$PaCO_2$ 曲线表现为陡直的线性关系，$\dot{V}_A$ 的轻度增加即可显著改善高碳酸血症，使 pH 恢复至适当范围，因此在重度患者，$\dot{V}_A$ 轻微增大，$PaCO_2$ 即迅速降至 80mmHg 以下，即使没有代偿，pH 也会大于 7.1，维持 pH 的相对稳定。

17. 低碳酸血症（hypocapnia） 动脉血中 CO_2 分压低于正常水平，即 $PaCO_2 <$ 35mmHg 的病理生理状态。多见于肺泡通气量（$\dot{V}_A$）的原发性增大和代偿性代谢性酸中毒。

二、动脉血二氧化碳分压

$PaCO_2$ 是血液中溶解状态的 CO_2 所产生的张力。组织代谢所产生的 CO_2 由静脉血携带到右心，然后通过肺血管进入肺泡，随呼气排出体外。肺泡气和动脉血 PCO_2 的差值 $[P_{(A-a)}CO_2]$ 可忽略不计，因此 $PaCO_2$ 是反映肺通气功能的可靠指标。

（一）正常值及意义

$PaCO_2$ 正常值为 35～45mmHg。$PaCO_2 <$ 35mmHg 为通气过度，但不一定是呼吸性碱中毒，也可以是代谢性酸中毒的表现；$PaCO_2 >$ 45mmHg 为通气不足，同样不一定是呼吸性酸中毒，可以是代谢性碱中毒的表现。

原发性 $PaCO_2$ 升高至 50mmHg 以上，临床上称为呼吸衰竭，而肺功能报告则称为通气失代偿。

（二）二氧化碳解离曲线

CO_2 在水中（或血浆中）有很高的溶解度，血液 CO_2 含量与 PCO_2 之间的关系曲线称为二氧化碳解离曲线。

1. $PaCO_2$ 的变化特点 在生理范围内 PCO_2 与 CO_2 含量成直线关系（图 12-8），因此与 PaO_2 不同，在 $\dot{V}_A$ 下降的情况下，$PaCO_2$ 升高的速度较慢，即使完全停止呼吸，$PaCO_2$ 的升高速度也仅为 3～6mmHg/min。而在相同 PCO_2 下，氧合血的 CO_2 含量较还原血为少。

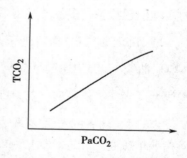

图 12-8 CO_2 解离曲线呈线性

2. 霍尔丹效应 当血红蛋白由氧合状态转为氧离状态时，CO_2 解离曲线右移，说明在氧离状态下，血红蛋白携带 CO_2 的能力有所提高。由 PO_2 改变而引起 CO_2 解离曲线位移的作用，称为霍尔丹（Haldane）效应（图 12-9）。

由图 12-9B 中可见，在 SO_2 为 0 时，血液中的 CO_2 含量随 PCO_2 的升高而升高，且为直线关系；恒定地比 SO_2 为 97.5% 时高约 6ml/dl，这一变化特点与霍尔丹效应有直接关系。混合静脉血中的 SO_2 为 70%，CO_2 含量高；当静脉血液流经肺部时，SO_2 升高至 97.5%，PCO_2 由 46mmHg 下降至 40mmHg，因此释放出 CO_2，使 CO_2 含量下降（见图 12-9B 中 SO_2 为 70% 的曲线）。在肺部，通过气体交换，PCO_2 下降，CO_2 含量下降；PO_2 升高，氧离血红蛋白与 O_2 结合成氧合血红蛋白，SO_2 达 97.5%，由于 Haldane 效应，CO_2 含量进一步下降至 a 点。Haldane 效应导致的 CO_2 释放占 CO_2 释放总量的 1/3。

3. 霍尔丹效应的机制 是通过两条途径产生作用的。其一，形成氨甲酰化合物；其二，形成 HCO_3^-。这两条途径都受 pH、PCO_2、2，3-DPG 浓度的影响。在 pH 偏低时，通

过 HCO_3^- 的作用较大；而在 pH 偏高时，通过氨甲酰化合物的作用较大。虽然没有 Haldane 效应，机体仍能排出 CO_2，但动静脉血之间的 PCO_2 差加大，组织中的 PCO_2 升高，机体的酸碱平衡受到影响。

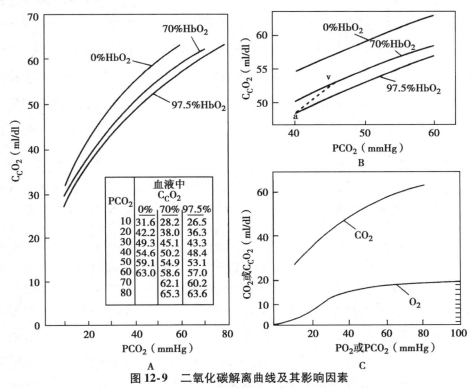

图 12-9 二氧化碳解离曲线及其影响因素

A. 血液在不同 SO_2 时，PCO_2 与 CO_2 含量的关系，图中表格分别为这三条曲线的读数

B. 为 A 图 PCO_2 40～60mmHg 部分经放大后的曲线。其中 V 点表示混合静脉血的 PCO_2 与 C_CO_2，此时 SO_2 为 70%；a 点表示肺毛细血管 PCO_2 与 C_CO_2，此时 SO_2 为 97.5%

注意：由 Hb 氧合而引起的 C_CO_2 下降约为 C_CO_2 下降总量的 1/3

C. 氧离曲线与 CO_2 解离曲线的比较

注意：在生理 PCO_2 范围内，CO_2 解离曲线基本呈线性

（仿 Comroe JH，Physiology of Respiration，1965）

4. **影响 $PaCO_2$ 的基本因素** P_ACO_2 与 $\dot{V}_A$ 及每分钟 CO_2 产生量有关。在 CO_2 产生量恒定的条件下，P_ACO_2 与 $\dot{V}_A$ 成反比。在健康人，由于肺脏有巨大的代偿作用，组织代谢产生的 CO_2 可通过 $\dot{V}_A$ 的增加排出体外，因此单纯代谢增加不会导致 CO_2 潴留，只有 $\dot{V}_A$ 下降才会导致 $PaCO_2$ 升高；但在通气功能减退、$PaCO_2$ 升高的情况下，代谢率增加可加重高碳酸血症。

（三）高碳酸血症的发生机制

1. **肺泡通气量不足** 是导致高碳酸血症的最主要原因，同时伴随低氧血症。引起 $\dot{V}_A$ 不足的情况主要有通气动力减退和通气阻力增加：前者有心跳呼吸骤停、呼吸中枢兴奋性降低（如脑血管意外、药物中毒等情况）、神经-肌肉损害或电解质紊乱导致的呼吸肌无力；后者有气道阻塞（如 COPD、支气管哮喘）。无论任何原因，其最终结果皆是通气动力不足以克服通气阻力，导致 $\dot{V}_A$ 下降，CO_2 潴留。上述两种情况的病理生理变化并不完全一致，前者是总的每分通气量减小，称为呼吸泵衰竭；后者是每分通气量不减小，甚至增加，但生理无效腔增加，导致 $\dot{V}_A$ 减小。$\dot{V}_A$-$PaCO_2$ 的关系曲线呈反抛物线（见图 12-4），当 $\dot{V}_A$ 大于 1.5ml/min 时，$\dot{V}_A$-$PaCO_2$ 曲线较平坦，$\dot{V}_A$ 下降仅导致 $PaCO_2$ 轻中度升高，$PaCO_2$ 一般不会超过 70mmH$_2$O。$\dot{V}_A$ 小于 1.5ml/min 时，两者的关系表现为陡直的线性，$PaCO_2$ 多大于 80mmH$_2$O，$\dot{V}_A$ 轻微下降即可导致 $PaCO_2$ 的显著升高，如 $PaCO_2$ 从 80mmHg 升至 100mmHg 需降低 $\dot{V}_A$ 400ml，若 RR 15 次/分，仅需降低 VT 25ml，因此在严重通气功能损害的患者，轻微的病情变化即可导致 $PaCO_2$ 显著升高。$\dot{V}_A$-PaO_2 的关系曲线正好相反，$PaCO_2$ 的显著升高必然伴随 PaO_2 的显著下降，两者的升降幅度接近，两者总和一般为 140mmHg。

2. 换气功能障碍 主要见于各种原因的严重肺组织损害，如重症肺炎、急性呼吸窘迫综合征（ARDS）、重症肺水肿、慢性肺间质纤维化、重症胸肺部损伤、胸部或上腹部手术后等。一般情况下，换气功能障碍仅导致低氧血症，$PaCO_2$ 不升高，甚至降低。只有在非常严重的情况下才会出现 $PaCO_2$ 的升高，或者说 $PaCO_2$ 的升高是严重肺组织损伤的标志。换气功能障碍导致的高碳酸血症的机制有：有效肺容积下降，$\dot{V}/\dot{Q}$ 失调导致无效腔增加，从而导致 $\dot{V}_A$ 下降和 CO_2 潴留；代谢增强，使 CO_2 产生量增加，则加重 CO_2 潴留。

3. 其他原因的通气不足或相对不足 吸入气中 CO_2 浓度升高也是导致高碳酸血症的原因之一，主要见于周围环境通风不良。但临床上比较少见。机械通气应用不当，也容易发生高碳酸血症。在重症 ARDS 和支气管哮喘患者，机械通气时，为保护肺组织免受损伤，有意降低通气量，使 $PaCO_2$ 升高，称为允许性高碳酸血症（PHC）。

4. 代谢性碱中毒 碱中毒抑制呼吸中枢，使呼吸变浅、变慢，$\dot{V}_A$ 下降，$PaCO_2$ 升高，但一般不超过 55mmHg。

（四）高碳酸血症型呼吸衰竭对机体的影响

原发性高碳酸血症对机体的影响主要取决于疾病的急缓和酸血症的程度。急性患者，机体调节系统来不及代偿，多有明显的临床表现，但细胞内缓冲良好，故除非严重酸血症，患者的生命体征多稳定。需强调急性呼吸性酸中毒必然伴随 PaO_2 的降低，因此低氧血症的程度及是否氧疗往往成为影响机体功能的主要因素。但目前情况与既往有较大不同，患者就诊后多数采取适当的氧疗，此时酸血症的程度及治疗措施成为影响临床表现和疗效的主要因素。

1. 神经系统 CO_2 升高抑制大脑皮质，中枢兴奋性降低，患者出现嗜睡；随着 $PaCO_2$ 的进一步升高，对皮质下层刺激增加，间接引起皮质兴奋，患者出现烦躁、失眠等症状；最后，过度升高的 $PaCO_2$ 抑制皮质下层，使患者处于麻醉状态，出现嗜睡、昏睡、昏迷等症状。PCO_2 升高还可导致脑血管扩张，血流量增加，颅内压升高，严重者出现脑水肿，表现为头痛、视乳头水肿和球结膜水肿。pH 低于 7.3 的急性 CO_2 潴留，多会出现明显的精神症状。

2. 循环系统　$PaCO_2$ 升高可通过神经-体液调节使心脏收缩加强、加快，内脏血管收缩，皮肤血管扩张。$PaCO_2$ 大于 50mmHg 时多出现血压升高，脉搏洪大，皮肤潮红；随着 $PaCO_2$ 进一步升高，pH 明显下降，CO_2 的抑制作用增强，出现血压下降。$PaCO_2$ 升高使肺血管收缩，肺循环阻力增大，肺动脉压升高。

3. 呼吸系统　理论上出现呼吸中枢兴奋，呼吸加深、加快，但由于原发病变的影响，主要表现为呼吸浅慢、不规则（中枢疾病），或呼吸浅快伴明显呼吸窘迫（外周疾病）。$PaCO_2$ 显著升高时皆会出现呼吸中枢抑制。

4. 肾脏　$PaCO_2$ 轻度升高时使肾脏血管扩张，血流量增加，尿量增加；但 $PaCO_2$ 超过 65mmHg 时，将出现肾血管收缩，尿量减少。

5. 消化系统　严重呼吸性酸中毒可导致肝功能损害，转氨酶升高；应激性溃疡和上消化道出血。但多见于合并严重缺氧和循环功能障碍的患者。

（五）低碳酸血症的病因和发生机制

1. 呼吸性碱中毒　指原发性肺过度通气，导致 $PaCO_2$ 低于正常值的病理状态。根据发病的急缓，pH 可以升高或正常，但临床上习惯分医源性和非医源性，前者多见于机械通气调节不当；后者多见于以下情况。

（1）肺组织病变：在轻中度病变主要表现为换气功能障碍和低氧血症，各种机械性或化学性刺激兴奋呼吸中枢，使通气量增加，$PaCO_2$ 下降。

（2）高热或全身性急性病变：如脓毒症、严重创伤等使代谢率提高，通气量增加，$PaCO_2$ 下降。

（3）神经中枢异常：如肝性脑病、急性脑卒中、中枢神经病变或外伤等刺激呼吸中枢，使通气量增加，$PaCO_2$ 下降，常有呼吸不规则。

（4）手术后患者：由于疼痛、应激反应等容易出现过度通气。

（5）精神-神经因素：多发生于精神不稳定、紧张、焦虑、抑郁及神经质的患者。其特点是胸部检查、肺功能正常和动脉血氧分压皆正常。

2. 代谢性酸中毒　酸中毒刺激呼吸中枢，使呼吸变深、变快，典型者表现为酸中毒大呼吸，结果导致 $PaCO_2$ 下降，但一般不低于 10mmHg。

（六）呼吸性碱中毒对机体的影响

影响程度主要取决于发病的急缓和碱血症的程度，也与原发病有密切关系。

1. 急性呼吸性碱中毒　除有原发病的表现外，因发病急，机体来不及代偿，故也有碱中毒导致的临床表现。主要表现为呼吸深快或浅快。因碱中毒导致游离钙和游离镁下降，可出现神经-肌肉兴奋性升高，表现为手足麻木、肌肉震颤，甚至手足搐搦；因可同时合并转移性低钾血症，也可无上述的表现，但低钾血症纠正后症状出现。

碱中毒导致氧离曲线左移，氧解离困难，可出现组织缺氧，特别是脑组织缺氧；细胞内碱中毒明显，容易出现严重的代谢障碍；脑脊液碱中毒更严重，上述因素共同作用多出现明显的神经-精神症状，可表现为癫痫样发作、昏迷等，严重者可出现不可逆性脑损害。心、肝、肾组织缺氧和代谢障碍，可出现相应的组织损害。

2. 慢性呼吸性碱中毒　机体代偿系统（包括血液、细胞内液、脑脊液）和调节系统

（主要是肾脏）充分发挥作用，故呼吸性碱中毒本身导致的临床症状不明显，主要是原发病的表现。

三、动脉血二氧化碳总量

TCO_2 是指存在于血浆中的一切形式的 CO_2 的总含量，包括物理溶解的 CO_2、与蛋白质氨基相结合的 CO_2、HCO_3^-、CO_3^{2-} 和 H_2CO_3。其中 H_2CO_3 仅为溶解状态 CO_2 的 1/800，CO_3^{2-} 的含量也可以忽略不计。HCO_3^- 是血浆中 CO_2 运输的主要形式，占 95%（表 12-1），TCO_2 的正常值为 $23 \sim 31 mmol/L$，平均 $27 mmol/L$。

表 12-1　动脉血浆中各种形式 CO_2 的浓度

成分	含量（mmol/L）
H_2CO_3	0.0017
CO_3^{2-}	0.03
溶解的 CO_2	1.20
氨基甲酰 CO_2	0.17
HCO_3^-	24

四、碳 酸 氢 盐

1. 实际碳酸氢盐　AB 是在实际 $PaCO_2$ 及 SaO_2 条件下的血浆 HCO_3^- 的浓度。正常值 $22 \sim 27 mmol/L$，平均值为 $24 mmol/L$。AB 受呼吸和代谢两重影响。不仅代谢性因素可导致血液 AB 升高，呼吸性因素也可导致 AB 升高，因为 HCO_3^- 是血液 CO_2 运输的主要形式，进入血液中的 CO_2 大多进入红细胞内，在碳酸酐酶（CA）的作用下，迅速反应生成 H_2CO_3，并进而离解成 H^+ 和 HCO_3^-。

H^+ 被还原血红蛋白缓冲，HCO_3^- 则由红细胞内转移到血浆，为保持电荷平衡，血浆内 Cl^- 移入红细胞，称为氯转移。因此 HCO_3^- 浓度与 PCO_2 有关，随着 PCO_2 增高，血浆 HCO_3^- 的浓度也增加。另一方面 HCO_3^- 又是血浆缓冲碱之一，当体内固定酸过多时，可通过 HCO_3^- 缓冲而使 pH 保持稳定，HCO_3^- 浓度相应降低，因此 HCO_3^- 又是反映代谢性酸碱平衡的一个重要指标。肾脏是调节血浆 HCO_3^- 浓度的最重要器官。

2. 标准碳酸盐　SB 是指血液在 37℃、血红蛋白充分氧合、PCO_2 40mmHg 的条件下，测定的血浆 HCO_3^- 浓度。由于排除了呼吸的影响，它是一个反映代谢性酸碱平衡的指标。正常值与 AB 相同。

五、pH

pH 是评价血液酸碱度的指标，$pH = -lg [H^+]$。正常动脉血 pH 为 $7.35 \sim 7.45$，平均值 7.40。$pH < 7.35$ 为酸血症，> 7.45 为碱血症。

实际计算时常采用公式：$pH = 6.1 + lg [HCO_3^-] / [0.03 \times PCO_2]$。

1. pH 的合理评价

（1）从公式可见，pH 受呼吸和代谢因素的双重影响。[HCO_3^-] 的变化必然伴随 PCO_2 的变化，只要 [HCO_3^-] /0.03×PCO_2 保持 20∶1，pH 即能保持正常。

（2）一般情况下，药物或机械通气治疗是否合适不能以 $PaCO_2$ 是否正常为标准，而必须以 pH 是否在正常范围为原则。

（3）若机械通气压力导致肺损伤的机会显著增加时，pH 可以允许在较低的范围，称为允许性高碳酸血症（PHC）。

（4）若有明显颅内高压，可允许 pH 适当升高，从而有助于脑血管收缩，脑脊液产生减少，降低颅内高压。若有高钾血症等情况，适当升高 pH 也有治疗作用。

（5）无论何种情况，皆应尽量避免 pH 的明显升高，以避免加重组织缺氧。

2. pH 的调节　人体血液 pH 能够维持在上述正常范围内，主要依靠血液缓冲系统以及肺、肾脏的调节作用。强酸或强碱经过缓冲系统缓冲后即转化为弱酸或弱碱。以碳酸-碳酸氢盐缓冲对为例说明如下。

$$HCl + BHCO_3 \rightarrow H_2CO_3 + BCl （强酸变为弱酸）$$
$$H_2CO_3 \rightarrow CO_2 \uparrow + H_2O$$
$$BOH + H_2CO_3 \rightarrow BHCO_3 + H_2O （强碱变为弱碱）$$

缓冲产生的 CO_2 和 HCO_3^- 最终分别由肺和肾脏排出。

当血液中 [H^+] 增加或 $PaCO_2$ 上升时，呼吸中枢兴奋，使肺通气量增加，$PaCO_2$ 降低，从而使血 pH 尽可能维持或接近正常；当血液中 [H^+] 减少或 $PaCO_2$ 降低时，呼吸中枢受抑制，肺通气量减少，PCO_2 增高，使 pH 尽可能维持或接近正常。

正常人每天体内产生 50~100mmol 固定酸，且由肾脏排出。当体内固定酸增多时，肾脏排 H^+ 和回吸收 HCO_3^- 增多，以保持 pH 的相对稳定。

六、缓 冲 碱

正常的血浆中含有等量的阳离子和阴离子，而 BB 则是指血液中具有缓冲能力的阴离子的总量。各种缓冲物质在全血缓冲碱中所占比例见表 12-2。

表 12-2　全血缓冲碱的组成

成分	含量（%）
血浆 HCO_3^-	35
红细胞 HCO_3^-	18
氧合和还原血红蛋白	35
血浆蛋白	7
有机、无机磷酸盐	5

1. 缓冲碱的成分和作用　一般认为 HCO_3^- 是最重要的缓冲碱，不仅由于它的数量占到全血缓冲碱的 50% 以上，而且能通过红细胞膜，并通过血红蛋白显著放大其缓冲作用；HCO_3^- 的浓度还受肾脏调节，且其缓冲 H^+ 后产生的 CO_2 又由肺脏排出。当循环血液流经周围组织时，氧合血红蛋白离解氧供组织利用；并形成碱性较强的还原血红蛋白，缓冲由

组织细胞代谢产生、进入血液中的 CO_2。因此血红蛋白缓冲系统在 CO_2 的运输和呼吸性酸碱紊乱的缓冲方面有很大作用，贫血的患者不仅运输氧的能力下降，对呼吸性酸中毒和碱中毒的耐受能力也会显著下降，因此在合并贫血的呼吸衰竭患者，适当输血有多方面的价值，而新鲜血的作用更强，这在临床上容易忽视。血浆中磷酸盐和蛋白质的含量低且固定，缓冲作用远不如上述两种缓冲物质。

2. 正常缓冲碱的概念　BB 作为碱储备的指标较既往单一的碳酸氢根指标有进步，但仍受一些因素的干扰，如血液 pH 和电解质都会影响 BB 的含量，为此有作者用标准条件（即 37℃、血红蛋白充分氧合、PCO_2 40mmHg 的条件下）处理血液所测定的缓冲碱称之为正常缓冲碱（NBB），并由实际测定的缓冲碱与标准条件下处理的缓冲碱的差值来反映人体碱储备的情况。用公式表示即为：

$$\Delta BB = BB - NBB$$

上述公式将电解质等因素的干扰排除，因而比较合理。

3. 正常值和作用特点　BB 是反映代谢性酸碱平衡的指标。正常值范围 46～54mEg/L。BB 由碳酸盐缓冲碱 $[HCO_3^-]$ 和非碳酸盐缓冲碱（Buf^-）组成，两者的关系如下：

$$CO_2 + H_2O \Longleftrightarrow H_2CO_3 \Longleftrightarrow H^+ + HCO_3^-$$
$$Buf^- + H^+ \Longleftrightarrow HBuf$$

由上述公式可见，当 $PaCO_2$ 升高时，为缓冲 H_2CO_3 消耗了 Buf^-，但 HCO_3^- 的浓度相应增加，BB 总量不变。

七、碱　剩　余

（一）实际碱剩余

ABE 是将一升全血的 pH 滴定到 7.40 所需的酸或碱的浓度，正常值范围为 ±3mmol/L。与 AB 意义相似，但因反映血液酸碱物质总的缓冲能力，故可能更确切，但较少用。

（二）标准碱剩余

BE 是指在 37℃、血红蛋白充分氧合、PCO_2 为 40mmHg 的条件下，将一升全血的 pH 滴定到 7.40 所需的酸或碱的数量。BE 即上述 ΔBB。用酸滴定表示碱剩余，用正值表示；用碱滴定表示碱不足，用负值表示。由于除外了呼吸的影响，BE 被认为是反映代谢性酸碱平衡的指标，与 SB 的含义相似，但因反映血液酸碱物质总的缓冲能力，故可能更有价值。正常人 pH 在 7.40 左右，因此 BE 在 0 左右，正常值范围为 ±3mmol/L。

1. BE 检测的意义　BE 能反映血液缓冲碱绝对量的增减，故用来指导临床补充酸或碱的剂量时，可能比根据 HCO_3^- 更准确。补碱（酸）量 = 0.6 × BE × 体重（kg）。一般先补充计算值的 2/3～1/2，然后根据动脉血气复查结果决定第二次补给量。应当注意，我们测定的血液只是细胞外液和总体液的一小部分，而且体外测定的结果也不能完全代表整体的情况。

2. BE 的分类　临床常用的 BE 有全血 BE（BEb）及细胞外液 BE（BEecf）。BEb 受血红蛋白浓度浓度的直接影响，因此要用血红蛋白浓度进行校正，只要测得 pH 和另外一个指标（如 HCO_3^- 或 $PaCO_2$）就能方便地在 Siggaard-Anderson 列线图上读出已经用血红蛋白纠正的 BE 值。

3. 测定细胞外液 BE 的基础　因为血浆和组织间液是不断进行交换的，从细胞外液角度讲，BE 受血红蛋白浓度的影响就大为减少，用公式表示则为：

$$细胞外液 Hb 浓度 \times 细胞外液容量 = 血液 Hb 浓度 \times 血容量$$

$$血容量 = 体重 \times 8\% ，细胞外液容量 = 体重 \times (20\% \sim 30\%)$$

细胞外液 Hb 浓度 = 血液 Hb 浓度 $\times$ 体重 $\times 8\%$/体重 $\times (20\% \sim 30\%)$ = 血液 Hb 浓度 $\times$ $(0.4 \sim 0.3)$。以正常血红蛋白浓度 15g/dl 为标准，则细胞外液 Hb 浓度为 $5 \sim 6$g%，所以，一般情况下细胞外液 BE 用血红蛋白浓度 $5 \sim 6$g% 校正比较合适。与 BEb 受血红蛋白浓度影响较大不同，血红蛋白浓度的变化对 BEecf 的影响非常有限，一般可以忽略不计，因此可以用细胞外液 Hb 为 $5 \sim 6$g% 进行固定校正。上述情况的变化随不同的血气分析仪而变，使用时应参考说明书。

一般情况下，上述各种 BE 的价值相似，可以同等对待。

第四节 酸碱平衡

机体处于酸碱平衡状态，与机体缓冲系统的缓冲作用和调节系统的调节作用有关。血液缓冲系统有强大的缓冲作用，主要与血浆碳酸、碳酸氢盐的缓冲能力和红细胞内氧合血红蛋白、脱氧血红蛋白的缓冲能力以及碳酸酐酶的作用有关。体细胞内缓冲作用更强大，主要与磷酸盐类（主要是磷酸氢二钾和磷酸二氢钾）的缓冲作用和细胞内强大的代谢作用有关。机体通过呼吸系统和肾脏的调节作用放大血液的缓冲能力。

一、酸、碱的关系与 pH

根据酸碱的概念，酸碱关系可表示为：酸 = H^+ + 碱，因此一个酸相应地有一个碱（共轭碱），称为酸碱组合。体液中主要的酸与碱的组合见表 12-3。水溶液中 H^+ 的离解程度取决于各种酸的性质，可用离解常数 K 表示。K 的负对数即上述所谓的 pK，因此 K 值越大，pK 值越小，H^+ 越容易离解，酸性越强（强酸）；而与此对应的碱，则与 H^+ 的结合能力弱，碱性弱（弱碱），即强酸的共轭碱是弱碱；反之，弱酸的共轭碱则属强碱。

表 12-3　体液中主要酸、碱物质的酸碱度比较

酸			碱		K	pK
强	HCl	$\rightleftharpoons$	$H^+ + Cl^-$	弱	约 10^7	约 -7
酸	OH_3^+	$\rightleftharpoons$	$H^+ + H_2O$	碱	约 10^2	约 -2
$\uparrow$	H_2CO_3	$\rightleftharpoons$	$H^+ + HCO_3^-$	$\uparrow$	$10^{-6.1}$	6.1
	$H_2PO_4^-$	$\rightleftharpoons$	$H^+ + HPO_3^{2-}$		$10^{-6.8}$	6.8
$\downarrow$	HPr	$\rightleftharpoons$	$H^+ + Pr^-$	$\downarrow$	$10^{-4} \sim 10^{-10}$	$4 \sim 10$
弱	NH_4^+	$\rightleftharpoons$	$H^+ + NH_3$	强	$10^{-9.3}$	9.3
酸	H_2O	$\rightleftharpoons$	$H^+ + OH^-$	碱	10^{-14}	14

由表 12-3 可知，水（H_2O）由于可释放出 H^+ 而形成 OH^-（强碱），故是弱酸；但也可以接受 H^+ 形成 OH_3^+（强酸）而成为弱碱。同样 HCO_3^- 可以接受 H^+ 形成 H_2CO_3，因此

是碱，但又可释放出 H^+ 而成为 CO_3^{2-}，故也是酸。许多物质皆具有酸碱两重性，至于是以酸性为主，还是以碱性为主，主要取决于溶液的 pH 与该物质的两个 pK 之间的关系。根据上述解离关系，酸碱可表示为下述公式：

$$[酸] \times K = [H^+] \times [碱]，或 [HA] \times K = [H^+] \times [A^-]$$

$$[H^+] = K \times \frac{[HA]}{[A^-]}$$

$$pH = -\log[H^+] = -\log K + -\log\frac{[HA]}{[A^-]} = pK + \log\frac{[A^-]}{[HA]}$$

即在解离常数恒定的情况下，溶液的 pH 由酸和碱的浓度比决定；反之，酸和碱的浓度比取决于溶液的 pH。实际上血液中的几组酸碱缓冲对同时存在，且存在着共同的 H^+ 浓度，即 pH 相同，故在血液中可用各种缓冲对表示 pH。正常情况下为：

$$pH = pK + \log\frac{[HCO_3^-]}{[H_2CO_3]} = pk + \log\frac{[HCO_3^-]}{0.03 \times PCO_2} 6.1 + \log\frac{24}{1.2} = 7.4$$

pK 在碳酸氢盐缓冲系统中虽以 6.1 为常数，但实际上随 pH 变化也有轻微波动。

$$pH = 6.8 + \log\frac{[HPO_3^{2-}]}{[H_2PO_4^-]} = 7.4，磷酸盐缓冲系统。$$

$$pH = 7.85 + \log\frac{[Hb^-]}{[HHb]} = 7.4，血红蛋白缓冲系统。$$

$$pH = 6.6 + \log\frac{[HbO_2^-]}{[HHbO_2]} = 7.4，氧合血红蛋白缓冲系统。$$

二、缓 冲 作 用

根据酸 $\rightleftharpoons H^+$ + 碱的平衡关系，在上述任何酸碱组合的平衡溶液中，加入强酸后，反应将向左移动，有一部分 H^+ 呈非离子化，溶液中增加的 H^+ 比实际加入的要少得多，即由于酸碱组合的存在，pH 变化较小，此为缓冲作用，具有缓冲作用的酸碱组合称为缓冲系统。举例说明如下。

1. 正常氢离子浓度与 pH　如果没有缓冲系统，在 1L 水中，加入强酸 5mmol，则 $[H^+]$ 为 5×10^6 nmol/L，远低于正常情况下血浆 $[H^+]$ 40nmol/L 的水平；而换算后 pH 为 2.3，也远低于血浆 7.35 ~ 7.45 的正常值范围。在这样的环境中，细胞不能生存。

2. 缓冲后的氢离子浓度与 pH　在体液中，由于存在缓冲系统，pH 将显著改善。比如体重 70kg 的患者，若在同样 1L 的体液中，加入强酸 5mmol（即浓度为 5mmol/L），pH 的变化可按如下公式计算：

体液量 = 70kg × 60% = 42kg ≈ 42L

进入体液的 H^+ 量 = 42L × 5mmol/L = 210mmol

细胞外液量 = 70kg × 20% = 14kg ≈ 14L

被细胞外液缓冲的 H^+ 量 = 210mmol × 42% = 88.2mmol（试验也证实在一定范围内，有 42% 的 H^+ 可被细胞外液的缓冲系统所中和）

被细胞外液缓冲的 H^+ 浓度 = 88.2mmol/14L ≈ 6mmol/L

所以，消耗的 HCO_3^- 浓度 = 被细胞外液缓冲的 H^+ 浓度 = 6mmol/L。

血液中 HCO_3^- 浓度 $= 24mmol/L - 6mmol/L = 18mmol/L$

因此经过上述缓冲后，$pH = 6.1 + \log\dfrac{18}{1.2} = 7.27$。

因此血液缓冲系统的存在使得血液 pH 变化幅度要小得多。

3. 血浆缓冲对的缓冲能力　在 pH = pK 时，［酸］=［碱］，此时缓冲系统的缓冲能力最大，否则缓冲能力变小。正常代谢情况下，血液的 pH 维持在 7.4 左右，主要与血液强大的缓冲作用有关，其主要缓冲对的 pK 皆持在 7.4 ± 2.0 范围内，因此血液主要缓冲对的缓冲能力皆非常强大（表 12-3）。

三、机体的缓冲系统

根据缓冲特点可将机体的缓冲系统分为 3 个缓冲池：血液缓冲池（或细胞外液缓冲池）、细胞内液缓冲池、脑脊液缓冲池。因为组织间液可与血液迅速交换，可作为血液缓冲池的延伸部分，故血液缓冲池也可称为细胞外液缓冲池。3 个缓冲池通过一定的"隔膜"隔开，尽管相互之间有一定影响，但可以单独发挥作用，其缓冲特点决定不同酸碱紊乱的临床特点和治疗。另外，在一定情况下，某些特殊部位也可发挥一定的缓冲作用，如骨骼对慢性代谢性酸中毒的缓冲作用。

（一）血液的缓冲系统

血液的缓冲作用非常迅速，血液酸碱物质的浓度变化后即发挥作用。缓冲物质大体分可变缓冲对（酸碱物质的总含量在缓冲作用发挥后变化，见下述）和不变缓冲对（酸碱物质的总含量在缓冲作用发挥后不变化），前者起主要作用。红细胞内、外的缓冲对不完全一样，红细胞内的缓冲作用比红细胞外强 3~6 倍。

1. 血液的缓冲物质　包括血浆和红细胞内的缓冲对两部分。

（1）血浆缓冲对：可变缓冲对 $\dfrac{NaHCO_3}{H_2CO_3}$，不变缓冲对 $\dfrac{Na_2HPO_4}{NaH_2PO_4}$、$\dfrac{Na\text{-}Pro}{H\text{-}pro}$。

（2）红细胞中的缓冲对：可变缓冲对 $\dfrac{KHCO_3}{H_2CO_3}$、$\dfrac{K\text{-}Hb}{H\text{-}Hb}$、$\dfrac{K\text{-}HbO_2}{H\text{-}HbO_2}$；不变缓冲对 $\dfrac{K_2HPO_4}{KH_2PO_4}$。

在血浆中，HCO_3^-/H_2CO_3（CO_2）缓冲对是最主要的缓冲对，缓冲作用最强，这与其特点有关：是可变缓冲对；其 PK 值接近血液 pH；含量高，约占血浆缓冲物质总量的90%，血液缓冲物质总量的 35%；红细胞可通过 CA 的作用和氯离子转移显著放大其作用；在慢性化的过程中，肺脏和肾脏的代偿作用（通过排出增加或减少 CO_2 和 HCO_3^-）调节其总量的变化，因此该缓冲对最常用于表示酸碱状态。

在红细胞中，血红蛋白缓冲对、氧合血红蛋白缓冲对是可变缓冲对，其含量非常高，两者的 pK 值也接近血液的 pH；通过氧合和氧解离之间的变化导致两者含量的变化，但两者的总量不变，故两者的综合缓冲作用最强，这对调节其在组织细胞和肺脏中的作用特别重要。

HCO_3^-/H_2CO_3 缓冲对也是红细胞内的重要缓冲对，尽管其作用稍弱，但能够通过氯离子转移调节血浆碳酸氢盐浓度的变化；红细胞内的 CA 可显著增快缓冲反应的速度，因此是血浆 HCO_3^-/H_2CO_3 发挥缓冲作用的关键因素。

2. 对 CO_2 的缓冲作用　组织细胞代谢不断产生大量 CO_2，CO_2 进入血液后生成碳酸（H_2CO_3），而进入肺部的 H_2CO_3 则转化为 CO_2，随呼吸运动排出体外。

（1）CO_2 从组织进入血液后的变化过程

1）血浆的反应：CO_2 从组织进入血液后，血浆 PCO_2 升高，平均约为 46mmHg，但红细胞内 PCO_2 较低，CO_2 遂自血浆弥散入红细胞；一小部分 CO_2 在血浆中缓慢化合成 H_2CO_3，并受磷酸盐缓冲系统和蛋白质缓冲系统的缓冲。

$$CO_2 + H_2O \rightarrow H_2CO_3 \rightarrow H^+ + HCO_3^-$$
$$\rightarrow + Pro^- \rightarrow HPro$$
$$\rightarrow + NaHPO_4^- \rightarrow NaH_2PO_4$$

2）红细胞内的反应：在红细胞内，由于 CA 的作用，上述反应的转化速度显著加快，大约比血浆中快 13 000 倍。由 H_2CO_3 解离生成的 H^+ 大部分被血红蛋白结合，小部分被磷酸盐缓冲对缓冲。

$$CO_2 + H_2O \xrightarrow{CA} H_2CO_3 \longrightarrow H^+ + HCO_3^-$$
$$HbO_2^- \longrightarrow Hb^- + O_2$$
$$H^+ + Hb^- \longrightarrow HHb$$
$$H^+ + KHPO_4^- \longrightarrow KH_2PO_4$$

3）血红蛋白在组织中的效应特点：根据 Bohr 效应，血液中 HbO_2 在通过组织时，由于低 PO_2、低 pH 和高 PCO_2，使得一部分 HbO_2 释放氧，并发生分子构象的改变，碱性增强，结合 H^+ 的能力增加。氧合血红蛋白解离出 1mol 的 O_2 就可结合 0.7mol H^+，相当于 0.7mol CO_2 产生的 H^+。因此，当呼吸商为 0.7 时，单纯通过血红蛋白的缓冲作用就可使血液的 pH 几乎保持不变；正常情况下，呼吸商为 0.8，血液 pH 的变化也非常有限。该反应可简化为：

$$H_2CO_3 + HbO_2^- \longrightarrow HCO_3^- + HHb + O_2$$

在这一系列反应中，血浆 pH 几乎没有改变，所以称为等氢反应。但若糖类物质摄入过多，或刚停止运动后，呼吸商或呼吸气体交换率明显增大，血液 pH 下降。红细胞内生成的大量 HCO_3^- 弥散入血浆，同时伴随等量 Cl^- 弥散入红细胞内，从而保持上述反应的持续进行，这一过程叫氯转移。

4）血红蛋白结合氢的其他形式：约有 1/4 的 CO_2 直接和 Hb 结合成氨基甲酰血红蛋白，参与 CO_2 的缓冲和运输。

总之，足够的红细胞数量和完善的血红蛋白功能不仅对氧的运输至关重要，对缓解呼吸性酸中毒也有巨大作用，这在临床上容易忽视。

（2）血液流经肺部时 CO_2 的排出过程：肺泡气 PCO_2 低于静脉血，血浆中物理溶解的 CO_2 首先向肺泡内弥散，红细胞内的 CO_2 则向血浆内弥散，血浆中和红细胞内的 PCO_2 下降，H_2CO_3 随之分解成 CO_2 和水，上述反应的方向与在组织内的刚好相反，可表示如下：

1）血浆中的变化：

$$HPr \longrightarrow H^+ + Pr^-$$
$$NaH_2PO_4 \longrightarrow H^+ + NaHPO_4^-$$
$$HCO_3^- + H^+ \longrightarrow H_2CO_3 \longrightarrow CO_2 + H_2O$$

2）红细胞内的变化：

$$HHb + CO_2 \longrightarrow HbO_2^- + H^+$$

$$\text{H}^+ + \text{HCO}_3^- \xrightarrow{\text{CA}} \text{H}_2\text{CO}_3 \longrightarrow \text{CO}_2 + \text{H}_2\text{O}$$

同理，血浆内由于缺乏 CA，上述反应速度缓慢。而在红细胞内，由于 CA 的作用和血红蛋白结合氧的作用，反应迅速进行，导致红细胞内 HCO_3^- 下降，血浆中 HCO_3^- 扩散入红细胞内再变成 CO_2 排出，同时伴随 Cl^- 由红细胞内转移至血浆，即氯转移。由肺部排出的 CO_2 除大部分来源于 HCO_3^-，少部分由氨基甲酰血红蛋白释放。

总之，血浆中的 CO_2 虽也能转化成 H_2CO_3 和 HCO_3^-，但反应过程缓慢；在红细胞内，由于 CA 的作用，使转化速度大为加快。血液对 CO_2 的缓冲作用绝大部分最终由红细胞实现。一般认为，机体代谢产生的 CO_2，约 92% 是直接或间接由血红蛋白参与缓冲的，因此呼吸性酸中毒患者应避免严重贫血；同样严重贫血的患者经过输血治疗后，不仅改善组织供氧，也改善高碳酸血症及其对机体的影响。由于还原血红蛋白比氧合血红蛋白的酸性弱，当血液流进组织毛细血管时，部分氧合血红蛋白转化为还原血红蛋白，大量地结合 CO_2，使血液的 pH 仅轻微下降；而当血液流经肺毛细血管时，还原血红蛋白结合氧，酸性增强，解离出 CO_2，并呼出体外。

3. 对固定酸的缓冲作用　与碳酸相似，固定酸进入血液，分别在血浆和红细胞内进行缓冲。H^+ 进入血浆，与血浆缓冲对的抗酸成分，主要是碳酸/碳酸氢盐缓冲对中的碳酸氢钠作用，生成 H_2CO_3，即：

$$\text{H}^+ + \text{NaHCO}_3 \longrightarrow \text{H}_2\text{CO}_3 + \text{Na}^+$$

H^+ 进入红细胞内，则与红细胞内的缓冲对发生作用，主要是与血红蛋白缓冲系统和碳酸/碳酸氢盐缓冲系统的碳酸氢钾发生作用，即：

$$\text{H}^+ + \text{Hb}^- \longrightarrow \text{HHb}$$
$$\text{H}^+ + \text{HbO}_2^- \longrightarrow \text{HHbO}_2$$
$$\text{H}^+ + \text{KHCO}_3 \longrightarrow \text{H}_2\text{CO}_3 + \text{K}^+$$

由于 CA 的作用，红细胞内碳酸/碳酸氢盐缓冲系统的作用比血浆强大。

因此，通过上述反应，进入机体的强酸被弱酸（H_2CO_3、HHb、HHbO_2）所取代，血浆中 H^+ 浓度不至于过多增加。机体生成的 H_2CO_3 又可分解成 CO_2 经肺脏迅速排出体外。

其他缓冲系统对固定酸也承担部分缓冲作用，但在血浆中的浓度较低，其生成物也不像 CO_2 那样迅速地被肺脏调节，故作用有限，如：

$\text{H}^+ + \text{NaHPO}_4^- \longrightarrow \text{NaH}_2\text{PO}_4$。后者可被肾脏缓慢调节，逐渐排出体外。

$\text{H}^+ + \text{Pr}^- \longrightarrow \text{HPr}$。后者的含量不发生变化。

4. 对固定碱的缓冲作用　碱性物质进入血液后，首选是血浆缓冲对的抗碱成分，即弱酸组分发挥作用。

在血浆碳酸/碳酸氢盐缓冲对中，尽管 H_2CO_3 含量少，但 CO_2 的来源丰富，所以仍是起缓冲作用的主要成分之一，即：

$$\text{OH}^- + \text{H}_2\text{CO}_3 \longrightarrow \text{HCO}_3^- + \text{H}_2\text{O}$$

碱性成分进入红细胞后，则与红细胞内的缓冲对发生作用，主要是与血红蛋白缓冲系统和碳酸/碳酸氢盐缓冲系统发生作用，即：

$$\text{OH}^- + \text{HHb} \longrightarrow \text{Hb}^- + \text{H}_2\text{O}$$

$$OH^- + HHbO_2 \longrightarrow HbO_2^- + H_2O$$
$$OH^- + H_2CO_3 \longrightarrow HCO_3^- + H_2O$$

由于 CA 的作用，红细胞内碳酸/碳酸氢盐缓冲系统发挥的作用也比血浆迅速、强大得多。

其他缓冲系统也发挥一定作用，但作用强度要弱得多，比如蛋白质缓冲系统和磷酸盐缓冲系统。如：

$$OH^- + HPr \longrightarrow Pr^- + H_2O$$
$$OH^- + H_2PO_4^- \longrightarrow HPO_4^{2-} + H_2O$$

因此，通过上述反应，进入血液的强碱被弱碱（HCO_3^-、HHb^-、$HHbO_2^-$）所取代，血浆中 OH^- 浓度不至于明显升高。生成的 H_2O 可经肾脏迅速排出体外，但 HCO_3^-、HPO_4^{2-} 仅能通过肾脏缓慢排出，这也是机体不容易耐受碱中毒的原因之一。但与呼吸性碱中毒相比，代谢性碱中毒患者细胞内碱中毒的程度多较轻，不容易出现严重的代谢障碍和精神症状。

总之，血液中代谢产生的酸、碱物质的缓冲主要与 H_2CO_3/HCO_3^- 缓冲对有关，更与红细胞内的 CA 的催化作用和血红蛋白、氧合血红蛋白缓冲对的缓冲作用有关，因此适当数量和功能的红细胞是必要的，尽管其作用不像对呼吸性酸碱紊乱那样重要。

5. 血液的缓冲特性 ①上面 pH 公式充分说明 pH 与共轭碱、酸的浓度比有直接的依赖关系，只要两者比例正常，pH 就正常；而与酸、碱物质的绝对量无关。比如正常情况下，$[NaHCO_3]$ 为 24mmol/L，$[H_2CO_3]$ 为 1.2mmol/L，$[NaHCO_3]/[H_2CO_3]$ = 20:1，血浆 pH = 7.4；若 $[NaHCO_3]$ 下降至 18mmol/L，$[H_2CO_3]$ 下降至 0.9mmol/L，两者的比例仍为 20:1，pH 仍保持 7.4 不变。②血液 pH 维持在 7.4 左右，主要与血液中缓冲物质的强大缓冲作用有关。血液中的主要缓冲对的 pK 值皆维持在 7.4±2.0 范围内，因此其缓冲作用皆非常强大。③从 $[NaHCO_3]/[H_2CO_3]$ = 20:1 的比例还可看出，在 pH 7.4 附近，有较多碱性物质接收 H^+，即对酸的缓冲能力特别强，这与人体代谢产生的酸远多于碱的生理情况相适应。这也是机体对代谢性酸中毒耐受性较好的原因之一；同样机械通气时若发生碱中毒，则应迅速降低通气量，单纯靠自身代偿或药物补充是不够的。④碳酸/碳酸氢盐缓冲系统来源于 CO_2 的水合作用，即 $CO_2 + H_2O \Longleftrightarrow H_2CO_3 \Longleftrightarrow H^+ + HCO_3^-$，其中 CO_2 通过肺的呼吸作用调节，HCO_3^- 通过肾小管的功能调节，使二者的比例保持在 20:1，即 pH 相对恒定；其他缓冲系统则因在体液中的变化速度很慢，缓冲作用有限，故碳酸/碳酸氢盐缓冲对的缓冲作用最强大。⑤红细胞中的碳酸酐酶和血红蛋白是维持碳酸/碳酸氢盐维持强大、迅速缓冲作用的主要因素，其中缓冲 CO_2 产生的 H^+ 主要由血红蛋白缓冲，因此贫血患者不仅导致组织供氧障碍，也影响各种类型的酸碱平衡，特别是对高碳酸血症患者，红细胞对酸碱紊乱的巨大缓冲作用必须受到重视。

（二）组织细胞的缓冲作用

细胞外液 $[H^+]$ 的变化必然影响到细胞内，如酸中毒时，H^+ 可自细胞外进入细胞内，被细胞内的缓冲系统所缓冲，从而减轻细胞外液酸中毒的程度；同样也可减轻细胞外液碱中毒的程度，其中大量肌肉细胞是巨大的酸碱缓冲池。

1. 细胞内液的缓冲能力 一般而言，体液总的缓冲能力是血液缓冲能力的 6 倍之多，细胞内缓冲能力最强，血液或细胞外液次之，脑脊液的缓冲能力最弱。与血液对酸的缓冲能力特别强一样，细胞内液缓冲酸的能力也远超过对碱的缓冲能力。

2. 细胞内液的缓冲物质和作用机制 细胞内有磷酸盐类和蛋白质等物质组成的缓冲系

统,其中磷酸盐类主要是 $KH_2PO_4/K_2HPO_4^-$,而蛋白质缓冲系统则复杂得多,可简单表示为 HPr/KPr。磷酸盐离子和蛋白阴离子的含量比细胞外液高,两者之和大约为 80mol/L + 47mmol/L = 127mmol/L,约占阴离子总量的 70%,这和血液有显著区别。由于体细胞数量众多;有丰富的线粒体(血液中的红细胞无线粒体)进行强大的有氧代谢,通过 ATP、ADP 之间的转换迅速补充磷酸根离子的丢失;细胞器上的质子泵可将 H^+ 泵入细胞器,迅速降低细胞浆的 H^+ 浓度,因此在细胞功能完好的情况下,细胞内的磷酸根离子和蛋白阴离子成为最强大的缓冲物质,尤其是前者,对细胞内酸中毒有巨大的缓冲作用。

3. 细胞内液的缓冲机制 由于细胞膜的半透膜作用,体细胞对不同酸碱紊乱的缓冲强度并不一致。受细胞膜的半透膜特性的影响,H^+ 和 HCO_3^- 进出细胞的过程非常缓慢,但 CO_2 可迅速进入细胞,故在代谢性酸中毒,细胞内的缓冲作用相对缓慢且较弱;而在呼吸性酸中毒,只要不存在明显的缺氧,细胞内的缓冲作用就迅速、强大,一般 15 分钟后其缓冲作用达峰值的 60%,而 3 小时后其缓冲作用可达峰值(图 12-10),这也是发生急性呼吸性酸中毒时,血浆 pH 很低,而患者的生命体征仍稳定,并能进行正常代谢活动的主要原因;同时也是现代机械通气治疗急性呼吸窘迫综合征和危重支气管哮喘时,强调采取"允许性高碳酸血症(PHC)"策略的主要理论基础之一。但若发生呼吸性碱中毒,细胞内碱中毒也比较明显,但缓冲作用较弱,容易出现代谢障碍;而在代谢性碱中毒患者,由于半透膜作用,细胞内碱中毒则相对轻得多,故不容易出现严重的代谢障碍。

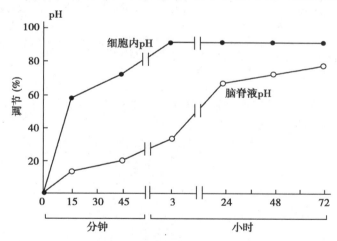

图 12-10 急性呼吸性酸中毒细胞内和脑脊液 pH 的变化

4. 细胞内液和血液缓冲作用的主要区别 血液的组成和功能特点与体细胞有显著不同,血液的细胞主要是红细胞,其数量比体细胞要少得多;红细胞缺乏线粒体等细胞器结构,代谢能力有限,故尽管 CA 的催化作用和血红蛋白的缓冲作用非常强大,但总体而言,其缓冲能力比体细胞弱得多。比如有试验证实,在血液中输入强酸后,有 42% 被细胞外液缓冲系统缓冲,58% 被细胞内液缓冲系统缓冲。对急性呼吸性酸中毒而言,细胞内液的缓冲作用则更为强大。与 CO_2 可迅速进入细胞,细胞内液迅速缓冲呼吸性酸中毒不同,体细胞对代谢性酸中毒的缓冲作用要缓慢得多,因为 H^+ 需通过 H^+-Na^+ 交换增强,并抑制 K^+-Na^+ 交换而逐渐进入细胞内,故需 2 ~ 4 小时才能发挥作用。

因此对酸中毒而言，HCO_3^- 和 Hb 是血液内最重要的缓冲碱，主要用于缓冲代谢性酸中毒；而磷酸根离子和蛋白质阴离子则是细胞内最重要的缓冲碱，主要用于缓冲呼吸性酸中毒；血液中的 HCO_3^-、Hb 和细胞内磷酸盐离子、蛋白质阴离子对慢性呼吸性酸中毒皆有强大的缓冲作用。

（三）脑脊液的缓冲作用

与血液和体细胞相比，脑脊液不仅缺乏有效的缓冲物质，也缺乏细胞和适当的代谢活动，脑脊液和血液之间还存在血-脑脊液屏障，H^+ 和 HCO_3^- 移出和进入脑脊液的速度非常缓慢，但 CO_2 可迅速进出脑脊液，故血液中出现原发性代谢酸碱改变时，脑脊液酸碱度的改变缓慢且有限；PCO_2 显著改变时可导致脑脊液酸碱度的明显变化，出现明显的神经-精神改变和呼吸变化。总之，呼吸因素作为始发因素导致的酸碱紊乱对呼吸中枢和脑细胞影响要比代谢紊乱大。这主要见于呼吸性酸中毒和机械通气过度的患者。

（四）骨骼的缓冲作用

在持续时间较长的代谢性酸中毒患者参与调节作用。此时钙盐分解增多，有利于对 H^+ 的缓冲，这也是慢性酸中毒患者发生骨质疏松的原因之一。

$$Ca_3(PO_4)_2 + 4H^+ \longrightarrow 3Ca^{2+} + 2H_2PO_4^-$$

不同类型的酸碱紊乱的缓冲作用和对机体的影响特点可总结为图 12-11。

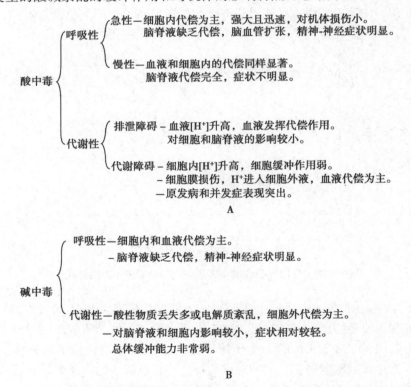

图 12-11 不同类型酸中毒、碱中毒的代偿特点及对机体的影响

A. 酸中毒的代偿特点及对机体的影响；B. 碱中毒的代偿特点及对机体的影响

四、机体对酸碱物质的调节

(一) 肺通气的调节

肺通气的调节作用较迅速，主要通过呼吸运动调节 $PaCO_2$。延髓呼吸中枢通过调整呼吸运动的深度和频率，加速或减慢 CO_2 的排出。

驱动呼吸肌的运动神经元位于脊髓不同的节段。支配膈肌的运动神经元在 $C_3 \sim C_6$，支配肋间肌的运动神经元在 $T_1 \sim T_{12}$，支配腹壁肌的运动神经元在 $T_4 \sim L_3$。控制气道肌肉的运动神经元主要位于脑干疑核和迷走神经核，分别通过舌咽神经和迷走神经支配咽喉部肌肉和气管平滑肌。膈肌和肋间外肌、肋间内肌和腹肌分别是最重要的吸气肌和呼气肌。最重要的呼吸道肌肉是气管平滑肌和上呼吸道扩张肌。呼吸肌节律性收缩形成的呼吸运动改变胸廓和肺的容积，以及气道阻力。神经系统对呼吸运动的调节可分为两个基本方面：自主性调节和行为性调节，前者主要包括化学性调节和机械性调节。在健康人，化学性调节起决定作用，它通过位于延髓呼吸中枢的神经元群的节律性或周期性放电发挥调节作用，通过脊髓及末梢神经传导至呼吸肌（主要是吸气肌）完成通气动作，最终通过气体交换使 PaO_2 及 $PaCO_2$ 维持在适当范围；同样在化学感受区的 PO_2 及 PCO_2 也维持在一定范围内。当血液及脑脊液中 PO_2 及 PCO_2 变化时，信号上行传至呼吸中枢神经元群，通过调整呼吸运动和气体交换使 PaO_2 及 $PaCO_2$ 维持在正常范围，即所谓的非随意呼吸调节，也称为自主节律呼吸调节。屏气、唱歌、说话时的呼吸受大脑皮质调节，即大脑皮质能在一定限度内随意控制呼吸，此称为行为性呼吸调节，也称为随意性呼吸调节。清醒时呼吸调节是由两种形式的调节共同发挥作用，两者作用强度的比例取决于人体的状态，一般由非随意呼吸调节起决定作用，但行为性呼吸调节可随时发挥作用。当由清醒时转为睡眠时，特别是非 REM 睡眠时，呼吸调节发生很大变化，此时行为性呼吸调节失去作用而只能依赖于自主性呼吸调节。

影响呼吸中枢调节的因素主要有化学性和机械性两类。正常情况下，化学性因素（主要是 $PaCO_2$、pH 和 PaO_2）起主要作用，见图 12-12 和图 12-13。在气道-肺组织严重病变的情况下，机械性因素（肺牵张反射、呼吸肌本体感受性反射、肺毛细血管旁感受器引起的反射）可能发挥更主要的影响，简述如下。

1. 化学性调节

(1) 动脉血二氧化碳分压：$PaCO_2$ 变化是健康人调节呼吸中枢的主要因素。$PaCO_2$ 对呼吸中枢的影响主要通过两条途径实现，一是延髓的中枢化学感受器，其对 PCO_2 的变化非常敏感，当然 CO_2 对中枢化学感受器的作用主要通过 H^+ 的变化实现。$PaCO_2$ 升高 2mmHg 就会出现通气加强反应；二是通过外周化学感受器间接影响呼吸中枢的兴奋性，但其敏感性要低得多，$PaCO_2$ 升高 10mmHg 才会出现通气加强反应。不仅如此，$PaCO_2$ 通过中枢化学感受器直接兴奋延髓呼吸中枢的作用强度也远远超过外周化学感受器，前者大约占 80%，后者大约占 20%。不过，在下述情况下，外周化学感受器的作用可能是主要的：①中枢化学感受器反应速度较慢，当 $PaCO_2$ 突然升高时，外周化学感受器可能起主要作用。②中枢化学感受器受抑制时，外周化学感受器起主要作用。$PaCO_2$ 变化兴奋呼吸中枢的作用有一定的限度，当 $PaCO_2$ 明显升高时抑制中枢神经系统，包括呼吸中枢的活动，产生 CO_2 麻醉。CO_2 麻醉现象出现与否，不仅取决于 $PaCO_2$ 水平，还取决于 $PaCO_2$ 升高的速度。在短时间内 $PaCO_2$ 迅速升高者，更易出现 CO_2 麻醉。

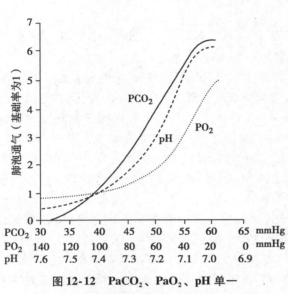

图 12-12 $PaCO_2$、PaO_2、pH 单一
改变对肺泡通气量的影响

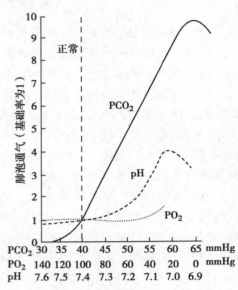

图 12-13 $PaCO_2$、PaO_2、pH 综合
改变对肺泡通气量的影响

（2）动脉血 pH 或氢离子浓度：与 $PaCO_2$ 变化对呼吸中枢的影响相似，pH 变化对呼吸中枢的影响也是通过中心和外周化学感受器而发挥作用。中枢化学感受器对 pH（或 H^+）变化的敏感性比对外周化学感受器要高得多，前者大约是后者的 25 倍。脑脊液中 H^+ 才是中枢化学感受器最有效的刺激物，$PaCO_2$ 对中枢化学感受器的作用主要是通过 H^+ 实现，但由于血 - 脑脊液屏障的作用，血液中的 H^+ 进入脑脊液的速度非常缓慢，限制了其作用的发挥。

一般而言，脑脊液与血液的 pH 是一致的。但因脑脊液或血液中的 HCO_3^- 不易透过血-脑脊液屏障，所以脑脊液局部发生代谢性碱中毒或酸中毒，则代偿速度非常缓慢。因 CO_2 麻醉而持续进行机械通气治疗的患者，若通气量过大、CO_2 潴留纠正过快，虽然 $PaCO_2$ 已降至正常，但患者仍表现为呼吸抑制，其原因之一就是因为脑脊液仍呈碱性。在撤离机械通气时，也应充分考虑该因素的影响，否则容易导致撤机失败。

（3）动脉血氧分压：PaO_2 通过影响外周化学感受器调节呼吸中枢的兴奋性，其对呼吸中枢的直接作用是抑制性的。一般情况下，PaO_2 对呼吸中枢的影响最不敏感，PaO_2 下降至 80mmHg 以下时才可能出现可觉察的通气反应增加；下降至 60mmHg 以下时，才可出现通气反应的明显增加。因此正常情况下，PaO_2 对呼吸中枢兴奋性的影响微乎其微。但在慢性 CO_2 潴留的患者，呼吸中枢对 $PaCO_2$ 的变化逐渐适应，这时低 PaO_2 对呼吸中枢的兴奋性才更重要。

（4）二氧化碳分压、氢离子浓度、氧分压在调节呼吸中的相互作用：三种因素可单独发挥作用，也可共同发挥作用，但更多情况下是多种因素共同发挥作用。图 12-12 显示保持两个因素不变而仅改变一个因素时的通气效应变化，其中 PaO_2 变化对呼吸增强的影响最弱、最慢，只有当 $PaO_2 < 80$mmHg 以下时，才逐渐出现通气反应的增加。而 $PaCO_2$ 和

H^+浓度不同，只要稍有升高，通气量就明显增大，$PaCO_2$的作用尤其显著。但实际情况不可能仅仅是单因素改变，图12-13为一种因素改变时，其他因素不加控制的情况。可以看出，$PaCO_2$升高、pH降低时，每分通气量的增加较单独$PaCO_2$升高时为大。pH降低时，因通气量增大使CO_2排出量增加，$PaCO_2$降低，抵消了一部分pH降低的作用；PCO_2下降也使pH升高，结果使通气量增加幅度减弱。PaO_2降低时，通气量增加，呼出较多CO_2，使$PaCO_2$降低，pH升高，从而使低氧的刺激作用减弱。当然，若同时出现低氧血症和高碳酸血症，则两者的作用叠加，使通气效应的增加幅度更大。

总之，$PaCO_2$升高、pH降低或PaO_2降低，呼吸中枢兴奋，呼吸运动加深、加快，CO_2排出量增多，血液中碳酸浓度降低；反之，$PaCO_2$降低、pH升高或PaO_2升高，则呼吸运动变浅、变慢，CO_2的排出量减少，血液中碳酸浓度增加。因此，通过呼吸中枢对呼吸运动的调控调整血液中H_2CO_3（CO_2）的浓度，使血浆［$NaHCO_3$］／［H_2CO_3］尽量维持正常，pH也维持相对稳定。但需强调，不同化学性刺激或相同化学刺激在不同条件下对呼吸中枢影响的强度不同，与上述试验结果可能有较大的差异；多数情况下，机械性刺激可能发挥更大的作用。

2. 中枢神经的调节　呼吸肌由脊髓前角运动神经元支配，而后者又受呼吸中枢控制，呼吸运动的节律来自中枢神经系统。位于脑干，参与启动与调节呼吸运动的细胞群称为呼吸中枢。位于不同部位的神经细胞群相互协调、制约，共同完成对呼吸运动的调节，其中延髓是呼吸节律的起源点，脑桥可使呼吸节律更加完善，脊髓上位神经元是与主要呼吸肌进行神经联系的通路，大脑皮质主要在随意呼吸运动中起作用（详见第十三章）。

3. 神经反射性调节　与其他神经系统反射活动相同，呼吸的神经反射性调节过程也包括感受器、传入神经、中枢、传出神经和效应器五部分（详见第十三章）。

总之，影响呼吸调节的因素众多，在气道-肺组织严重病变的情况下，化学性因素的调节作用往往减弱，如临床上更多见的是CO_2麻醉和PaO_2对呼吸中枢无影响，此时机械性刺激或其他化学性刺激可能发挥更大的作用。

（二）肾的调节

肾脏对酸碱的调节作用强大而缓慢。

1. 肾脏的基本调节作用和作用强度　肾脏主要通过排出过多的酸或碱，调节血浆中$NaHCO_3$的含量，保持血液pH的相对稳定。当血浆中$NaHCO_3$的浓度降低时，肾脏便加强排出酸性物质和重吸收$NaHCO_3$，以尽量恢复血浆中$NaHCO_3$的正常浓度；反之碱性物质过多，则减少酸性物质的排出和减少$NaHCO_3$的重吸收，以恢复血浆中$NaHCO_3$的正常浓度。正常膳食条件下，尿液中固定酸的排出量比碱多，故尿液的pH一般在6.0左右。在酸碱失衡的情况下，尿液的pH可降至4.4或升至8.0，变动幅度很大，两者相差三个pH单位以上，相应H^+浓度相差1000倍以上，说明肾脏具有相当强大的调节酸碱物质代谢的能力，以维持血液正常的pH。

2. 肾脏的调节机制　在肾脏的功能结构中，远曲小管是肾脏调节酸碱平衡的主要部位。原尿的pH与血浆的pH相同，但原尿流过远曲小管后，pH显著下降，说明尿液的酸化过程主要是经过远曲小管的泌氢作用完成的，并同时伴随钠的重吸收。

（1）分泌氢、回吸收钠：这是肾脏调节pH的最基本过程，其中Na^+主要以碳酸氢钠的形式回吸收。肾小球滤过的原尿，其pH与血浆相同，平均为pH 7.4，其［$NaHCO_3$］／

［H_2CO_3］和［Na_2HPO_4］／［NaH_2PO_4］也与血浆相同，分别为20:1和4:1。尿液流经远曲小管后，pH下降，若降至4.8，则$NaHCO_3$几乎全部被重吸收，［Na_2HPO_4］／［NaH_2PO_4］降为1:99，说明原尿经过远曲小管酸化的过程中，$NaHCO_3$几乎全部被吸收，绝大部分Na_2HPO_4转变为NaH_2PO_4。这个过程要有H^+的排出和Na^+的回吸收。肾小管细胞富含CA，能催化CO_2与H_2O迅速生成H_2CO_3，后者又迅速解离出H^+和HCO_3^-，其中H^+被分泌到管腔，而原尿中$NaHCO_3$和Na_2HPO_4的Na^+则被回吸收至肾小管上皮细胞；分泌一个H^+，回吸收一个Na^+。Na^+和肾小管上皮细胞中HCO_3^-同时回收到血液，补充血液中$NaHCO_3$的浓度；Na_2HPO_4则转变成酸性的NaH_2PO_4排出体外。

经过远曲小管的氢-钠交换，可以使尿液pH最低达4.4，对比血浆的pH 7.4，两者相差三个pH单位，其H^+浓度比血浆高1000倍。

远曲小管内发生的氢-钠交换过程可用下列反应式表示。

1）肾小管细胞：$CO_2 + H_2O \xrightarrow{CA} H_2CO_3 \longrightarrow HCO_3^- + H^+$

2）H^+分泌入小管腔，伴随等量Na^+回吸收入肾小管上皮细胞；而产生的酸性物质和水分排出体外。

$$H^+ + NaHCO_3 \longrightarrow Na^+ + H_2CO_3 \longrightarrow CO_2 + H_2O$$
$$H^+ + Na_2HPO_4 \longrightarrow Na^+ + NaH_2PO_4$$

3）在肾小管上皮内，Na^+与HCO_3^-结合为$NaHCO_3$，回吸收入组织间液和血浆。

$$Na^+ + HCO_3^- \longrightarrow NaHCO_3$$

除碳酸盐和磷酸盐外，其他有机酸的钠盐也以相同的方式进行氢-钠交换，其酸性代谢产物随尿液排出体外。

影响碳酸氢钠回吸收的主要因素有：①$PaCO_2$：$PaCO_2$升高，CO_2水化作用增强，回吸收的HCO_3^-和Na^+增加；反之，回吸收减少，这是呼吸性酸中毒或碱中毒发生后，机体代偿的主要机制之一。②细胞外液容量：细胞外液容量减少，回吸收增加；反之，则回吸收减少，这也是机体代偿性恢复血容量或排出过多体液的主要机制之一。③血钾浓度：血钾浓度降低，回吸收增加；反之，则回吸收减少，主要是钾-钠交换与氢-钠交换相互竞争性抑制的结果。④血氯浓度：浓度降低，回吸收增多；反之则减少。⑤碳酸酐酶活性：CA活性增加时，回吸收增加；反之，则回吸收减少。在碱中毒患者，适当应用乙酰唑胺等CA抑制剂，补充钾、氯可较快改善碱血症的程度。

（2）钾-钠交换与氢-钠交换：该机制主要调节K^+的排泄。在特殊的病理状态下对调节血液酸碱度也有一定的作用。原尿中的K^+在近曲小管几乎全部被重吸收，而尿液（终尿）中的K^+是由远曲小管主动分泌产生的。远曲小管分泌的K^+可与管腔中的Na^+交换，即排出K^+，回吸收Na^+，称为K^+-Na^+交换。由于H^+-Na^+交换也在远曲小管上皮细胞进行，与K^+-Na^+交换有竞争性抑制作用，该作用与普通体细胞内外竞争关系相似。若H^+分泌增多，K^+分泌便减少，因而H^+-Na^+交换占优势时抑制K^+-Na^+交换，这是酸中毒伴随高钾，碱中毒伴随低钾的原因之一。相反，K^+分泌增多，K^+-Na^+交换占优势时则抑制H^+-Na^+交换，这也是高钾伴随酸中毒，低钾伴随碱中毒的原因之一。

（3）氨的分泌：远曲小管细胞分泌NH_3，并与管腔中的H^+结合形成NH_4^+排出，回

吸收 Na^+，补充组织间液和血浆的 $NaHCO_3$，这是肾脏排 H^+ 保 Na^+ 的另一形式。该过程是放大肾脏调节酸碱度的能力的主要机制。

远曲小管细胞的 NH_3 主要来自血液中的谷氨酰胺，部分由肾小管上皮细胞内氨基酸的氧化脱氨基反应生成。生成的 NH_3 被分泌入管腔与 H^+ 结合形成 NH_4^+，取代了原尿中的 Na^+，生成铵盐排出，而回吸收的 Na^+ 则伴随 HCO_3^- 进入组织间液和血液循环。在 NH_4^+ 的生成过程中，尿液的 H^+ 浓度减少，有利于肾小管继续分泌 H^+，回吸收更多的 Na^+。氨的分泌量随尿液的 pH 而变化，尿液酸性越强，NH_4^+ 排出越多；若尿液呈碱性，NH_4^+ 生成便停止。

肾脏排 H^+ 保 Na^+、排 NH_4^+ 保 Na^+ 是其重吸收 $NaHCO_3$，保持体内酸碱平衡的有效措施，其中排 NH_4^+ 保 Na^+ 过程扩大了肾脏的排 H^+ 能力，在酸中毒时此作用尤为突出；反之，在碱中毒情况下，上述反应减弱，$NaHCO_3$ 的重吸收减少。

血浆 $NaHCO_3$ 的正常浓度在 22～27mmol/L 之间，若其浓度在 13～22mmol/L 时，原尿中的 $NaHCO_3$ 全部重吸收；若超过 28mmol/L 时，则重吸收显著减少。

与调节钠、钾离子相似，肾脏调节酸碱的作用非常缓慢，这也是发生急性酸中毒或碱中毒时，细胞内、外酸碱情况差别巨大的原因之一。尽管肾脏代偿很慢，理论上需 3～5 天才能达最大代偿水平，但临床上发现，血液实际达最高水平的时间要短，一般不超过 3 天。因为体细胞代偿后，其中的碱性物质向细胞外液转移要快得多。因脑脊液缺乏缓冲物质和细胞，转运速度又比较缓慢，真正达最大代偿的时间多需超过 3 天。

（4）总结：体液的缓冲、肺和肾脏的代偿是调节血液酸碱度的主要因素。根据缓冲特点可将机体分为 3 个缓冲池：血液或细胞外液缓冲池、细胞内液缓冲池、脑脊液缓冲池。3 个部分通过一定的"隔膜"隔开，可单独发挥作用，但相互之间逐渐发生交换，不同缓冲池的缓冲特点决定了不同酸碱紊乱的临床特点和治疗要求。血液和体细胞的缓冲作用是维持酸碱平衡的第一道防线，且作用强大，而脑脊液则非常微弱。一般而言，体细胞的缓冲作用比血液强大得多，但对不同的酸碱紊乱，两者发挥作用的强度和速度并不一致。若是酸或碱性物质进入血液，则是血液缓冲系统，特别是碳酸/碳酸氢盐、血红蛋白和氧合血红蛋白缓冲系统与其反应，把原来酸性或碱性较强的物质转化酸性或碱性较弱的物质；若是细胞内酸性或碱性物质增多，则是磷酸盐和蛋白质等缓冲物质与其起反应，把原来酸性或碱性较强的物质转化酸性或碱性较弱的物质；细胞内、外的酸碱物质可以相互转移，但转移速度取决于其理化特性。最终代偿结果是使血液和细胞内的 pH 不至于有明显的改变。若酸性、碱性物质过多，超过机体的代偿能力将导致细胞内、外酸碱度的变化，影响机体的代谢和功能。总体上，血液和体细胞对酸性物质的缓冲作用强大，对碱性物质的缓冲作用要弱得多；对呼吸性酸碱紊乱的缓冲作用迅速而强大，细胞内的缓冲更为迅速和强大，对代谢性酸碱紊乱的缓冲作用则缓慢且较弱。

缓冲作用的发挥必然改变三个缓冲池中各组分的浓度与比值，肺脏通过呼吸变化调节 $PaCO_2$，从而间接调整系统内的碳酸含量；而肾脏则通过排出过多的酸或碱来调节血浆内碳酸氢盐的浓度。肺、肾两者在调整缓冲系统的稳定上起着相辅相成的功效，任何一方功能失调都会造成酸碱平衡紊乱。

第五节 酸碱平衡紊乱

酸碱紊乱是临床各科的常见问题，发生原因众多，可以是呼吸性或代谢性，可以是单一性或复合性，机体的代偿或调节的特点也有差异，临床表现各不相同，治疗原则和方法需符合其生理学特点。

一、呼吸性酸中毒

原发性 $PaCO_2$ 的升高的一种病理生理状态，pH 降低或正常。可发生于肺的通气、换气功能障碍的任何环节，或数个环节同时发生障碍，但主要发生于通气功能障碍。

（一）病因

1. 通气功能减退　有通气动力减退和通气阻力增加：前者有心搏呼吸骤停、呼吸中枢兴奋性降低（见于脑血管意外、药物中毒等情况）、神经-肌肉损害或电解质紊乱导致的呼吸肌无力；后者有大气道阻塞、周围气道阻塞（如 COPD、支气管哮喘）。无论任何原因的最终结果皆是通气动力不能克服通气阻力，致通气量减少，$PaCO_2$ 升高。

2. 换气功能障碍　主要见于各种原因的严重肺组织损害，如重症肺炎、重症急性呼吸窘迫综合征、重症肺水肿、重症肺间质纤维化、重症胸肺部损伤、胸部或上腹部手术后等。一般情况下，换气功能障碍仅导致低氧血症，$PaCO_2$ 不升高，甚至降低；只有在非常严重的情况下才会出现 $PaCO_2$ 的升高，或者说 $PaCO_2$ 的升高是严重肺实质损伤的标志。换气功能障碍导致的呼吸性酸中毒的机制有：有效通气容积下降；$\dot{V}/\dot{Q}$ 失调导致无效腔增加；代谢增强，使 CO_2 产生量增加。

3. 其他

（1）吸入气 CO_2 浓度增加，主要见于通风不良，周围环境中 CO_2 浓度升高等情况，但临床上比较少见。

（2）机械通气应用不当，也容易发生高碳酸血症，这在临床上非常多见，但容易忽视。

（3）在重症 ARDS 和支气管哮喘患者，机械通气时，为保护肺组织免受损伤，"有意"降低通气量，使 $PaCO_2$ 升高，称为允许性高碳酸血症（PHC）。

根据发病的急缓，呼吸性酸中毒分为急性和慢性两种类型。

（二）急性呼吸性酸中毒

$PaCO_2$ 急性升高，机体来不及代偿，多有明显的临床表现，但细胞内代偿良好，故除非是严重酸中毒，生命体征多稳定。需强调急性呼吸性酸中毒必然伴随 PaO_2 的降低，因此低氧血症的程度及是否氧疗往往成为影响疗效的主要因素。但目前情况与既往有较大不同，患者就诊后多数采取适当的氧疗，此时酸中毒的程度及治疗措施成为影响临床症状和疗效的主要因素。

1. 临床表现　见上述。

2. 动脉血气变化及代偿特点

（1）动脉血气特点：$PaCO_2 > 45mmHg$，$pH < 7.35$；$HCO_3^- > SB$，SB 正常；BE 正常；

有低氧血症。

理论上，$PaCO_2$ 升高幅度不会超过 150mmHg，因为吸空气条件下 P_AO_2 为 104mmHg，$PvCO_2$ 为 46mmHg，两者之和最高为 104mmHg + 46mmHg = 150mmHg；吸氧条件下，肺泡内氮气被稀释，$PaCO_2$ 升高幅度可增加，但一般不会超过 200mmHg。若 $PaCO_2$ 出现进一步的升高，需考虑测定误差。

（2）代偿特点：单纯急性呼吸性酸中毒，血液（包括红细胞内和血浆）的缓冲系统迅速发挥作用，但作用强度有限，血液 pH 明显降低；细胞内迅速代偿，细胞内 pH 可在 15 分钟内恢复 60% 左右，3 小时达最大代偿水平；脑脊液屏障存在，血液与脑脊液之间的离子转移缓慢，脑脊液的 pH 比血浆更低。因此患者可以出现明显的精神-神经症状，但多为功能性改变，随着呼吸性酸中毒的纠正，可迅速恢复。若合并严重缺氧，则容易出现多种并发症和器质性损害。

$PaCO_2$ 升高，血液缓冲系统，主要是碳酸氢盐缓冲系统和血红蛋白缓冲系统（包括红细胞内的 CA）迅速发挥作用，但代偿程度有限，血浆［HCO_3^-］仅升高 3~4mmol/L，pH 有所恢复。血液的代偿公式为：ΔHCO_3^-（mmol/L）= $0.07 \times \Delta PaCO_2$（mmHg）± 1.15，代偿极限为 HCO_3^- 30mmol/L。

（3）血浆电解质的变化：酸中毒使细胞内外 K^+-Na^+ 交换减弱，血钾浓度升高；HCO_3^- 浓度升高，Cl^- 转移进入红细胞内，相应血 Cl^- 浓度降低；酸中毒使血清游离钙和游离镁浓度升高；酸中毒还导致转移性血磷浓度升高。

（4）尿电解质和酸碱度的变化：肾脏的代偿在数分钟即开始起作用，表现为泌酸和重吸收 HCO_3^- 增加，相应排钾减少，排氯增加；随着时间延长，代偿作用加强。但因代偿程度有限，除尿 pH 显著下降外，其余变化多不明显。

3. 特点总结　见本章第四节。

4. 基本治疗

（1）治疗原则：保持呼吸道通畅，吸氧，处理原发病和诱发因素，适当给予呼吸兴奋剂；pH < 7.2 时可小剂量使用碱性药物纠正酸中毒，但应避免过多给予；严重患者给予人工气道机械通气或经面罩机械通气。

（2）改善通气：CO_2 潴留是由于通气不足引起的，只有增加通气量，才能有效地排出 CO_2，现常采用呼吸兴奋剂和机械通气改善通气功能，机械通气是主要的治疗手段，而呼吸兴奋剂因疗效不一，长期存在争论，但其使用简单、方便、经济、便于推广普及，仍是临床上常规使用的药物。呼吸兴奋剂刺激呼吸中枢或周围化学感受器，通过增强呼吸中枢驱动增加呼吸频率和潮气量；与此同时，患者的氧耗量和 CO_2 产生量亦相应增加，并与通气量呈正相关。为此，临床使用呼吸兴奋剂应掌握其适应证。如服用安眠药等呼吸抑制剂过量、中枢性低通气综合征等，其通气量降低以中枢呼吸抑制为主，呼吸兴奋剂的疗效较好；但在 COPD 患者，存在通气阻力显著增大、中枢反应性低下、呼吸肌疲劳等情况，应用呼吸兴奋剂的利弊得失取决于上述因素的综合作用；在神经-肌肉疾病，或严重肺炎、肺水肿，急性呼吸窘迫综合征等以换气障碍为特点的呼吸衰竭或单纯低氧血症患者，呼吸兴奋剂有弊无益，应列为禁忌。

（3）使用呼吸兴奋剂的注意事项：应重视减轻胸肺和气道的机械负荷，如分泌物的引流、支气管解痉剂的应用、消除肺间质水肿和其他影响胸肺顺应性的因素；否则通气驱动增加会加重气急和增加呼吸功。还应适当增加吸入气氧浓度（FiO_2）。

最后强调应充分利用呼吸兴奋剂的神志回苏作用，患者一旦神志转清应立即鼓励其咳嗽、排痰，保持呼吸道通畅，必要时加用无创正压机械通气治疗。

（4）纠正贫血：因红细胞对缓冲呼吸性酸中毒有重要作用，因此贫血患者应适当输血。红细胞对其他类型的酸碱紊乱也有一定作用，故有贫血的患者也应适当输血，不赘述。

（三）慢性呼吸性酸中毒

1. 临床特点 多有明显的基础疾病，其中以 COPD 最多见，也往往同时存在低氧血症，因发病缓慢，机体各缓冲池的代偿、离子转移和调节系统（主要是肾脏）的调节比较充分，故除原发病的表现外，呼吸性酸中毒本身导致的临床症状不明显或比较轻。患者多存在营养不良、电解质紊乱、反复感染、多脏器功能不全等情况，这些成为影响预后的主要因素，因此呼吸衰竭和诱发因素也必须积极处理。

2. 动脉血气变化和代偿特点

（1）动脉血气变化：$PaCO_2 > 45mmHg$；pH 在 7.35～7.45 之间，或稍低于 7.35；$HCO_3^- > SB >$ 正常，BE 为正值；存在低氧血症。

（2）代偿特点：细胞内、外皆充分代偿；血液与脑脊液之间的离子转移逐渐达到平衡状态；肾功能充分代偿，故除非 $PaCO_2$ 显著升高（大于 80mmHg），pH 下降不明显，甚至在正常范围。因 HCO_3^- 重吸收增多，并排出相应的 Cl^-，故出现低氯血症，其特点是 $\Delta Cl^- = \Delta HCO_3^-$，这与呼吸性酸中毒合并代谢性碱中毒不同。$HCO_3^-$ 达最大代偿约需 48～72小时，一般不需要通常所说的 3～5 天。血液的代偿公式为 ΔHCO_3^-（mmol/L）$= 0.35 \times \Delta PaCO_2$（mmHg）$\pm 5.58$，代偿极限为 HCO_3^- 45mmol/L。

（3）血电解质变化：由于水肿、饮食差、利尿等原因，常出现低钠、低镁血症，血钾浓度可以升高、正常或降低。

（4）尿电解质和酸碱度的变化：肾脏代偿充分，泌酸和重吸收 HCO_3^- 增加，相应排钾减少，排氯增加，因此表现为尿 pH 显著下降，24 小时尿钾排出减少、尿氯排出增加。

3. 特点总结 见本章第三节。

4. 治疗原则 保持呼吸道通畅，持续低流量吸氧，处理原发病和诱发因素，适当给予呼吸兴奋剂，一般不宜使用碱性药物纠正酸中毒，多数患者可首选经面罩 NPPV，严重患者可给予人工气道机械通气。

二、呼吸性碱中毒

指原发性肺过度通气，致 $PaCO_2$ 低于正常值的病理生理状态。根据发病的急缓，pH 可以升高或正常。

（一）原因

临床上习惯分医源性和非医源性，前者多见于机械通气调节不当；后者多见于以下情况。

1. 肺实质疾病 在轻中度病变患者，主要表现为换气功能障碍和低氧血症，各种机械性或化学性刺激兴奋呼吸中枢，使通气量增加，$PaCO_2$ 下降。

2. 气道阻塞性疾病 在不是非常严重的患者，疾病急性加重（如 COPD）或急性发作

（如支气管哮喘），常有代偿性通气量增加，$PaCO_2$ 下降；伴低氧血症。

3. 高热或全身性急性病变 如败血症、严重创伤等，使代谢率提高，通气量增加，$PaCO_2$ 下降，PaO_2 升高。

4. 神经中枢异常 如肝性脑病、中枢神经病变或外伤等刺激呼吸中枢，使通气量增加，$PaCO_2$ 下降，常表现为呼吸不规则；PaO_2 升高。

5. 手术后患者 由于疼痛、应激反应等容易出现过度通气。$PaCO_2$ 下降；依手术特点，PaO_2 可以升高或降低。

6. 精神-神经因素 多发生于精神不稳定、紧张、焦虑、抑郁及神经质的患者。其特点是胸部检查、肺功能正常皆正常，PaO_2 升高。

（二）急性呼吸性碱中毒

1. 临床特点 除有原发病的表现外，因发病急，机体来不及代偿，故也多有呼吸性碱中毒导致的临床表现。主要表现为呼吸深快或浅快。因碱血症，血浆游离钙和游离镁下降，可出现神经-肌肉兴奋性升高，表现为手足麻木、肌肉震颤，甚至手足搐搦；因可同时合并转移性低钾血症，也可无上述表现，但可在低钾血症纠正后出现。

碱血症导致氧离曲线左移，氧解离困难，可出现组织缺氧，特别是脑组织缺氧；细胞内碱中毒明显，容易出现严重的代谢障碍；脑脊液碱中毒更严重，上述因素共同作用可出现明显的临床症状，表现为癫痫样发作、昏迷等，严重者可出现不可逆性脑损害。心、肝、肾组织缺氧和代谢障碍，可出现相应临床表现。

2. 动脉血气变化和代偿特点

（1）动脉血气改变：$PaCO_2 < 35mmHg$，$pH > 7.45$，$HCO_3^- < SB =$ 正常，BE 正常，PaO_2 可以降低（多见气道-肺实质疾病）、正常或升高。

（2）代偿特点：血液和细胞内的代偿皆有限，pH 上升明显；脑脊液缓冲能力微弱，与血浆之间的离子转移缓慢，pH 升高更明显。血液代偿公式为：ΔHCO_3^-（mmol/L）$= 0.2 \times \Delta PaCO_2$（mmHg）$\pm 2.5$，代偿极限为 HCO_3^- 18mmol/L。

（3）血浆电解质变化：因碱中毒，离子钙下降；碱中毒使细胞内外 K^+-Na^+ 交换增强，血钾浓度降低；$[HCO_3^-]$ 降低，Cl^- 从红细胞内移出，进入血浆，相应血 $[Cl^-]$ 升高，且 $\Delta Cl^- = \Delta HCO_3^-$。

（4）尿电解质和酸碱度的变化：肾脏代偿在数小时即开始起作用，表现为泌酸减少和排出 HCO_3^- 增加，相应排钾增加，排氯减少，随着时间延长，代偿作用加强。但因代偿程度有限，除尿 pH 显著升高外，其余变化多不明显。

3. 特点总结 见本章第三节。

4. 治疗原则 治疗原发病，随着原发病的纠正，呼吸性碱中毒可自然改善，如医源性者应立即降低通气量；有精神因素者适当给予镇静剂，肺水肿给予强心、利尿、扩血管或机械通气等治疗；高温者给予降温处理；原发性肺部病变者除给予药物治疗和吸氧外，重症患者多需给予机械通气治疗。有症状者可给予葡萄糖酸钙静脉注射，并适当使用镁离子，必要时给予镇静剂。

（三）慢性呼吸性碱中毒

1. 临床特点 机体代偿系统（包括血液、细胞内液、脑脊液）和调节系统（主要是肾脏）充分发挥作用，故呼吸性碱中毒本身导致的临床症状不明显，主要是原发病的表现。

2. 动脉血气变化和机体代偿特点

（1）动脉血气改变：$PaCO_2 < 35mmHg$，$pH > 7.45$ 或在正常值的高限，$HCO_3^- < SB =$ 正常，BE 为负值，PaO_2 可以降低（多见肺组织病变）、正常或升高。

（2）代偿特点：血液和细胞内液充分代偿；脑脊液与血浆之间的离子转移达平衡状态；主要是肾功能充分代偿，导致 HCO_3^- 下降，pH 无明显改变。血液代偿公式为 ΔHCO_3^- （mmol/L）$= 0.5 \times \Delta PaCO_2$（mmHg）$\pm 2.5$，需 $48 \sim 72$ 小时发挥最大代偿能力，代偿极限为 HCO_3^- $12 \sim 15mmol/L$。

（3）血浆电解质变化：碱中毒使细胞内外 K^+-Na^+ 交换增强，同时肾脏排钾增加，血钾浓度降低；$[HCO_3^-]$ 降低，Cl^- 从红细胞内移出，进入血浆，肾脏代偿性回吸收 Cl^- 增加，血浆 $[Cl^-]$ 明显升高，且 $\Delta Cl^- = \Delta HCO_3^-$。

（4）尿酸碱度和电解质浓度的变化：肾脏代偿充分，泌酸明显减少和重吸收 HCO_3^- 减少，相应排钾增加，排氯减少，因此表现为尿 pH 显著上升，24 小时尿钾排出增加、尿氯排出减少。

3. 特点总结 见本章第三节。

4. 治疗原则 处理原发病。

三、代谢性酸中毒

原发性固定酸的增多（酸性物质产生过多，或排出减少）或碱离子（主要是 HCO_3^-）的原发性减少导致的酸中毒类型。

（一）原因

主要有以下几种情况。

1. 酸性物质产生过多 主要见于缺氧和其他代谢障碍疾病。缺氧性损害主要见于各种肺源性（低氧血症）、循环性（休克、心功能不全）、血液性（贫血、异常血红蛋白、CO 中毒）和组织性（碱中毒）缺氧，结果导致有氧氧化障碍，乳酸产生增多。其他代谢疾病有糖尿病酮症酸中毒、饥饿性酮症酸中毒，导致脂肪代谢障碍，β-羟丁酸和乙酰乙酸产生增多；乳酸性酸中毒也见于双胍类治疗糖尿病和肝功能障碍等情况。

上述情况导致血液中少见阴离子增多，即 AG 增多，故习惯上称为高 AG 性酸中毒。酸性物质增多，血液缓冲系统，主要是碳酸/碳酸氢盐缓冲系统发挥作用，结果 HCO_3^- 继发性减少；由于细胞代谢障碍，细胞内缓冲作用有限（见图 12-10）。

2. 酸性物质排出过少 主要见于急、慢性肾功能障碍。也为高 AG 性酸中毒。酸性物质在血液中增多，血液缓冲系统首先发挥作用，HCO_3^- 继发性减少；其后 H^+ 向细胞内转移，细胞内缓冲作用增强。如前述，在血液酸性物质增多的情况下，若细胞代谢功能基本正常，有 42% 的 H^+ 被细胞外液缓冲，58% 被细胞内液缓冲。慢性者骨骼也发挥缓冲作用。

3. 碱性物质丢失增多 主要是 HCO_3^- 的原发性丢失，包括消化道丢失和肾脏丢失。因为除胃液外的消化液多呈碱性，因此大量丢失表现为代谢性酸中毒，肾脏丢失增多主要见于各种类型的肾小管酸中毒或肾功能不全。

在该类患者，首先是血液中缓冲系统发挥作用，H^+ 和 HCO_3^- 形成碳酸（弱酸）；H^+ 也可被血红蛋白缓冲系统等缓冲。随后，细胞外 H^+ 向细胞内转移，细胞内的缓冲物质发挥主要作用。[HCO_3^-] 降低，Cl^- 从红细胞内移出进入血浆，血浆 [Cl^-] 升高，故称为高氯性酸中毒。

（二）临床表现

代谢性酸中毒患者多有明确而严重的原发病或诱发因素，因此多以原发病的表现为主，缺乏特异性征象；而酸中毒一旦发生容易导致代谢障碍和多器官功能损害，加重原发病。相对而言，代谢性酸中毒比较特征性的表现是呼吸加深、加快，称之为酸中毒深大呼吸。

（三）动脉血气变化及代偿特点

1. 动脉血气特点　　$AB > SB$，SB 小于正常，BE 为负值；$pH < 7.35$，在慢性患者可基本正常（正常值低限）；$PaCO_2$ 正常或小于 35mmHg。

2. 代偿特点　　血液缓冲系统首先代偿，其后细胞内代偿逐渐发挥更强大的作用（代谢障碍性疾病除外）；刺激外周化学感受器，使呼吸增强、增快；H^+ 通过血脑脊液屏障逐渐进入脑脊液，呼吸代偿进一步增强；肾脏代偿逐渐发挥作用（肾功能障碍者除外）。由于急性重症患者肾脏来不及代偿，肾功能不全的患者则无法代偿，故多数情况下肾脏代偿的实际意义不大，呼吸的代偿性调节发挥主要作用，在肺功能正常的慢性患者，预计代偿公式为 $PaCO_2$（mmHg）$= 1.5 \times$ [HCO_3^-]（mmol/L）± 2，约 $12 \sim 24$ 小时达最大代偿水平，$PaCO_2$ 代偿极限为 10mmHg。

3. 血电解质变化　　酸中毒使细胞内外 $K^+ \text{-} Na^+$ 交换减弱，血钾浓度升高；酸中毒导致转移性血磷升高；如上述，血氯可以正常或升高。

4. 特点总结　　见本章第三节和图 12-10。

（四）治疗原则

1. 纠正酸中毒　　根据公式：补碱量 $= 0.6 \times BE \times$ 体重（kg）。一般先补充计算值的 $2/3 \sim 1/2$，然后根据血气复查的结果决定第二次补充量。

在不同疾病，对酸中毒的处理也不尽相同。

（1）代谢性酸中毒可导致严重的代谢障碍和多器官功能损害，并使原发病的治疗更加困难，因此大部分情况下应积极处理酸中毒，特别是有低血压、休克的患者，应尽量使 pH 恢复正常。

（2）以下情况则以处理原发病和诱发因素为主，如糖尿病酮症酸中毒以胰岛素和补液治疗为主；血容量不足以补液为主。只有在严重酸中毒（一般指 $pH < 7.25$）的情况下才补碱。

2. 治疗原发病　　任何情况导致的酸中毒皆应积极寻找和处理原发病及诱发因素。

（五）电解质紊乱导致的代谢性酸中毒

见于原发性高钾血症和高氯血症，导致 HCO_3^- 向细胞内增多，出现转移性酸中毒。因此其治疗的核心是适当补碱的同时，使用利尿剂促进钾离子和氯离子的排出，也可应用钾离子交换树脂；严重者需进行血液透析。

四、代谢性碱中毒

各种原因引起的血浆碳酸氢根离子原发性升高的病理生理状态。血浆 pH 升高或正常，在呼吸功能正常的情况下常伴随 $PaCO_2$ 的代偿性升高。

需强调单纯［HCO_3^-］增加和 $PaCO_2$ 升高不能诊断代谢性碱中毒，因为慢性呼吸性酸中毒也可出现类似的变化，但后者会出现 pH 下降或在正常值的低限，因此熟悉 pH 的变化和了解病史对代谢性碱中毒的诊断非常重要。

（一）原因

临床上多分为医源性或非医源性，原因有 H^+ 丢失过多或 HCO_3^- 增加过多；电解质紊乱导致的碱中毒更常见。

1. 氢离子自胃液中丢失过多　正常情况下，胃黏膜壁细胞每产生 1mmol 的 H^+，同时也产生 1mmol 的 HCO_3^-，H^+ 进入胃腔与 Cl^- 形成盐酸，HCO_3^- 则回流到血液中形成碳酸氢钠。当胃腔中的 H^+ 进入十二指肠后，刺激碱性的胰液分泌，同样分泌 1mmol 的 HCO_3^-，也产生 1mmol 的 H^+ 回流到血液中，从而保持血液的酸碱平衡。另外胃液中 K^+ 的含量也较高，H^+ 与 Cl^- 形成氯化钾。

患者出现呕吐、胃肠减压的情况下，H^+ 大量丢失，细胞外液中 HCO_3^- 升高，导致碱中毒。Cl^- 丢失，血清 Cl^- 浓度下降，HCO_3^- 从红细胞转移至血浆，进一步加重碱中毒；K^+ 丢失增多，血清 K^+ 浓度降低，细胞内外 K^+-Na^+ 交换减弱，H^+-Na^+ 交换增强，H^+ 进入细胞内，导致血清 HCO_3^- 浓度进一步升高。

2. 氢离子自肾脏丢失过多

（1）醛固酮增多症：使远曲小管泌 H^+、泌 K^+ 和重吸收 Na^+ 增多，产生原发性和转移性 HCO_3^- 浓度升高。其他盐皮质激素和糖皮质激素增多、或应用甘草类药物也产生类似结果，但其效应强度比醛固酮弱。

（2）应用利尿剂：除保钾利尿剂外，其他利尿剂皆可导致肾小管排钾增多，导致转移性 HCO_3^- 浓度升高；利尿剂使血容量减少，诱发醛固酮分泌增加，导致泌 H^+、泌 K^+ 增多，进一步导致 HCO_3^- 浓度升高。

（3）高钙血症：可使肾小管泌 H^+ 和回吸收 HCO_3^- 增多。

3. HCO_3^- 补充过多　见于两种情况：HCO_3^- 摄入或输入过多，使 pH 升高，这在现阶段的临床中比较少见。酸中毒患者，特别是代谢障碍的患者，而 HCO_3^- 补充不当，随着原发病的纠正，血液中显著增加的有机阴离子被代谢而产生 HCO_3^-，发生碱中毒，如糖尿病乳酸酸中毒或酮症酸中毒的患者就容易发生，其中血浆中乳酸的代谢可表示为：

$$CH_3CHOHOO^- + O_2 \longrightarrow 2CO_2 + 2H_2O + HCO_3^-$$

因此该类患者酸中毒的纠正特别强调"适度"，即在严重酸中毒（pH < 7.2）或有循环功能障碍的患者补充碱性药物；即使补充也无须将 pH 纠正至正常。

4. 血容量不足　除非严重血容量不足，多数情况下导致代谢性碱中毒（见本章第七节）。

5. 电解质紊乱　主要是低钾血症和低氯血症，不仅诱发碱中毒，且是维持碱中毒持续存在或难以缓解的主要原因（见本章第七节）。

6. 慢性呼吸衰竭机械通气治疗不当　该类型比较特殊，另述。

（二）临床特点

主要取决于发病的急缓和合并电解质紊乱的情况。在急性患者，机体来不及代偿，多有明显的临床表现；发病缓慢者的症状多不明显。

碱血症导致细胞外液游离钙和游离镁浓度下降，可出现神经-肌肉兴奋性升高，表现为手足麻木、肌肉震颤，甚至手足搐搦；可同时合并转移性低钾血症，也可无低钙血症的表现，但低钾血症纠正后可出现。

碱血症时，神经细胞中 γ-氨基丁酸转氨酶活性增强、谷氨酸脱羧酶活性降低，γ-氨基丁酸分解快而合成少，其对中枢神经系统的抑制降低，出现中枢神经兴奋的表现。

碱血症可使脑血管收缩、血流量减少；还可导致氧离曲线左移，氧解离困难，出现组织缺氧，特别是脑组织缺氧，临床表现为癫痫样发作、谵妄、昏迷等，严重者可出现不可逆性损害。心、肝、肾组织缺氧，可出现相应的组织损害或代谢障碍的表现。同时合并低钾血症或其他电解质紊乱时，容易发生心律失常。

与呼吸性碱中毒相比，HCO_3^- 进入细胞内和脑脊液的速度较慢，中枢神经症状相对较轻。

（三）动脉血气变化和代偿特点

1. 动脉血气变化　pH > 7.45，慢性者可以在正常值上限；$PaCO_2$ 正常（急性者）或升高（慢性者）；AB 升高；急性者 SB 正常，慢性者大于正常；同样急性者 BE 正常，慢性者为正值。

2. 代偿特点　血液缓冲系统首先代偿，细胞内缓冲系统也随之代偿，但总体讲，代偿能力有限。pH 升高抑制周围化学感受器，呼吸减弱、减慢；HCO_3^- 逐渐进入脑脊液，抑制中枢化学感受器，呼吸显著减慢、变浅，通气量下降。肾功能正常的患者也逐渐排出更多的碱，但多数情况下肾功能问题是诱发或加重碱中毒的主要因素，因此肾功能多不能代偿或代偿不足，呼吸代偿是主要的调节因素，预计代偿公式为 $\Delta PaCO_2$（mmHg）= 0.9 × ΔHCO_3^-（mmol/L）± 1.5。约 12 ~ 24 小时达最大代偿水平，代偿极限为 $PaCO_2$ 55mmHg。

3. 电解质变化　碱血症导致离子钙和离子镁浓度下降；血磷向细胞内转移，血磷浓度下降；碱中毒使细胞内外 K^+-Na^+ 交换增强，血钾浓度降低，在肾功能正常的患者，可促进 K^+ 通过肾脏的排出，进一步加重低钾血症；HCO_3^- 浓度升高，Cl^- 移入红细胞内，相应血浆 Cl^- 浓度降低，且 $\Delta Cl^- = \Delta HCO_3^-$。从碱中毒的病因可以看出，电解质紊乱作为主要或部分因素诱发者比较常见，因此无论是否代偿，合并低钾血症和低氯血症的机会皆比较多。

（四）治疗

1. 治疗原发病和诱发因素。

2. 纠正电解质紊乱和血容量不足　低钾血症或低氯血症作为主要或部分因素诱发者比较常见，且一旦发生碱中毒也容易发生低钾血症和低氯血症，因此应首先纠正电解质紊乱，补充钾离子和氯离子，而不是补充酸性物质；也应补足血容量。以低钾血症为主，或低钾血症和低氯血症同时存在者，以补充氯化钾为主；以低氯血症为主者则以补充氯化钠为主，适当补充氯化钾。

3. 适当补充酸性药物　在严重碱中毒患者，可给予盐酸精氨酸或稀盐酸静脉滴注，两种物质皆通过补充 H^+ 和 Cl^- 改善碱中毒，前者对改善细胞内碱中毒效果更好，因为有机阳离子精氨酸容易进入细胞内，但由于伴随 K^+ 从细胞内移出，可能会发生高钾血症。在低钾血症导致的碱中毒，细胞内处于酸性状态，盐酸精氨酸的补充会进一步加重细胞内酸中毒，反而导致代谢功能障碍，应避免。实际临床治疗时，需要上述两种物质的机会非常少,因为只要合理纠正电解质紊乱和有效血容量不足,绝大多数患者的碱中毒情况会逐渐改善。

4. 对症治疗　有症状者可给予葡萄糖酸钙静脉注射,以及硫酸镁静脉滴注,并适当给予镇静剂。

五、复合型酸碱紊乱

(一) 呼吸性酸碱紊乱

只可能单一的,因为不可能同时存在呼吸不足和通气过度。有学者提出在呼吸性酸中毒发生肾功能代偿的患者,若给予机械通气后,呼吸性酸中毒迅速好转而肾脏又来不及排出过多的 HCO_3^-,可发生相对的"通气过度",应诊断为呼吸性酸中毒合并呼吸性碱中毒,这是不正确的。确切诊断应为呼吸性酸中毒合并代谢性碱中毒,这是一种特殊类型的代谢性碱中毒,与普通代谢性碱中毒明显不同,其特点是细胞内,特别是脑脊液碱中毒较重,更易导致脑细胞的功能障碍和损伤,发生精神-神经症状。处理方法是迅速降低通气量即可,详见本章第六节。

(二) 代谢性酸碱紊乱

1. 高氯性酸中毒　诊断的核心在于碱中毒是由于 HCO_3^- 的原发性还是继发性降低。原发性降低导致氯离子的继发性升高,称为高氯性酸中毒。因为正常情况下,红细胞内外存在着 HCO_3^- 和 Cl^- 的等量交换,即氯转移。这不仅可保持细胞内外分布区内的电中性,更主要的是保障 CO_2 在血液中的正常运输。在血液 HCO_3^- 浓度降低的情况下,红细胞内 Cl^- 转移至血浆的量增多。该种情况常见于肾脏或其他部位原发性丢失 HCO_3^- 增多,如肾小管酸中毒、消化液的大量丢失等。

2. 高 AG(阴离子隙)性酸中毒　实质是酸性阴离子的原发性增多,伴随 HCO_3^- 继发性降低。临床最常见。根据电中性原理:

$$Na^+ + K^+ + UC（未测定阳离子）= Cl^- + HCO_3^- + UA（未测定阴离子）$$

$$AG = UA - UC = （Na^+ + K^+）- （Cl^- + HCO_3^-）$$

由于 K^+ 浓度非常低,上式也可简化为:

$$AG = UA - UC = Na^+ - （Cl^- + HCO_3^-）$$

正常情况下 AG 为 $6 \sim 12mmol/L$。一般认为 $AG > 16mmol/L$ 为高 AG 性酸中毒。AG 的增高可见于右边的各种离子的变化,分述如下。

(1) 未测定阴离子增高:是发生高 AG 酸中毒的最常见原因,且 AG 的升高幅度多较大。常见疾病有缺氧性和非缺氧性代谢障碍,如休克、心功能不全、酮症酸中毒、乳酸性酸中毒、肾功能不全、CO 中毒、贫血或血红蛋白病等。

(2) 未测定阳离子的降低:极少见,因为不可测阳离子的血浓度极低,一般不会引起 AG 的明显变化。

(3) Na^+、K^+ 增高或 Cl^-、HCO_3^- 下降:较少见。因为 Na^+、K^+ 的增高常伴随 Cl^- 或 HCO_3^- 的同步性增高,反之 Cl^-、HCO_3^- 的降低多伴随 Na^+、K^+ 的同步性降低,但总和不变,故 AG 也不变。

3. 低钾性碱中毒　与氢、钾与钠的竞争性交换有关。细胞内外钾、钠的分布不同主要与钠泵的作用有关。在钠泵作用下，3 个 Na^+ 进入细胞外伴随 2 个 K^+ 和 1 个 H^+ 进入细胞内，从而保持电中性。在血 K^+ 浓度降低的情况下出现两种变化，一是 H^+-Na^+ 交换增强，一是总的交换量下降，结果导致细胞外碱中毒，细胞内酸中毒，细胞内 Na^+ 浓度增高。这一过程也发生在肾脏，其后果是 H^+ 和 Na^+ 的排泄增多，导致高钠尿和酸性尿。总的结果是碱中毒和轻度低钠。低钾还通过其他环节影响碱中毒的发生和维持，详见本章第七节。

4. 高钾性酸中毒　高钾血症导致酸中毒和轻度高钠。但变化幅度较小，酸中毒本身的临床价值较小，其临床变化主要取决于高钾血症本身。

5. 低氯性碱中毒　与氯转移有关，特点是 Cl^- 浓度原发性下降，HCO_3^- 浓度代偿性升高，且两者的变化幅度相同。正常情况下，红细胞内外存在 HCO_3^- 和 Cl^- 的等量交换。低氯血症导致红细胞内的 HCO_3^- 转移至红细胞外增多，发生细胞外碱中毒和细胞内酸中毒。这一过程发生在肾小管，则导致 HCO_3^- 排出增多，Cl^- 回吸收增加，伴随碱性尿。低氯还通过其他环节影响碱中毒的发生和维持，氯在碱中毒的维持中发挥核心作用。详见本章第七节。

6. 原发性离子转移导致的酸碱紊乱　电解质紊乱导致的酸碱紊乱的总体特点是某种物质的真性减少，从而导致离子转移；还有一种紊乱，是电解质离子原发性转移引起，但体内总量不变，故称为假性减少，与真性减少的病理生理改变完全不同，如低钾性周期性瘫痪是 K^+-Na^+ 交换的原发性增强，故表现为低血钾、高血钠和酸中毒。

7. 复合性代谢性酸碱紊乱　机体可同时存在多种类型的固定酸和固定碱，而其中的一种类型又可包括多种成分，因此代谢性酸中毒和碱中毒可以以多种形式同时存在，比如低氯性碱中毒可合并高 AG 性酸中毒和低钾性碱中毒，故称为复合性代谢性酸碱紊乱。但高 AG 性酸中毒可包含多种成分，进一步划分又可分为酮症酸中毒、乳酸性酸中毒等。因此上述基本类型仅仅是对某一种或几种酸碱物质的概念化，从深度上讲未能阐明其根本原因和发生机制，如高 AG 性酸中毒可以是代谢障碍引起，也可以是肾功能减退引起；从广度上讲未能阐明酸碱紊乱与原发病或电解质紊乱的根本联系，实际临床价值有限，比如临床处理糖尿病酮症酸中毒或低钾性碱中毒的患者，不可能以补充碱或酸离子为主，而必须首先补充胰岛素或钾盐。再比如，在酸中毒和碱中毒同时存在，而 pH 又正常的情况下也不可能即补充酸，又补充碱，只要治疗原发因素（主要是电解质紊乱）即可。临床上常用碱性药物治疗酸中毒，若单纯按概念考虑，此时也可诊断为代谢性酸中毒合并代谢性碱中毒，但实际上无任何意义，故不宜过度追求复合性代谢性酸碱紊乱的概念。

（三）呼吸性合并代谢性酸碱紊乱

分两种基本情况：一是通气功能和代谢功能同时或先后发生异常；一种是某种异常发生后逐渐代偿，经治疗后原发性异常迅速改善，而代偿增多或减少的酸碱物质不能相应改善。以呼吸性酸中毒合并代谢性碱中毒、呼吸性碱中毒合并代谢性碱中毒、呼吸性酸中毒合并代谢性酸中毒最多见，需结合病史综合考虑。无论是何种情况的复合型紊乱，其处理原则是在首先保障合适 pH 的基础上，处理原发因素和并发症。

第六节　慢性呼吸衰竭患者机械通气后碱中毒

慢性高碳酸血症型呼吸衰竭是临床常见疾病，轻、中症患者通过药物治疗多能逐渐好转，部分重症患者需要进行机械通气治疗。机械通气应用不当容易导致代谢性碱中毒，且与一般碱中毒有明显不同的特点和治疗方法。

一、慢性呼吸性酸中毒的特点

1. 临床表现　多有明显的基础疾病，以 COPD 最多见，同时存在低氧血症，因发病缓慢，机体各缓冲池的代偿和调节系统（主要是肾脏）的调节比较充分，故除原发病的表现外，呼吸性酸中毒本身导致的临床症状不明显或比较轻。

2. 机体的代偿和动脉血气特点　细胞内液、血液皆充分代偿；脑脊液和血浆之间的离子转移达平衡状态；肾功能充分代偿。血液、脑脊液 HCO_3^- 浓度显著升高，故除非 $PaCO_2$ 显著升高（ $>80mmHg$ ），pH 下降不明显，甚至在正常范围。因 HCO_3^- 重吸收增多，并排出相应的 Cl^- ，且 $\Delta Cl^- = \Delta HCO_3^-$ 。

慢性 CO_2 潴留，$PaCO_2 = 80mmHg$ ，肾功能代偿达高峰，HCO_3^- 达 45mmol/L，pH 可完全正常或接近正常；$PaCO_2$ 继续升高，将出现 pH 下降和神经-精神症状。

二、机械通气过度的特点及处理对策

1. 机械通气后的酸碱度变化　$PaCO_2$ 迅速下降，血液 HCO_3^- 不能相应排出，导致代谢性碱中毒，pH 升高。与一般碱中毒相比，其后果更严重，因为在 $PaCO_2$ 下降的短时间内，细胞内外 pH 相似；随后血液缓冲系统迅速发挥缓冲作用，碱血症有所好转，但由于细胞膜的半透膜作用和细胞内对碱性物质的代谢能力弱，细胞内 pH 在较长时间内维持较高水平，即细胞内外之间出现明显差别。血液和脑组织之间存在血-脑屏障和血-脑脊液屏障，通透性更差，离子转移缓慢；脑脊液本身严重缺乏缓冲碱中毒和补充酸性物质的能力，脑脊液的 pH 升高更显著，因此 $PaCO_2$ 快速降低导致的碱中毒容易发生细胞，特别是脑细胞的代谢障碍，因此神经-精神症状常更显著。

2. 临床特点和动脉血气变化　主要表现为通气后神志转清，一般情况迅速好转，但短时间内又出现烦躁不安、肢体抖动或抽动、意识状态恶化。复查动脉血气，$PaCO_2$ 可以较高、正常或低于正常，但 pH 升高，HCO_3^- 、SB、BE 维持在较高水平。

3. 临床处理中的常见问题　临床上，在 $PaCO_2$ 低于正常的情况下，往往采取降低通气量的方法改善碱中毒；但 $PaCO_2$ 高于正常，即仍存在呼吸性酸中毒的情况下，往往采取补充盐酸精氨酸和使用镇静剂的方法，而不是降低通气量。即使降低通气量，效果也多不好，因为此时 $PaCO_2$ 与 $\dot{V}_A$ 的关系曲线处于比较平坦的水平（见图 12-3），潮气容积或呼吸频率的轻度下降不会对 $PaCO_2$ 的升高有明显影响。

4. 治疗原则　强调预防为主，逐渐增加通气量，使 $PaCO_2$ 缓慢下降，pH 逐渐升高至正常高限或稍高于 7.45 的水平。一旦发生严重碱血症，无论 $PaCO_2$ 水平如何，皆需迅速将降低通气量 1/3～1/2 以上，以降低呼吸频率为主。15～30 分钟后复查动脉血气，若缓解不明显，则继续降低通气量 1/4～1/3，仍以降低呼吸频率为主。

第七节　吸收性碱中毒

代谢性碱中毒一般不像代谢性酸中毒那样受到临床重视，但却是住院患者中最常见的酸碱平衡紊乱，约占所有酸碱紊乱的 50%。严重代谢性碱中毒是临床危重情况，据报道，pH >7.55 时致死率有 41%，而一旦 >7.65，致死率则高达 80%。对于代谢性碱中毒的原因大体上可以分为三类：碱性物质产生或补充过量，电解质紊乱导致的转移性酸碱离子转移，肾脏重吸收碱性物质过多。临床上比较重视前两类，但严重忽视最后一类。故尽管临床医生积极治疗，但效果不佳。肾脏重吸收碱性物质增强导致的碱中毒是目前临床上最常见的代谢性碱中毒类型，称为"吸收性碱中毒"；反之，产生或补充碱性物质过多导致的碱中毒则可称为"补充性碱中毒或外源性碱中毒"。

一、病因和基本发病机制

（一）基本病因和发生机制

吸收性碱中毒的主要发病因素包括有效血容量不足、应激反应、缺钾、低氯和高碳酸血症等。

1. 有效循环血容量或肾血流量不足　主要包括以下三种情况：①细胞外液容量减少，如呕吐、胃肠减压、利尿、大量出汗等；②血容量不足，如出血、低蛋白血症、手术、创伤等；③肾血流量不足，如心功能不全、严重腹胀、应激反应等。其中细胞外液容量减少多伴随血容量不足，但轻度高渗性脱水血容量多正常；血容量不足可以是细胞外液减少的结果，也见于水肿、低蛋白血症等细胞外液增加的情况；细胞外液容量不足或血容量不足皆可导致肾血流灌注不足，但在细胞外液容量、血容量正常的情况下也可以出现肾血流灌注不足，最终都影响 HCO_3^- 在肾小球的滤过和肾小管的重吸收。

细胞外液容量减少、血容量不足、肾血流量减少时，肾小球滤过率（GFR）下降，肾素-血管紧张素-醛固酮系统（RAAS）的兴奋，最终导致肾小球滤过的 Na^+ 减少，肾小管重吸收 Na^+ 的能力显著加强，以保持血容量。根据电中性原理，机体在重吸收 Na^+ 的同时必须吸收等量的阴离子或排出等量的阳离子。阴离子主要是 HCO_3^- 及 Cl^-，其他阳离子主要是 H^+ 及 K^+。Cl^- 的分布大致与 Na^+ 一致，所以临床上细胞外液减少大多伴有 Cl^- 的丢失；Cl^- 减少将导致 HCO_3^- 随 Na^+ 大量地重吸收，该过程主要发生在近端肾小管。然而 GFR 的过度下降必然伴随 HCO_3^- 滤过量减少，如果 Na^+ 的重吸收不断增加，势必由另外阳离子作交换排出，其中主要是 H^+ 及 K^+；若患者缺钾，则 H^+ 的排泄增多，尿液呈酸性，称为反常性酸性尿。

在心功能不全患者，心输出量减少，有效循环血容量不足，必然导致肾血流量的减少和 GFR 的下降以及 RAAS 的过度激活，通过上述机制导致肾小管对 Na^+ 重吸收增加，伴随 HCO_3^- 重吸收的增多，排 K^+、排 H^+ 也增多。该类患者患者还通过下述原因引起吸收性碱中毒：①长期使用利尿剂，随 Na^+、K^+ 的排出，Cl^- 的丢失也相应增多，特别是袢利尿剂（如呋塞米）通过增加 Cl^- 的排出而利尿，故 Cl^- 的排出比例常比 Na^+ 更高，排出 HCO_3^- 的比例相对降低。②K^+ 的丢失增多，Cl^- 随 K^+ 排出也相应增多，刺激肾近曲小管的酸化作用，使 HCO_3^- 重吸收增多。③低钾血症导致 H^+ 向细胞内转移增多。上述因素共同作用导致碱中毒的发生。

2. 应激反应　临床上常见的应激反应是手术、创伤、严重感染。一般在刚发生上述问题的情况下，机体来不及产生代偿反应，酸中毒比碱中毒常见，但患者度过该阶段后随即出现应激后碱中毒。应激早期，若未发生明显的组织低灌注，体液的 pH 倾向增高，可能有以下四种原因：①应激刺激本身直接造成体液的额外丢失，也可使患者通过呼吸道和皮肤的非显性失水增多，加之进食不多，容易发生血容量不足和脱水，导致肾小管重吸收Na^+、HCO_3^-增加，排K^+、排H^+增多。②应激反应使RAAS活性过度增强，醛固酮促使肾小管重吸收Na^+和HCO_3^-，K^+、H^+与Na^+交换而从尿中排出。③输血带入的枸橼酸钠经机体代谢后转化为$NaHCO_3$。④胃肠减压使H^+随胃液排出，Cl^-的排出也增加；血HCO_3^-浓度相应升高。应激后酸碱平衡紊乱大多是病因、机体自身调节和不合理治疗的综合结果。

3. 低氯血症 氯既可以通过胃肠道以胃酸的形式丢失，也可以是应用袢利尿剂或噻嗪类利尿剂的结果。Cl^-对吸收性碱中毒的形成和维持有决定性作用。

（1）直接促进HCO_3^-的重吸收：正常机体在血浆HCO_3^-浓度升高时会产生碱性尿以排出多余的HCO_3^-，但Cl^-缺失时，该反应显著减弱或丧失，即肾小管重吸收HCO_3^-的能力仍持续增强，从而导致吸收性碱中毒的形成和持续存在。因为除HCO_3^-外，Cl^-是唯一直接与Na^+一起重吸收的阴离子。当血浆HCO_3^-浓度升高时，Cl^-浓度必然降低；而氯的丢失，即使不伴随有效血容量的减少，也能增强HCO_3^-的重吸收。

（2）刺激RAAS、促进HCO_3^-的重吸收：在髓袢升支粗段末端和远端小管近段有致密斑存在，它们的顶端膜上有$Na^+/K^+/2Cl^-$同向转运体，Cl^-对其调节离子转运有重要作用。当到达这些转运体的Cl^-减少时，致密斑促进球旁细胞分泌肾素，最终使醛固酮分泌增加，醛固酮的泌H^+、泌K^+、保Na^+作用促进肾小管重吸收HCO_3^-。

（3）抑制Cl^-/HCO_3^-的交换作用：碱血症时，肾脏通过集合管中B型闰细胞上的Cl^-/HCO_3^-交换体分泌过多的HCO_3^-，通过该途径，H^+经由细胞膜上的H^+-ATP酶返回血液中。当Cl^-减少时，提供交换的Cl^-不足，于是肾脏不能发挥分泌过多的HCO_3^-的作用。

4. 缺钾 缺钾对吸收性碱中毒的形成和维持亦有重要作用。缺钾可增加肾小管重吸收全部或绝大部分滤过的HCO_3^-，即使醛固酮等盐皮质激素不起作用，吸收性碱中毒也会在老鼠和人类身上发生。低钾血症可以通过以下机制导致吸收性碱中毒的发生和持续存在。

（1）氢离子转移至细胞内：低钾血症使H^+-Na^+增强，导致H^+向细胞内转移和细胞内酸中毒，从而增加集合管对HCO_3^-的重吸收。

（2）刺激集合管顶端H^+/K^+ATP酶：此酶活性增加导致K^+重吸收和而H^+分泌增加，H^+分泌增加必然伴随HCO_3^-重吸收增加，维持碱血症。

（3）刺激肾脏氨的产生：NH_4^+是由远端小管通过谷氨酸盐代谢产生。在此过程中伴有α-酮戊二酸产生，后者可以代谢为HCO_3^-，最终进入血液循环中。

（4）减少远端肾单位Cl^-的重吸收：导致肾小管管腔中负电荷增加，从而刺激H^+的分泌，H^+的分泌增加必然伴随细胞外液HCO_3^-浓度的升高。

（5）降低肾小球滤过率：低钾能降低GFR，从而减少肾小球滤过的HCO_3^-，这已在动物实验中得到证实，但其机制尚不明确。

5. 高碳酸血症 见本章第六节。

细胞外液容量减少和肾血流量减少、Cl^-和K^+的缺乏能够导致肾脏排出体内多余的

HCO_3^-，但不同因素的作用机制不完全相同，部分作用机制也未完全阐明，但总体上可用下述两种机制解释为什么低氯、低钾状态下高 HCO_3^- 血症引起碱性尿的过程受到阻断。

（二）吸收性碱中毒持续存在的机制

代谢性碱中毒发生后，理论上肾脏代偿性排出 HCO_3^- 增多，但事实上并非如此，更多情况下 HCO_3^- 浓度持续维持高水平，甚至进一步升高。

1. 肾小球滤过率下降　当血浆 HCO_3^- 浓度升高时，GFR 降低，伴随近端 HCO_3^- 重吸收增多。低钾合并低氯导致的 HCO_3^- 重吸收增强已经在动物实验中得到验证。在大鼠和狗的实验中，单纯低钾也可以降低 GFR，可能是由于低钾引起了血管紧张素 Ⅱ 和血栓素 B_2 增高所致。

2. 肾小管重吸收碳酸氢根离子增多　在 GFR 正常，HCO_3^- 滤过量增高的情况下，Cl^- 或 K^+ 的缺乏总体上都会提高整个肾脏重吸收 HCO_3^- 的能力和酸化能力。肾脏酸化能力的提高表现为近端和远端肾小管泌氢增多。

对正常或仅轻度减低的 GFR 而言，血浆 HCO_3^- 浓度升高提示肾小管对 HCO_3^- 的重吸收增加，其中肾小管酸化能力的提高起主要作用。近端肾小管重吸收 HCO_3^- 增多是因为小管中运输的 HCO_3^- 增多；而远端肾小管重吸收 HCO_3^- 增多的原因则是原发性 H^+ 分泌增加，与 HCO_3^- 的多寡无关。研究已证实慢性低钾血症同时上调肾髓质中 H^+，K^+-ATP 酶的 mRNA 和蛋白质的表达，伴随肾脏外髓集合管细胞（OMCD）和内髓集合管细胞（IM-CD）泌氢增多。因此，在慢性低钾血症中，H^+，K^+-ATP 酶对于维持吸收性碱中毒有一定作用。

总体而言，代谢性碱中毒通过 GFR 降低和小管酸化能力提高的共同作用来维持的，其中前者提高血浆 HCO_3^- 浓度约 40%，后者提高另外的 60%，即肾小管的酸化功能发挥更重要的作用。

二、临 床 表 现

见本章第五节。

三、临 床 治 疗

主要包括病因治疗、碱中毒的药物治疗和严重碱中毒的补酸治疗。

（一）纠正紊乱的病因和核心病理生理环节

原则上针对不同的原发病及病理生理特点，纠正碱中毒并不困难。但吸收性碱中毒有一定的特殊性，多数情况下，单独治疗原发病仍难以纠正碱血症，还必须去除维持 HCO_3^- 持续吸收的因素。因此，治疗原发病因的同时还应补足细胞外液容量，改善肾血流灌注，纠正低钾、低氯血症。

1. 纠正血容量不足和电解质紊乱

（1）纠正低氯血症：与低 Cl^- 有关的各种吸收性碱中毒给予补充生理盐水即可，Cl^- 的有效补充也能够较快恢复肾小管对 HCO_3^- 的正常重吸收能力，从而纠正碱中毒。因为生理盐水的补充可迅速恢复血容量，使降低 GFR 恢复正常；氯的补充可直接引起近端肾小管对 HCO_3^- 的重吸收减少，远端肾小管分泌 H^+ 减少。

（2）纠正缺钾：对于与缺钾（不仅仅是低钾血症）有关性吸收性碱中毒必须积极补充钾才能减少细胞内外离子的异常交换，终止肾小管从尿中继续排酸，加速碱中毒的纠正。

（3）纠正低蛋白血症：白蛋白是维持血浆胶体渗透压和有效血容量的主要因素，必须纠正低蛋白血症。

（4）补液：对脱水的患者，应根据脱水类型适当补液。

2. 适当应用血管紧张素转换酶抑制剂　以纠正过度兴奋的 RAAS。这主要用于危重症患者和严重碱血症患者。

3. 改善心功能不全　对有心功能不全的患者，给予适当治疗可收到改善心功能和纠正碱中毒的双重效果。

（二）碱血症的药物治疗

1. 药物选择的原则　经过上述治疗，碱血症仍较严重可考虑应用氯化铵、稀盐酸、盐酸精氨酸和乙酰唑胺（或其他碳酸酐酶抑制剂）。前三者的不良反应较大，也有较多的问题，因此乙酰唑胺成为首选。

2. 碳酸酐酶抑制剂的应用　乙酰唑胺为 CA 抑制剂，通过选择性抑制肾近曲小管上皮细胞的 CA，减少 HCO_3^- 和 H^+ 的形成，导致 H^+-Na^+ 交换减弱，可使肾小管对 HCO_3^- 的重吸收率减少 80%，从而纠正碱中毒；该药同时有利尿作用，排 K^+ 和 Na^+ 增加，加重低血钾，因此必须适当补 K^+。由于排出了过多的 HCO_3^-，Cl^- 吸收相应增加，改善了低氯血症，也有利于碱中毒的纠正。对合并细胞外液增加、血容量降低的的吸收性碱中毒患者，如充血性心力衰竭，使用乙酰唑胺可通过增加 HCO_3^- 的排出和利尿而收到双重治疗效果。但该药能影响组织 CO_2 转变为碳酸，可能加重组织中 CO_2 潴留，提高 $PaCO_2$，因此在通气功能障碍严重或 $PaCO_2$ 较高情况下不宜使用。一般剂量 0.25，1～3 次/天，连用 1～3 天。

3. 严重碱中毒的补酸治疗　在非常严重患者，如血浆 HCO_3^- 45～50mmol/L、pH ＞7.65，上述治疗很难在较短时间内明显改善碱血症，故可应用较大量的盐酸稀释溶液或盐酸精氨酸溶液来迅速中和过多的 HCO_3^-。盐酸精氨酸可从周围静脉滴注。由于输入的药物只有 1/2 可用于中和细胞外液的 HCO_3^-，其余 1/2 要被非碳酸盐缓冲系统缓冲，所以补酸量的计算公式为：补酸量（mmol/l）＝（HCO_3^- 测定值－HCO_3^- 正常值）×体重（kg）×0.2×2。第一个 24 小时一般可给予计算量的 1/2，然后根据动脉血气随访结果调整。由于精氨酸可引起钾从细胞内转移到细胞外，导致高钾血症，故应密切监测心电图和血钾浓度。10% 盐酸精氨酸溶液的渗透压为 950mOsmol/L，含 Cl^- 475mmol/L，可按上述公式计算所得的需氯量来决定精氨酸的用量。

纠正碱中毒的速度不宜过快，一般不要求完全纠正。在治疗过程中，要经常测定尿氯含量，如尿中已有较多量的氯，则表示补氯量已充足，可停止补充。

第八节　酸碱紊乱的判断

酸碱紊乱的判断包括准确度的判断、酸碱度的判断和酸碱紊乱类型的判断。为了准确掌握酸碱紊乱的形式，不仅要结合 pH、$PaCO_2$、HCO_3^-、BE 等进行综合考虑，还要结合代偿限度、代偿公式和电解质检查结果，以及病史。

一、测定结果准确度的判断

如何测定都可能发生误差，有的误差后果不严重，有的很严重，酸碱度的误差即属于后者。

1. 根据公式判断　一般根据公式判断，即 $[H^+] = (24 \times PaCO_2) / [HCO_3^-]$，或 $pH = 6.1 + \log([HCO_3^-] / 0.03 \times PaCO_2)$。若测定值与计算值一致，说明测定准确，否则应复查。其他动脉血气指标结果也可参考，如 TCO_2 必定大于 HCO_3^-。

2. 结合临床特点判断　除加强动脉血气测定的质控外，还应提高临床医生的判断水平。临床医生结合患者的临床特点、病理生理知识进行评价更重要。

二、酸碱度的判断

根据 pH 判断，必要时测定或换算为 $[H^+]$ 判断。pH 小于正常为酸血症，大于正常为碱血症。pH 低于正常是酸碱紊乱急性发作、机体来不及代偿，或慢性发作、机体不能有效代偿的标志。

三、酸碱紊乱基本类型的判断原则

为了准确掌握酸碱平衡紊乱的形式，不仅要结合 pH、$PaCO_2$、$[HCO_3^-]$、BE 进行分析，还要同时考虑原发病、电解质浓度等情况。因为体内原发性酸、碱因素改变后，缓冲机制发挥作用，并影响电解质离子的分布；肺、肾脏等的代偿机制也逐渐发挥作用，即呼吸性变化可影响代谢性指标的变化，而代谢性指标的变化也会影响呼吸性指标的变化。若有几种因素同时发生变化，情况将更复杂。因此酸碱紊乱的判断需结合病史、动脉血气、代偿限度、代偿公式和电解质检查等结果，强调识别和处理始发因素，以及核心的病理生理过程。

四、急性单纯性酸碱平衡紊乱的表示法

一般可采用简单的 2 项指标进行判断，如 $PaCO_2$ 和 HCO_3^-，pH 和 HCO_3^-，pH 和 $PaCO_2$。结合 BB、BE 等指标则判断更可靠（表 12-4）。

表 12-4　急性单纯性酸碱紊乱的特点

类型	pH	PaCO₂	HCO₃⁻	BB	BE
呼吸性酸中毒	降低	升高	略升高	正常	0
呼吸性碱中毒	升高	降低	略降低	正常	0
代谢性酸中毒	降低	正常	降低	降低	−
代谢性碱中毒	升高	正常	升高	升高	+

五、慢性代偿性酸碱平衡紊乱

由于同时存在呼吸性指标和代谢性指标（包括原发性和继发代偿性）的变化，单纯 2 项指标不能判断紊乱的类型，需同时考虑上述多种因素（表 12-5），并注意与混合型紊乱

鉴别。

表 12-5 慢性酸碱紊乱的特点

类型	pH	PaCO₂	HCO₃⁻	BB	BE
呼吸性酸中毒	降低或正常低限	升高	升高	升高	+
呼吸性碱中毒	升高或正常高限	降低	降低	降低	−
代谢性酸中毒	降低或正常低限	降低	降低	降低	−
代谢性碱中毒	升高或正常高限	升高	升高	升高	+

六、混合型酸碱平衡紊乱

即同时存在呼吸性指标和代谢性指标的变化，并排除继发代偿性变化。有许多作者设计各种图形指导判断，但太复杂，并不实用，本文仅阐述判断和治疗原则。

（一）判断原则

1. 同时存在呼吸性指标和代谢性指标的变化。

2. 超过代偿限度 代偿仅能使 pH 维持在正常低限，而不可能在正常高限，更不可能超过正常值，否则为混合型紊乱。

3. 不符合代偿特点或代偿公式的变化，超过代偿范围，如慢性呼吸性酸中毒患者，AB 52mmol/L（＞45mmol/L），则为呼吸性酸中毒合并代谢性碱中毒，而不是单纯慢性呼吸性酸中毒；呼吸性酸中毒合并代谢性酸中毒的特点为 pH 显著下降，PaCO₂ 升高同时伴随 HCO₃⁻、BB、BE 下降；呼吸性碱中毒合并代谢性碱中毒的特点为 pH 显著升高，PaCO₂ 下降同时伴随 HCO₃⁻、BB、BE 升高。但呼吸性酸中毒合并代谢性碱中毒可出现类似慢性呼吸性酸中毒或慢性代谢性碱中毒的变化；同样，呼吸性碱中毒合并代谢性酸中毒也可出现类似慢性呼吸性碱中毒或慢性代谢性酸中毒的变化。慢性呼吸性酸中毒 + 代谢性酸中毒可以仅有 pH 降低和升高，HCO₃⁻、BB、BE 正常，但此时常有低氧血症和微循环障碍等变化。

4. 同时存在导致呼吸性指标和代谢性指标变化的原发因素。

5. 注意发病时间是否符合代偿的特点，如代谢性酸中毒患者在 1h 内出现 PaCO₂ 的明显下降即不符合肺的代偿变化，提示同时合并呼吸性碱中毒，应注意是否有气道-肺实质疾病或肺血管疾病。

6. 注意动态变化，特别是数小时内出现血气分析指标的显著变化时，一般提示存在混合型紊乱。

（二）处理原则

1. 在维持合适 pH 的基础上，处理原发病和诱发因素，避免发生严重电解质紊乱。

2. 混合型紊乱常常是肺部或机体其他部位出现新问题的标志，容易导致病情的恶化，应注意积极查找和适当处理。

七、酸碱紊乱的具体分析方法

不同学者的分析思路不同，作者推荐下述顺序。

（一）pH < 7.35

酸中毒存在。

1. 若 $PaCO_2$ > 45mmHg，存在呼吸性酸中毒。

（1）若 BE = 0 或 SB 正常；〔HCO_3^-〕升高，且在急性呼吸性酸中毒的代偿范围内，临床病史符合，诊断为急性呼吸性酸中毒；若有发生代谢性酸中毒的病史，则诊断为慢性呼吸性酸中毒 + 代谢性酸中毒。

（2）BE 和 SB 升高；〔HCO_3^-〕升高，且在慢性呼吸性酸中毒的代偿范围内，则诊断为慢性呼吸性酸中毒。

（3）BE 和 SB 升高；〔HCO_3^-〕升高，且超过代偿范围或代偿限度则诊断为呼吸性酸中毒 + 代谢性碱中毒。

2. 若〔HCO_3^-〕或 BE 降低，则诊断代谢性酸中毒。

（1）$PaCO_2$ 轻度降低，且在代谢性酸中毒的代偿范围内，为单纯性代谢性酸中毒。

（2）$PaCO_2$ 降低非常明显，超过其代偿范围时，为代谢性酸中毒 + 呼吸性碱中毒。

（3）若 $PaCO_2$ 不降低或降低水平与代偿范围不符合，为急性代谢性酸中毒，呼吸中枢可能尚未来得及代偿，应短时间内随访血气，并注意患者的病情变化。

3. $PaCO_2$ 上升，则为代谢性酸中毒 + 呼吸性酸中毒。

（二）pH 正常

可能有正常、酸中毒、碱中毒、混合型酸碱紊乱等各种情况。

1. 若 $PaCO_2$、〔HCO_3^-〕、BE 均正常，则酸碱平衡。

2. 若 pH 在正常高限，$PaCO_2$ 降低，SB、BE 降低，且〔HCO_3^-〕降低在代偿范围之内，则为代偿性呼吸性碱中毒。

3. 若 pH 在正常低限，〔HCO_3^-〕、BE 降低，$PaCO_2$ 降低，且在代偿范围之内，则为代偿性代谢性酸中毒。

4. 若 $PaCO_2$ 降低，SB、BE 降低，〔HCO_3^-〕降低，且超过代偿范围，则为呼吸性碱中毒 + 代谢性酸中毒。结合病史和代偿公式可区分为急性或慢性。

5. 若 $PaCO_2$ 升高，SB、BE 升高，〔HCO_3^-〕升高，且超过代偿范围，则为呼吸性酸中毒 + 代谢性碱中毒。结合病史和代偿公式区分为急性或慢性。

6. 由于混合型紊乱的变化也可在代偿范围之内，且所谓的代偿范围经常是一个比较大的范围，因此代偿性酸碱紊乱与混合型紊乱容易混淆，需结合病史分析，并随访动脉血气。与代偿性紊乱是病情趋向稳定不同，混合型紊乱常常病情加重或出现并发症的标志，应注意积极查找和适当处理。

（三）pH > 7.45

碱中毒存在。

若 $PaCO_2$ 降低，为呼吸性碱中毒。

（1）若〔HCO_3^-〕降低，SB、BE 正常，则为急性呼吸性碱中毒。

（2）若 SB、BE 降低；〔HCO_3^-〕降低，且在慢性呼吸性碱中毒的代偿范围内，则为代偿性呼吸性碱中毒。

第九节 动脉血气检查原理、方法和质量控制

在常规动脉血气各项指标中，仅 PO_2、pH、PCO_2 是直接测定的，且一般是通过电化学法，利用三只电极进行定量测定的，其他指标几乎皆通过相应的公式或关系图进行换算（本章仅介绍电解法）。其中 SaO_2 根据氧离曲线换算，其他氧合指标一般不在血气分析仪上显示，而是根据需求由临床医生计算。其他酸碱指标根据主要根据 pH、PCO_2 的数值，并参考输入的血红蛋白浓度（或统一按相同的血红蛋白浓度，比如 150g/L）通过诺曼图进行换算，因此所谓动脉血气的质量控制实质是 PO_2、pH、PCO_2 测定的质量控制。

一、核心动脉血气参数的测定及测定原理

1. 氧分压 PO_2 是由氧电极测定的，氧电极由一个阴极和一个阳极组成，在阴极还原氧，阳极为阴极反应提供电子，如中山医院早期应用的 IL1302 型血气分析仪的阳极为银/氯化银，银在阳极被氧化如下：$Ag + Cl^- \longrightarrow AgCl + e^-$，电子到达阴极使氧被还原，即：$O_2 + 2H_2O + 4e^- \longrightarrow 4OH^-$，从而产生电流。电流大小与 PO_2 成正比，因此电流量变化可反映 PO_2 的大小。一般情况下氧电极显示的 PO_2 与实际 PO_2 一致，但 PO_2 过高（一般大于 150mmHg；当然不同血气分析仪的量程不同，需参考其说明书）时显示的数值往往比实际数值低，需进行人工校正。现代血气分析仪多自动校正，直接显示准确的数据，但使用前也必须注意其测定范围。

2. pH 经典 pH 电极为能够穿透氢离子的灵敏玻璃膜，在膜表面产生电位差的大小与被膜分开的两种不同溶液的 pH 成正比，在膜的一侧是固定 pH 的溶液，其 pH 大小是常数；另一侧是未知 pH 的溶液，所以电位差大小取决这一溶液的 pH，电位差（毫伏电压）的大小反映 pH 的大小，该电极称为 pH 测量电极，另一部分称为参比电极，其主要作用为：提供稳定电压防止玻璃膜上的电压改变；与测量电极用膜隔开，保持样品不受干扰。通过电解质溶液来保持 pH 测量系统电流和测定过程的稳定。

3. 二氧化碳分压 经典 PCO_2 电极是由测量半电池和参比半电池组装在一起的复合电极，头部为封在玻璃电极体内的 pH 敏感的测量半电池（其实质也是 pH 电极，通过测量氢离子的变化测定 PCO_2），以中山医院早期所用 IL-1302 型血气分析仪为例，电极内部装有恒定 pH 缓冲液和银/氯化银电极，参比电极（也为银/氯化银）在复合电极装置的外部，PCO_2 电极装入有机玻璃圆筒内，塑料套上有气体渗透膜，起半透膜作用，它可透过气体分子（如 CO_2 分子）而不能通过离子，因此样品中的离子不会影响 PCO_2 测定系统。该装置后部装有尼龙网状垫圈保存电解质溶液，电解质溶液能使参比电极产生电流，通过开口与测量电极接通。在 CO_2 分压差的作用下，CO_2 通过半透膜扩散，直至电极内部与外部的分压平衡。电解质溶液内的 CO_2 通过水化作用产生碳酸引起氢离子浓度的改变，即：

$$CO_2 + H_2O \longrightarrow H_2CO_3 \longrightarrow H^+ + HCO_3^-$$

氢离子浓度的变化导致电流和电压的变化，电压与 PCO_2 呈指数关系。

二、血气分析仪的特点

1. 传统血气分析仪的特点　其核心测定装置是上述三个电极，测定时用标准试剂液及定标气体相配合完成测定。标准试剂液装置在测定池内，该测定池可随时放入或取出血气分析仪，以完成测定池的清洗和试剂液的更换。而定标气体装置在高压钢瓶内，并与血气分析仪相连接。定标气体有两瓶，皆为含一定浓度氧、CO_2、氮平衡的气体。两瓶气体的浓度不同，有助于定标。其优点是测定直观、容易发现和处理问题、消耗品少、费用低廉；缺点是需经常处理测定后的废弃液，容易发生污染，操作时需特别小心。该类血气分析仪已极少应用。

2. 现代血气分析仪的特点　其核心装置与传统相同，但用标准试剂包取代测定池和标准气钢瓶进行定标和测定，这样不容易被外界污染。样品分析室采用高效率电子控制保持恒温，所有进入分析室之样品如气体、液体都经过温控，气体电极与液体电极分开，有反复二点定标法及连续校正装置，整个分析通道呈 W 形，在显示屏上清晰可见，电极和分析通道的清洗用倒退冲洗法，从而使管路内部的接触面增加；每段冲洗液前端呈一锐角，从而容易把其中的污物铲出来，进一步减少胶管的污染。用注射器、毛细管或气囊通过进样口进样，进样方式为自动吸入或手工吸入两种，样品量仅需数十微升。缺点是每个试剂包都有恒定、较大数量的样本量，有效期较短，故测定成本高，特别是在动脉血气测定较少的单位。

三、基本注意事项

1. 测定参数　PO_2、PCO_2、pH 都有一定的测定范围，如 PCO_2 超过 200mmHg 一般是错误的；但不同生产商的标准有所差异，使用时应注意。

2. 定标和校正　气体（氧、CO_2）和 pH 都有两种样本进行校正，分一点定标和二点定标，一般每一次测定前要做一点定标，一天至少有一次二点定标。

3. 标准测定液和废弃液　现代血气分析仪用试剂包完成，根据机器显示定时更换即可。传统血气分析仪偶尔应用，需注意以下问题。

（1）清洗瓶内的清洗液是否够用。

（2）废液瓶能否再容纳废液。一般要求不超过总容积的 2/3 即清洗，否则容易导致废液的溢出。

（3）缓冲液瓶内的液体是否够用。

（4）气室液面是否达到室位的 1/2。

（5）高压钢瓶压力检查　压力不应低于 150～200psi 或 10bar；否则需更换。

（6）每天工作结束后需用清洁剂清洗分析室。

4. 大气压应随时确定并输入，至少 24 小时输入校正一次。

5. 结果的显示和打印　要注意打印机上的记录纸是否够用，并及时更换。

6. 质量控制　每日至少一次；若中间出现停机，则开机后必须再次进行质量控制。

7. 注意各电极的气泡排出和是否存在膜破裂。

8. 仪器要放在通风良好的地方，并有合适的温度和湿度范围（参考说明书），否则会影响 PO_2 和 PCO_2 定标和测定的准确性。

9. 不能忽视的说明　现代血气分析仪用试剂包，内有标准定标气体和液体，不用标准气钢瓶，能自动定标，操作更加简单，但原理和基本要求与传统仪器相似。不同仪器的使用方法和各项指标的测定范围不同，应注意按说明书操作。

四、动脉血的采集

（一）动脉血气分析的适应证和禁忌证

1. 适应证

（1）各种情况的低氧血症、高碳酸血症或可疑低氧血症、高碳酸血症的判断。

（2）呼吸衰竭的诊断。

（3）氧疗、呼吸兴奋剂、机械通气等治疗措施的疗效评价。

（4）酸碱平衡及其紊乱的诊断。

（5）酸碱平衡紊乱治疗效果的评价。

2. 禁忌证　无绝对禁忌证，但严重凝血功能障碍、长期大剂量应用抗凝药物、有明确凝血功能障碍病史的患者是动脉血穿刺的相对禁忌证，操作时应注意。

（二）动脉穿刺的术前准备

1. 向患者或其家属（患者意识不清时）交待操作过程及检查的重要性和必要性，以及可能的并发症。消除患者的紧张情绪，取得患者的良好配合。

2. 嘱患者安静，勿紧张或呻吟，避免过度通气，否则将导致测定结果不准确。

3. 详细填写化验单，注明申请医生，患者是否吸氧，氧疗方式，吸氧浓度，机械通气模式和参数，体温和血红蛋白浓度。

4. 注射器的准备　准备1或2ml一次性无菌干燥注射器1副，7号无菌注射针头1个，1000IU/ml肝素1支，封闭针头用的软木塞、橡皮块或专用空气隔离针套1个。

也可使用血气分析专用注射器。由于该类仪器操作简单、方便，安全性高，应用日益增多，缺点是价格较高。

5. 其他准备　皮肤消毒剂及无菌棉签若干，无菌手套一副。

（三）动脉血采样的操作方法

1. 选择合适的穿刺部位　大多选取桡动脉、肱动脉或股动脉，亦可选用足背动脉。因桡动脉位置浅表，易于定位，一般与尺动脉之间存在侧支循环，附近没有大静脉，且操作时的疼痛程度相对轻微，故常作为动脉血取样的首选部位。

2. 以手指触摸血管，选择动脉搏动最明显处为进针点，常规皮肤消毒。

3. 戴好无菌手套，将注射器与7号无菌针头连接并旋紧。吸入肝素液，针尖向上，来回推动筒栓，使肝素液均匀涂布针筒内壁和针头（称为肝素化）。驱出针管内的气泡和多余的肝素。

4. 以左手示指和中指固定动脉，右手持针筒，针尖斜面迎向血流方向缓缓刺入。

5. 刺入动脉后，在动脉内高压的作用下推动筒栓上移，或看见针头的尾部（连接处）有少量血液搏动。此时用右手固定注射器，以左手缓缓抽拔筒栓，采血1ml左右，拔出针头。

股动脉采样时应在腹股沟处寻找动脉波动点，以45°或垂直角度快速进针，血液会自动进入注射器，避免抽吸，以免产生气泡。

6. 拔出针头后以无菌棉签或纱布压迫穿刺点约 3~5 分钟，直至出血停止；若患者有出血倾向，适当延长压迫时间。

7. 拔出针头后迅速排出针筒内的气泡，针头插在橡胶或木塞等装置上隔绝空气。在手心轻轻搓动针筒使血液和肝素充分混匀以防凝血。

说明：若使用血气分析专用注射器，则可避免上述大部分问题，使操作更简单、方便。

8. 采好的血样随申请单一起立即送检，30 分钟内进行测定。若有特殊情况，标本不能即刻检查时，宜选用玻璃注射器采样；采血后将注射器置入 0℃ 冰水混合物中保存，且必须在 2 小时内分析完毕。

（四）动脉穿刺的并发症及其处理

1. 出血　多为皮下出血点或轻度瘀斑，一般不需特殊处理。出血严重时可出现流血不止、血肿，需对症处理，必要时全身或局部使用止血药物。避免出血的关键在于预防，对凝血功能欠佳的患者应延长压迫时间；有明显出血倾向的患者应在穿刺前改善或纠正凝血机制障碍。

2. 疼痛　一般为轻度不适，无须处理。若疼痛剧烈应考虑神经损伤或血肿压迫可能，需密切观察病情，给予对症处理。

3. 感染　严格的无菌操作和皮肤消毒是避免局部感染的关键。已发生感染或可疑感染者应适当使用抗菌药物治疗。

4. 其他　迷走神经反应可引起心率减慢，甚至晕厥；动脉痉挛、血管损伤或闭塞等也可发生。操作动作轻柔是预防的关键。

（五）动脉血气采样和分析前的注意事项与质量控制

1. 注意选取合理的采血部位　避开皮肤破损、感染或有病变的外周血管。

2. 严格无菌操作　操作者亦应注意职业安全，避免针刺伤。

3. 若需重复多次检测，可考虑动脉内留置导管，以方便采血。

4. 采样后要立即排空气泡，充分混匀样本，避免样本中出现血凝块或气泡，以免造成测量误差。

5. 合理抗凝和肝素化处理　避免冲洗动脉留置导管的肝素液或穿刺针肝素化时的肝素液残留，以免稀释血样，导致测定结果的不可靠。血样稀释容易导致 PO_2 和 PCO_2 测定结果的不准确。

6. 血样采取后立即测定，避免放置时间过长。若不能及时测定，宜选用玻璃注射器采样，放置于 0~4℃ 冰箱中，但存放时间不宜超过 2 小时。若长时间放置在冰水中，温度改变会使氧的溶解度及其与血红蛋白的亲和力发生改变，最终导致 PO_2 假性增高。

使用塑料注射器时，样本不能储存在 0℃ 冰水中，且应在 30 分钟内完成检测。塑料注射器密封不完全，若放置在温度较高的空气中，血液细胞代谢将使氧消耗，导致测定值降低；若空气中的氧漏入将导致测定值升高，最终使各种测定结果皆不准确。

7. 标本处理　测定后，每天采样的针筒和针头分开收集，并由专人负责送至医疗废物处理站进行特殊处置。

（六）正常参考值范围和危重临界值

1. 正常值范围　参考表 12-6，其中 PaO_2 随年龄增大而下降（见图 12-2）。

表 12-6　正常参考值范围

参数	动脉血	单位
pH	7.35 ~ 7.45	
$PaCO_2$	35 ~ 45	mmHg
PaO_2	80 ~ 100	mmHg
Na^+	135 ~ 145	mmol/L
K^+	3.5 ~ 5.5	mmol/L
Ca^{2+}	1.15 ~ 1.35	mmol/L

2. 危重临界值　pH < 7.2 或 > 7.6，PCO_2 < 20mmHg 或 > 80mmHg，PO_2 < 40mmHg 是病情非常严重的表现，需立即通报主管医生或病区。

五、动脉血气测定的质量控制

不同生产商和不同型号的血气分析仪的具体质控要求并不完全相同，但基本要求相差不大，首先是进行定标，然后进行定标验证；还要进行实验室间的熟练度检测，以最终保障测量数据的精密、准确。

（一）血气分析仪的准备和定标

1. 工作要求　血气分析仪由厂家安装、调试后处于全天候运作状态，不能随意关机；一旦因断电、下班、休班等原因停运而重新开机后，需再次进行调试。

2. 工作环境　基本要求为：通风良好，室温 15 ~ 37℃，相对湿度 < 90%。

3. 试剂和电极的安装

（1）传统血气分析仪：一般按仪器试剂仓上的标注，依次放入（从左至右）清洁液、冲洗液、低标气体（CAL1）、高标气体（CAL2）和废液瓶，并安装相应的电极。

（2）现代血气分析仪：各种试剂和电极已经预先放置在试剂包内，直接安装试剂包即可应用。

更换试剂、电极或试剂包时，应做好记录，注明日期并签名，同时对新的试剂包进行质控分析。

4. 定标气体或液体

（1）传统血气分析仪的定标：常用标准气定标氧电极（定标范围为 0 ~ 150mmHg）和 CO_2 电极（定标范围为 40 ~ 80mmHg），用标准缓冲液（pH 6.840 ~ 7.384）定标 pH 电极。

常规用两种不同氧浓度和 CO_2 浓度的标准气，依据 CO_2 浓度分别称为低标气体（CAL1）和高标气体（CAL2）。标准气由专门医用工厂提供，并储存在特制钢瓶，每个气瓶皆有分析证明，标明每种成分的浓度。每次更换气瓶后皆需注明日期和更换者。为保障测定结果的准确度，应使低标气体的测定误差不大于 1%，高标气体（CAL2）误差不大于 2%。低标气体是对仪器进行零点定标，高标气体用于调整电极放大器的增益。

也可用标准缓冲液取代标准气完成上述测定。

（2）现代血气分析仪的定标：使用的是可弃型试剂包，内含各种试剂和电极，因此应用非常方便。分析仪的主机有下述多种自动调节功能：自动检测错误功能，试剂包一旦放入，即可针对干扰自行进行冲洗校正；连续自动化定标功能，可随时监控电极的工作情况，以保障仪器始终处于良好运转状态；完整的数据管理系统，可以保存多个分析包的数据。

5. 定标的注意事项

（1）传统血气分析仪：主要采用标准气进行气体定标，需注意以下几个方面的问题：

1）定期更换标准气：一般情况下，当压力指针显示 150~200psi 时或 10bar 时，需更换气体。

2）保障定标气体是恒流、恒压的，且要确保减压阀的正常工作。

3）配有备用气瓶，避免不必要的停机，保护电极，尤其是 CO_2 电极暴露在空气中，容易干燥，使定标不能通过。

4）定标的频率要与检测的样本数量相适应：一般每一次测定前要做一点定标，一天至少进行一次二点定标。通常情况下，即使无样本测定，一点定标的间隔约为 30 分钟，两点定标的间隔约为 2 小时。

（2）现代血气分析仪：全部自动进行，检查是否通过即可。

（二）血气分析仪的质量控制（quality control，QC）**和实验室间熟练度检测**（proficiency testing）

1. 血气分析仪的质量控制　上述要求是定标，而定标是否达到要求需进行验证，称为室内质控。

（1）室内质控方法：目前普遍应用的质控方法是碳酸氢盐缓冲液作为质控品，对仪器本身进行质量控制，从而达到验证定标的目的。通常每种电极都要有三个水平的质控。质控的次数应与所分析的样本相适应，一般为每天一次或更多。每次仪器维护或更换试剂包后都要重新进行质控分析，以保证仪器测量的精密度高，测定结果的变异度小。

（2）使用质控品的注意事项：质控品长期使用时需储存在冰箱中，日常使用时储存在室温下即可。为了使溶液中的气体平衡分布，使用前需摇匀质控液；但应避免过长时间手持质控液瓶，以免引起质控液的温度变化，进而影响气体在液体中溶解度，尤其是氧气的溶解度，影响质控的准确性。质控液的携氧能力远远低于全血，因此质控液打开后，应立即使用，避免长时间暴露在空气中；否则其气体分压（主要是 PO_2 和 PCO_2）会发生变化，尤其 PO_2 会明显改变。

（3）室内质控的评价：最常见、最简单的评价质控的方法就是评价测定结果的均值 ±2 个标准差（SD）。通常计算 20~30 次质控值的均值和标准差。正态分布数据中，均值两侧 1 个 SD 包括了 67% 的测量值，2 个 SD 包括了 95% 的测量值，3 个 SD 包括了 99% 的测量值。落在均值 ±2 个 SD 范围内的质控值通常被认为在质控范围内。多次测量时出现的正常变异度称为随机误差，通常 5% 的质控值出现在均值 ±2 个到 3 个 SD 的范围内，这被认为是可以接受的。在实际工作中，只要质控值超过均值 ±2 个 SD 的范围，就需要重复质控；如果第二次质控值在均值 ±2 个 SD 范围内，则第一次的结果被认为可能是随机误差；如果第二次质控值和第一次相似，还是超过 2 个 SD 的范围，且偏向同一方向，则为仪器失控。日常的质控分析，不仅可以检测仪器运转状态是否可接受，还可得到每一次测量的变异率。

2. 血气分析实验室间的熟练度检测 实验室间的熟练度检测称为室间质评，它是指多个实验室都使用同一来源的未知对照样本进行检测，并且相互之间进行对比，通常用所有参加检测的实验室的均值和 SD 表示。室间质评并不像室内质控那样，需要每天进行，通常需要每年 2 次或更多。主要用于测量不同实验室血气分析仪的准确度，多水平的检测和对比有助于发现室内质控中忽视的问题，例如定标错误、试剂污染和操作失误引起的系统误差。

（三）血气分析仪的常见问题

1. 电极的功能异常 常见原因是电极膜蛋白沉积，其次是电极膜渗漏和电解质耗尽，这些问题皆可导致测量结果的不准确。

2. 温度异常 仪器测量部分不能维持在37℃或者温度计不准确都会使仪器"失控"。

3. 定标异常 定标液不足或污染是常见问题。如果遇到质控数据连续偏高或偏低，就意味着定标液可能存在问题，需更换。

4. 机械故障 常见有：仪器泵管渗漏或泵工作异常导致定标液、质控液和受检者的样本被污染；分析过程中产生气泡；冲洗不充分，导致传输管路产生血凝块，这些问题皆会明显影响测定结果的准确性。

5. 不正确的采样技术 采样时不能正确地隔绝空气、错误地储存样本（如将塑料针筒放在冰水中），过度抗凝或不正确抗凝，血样中出现气泡，错误采集静脉血或动静脉混合血，这些皆可导致测定结果的不准确。

（朱 蕾 李 丽）

第十三章

呼吸调节的检测及临床意义

呼吸的基本功能是维持正常水平的 PaO_2 和 $PaCO_2$，保障机体的代谢需要；而呼吸功能的实现则依赖于机体对呼吸的调节。人体的呼吸调节非常复杂，涉及神经－内分泌、机械和化学等方面。机体呼吸过程是终生不停的一种节律性活动，其深度和频率随体内、外环境条件的改变而变化，例如劳动或运动时，代谢增强，呼吸加深加快，通气量增大，以摄取更多的 O_2，排出更多的 CO_2，使之与代谢水平相适应。呼吸是一种复杂的反射活动，简单而言，包括感受器、传入神经、呼吸中枢、传出神经、效应器等五部分，但实际上要更复杂。在这个复杂的调节系统中，呼吸中枢执行许多重要功能，包括产生呼吸节律，接收和处理感受器传入的信号，并通过呼吸运动神经元将驱动信息输出到效应器，引起呼吸肌的舒缩和调节气道口径的大小，产生适当的通气反应。如图 13-1 所示。

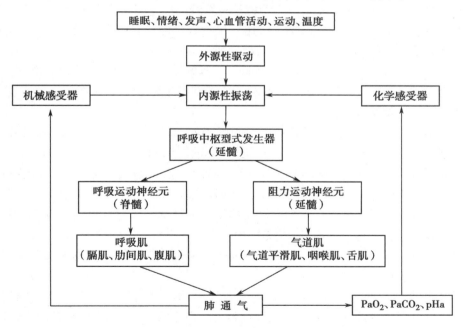

图 13-1　呼吸调节示意图

驱动呼吸肌的运动神经元位于脊髓不同的节段。支配膈肌的运动神经元在 $C_3 \sim C_6$，支配肋间肌的运动神经元在 $T_1 \sim T_{12}$，支配腹肌的运动神经在 $T_4 \sim L_3$。控制气道肌肉的运动神经元主要位于脑干疑核和迷走神经核，分别通过舌咽神经和迷走神经支配咽喉部肌肉和气管-支气管平滑肌。膈肌和肋间外肌、肋间内肌和腹肌分别是最重要的吸气肌和呼气肌。最重要的呼吸道肌肉是气管－支气管平滑肌和上呼吸道骨骼肌。呼吸肌节律性收缩形成的呼吸运动改变胸廓和肺的容积，以及气道阻力。神经系统对呼吸运动的调节可分为两个基本方面：①化学性呼吸调节，其基本特点是位于延髓呼吸中枢的神经元群节律性或周期性发放电冲动，电活动通过脊髓及末梢神经传导至呼吸肌（主要是吸气肌）完成通气动作，最终通过气体交换使 PaO_2 及 $PaCO_2$ 维持在适当范围；同时在化学感受区（包括延髓的中枢化学感受区及颈动脉体、主动脉体的外周化学感受器）也维持在一定范围内。当血液及脑脊液中 PO_2 及 PCO_2 变化时，信号上行传至呼吸中枢神经元群，再通过调整呼吸运动和气体交换使 PaO_2 及 $PaCO_2$ 维持在正常范围，即所谓的非随意呼吸调节，也称为自主节律呼吸调节。屏气、唱歌、说话时的呼吸受大脑皮质调节，即大脑皮质能在一定限度内随意控制呼吸，此称为行为性呼吸调节，也称为随意性呼吸调节。清醒时呼吸调节是由非随意呼吸调节和行为性呼吸调节共同作用的结果，两者的比例取决于人体的状态，一般由非随意呼吸调节起决定作用，但行为性呼吸调节可随时发挥作用。当由清醒时转为睡眠时，特别是非快速动眼（NREM）睡眠时，呼吸调节发生很大变化，此时行为性呼吸调节失去作用而只依赖于非随意呼吸调节。

第一节　呼吸中枢和呼吸调节的基本概念

1. 呼吸中枢（respiratory center）　中枢神经系统内产生呼吸节律和调节呼吸运动的神经细胞群。呼吸中枢分布在大脑皮质、间脑、脑桥、延髓和脊髓等各级部位，参与呼吸节律的产生和调节，共同实现机体的正常呼吸运动。

2. 基本呼吸中枢（basic respiratory center）　延髓中产生原始呼吸节律的部位。

3. 呼吸调整中枢（pneumotaxic center）　位于脑桥上部调整延髓呼吸神经元活动从而抑制过度吸气的中枢结构。

4. 长吸式呼吸（apneusis）　又称"长吸呼吸"。横断脑桥上、中部，呼吸即变深变慢，再切断双侧颈迷走神经，吸气显著延长，仅偶尔为短暂的呼气所中断的呼吸。

5. 长吸中枢（apneustic center）　存在于脑桥中下部兴奋吸气活动的中枢结构，其传出冲动可以延长吸气时间，减慢呼吸频率，从而产生更深、更长的吸气动作。长吸中枢可以被来自迷走神经和呼吸调整中枢的活动所抑制。也有学者认为长吸式呼吸只是呼吸中枢的一种特殊表现，在结构上并不存在长吸中枢。

6. 初级呼吸中枢（primary respiratory center）　脊髓中一些联系高位脑和呼吸肌的中继站及整合某些呼吸反射的部位。

7. 背侧呼吸组（dorsal respiratory group，DRG）　位于延髓背内侧区，解剖结构上相当于孤束核腹外侧部的神经元。主要含吸气神经元，其轴突大部分在延髓交叉到对侧下行，少部分在同侧下行，投射到脊髓颈段和胸段，支配膈肌和肋间外肌运动神经元，调节吸气的速率和深度，在该区还有少量呼气神经元。

8. 腹侧呼吸组（ventral respiratory group，VRG）　位于延髓腹外侧纵向分布的细胞柱，从尾端到头端相当于后疑核、疑核和面神经后核及邻近区域，含有多种类型的呼吸神经元。主要作用是引起呼吸肌收缩，产生主动呼气；还可调节咽喉部辅助呼吸肌、延髓和脊髓内呼吸神经元的活动。

9. 脑桥呼吸组（pontine respiratory group，PRG） 位于脑桥头端，包括臂旁内侧核等结构，存在较多呼气神经元的部分。传统认为，该部位是呼吸调整中枢，控制吸气的时程，稳定呼吸类型；还可整合来自外界和内部传入的信息。

10. 前包钦格复合体（pre-Bötzinger complex） 在头段和中段腹侧呼吸组之间，即相当于疑核头端平面，存在的一个含各类呼吸性中间神经元的过渡区。其中含有呼气神经元、吸气神经元和跨时相神经元，目前认为该部位是呼吸节律起源的关键部位。

11. 呼吸神经元（respiratory neuron） 又称"呼吸相关神经元（respiratory related neuron）"。其节律性放电活动与呼吸周期有固定相位关系的神经元。

12. 吸气神经元（inspiratory neuron） 在吸气相放电的神经元。呼吸神经元的自发性放电是相对于呼吸时相而言的，吸气相放电的吸气性神经元在呼气期基本呈静息状态。

13. 呼气神经元（expiratory neuron） 在呼气相放电的神经元。呼吸神经元的自发性放电是相对于呼吸时相而言的，呼气相放电的呼气性神经元在吸气期基本呈静息状态。

14. 跨时相神经元（phase-spanning neuron） 脑干中许多神经元有与呼吸周期相关的节律性放电，其中部分在吸气相开始放电，至呼气相早期结束，或于呼气相开始放电，至吸气相早期结束的神经元。

15. 呼吸运动神经元（respiratory motoneuron） 将神经冲动由中枢传至周围，支配呼吸肌、平滑肌和腺体等活动的神经元。

16. 化学感受器（chemoreceptor） 感受机体内、外环境化学物质刺激的感受器。在呼吸调节中，指感受 PO_2、PCO_2 和 pH 刺激的感受器，根据部位可分为外周和中枢化学感受器。

17. 中枢化学感受器（central chemoreceptor） 延髓中不同于呼吸中枢、但可影响呼吸的化学感受器。它位于延髓腹外侧浅表部位，左右对称，可分为头、中、尾三个区。其生理刺激是脑脊液和局部细胞外液中的氢离子。

18. 外周化学感受器（peripheral chemoreceptor） 包括颈动脉体、主动脉体及存在于肺动脉、锁骨下动脉等处动脉的化学感受器。在动脉血 PO_2 降低、PCO_2 或 ［H^+］升高时受到刺激，冲动经窦神经和迷走神经传入延髓，反射性地引起呼吸加深、加快和血液循环的变化；反之则引起相反的变化。

19. 机械性感受器（mechanoreceptor） 感受机械性刺激的感受器。按其对刺激适应的快慢可分为快适应感受器和慢适应感受器。

20. 快适应感受器（rapidly adapting receptor，RAR） 存在于呼吸道上皮及平滑肌内，恒量刺激时，冲动迅速减少的感受器。适于传递快速变化的信息。

21. 慢适应感受器（slowly adapting receptor，SAR） 恒量刺激时，冲动减少不多或减少极为缓慢的感受器。肺扩张反射的感受器位于气管到细支气管的平滑肌中，由有髓 A 类神经纤维支配，属慢适应感受器。

22. C 纤维（C-fiber） 无髓鞘的躯体传入纤维和自主神经的节后纤维。在呼吸系统中，C 纤维分布于肺泡壁与支气管壁上，其支配的感受器为化学敏感性感受器。

23. 肺毛细血管旁感受器（juxtapulmonary capillary receptor） 又称"肺 J 感受器"。位于肺泡壁毛细血管旁的感受器，在肺毛细血管充血、肺泡壁间质积液时受到刺激时兴奋，冲动经迷走神经的 C 纤维传入延髓，引起反射性呼吸暂停，继而出现浅快呼吸、血压降低、心率减慢。

24. 主动脉体（aortic body） 主动脉弓下方近动脉韧带处的 2~3 个粟粒状小体。是化学感受器，能感受血液中 PO_2 和 PCO_2 的变化，参与调节呼吸。

25. 颈动脉体（carotid body） 位于颈内、外动脉分叉处后方的扁椭圆形小体。是化学感受器，能感受血液中 PO_2 和 PCO_2 的变化，参与调节呼吸。

26. 呼吸的化学性调节（chemical regulation of respiration） 动脉血 PO_2、PCO_2 及 pH 的改变可通过化学感受器影响通气功能的调节方式。

27. 神经递质（neurotransmitter） 由突触前神经元合成并在末梢处释放，经突触间隙扩散，特异性地作用于突触后神经元或效应器细胞上的受体，使信息从突触前传递到突触后的一些化学物质。

28. 中枢神经递质（central neurotransmitter） 在神经元胞体内合成并储存于突触小泡内，在中枢神经系统内将信息由一个神经元传递到另一个神经元的化学物质。包括中枢兴奋性神经递质和抑制性神经递质。

29. 突触传递（synaptic transmission） 突触前神经元的信息，通过突触，引起突触后神经元活动的过程。

30. 反射（reflex） 在中枢神经系统参与下，机体对内外环境变化做出的规律性应答。

31. 反射弧（reflex arc） 完成反射活动的结构，包括感受器、传入神经、神经中枢、传出神经和效应器。

32. 神经调节（neuroregulation） 通过神经系统的活动对机体功能进行的调节方式。

33. 神经反射（nervous reflex） 感受器接受适宜刺激发生兴奋，经传入神经传至神经中枢，经过整合后的指令由传出纤维传达到效应器，产生效应的过程。

34. 呼吸反射（breathing reflex） 呼吸感受器接受并传出的各种信息经传入神经传至呼吸中枢，呼吸中枢综合并调节各种信息后发出冲动，经传出神经刺激呼吸器官完成呼吸运动的过程。

35. 反馈（feedback） 由效应器以上的感受装置返回的信息作用于中枢，经过中枢的分析综合，调整其发出指令的过程。

36. 反馈调节（feedback regulation） 刺激感受器导致效应器产生效应后，效应器输出变量中的部分信息反过来又不断改变中枢或其他环节的活动状态，纠正反射活动中出现的偏差，以实现调节的精确性。有正反馈和负反馈调节两种基本方式。

37. 前馈调节（feed forward regulation） 反射活动中，某种监测装置受到干扰后，可预先发出影响中枢控制系统的信息，以便及早做出适应性反应的调节方式。

38. 随意呼吸（voluntary breathing） 又称"行为性呼吸调节"。人可有意识地控制呼吸的深度和频率，使呼吸运动在一定范围内可以随意进行的现象。如屏气、说话、进食等活动都必须依靠呼吸运动配合，这些活动和呼吸运动的协调变化都是在大脑皮质严密控制和协调下完成的。

39. 骨骼肌牵张反射（stretch reflex of muscle） 肌梭受到牵张刺激时，引起其所在骨骼肌收缩的反射方式。

40. 呼吸肌本体感受性反射（proprioceptive reflex of respiratory muscle） 由呼吸肌本体感受器传入冲动所引起的反射性呼吸变化。

41. 肌梭（muscle spindle） 一种感受肌肉长度变化或感受牵拉刺激的特殊梭形感受装置。属于本体感受器，是腱反射和肌紧张的感受器。

42. 适应（adaptation） 当感受器持续的接受恒量刺激时，其反应强度随时间的延长而减弱的现象。

43. 轴突反射（axon reflex） 通过轴突外周部位完成的局部反射。

44. 兴奋性肺反射（excitory lung reflex） 肺部迷走神经传入纤维兴奋时能够刺激呼吸活动的反射。表现为膈神经冲动的频率、幅度及其上升支的斜率均增加。

45. 肺牵张反射（pulmonary stretch reflex） 又称"黑-伯反射（Hering-Breuer's reflex）"。由肺扩张或萎陷所引起的反射性呼吸变化。吸气时，当肺扩张到一定程度时，肺牵张感受器兴奋，发放冲动增加，经迷走神经中的传入纤维到达延髓，使吸气切断机制兴奋，抑制吸气肌的收缩而发生呼气；呼气时则相反。起负反馈作用，使吸气不至于过长，它和脑桥的调整中枢共同调节呼吸的频率和深度。

46. 肺扩张反射（pulmonary inflation reflex） 肺充气或扩张时抑制吸气的反射活动，是肺牵张反射的一种形式。

47. 肺缩小反射（pulmonary deflation reflex） 简称"肺缩反射"。肺容积缩小引起吸气活动增强的反射活动，是肺牵张反射的一种形式。

48. 通气应答（ventilatory response） 在一定的刺激条件下，每分通气量（VE）的变化程度。通气应答主要包括低氧通气应答和高 CO_2 通气应答，分别是指在一定条件下，PO_2 下降或 PCO_2 上升时，定量检测通气量的变化，用于评价呼吸的化学性调节。

49. 低氧通气应答（hypoxic ventilatory response） 又称"低氧通气反应试验"。在其他影响呼吸的变量恒定的条件下，单一给予低氧刺激，分别测定不同水平低氧刺激下每分通气量（VE）变化的试验。进行性低氧时，PaO_2 与 VE 不呈直线相关，但 SaO_2 与 VE 则呈直线相关，故常用后者表示低氧通气应答。

50. 高二氧化碳通气应答（hypercapnic ventilatory response） 又称"高碳酸血症通气反应试验"。在其他影响呼吸的变量恒定的条件下，单一给予高 CO_2 刺激，分别测定不同水平 CO_2 刺激条件下每分通气量（VE）变化的试验。两者的关系呈直线，直线的斜率反映呼吸中枢对 $PaCO_2$ 的敏感性。

51. 0.1秒口腔闭合压（mouth occlusion pressure at 0.1s after onset of inspiratory effort, P0.1） 在受检者预先不知道的情况下突然阻断气道（一般在平静呼气末），在第二次吸气开始后0.1秒所产生的口腔负压，是反映呼吸中枢驱动能力的常用指标。

第二节 呼吸中枢与呼吸节律

呼吸中枢是指中枢神经系统内产生和调节呼吸运动的神经细胞群。多年来，对于这些细胞群在中枢神经系统内的分布，以及在呼吸节律产生和调节中的作用，曾用多种技术方法对动物做了大量实验研究，获得了许多极为珍贵的资料，形成了一些学说或假说。

一、脑干呼吸运动神经元的分类

呼吸运动神经元是指其节律性放电活动与呼吸周期有固定相位关系的神经元，根据放电时程可将呼吸周期分成三个时相：①吸气相：膈神经放电幅度逐渐增强。②第一呼气相，又称为被动呼气相或吸气后相。此时相膈神经仍有放电，但幅度明显减小，并逐渐衰减至零；吸气肌仍有微弱活动，从而有利于吸气平稳地转换为呼气。③第二呼气相：膈神经放电中止，处于静息状态；在加强呼吸时，此相有呼气肌的主动收缩，所以此相又称为主动呼气相。

（一）按神经元投射方式分类

根据投射途径的不同，延髓呼吸神经元可分成两大类。一类是延髓脊髓性呼吸神经元（bulbospinal respiratory neuron），或前呼吸运动神经元（premotor respiratory neuron）。其轴突自延髓下行至脊髓，直接支配颈、胸或腹段呼吸运动神经元；另一类是呼吸中间神经元（respiratory interneuron）或延髓本体呼吸神经元（propriobulbar respiratory neuron），其投射范围主要在脑干范围内。在延髓中还有许多呼吸相关神经元是脑运动神经元。

（二）按放电类型分类

由于呼吸神经元细胞膜的内在特性，以及接收兴奋性和抑制性传入信息的强度和时程不同，其放电类型也不同。根据从细胞外或细胞内记录到的节律性放电的相位、形式（增强型、减弱型或平台型）和最高频率出现的时间（早期或晚期），可将延髓呼吸神经元分成六种基本类型（图13-2）。其共同特点是皆具有节律性去极化和复极化活动，与呼吸节律的形成有关。

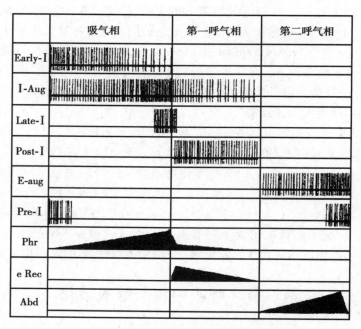

图 13-2 几种典型呼吸神经元的放电模式示意图

1. 早期吸气神经元（early-I） 在吸气早期出现高频放电，然后放电逐渐衰减，在吸气末完全终止。

2. 增强型吸气神经元（I-Aug） 在吸气早期开始放电，放电频率逐渐增高，在吸气后期达峰值；在第一呼气相仍然持续放电。

3. 后期吸气神经元（late-I） 在吸气后期开始放电，时程短；整个时程处于吸气相和第一呼气相的过渡时期，故可能与吸气中止有关。

4. 吸气后神经元（post-I） 在第一呼气相放电；放电频率先为高频，继之逐渐衰减。

5. 增强型呼气神经元（E-Aug） 在第二呼气相放电，频率逐渐增高，末期达峰值。

6. 吸气前神经元（Pre-I） 在第二呼气相末期开始放电，持续到吸气相早期，系跨相位型。

跨时相放电的神经元有两种情况，其中吸气时放电并延续到呼气的称吸气-呼气神经元（I/E神经元），呼气时放电并延续到吸气的称呼气-吸气神经元（E/I神经元）。跨时相（I/E或E/I）伴有高频放电的张力性或相位性活动的呼吸神经元主要在脑桥、中脑、丘脑和下丘脑。

（三）按肺扩张反应分类

延髓吸气神经元可分成 α 和 β 两类。α 吸气神经元的放电在肺扩张时被抑制，β 吸气神经元随肺扩张而兴奋。

上述结果主要来自于去大脑的猫。对其他哺乳类动物，如大鼠、兔、小猪等呼吸神经中枢结构和性质的研究结果大致相似。

二、呼吸中枢

节律性的呼吸运动是通过呼吸肌有节律地收缩与舒张实现的。呼吸肌为骨骼肌，本身无自动节律性，而受脊髓相对应的运动神经元支配。呼吸的节律性是来源于呼吸中枢的节律性活动。中枢神经系统中，产生和调节呼吸运动的神经细胞群称为呼吸中枢。这些细胞群广泛分布于大脑皮质、间脑、脑桥、延髓和脊髓等部位。脑的各级部位在产生和调节呼吸运动中的作用不同，正常呼吸有赖于它们之间的相互协调、相互制约，以及对各种传入冲动的整合。

（一）呼吸中枢的节段分布

按从下往上的顺序大体分为以下几个部分：

1. 脊髓 脊髓中支配呼吸肌的运动神经元位于第 3~5 颈段（支配膈肌）和胸段（支配肋间肌和腹肌等）前角。脊髓为联系高位呼吸中枢和呼吸肌的中继站，以及整合某些呼吸反射的初级中枢。

2. 低位脑干 指脑桥和延髓。横切脑干的实验表明，呼吸节律产生于低位脑干，呼吸运动的变化随脑干横断平面的高低而变化。在动物中脑和脑桥之间进行横切，呼吸节录无明显变化。在延髓和脊髓之间横切，呼吸停止，这说明呼吸节律产生于低位脑干，高位脑对节律性呼吸的产生并非必需。如果在脑桥上、中部之间横切，呼吸将变慢、变深，如再切断双侧迷走神经，吸气时间便显著延长，仅偶尔出现短暂的呼气中断，这种形式的呼吸称为长吸呼吸。该结果显示脑桥上部有抑制吸气的中枢结构，称为呼吸调整中枢。来自肺部的迷走神经传入冲动也有抑制吸气的作用，当延髓失去来自这两方面的抑制作用后，吸气活动不能被及时中断，出现长吸呼吸。若再在脑桥和延髓之间横切，不论迷走神经是否完整，长吸呼吸都消失，而表现为喘息样呼吸，呼吸不规则，这表明脑桥中下部有活化吸气的长吸中枢，单独的延髓即可产生节律呼吸。孤立延髓的实验进一步证明延髓可独立产生节律呼吸。故在20世纪20～30年代期间形成了三级呼吸中枢理论：脑桥上部有呼吸调整中枢，中下部有长吸中枢，延髓有呼吸节律基本中枢。后来的研究肯定了延髓有呼吸节律基本中枢和脑桥上部有呼吸调整中枢的结论，但未能证实脑桥中部存在结构上明确的长吸中枢。用微电极等新技术研究发现，在中枢神经系统内，有的神经元呈节律性放电，并和呼吸周期相关，被称为呼吸相关神经元或呼吸神经元。如上述，呼吸中枢神经元有多种类型：吸气神经元、呼气神经元和跨时相放电的神经元。在延髓中，这些呼吸神经元分布广泛，互相掺杂，但相对集中，呼吸神经元主要集中在背侧（孤束核的腹外侧部）和腹侧（疑核、后疑核和面神经后核附近的前包钦格复合体）两组神经核团内，分别称为背侧呼吸组（DRG）和腹侧呼吸组（VRG）。DRG神经元轴突主要交叉到对侧，下行至脊髓颈段，支配膈运动神经元。后疑核呼吸神经元轴突也绝大部分交叉到对侧下行，支配脊髓肋间内、外肌和腹肌的运动神经元，部分纤维也发出侧支支配膈肌的运动神经元。疑核呼吸神经元的轴突由同侧舌咽神经和迷走神经传出，支配咽喉部的呼吸辅助肌。前包钦格复合体主要含呼气神经元，它们的轴突主要与VRG的吸气神经元形成抑制性突触联系，此外也有轴突支配脊髓的膈运动神经元。

产生呼吸节律的神经结构相当广泛，所以不容易因局灶性损害而丧失呼吸节律。大多数学者认为延髓是呼吸中枢的所在部位。至于以往所谓的"吸气中枢"与"呼气中枢"在结构上很难划分。

脑桥呼吸组神经元（pontine respiratory group，PRG）位于脑桥头端，包括结合臂旁内侧核（nucleus parabrachialis medialis，NPBM）和KF核（Kölliker-Fuse，KF），合称PBKF核群。PBKF核群和延髓的呼吸神经核团之间有双向联系，形成调控呼吸的神经网回路。在麻醉猫，切断双侧迷走神经，损毁PBKF核群可出现长吸呼吸，提示呼吸调整中枢乃位于脑桥的PBKF核群，其作用为限制吸气，促使吸气向呼气转换。

3. 高位脑　呼吸还受脑桥以上部位的影响，如大脑皮质、边缘系统、下丘脑等。大脑皮质可以随意控制呼吸，在一定限度内可以随意屏气或加深、加快呼吸，称为随意呼吸调节，下位脑干的呼吸调节系统是不受自主意识控制的、不随意的自主节律呼吸调节。这两个调节系统的下行通路是分开的。临床上有时可以观察到自主呼吸和随意呼吸分离的现象。例如在脊髓前外侧索下行的自主呼吸通路受损后，自主节律呼吸受害甚至停止，但患者仍可进行随意呼吸；患者需靠随意呼吸或人工呼吸来维持肺通气，否则入睡后将发生呼吸停止。

（二）呼吸节律形成的假说

基本呼吸节律产生于延髓，但延髓呼吸神经元呈现节律性、周期性变化的机制尚未完全阐明，已提出多种假说。一般认为，呼吸的基本节律来自延髓的中枢形式发生器（central pattern generator，CPG），即呼吸的神经网络。呼吸神经网络由不同的呼吸神经元组成。呼吸中枢神经系统内有许多短轴突的中间神经元，可在某些局部形成神经元回路联系，从而对神经元的兴奋活动发生正反馈或负反馈作用。回路内可经正反馈联系募集更多神经元兴奋，以延长兴奋时间或加强兴奋活动；也可经负反馈联系限制其活动的强度、时间或终止其活动。平静呼吸时吸气是主动的，呼气是被动的，故学者们更多的是去研究吸气是如何发生的，又如何转变为呼气的。吸气和呼气神经元之间依次有序的活动构成了呼吸节律。也有人认为，在呼吸中枢内存在着起搏神经元，其自发性节律活动触发了其他呼吸神经元的活动，从而形成呼吸节律。现简要介绍如下。

1. 起搏器结构-前包钦格复合体　许多实验试图探寻呼吸中枢的内在起搏源。早期的研究证明，在软体和甲壳类低等动物，如寄居蟹和龙虾，存在着产生呼吸节律的起搏神经元。长期以来，在哺乳动物，由于对呼吸神经元难以进行孤立研究，并排除各种体液和突触传入的影响，因此无法判断有无起搏神经元的存在。直至应用脑干-脊髓标本后，此项研究才获得重大进展。对新生大鼠的脑干-脊髓简化标本的研究显示，延髓以上的结构和DRG 对维持节律活动并非必要。将标本缩减到 700μm 以下只保留前包钦格复合体时，节律活动依然存在。用低钙或高镁溶液灌流以阻断化学突触传递并不影响节律的产生，但用细胞外高钾扰乱神经元兴奋性时，节律活动就会终止。前包钦格复合体包含六种基本放电类型的呼吸神经元，但绝大部分是中间神经元。据此，Smith 等指出，延髓前包钦格复合体具有呼吸起搏器特征，是节律发生的核心部位。

2. 网络模式　在离体标本中，孤立的网络在没有突触抑制的情况下，呼吸神经元也能产律性活动，但在整体的神经网络中，稳定的周期性呼吸放电是通过呼吸神经元的内源、外源的兴奋性驱动，以及神经元之间的抑制性连接等共同作用而产生的。网络的要点包括：①要使呼吸神经元去极化，必须具有一个兴奋性突触网络。②基于呼吸神经元细胞膜的特性，网络本身具有特殊的切断机制，该机制在适当的时候启动以终止神经元的活动。抑制性突触活动与生俱来，在呼吸网络中广泛存在，是形成和稳定呼吸节律的神经生理学基础。③在网络中，突触反馈作用于呼吸神经元的精细调节，具有有效的动力性能。

网络模式的核心是吸气切断机制（inspiratory off- switch mechanism，IOS）。IOS 假说认为在延髓有一个吸气活动发生器，引发吸气神经元呈斜坡样渐增性放电，产生吸气；还有一个吸气切断机制，使吸气达一定程度后中断，发生呼气。在中枢吸气活动发生器的作用下，吸气神经元兴奋，传导至下述部位，产生效应。

（1）膈肌运动神经元和脊髓吸气肌运动神经元，引起吸气动作，导致肺扩张。

（2）脑桥臂旁内侧核，加强其活动。

（3）吸气切断机制，使之兴奋；呼气发生，肺回缩。

吸气切断机制接收来自吸气神经元、脑桥臂旁内侧核、肺牵张感受器的冲动。随着吸气活动的进行，来自这三方面的冲动均逐渐增强，三者的总和达到一定阈值时，吸气切断机制兴奋，发出冲动到中枢吸气活动发生器或吸气神经元，以负反馈形式终止其活动，吸气停止而转为呼气。切断迷走神经或损毁脑桥臂旁内侧核，吸气切断机制达到阈值所需的时间延长，吸气时间也相应延长，呼吸变慢。因此凡影响中枢吸气活动发生器、吸气切断机制阈值和（或）达到阈值所需时间的因素，都可影响呼吸的时程和节律。

呼吸节律网络学说是由 20 世纪 70 年代初 Cohen 提出的脑干呼吸神经元连接模式发展而来，目前比较公认的网络模式系由德国生理学家 Richter 等人提出（图 13-3）。该模式综合了脑干内呼吸神经元的突触电位、放电类型和呼吸三相位活动的研究成果，认为早期吸气神经元和吸气后神经元的抑制性功能是形成呼吸节律的关键。细胞内电位记录显示，在呼吸神经系统网络中存在着大量的抑制性连接。早期吸气神经元和吸气后神经元都是延髓的中间神经元，两者交互抑制构成一个基本的振荡网络。这两类神经元与其他类型的吸气和呼气神经元之间都有抑制性突触联系；且其兴奋的阈值较低，容易被外源性驱动激活。在吸气后期，当早期吸气神经元活动衰减时，吸气后神经元的抑制被解除，在第一呼气相快速放电，这样既能防止吸气的再触发，也能使增强性呼气神经元的活动延迟到第二呼气相；当吸气后神经元和呼气神经元的抑制性传入冲动减弱时，早期吸气神经元又开始反应性去极化，引起下一次吸气；在吸气相，增强型吸气神经元通过反馈性兴奋环路引起后期吸气神经元兴奋；而时相转换是通过突触抑制引起吸呼气时相活动快速终止来完成的。

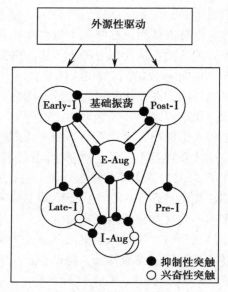

图 13-3　呼吸节律形成的网络学说

　　总之，不同类型的呼吸神经元通过网络中的抑制性突触联系，使其活动的时程得到精确控制；如果抑制性突触联系被减弱，呼吸节律就会紊乱。在振荡网络中，呼气神经元能调节呼吸节律。

第三节　呼吸的调节

　　呼吸调节的主要目的是为机体供氧，排出 CO_2，协助稳定酸碱平衡。呼吸调节是通过中枢神经系统、神经反射和体液化学变化三种途径来进行的。

一、中枢神经性调节

　　呼吸肌由脊髓（颈髓和胸髓）运动神经元支配，而后者又受到呼吸中枢的控制。在呼吸中枢，位于不同部位的神经细胞群相互协调、制约，共同完成对呼吸运动的调节，其中延髓是呼吸节律的起源点，脑桥可使呼吸节律更加完善，脊髓上位神经元是与主要呼吸肌进行神经联系的通路，大脑皮质主要在随意呼吸运动中起作用。

二、脑高位中枢对呼吸的调节

　　呼吸运动受随意（意识性）和非随意（非意识性）两个解剖和功能不同的中枢系统的调节。节律性呼吸受非随意系统（主要是皮质下低位脑干呼吸中枢）的控制；与呼吸有关的非通气功能（行为功能），如说话、唱歌、姿势和屏气等受随意系统（大脑皮质）的控制。呼吸的随意和非随意控制有时会发生冲突，引起不恰当的呼吸行为和不良的后果，如吞咽时吸气，将发生胃胀气等。随意呼吸由皮质运动区启动，通过皮质延髓脊髓束或皮质红核脊髓束下行至脊髓。大脑皮质对呼吸运动的控制作用很强，在意识控制下作最大呼吸时，每通气量可达 150L，远较剧烈运动或吸入 CO_2 引起的通气量增加大得多（详见第十一章）。随意呼吸虽然主要受皮质控制，但也受其他的传入信息影响，如剧烈运动使通气明显增强时很难用正常的语调说话。大脑皮质的不同部位对呼吸有不同的效应，如电刺激扣带回、额叶腹侧面、岛区和颞极等部位能抑制呼吸，而刺激梨状叶则能兴奋呼吸。皮质下行通路还能通过边缘系统激活喉部肌肉和膈肌。在临床上，某些中枢病变累及随意下行系统后，随意性呼吸运动消失，但节律性呼吸运动依然存在。大脑皮质与皮质下边缘系统使用呼吸肌肉表达情感时经常起协调作用。在大脑皮质以下的神经结构，如海马、基底神经节、杏仁核、丘脑和下丘脑等，都能记录到与呼吸有关的放电活动。虽然这些部位不参与呼吸节律的形成，但对呼吸反应有不同程度的影响。由于小脑与运动系统关系密切，无疑会影响呼吸，但其重要性还待探讨。

三、神经反射性调节

呼吸的神经反射性调节包括以下五个基本环节：感受器、传入神经、呼吸中枢、传出神经、效应器官等。感受器的各种信息经传入神经传至呼吸中枢，呼吸中枢综合并调节各种信息后发出冲动，经传出神经刺激效应器官完成呼吸运动。呼吸效应器官种类繁多，它可以是吸气肌或呼气肌（影响肺通气），也可以是上呼吸道骨骼肌或气管-支气管平滑肌（影响气道阻力）、肺血管平滑肌（影响肺血流）、呼吸道腺体（影响气道腺体分泌）。而效应器官的活性增强后，又通过负反馈抑制呼吸中枢的冲动；反之亦然，从而保障呼吸肌的适当反应，而不是过强或过弱。感受器有中枢和外周之分，包括化学性和机械性受体。呼吸运动的反射性调节非常复杂，本节仅就临床常见的几种情况分述如下：

（一）呼吸器官感受器的分类

气道和肺内有着丰富的神经末梢，它们的传入纤维主要在迷走神经中。交感传入纤维分布稀疏，受刺激后产生的反应微弱，功能不详，故该章仅讨论迷走神经的传入纤维。依不同的标准可对感受器及其传入纤维进行如下分类。

1. 根据解剖学分类 大体可分为鼻、咽和喉部感受器，大、中、小气道内的感受器，肺毛细血管旁感受器等。

2. 根据组织形态学分类 传入纤维可分成有髓鞘和无髓鞘纤维，前者直径大，后者直径小。

3. 根据感受性质分类 感受器可分为化学性和机械性两大类。化学性刺激包括来自体外的化学物质或体内产生的化学物质（主要是氧和二氧化碳）；机械性刺激包括压力、容积、流量等。

4. 根据生理学分类 按动作电位，传入神经纤维可分成 A 纤维（有髓鞘）和 C 纤维（无髓鞘）。肺的传入纤维中，有髓鞘的 A 纤维传导快，常支配机械性感受器，能感受一些有节律性的快信号，如气道内压变化；无髓鞘的 C 纤维传导慢，常支配化学性感受器，能感受一些持续、缓慢的刺激信号，如化学递质的浓度。

5. 根据刺激适应的快慢分类 对于机械性感受器，根据其对刺激适应的快慢可分为快适应与慢适应感受器。当感受器持续地接受恒量刺激时，其反应强度随时间的延长而减弱，该过程称为适应。恒量刺激时冲动迅速减少者称为快适应感受器，冲动减少不多或减少极为缓慢者称为慢适应感受器。

目前公认的肺部感受器只有三种：慢适应感受器（SAR）、快适应感受器（RAR）、C纤维支配的感受器。另外还有一些功能不清，其传入纤维未经明确鉴定的感受器。

（二）呼吸系统的反射活动

呼吸道、肺泡壁和肺血管周围含有各种类型的感受器，能感受局部机械性和化学性的变化。感受器兴奋可引起各种反射，包括保护性反射（如喷嚏反射、咳嗽反射，不赘述）和呼吸调节性反射。

1. 肺牵张反射　肺扩张或缩小而引起的呼吸频率和幅度的反射性变化称为肺牵张反射，前者称谓肺扩张反射，其结果是使吸气受到限制，生理意义在于协助中止吸气，使吸气不致过深、过长；后者称为肺缩反射，在平静呼吸时意义不大，但对阻止呼气过深和肺不张有一定作用。

（1）基本特点：肺牵张受体位于气管与支气管的平滑肌内，其支配神经为迷走神经有髓鞘纤维，当吸气肺扩张时，受体受到刺激，其冲动沿迷走神经纤维传入延髓与脑桥的呼吸中枢，抑制吸气神经元的活性，使吸气终止，转为呼气，吸气时间缩短；在呼气早期，该受体还具有相当的活性，使呼气时间延长，直到肺容量降低到一定程度时，其活性才完全消失，转为吸气，并伴有支气管扩张、心动过速和血管收缩。当肺顺应性降低时，例如弥漫性肺间质疾病，吸气时肺牵张受体受到强烈刺激，故呼吸变快、变浅；当气道阻力增高时，如 COPD，该受体受到抑制，使吸气时间延长，呼吸变深、变慢，以上的呼吸模式均有利于节省呼吸功，是机体对疾病的一种适应方式。

（2）肺牵张感受器的特点：实质是慢适应感受器。SAR 位于气道的平滑肌内，为机械性感受器，由有髓鞘的 A 纤维支配，其传导速度为 15~70m/s。SAR 的传入冲动随呼吸运动呈周期性变化。肺扩张时，呼吸道管壁受到牵拉，SAR 兴奋；冲动的频率随跨肺压增加而增高，且对刺激的适应很慢。

肺牵张反射具有明显的种族差异。在麻醉状态下，反射效应以兔和大鼠最强，猫、犬次之，人类最弱。在麻醉状态下，记录人的迷走神经电位发现：平静呼吸时，牵张感受器的传入冲动并不亚于其他动物，但在正常潮气容积范围中，肺充气引起的牵张反射效应很弱，只有当潮气容积大于 1000ml 时才出现明显的反射效应。这说明人类的呼吸中枢对 SAR 传入信号的阈值很高。刺激 SAR 还能舒张气道平滑肌和加快心率。

2. 快适应感受器　位于呼吸道上皮及平滑肌内。与 SAR 相同，RAR 也为有髓鞘的 A 纤维支配，为机械性感受器，但亦对多种化学物质敏感，故也称为化学敏感性感受器。快适应感受器的传导速度为 12~50m/s。RAR 在隆脊区域最密集，刺激该处常引起咳嗽反射，因而该处的 RAR 又称为咳嗽感受器。因为 RAR 在刺激性的物理与化学因素（如尘埃颗粒、刺激性气体、组胺等）作用下发生兴奋，又称作刺激性感受器（irritant receptors）。平静呼吸时，RAR 发放冲动的频率低且不规则，并多见于肺充气时相。与 SAR 不同，RAR 的最适刺激是肺顺应性降低，而不是跨肺压的增加（即不是牵张）。从肺部抽气时，RAR 发放冲动增加。刺激 RARs 可引起深吸气和气道内腺体分泌。

3. C 纤维　位于肺泡壁与支气管壁之上，其支配的感受器为化学敏感性感受器，位于肺泡壁上的因其邻近毛细血管，故取名为肺毛细血管旁感受器，简称 J 感受器，其支配神经为迷走神经的无髓鞘纤维，C 纤维的传导速度为 0.5~2.3m/s。平静呼吸时，C 纤维尽管对多种外来刺激及体内产生的化学物质敏感，但冲动少而无规律。按血供来源可将 C 纤维分为肺 C 纤维和支气管 C 纤维。因为药物进入肺循环能刺激肺 C 纤维，所以认为其感受器位于肺毛细血管旁，如上述 J 感受器。实验发现处于肺充血或肺水肿时，肺 C 纤维的冲动增加，因此它们可能感受肺毛细血管旁的静水压。向右心房注入辣椒辣素（capsaicin）之后，能刺激 C 纤维，引起一系列反射效应，表现为呼吸暂停，继而变浅、变快，并伴有心动过缓和血压下降。除此之外，C 纤维兴奋还能增加气道分泌物增加、平滑肌收缩，降低随意肌张力等。

由于肺部病变时可释放的多种介质，如缓激肽、组胺、前列腺素、神经肽等，能刺激 C 纤维而产生反射活动，故认为 C 纤维与肺部的病理生理改变有关。C 纤维还可能与呼吸困难的感觉有关。实验还显示：C 纤维神经末梢含有多种神经介质，受刺激后释放；有些 C 纤维末梢受到刺激，其冲动到达轴突后能逆向扩散到其他外周分支，引起局部反射，即轴突反射。轴突反射还可能在肺部病变中起重要作用，例如肺部病变可释放介质，刺激 C 纤维而引起轴突反射，导致神经末梢进一步释放介质和进一步刺激 C 纤维。如此正反馈，放大刺激信号，加强反射作用，同时亦可加速病理过程。

4. 呼吸肌本体感受性反射 呼吸肌中的肌梭是本体感受器，接收肌纤维的牵拉刺激，反射性地引起呼吸运动增强。其临床意义在于使机体能随呼吸肌负荷的增加而相应地加强呼吸运动，如支气管哮喘急性发作、COPD 急性加重导致气道阻力增大、内源性 PEEP（PEEPi）形成，呼吸肌负荷明显增加，经本体感受器传入的冲动也随之增加，其结果是使呼吸运动增强，保持通气量有所增大或不下降。人类膈肌缺乏，但存在于肋间肌中，其数量依次为：肋间外肌外侧部 > 肋间内肌肋间部 > 肋间内肌胸骨部；上部肋间肌 > 下部肋间肌。

肌梭是肌肉中的牵张感受器，梭内肌纤维与普通肌纤维分别由脊髓前角的 γ- 和 α- 运动神经元支配。肌肉被动拉长时，肌梭感受器受到牵拉而兴奋，Ia 传入冲动通过脊髓背根到达前角与 α- 运动神经元形成单突触联系，引起肌肉收缩。γ- 运动神经元纤维传出冲动可引起梭内肌纤维的收缩，牵拉肌梭感受器，再通过 Ia 传入而兴奋 α- 运动神经元，使肌肉收缩。一般认为，来自呼吸中枢的下行驱动信号同时到达脊髓的 α- 和 γ- 运动神经元，但到达 α- 运动神经元的信号不足以引起肌肉收缩，需要 γ- 运动神经元的易化。比如吸气阻力在一定范围内增加时，肺通气仍能维持机体的需求，这与呼吸肌中的肌梭所发动的反射有关。在平静呼吸时，呼吸肌的传入信号对于呼吸运动神经元的活动具有重要影响。

5. 其他肺部传入纤维 在研究中还发现许多不能归属上述类别的传入纤维，而许多呼吸反射也不能用上述传入纤维的兴奋来解释。例如在肺炎、肺水肿、急性呼吸窘迫综合征等急性肺组织疾病患者，常有过度通气，表现为 $PaCO_2$ 下降。一般认为这是由低氧血症所致，但事实上在纠正低氧血症后，过度通气仍持续存在，除与上述机械性刺激有关外，还可能有其他机制的参与。采用局部刺激法，向肺实质直接注入刺激性物质，证明肺部存在迷走传入纤维，兴奋时能够刺激呼吸活动，表现为膈神经冲动的频率、幅度及其上升支的斜率均增加，称为兴奋性肺反射。切除迷走神经之后，兴奋性肺反射消失。向肺内注入一些病理过程中肺部细胞释放的炎症介质，如缓激肽等亦能引起兴奋性肺反射，提示该反射具有重要病理生理意义。在产生兴奋性肺反射时，呼吸周期中吸气相所占比例增加，呼气相所占比例减小。

6. 其他系统冲入冲动的调节作用 主要包括心血管系统和运动系统的传入冲动的调节作用。呼吸与循环系统关系密切，在反射过程中两者亦常常相互作用。运动时通过呼吸加强可有效地保证机体的氧供，运动系统中的肌肉、肌腱和关节等存在传入神经，受刺激后，其传入信息能影响呼吸运动。其他各系统也可对呼吸运动产生一定影响，在此不赘述。

四、化学性调节

见本章第四节。

第四节 呼吸的化学性调节

化学感觉器可分为中枢性和周围性两大类。中枢性化学感受器在延髓表面的腹外侧，对 PCO_2 敏感。周围化学感受器主要包括颈动脉体和主动脉体，主要感受低氧刺激，对 PCO_2 和 $[H^+]$ 也有较高的敏感性。

一、化学调节的基本解释及问题

正常机体的 $PaCO_2$ 相当稳定，在 $35 \sim 45mmHg$ 之间的狭窄范围内。运动时，机体对 $PaCO_2$ 的调节非常精确，但机体究竟是通过何种调节机制做得这一点仍不清楚。最初人们认为运动时颈动脉体和主动脉体化学感受器对呼吸调节起着主要作用，但是运动时 $PaCO_2$ 并不升高，不能刺激外周化学感受器。虽然在运动之初 $PaCO_2$ 的周期性波动加大，能增加对化学感受器的动态刺激，但随着运动时呼吸频率增加，$PaCO_2$ 的波动幅度减弱，对化学感受器的动态刺激作用减弱。因为运动时静脉 PCO_2 增加，而动脉中几乎不变，故有人推测，在体循环的静脉端与肺动脉之间存在着 CO_2 的感受器，它们能检测混合静脉血中的 PCO_2，通过反射性调节能维持 $PaCO_2$ 不变。实验证明，鸟类肺部存在着对 PCO_2 非常敏感的传入纤维，这类纤维对呼吸有抑制功能，PCO_2 增高可以抑制这类纤维，产生呼吸兴奋效应。但哺乳动物并没见这类纤维，在生理范围内的 $PaCO_2$ 波动并不影响 SAR 的发放频率，况且在人类刺激 SAR 引起的反射作用很弱，因此 SAR 并不参与 $PaCO_2$ 的自稳调节。因为肺通气与肺血流量关系密切，故有人提出，增加肺通气的刺激因素是血液循环中的 CO_2 流量，而不是 PCO_2。

二、外周化学感受器

（一）外周化学感受器的结构特征

1. 分布和基本结构特点　人类最主要的外周化学感受器是颈动脉体，其他哺乳类动物也相似。成人颈动脉体的大小约为 $6.5mm^3$，位于颈总动脉分叉处，由颈内或颈外动脉发出的小球动脉供血。外周化学感受器还有主动脉体，位于主动脉弓，常为一对，由冠状动脉的分支供血。在肺动脉、锁骨下动脉等处也常有类似的散在结构，亦为化学感受器。哺乳动物的外周动脉化学感受器主要由Ⅰ型和Ⅱ型两类细胞组成。这些细胞集聚成群，与附近小动脉共同形成基本功能单位。在不同种族的动物，外周化学感受器中的两类细胞的集聚方式不尽相同，有的松散，有的致密。在人类，细胞集聚甚密，结构明显。Ⅰ型细胞可能是真正的化学感受细胞，其形态为球形，故又称为球细胞，内含致密核泡（dense-core vesicles）和清澈核泡（clear-core vesicles）。这些核泡分布在与感觉神经末梢相接触的部位，致密核泡主要含有儿茶酚胺，还有阿片肽；清澈核泡含有乙酰胆碱。Ⅰ型细胞内还有许多神经调制物，如 5- 羟色胺（5- HT）、P 物质、心房钠尿肽、缩胆囊素等。Ⅱ型细胞呈胶质样，无颗粒状结构，包绕着Ⅰ型细胞，故又称鞘细胞。一个Ⅱ型细胞可包绕数个Ⅰ型细胞，Ⅱ型细胞的功能不清，可能起支持作用。颈动脉体的感觉传入纤维在窦神经中，经舌咽神经上行；主动脉体的传入纤维则行走于迷走神经中。这些传入纤维包括有髓鞘及无髓鞘两种，主要投射到延髓的孤束核和疑核。

2. 血供特点　外周感受器的血供非常丰富，颈动脉体重约 2mg，其血流量可达 0.04ml/min，相当于每克 20ml/min，明显超过脑组织和肾组织的单位重量的血流量（其每克组织分别为 0.54ml/min 和 4.2ml/min）。虽然颈动脉体的代谢率很高，但血供非常丰富，动静脉血之间的氧分压差（Pa-vO$_2$）甚微，故颈动脉体中的 PO$_2$ 可达 90mmHg。当 PaO$_2$ < 60mmHg 时，氧离曲线处于陡直部段，而颈动脉体的氧耗量相对恒定，故其 Pa-vO$_2$ 更小，PvO$_2$ 更接近 PaO$_2$，因此在不同 PaO$_2$ 水平，供氧量足以维持感受器精确感受 PaO$_2$ 的变化。

（二）外周化学感受器的适宜刺激

低 PaO$_2$、高 PaCO$_2$、低 pH 均为外周化学感受器的适宜刺激。

1. 低氧血症　低 PaO$_2$ 是颈动脉体最有效的刺激，记录神经单纤维的动作电位，发现颈动脉体的传入冲动发放频率与 PaO$_2$ 成函数关系，表现为为双曲线形。当 PaCO$_2$ 为 40mmHg、PaO$_2$ 大于 100mmHg 时，传入冲动表现为低水平的紧张性活动（图 13-4A 的中间曲线）；如果维持 PaCO$_2$ 不变，逐步降低 PaO$_2$，冲动发放频率随之增加。当 PaO$_2$ 低于 60mmHg 时，发放频率明显上升；当 PaO$_2$ 低于 40mmHg 时，发放频率大幅度上升。颈动脉体对低氧反应的阈值远低于其他组织，其对低氧的高度敏感性，能保证机体在其他组织发生缺氧之前，即可以通过增加通气量而改善氧供。用相同 PO$_2$、不同氧含量的溶液对孤立的颈动脉体进行灌流，发现氧是通过低 PO$_2$ 的变化而不是氧含量的变化来刺激化学感受器的。由于外周化学感受器对血氧含量的变化不敏感，故在贫血或 CO 中毒患者，尽管血氧含量明显下降，但 PaO$_2$ 仍然正常，不会刺激外周化学感受器而增加通气量。

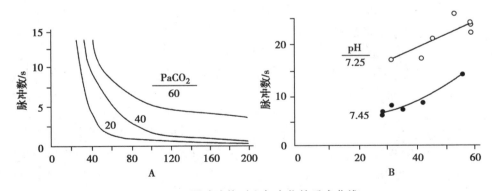

图 13-4　颈动脉体对血气变化的反应曲线

注：A. PaO$_2$ 与颈动脉体化学感受器兴奋性的关系，横坐标为 PaO$_2$，纵坐标为传入纤维的电活动，自下而上三条曲线分别代表 PaCO$_2$ 为 20、40、60mmHg 时的兴奋性变化，显示 PaCO$_2$ 和 PaO$_2$ 共同作用对兴奋性的影响。B. PaCO$_2$ 与颈动脉体化学感受器兴奋性的关系，横坐标为 PaCO$_2$，纵坐标为传入纤维的电活动，两条曲线分别代表 pH 值为 7.45、7.25 时的兴奋性变化，显示 pH 和 PaCO$_2$ 共同作用对兴奋性的影响

2. 高碳酸血症 颈动脉体对 $PaCO_2$ 的变化也很敏感，其传入冲动与 $PaCO_2$ 呈线性关系（见图 13-4B），冲动频率随 $PaCO_2$ 升高而增加。

3. 低氧血症和高碳酸血症的协同作用 在颈动脉体，同一根传入单纤维往往不仅能接受低氧的刺激，还能接受高 $PaCO_2$ 的刺激，因此两种刺激能够共同影响化学感受器的传入冲动。当 $PaCO_2$ 20mmHg、PaO_2 60mmHg 时，传入冲动无明显的变化（见图 13-4A 最下面的曲线）；只有当 PaO_2 进一步下降后，感受器才发生兴奋。若 $PaCO_2$ 升高，反应曲线上移；在不同的 PaO_2 水平，传入冲动发放频率均增加（见图 13-4A 最上面的曲线），低 PaO_2 和高 $PaCO_2$ 对颈动脉体的兴奋作用是协同的。

4. 氢离子浓度升高 增加 $[H^+]$ 亦能刺激颈动脉体化学感受器。用高 $[H^+]$ 溶液灌流颈动脉体可增加感受器的放电频率。在保持 $PaCO_2$ 恒定并酸化动脉血液时，颈动脉体传入冲动增加（见图 13-4B）。在稳定状态下，PCO_2 对化学感受器的刺激作用取决于细胞内的 $[H^+]$，而不是 CO_2 分子；但当血液 pH 相等时，PCO_2 引起的反应较 H^+ 强，因为 $PaCO_2$ 为脂溶性，容易扩散入化学感受细胞，使细胞内 $[H^+]$ 增高；而血液 pH 发生变化时，细胞内 $[H^+]$ 的变化相应较小，且变化速度也慢得多。

5. 作用特点——总结 动脉化学感受器对上述三种适宜刺激的反应很快，这与感受细胞的特性和局部组织的状态有关，比如颈动脉体化学感受器存在丰富的碳酸酐酶（CA），能催化 CO_2 与水生成碳酸，并迅速解离出 H^+，从而使感受细胞兴奋；同时颈动脉体的血流量大，对低氧的感受也相当迅速。另外，外周化学感受器不但对适宜刺激的量起反应，也对刺激量的变化速率起反应，即这些感受器具有动态敏感性。换言之，对于均值相同的 $PaCO_2$，具有波动性的刺激产生的效应大于恒量刺激。由于感受器细胞的快速反应特性，在呼吸周期中，颈动脉体传入冲动与血气变化同步；运动时血气的周期性波动明显加大，对化学感受器的动态刺激加大，这种动态刺激可能对运动导致的通气量增强发挥一定的作用。

主动脉体与颈动脉体功能相似，但作用微弱。在双侧颈动脉体被摘除的患者中，肺通气在静息时没有明显变化，也不随低氧血症而加大，这说明主动脉体功能相当微弱。

（三）外周化学感受器的传感机制

用微电极穿刺的方法对球细胞及其与它相接的神经末梢进行膜电位研究，发现上述的适宜刺激都能使化学感受器细胞的膜电位发生变化，释放多巴胺（DA），并使与其接壤的传入神经发放冲动增加。可见外周化学感受器的传感过程是通过两级装置，神经末梢本身并不是感受细胞。

1. 低氧刺激机制 严重低氧血症导致缺氧时，机体所有的细胞都会发生反应，主要表现在能量代谢、基因转录和蛋白质表达等方面，这些都是非特异性反应。外周化学感受器细胞对低氧产生的反应不同，为特异性反应。不仅如此，外周化学感受器细胞对氧的变化极度敏感，能检测出生理范围内的 PaO_2 变化，参与机体的自稳调节。目前对颈动脉体在低氧时出现的反应机制有以下两种主要学说。

（1）细胞膜学说：该学说认为化学感受器细胞膜上存在着外向性 K^+ 电流，这是感受低氧的关键。在兔颈动脉体的离体标本中，当低氧达到一定程度时，化学感受器细胞开始释放 DA，其释放量与低氧程度成正比，与化学感受器的传入冲动亦成正比。采用膜片钳位术证明，化学感受器细胞是可兴奋性细胞，细胞膜具有电压依赖性 K^+、Na^+ 和 Ca^{2+} 通道。低氧能可逆性地抑制外向性 K^+ 电流，还能增加细胞内的环磷酸腺苷（cAMP）的浓度。应用外源性 cAMP 也能抑制外向性 K^+ 电流。细胞膜学说认为低氧以及低氧而导致的 cAMP 浓度增加，通过抑制外向性 K^+ 电流而造成去极化，进而引起电压依赖性 Na^+ 通道和 Ca^{2+} 通道开放，使 Ca^{2+} 内流，细胞内钙离子浓度升高，引起 DA 释放（图 13-5A）。

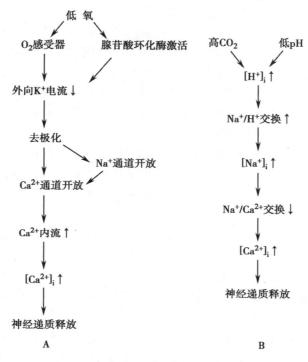

图 13-5 颈动脉体化学感受机制示意图

（2）代谢学说：该学说认为低氧通过影响化学感受器细胞内的代谢过程而触发感受器。细胞代谢的阻断剂，如氰化物等都是强烈的外周化学感受器刺激剂，能阻断细胞内的呼吸链，降低细胞内的 ATP 浓度。实验结果显示：化学感受细胞的 ATP 浓度降低时，DA 的释放量和感受器的传入冲动随之增加，故有人提出［ATP］/［ADP］的大小可能是化学感受器的刺激信号。还有人提出，线粒体是感受低氧的关键结构，无须其他感氧装置。比较化学感受细胞与非化学感受细胞（如肾上腺的嗜铬细胞和感觉神经细胞）的线粒体的氧化还原状态和电化学电位，发现在正常 PaO_2 时，两者之间并无差异；但在低氧时则不同。当 PaO_2 为 60mmHg 时，化学感受细胞中的线粒体常处于还原状态，并且电化学电位明显下降；而在非化学感受细胞中，只有当 PaO_2 下降至 10mmHg 时，才有上述反应。这支持线粒体为触发化学感受器细胞活动的感氧装置的假说。

2. **酸性刺激机制** 采用低 pH 的弱酸溶液或含有等［H^+］的高 CO_2 溶液灌流孤立的颈动脉体，均能引起 DA 释放和传入神经冲动增强。由于这些刺激都能引起细胞质的酸化，而 CA 阻断剂能抑制化学感受器的反应，因此在低 pH 和高 PCO_2 刺激时，感受器能感受的真正刺激信号是细胞内的［H^+］。虽然细胞内［H^+］增加能通过类似 Bohr 效应的机制作用于氧感受器而抑制外向性 K^+ 电流，但低 pH 和高 PCO_2 能同时减小 Na^+、K^+ 和

Ca^{2+} 电流，且其程度相当。说明 H^+ 对于离子通道并无特异性，因而不能用对外向性 K^+ 电流的抑制来解释膜的去极化。增加细胞内 [H^+] 能加强 Na^+/H^+ 交换。在正常情况下，细胞外 [Na^+] 高于细胞内，Na^+ 内流可以促进 Na^+/Ca^{2+} 交换，从而将 Ca^{2+} 排出细胞。增加细胞内 [H^+] 能通过 Na^+/H^+ 交换而增加细胞内 [Na^+]，抑制 Na^+/Ca^{2+} 交换，使细胞内 [Ca^{2+}] 增加，引起 DA 释放（图 13-5B）。

需强调对于外周化学感受器传感机制的理解仍处于实验阶段。虽有大量资料，但各种学说皆缺乏充足的依据，且不能解释改变细胞内代谢过程引起 DA 释放的具体步骤。另外关于 DA 究竟是兴奋性递质还是抑制性递质，亦有不少争论。甚至还有学者认为，窦神经传入纤维末梢本身就是化学感受器，其传感过程并非是通过两级装置，而是类似味蕾的传感过程，仅为一级装置。但对上述基本过程的解释是合适的，也是必要的。

（四）影响外周化学感受器的其他因素

1. 血流量　化学感受器传入冲动受流经颈动脉血流量的影响，血流量大幅度减少也能刺激感受器。颈动脉与其他动脉一样对于血流量具有自动调节功能。比如猫，当颈动脉血压由 100mmHg 上升到 150mmHg 时，颈动脉体总的血流量变化不大。只有当血压下降到 60mmHg 以下时，随着交感缩血管活性加强，局部血管收缩，才发生局部血流缓慢；此时单位时间内流经颈动脉体化学感受器的氧量下降，加之代谢旺盛，局部 PO_2 下降，并激活感受器，使传入冲动增加。

2. 自主神经　在颈动脉体的窦神经中，除了传入神经外，还含有交感与副交感神经的传出纤维。交感传出冲动可以提高化学感受器的敏感性。这种交感传出纤维对感受器的调节也见于颈动脉窦的压力感受器，副交感传出纤维的生理作用有待研究。

3. 药物　许多药物能影响外周化学感受器的活动，例如细胞色素氧化酶的抑制剂-氰化物能导致细胞中毒性缺氧，是外周化学感受器的强烈刺激剂。乙酰胆碱和尼古丁也有兴奋作用。洛贝林也能刺激化学感受器，是临床上常用的呼吸兴奋剂。

三、中枢化学感受器

（一）中枢化学感受器的结构特征

1. 位置和基本结构特点　中枢化学感受器位于延髓的腹外侧表面，其结构特殊，神经胶质呈海绵状，神经元密集；而血管分支穿插其间，交织成网。电镜检查显示，血管周围包绕着大量轴突和树突，形成兴奋型和抑制型突触联系。中枢化学感受器呈双侧对称分布，每侧感受野可分为头端区（R 区）和尾端区（C 区）。R 区的位置相当于第七至第十对脑神经根部位，但 R 区和 C 区在功能上不同。冷冻 R 区能降低膈神经放电频率；冷冻 C 区则常增加放电频率、降低放电幅度。在 R 区和 C 区之间是中间区（I 区）。I 区本身并无化学感受特性，局部应用酸性溶液不能刺激呼吸，但破坏该区后，刺激 R 区和 C 区均不再引起通气反应，因此 I 区也是中枢化学感受器的重要结构，可能是 R 区和 C 区的中继站。

2. 分布和作用特点　延髓化学感受细胞位于脑组织的浅表层。局部电刺激能引起的最大呼吸效应的部位处于表层下 200μm 左右。延髓中枢化学感受器位于与呼吸中枢 DRG 相同的水平，位置相邻，但在解剖定位和功能上均不相同。在麻醉或睡眠时，CO_2 通气反应受抑，但低 O_2 通气反应不变，提示 CO_2 并不直接兴奋吸气神经元。

（二）中枢化学感受器的适宜刺激

低氧并不是中枢化学感受器的适宜刺激，故低氧不能通过中枢化学感受器来刺激呼吸；相反严重低氧对呼吸中枢有直接抑制作用。在外周化学感受器缺如时，呼吸中枢的活动与低氧程度成反比关系。与外周化学感受器相同，低 pH 和高 PCO_2 是中枢化学感受器的适宜刺激。用低 pH 和高 PCO_2 溶液灌流中枢化学感受区可增强通气。

1. 作用特点　由于中枢化学感受器直接浸浴在脑组织液中，因此各种化学成分都必须先进入脑组织液后才能产生作用。脑组织液与脑脊液、脑组织血供的关系非常密切，因此任何能影响脑脊液或脑血流中的化学成分的因素都能影响脑组织液中的化学成分，进而影响肺通气。脑组织液中的 $PaCO_2$ 与 ［H^+］呈平行关系。

（1）$PaCO_2$ 的作用特点：CO_2 脂溶性高，容易透过血脑屏障（blood- brain barrer），迅速形成 H_2CO_3，后者解离成 H^+ 和 HCO_3^-，使中枢化学感受器细胞及其周围的 ［H^+］增加，后者刺激感受器，使呼吸增强（图 13-6）。当过度通气使 $PaCO_2$ 降低时，脑脊液中的 CO_2 弥散入血液，上述反应向相反方向进行，结果中枢化学感受器细胞及周围的 ［H^+］降低，导致呼吸抑制。

由于通气反应与脑内 $PaCO_2$ 变化在时程上有密切的依从关系，而且 PCO_2 对呼吸中枢的兴奋作用受血流量的影响，故中枢化学感受器可能位于脑循环的静脉端。

在整体动物实验中，研究中枢化学感受器时需阻断外周化学感受器兴奋的传入，以排除外周的效应。在切断外周化学感受器传入神经的麻醉动物，$PaCO_2$ 低于一定水平（阈值）时，吸气神经元的相位性放电活动消失，当 $PaCO_2$ 超过阈值时，吸气神经元的节律性活动恢复。膈神经放电与 $PaCO_2$ 的变化呈正相关（图 13-7）。当 $PaCO_2$ 超过 100mmHg 后，由于

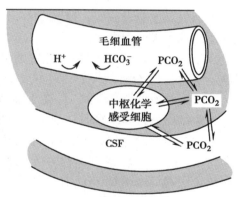

图 13-6　$PaCO_2$ 对中枢化学感受器
细胞的作用机制模拟图

CO_2 对呼吸神经元的抑制作用显著增强，膈神经放电不再增加，反而下降。当 CO_2 刺激中枢化学感受器时，支配上呼吸道肌肉的脑神经和支配呼吸辅助肌的神经活动与膈神经活动基本相似。

（2）pH 的作用特点：H^+ 为极性分子，不容易通过血脑屏障，故尽管 H^+ 对感受器的刺激性非常强，但血液中 ［H^+］升高时，脑脊液中 ［H^+］升高的速度非常缓慢，对中枢化学感受器的刺激效应有限。

在延髓腹侧面有 H^+ 敏感性神经元，局部应用乙酰胆碱和尼古丁，可以使这些神经元的放电频率增加，呼吸运动加强；而应用阿托品和神经节阻断剂六烃季铵则能阻断 H^+ 引起的呼吸兴奋效应。这表明 M 型和 N 型胆碱能受体参与呼吸中枢化学感受器的作用，谷氨酸、γ 氨基丁酸（GABA）、缓激肽和 5- HT 等也可能参与中枢化学感受器的作用。

（三）中枢化学感受器的传感机制

中枢化学感受器没有非常明确的固定结构，而是散在的神经元群，且实验中也很难鉴定感受细胞的传入神经元，因此对于中枢化学感受器的研究远迟于外周化学感受器，对其

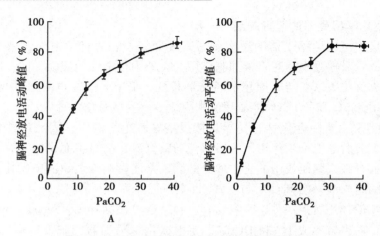

图 13-7 呼气末 $PaCO_2$ 与膈神经电活动的关系

传感机制的了解甚少，争论也很大。比较统一的看法是，PCO_2 与 pH 都是通过改变感受器细胞内的 [H^+] 而引起兴奋的。实验证明，如果维持灌流液的 pH 不变，单纯增高 $PaCO_2$ 引起的通气反应明显减弱，说明中枢化学感受器的有效刺激是 [H^+]，而不是 PCO_2。有人认为跨细胞膜的内向 H^+ 电流是引起中枢化学感受器兴奋的关键步骤。内向性 H^+ 电流可以造成细胞去极化，而外向 H^+ 电流则引起超极化。吸入 CO_2 时，因为细胞内的缓冲能力迅速、强大（15 分钟缓冲能力可恢复 60%，3 小时可达最大值），而细胞外液的缓冲能力差，故细胞外液的游离 [H^+] 高于细胞内，因此能造成 H^+ 内流，引起感受器细胞去极化，导致细胞兴奋。缺氧时，细胞无氧酵解增强，乳酸生成增加，细胞内 [H^+] 升高，产生外向性 H^+ 电流，使细胞超极化，从而抑制化学感受器细胞，进而抑制呼吸运动。虽然对于 H^+ 电流本身是否能影响动作电位有争议，但细胞内 [H^+] 的变化完全可能触发递质释放，引起细胞兴奋。H^+ 通过改变中枢化学感受器内的某些关键蛋白的构象而触发一系列细胞过程，发生兴奋。

（四）脑脊液 pH 对中枢化学感受器的影响

早在 1905 年，Hatdan 和 Priestly 就提出 CO_2 通气反应是通过对脑组织的酸化实现的。其后的实验证明，肺通气量与脑脊液中 pH 的变化密切相关，降低 pH 能增强肺通气效应。

1. 作用特点　由于中枢化学感受器浸浴在脑脊液中，因此其化学成分的变化能直接影响中枢化学感受器的活动。脑脊液中的蛋白质含量远比血液中低，几乎为零；细胞数量非常少，也几乎为零。因此与血液相比，脑脊液对酸碱物质的缓冲作用弱得多，故代谢性酸中毒引起的脑脊液 pH 的变化有限；而呼吸性酸中毒引起的脑脊液 pH 的变化则远比血液明显。因此血液中含有电荷的 H^+ 和 HCO_3^- 的通透性甚差，增加通气量的作用有限；但脑脊液中 PCO_2 刺激的信号强度大，有利于刺激中枢化学感受器，增加通气。

2. 作用机制　正常人的脑脊液中的平均 [HCO_3^-] 和 PCO_2 分别为 24mmol/L 和 47mmHg，根据 pH 公式可得 pH = 7.33。机体对脑脊液中 pH 的调节是通过调节 [HCO_3^-] 生成来完成的。在实验动物，吸入 CO_2 时，$PaCO_2$ 迅速上升，血液中 CO_2 进入脑脊液后使其 pH 下降，[H^+] 增高。由于脑脊液中缺乏有效缓冲作用，当 [H^+] 成倍增加时，[HCO_3^-] 几乎不变，因此 pH 显著下降，刺激中枢化学感受器，增加肺通气。另外 CO_2 进入脑脊液的同时亦进入脑细胞，在碳酸酐酶（CA）的作用下，CO_2 迅速与水生成 H_2CO_2，并解离出大量 HCO_3^- 和 H^+。由于细胞内含有大量蛋白缓冲对和磷酸根缓冲对，其缓冲作用的结果是脑细胞内 $[HCO_3^-]$ 增高，造成细胞内外 $[HCO_3^-]$ 梯度。通过细胞膜上各种转换机制，细胞内外 $[HCO_3^-]$ 最终能趋于平衡，但转移过程需时较长，约数小时至数十小时，故通气量增加可维持较长时间。当脑细胞外液以及脑脊液中的 $[HCO_3^-]$ 升高后，pH 将回复到正常值，CO_2 对中枢化学感受器的刺激作用将明显减弱，这也是长期处于呼吸性酸中毒的患者对于 CO_2 刺激不敏感的主要原因。在代谢性酸中毒时，呼吸增强使 CO_2 排出增多，动脉血 PCO_2 和 $[H^+]$ 下降，脑脊液也相应下降，对中枢化学感受器造成抑制作用，能部分抵消 $[H^+]$ 对外周化学感受器的兴奋作用。

（五）客观评价低氧血症的调节

在慢性高碳酸血症患者，临床上强调低流量吸氧以维持低氧血症对呼吸中枢的兴奋性，同时又强调 PaO_2 在 60mmHg 以上或 SaO_2 在 90% 以上以维持适当的氧合，这种说法实际上是不合适的，因为 PaO_2 在 60mmHg 以上时，其对呼吸中枢的作用基本不变（图 12-12），此时气道-肺实质的机械变化（如牵张反射、本体反射、毛细血管 J 反射等）才是兴奋呼吸中枢的主要因素。在急性肺损伤或肺水肿等换气功能障碍的患者，常常将低 PaO_2 作为呼吸中枢兴奋的主要因素，实际上也是不确切的，因为此时将 PaO_2 纠正至 80mmHg，甚至 100mmHg 以上，呼吸加快、加强照样存在，且常常存在呼吸性碱中毒，此时气道-肺组织的机械变化也是导致上述情况的主要因素。只要肺水肿和肺损伤改善，呼吸增强才会改善，否则需适当应用镇静－肌松剂抑制过强的自主呼吸。

四、化学感受器的刺激及反应——总结

血液中 $PaCO_2$ 升高、pH 降低、PaO_2 降低，呼吸中枢兴奋，呼吸运动加深、加快，机体摄氧量增加，CO_2 排出量增多；反之，血液中 $PaCO_2$ 降低、pH 升高、PaO_2 升高，则呼吸运动变浅、变慢，减少摄氧量和 CO_2 的排出量，增加血液中的碳酸含量。因此，通过呼吸中枢对呼吸运动的控制调整血液中 H_2CO_3（或 CO_2）浓度，使血液中 $[NaHCO_3]/[H_2CO_3]$ 的比值尽量维持在正常范围，pH 也尽量维持相对稳定；而通过调控机体摄氧量以尽可能满足机体的代谢需要。但需强调：临床上，不同化学性刺激或相同化学刺激在不同条件下对呼吸中枢的影响强度不同，与上述试验结果可能有较大的差异；多数情况下，机械性刺激可能发挥更大的作用。

第五节 呼吸调节的检测

呼吸调节机制中无论任何环节发生异常，皆会导致以通气量变化为特征的呼吸调节异常。本节主要针对临床需求，介绍并评价通气应答、0.1 秒口腔闭合压（P0.1）的测定及其在相关疾病中的临床意义。

一、通气应答检测

肺的正常通气功能可使 PaO_2、$PaCO_2$ 和 pH 维持相对的稳定，而后者的变化又可通过

化学感受器影响肺的通气功能，即呼吸的化学性调节，这对于及时调节肺通气以适应机体的代谢变化是十分重要的。

通气应答一般是指低氧及高二氧化碳通气应答，两者的要求分别是控制其他因素不变，在 PaO_2 下降、$PaCO_2$ 上升时，定量检测每分通气量（VE）的变化，评价呼吸的化学性调节功能。即用 VE 变化的幅度表示其对低 O_2 和高 CO_2 刺激的化学感受性。

（一）通气应答检查原理

低 O_2 刺激通过周围化学感受器、高 CO_2 刺激主要通过中枢化学感受器兴奋使通气量增大，一部分是通过周围化学感受器使通气量增加。但由于低 O_2 和高 CO_2 刺激相互之间对通气反应有互相增强作用，故若要单独分析低 O_2 或高 CO_2 刺激对通气量的影响，就应控制其中一个变量，给予单一低 O_2 和高 CO_2 刺激；并同时测定不同水平低 O_2 或高 CO_2 刺激下 VE 的变化，即低 O_2 通气和高 CO_2 通气应答。

1. 基本要求　要对低 O_2 或高 CO_2 单一刺激做出正确估价，就一定要使 PO_2 或 PCO_2 在通气检测的整个过程中保持恒定不变。具体而言，在检测低 O_2 通气应答时，要使 PCO_2 保持恒定不变；在检测高 CO_2 通气应答时，要使 $PaO_2 > 150mmHg$（$1kPa = 7.5mmHg$）或 $SaO_2 > 98\%$，以解除可能的低 O_2 刺激通气效应。

2. 注意低氧对呼吸中枢的直接抑制作用　低 O_2 刺激是通过兴奋周围化学感受器而使通气量增加，颈动脉体摘除的患者，低 O_2 刺激几乎不增加通气量。另外，低 O_2 对中枢神经系统有抑制作用，即低氧能直接损害中枢神经系统，削弱呼吸中枢反应。

既往认为在新生儿或成人低 O_2 时所致的通气抑制作用，只有在严重缺氧（重度低氧血症）时才发生，但研究发现在中等度低 O_2 血症时，已出现了通气抑制作用。这种低 O_2 通气抑制现象表现为：在低 O_2 通气检测中，低 O_2 刺激后通气量增大，并逐渐增大至峰值；但持续 20 ~ 30 分钟后，通气量增加的幅度降低，由峰值降至低 O_2 刺激前与峰值的中间水平。

即使低 O_2 通气应答检测在 10 分钟内完成，所测得的应答值可能不仅仅反映周围化学感受器的功能，其中也夹杂着低 O_2 对呼吸中枢的抑制成分。有关低 O_2 通气抑制的机制可能是由于低 O_2 时脑血流增加及抑制脑神经介质诸如腺苷的相对增加所致。

3. 有关通气应答检测的其他问题　主要有以下几个方面：

（1）低 O_2 和高 CO_2 刺激经过的时间常数可能存在差异。

（2）高 CO_2 血症可使脑血流量增加，间接冲洗了 CO_2 的作用，使中枢化学感受器的 PCO_2 发生改变。特别是高 CO_2 吸入方式及 $PaCO_2$ 上升速度不同的情况下，会使高 CO_2 通气应答值受到不同程度的影响。

（3）测定时间：对低氧而言，需足够测定时间以观察到 VE 变化的峰值，又需避免过长时间测定而产生的中枢抑制作用和 VE 变化峰值的降低；对高 CO_2 而言，需足够测定时间以观察到 VE 变化的峰值，又需避免过长时间测定而产生的中枢血管扩张作用和 VE 变化峰值的降低。

4. 基本评价　作为临床呼吸调节的检查方法，低 O_2 及高 CO_2 通气应答检测仍不失为较简便、可靠的检测方法。

（二）通气应答检测方法

通气应答测定法可分为以下三种方法：①恒定状态检测法（steady state test）；②单次

呼吸检测法（single breath test）；③累进重复呼吸法（progressive test），其中重复呼吸法是最常用的方法。

1. 恒定状态检测法 给予不同浓度的气体吸入，并持续一定时间；各种浓度吸入气体和血液、脑脊液之间达到平衡需 10 分钟以上，达到平衡后的状态称为稳态，同时记录吸入气浓度和稳态时的 VE，计算吸入气体浓度分段变化时所引起 PaO_2 或 $PaCO_2$ 变化值与相应 VE 之间的相关性，求出通气应答斜率。

通气应答定量检测时至少需要 3 种不同浓度的低 O_2 或高 CO_2 吸入气体，故该检测方法需时较长，给患者带来较大不便，目前在临床上已很少使用。

2. 单次呼吸检测法 受检者于安静呼吸时吸入 100% N_2 或 100% O_2 数次后（5~20秒），检测 VE 的变化，计算通气应答水平。由于该方法测定时间短暂，故认为动脉血气变化的信息仅传到周围化学感受器，并未上传到中枢，故可以排除中枢性化学调节的影响，而单纯评价周围化学感受器功能。但该方法的最大难点是定量检测困难；且仅用几次呼吸来推算 VE，重复性较差。

3. 累进重复呼吸法 简称重复呼吸法，是目前最常用的测定方法。

（1）低 O_2 通气应答：自 Weil 等 1970 年提出重复呼吸法及以后的改良方法以来，低 O_2 通气应答检测已较广泛地应用于临床研究。

1）基本测定要求：该方法的基本要求是保持 $PaCO_2$ 在一定水平的前提下，将 PaO_2 每隔 3~10 分钟逐渐降至 40mmHg。具体方法是吸入气体中 N_2 浓度逐渐增加，O_2 浓度相应下降。

2）其他测定方法：临床上还采用 Rebuck 和 Campbell 提出的改良重复呼吸法，即让受检者重复呼吸自身的呼出气体，使 O_2 浓度逐渐下降。为了同时保证 $PaCO_2$ 不变，呼出气 CO_2 用碱石灰吸收，使 $PaCO_2$ 稳定在安静呼吸空气时的水平。但也有作者将 $PaCO_2$ 维持在 P_ECO_2 的水平。

3）准确度检测和安全监测：由于低 O_2 通气应答检测有一定的危险性，检测时必须对吸入气体浓度、呼出气体浓度、SaO_2 及心电图进行动态监测，低 O_2 负荷低限值可达 $PaO_2 = 40mmHg$。由于脉氧仪检测 SaO_2 相当精确，故可用 SaO_2 替代 PaO_2，SaO_2 低限值为 75%~80%。

4）无反应者：需强调即使 SaO_2 或 PaO_2 分别下降到 80% 或 40mmHg，仍有 10%~20% 正常人并未出现 VE 增加，故不能仅观察到受检者的通气量变化，还要注意其他表现，如出现意识消失、痉挛及脑电波出现慢波等，应立即停止检测，给予高浓度氧疗。

5）检测的时间要求：低 O_2 是通过刺激周围化学感受器增加通气量，同时对呼吸中枢神经有抑制作用。但由于两种效应存在时间差，低 O_2 负荷下通气应答达到峰值后，再继续用同一水平的低 O_2 刺激，通气量将会逐渐减少，形成通气应答的双相性反应（图 13-8），所以低通气应答检测通常是在通气量增加至峰值之前计算其应答斜率，这样才可以较准确地反映周围化学感受器对低 O_2 刺激的反应性。

Igarash 等通过 10 例正常人不同时间的低 O_2 通气应答的测定发现，低 O_2 应答测量时间不应超过 6 分钟，否则易出现呼吸中枢的低氧抑制效应。

（2）高 CO_2 通气应答：Read 等于 1967 年提出的重复呼吸法检测高 CO_2 通气应答，由于装置简便且理论上严谨，现在已被广泛地运用于临床研究中。

1）具体检测方法：将含 7% CO_2 浓度的混合气体（用 100% 纯氧和 100% CO_2 进行混合，使 CO_2 浓度为 7%）加入肺量计内，加入后的混合气容积为受检者肺活量 +1 升，让受检者重复呼吸肺量计内的气体，这样在短时间内使 $P_{\bar{E}}CO_2$、$PaCO_2$ 及肺量计内的 PCO_2 达到平衡（通常需要 30 秒左右），同时测定 $PaCO_2$（或 P_ACO_2）及相应 VE 的变化，一般检测呼气末 PCO_2（$PetCO_2$）来代表 $PaCO_2$（P_ACO_2），检测通常要 4 分钟以上，测得的两者关系曲线称为稳态下的每分通气量-肺泡 CO_2 分压（VE-P_ACO_2）关系曲线（图 13-9）。

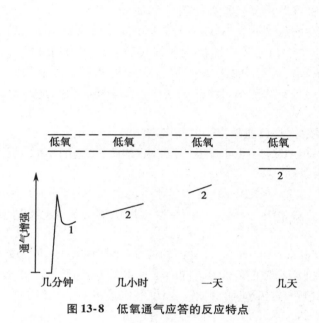

图 13-8　低氧通气应答的反应特点

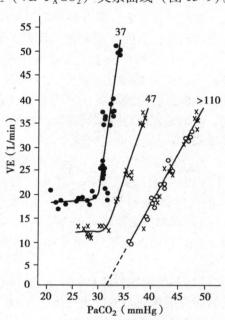

图 13-9　VE-P_aCO_2 的关系曲线

横坐标为 P_aCO_2，纵坐标为 VE，自下而上三条曲线分别为 PaO_2 大于 110mmHg、等于 47mmHg、等于 37mmHg 时的 VE-P_aCO_2 关系曲线

简单要求是让受检者反复呼吸 5L（无须肺活量 +1L 那样精确）混合气体（7% CO_2 和 93% O_2）约 5 分钟，同时记录 VE 和 $PetCO_2$（代表 P_ACO_2）。随着 P_ACO_2 上升，化学感受器兴奋，VE 增加，故亦能得到一条 VE-P_ACO_2 关系曲线。

最初 Read 等提出的重复呼吸法所测得的高 CO_2 通气应答值被认为与恒定状态检测法所测得的数值相同。但通过进一步的实验证明，两种方法检测值有较明显的差异，这主要是由于后者可使脑血流明显增加所致。重复呼吸法检测的高 CO_2 通气应答值较恒定状态法高约 80%。

2）计算：VE-P_ACO_2 关系曲线的特点为：在 P_ACO_2 等于 40～80mmHg 的范围内呈线性，其斜率是单位 P_ACO_2 改变引起的 VE 变化（$\Delta VE/\Delta PACO_2$），反映肺通气对 CO_2 刺激的反应性。该斜率亦常被用于评估化学感受器对 CO_2 刺激的反应性。

3）控制 PaO_2 的变化：在检测期间，PaO_2 虽逐渐有所下降，但如保持 $PaO_2 > 150mmHg$ 或 $SaO_2 > 98\%$，即可排除低 O_2 刺激因素的影响。

否则若同时合并低氧血症，则反应曲线的斜率增加，图 13-9 显示 PaO_2 分别在 37mmHg 或 47mmHg 时的曲线与正常情况下有明显不同。

4）当吸入气 CO_2 浓度超过 15% 时，CO_2 能产生麻痹作用而抑制呼吸。

5）与低 O_2 通气应答检测相比，高 CO_2 通气应答检测的危险性较小，但在检测过程中可出现头痛、出汗、血压上升等症状。关于检测中的 CO_2 的负荷量（终止标准），一般为从检测初开始，P_ACO_2 上升 20mmHg 后中止检测。

与低 O_2 通气应答检测相比，高 CO_2 通气应答测定危险性较小，但在检测过程中可出现头痛、出汗、血压上升等症状，通常 CO_2 的负荷量应在检测初始时的 PCO_2 上升 20mmHg 后中止检测。

（三）通气应答评价

1. 通气应答方法的评价

（1）低 O_2 通气应答检测：P_AO_2 与 VE 的关系与 PaO_2 与颈动脉体电冲动的关系相似，成双曲线型（图 13-10A），评价较烦琐。由于肺疾病患者多数有 $P_{A-a}O_2$ 的增大，且后者随吸入气 PO_2 而变化，使用 P_AO_2 不能代替 PaO_2 的真正状况；而 SaO_2 的无创性动态检测简便易行、且准确度高，所以通常用 SaO_2 与 VE 的相关性确定低氧通气应答率。SaO_2 和 VE 呈线性相关关系，其应答斜率为 $\triangle VE / \triangle SaO_2$（图 13-10B、图 13-11A），可较简单、准确地反映呼吸中枢对低氧刺激的兴奋性。

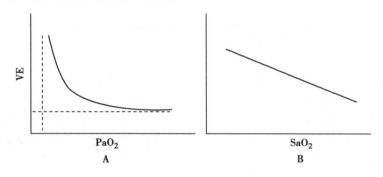

图 13-10　低氧通气应答模式图

（2）高 CO_2 通气应答检测：$PetCO_2$ 与 VE 呈线性相关关系（图 13-11B），其应答斜率为 $\Delta VE / \Delta PaCO_2$，故测定简单、方便。

2. 通气应答正常值及其影响因素的评价

（1）低 O_2 通气应答的正常值：如表 13-1 所示，低 O_2 通气应答值的个体差异较大，即使是健康人，在 $SaO_2 = 80\%$ 或 $PaO_2 = 40mmHg$ 的情况下，几乎完全无反应的约占 10% ~ 20%。低 O_2 通气应答的结果除受遗传因素影响外，还受身高、基础代谢率、肺功能、高原居住、长期低 O_2 血症等后天因素的影响，吸烟者低 O_2 通气应答值较非吸烟者高，因此用统一结果比较是不现实的。虽然影响低 O_2 通气应答的生理因素较多，但就正常个体而言，若无特殊情况，至少 10 年内其应答值基本保持不变，因此对个体进行动态随访具有较高的价值。在运动或 $PaCO_2$ 上升时，低 O_2 通气应答值增高，其增高程度与其基础低 O_2 通气应答值呈正相关。

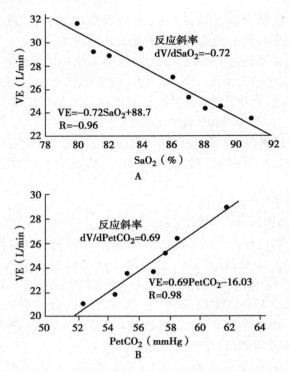

图 13-11 低氧和高二氧化碳通气应答实测图
A. 低氧通气应答；B. 高二氧化碳通气应答

（2）高 CO_2 通气应答的正常值：同低 O_2 通气应答一样，高 CO_2 通气应答也存在较大的个体差异，其影响因素包括遗传、人种、性别、年龄、肺功能、药物使用及检测时动脉血 HCO_3^- 浓度等；并且睡眠中高 CO_2 通气应答较清醒时的检测值低，提示高 CO_2 通气应答也受行为呼吸调节的影响。另有报道也显示：受检者的性格、气质也与高 CO_2 通气应答正常值相关（表 13-2）。

虽然已证实低 O_2 与高 CO_2 通气应答均与遗传因素相关，但高 CO_2 通气应答不如低 O_2 通气应答与遗传因素的相关程度高。在正常人进行的 10 年前后通气应答检测结果对比发现，与低 O_2 通气应答相比，高 CO_2 通气应答斜率的变化较大。对中老年双胞胎对象的研究发现，高 CO_2 通气应答的遗传性只有在低 O_2 状态下才能得到确认。

（3）影响通气应答结果的因素：引起低 O_2 和（或）高 CO_2 通气应答增强的因素有：甲状腺功能亢进、发热、妊娠、水杨酸中毒、轻度肝功能不全等；引起通气应答减低的因素主要有：遗传、肥胖-低通气综合征、长期使用麻醉剂、颈动脉内膜切除术、发绀性先天性心脏病、家族性自主神经功能异常、代谢性碱中毒、甲状腺功能低下、重度肝功能不全等。

二、P0.1 的测定

（一）基本原理

在受检者预先不知道的情况下突然阻断气道（一般在平静呼气末），在第二次吸气开始后 0.1 秒所产生的口腔负压为 P0.1。该压力综合反映呼吸中枢和神经-肌肉的功能。在呼吸传出神经和呼吸肌收缩功能正常的情况下，可较好地反映呼吸中枢的驱动能力。

表 13-1 正常人低 O_2 通气应答测定结果（重复呼吸法，$\bar{X} \pm S$）

$\Delta VE/\Delta SaO_2$ (L/min/% fall)	PET CO_2	n	年龄	性别 (M/F)	人种	报告者	文献
0.52±0.34	resting value	33	36±12	21/11	日本人	山本宏司ほか	日胸疾杂志，22：1984
0.45±0.33	resting value	17	22 (18~24)	17/0	日本人	西村正治ほか	日胸疾杂志，30（别册）：1991
0.68±0.54	resting value	5	30±5	5/0	日本人	Mamsuyama S, et al (high-performance climbers)	Jappl Physio, 61：1986
0.32±0.13	resting value	5	29±6	5/0	日本人	Mamsuyama S, et al (low-performance climbers)	Jappl Physio, 61：1986
0.37±0.27	resting value	15	28±5	15/0	日本人	Kunitomo F, et al	Chest, 93：1988
0.15±0.04	resting value	8	23±1	0/8	日本人	Kunitomo F, et al	Chest, 93：1988
0.58±0.28	resting value	10	22±5	6/4	欧美人	Chapman Kr, et al	J Gerontol, 42：1987
1.02±0.57	resting value	10	69±5	5/5	欧美人	Chapman Kr, et al	J Gerontol, 42：1987
0.81±0.27	resting value	9	24 (19~30)	5/4	欧美人	Peterson DD, et al	Am Rev Respir, 124：1981
0.34±0.13	resting value	10	73 (65~80)	6/4	欧美人	Peterson DD, et al	Am Rev Respir, 124：1981
1.55±0.89	混合静脉血 PCO_2	10	22±5	6/4	欧美人	Chapman Kr, et al	J Gerontol, 42：1987
1.48±0.97	混合静脉血 PCO_2	10	69±5	5/5	欧美人	Chapman Kr, et al	J Gerontol, 42：1987
1.47±0.97	混合静脉血 PCO_2	77	36±125		欧美人	Rebuck AS, et al	Regulation of Breathing, Par 11：1981
1.18±0.81	混合静脉血 PCO_2	32		12/20	欧美人	Javaheri S, et al (family members of hypercapnic patients with SAS)	Am Rev respir Dis, 145：1992
1.34±1.20	混合静脉血 PCO_2	26	35±14	13/13	欧美人	(family members of hypercapnic patients with SAS)	

表 13-2 正常人高 CO_2 通气应答结果（重复呼吸法，$\bar{X} \pm S$）

ΔVE/ΔSaO₂ (L/min/%fall)	S/BSA	方法	n	年龄	性别 (M/F)	人种	报告者	文献
1.11±0.39		动脉血气双重控制法	85	25 (15~75)	63/32	日本人	Kawakami Y, et al	Jpn J Physiol, 31: 1981
		(subjects without history of chronic lung disease)						
1.16±0.48		动脉血气双重控制法	42	34±11	42	日本人	Kawakami Y, et al	Jpn J Physiol, 31: 1981
		(sons of patients with COPD or silicosis)						
1.26±0.72	0.77±0.43	动脉血气双重控制法	65	33±9	65/0	日本人	山本宏司ほか	日胸疾杂志, 20: 1982
1.01±0.43	0.67±0.28	动脉血气双重控制法	19	31±10	0/19	日本人	山本宏司ほか	日胸疾杂志, 20: 1982
1.56±0.79		动脉血气双重控制法	32	42±8	32/0	日本人	Nishiamura M, et al	Jpn J Physiol, 26: 1976
1.87±0.87		动脉血气双重控制法	17	22 (18~24)	17/0	日本人	西村正治ほか	日胸疾杂志, 30（别册）: 1991
1.26±0.52		重复呼吸法	26		26/0	日本人	本田良行ほか	临床生理, 1: 1971
1.04±0.28		重复呼吸法	10		0/10	日本人	本田良行ほか	临床生理, 1: 1971
1.86 (0.4~4.62)	1.09	重复呼吸法	14	23±3	14/10	日本人	Miyamura M, et al	Jpn J Physiol, 26: 1976
0.95±0.20		重复呼吸法	8	28 (22~42)	0/8	日本人	Takano N, et al	Pflugers Archi, 390: 1981
1.79±0.57		重复呼吸法	10	21~40	10/0	日本人	Honma l, et al	Clin sci, 61: 1981
1.54±0.58	1.00±0.33	重复呼吸法	15	28±5	15/0	日本人	Kunitomo f, et al	Chest, 93: 1988
1.04±0.34	0.74±0.25	重复呼吸法	8	23±1	0/8	日本人	Kunitomo f, et al	Chest, 93: 1988
2.69±1.26	1.41±0.60	重复呼吸法	44	32±7	40/4	欧美人	Hirshman CA, et al	Jappl Physiol, 38: 1975
2.17±1.14		重复呼吸法	9	24 (19~30)	4/5	欧美人	Peterson DD, et al	Am Rev Respir, 124: 1981

BSA：体表面积 10

（二）主要测定仪器

阻断器、压力换能器和记录仪、秒表（与气道阻力的测定有一定的相似性，详见第十章）。现代测定仪将压力换能器、记录仪、计时器组装在一起，并有显示屏，测定、显示和计算更方便。

（三）测定程序

1. 传统测定

（1）夹鼻夹，口含咬口，连接上述仪器，呼吸数次，使受检者习惯测定状态。

（2）呼吸平稳后，开启记录仪，记录口腔压的变化。

（3）在呼气末阻断呼吸通道，继续自然吸气；同时用秒表计时，计时时间达 100ms 时，标记口腔压（该压力为 P0.1，实质是负值，但用绝对值表示）。

（4）断开阻断器，平稳呼吸数次，去掉鼻夹，拿出咬口，测定完成。

2. 现代测定

（1）同上。

（2）开启测试仪，观察呼吸和口腔压的变化；呼吸平稳后，于呼气末阻断呼吸通道，继续自然吸气，计时器同步计时，计时时间达 100 毫秒自动终止，并自动显示口腔压的大小（该压力为 P0.1）。

（3）断开阻断器，平稳呼吸数次，去掉鼻夹，拿出咬口，测定完成。

（四）优点

P0.1 的检测具有无创、简便、重复性好等优点。

（五）正常值

在神经传导通路（包括呼吸肌）正常的情况下，P0.1 的正常范围为 $1 \sim 2cmH_2O$。

（六）评价

1. 与通气应答的比较和基本评价　通气应答检测的输出指标是 VE，符合呼吸功能的真实情况，但它的最大缺点是受呼吸系统阻力、顺应性等因素的影响，不能完全反映呼吸中枢的活动。1975 年 Whitelaw 等研究发现受检者平静呼吸时，在事先不知情的情况下，于呼气末（功能残气量位置）阻断气道，检测吸气开始后 0.1 秒时的口腔闭合压作为呼吸应答的输出指标。此时气道的气流量为零，测定的压力值几乎不受呼吸系统的阻力、顺应性、肺牵张反射因素的影响，因此在神经传导通路正常的情况下可较好地反映呼吸中枢的兴奋性。

2. 研究结果评价　Whitelaw 等最先应用 P0.1 作为评价呼吸驱动能力指标研究了正常人呼吸中枢对 CO_2 的反应性，发现 P0.1 与 $PetCO_2$ 之间成指数函数关系，而 VE 与 $PetCO_2$ 则成直线相关关系，P0.1 与 VE 之间成非直线相关关系。在 $PaCO_2 = 7.33kPa$（55mmHg）时，其测得的 P0.1 为 $0.13 \sim 0.86kPa$。认为 P0.1 可直接反映呼吸中枢吸气驱动。另有作者的研究则显示：正常人 P0.1 与 $PetCO_2$ 之间、P0.1 与 VE 之间也成直线相关关系。在无阻力负荷呼吸空气时 $\Delta P0.1/\Delta PetCO_2$ 为 $0.51 \pm 0.01kPa/kPa$。Maltais 等用 P0.1 作为呼吸中枢输出指标研究了正常人在恒定浓度 CO_2、进行性低氧呼吸时上气道压力的变化结果，表明正常人呼吸空气时 P0.1 为 $0.14 \pm 0.02kPa$，P0.1 与 SaO_2 呈直线相关（$r = 0.75 \sim 0.91$），斜率为 $-0.008 \pm 0.003kPa/\% SaO_2$。随着低氧程度的加重，P0.1 逐渐升高。Clague 证明在无阻力负荷和有阻力负荷下吸气费力的感觉（Borg 分级）与 P0.1 高度相关

($r > 0.9$)。阻力负荷下 P0.1 对 CO_2 的反应性明显增强，而 VE 对 CO_2 的反应性则下降，说明 P0.1 较 VE 能更好地反映呼吸中枢的输出水平。Hesser 研究运动负荷下的变化，发现运动负荷由 0 递增到 200W 时 P0.1 与 VE 均增加，分别由 0.4kPa/12.0L 增加到 0.96kPa/58.5L，反映了运动过程中呼吸中枢驱动逐渐增加的情况。

3. 临床应用 用于评价呼吸中枢的驱动水平，在正常范围内说明驱动正常。若测定结果降低则说明驱动水平降低，对诊断中枢疾病有一定的参考价值；反之则说明驱动水平升高，更常见于呼吸器官疾病。临床上，P0.1 测定主要用于评价机械通气患者的撤机。预测撤机成功的标准为 $< 4 \sim 6cmH_2O$（中枢性疾病除外）。Herrera 等对 20 例机械通气患者测量 P0.1 值 52 次，全部 P0.1 值 $>2cmH_2O$。当 P0.1 $>4.2cmH_2O$ 时，89% 的患者需继续全部或部分机械通气；当 P0.1 $<4.2cmH_2O$ 时，78% 的患者撤机成功。总之，P0.1 过高反映呼吸中枢驱动过强，常常是通气负荷过大的标志，不宜撤机，尤其是在气道阻塞性疾病。

三、通气应答和 P0.1 的综合应用

（一）低氧反应性

多采用累进重复呼吸法测定，保持 $PaCO_2$ 的恒定，同步测定 P0.1、VE、SaO_2，直到 SaO_2 降低至 75% ~ 80%。

1. 以 VE 为纵坐标，以 SaO_2 为横坐标，如前所述可画出通气低氧反应曲线，虽然对低氧通气反应起作用的是 PaO_2，而非 SaO_2，但 PaO_2 与 VE 呈曲线关系，因此 SaO_2 与 VE 的关系呈线性，且可以间接反映 PaO_2 与 VE 之间的关系。

2. 以 P0.1 为纵坐标，以 SaO_2 为横坐标，则得呼吸驱动低氧反应曲线，因 P0.1 的测定较少受其他因素影响，以 $\Delta P0.1/\Delta SaO_2$ 代表低氧反应的敏感性较准确，正常人 $\Delta P0.1/\Delta SaO_2 = 0.19 \pm 0.08 cmH_2O/1\%$。

（二）高 CO_2 反应性

多采用累进重复呼吸法测定，如前所述保持高浓度氧吸入，以避免低氧的影响，同步测定 $PetCO_2$（代表 $PaCO_2$）、VE、P0.1。

1. 以 VE 为纵坐标，以 $PaCO_2$ 为横坐标，二者的关系呈一直线，直线开始上升的位置代表 CO_2 反应的阈值，坡度代表呼吸中枢对 CO_2 反应的敏感性。

2. 由于 VE 受呼吸流量和肺容积变化的影响，故以 P0.1 代替 VE 更为准确，以 P0.1 为纵坐标，以 $PaCO_2$ 为横坐标，可画出 CO_2 反应曲线，正常人 P0.1/$PaCO_2 = 0.42 \pm 0.15 cmH_2O/mmHg$。

四、呼吸中枢反应性检测的临床应用分析

1. 慢性阻塞性肺疾病 COPD 是常见肺疾病，有关 COPD 呼吸调节机制的研究仍是目前国际呼吸界研究的热点。有关 COPD 呼吸应答已有许多学者给予不同程度的研究。除气道、肺实质、肺血管等因素外，一般认为化学及非化性呼吸调节异常也参与 COPD 的病理生理过程。曾有报告显示：COPD 患者伴 CO_2 潴留者，其 CO_2 呼吸应答减弱；而伴低 O_2 血症时，其低 O_2 呼吸应答也相应地减弱；另外，伴有高碳酸血症者多浅快呼吸，且其潮气容积的变化也无一定规律。这些现象提示：①COPD 患者的呼吸调节异常先于呼吸衰竭发生之前。②随着疾病的发展，呼吸调节系统也相应出现适应性改变，即持续的感受器刺

激导致了对该刺激反应的减弱。

在稳定期的 COPD 患者，不同个体的 $PaCO_2$ 存在相当大的差异，虽然这些 COPD 患者的气道阻塞程度相近，提示 CO_2 潴留与低 O_2 及高 CO_2 通气应答相关。还有作者证明了 COPD 低 O_2 通气应答异常受家族遗传因素的影响，对低 O_2 刺激应答减弱的 COPD 个体容易发展为慢性呼吸衰竭；而高 CO_2 通气应答或呼吸方式则无明显的家族遗传因素影响。Beral 和 Read 也曾报道，CO_2 通气应答减低的 COPD 患者容易出现 CO_2 潴留。然而，Kawakami 等研究表明，高 CO_2 通气应答与 COPD 的 PaO_2 或 $PaCO_2$ 均无明显相关性，但其结果并不能排除高 CO_2 通气应答在 COPD 低通气发生过程中所起的作用。可以认为对 CO_2 的化学敏感性与家族因素相比，更易受其他外界因素的影响，如有的 COPD 患者虽无 CO_2 潴留，但其化学呼吸驱动却呈明显的抑制状态。所以，有些 COPD 患者逐渐出现低通气不仅仅是由于通气驱动异常，可能是由于多因素共同作用的结果。非化学神经呼吸调节，如本体感受性调节和气流阻塞程度可能是决定 CO_2 是否潴留的更为重要的因素。出现高碳酸血症型（必然同时伴随低氧血症）呼吸衰竭的 COPD 患者与没有呼吸衰竭的 COPD 患者比较，其吸气时间缩短，潮气容积减小；但平均吸气流量相似。Walkove 等的研究结果表明，伴高碳酸血症的 COPD 患者与不伴高碳酸血症的患者相比，其潮气容积变异较大，不能保持相对稳定，进一步揭示非化学性呼吸调节可能是引起 COPD 患者 CO_2 潴留的因素之一。

关于化学性呼吸调节的作用，已有作者证明可用下列公式表示：$\Delta VE = (dv/dSaO_2) \Delta SaO_2 + (dv/dPaCO_2) \Delta PaCO_2$，其中 $dv/dSaO_2$ 和 $dv/dPaCO_2$ 分别为低氧及高 CO_2 通气应答斜率；ΔSaO_2 和 $\Delta PaCO_2$ 分别为 SaO_2 和 $PaCO_2$ 的变化值；ΔVE 为通过低 O_2 及高 CO_2 通气应答斜率及 SaO_2 和 PCO_2 的变化值推算的通气量变化。

较多 COPD 患者吸氧时，其呼吸困难程度及运动能力均有不同程度的改善，故一般认为患者呼吸中枢对 CO_2 的敏感性降低，主要靠周围化学感受器的低氧刺激维持其通气。基于上述认识，Berry 等试图通过检测低氧通气应答（$\Delta VE/\Delta SaO_2$）及低氧呼吸驱动压应答（$\Delta P0.1/\Delta SaO_2$）探讨 COPD 患者吸氧前后 VE 的变化机制，即通过检测低 O_2 通气应答预测吸氧时 VE 的变化，其结果显示：仅检测 $\Delta VE/\Delta SaO_2$ 不能预测 COPD 吸氧时 VE 的变化。Light 等研究了 COPD 患者吸氧时运动负荷的换气率（$\Delta VE/\Delta VCO_2$）变化和运动能力改善程度与 $\Delta VE/\Delta SaO_2$ 及 $\Delta P0.1/\Delta SaO_2$ 之间的关系，同样也未能证明 $\Delta VE/\Delta SaO_2$ 及 $\Delta P0.1/\Delta SaO_2$ 可预测 COPD 吸氧时通气量及运动能力的改善程度。Enbland 等报告 COPD 患者低氧呼吸驱动可因 $PaCO_2$ 升高（伴随 pH 下降）而明显加强。

上述研究说明 COPD 发展及呼吸衰竭发生的复杂性，对化学性呼吸调节的研究还需进一步深入。

2. 间质性肺疾病　ILD 是一组弥漫性肺疾病，它们具有相似的临床特点、呼吸生理学改变和 X 线变化。其病程一般表现为缓慢进展、并逐渐丧失肺泡毛细血管功能单位，最终发展为弥漫性肺间质纤维化、蜂窝肺，多因呼吸衰竭而死亡。

肺间质结构的改变必然引起呼吸生理功能的变化，包括肺弹性阻力增加、肺压力-容积曲线向右下移位，最大吸气食管内压（反映胸腔内压）增加，其呼吸功也相应增加。一般认为 ILD 患者呼吸功的增加并不能限制 VE 的增加，相反其 VE 较正常为高；且出现呼吸形式的改变，表现为 VT 降低、RR 增快，即浅快呼吸。其 VT 减少与 VC 减少呈平行关系，即 VT 越小，VC 也越小。在正常人或动物试验时，给予胸部增加弹性负荷，这种浅快呼吸也可出现，且与动脉血气的变化无关，而是由肺内迷走神经介导的向心性神经纤维活动增强所致。浅快呼吸可以被肺内局部麻醉所阻断，阻断迷走神经也可抑制浅快呼吸或使浅快呼吸消失。然而也有相反意见，有学者认为迷走神经不参与浅快呼吸的形成；还有学者认为胸廓的神经反射可能也参与浅快呼吸的形成。Shea 等的研究结果显示 ILD 患者清醒时出现浅快呼吸，睡眠时浅快呼吸可消失，提示行为性呼吸调节也参与了浅快呼吸的形成。

　　ILD 患者的呼吸驱动水平较正常人增高，表现为高 CO_2 通气应答斜率增加，P0.1 增大。ILD 患者增强的呼吸中枢驱动反应在正常人给予额外弹力负荷时也可出现，但无法区分 P0.1 增大是呼吸中枢活动增强还是呼吸肌收缩增强所致。对增加弹性负荷的正常受检者，在检测高 CO_2 通气应答时，Lopata 等还检测其横膈肌电图的反应，证明横膈肌电反应与 P0.1 一样呈亢进状态，进一步验证了 ILD 患者高 CO_2 通气应答增强是由于呼吸中枢的传出神经兴奋性增高所致。也有研究认为 ILD 患者呼吸驱动增加是由于非化学性呼吸调节增强所致，因为给予 ILD 患者吸氧或碱性溶液并不能明显地改变其呼吸驱动增强。相关感受器的具体分布并不十分清楚。由于 ILD 患者的浅快呼吸方式及其高 CO_2 通气应答反应在正常人（增加弹力负荷）也可复制出来，因此有人认为感受器可能在胸壁上。还有研究显示 ILD 患者的 $PaCO_2$ 与其肺泡炎程度呈负相关关系，认为感受器可能存在于肺实质。有研究报道：ILD 患者无论是静息时还是在运动时，其 P0.1、RR、吸气流量均是增加的，且与 FRC 占预计值百分比呈明显负相关，而与其肺顺应性成正相关。Renzi，Milic-Emli 等研究了 12 例 ILD 患者，发现 RR 和 P0.1 与肺顺应性呈正相关，VT 随着肺顺应性的下降而减少。

　　有关 ILD 患者低氧通气应答的研究甚少。Stockley 等研究表明，给予 ILD 患者 100% 纯氧吸入 30 分钟可出现一过性通气抑制，且 PaO_2 越低其抑制效应越强。从性质上讲，这种效应与正常人是没有本质区别的，因此认为 ILD 患者的低氧通气应答是正常的或基本正常的。

　　3. 阻塞性睡眠呼吸暂停低通气综合征　　OSAS 是由于上气道存在解剖上的狭窄和功能上的异常所致。具体表现为上气道阻力增高，吸气时膈肌用力收缩，形成巨大胸腔负压，上气道的软组织受到负压吸引而容易塌陷、闭合。在清醒时，大脑皮质可以代偿性地发出冲动，使咽部扩张肌的张力增强，从而维持气道的通畅；但在睡眠时，大脑皮质的代偿作用消失，因而容易发生阻塞性睡眠呼吸暂停。在非快动眼期（NREM），来自大脑皮质的冲动消失，呼吸驱动减弱，加之上气道阻力增高，使 VE 减少，$PaCO_2$ 上升；CO_2 的阈值增高，呼吸中枢对高 CO_2 的反应性减弱，使呼吸驱动下降，从而进一步加重阻塞性睡眠呼吸暂停。在 NREM 期的 Ⅰ、Ⅱ 期，由于睡眠较浅，呼吸暂停容易导致觉醒，觉醒后患者的呼吸驱动以及其对 CO_2 的反应性又恢复正常，此时过高的 $PaCO_2$ 刺激呼吸中枢，使 VE 增加，造成 $PaCO_2$ 下降。再度进入睡眠后，又会出现呼吸抑制，发生中枢性呼吸暂停。由于呼吸中枢的不稳定性，在 Ⅰ、Ⅱ 期极容易频繁发生阻塞性和中枢性睡眠呼吸暂停。在 REM 期，由于咽部扩张肌的张力明显下降，容易发生严重阻塞性睡眠呼吸暂停，因此 OSAS 与呼吸调节密切相关。

　　脊柱后侧弯或神经肌肉疾患可导致肺顺应性降低，VE 减小；睡眠时 VE 进一步减少，发生严重低氧血症和 CO_2 潴留，在夜间给予无创机械通气后，可使呼吸肌得到休息，肺顺应性与 VE 增加，随着 CO_2 的排出，呼吸中枢对 CO_2 反应的钝化减少，敏感性得到恢复，因而白天患者的 VE 增加，症状改善。

　　4. 支气管哮喘　　在非发作期的支气管哮喘患者，其低氧通气应答与正常人无差别，但急性发作时明显增加。Kikuchi 等研究重症哮喘伴意识丧失的患者，经人工气道机械通气使其症状完全缓解后，发现其低氧通气应答仍较正常人及非重症哮喘患者明显减低。与低氧通气应答一样，非发作期患者的高 CO_2 通气应答也是与正常人无明显差异，但发作期现明显增高，故认为哮喘所致的气道阻力增加可引起高 CO_2 通气应答增强，其具体原因是由于哮喘发作时肺内炎症介质，如组胺、前列腺素等的分泌、释放增加，以及由迷走神经介导的 C 纤维等刺激呼吸中枢所致。

支气管哮喘发作时，低氧及高 CO_2 通气应答增强被认为是克服气道阻力以维持其适当通气量的一种防御反应，因而有作者认为低氧及高 CO_2 通气应减低的哮喘患者，在发作期相对更容易出现低通气量和死亡。

5. 原发性肺泡低通气综合征（primary alveolar hypoventilation syndrome，PAH） 当肺泡低通气存在时，$PaCO_2$ 增高。由于患者的呼吸调节系统、神经肌肉系统和通气器官是完整的，故患者有随意通气，通过增强正常的吸气肌力和呼气肌力来纠正低通气；而低通气纠正后，患者的肺容积、用力肺活量、呼吸系统的阻力和顺应性，以及 $P_{(A-a)}O_2$ 的测定值是正常的，即患者可通过随意通气增强纠正由于肺泡低通气所致的低氧血症和高碳酸血症。PAH 患者呼吸调节异常的特点是：低氧和高 CO_2 通气应答减低，且其降低原因是由于化学性呼吸调节反馈系统障碍所致。尽管颈动脉体化学感受器对低氧刺激有反应，但其上位的呼吸中枢无相应的反应，从而出现低氧通气应答低下或低氧性呼吸抑制。有报道显示：PAH 患者吸入纯氧时可解除其低氧呼吸抑制，其通气量反而增高。有关 PAH 患者高 CO_2 通气应答减低或无反应的具体原因尚不清楚，部分可能与低氧呼吸抑制效应有关。

6. 内分泌和代谢性疾病 有许多研究显示：甲状腺功能亢进患者的低氧和高 CO_2 通气应答均明显增加，而甲状腺功能低下者均减低。甲状腺功能亢进时，由于颈动脉化学感受器代谢亢进，局部氧 PO_2 下降，故可刺激化学感受器导致呼吸驱动增强；甲状腺功能低下则出现相反的反应，此时若给予激素替代治疗，数周至数月后可使其呼吸驱动恢复至正常水平。

有关糖尿病患者的研究结果显示：其低氧通气应答较正常人有所下降，这除与颈动脉体化学感受器的功能异常及输入神经纤维的功能异常有关外，中枢性低氧通气抑制效应的参与也是重要的原因。

综上所述，呼吸调节的临床检测，即通气应答检测和 P0.1 检测不仅能单纯地反映呼吸中枢对低 O_2 及高 CO_2 的感受性和呼吸驱动水平，且能反映肺脏本身或者肺脏以外原因所引起的气体交换障碍等对通气应答值的影响。相对而言，P0.1 较低 O_2 及高 CO_2 通气应答的稳定性好，临床应用的机会更多。在进行通气应答检测时，要注意测定方法不同所导致的应答值差异。临床呼吸调节检测的重要性还在于：尽管正常人的通气应答值有较大的个体差异，但作为个体却长期保持不变，且在各种疾患中作为病理因素起作用，如不同 COPD 患者，在肺通气功能障碍程度相似的情况下，动脉血气结果可能有明显相同，提示化学性调节发挥一定作用；在 OSAS 患者，睡眠中 SaO_2 降低的程度及呼吸停止时间的长短与其通气应答具有良好的相关性；多种心肺疾患所致的呼吸困难程度与其基础疾患程度不相符合时，部分原因可能是由于其呼吸化学性调节的个体差异所致，因此判定通气应答检测结果是否正常或异常，与其基础疾患相结合进行分析研究是极为重要的。

（朱 蕾 任卫英）

第十四章

肺功能诊断

肺功能检查数据是呼吸生理功能的反映，不能确切说明产生功能障碍的解剖位置和病理性质，必须结合检查图形、病史、胸部影像学结果全面分析，然后做出结论和建议。本文仅就肺功能检查结果进行评价。

第一节　肺功能诊断的基本概念

1. 实测值（measured value）　肺功能参数的实际测定结果，其中弥散量用标准条件（STPD）校正，肺容积和通气功能参数用生理条件（BTPS）校正。

2. 预计值（predicted value）　通过流行病学方法，根据健康者年龄、性别、身高、体重，按预计公式计算出的肺功能正常值。不同个体的生理学条件不同，其肺功能结果也不同，因此有一定的变化范围。国内常用实测值占预计值的比例表示肺功能参数是否正常。

3. 健康人群低限（lower limit of normal，LLN）　健康人群中，肺功能参数正常医学参考值范围的最低临界值，是判断肺功能参数异常的标准。

4. 健康人群高限（upper limit of normal，ULN）　健康人群中，肺功能参数正常医学参考值范围的最高临界值，是判断肺功能参数异常的标准。

5. 肺功能参数正常（normal pulmonary function parameter）　判断肺功能参数是否正常一般选择实测值占预计值的百分比，残气容积、功能残气量、肺总量在 ±20% 以内为正常，其他≥80% 为正常。目前较多指标逐渐用医学参考值范围双限或低限表示，即≥LLN或在 LLN 和 ULN 之间为正常。

6. 肺功能参数异常（abnormal pulmonary function parameter）　肺功能参数实测值占预计值的百分比超过正常值范围或医学参考值范围的双限或低限的状态。

7. 肺功能正常（normal pulmonary function）　各种肺容积、通气和换气功能参数（D_LCO）皆在正常范围内的状态。若部分指标稍微超出正常值范围则习惯上称为肺功能基本正常。

8. 肺通气功能正常（normal pulmonary ventilatory function）　肺容积及各种通气功能参数位于正常值范围内的状态。若部分指标稍微超出正常值范围则习惯上称为肺通气功能基本正常。

9. 通气功能障碍（ventilatory disorder）　各种情况的呼吸系统及相关组织病变导致的

肺通气功能减退。分为限制性、阻塞性和混合性通气功能障碍三种基本类型。

10. 限制性通气功能障碍（restrictive ventilatory disorder） 肺的扩张和回缩受限引起的通气功能障碍。主要见于肺实质、胸廓、心脏疾病，也见于膈肌麻痹和大量腹水、巨大腹腔肿瘤和肥胖等疾病。其基本特点是为 VC（或 FVC）和 TLC 降低，FEV_1/FVC 正常或增高，D_LCO 下降。

11. 阻塞性通气功能障碍（obstructive ventilatory disorder） 气道开放不足或提前关闭引起通气功能障碍。主要见于支气管及其各级分支阻塞、肺弹性功能减退，也见于上呼吸道阻塞。其肺功能特点是 FEV_1/FVC 降低，早期 VC 多正常，常有 RV、FRC 和 RV/TLC 的升高。

12. 混合性通气功能障碍（mixed ventilatory disorder） 同时存在阻塞性通气功能障碍和限制性通气功能障碍的病理生理状态。

13. 小气道病变（small airway disease） 管径小于 2mm 气道病变的早期阶段。常见于以下情况：细支气管炎，长期大量吸烟或受大气污染，长期接触挥发性化学物质，支气管哮喘的缓解期，COPD 高危人群等。

14. 小气道功能障碍（small airway dysfunction） 单纯小气道功能改变而常规通气功能正常，或有限制性通气功能、但低容积流量下降更显著的病理生理状态。常见于轻度小气道病变、早期肺气肿。

15. 轻度通气功能障碍（mild ventilatory disorder） 肺通气功能的减退，LLN（或80%）> FEV_1 ≥正常预计值 60% 的病理生理状态。

16. 中度通气功能障碍（moderate ventilatory disorder） 肺通气功能的减退，正常预计值 60% > FEV_1 ≥正常预计值 40% 的病理生理状态。

17. 重度通气功能障碍（severe ventilatory disorder） 肺通气功能的减退，FEV_1 <正常预计值 40% 的病理生理状态。

18. 气流受限（airflow limitation） 又称"气流阻塞（airflow obstruction）"。气道管径在呼吸运动中同肺组织失去协调，出现开放不足或提前关闭，导致气流流动受限的病理生理状态。气流受限可以主要发生在外周气道，也可发生在中央气道。

19. 气道阻塞（airway obstruction） 气道病变导致气道管径缩小，气体呼出或吸入障碍的病理生理状态，是发生气流受限的最常见原因。

20. 气道陷闭（collapse of airway） 一定时间和一定吸、呼气时相内出现气道的完全闭合和气流停止的病理生理状态。正常情况下，各部位气道始终处于开放状态。

21. 上气道陷闭（collapse of upper airway） 上呼吸道吸气相的塌陷和气流停止的病理生理状态。主要见于阻塞性睡眠呼吸暂停低通气综合征。

22. 大气道陷闭（collapse of large airway） 大气道吸气相或呼气相塌陷和气流停止的病理生理状态。主要见于气管软骨软化。

23. 小气道陷闭（collapse of small airway） 在呼气时胸腔负压显著降低，导致小气道塌陷和气流停止的病理生理状态。小气道缺乏软骨环的支撑，主要依靠肺组织弹力纤维环的牵拉而保持开放，受吸、呼气时相的影响较大。若出现肺结构的破坏，肺弹力纤维的支撑作用显著减弱，则吸气时胸腔负压增大，小气道开放；呼气时，胸腔负压显著降低，小气道塌陷和气流停止。

24. 呼气气流受限（expiratory flow limitation，EFL） 气道管径在呼吸运动中同肺组织失去协调，出现呼气相气道内径显著缩小或提前关闭，导致呼出流量受限的病理生理状态。

25. 吸气气流受限（inspiratory flow limitation，IFL） 气道管径在呼吸运动中同肺组织失去协调，出现开放不足，导致吸入气流量受限的病理生理状态。

26. 固定性大气道狭窄（fixed obstruction of large airway） 大气道狭窄，气道阻力不随吸呼气时相变化的病理生理状态。因大气道横截面积非常小，轻微阻塞即可导致呼、吸峰流量的显著下降。在固定阻塞时两者的下降幅度相等。

27. 胸廓内非固定性大气道阻塞（intrathoracic nonfixed obstruction of large airway） 胸廓内气道阻塞，且阻塞程度随吸、呼气时相变化的病理生理状态。吸气时胸腔负压显著增大，气道扩张，阻力降低；而呼气则相反。表现为呼气峰流量显著下降，而吸气峰流量变化幅度不大。

28. 胸廓外非固定性大气道阻塞（extrathoracic nonfixed obstruction of large airway） 胸廓外气道阻塞，且阻塞程度随吸、呼气时相变化的病理生理状态。吸气时胸腔负压和气道负压增大，在阻塞部位出现气道回缩，阻力增大；而呼气则相反。表现为吸气峰流量显著下降，而呼气流量变化幅度不大。

29. 可逆性气流受限（reversible airflow limitation） 又称"可逆性气流阻塞"。气流阻塞出现自发性阻力降低或在药物作用下出现阻力降低的病理生理状态。一般判断标准为吸入气道扩张剂后 FEV_1 改善率≥12% 或者 PEF 昼夜波动率≥20%。目前多选择 FEV_1 改善率≥12% 且其绝对值增加 200ml 为阳性。

30. 不完全可逆性气流受限（incompletely reversible airflow limitation） 又称"不完全可逆性气流阻塞"。积极治疗后，气流阻塞不能改善或明显改善的病理生理状态。一般判断标准为吸入气道扩张剂后 FEV_1 改善率<12% 或者 PEF 昼夜波动率<20%。目前的标准多选择 FEV_1 改善率<12% 或其绝对值增加小于 200ml。

31. 换气功能障碍（gas exchange defect） 任何原因引起的肺通气/血流失调、弥散障碍或静动脉血分流增加的病理生理状态。常伴随限制性通气功能障碍。

32. 弥散功能障碍（diffusion defect） 肺泡毛细血管膜面积减少或异常增厚、弥散时间缩短等引起的气体交换障碍。

33. 一氧化碳弥散量下降（decreased D_LCO） D_LCO 实测值小于其 LLN 或其占预计值的百分比降低至正常值范围以下的病理生理状态，是判断弥散障碍或换气功能障碍的最常用标准。CO 弥散量不仅反映弥散功能，也与气体分布、血流量分布及两者的比例有关。

34. 肺过度充气（pulmonary hyperinflation） 呼气末肺容积异常增加的一种状态。可以是生理性代偿，也可以是病理性改变。

35. 肺过度通气（pulmonary hyperventilation） 简称"过度通气"。静息状态下，肺泡通气量显著增大，甚至出现呼吸性碱中毒的一种病理生理状态。常见于支气管哮喘或COPD 的急性发作期、高通气综合征、肺炎、肺水肿、急性呼吸窘迫综合征等情况。

36. 通气代偿（compensated ventilation） 通气功能障碍患者，通过代偿性呼吸增强、增快，肺泡通气量增大，使 $PaCO_2$ 不超过正常范围高限的病理生理状态。

37. 通气失代偿（decompensated ventilation） 严重通气功能障碍患者，通气量增大不足以克服通气阻力增加，导致 CO_2 潴留，出现呼吸性酸中毒的病理生理状态。

38. 通气不足（hypoventilation） 肺泡通气量不足以维持代谢需求，导致 $PaCO_2$ 升高的病理生理状态。

39. 代偿性肺过度充气（compensating pulmonary hyperinflation，compensatory pulmonary hyperinflation） 曾称"代偿性肺气肿"。部分肺组织失去呼吸功能，如肺萎陷、肺叶切除术后、胸廓畸形等，致使健康肺组织的呼气末容积代偿性增大的一种生理状态。

40. 动态肺过度充气（dynamic pulmonary hyperinflation） 潮气呼气末肺容积超过了由肺和胸壁的弹性回缩力所决定的功能残气量。见于气流阻塞或呼气用力增加导致的气体陷闭，故充分放松呼气肌或延长呼气时间后，气体仍能呼出。主要见于支气管哮喘和 COPD 的急性发作期。

41. 静态肺过度充气（static pulmonary hyperinflation） 充分放松呼气肌或延长呼气时间后，气体充分呼出后仍存在的肺过度充气状态。主要见于支气管哮喘、COPD 的缓解期和慢性迁延期。可以单独存在，也可以与动态肺过度充气同时存在。

42. 气体陷闭（air trapping） 呼气末气体不能充分呼出，而在肺内异常潴留的病理生理状态。常在肺气肿或静态肺过度充气的基础上发生。

第二节　肺功能诊断标准

肺功能诊断标准主要涉及肺功能参数的判断标准，肺通气功能和换气功能的评价标准。

一、肺功能参数正常值的判断

1. 医学参考值范围　由于影响因素众多，世界各地肺功能参数的正常预计值公式不同。在成人中，各参数符合正态分布，其中健康人群低限（LLN）和高限（ULN）分别是其最低临界值和最高临界值。理论上 LLN 和 ULN 是判断肺功能结果的最可靠标准，目前被美国胸科学会/欧洲呼吸学会（ATS/ERS）和美国医学会采用。我国缺乏该类标准，仍采用实测值占预计值的百分比判断。

2. 医学参考值范围的问题　建立正常预计值公式都要求选择无高危因素、无症状的健康人，但这在肺功能测定中有较多问题。流行病学调查显示：无高危因素、无症状的气流阻塞患者并不少见。若按照传统方法调查，较大数量的异常人群也将被收入，导致结果的标准差加大，LLN 明显下降，同样 ULN 也将明显增大，如英国学者于 1995 年进行了一项研究，6503 位不吸烟、无哮喘诊断、无呼吸系统症状的高加索人入选，FEV_1/FVC 的 LLN 低于 70% 的年龄为男性 48 岁，女性 61 岁；均远低于正常人群 70 岁以上才低于 70% 的实际情况，其入选人群中很可能就包括很大一部分无症状、气道功能异常的人。故尽管理论上 LLN 和 ULN 的科学性最高，但实际应用时反而容易出现判断结果的不可靠。

3. 我国肺功能参数的正常预计值公式　1988 年我国分六大地区建立了各自的肺功能正常预计值公式。20 多年过去了，多个单位进行了流行病学调查，但皆未能建立新的公式，无高危因素人群的选择困难是重要原因之一。我国大气污染严重，吸烟量持续上升和年轻化，使真正无高危因素、无症状的正常人群比例明显减少，高年龄人群更为明显，而大气污染、二手烟又是不可忽视且难以准确评估的"隐性"高危因素；无高危因素的健康人群中气道阻塞的比例较高，两者的共同影响导致我国正常人群的选择更加困难，那么如此计算出的 LLN 和 ULN 可能更不可靠。1988 年版的预计值公式仍是目前最权威的公式，实践证明和临床研究显示：除 CO 弥散量（D_LCO）和比弥散量（D_LCO/V_A）有较大的误差外，肺容积和通气功能参数的预计值公式仍适用于现阶段人群；为此我们对 D_LCO 和 D_LCO/V_A 的预计值公式进行了修正，并取得了较好的应用效果。

4. 判断标准的选择、问题和应用 由于 LLN 和 ULN 的局限，目前评估肺功能损害程度的主要临床指南（如 COPD 诊治的 GOLD 指南）仍然采用传统实测值占预计值%的老标准，劳动力鉴定也是如此。除相对值参数，如一秒率（$FEV_1\%$）、残气容积占肺总量的百分比（RV/TLC）、功能残气量占肺总量百分比（FRC/TLC）外；在绝对值参数中，残气容积（RV）、功能残气量（FRC）、肺总量（TLC）占预计值百分比在 ±20% 以内为正常，其他≥80% 为正常。

$FEV_1\%$ 和 RV/TLC 是最常用的两个相对值参数，不能采用实测值占预计值 80% 的比例，目前也没有公认的正常百分比标准，其中后者主要用于阻塞性通气障碍的辅助诊断，对标准的要求不严格；但前者是判断气流阻塞的必备指标，无评价标准则有较多问题，实际肺功能报告多参考总体肺功能情况进行判断。比如 TLC 和 VC 正常（提示肺容积未下降），FEV_1 占预计值% <80%（提示通气功能下降），若 $FEV_1\%$ 也下降（不考虑下降幅度），则诊断为阻塞性通气功能障碍；若 VC 和 FEV_1 占预计值% 皆轻度下降（提示肺容积和通气功能皆下降），$FEV_1\%$ 也下降，则诊断为混合性通气功能障碍，因为在轻度阻塞性通气障碍患者，慢呼吸时可以充分呼出气体，VC 不应该下降；若 VC 下降则应合并限制性通气功能障碍。反向分析亦如此，因为在限制性通气障碍患者，肺容积下降，呼气时间缩短，$FEV_1\%$ 应正常或升高，下降则提示合并阻塞性通气功能障碍。肺疾病的临床指南多采用其他评判标准，如 COPD 诊断的 GOLD 标准和我国的诊治指南均采用 $FEV_1\%$ <70% 的固定值。实际肺功能诊断（不是阻塞性肺疾病的诊断）中，较多单位也采用 $FEV_1\%$ <70% 的固定值作为阻塞性通气功能障碍的标准，这是完全错误的；气道激发试验的禁忌证中，$FEV_1\%$ <70% 是其中之一，实际上也是不合适的；其他多数阻塞性肺疾病，如支气管哮喘采用该标准判断阻塞存在则容易导致大量漏诊，是完全错误的。

小儿的肺容积小，呼气时间短，$FEV_1\%$ 常在 90% 以上，甚至达 100%；健康年轻人的 $FEV_1\%$ 也多在 85% 以上；随年龄增加，$FEV_1\%$ 下降，但进入老年后，$FEV_1\%$ 的变化幅度明显减小，而趋于稳定，我们的研究结果显示其平均值大约为 80%，其中≥70 岁男性为 80.14%±4.49%，女性为 81.67%±6.20%，少部分可降至 70%。由于 $FEV_1\%$ 在我国没有任何公认的正常值标准，而 GOLD 标准的影响广泛，较多地区也以 $FEV_1\%$ <70% 的固定值作为阻塞性通气障碍的标准，这必然在低年龄段好发疾病（如支气管哮喘）中造成大量漏诊，而在高年龄段好发疾病中可能导致过度诊断。由于 COPD 是老年疾病，故该固定值诊断的准确率相对较高；加之这种以固定值为标准的诊断方法简单方便、易于推广，故国际上目前几乎皆用于 COPD 的诊断。但即使单纯对 COPD 患者而言，我国的情况也有所不同，由于大气污染严重、吸烟率高，COPD 的发病年龄降低，年龄较轻者的漏诊率高，对预后的影响比较大。气道激发试验主要用于支气管哮喘的辅助诊断，则问题更多。由于年轻人居多，正常 $FEV_1\%$ 较高，若降至 70% 则多已有明显的阻塞，进行激发试验的风险

增高，此时宜选择气道舒张试验。

5. 肺功能参数正常值的推荐标准　如上述，RV、FRC、TLC 在 ±20% 以内为正常，其他≥80% 为正常。TLC 下降是诊断限制性通气功能障碍的主要标准，但该指标测定较烦琐，影响因素较多，故常选择 VC（或 FVC）<80% 作为标准。FEV_1% 下降一般是诊断阻塞性通气功能障碍的必备条件，但无公认标准，原则上结合病史和其他肺功能参数、最大呼气流量容积曲线等图形进行诊断，综合国外资料和我们的研究结果推荐≥92% 为正常。避免与 COPD 诊断的 GOLD 标准混淆。RV/TLC 主要用于阻塞性通气功能障碍的辅助诊断，可以无严格的标准。

二、肺功能的诊断

（一）肺功能正常

各种肺容积参数、通气功能参数和 D_LCO 皆在正常范围内。若部分指标稍微超出正常值范围则习惯上称为肺功能基本正常。

（二）通气功能障碍

1. 阻塞性通气功能障碍　指气流吸入和（或）呼出受限引起的通气功能障碍。以 FEV_1% 降低（提示有气流呼出受限），且吸气末容积（TLC）和呼气末容积（RV、FRC）不降低（提示没有限制）为诊断原则。具体涉及下述四种情况：

（1）FEV_1% 降低（不考虑幅度）伴 FEV_1 占预计值% <80%，TLC 不下降，常有 RV、FRC、RV/TLC、FRC/TLC 的升高或不下降。

（2）FEV_1% 占预计值% <92%，TLC 不下降，常有 RV、FRC、RV/TLC、FRC/TLC 的升高或不下降。即使 FEV_1 占预计值% >80% 也可以诊断为阻塞性通气功能障碍。

（3）若 FEV_1% 仅在界限值附近；FEV_1 基本正常，反映小气道功能的参数：$FEF_{25\%\sim75\%}$、FEF_{50}、FEF_{25} 明显下降，TLC 不下降，也常有 RV、FRC、RV/TLC、FRC/TLC 的不下降。

（4）若 FEV_1% 正常，FVC（VC）、FEV_1 下降（提示通气功能下降），TLC 正常（提示肺容积无下降，即没有限制），也应诊断阻塞性通气障碍。这是小气道功能障碍导致的小气道陷闭和气体陷闭所致，其 MEFV 曲线常明显的凹形改变和低容积的流量下降。

（5）简化诊断：上述（1）、（2）、（3）的核心是 FEV_1% 下降（有阻塞），TLC 不下降（无限制）。若仅测定 VC 和通气功能（即简单测定），且 VC（或 FVC）正常（无限制），就可单独诊断阻塞性通气功能障碍，无须进行 FRC（或 TLC）的测定。

结合病史，如长期吸烟、有慢性咳嗽病史、无明显肥胖、胸片或 CT 片提示肺无异常或有肺气肿改变则有助于阻塞性通气功能障碍的诊断。

在轻中度阻塞患者，VC 多正常，在中重度患者多下降。部分患者因气体分布不均和通气血流失调（$\dot{V}/\dot{Q}$）而出现 D_LCO 和 KCO 下降，尤其是周围气道阻塞患者。

（6）不能忽视的说明

1）正常或异常是统计学意义上的正常或异常。根据统计学结果的含义，一般情况下，100 位正常人中有 95 人（95%，即均数 ±2 个标准差）的结果在正常范围内，另外 5 人（5%）的结果在异常范围内；同样真正异常的患者中有 95% 在异常范围内，5% 在正常范围内。因此统计学意义上的正常或异常不是绝对的，评价时一定要结合病史。

2）阻塞性通气功能障碍一般指呼气障碍。因为常规测定的是呼气参数，但有部分患者以吸气障碍为主要表现，如上呼吸道阻塞或胸腔外大气道非固定性阻塞。故常规肺功能基本正常不能排除吸气障碍。有呼吸困难病史，而常规肺功能、心功能皆基本正常的患者需注意吸气功能参数及其相关曲线（主要是最大吸气流量-容积曲线）的检测，以及颈部大气道的影像学检查。

3）舒张试验的适应证：理论上有阻塞性通气障碍的患者皆应常规做气道舒张试验，但实际上主要用于下述情况：①初次诊断；②已证实的可逆性气道阻塞，治疗后仍有阻塞性通气功能障碍，随访其可逆性变化，为调整治疗方案提供依据。单纯随访肺功能变化，可不做舒张试验；对呼吸生理和肺功能特点熟练掌握，可不做舒张试验（详见第五章）。

2. 限制性通气功能障碍　指肺扩张和回缩受限引起的通气功能障碍。其诊断标准是 FVC（或 VC）<80%，FEV_1% 正常或升高；TLC、RV、FRC 下降是重要的辅助诊断指标（这是与上述各种阻塞性通气功能障碍的主要鉴别要点）。常有 D_LCO 的下降。D_LCO/V_A 可下降或正常，RV/TLC 可正常、下降或升高。

3. 混合性通气功能障碍　指同时存在阻塞性和限制性通气功能障碍。

（1）常用诊断标准：FEV_1% 下降（即存在阻塞），同时伴随 TLC 下降（即存在限制）。符合该标准的诊断没有问题，不符合该标准也可能是混合性通气障碍（见下述）。

（2）诊断策略：诊断要点是先明确阻塞存在，即 FEV_1% 下降，此时应该伴随 TLC、VC 正常，RV、FRC 也基本正常（轻度或轻中度阻塞，不影响肺容积）；或 TLC 正常或升高，VC 降低，RV、FRC 升高（中重度阻塞必然导致呼气末容积增大，可有吸气末容积增大）。对前者而言，TLC、VC 降低（常合并 FRC、RV 降低），则应诊断合并限制性通气功能障碍；对后者而言，TLC 在正常低限或下降，RV、FRC 正常，就应诊断合并限制性通气功能障碍。也常有 D_LCO 的下降。当然也可先根据肺容积的变化诊断限制性通气功能障碍，再分析阻塞性通气功能障碍的存在，见上述。

（三）换气功能障碍

1. 是通气功能障碍的伴随情况

（1）D_LCO 下降：从上述各种通气障碍的特点可以看出，换气障碍常是通气障碍伴随的必然结果，无须特别注明换气功能障碍或 CO 弥散量下降。如肺功能检查提示中度阻塞性通气功能障碍，D_LCO 轻度下降，则肺功能报告为：中度阻塞性通气功能障碍，或中度阻塞性通气功能障碍，轻度换气功能障碍。

（2）D_LCO 下降伴随 KCO 下降：结合 D_LCO/V_A 或 KCO 常有一定的鉴别诊断价值，在肺实质或周围气道疾病，常同时有 D_LCO 和 D_LCO/V_A 的下降；在肺实质疾病，D_LCO/V_A 下降更明显。在单纯肺外结构病变、肺内孤立性病变、肺部分切除术等导致的限制性通气功能障碍，D_LCO 下降。由于通气肺组织的结构正常或基本正常，D_LCO/V_A 多正常。

若 D_LCO 和 D_LCO/V_A 的变化不一致，且同时有通气功能减退，建议给出完整的肺功能报告，如中度阻塞性通气功能障碍，CO 弥散量中度下降，比弥散量正常。

2. 单纯换气功能障碍　若肺容积、通气功能参数皆正常，仅有 D_LCO 下降则是肺血管病的标志，肺功能诊断应该必须为：肺通气功能正常或基本正常，中度换气功能障碍（或 CO 弥散量中度下降）。

（四）小气道功能障碍

有下述两种情况。

1. 基本诊断　指反映小气道功能参数，主要是用力呼出 50% 肺活量的呼气流量（FEF_{50}）、用力呼出 75% 肺活量的呼气力量（FEV_{75}）、呼气中期流量（$FEF_{25\%\sim75\%}$）下降至 80% 以下而常规通气功能参数（包括 FEV_1、$FEV_1\%$）正常；MEFV 曲线呈凹形改变。是小气道轻微病变或肺弹性轻微下降的标志，常见于 COPD 的高危患者、支气管哮喘的缓解期，以及老年人和长期吸烟者。

若同时出现 FEV_1/FVC 下降等改变，则必须诊断为阻塞性通气功能障碍，而不能诊断为小气道功能障碍。

若同时出现 TLC、VC 下降则诊断为限制性通气功能障碍，而不能诊断为小气道功能障碍；MEFV 常呈平行或凸形改变。

2. 限制性通气功能障碍的伴随情况　在限制性通气功能障碍的患者，若 FEF_{50}、FEF_{75} 的下降幅度显著大于 PEF、FEF_{25}，MEFV 呈凹形改变，则可以诊断为限制性通气功能障碍，小气道功能障碍。

三、肺功能障碍的分级

（一）通气功能障碍的分级

最大自主通气量（MMV）是反映通气能力的最可靠指标，既往多用于反映通气功能障碍的程度。MVV 测定比较困难，但其和 FEV_1 呈非常好的正相关线性关系，可用后者进行换算。这实际上并无多大价值，故目前直接用 FEV_1 的实测值评价通气功能，而不再进行换算。不同国家或学术部门的分级标准不同，简述如下。

1. 2000 年美国医学会的分级标准　轻度：60% ≤ FEV_1 占预计值% < LLN；中度：41% ≤ FEV_1 占预计值% ≤ 59%；重度：FEV_1 占预计值% ≤ 40%。

2. 2005 年 ATS/ERS 的分级标准　轻度：70% ≤ FEV_1 占预计值%；中度：60% ≤ FEV_1 占预计值% ≤ 69%；中重度：50% ≤ FEV_1 占预计值% ≤ 59%；重度：35% ≤ FEV_1 占预计值% ≤ 49%；极重度：FEV_1 占预计值% < 35%。

3. 上海和国内多数单位的分级方法与美国医学会相似，即轻度：60% ≤ FEV_1 占预计值% < 80%；中度：40% ≤ FEV_1 占预计值% < 60%；重度：FEV_1 占预计值% < 40%。

相比较，美国医学会以及国内的三级分类方法比较合理，和弥散功能的分级标准一致，可操作性强，推荐应用。

（二）换气功能障碍的分级

各国对 D_LCO 的分级标准比较一致，皆采用三级分类法，我国的标准为轻度：60% ≤ D_LCO 占预计值% < 80%；中度：40% ≤ D_LCO 占预计值% < 60%；重度：D_LCO 占预计值% < 40%。D_LCO/V_A 的分级标准相同。

（三）客观评价分级标准

肺功能异常的判断标准和分级标准选择的参数不一致，故少数情况下会出现定性诊断和定量诊断不一致的情况。

1. 阻塞性肺疾病　FEV_1/FVC 已明显下降（如 < LLN 或 < 预计值的 92%），但 FEV_1 占预计值% 仍 > 80%，也应诊断为轻度阻塞性通气功能障碍，这常见于基础 VC、FVC 较大（如占预计值105%）的患者；轻度阻塞导致 FEV_1 下降（如下降至占预计值的 85%），但尚未达到 <80% 的程度（正常 FEV_1 占预计值% 也应该与 FVC 相似，也大约为105%）。

2. 限制性肺疾病　同样 VC（FVC）<80%（伴 TLC 下降），$FEV_1 \geqslant 80\%$，且 FEV_1/FVC 正常的情况下也应诊断为轻度限制性通气功能障碍，因为在容积下降的情况下，呼气完成加快，FEV_1 相对增大；即使选择 MVV 也有同样问题，因为患者通过代偿性呼吸加快，MVV 增大，其下降幅度常小于 VC 和 TLC。

3. 其他问题　目前的通气功能分级标准皆选择 FEV_1，使可操作性增强，但也出现一定的问题，故需灵活掌握。COPD 的肺功能分级标准采用 4 级分类法，与上述标准皆不同。多年的研究证明，肺功能情况及肺功能障碍的程度与受检者的运动能力、临床症状相关性比较弱，临床评估需综合考虑，但固定的标准还是必要的。

（四）推荐分级标准

通气和换气皆采用三级分类法。若达到阻塞性或限制性通气功能障碍的标准，但 FEV_1 占预计值% $\geqslant 80\%$ 也应诊断为轻度通气功能障碍。

第三节　与肺功能诊断有关的其他概念

本章第二节阐述了肺功能诊断的基本问题，但某些情况下并不完善，需进一步补充诊断。有些诊断不能通过肺功能检查做出，但需要进一步解释，以促进理解。

一、是否有高碳酸血症

1. 通气代偿　指通气功能障碍患者，通过代偿性呼吸增强、增快，肺泡通气量（$\dot{V}_A$）增大，使 $PaCO_2$ 不超过正常范围高限的生理状态。该诊断不需要写出。

2. 通气失代偿　指严重通气功能障碍患者，$\dot{V}_A$ 增大不足以克服通气阻力增加，出现呼吸性酸中毒的病理生理状态。该诊断需要写出，如重度阻塞性通气功能障碍，通气失代偿。

二、是否有低氧血症

1. 无低氧血症　该诊断不需要写出。

2. 有低氧血症　需单独列出，并进行分级，也推荐采用三级分类法，即轻度：$60\text{mmHg} \leqslant PaO_2 <$ 正常值低限；中度：$40\text{mmHg} \leqslant PaO_2 < 60\text{mmHg}$；重度：$PaO_2 < 40\text{mmHg}$。如中度限制性通气障碍，重度换气功能障碍，中度低氧血症。

三、与气流阻塞有关的肺功能概念

（一）大气道阻塞

指上气道、气管、双侧主支气管的病变引起的气体呼出和（或）吸入障碍，其特点是最大呼气流量曲线（MEFV）和最大吸气流量曲线（MIFV）有较明显的特征性改变。详见第四章。

1. 固定性大气道狭窄　指大气道狭窄，气道阻力不随吸呼气时相的变化而变化，最大呼气流量（PEF）和吸气流量（PIF）流量恒定，故 MEFV 和 MIFV 曲线呈对称的梯形，FEF_{50} 和用力吸入 50% 肺活量的吸气流量（FIF_{50}）之比接近或等于 1。因大气道横截面积非常小，轻微阻塞即可导致呼吸流量的显著下降，FEV_1%、FEV_1 占预计值% 下降。因多有足够的吸气和呼吸时间（严重阻塞除外），VC、FVC 正常，RV、FRC、TLC、RV/TLC 正常。其肺功能诊断为：阻塞性通气功能障碍，符合固定性大气道阻塞。

2. 胸廓内非固定性大气道阻塞　胸廓内气道阻塞，且阻塞程度随吸、呼气时相变化。用力吸气时胸腔负压和肺间质负压显著增大，气道扩张，气道阻力明显降低；用力呼气时胸腔负压明显降低，并转为正压，气道回缩，气道阻力显著增大，因此 PEF 显著下降，在 MEFV 曲线表现为不是很陡直的平台，而 MIFV 曲线接近正常，PIF 下降幅度要小得多。FEF_{50}/FIF_{50} 明显小于 1。

因呼气流量下降明显，FEV_1%、FEV_1 占预计值% 下降。因平静呼吸时多有足够的吸气和呼气时间（严重的阻塞除外），VC、FVC 正常，RV、FRC、TLC、RV/TLC 正常。其肺功能诊断为：阻塞性通气功能障碍，符合胸腔内非固定性大气道阻塞。

3. 胸廓外非固定性大气道阻塞　胸廓外气道阻塞，且阻塞程度随吸、呼气时相而变化。用力吸气时胸腔负压和肺间质负压显著增大，阻塞部位上游气道的负压也显著增大，从而导致阻塞部位在负压作用下气道回缩，阻力明显增大；而用力呼气时胸腔负压显著降低，并迅速转为正压，阻塞部位上游气道正压显著增加，导致阻塞部位扩张，阻力显著降低，因此 PIF 显著下降，MIFV 曲线表现为不是很陡直的平台，而在 MEFV 曲线上，PEF 的下降幅度要小得多。FEF_{50}/FIF_{50} 明显大于 1。

因呼气流量下降不明显，FEV_1%、FEV_1 占预计值% 基本正常或接近正常。因平静呼吸时多有足够的吸气和呼气时间（严重阻塞除外），VC、FVC 正常，RV、FRC、TLC、RV/TLC 正常。故常规肺功能检查容易忽视。

（二）一侧主支气管阻塞

1. 一侧主支气管完全阻塞　将导致阻塞侧肺功能完全丧失，仅健侧的通气和换气功能存在，且常有代偿性增强；伴有解剖无效腔减小和呼气增快。故其常规肺功能检查结果为：VC、FVC 下降，占预计值% 皆略大于 50%；FEV_1% 正常或增大；FEV_1 占预计值% 下降，但大于 50%；D_LCO 下降，略大于 50%；KCO 正常或略有增大。肺功能诊断为：中度限制性通气功能障碍，CO 弥散量中度下降，比弥散量正常。

2. 一侧主支气管不完全性阻塞　因健康侧支气管的阻力正常，故 MEFV 曲线表现为：呼气时流量迅速上升至较高的峰值，故初始部分流量较大；而病变侧阻力显著增大，气体呼出显著减慢，故终末部分呈流量显著降低、时间较长的曲线；MIFV 曲线的变化类似，吸气初始部分流量大，吸气后期流量缓慢，呈"双蝶型"改变。但因常规仅测定 MEFV 曲线，不测定 MIFV 曲线，故常不能确诊，其典型肺功能参数改变为：FEV_1%、FEV_1 占预计值% 下降。因多有足够的吸气和呼气时间（严重的阻塞除外），VC 正常，FVC 基本正常，RV、FRC、TLC、RV/TLC 正常或基本正常。其常规肺功能诊断为：阻塞性通气功能障碍；若加做 MIFV 曲线，则肺功能诊断为：阻塞性通气功能障碍，符合一侧主支气管不完全阻塞。

（三）气道陷闭

正常情况下，气道随呼吸周期的变化而出现内径和阻力的周期性变化，但变化幅度不大，各部位气道始终处于开放状态。若疾病导致一定时间和一定吸、呼气时相内出现气道的完全闭合和气流停止，则称为气道陷闭。

1. 上气道陷闭 上气道肌肉具有一定基础张力保持气道开放。每次膈肌收缩前，神经放电引起上气道肌肉收缩。颏舌肌收缩牵动舌头向前固定咽壁，进一步保持上气道开放和抵抗吸气时咽腔内负压对上气道的陷闭作用。随后肋间肌收缩稳定胸壁，膈肌和肋间外肌收缩产生胸腔负压完成吸气。若上述结构和功能的完整性发生破坏，则可发生上气道的塌陷和气流停止，称为上气道陷闭。常见于阻塞性睡眠呼吸暂停低通气综合征（OSAS）。其常规肺功能检查多基本正常，持续时间较长的患者或严重肥胖患者可有肺容积的下降和限制性通气功能障碍，低氧血症。

2. 大气道陷闭 上气道、气管或双侧主支气管病变或功能障碍，前者见上述；后者常见于气管淀粉样变、复发性多软骨炎等，由于缺乏软骨环的有效支撑，用力呼气或咳嗽时容易发生大气道的陷闭。后者的典型肺功能参数改变为：VC 基本正常；FVC 下降，$FEV_1\%$、FEV_1 占预计值% 下降；RV、FRC、RV/TLC 升高，TLC 基本正常。其常规肺功能诊断为：阻塞性通气功能障碍，或阻塞性通气功能障碍、符合大气道阻塞。

3. 小气道陷闭 小气道缺乏软骨环的支撑，主要依靠肺组织弹力纤维环的牵拉而保持开放，受吸、呼气时相的影响较大。若出现肺结构的破坏，肺弹力纤维的支撑作用显著减弱，则吸气时胸腔负压增大，小气道内径增大；呼气时胸腔负压显著降低，小气道塌陷和气流停止，称为小气道陷闭。小气道严重阻塞时也容易发生呼气相的陷闭。前者主要见于 COPD，后者常见于支气管哮喘。

小气道阻塞和小气道陷闭是导致阻塞性通气功能障碍的最常见疾病，两者的 MEFV 曲线有一定不同，不赘述。详见第七章。

（四）气流受限

又称气流阻塞。是一种功能概念，指气流吸入或呼出受限，是气道阻塞或气道陷闭的结果。

1. 呼气气流受限 指气道管径在呼吸运动中同肺组织失去协调，出现呼气相气道内径显著缩窄或提前关闭，导致呼出流量受限的病理生理状态。

2. 吸气气流受限 指气道管径在呼吸运动中同肺组织失去协调，出现开放不足，导致吸入流量受限的病理生理状态。

3. 可逆性气流受限 FEV_1/FVC 降低时，可根据吸入气道扩张剂后 FEV_1 的改善率、PEF 昼夜波动率或日变异率来判断气流阻塞的可逆程度。一般认为 FEV_1 改善率≥12% 同时伴绝对值增加 200ml 为阳性，表示阻塞有可逆性；PEF 昼夜波动率≥20% 也提示气流阻塞有可逆性，是诊断支气管哮喘或喘息性支气管炎的常用检查。

4. 不完全可逆性气流受限 若上述治疗后 FEV_1 改善率或 PEF 昼夜波动率达不到阳性标准则称为不完全可逆性气流受限，是诊断 COPD 的常用检查。

（五）肺过度充气

呼气末肺容积异常增大的一种病理状态，肺泡间隔可以出现破坏（如肺气肿），也可以完整；可以是机体代偿，也可以是病理性扩张；可以是局限性，也可以是双肺弥漫性。

1. 静态肺过度充气（SPH） 指 FRC 的异常增加，且由肺和胸壁的弹性回缩力所决定，即在增大的 FRC 位置，肺的弹性回缩力和胸廓的弹性扩张力相等。主要见于 COPD 的缓解期或中度阻塞性通气功能障碍。可以单独存在，也可以与动态肺过度充气（DPH）同时存在。在后者，若给予充分放松呼气肌或充足的额外呼气时间，气体充分呼出后仍存在的过度充气状态即为 SPH。

2. 动态肺过度充气（DPH）　指潮气呼气末肺容积超过了由肺和胸壁的弹性回缩力所决定的 FRC，即在增大的 FRC 位置，肺的弹性回缩力和胸廓的弹性扩张力不平衡；FRC 超过胸廓的弹性零位（即 FRC/TLC＝67％的位置），肺和胸廓共同组成弹性回缩力。见于气流阻塞或呼气用力导致的气体陷闭，给予充分放松呼气肌或充足的时间呼气后，气体仍能呼出。主要见于支气管哮喘和 COPD 的急性发作期或重度 COPD。

3. 气体陷闭　呼气末气体不能充分呼出，而在肺内异常潴留的病理状态。常因急性气流阻塞而发生，也可在静态肺过度充气的基础上逐渐发生。

4. 气体陷闭容积　指在平静呼气末，充分放松呼气肌或给予充足的额外呼气时间后，继续呼出的气容积。

5. 吸气末肺容积（end-inspiratory volume，Vei）　气体陷闭容积与潮气容积之和，反映肺过度充气的程度，是指导支气管哮喘患者机械通气的指标。

（朱　蕾　陈荣昌　李　丽）

第十五章

无创动脉血气的测定

动脉血气测定是判断肺气体交换功能的准确指标,广泛用于临床;但该方法有一定的创伤性,且不适合长时间动态监测,对某些患者的操作也有一定的难度,故其临床应用受到限制。无创性检测则可避免上述问题,因此临床应用更广泛。

第一节 经皮血氧饱和度的测定和应用

脉搏血氧饱和度仪是根据分光光度计比色原理,利用不同组织吸收光线的波长差异而设计的。经皮无创脉搏氧饱和度法是一种无创性、连续性监测动脉氧饱和度的方法,已常规用于重危患者的呼吸功能监测。习惯上将该法测得的血氧饱和度简写为 SpO_2,以与直接抽动脉血测得的 SaO_2 区别。

(一) 基本概念

1. **脉氧仪(pulse oximeter)** 是一种无创性监测脉搏和动脉血氧饱和度的仪器。它根据不同组织吸收光线的波长差异,对每次随心搏进入手指和其他血管丰富组织内的搏动性血流进行监测,包括对血红蛋白进行光量和容积测定。基本方法包括两种:分光光度测定法和容积记录测定法。

2. **无创脉搏氧饱和度法(noninvasive pulse oximetry,NPO)** 用脉氧仪无创性、连续性监测动脉氧饱和度的方法,并同时显示脉搏次数,已常规用于重症呼吸和循环功能的监测。

3. **经皮动脉血氧饱和度(percutaneous arterial oxygen saturation)** 用 NPO 测得的血氧饱和度,实际是毛细血管的血氧饱和度,简写为 SpO_2,以便与直接抽动脉血测得的 SaO_2 区别。SpO_2 与 SaO_2 的相关性非常好,数值也非常接近。SpO_2 测定简单方便,临床应用非常广泛。

(二) 测定方法

NPO 使用方便,不需标定,可随时使用及连续监测。

1. **脉氧仪的选择和调整** 首先根据患者的年龄、体重、不同的测定部位选择合适类型的探头;再根据成人、儿童分别设定 SpO_2、脉率的上下限和报警响度。

2. **测定** 将脉氧仪的探头固定在毛细血管丰富的部位,如手指、足趾、耳垂、鼻翼、舌、面颊、足背等部位,多选择手指和耳垂。数秒后会显示脉率和 SpO_2 的大小。探头要固定好，以免影响结果。在寒冷所致的低灌注情况下，手指探头优于耳探头。用脉搏的信号强度可确定具有最强搏动信号的手指，以提高测定的准确度；一般探头放置在较大的手指，使光线从指甲透过。

3. 注意事项 应注意避免与测量血压的袖带或动脉穿刺装置放在同一肢体，以免影响测定结果。当探头放置在静脉输液部位和有血管收缩的肢端时，NPO 的测定结果也可能下降；肢体颤抖及人为摆动也会引起误差，测定时皆应注意避免。

（三）测定原理

NPO 根据不同组织吸收光线的波长差异，对每次随心搏进入手指和其他血管丰富组织内的搏动性血流中的血红蛋白（Hb）进行光量和容积测定。基本原理包括两种：分光光度测定法和容积记录测定法。

1. 分光光度测定法 根据比尔兰伯特（Beer-Lambert）原理，溶质浓度与通过溶液的光传导强度有关。选择一定容积的透明容器，其中含有一定容量的纯溶液，然后将已知溶质放入纯溶液中，通过测定已知波长的入射光强度（Iin）和透过强度（Itrans）可计算出溶质浓度（C）。计算公式为：

$$Itrans = Iin \cdot e^{-A}$$
$$A = D \cdot C \cdot e$$

其中 A 为光的吸收部分，D 为光在溶质中的传导距离；e 为常数，反映溶质在某一特定波长光照下的吸收特性。由此，一种物质的浓度可通过测定其对一定波长的光照吸收量得出。

人体血液的基本血红蛋白有两种：氧合血红蛋白（HbO_2）、还原血红蛋白（HHb），还有少量碳氧血红蛋白（COHb）和高铁血红蛋白（MetHb）。氧饱和度指 HbO_2 占总 Hb 的百分数，即：

$$SaO_2 = HbO_2 / (HbO_2 + RHb + COHb + MetHb) \times 100\%$$

正常人血中 MetHb 和 COHb 浓度非常低，不参与氧的运输，可忽略不计。NPO 所测定的是参与机体氧运输的 HbO_2 和 HHb，故也称为功能性氧饱和度（Functional SpO_2，$FSpO_2$），即：

$$功能性 SpO_2 (FSpO_2) = HbO_2 / (HbO_2 + HHb) \times 100\%$$

NPO 的原理是假设手指或耳廓为盛满 Hb 的透明容器，使用波长 660nm 的红光和 940nm 的红外光线为入射光源，测定通过组织的光传导强度来计算 $FSpO_2$。

NPO 探头的光源是两个发光二极管，可分别发射波长 660nm 的红光和 940nm 的红外光。HbO_2 和 HHb 在这两个特定的光场下有不同的吸收光谱。在红光区，HbO_2 吸收的光谱比 HHb 少，在红外光区则相反。二极管能快速顺序开关，使每次测定都包括红光、红外光和混合光的照射。NPO 首先测量每种波长光吸收的交流成分（AC），再分离相应的直流成分（DC），并除去与"脉搏叠加"的环境光的干扰，通过公式可计算出两个光谱的吸收比率（R）。即：

$$R = (AC660/DC660) / (AC940/DC940)$$

R 与 SpO_2 呈高度负相关，故在标准曲线上可得到相应的 SpO_2 值。标准曲线是根据正常志愿者的统计学数据建立的，储存在微处理器，通过计算显示 SpO_2 和脉率。

2. 容积记录测定法 正常生理状态下，毛细血管和静脉基本均无搏动，仅小动脉有搏动，故一般测定方法无法感知毛细血管的变化。但入射光线通过手指时，在心脏收缩期，手指血容量增多，光吸收量大；反之，在心脏舒张期，光吸收量小，因此光吸收量的变化可反映组织血容量的变化，NPO 可通过感知组织中血容量的变化测定脉搏的变化。这种方法只测定搏动性血容量，不受毛细血管和静脉本身特点的影响，也与肤色和皮肤张力无关，因此测定结果的可靠度较高。

血液充分氧合时，红光易于通过血液，心脏收缩期进入手指的氧合血吸收红光量极少，红光容积记录的搏动幅度小；氧合血吸收的红外光多，红外光容积记录的搏动幅度大。患者发绀或氧合不足时，血液颜色变暗，红光难以通过，其搏动幅度增大，而红外光的搏动相应减小，从而显示 SpO_2，而脉率是由容积搏动的频率或间距测得。

（四）临床应用

相对于 SaO_2 而言，SpO_2 检测的应用更广泛。

1. 作为常规肺功能的检测项目　在常规肺功能测定时，检测 SpO_2 可对气体交换功能做出基本判断。如通气功能正常的患者，若 D_LCO 和 SpO_2 同时下降，强烈提示肺血管病，是做常规动脉血气和肺动脉 CT 造影（CTPA）检查的指征。

2. 指导氧疗和机械通气　检测 SpO_2 能及时发现重症患者的低氧血症及其程度，指导氧疗；通过调节吸氧浓度及给氧方式可迅速有效地改善低氧血症，也有助于避免或减少氧中毒的发生。检测 SpO_2 还可帮助确定机械通气的时机。在机械通气时，SpO_2 与其他监测内容相结合，对选择通气模式、调整通气参数、撤机和拔除气管导管有重要参考价值。在血液透析、纤维支气管镜检查、心律失常电复律等诊疗操作时，监测 SpO_2 可提高操作的安全性。

3. 循环功能监测　SpO_2 是呼吸和循环功能的综合反应，在肺氧合功能较好的情况下，SpO_2 监测有助于判断周围循环功能，即 SpO_2 下降是循环功能不良的标志；反之则提示循环功能良好。NPO 的脉搏波形也是监测循环状态的良好手段，包括评价侧支循环是否充分开放、移植的主要动脉是否充分开放，还可检查肠管的存活能力、确定肢体的血管分布、检测移植指/趾或其他移植物的循环，早期探测桡动脉阻塞等情况。

此外，SpO_2 监测还可用于：①血压检测。在血压计袖带放气过程中可根据 NPO 脉搏波形的重新出现或在慢充气过程中波形的消失测量收缩压。由于 NPO 的输出结果为数次测定计算的平均值，故需经过短暂的计算时间，在袖带收紧时用脉搏消失判断可稍高估收缩压，在袖带放松中脉搏波重新出现时判断则可稍低估收缩压，但总体上比较准确。根据以上原理已研制出了手指容积描记法连续血压监测仪。②监测血容量。NPO 的脉搏波动出现快速跳动或呈间断性时，提示存在低血容量。

4. 睡眠时氧合功能的监测　结合其他监测项目可对不同类型的睡眠呼吸暂停综合征进行诊断，并指导治疗。

5. 在外科手术和麻醉中的应用

（1）术前准备：通过肺通气功能和 SpO_2 检查（多数情况下需直接测定动脉血气），可评价慢性呼吸系统疾病、慢性心血管疾病、神经-肌肉疾病、肥胖和老年患者等特殊人群能否耐受麻醉和手术。

（2）麻醉和术中检测：当全麻后气管插管时，通气暂停，检测 SpO_2 可及时发现和了解低氧血症的发生、发展情况。插管成功后，检测 SpO_2 有助于了解导管位置是否合适。全麻过程中出现 SpO_2 下降，需考虑以下原因：气管导管滑出、气管导管扭曲、导管回路漏气或吸入 N_2O 浓度过高等情况。少见的病因有：肺空气或血栓栓塞、脂肪栓塞、气胸等。高龄患者麻醉时，特别是高位硬膜外阻滞时，尽管使用低浓度麻药，仍可发生不同程度的低氧血症，面罩吸氧可使 SpO_2 恢复正常。坐位手术时连续监测 SpO_2 有助于预报气体栓塞的发生。

（3）术后检测：术后早期检测 SpO_2 有助于了解患者是否需要吸氧及何时可以转出监护室。术后患者在转运途中，中重度低氧血症（$SpO_2 < 90\%$）的发生率为 24% ~ 61%。SpO_2 下降主要见于肥胖、术前有呼吸系统疾的患者，也与是否吸氧有关，因此术后患者转运应常规吸氧。

6. 围产医学中的应用　与成人和儿童不同，新生儿相对处于低氧状态，其 PaO_2 多在氧解离曲线的陡直段；SpO_2 检测可评价新生儿气道处理和呼吸复苏的效果。新生儿娩出后屏气、喉痉挛时，SpO_2 下降，面罩吸氧或机械通气可使 SpO_2 迅速上升。治疗新生儿 ARDS 治疗时，为避免高氧血症导致的眼睛的晶体后纤维增生症，可利用 SpO_2 的高限报警调节吸入气氧浓度（FiO_2）。

7. 其他　癫痫大发作时，由于暂时呼吸停止或通气量显著下降，SpO_2 降低，报道的平均降幅为 14.5%，故 SpO_2 检测可评价癫痫发作时低氧血症的严重程度及可能对机体的影响；在胃手术过程中，将传感器放置在胃的不同部位，可了解 SpO_2 的变化，确定缺血胃的切除效果；综合分析 SpO_2 及其波形有助于评价心肺复苏措施的效果。

（五）影响 SpO_2 测量结果的因素

1. 探头放置部位　在吸入气氧浓度（FiO_2）迅速变化的情况下，将探头放在耳垂、鼻部、面颊等靠近心脏的中心部位可更快、更准确的反映 SpO_2 的变化，而放置在手指、足趾等远离心脏部位则反应较慢、误差稍大。

2. 皮肤和指甲的特点　大多数 NPO 对不同肤色人种的精确性相似。在黄疸病患者，由于胆红素吸收波长与 NPO 所用的波长不同，故 SpO_2 与实际结果的偏差也不大；但高胆红素血症时 COHb 增高，可能造成测定结果偏高。指甲对光的吸收是非波动性的，故理论上讲，指甲光泽不影响 SpO_2 读数；但有资料显示指甲光泽仍能影响 SpO_2 的精确性，其中蓝、绿、黑色指甲能使 SpO_2 读数偏低；指甲过长、指甲真菌感染也会影响读数。

3. 脉搏的强弱　NPO 是间接根据动脉搏动产生的吸光度变化而进行测定的，故换能器必须放在有搏动性血流通过的部位。任何使搏动性血流减弱的因素，如寒冷刺激、交感神经兴奋、糖尿病及动脉硬化都会降低仪器的测定效能。体外循环停跳期和心脏骤停患者无法检测 SpO_2。静脉血流搏动是一种病理性干扰，常发生在右心衰竭、三尖瓣关闭不全和中心静脉压（CVP）升高的患者；将患者的手抬高过头则纠正这些因素的影响，有助于得到比较精确的读数。

4. 血流动力学状态　心脏指数、温度、平均动脉压、体循环阻力都可能影响 SpO_2 的精确性。在部分低血容量休克患者，末梢血管扩张，组织氧利用障碍，形成一定程度的动静脉血分流，也可能存在静脉搏动，SpO_2 的检测结果常存在误差。尽管这种误差很小，但有统计学差异，值得注意。

5. 血红蛋白的质和量　低血红蛋白浓度，如贫血、血液过度稀释会影响测定的精确性。如前所述，成人血液有四种 Hb，NPO 测定的主要是 HbO_2 和 HHb，其他 Hb 浓度变化也会影响测定结果。MetHb 吸收的红光多于 HbO_2，而且在波长 940nm 时的光吸收比其他几种 Hb 强；随着 MetHb 浓度的升高，SpO_2 与 SaO_2 相关性逐渐变弱，SpO_2 读数偏低。COHb 则相反，使 SpO_2 读数偏高。新生儿血液中存在胎儿 Hb（HbF）对两种波长的光吸收影响小，对 SpO_2 测定无明显影响。

6. 血液中的色素成分 亚甲蓝、靛胭脂、吲哚花菁绿及荧光素均使 SpO_2 下降。其中亚甲蓝和吲哚花菁绿使 SpO_2 下降幅度较大，而靛胭脂和荧光素影响相对较少。因此时应了解这些染料的代谢过程，检测时尽可能排除染料的干扰。一般情况下，体内的染料能够很快重新分布并被肝脏清除，因此其影响时间比较短暂。

第二节　呼出气二氧化碳分压的测定

呼出气 PCO_2 检测是比较成熟的无创检测技术，主要包括波形图检测和呼气末检测。

一、呼气末二氧化碳分压的测定

呼气末 CO_2 分压（$PetCO_2$）是重要的呼吸功能参数，不仅可反映通气功能，还可以反映体循环状态和肺循环情况，对诊断恶性高热和评估治疗效果也有一定价值，因此在呼吸系统疾病、危重症患者、术中和术后患者的检测中也有重要价值。

（一）测定原理及方法

二氧化碳测量计（capnometer）是根据不同物理原理测定 CO_2 浓度或分压的仪器，包括红外线分析仪、质谱仪、拉曼散射分析仪、声光分光镜和化学 CO_2 指示器等，而常用的 CO_2 测量计是根据红外线吸收光谱的物理原理设计而成。

1. 红外线分析仪测定呼出气 PCO_2 的基本原理 当呼、吸气体经过红外线传感器时，红外线光源的光束透过气体样本，并由红外线检测器测定红外线的光束量。因 CO_2 能吸收特殊波长的红外线，导致光束量衰减；最后由电子测量系统自动测量或计算，并显示和打印出 $PetCO_2$，以及 PCO_2 随呼吸时间变化的图形和趋势。红外线 CO_2 分析仪中还配有光限制器、CO_2 参考室及温度补偿电路等，使读数稳定，减少其他因素干扰。

2. 测定呼出气 PCO_2 的基本方法 根据气体样本分析方法分为旁流型和主流型两种。用主流型检测时，测定腔（管）直接置于气道上；用旁流型检测时，气道中的气体通过一根非常细小的管子被抽吸到测定腔内。有些装置（如比色法 CO_2 分析仪）只能用于主流检测，而其他装置（如质谱仪和拉曼散射分析仪）只能用于旁流检测。红外线分析仪既可以用于主流检测也可以用于旁流检测。

（1）主流型 CO_2 分析仪：其优点是几乎可以立即产生 CO_2 曲线图，其缺点是在操作过程中容易被损伤；给气道增加了额外重量，增加了气道移位的可能性；增加了机械无效腔；水蒸气可以冷凝在取样管腔上而影响测定结果的准确性，所以在使用过程中需经常给传感器加热以避免水蒸气冷凝。另外主流型不适宜自主呼吸患者的检测。

（2）旁流型 CO_2 分析仪：其优点是解决了主流传感器的不足，但需从气道内抽吸气体，从而也产生一些问题，如取样管路容易被分泌物或冷凝水阻塞；从气道取样至测定腔需要一定时间，所以测定结果显示有一定的滞后时间，严重时可导致测定结果的可靠度下降。滞后时间长短与取样管路的长度、内径和抽吸速率有关。如果抽吸速率过低或管路过长，会使 PCO_2 图形失真。使用旁流型 CO_2 分析仪时，还要注意将取样部分置于合适的位置，以避免来自室内的空气或新鲜气流进入采样室，影响测定结果的准确性。

3. 测定要求

（1）准备：使用分析仪前应常规将采样管与大气压同时调零，使基线位于零点；定期用标准浓度的 CO_2 混合气体进行定标，以保证测定的准确性。

（2）保持管路的相对干燥和通畅：需注意防止水蒸气、分泌物、雾化汽雾积聚，定期清洗和进行干燥化处理，以免阻塞采样管。有些新式仪器可进行自动清洗以保持采样管的通畅，但也不能完全避免上述问题；一旦采样管阻塞，就不能准确测定 PCO_2；若水分进入分析室内污染传感器，将使仪器失灵，因此检测时应将采样管置于高于患者气管的位置，减少液体流入采样管的机会；采样管被水汽阻塞时应及时清洗或更换。

（二）临床意义

临床评价 $PetCO_2$ 的价值需涉及以下三个问题：①在呼吸和循环功能正常的患者，动脉血-肺泡气 CO_2 分压差，即 $P_{(a-et)}CO_2$ 接近于0，$PetCO_2$ 可较准确反映 $PaCO_2$；②通过体外循环（CPB）进行心内直视手术后，$P_{(a-et)}CO_2$ 增大，故应同时监测 $PetCO_2$ 和 $PaCO_2$ 进行评估；③心肺血流动力学变化较大或肺功能较差的重症患者，$P_{(a-et)}CO_2$ 较大，很难用 $PetCO_2$ 准确估计 $PaCO_2$，只能作为参考。

1. 正常值　正常 $PetCO_2$ 为 $35\sim40mmHg$，其浓度相当于 $5.0\%\sim5.5\%$，略低于正常 $PaCO_2$。

2. 呼吸功能的评估　$PetCO_2$ 和 PCO_2 波形图能持续性对 CO_2 的排出情况进行无创性评估，同时也能提供 RR 和呼吸深度的有关情况，故能较好地评价呼吸功能，当然主要用于气道阻力正常或基本正常的患者。

（1）麻醉状态的评估：在自主呼吸患者，$PetCO_2$ 检测有助于估计麻醉深度。

（2）机械通气和人工气道状态的评估：呼吸机控制或辅助通气中，检测 $PetCO_2$ 可减少对血气分析的需要。$PetCO_2$ 为0提示气管导管误入食管、呼吸暂停、导管滑脱、导管完全性梗阻、呼吸机功能障碍或采样管阻塞等，此时检测仪持续报警。肺顺应性增大、气管导管部分脱出或阻塞、上呼吸道梗阻、面罩放置不合适、导管气囊漏气等将使 $PetCO_2$ 测定值降低。

一般情况下，$PetCO_2$ 检测是确定气管导管位置的最好方式，但也有一定局限性，如气管-支气管阻塞或仪器设备功能障碍可使 $PetCO_2$ 测定失败；在心肺复苏时，若未出现有效循环，$PetCO_2$ 测定也不准确。

（3）协助气管插管：在有自主呼吸的患者，$PetCO_2$ 检测能协助盲法经鼻或经口气管插管，在气管导管达到咽部后，可根据 CO_2 波形和（或）CO_2 峰值引导气管导管进入声门；进入声门，并封闭气囊后将出现正常波形图和 $PetCO_2$。呼出气 PCO_2 检测也能用于确定双腔气管导管的位置。

3. 通气功能评估

（1）估测 $PaCO_2$：在心肺功能正常或基本正常的患者，只要呼吸管理恰当，没有明显的无效腔增大，血流动力学稳定，$PetCO_2$ 能准确地反映 $PaCO_2$。

（2）迅速评估通气功能的变化：在使用呼吸机或麻醉机通气时，先调节好 VT 和 RR，

使 $PetCO_2$ 在 $PaCO_2$ 在正常范围或适当范围内，并同步记录 $PetCO_2$；然后检测 $PetCO_2$ 的变化，可迅速反映患者的通气情况；治疗过程中若 $PetCO_2$ 发生变化，可随时调节 VT 和 RR，从而保证适当 VE，避免通气过度或通气不足。

4. 指导机械通气患者的撤机　撤机能否成功的关键要看患者的整体表现，如原发病、一般情况、营养状态、RR、呼吸驱动情况（如 P0.1）、心功能等。无创连续监测 $PetCO_2$ 可以评价撤机过程的患者能否持续维持足够的 VE；若和脉氧仪检测 SpO_2 同时应用，可以显著减少采集动脉血气的次数。

（1）外科患者的价值：外科术后患者，撤机过程中的 $PetCO_2$ 与 $PaCO_2$ 有良好的相关性，故撤机过程中 PCO_2 检测主要用于手术后患者。但术后患者的撤机通常不复杂，对检测的需求度低，故多数情况下实际价值不高。

（2）阻塞性肺疾病患者的价值：在高碳酸血症患者，$PetCO_2$ 检测反映 $PaCO_2$ 的准确的不高，如某些患者的 $PaCO_2 > 60mmHg$，但 $PetCO_2$ 却经常 $< 45mmHg$。

（3）协助呼吸肌疲劳的判断：在撤机过程中，$PetCO_2$ 监测对判断呼吸肌疲劳也有一定的帮助。随着呼吸肌疲劳的出现，可逐渐出现 VE 下降和 $PaCO_2$ 升高，相应出现 $PetCO_2$ 的升高。但在 VE 下降前，患者多已出现呼吸急促、辅助呼吸肌活动、胸腹矛盾运动、三凹征、张口呼吸、心率增快、大汗等临床表现。因此相对于临床表现而言，$PetCO_2$ 升高是呼吸肌疲劳的一种晚期表现，其价值相对较低。

（4）总体评价：在无高碳酸血症的患者，$PetCO_2$ 预测 $PaCO_2$ 的准确度在 $\pm 2mmHg$ 之内；在高碳酸血症患者，预测的敏感性仅为 78.6%，故 $PetCO_2$ 检测对没有器质性肺疾病患者的撤机有一定帮助；对于有肺实质或气道疾病，特别是气道阻塞性疾病患者的帮助不大。故在撤机过程中，不推荐常规使用呼出气 PCO_2 检测。

5. 循环功能　在呼吸功能相对稳定的情况下，$PetCO_2$ 检测对评价循环功能有一定的价值。

（1）心输出量降低：在通气功能和代谢功能相对稳定的情况下，$PetCO_2$ 降低见于心排血量（CO）减少；但当 CO 持续降低时，$PetCO_2$ 升高。因为 CO 的持续降低必然伴随组织和静脉血 PCO_2 的升高，转运至肺毛细血管中的 PCO_2 也相应升高，$PetCO_2$ 自然升高。

（2）肺血流量降低：心脏或胸腔血管手术操作、肺动脉导管嵌入和肺栓塞等皆能降低肺血流量，由于手术和麻醉抑制，或严重肺栓塞导致的肺血流量显著减少，每分通气量或肺泡通气量不增加，CO_2 排出减少，$PaCO_2$ 升高，但受无血流肺区的无效腔气（其 PCO_2 接近 0）稀释，$PetCO_2$ 多下降；但若通气量正常或反射性通气量增大（非手术患者常有通气量增大），则在血流量正常的肺区，CO_2 排出量增多，$PetCO_2$ 和 $PaCO_2$ 皆下降；由于受无血流肺区的无效腔气的稀释，$PetCO_2$ 下降更显著。呼吸心跳停止，$PetCO_2$ 随呼吸和肺血流的停止而急剧降至零；心肺复苏时，随着血流和呼吸的出现，$PetCO_2$ 逐渐回升；若 $PetCO_2 > 10mmHg$，则提示复苏的成功率高。在心肺复苏过程中，用 $PetCO_2$ 测定确定循环功能恢复较心电图、脉搏和血压更为有效；但应用大剂量肾上腺素时，$PetCO_2$ 不再是复苏有效的良好指标。

6. 代谢功能　机体细胞代谢均产生 CO_2。检测 CO_2 排出情况可评估机体的代谢率。

（1）正常自主呼吸患者：在肺功能较好的自主呼吸患者，机体代谢增加时通气量相应增大，$PetCO_2$ 并不升高，故 PCO_2 检测对评估代谢率没有价值。

（2）通气量稳定的患者：主要是机械通气患者，其通气量多数相对稳定，而控制通气时的通气量非常稳定，$PetCO_2$ 检测对判断代谢率的价值较大，有时 $PetCO_2$ 升高可能是代谢增加的唯一准确指标。使 $PetCO_2$ 升高的代谢因素包括：体温升高、寒战、抽搐、儿茶酚胺产生过多、输血、输入 HCO_3^- 过多过快、动脉阻断或止血带的释放、静脉高营养等。恶性高热时，CO_2 产生量骤增，$PetCO_2$ 可突然升高至正常值的 $3 \sim 4$ 倍，经有效治疗后，$PetCO_2$ 首先开始下降，因此 $PetCO_2$ 对恶性高热的诊断与治疗效果的评估有特殊价值。

二、呼出气 CO_2 波形图的分析

（一）正常呼吸的 CO_2 波形图

正常 CO_2 波形图呈矩形，一般分为四段（图 15-1），包括 Ⅰ 相、Ⅱ 相、Ⅲ 相和Ⅳ相。

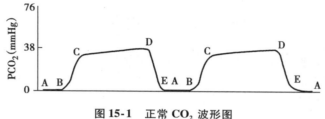

图 15-1　正常 CO_2 波形图

1. Ⅰ相　相当于 A、B 段，代表吸气停止，呼气开始，呼出的气体是来自气管（包括人工气道导管）、支气管和小支气管的新鲜无效腔气，故 PCO_2 为 0。

2. Ⅱ相　相当于 B、C 段，曲线呈 S 型上升，代表新鲜无效腔气和肺泡气的混合过程。由于重力作用，一般上肺区的肺泡首先呼气，而下肺区仍呼出无效腔气，故两者混合作用使 PCO_2 快速升高。

3. Ⅲ相　相当于 C、D 段，呼气出现平台，代表各个肺区含高 PCO_2 的肺泡气同时、持续呼出，直至所有肺区的呼气全部结束。其末尾最高点（D 点）即为 $PetCO_2$。

4. Ⅳ相　为吸气下降支，相当于 D、E 段，代表呼气结束、吸气开始，故 PCO_2 迅速降至 0。

5. α角　指 Ⅰ 相与 Ⅱ 相之间的夹角，可间接反映 $\dot{V}/\dot{Q}$ 失调。当 α 角增大时，Ⅱ 相斜率变小，说明无效腔容积增大，$\dot{V}/\dot{Q}$ 失调加重。

（二）CO_2 波形图分析

其内容包括：①图形高度决定 $PetCO_2$ 的大小，②变化频率反映 RR，③变化节律反映呼吸中枢功能，④基线代表呼气开始前时气道内的 PCO_2 的水平，⑤不同波形改变具有特殊意义。CO_2 波形图检测主要用于机械通气患者，本节简述机械通气过程中几种常见的 CO_2 异常波形图。

1. Ⅰ相变化　基线升高但波形图基本正常（图 15-2），见于 CO_2 重复吸入。正常情况下，吸入气中 PCO_2 几乎为零，故存在重复呼吸时升高。主要见于呼吸回路异常，如吸气活瓣失灵或被蒸汽、分泌物及尘埃污染。

2. Ⅱ相变化　呼气升支逐渐延长，斜率缩小；Ⅲ也逐渐倾斜，与Ⅱ相几乎成一条直线；随着呼气时间逐渐延长，吸气可在呼气完成前开始，$PetCO_2$ 降低（图 15-3）。见于呼

气阻力增大，可以疾病本身所致，也可以是人工气道或连接管路所致，前者如 COPD、支气管哮喘、气道中有异物；后者如人工气道扭曲、狭窄，呼吸连接管路的呼气段积水或扭曲。

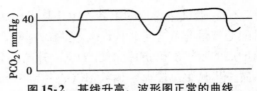

图 15-2 基线升高、波形图正常的曲线

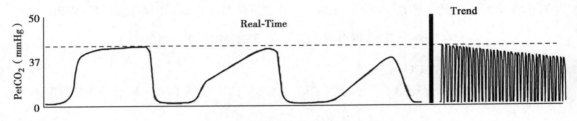

图 15-3 呼气升支逐渐延长的曲线

3. Ⅲ相变化 可有多种表现，临床意义差别很大。

（1）呼气平台正常、$PetCO_2$ 降低（图 15-4）：常见于过度通气或无效腔通气增加，通过比较 $PetCO_2$ 和 $PaCO_2$ 可鉴别这两种情况，若 $PaCO_2$ 降低，提示过度通气；若 $PaCO_2$ 升高，则为无效腔通气增加。

（2）呼气平台正常和 $PetCO_2$ 升高（图 15-5）：见于通气不足或 CO_2 产生量增加，如甲亢危象、恶性高热、脓毒症、突然放松止血带、静脉输注碳酸氢钠过多等。

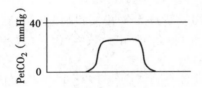

图 15-4 呼气平台正常和 $PetCO_2$ 降低

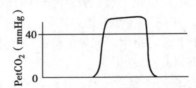

图 15-5 呼气平台正常和 $PetCO_2$ 升高

（3）呼气平台沟裂（图 15-6）：在控制通气患者，沟裂出现表示自主呼吸恢复，肌松药作用即将消失，沟裂的深度和宽度与自主呼吸能力成正比。随着自主呼吸的潮气容积逐渐增大，沟裂加深、加宽，最后平台分离，成为一大一小依次排列的波形，前者代表自主呼吸，后者代表机械通气。

（4）锯齿波出现（图 15-7）：在 CO_2 波形图的吸气相和呼气相，存在许多小的呼吸波，说明较弱的自主呼吸频繁出现，常见于机械通气参数调节不当、肌松剂剂量不足等。

（5）呼气平台后段降低（图 15-8）：见于手术者按压患者胸廓或肺部。其发生机制是胸廓和肺反弹，气道内气体逆向流动所致。

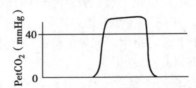

图 15-6 呼气平台沟裂的波形图

（6）呼气平台前段降低（图 15-9）：见于呼气活瓣或呼气阀性能减退，是新鲜气流混入呼出气导致 PCO_2 降低所致；随着气体大量呼出，呼气阀附近的呼出气流足够大，新鲜气流不再进入，PCO_2 升高，故平台后段又恢复正常形状。

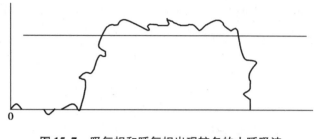

图 15-7　吸气相和呼气相出现较多的小呼吸波

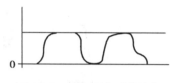

图 15-8　呼气平台后段降低

（7）驼峰样曲线（图 15-10）：呼气平台呈驼峰样，其机制是两侧肺的呼出气流速率不同步。见于患者侧卧位、气管导管插入一侧主支气管。

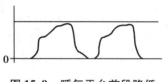

图 15-9　呼气平台前段降低

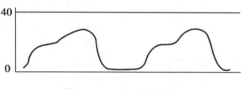

图 15-10　驼峰样曲线

（8）无平台的曲线（图 15-11）：呼气平台消失，呈平滑的半圆形。见于呼吸太快的患者，此时不同肺区的肺泡气来不及平衡，故平台不能形成。

（9）平台后段消失、呈逐渐下降的曲线（图 15-12）：是气管插管或气管切开导管周围漏气的表现，常因气管导管气囊漏气或充气不足、导管型号过小所致。由于呼气早期，气道压力较高，一部分呼出气通过导管呼出，一部分通过气囊周围漏出，不影响采样和测定，故出现典型的曲线；但呼气后期，气道压力迅速

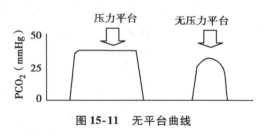

图 15-11　无平台曲线

下降，并接近零，新鲜空气由气囊周围进入，将呼出气稀释后经导管呼出，故 PCO_2 下降；越接近呼气末，稀释越显著，PCO_2 下降越显著，因此平台消失，呈逐渐下降的曲线。

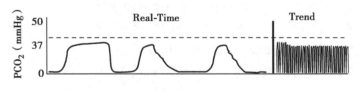

图 15-12　平台后段消失、呈逐渐下降的曲线

4. Ⅳ相变化：与Ⅲ相相似，也可出现多种变化。

（1）心源性振荡样曲线：吸气下降支出现锯齿样波形（图 15-13），是由心脏、胸腔内大血管收缩和舒张对肺的拍击作用所致。振荡的频率与心电图同步记录的心率一致。许多原因导致心源性振荡出现，如胸腔负压增大、RR 过慢、VT 过小、I: E 过短、肌肉松弛等。大部分情况下，增快 RR、增大流量或 VT 可消除心源性振荡的影响。

（2）下降支坡度变大曲线：表现为下降支坡度增大、斜率增加（图 15-14）提示吸气

流量减慢或不足，见于限制性通气功能障碍、吸气单向活瓣或吸气阀关闭不全（注：虚线为理想的下降支）。

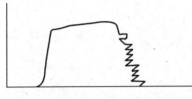

图 15-13　心源性振荡样曲线

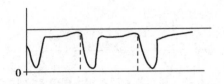

图 15-14　下降支斜率增加

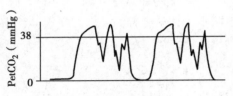

图 15-15　冰山样曲线

（3）冰山样曲线（图 15-15）：出现于Ⅲ相末和Ⅳ相，见于停用镇静-肌松剂，自主呼吸恢复初期，呼吸频率慢，$PetCO_2$ 可正常，提示肌松药作用消失，自主呼吸出现，但较弱、也不稳定。

5. 其他　综合分析 CO_2 波形图可判断多种情况，如有自主呼吸的患者，若气管插管时误入食管，则 CO_2 波形图呈逐渐减弱的波浪样曲线（图 15-16）。导管进入咽部后，较多的呼出气和周围新鲜空气混合，监测图形类似正弦波；接近食管口，进入导管的呼出气减少，而混入的新鲜空气增多，PCO_2 明显降低，其波峰逐渐降低；一旦进入食管，则收集不到呼出气，波形消失。若插管正确，则出现逐渐增强的波浪样曲线；封闭气囊则转为正常曲线；若出现驼峰样曲线，则提示插管过深，进入一侧主支气管，需向后退出导管数厘米。在绝大多数情况下，CO_2 波形图监测是目前判断气管插管成功与否的最可靠方法。

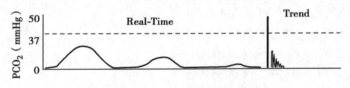

图 15-16　逐渐减弱的波浪样曲线

（三）影响呼出气 PCO_2 测量结果和临床价值的因素

1. 正常 $PetCO_2$ 与 $PaCO_2$ 的关系　组织细胞代谢产生的 CO_2 通过体循环到达肺循环，然后通过肺泡毛细血管膜弥散到肺泡，随呼吸排出。

（1）PCO_2 梯度：正常生理状态下，组织细胞内 PCO_2 最高，一般为 $82 \sim 100mmHg$；混合静脉血或肺动脉血的 $PCO_2 < 60mmHg$，大约为 46mmHg；在动脉血与肺泡气的平衡过程中，P_ACO_2 和 $PaCO_2$ 几乎相等，大约为 40mmHg。

（2）$P_ACO_2 = PaCO_2$：组织细胞的 CO_2 产生量、肺泡通气量（$\dot{V}$）和肺血流量（$\dot{Q}$）是影响 $PaCO_2$ 的三个基本因素，若 CO_2 产生量不变，则 $\dot{V}$ 和 $\dot{Q}$ 是两个主要的影响因素。血流少、通气多的肺泡 PCO_2 降低，反之则升高。$PaCO_2$ 反映有血流灌注的肺泡 PCO_2 的平均值，包括解剖分流部分。$P_{(a-A)}CO_2$ 受 VD/VT、$\dot{V}/\dot{Q}$、Q_S/Q_T、肺顺应性的影响，由于 CO_2 弥散速率快，$P_{(a-A)}CO_2$ 极小，故 P_ACO_2 和 $PaCO_2$ 几乎相等。

（3）$PetCO_2 = P_ACO_2$：$PetCO_2$ 代表呼气终末的 PCO_2，反映有通气肺泡 PCO_2 的平均值，$PetCO_2$ 易受肺泡无效腔气稀释，但正常人的肺泡无效腔很小，故 $PetCO_2$ 和 P_ACO_2 几乎相等，最终 $PetCO_2 = P_ACO_2 = PaCO_2$。

2. 影响 $PetCO_2$ 测定结果的因素

（1）呼吸因素：VD/VT 和 Q_S/Q_T 明显增大时影响 $PetCO_2$，常见于原发性肺疾病、呼吸机调节不当或呼吸机故障，前者如肺不张、重症肺炎、ARDS、肺水肿、气胸；后者如气道压力过高、RR 过快、VT 太小、I:E 过短，以及呼吸机机械故障或回路新鲜气流不足造成 CO_2 重复吸入等。这些因素多导致 $PetCO_2$ 的测定值减小，但 CO_2 重复吸入容易造成 $PetCO_2$ 的结果增大。

（2）循环因素：肺血流灌注不足、肺血流分布不均或肺血管栓塞时，肺血流量减少，通气量正常或相对过度，$PaCO_2$ 多正常或降低；但受肺泡无效腔气稀释，$PetCO_2$ 下降。体循环改变对 $PetCO_2$ 的影响较小，但严重低血压时 $PetCO_2$ 降低。右向左分流的先天性心脏患者与正常人的肺泡无效腔相似，$PetCO_2$ 也基本正常。

（3）年龄：随着年龄增大，肺泡无效腔增大，$PetCO_2$ 降低，$P_{(a\text{-}et)}CO_2$ 增大。

（4）碳酸酐酶抑制剂的应用：如应用乙酰唑胺使肺泡上皮细胞和血液中的 HCO_3^- 变成 CO_2 的速率显著延迟，$PetCO_2$ 降低，$PaCO_2$ 升高，$P_{(a\text{-}et)}CO_2$ 增大。

（5）体位：侧卧位可导致双侧肺呼气的同步性变差，$P_{(a\text{-}et)}CO_2$ 增大。

（朱 蕾 任卫英）

第十六章

气道反应性

气道反应性是指气管和支气管受各种物理、化学、药物以及变应原等刺激后，可引起气道阻力的变化。在刺激物浓度较低的情况下，正常气道对这些刺激物并不发生收缩反应或仅有微弱的反应，而某些人的气道则可发生过度收缩反应，引起气道管腔狭窄和气道阻力明显增高，称为气道高反应性，是支气管哮喘的主要特征，在其他某些气道疾病的某些阶段也可出现类似反应。临床上通过支气管激发试验来测定气道反应性。早在 1873 年，英国 Blackleey 首先进行了支气管激发试验；1975 年美国 Chai H 等用肺功能测定仪进行了支气管激发试验，并制定了相应的标准；1981 年日本滝岛任等采用气道反应性测定仪（Astograph）进行了支气管激发试验。20 世纪 80 年代后支气管激发试验受到了广泛的重视，将之应用于疾病呼吸生理、变态反应以及支气管哮喘的基础和临床研究，并趋向标准化和规范化。目前美国胸科协会（ATS）、欧洲呼吸协会（ERS）均相继制订了支气管激发试验的操作指南；我国 1997 年《支气管哮喘防治指南》的附录中，对支气管激发试验也作了介绍。

第一节 基 本 概 念

1. 气道反应性（airway responsiveness，AR） 气管和支气管受各种物理、化学、药物以及变应原等刺激后，可引起气道阻力的变化。正常气道对这些刺激物并不发生收缩反应或仅有微弱的反应，是气道的正常生理学反应。

2. 气道高反应性（airway hyperresponsiveness，AHR） 气管和支气管受各种物理、化学、药物以及变应原等刺激后，气道阻力明显增大的病理生理状态。它是基于气道变态反应性炎症的一种病理状态，常见于支气管哮喘。

3. 支气管激发试验（bronchial provocation test） 检验气道对某种外加刺激因素引起收缩反应的敏感性，并根据其敏感性间接判断是否存在气道高反应性的试验。基本测定要求是吸入刺激物前后，做肺通气功能检查或观察气道阻力的变化，通过计算吸入刺激物后 FEV_1、气道阻力的变化或吸入刺激物浓度等判断是否存在气道高反应性。

4. 特异性支气管激发试验（specific bronchial provocation test） 吸入已知的、不同浓度的变应原溶液，测定气道收缩反应的敏感性，判断气道高反应性的试验。

5. 非特异性支气管激发试验（non-specific bronchial provocation test） 吸入不同浓度的

气道收缩剂,测定气道收缩反应的敏感性,判断气道高反应性的试验。常用乙酰甲胆碱和组胺。

6. 第 1 秒用力呼气容积下降 20% 激发剂量（the dose of the bronchoconstrictor trigger which causes a fall of 20% in FEV_1, ie, the 20% provocative dose, $PD_{20}FEV_1$） 支气管激发试验,FEV_1 较对照值下降 20% 时,激发剂的最低累积剂量。

7. 气流传导比值下降 35% 激发剂量（the provocative dose of PAF causing a 35% fall in sGaw, PD_{35}-sGaw） 支气管激发试验,气流传导比值较对照值下降 35% 时,激发剂的最低累积剂量。

8. 第 1 秒用力呼气容积下降 20% 激发浓度（provocative concentration of ACh（or other reagent）needed to cause a 20% fall in FEV_1, $PC_{20}FEV_1$） 支气管激发试验,FEV_1 较对照值下降 20% 时,激发剂的最低累积浓度。

9. 气流传导比值下降 35% 激发浓度（the provocative concentration of PAF causing a 35% fall in sGaw, PC_{35}-sGaw） 支气管激发试验,气流传导比值较对照值下降 35% 时,激发剂的最低累积浓度。

10. 运动激发试验（exercising provocation test） 测定运动后气道反应性的一种试验。常用运动器械为活动平板或自行车功率计,以氧耗量或心率决定运动量,应在 2~4 分钟内使氧耗量逐渐达到 30~40ml/（min·kg）或使心率达到最大预计值的 90%,在此水平上运动 5~8 分钟停止。运动后第 2、4、6、8、10、20、30 分钟再测定肺通气功能,多数人在运动后 5~10 分钟 FEV_1 下降达到最低点,以 FEV_1 或 PEF 下降≥15% 基础值为运动激发试验阳性。

11. 等二氧化碳过度通气激发试验（isocapnic hyperventilation provocation test） 通过吸入一定浓度的二氧化碳（CO_2）导致过度通气,从而测定气道反应性的一种方法。过度通气可使气道黏膜降温、水分丢失,从而刺激平滑肌收缩。如通气后 FEV_1 下降≥10% 基础值为激发试验阳性。

12. 蒸馏水或高渗盐水激发试验（distilled water or hypertonic saline provocation test） 支气管哮喘或其他气道高反应性患者吸入低渗的蒸馏水或高渗的盐水（3.6%）会引起气道收缩的试验。FEV_1 下降≥20% 基础值判定为激发试验阳性。

13. 蒸馏水激发试验（distilled water provocation test） 支气管哮喘或其他气道高反应性患者吸入低渗的蒸馏水会引起气道收缩的试验。这主要是与支气管黏膜表面渗透压改变有关。基本测定方法是通过雾化器让受检者吸入一定量的蒸馏水,每次吸入剂量倍增,每次吸入后 30s 测定 FEV_1,间隔 2 分钟再吸下一剂量,直至 FEV_1 下降≥20% 基础值,或吸入最高剂量达 30ml 为止。

14. 高渗盐水激发试验（hypertonic saline provocation test） 支气管哮喘或其他气道高反应性患者吸入高渗盐水（3.6%）会引起气道收缩的试验。这主要是与支气管黏膜表面渗透压改变有关。基本测定方法是通过雾化器让受检者吸入一定量的高渗盐水,每次吸入剂量倍增,每次吸入后 30s 测定 FEV_1,间隔 2 分钟再吸下一剂量,直至 FEV_1 下降≥20% 基础值,或吸入最高剂量达 30ml 为止。

第二节　气道高反应性的发生机制

气道高反应性是指气道对某些刺激物或变应原刺激的过度反应。

吸入某些刺激物或变应原可通过刺激气道平滑肌细胞上的受体或感受器直接引起气道平滑肌痉挛或激活炎性细胞释放炎性介质等而间接引起气道平滑肌收缩；也可刺激黏膜上的血管，引起血管扩张，通透性增加，黏膜水肿和增厚。某些外界的刺激因素还可作用于感觉神经引起局部轴索反射和迷走神经反射，使支气管进一步收缩。

（一）气道慢性炎症

以支气管哮喘为典型代表，气道炎症的启动机制主要包括以下几个方面。

1. 活化的 Th2 细胞分泌的细胞因子，可以直接激活肥大细胞、嗜酸性粒细胞及肺泡巨噬细胞等多种炎细胞，使之在气道浸润和聚集。这些细胞相互作用可以分泌出多种炎症介质和细胞因子，构成了一个与炎症细胞相互作用的复杂网络，使气道反应性增高，包括血管渗出增多，黏液和浆液分泌增加，气道收缩。根据炎症介质产生的先后顺序可分为快速释放性介质，如组胺；继发释放性介质，如前列腺素（PG）、白三烯（LT）、血小板活化因子（PAF）等。

2. 各种细胞因子及环境刺激因素可作用于气道上皮细胞，后者分泌内皮素-1 及基质金属蛋白酶（MMP），并活化各种生长因子特别是转化生长因子-β（TGF-β）。以上因子共同作用于上皮下成纤维细胞和平滑肌细胞，使之增殖而引起气道重塑。

3. 由血管内皮及气道上皮细胞产生的黏附分子（AMs）可介导白细胞与血管内皮细胞的黏附，白细胞由血管内转移至炎症部位，加重了气道炎症过程。

总之，以支气管哮喘为典型的气道炎症反应是多种炎症细胞、炎症介质和细胞因子参与的相互作用的结果，关系十分复杂，尚需进一步研究。

4. 气道炎症对于支气管阻塞性改变的影响可能有时会大于支气管平滑肌的收缩效应，这是由于较大的支气管有软骨环的支撑，平滑肌收缩对导致管腔缩窄的效应受到限制，但是炎症反应所导致的黏膜水肿则可造成气道管腔的部分甚至完全阻塞。气道平滑肌收缩可以加重炎症反应，而炎症反应又可以进一步刺激平滑肌收缩。

5. 与成人相比，小儿支气管树的各级管径相对狭窄，而且小儿的支气管软骨环柔软，支架作用较差，黏膜组织疏松，容易发生渗出和水肿，因此小儿的气道通常较成人更加敏感，更易发生气道高反应性，因此小儿哮喘的发病率往往高于成年人。

6. 气道炎症反应是产生气道高反应性的主要机制。

（二）气道神经受体的影响

迷走神经反应性增高，释放乙酰甲胆碱使气道平滑肌收缩和产生气道高反应性。在支气管哮喘或某些 COPD 患者，由于长期炎症刺激和长期应用 β_2-受体激动剂，气道内的 β_2-肾上腺能受体数量和功能低下，从而导致气道反应性增高。非肾上腺素能非胆碱能神经（NANC）对气道反应性亦有影响，其活性增高，释放神经肽类递质，引起气道平滑肌收缩，黏膜充血水肿，使气道反应性增高。

1. 迷走神经末梢反应性增高　迷走神经释放的乙酰胆碱不仅使平滑肌收缩，引起气道的高反应性，而且对巨噬细胞有趋化作用，增强其活性。气道有 3 种胆碱能 M 受体，其

中 M_1 和 M_3 受体兴奋时使支气管平滑肌收缩，M_2 受体兴奋时发生负反馈的抑制效应，抑制平滑肌的收缩。支气管哮喘患者在气道炎症的作用下 M_2 受体易受损伤，降低了抑制性调节作用，使气道反应性增高。

2. 非肾上腺素能非胆碱能神经的活性增强 释放神经肽类递质，包括神经肽 A、神经肽 B、P 物质、钙调节素基因相关肽等使平滑肌收缩、黏液过度分泌、血管渗透性增加。P 物质还可直接激活肥大细胞释放炎性介质，其效应与速发型变态反应相似。许多非特异性刺激，如化学气体、干冷空气、烟雾等均可激发神经肽类物质的释放，由于炎症和气道上皮破坏，降低了 P 物质、神经肽分解酶的活性，使其作用增强，这对迟发相哮喘反应的发生有重要影响。NANC 神经还分泌血管活性肠肽（VIP），对乙酰胆碱起抑制作用，气道变应性炎症中 VIP 容易失活，从而使气道反应性增高。

3. 气道内 β_2-肾上腺能受体数量减少和功能低下 这并非是患者本身所固有的特征，往往是在疾病发展中所造成的，从而导致气道反应性增高。在气道炎症反应发生、发展的过程中，炎性细胞可产生多种多源性介质，如花生四烯酸的代谢产物 LTB4、LTC4、PGs 和 PAF 等，这些炎性介质可降低肺组织 β_2-肾上腺能受体的数量和功能；肺泡巨噬细胞还释放活性氧，如超氧自由基、过氧化氢、羟自由基等，损伤 β_2-肾上腺能受体的功能，并使其密度降低。呼吸道的病毒感染或细菌感染亦可促使 β_2-肾上腺能受体的功能降低。长期应用 β_2-受体激动剂也可导致 β_2-肾上腺能受体脱敏和低调节，增加气道反应性。

（三）气道平滑肌力学改变和气道重构

慢性哮喘的气道平滑肌细胞肥大、增生，管壁变厚，管腔狭窄，也看使气道反应性增高。

气道重构可导致气道高反应性已有较多报道，其引起气道高反应性的机制主要为：①气道壁增厚，使肺弹性回缩力与平滑肌失偶联，导致平滑肌过度收缩；②平滑肌的肥厚及增殖使平滑肌缩短的力量增加；③内膜厚度的增加影响了黏膜皱褶，使平滑肌缩短时气道腔内阻力明显增加。但气道重构是否一定导致气道高反应性呢？这一结论并不确定。动物实验提示随着与抗原接触时间的延长，气道反应性表现出从递增到递减的动态变化。有些作者还发现 $PC_{20}FEV_1$ 与上皮下纤维化的厚度不相关。气道重构在不同气道壁的范围和程度并不一致，并不总是伴随气道高反应性，甚至对气道过度狭窄还有"保护"作用。其机制可能为：①内膜层胶原的沉积增加了平滑肌收缩的前负荷；②平滑肌附近胶原沉积干扰了平滑肌的收缩；③胶原沉积于平滑肌层产生了一种束带作用，因此阻止了平滑肌的最大缩短。

（四）药物的影响

任何改变支气管平滑肌舒缩反应和气道炎性反应的药物均对气道反应性有明显的影响，或使气道反应性增高，或使气道反应性降低。糖皮质激素、抗胆碱药、抗变态反应药物等都可不同程度的降低气道高反应性；而 β_2-受体阻滞剂则使气道收缩，反应性增高，故测定气道反应性前须停用这些影响气道反应性的药物 12~48 小时或更长。

（五）其他因素

气道反应性的改变也与气道长度、内径、气流速率、气道形态及气体的物理特征等因素有关。气道表面液体渗透压的改变能影响气道反应性，哮喘患者吸入高渗或低渗液体会发生支气管收缩；运动、过度通气亦可引起气道表面渗透压改变，使气道反应性增高。气道反应性的昼夜变化较大，清晨4时明显高于午后4时，这种昼夜变化可能与体内肾上腺素、肾上腺皮质激素浓度的改变以及迷走神经张力的改变有关。

第三节　支气管激发试验的基本介绍

气道反应性通过支气管激发试验测定，采用某种刺激物诱发气道平滑肌收缩及气道炎症反应，然后借助肺通气功能指标和刺激物的量化判断气道高反应性的存在及其程度。

一、激发试验的分类

气道激发试验的方法较多，分类也较复杂，大体上有以下几种分类方法。

（一）刺激因素分类

可分为化学试剂激发试验、生物激发试验和物理激发试验；也看分为特异性激发试验和非特异性激发试验。非特异性激发试验有吸入激发试验、运动激发试验和二氧化碳过度通气激发试验等（后两者可合成为非吸入激发试验）。吸入激发试验中，根据吸入物的不同，又分为乙酰甲胆碱激发试验、组胺激发试验、高渗盐水激发试验、蒸馏水激发试验等。吸入激发试验是目前最常用的激发方法。

（二）吸入方法分类

分为深吸气法、潮气呼吸法、手捏式雾化吸入法和连续呼吸气道反应性测定仪法等。

（三）应用仪器分类

有肺功能仪测定法和气道反应性测定仪。

二、判断激发试验结果的指标

1. 常规通气功能参数　第一秒用力呼气容积（FEV_1）、呼气峰流量（PEF）。
2. 阻力参数　气道阻力（Raw）、气道传导率（sGaw）。
3. 脉冲振荡测定仪参数　阻抗5（R_5）、共振频率（Fres）、呼吸总阻抗（Zrs）。
4. 激发物参数　累积激发物剂量、累积激发物浓度。

本章结合国内外指南的有关内容及我国的研究结果，以目前我国最常用的乙酰甲胆碱和磷酸组胺支气管激发试验为重点进行介绍。年长儿童与成人的气道激发试验的方法相似。本章内容主要适用于≥6岁且配合良好的儿童和成人，不适用于婴儿、学龄前儿童和配合欠佳者。

三、适应证和禁忌证

（一）适应证

1. 可疑哮喘的诊断和鉴别诊断

（1）临床疑诊为支气管哮喘，通气功能基本正常或轻度限制性通气功能障碍（FEV_1 >70%，且无阻塞性通气功能障碍）的患者。

疑诊患者是指临床症状不典型但可疑为哮喘,特别是临床高度怀疑哮喘或仅夜间发作哮喘的患者,但肺通气功能正常或阻塞性通气功能障碍的患者。

不典型哮喘症状主要包括:①仅夜间喘息、呼吸困难、胸闷或咳嗽发作的患者。②吸入冷空气、运动、呼吸道感染、暴露于工作场所或吸入某些特定刺激物后可引起的喘息、呼吸困难、胸闷或咳嗽等症状的患者。③有变应性鼻炎的咳嗽、胸闷、气急患者。变应性鼻炎与支气管哮喘密切相关,常同时存在,或先后发生。部分患者出现下呼吸道症状时,有发展为哮喘的可能。

若支气管激发试验阳性,表明有气道高反应性,有助于支气管哮喘的诊断。

(2) 单纯慢性咳嗽、通气功能正常或轻度限制性通气功能障碍($FEV_1 > 70\%$,且无阻塞性通气功能障碍),需排除咳嗽变异性哮喘(CVA),或单纯发作性胸闷、通气功能正常、无冠心病心绞痛指征的患者。

引起慢性咳嗽的原因众多,常见的有:CVA、上气道咳嗽综合征(UACS)、慢性咽炎、嗜酸性粒细胞性支气管炎(EB)、变应性咳嗽(AC)、胃食管反流性咳嗽(GERC)等。单纯引起胸闷的疾病也较多,包括多种心脏病(特别是缺血性心脏病)、胸闷变异性哮喘。

若支气管激发试验结果为阴性,表明无气道高反应性,有助于临床排除 CVA 或胸闷变异性哮喘的诊断;若支气管激发试验阳性,表明有气道高反应性,则有助于不典型支气管哮喘的诊断。

2. 支气管哮喘治疗效果的评估 支气管哮喘患者经长期治疗后,症状和体征消失,肺通气功能正常,且持续很长一段时间仍能维持稳定,此时可进行气道反应性测定,若支气管激发试验结果为阴性,或气道高反应性的程度显著减轻,可调整治疗方案,予以减药或停药。

3. 其他 需要了解气道反应性的疾病或病理状态、且肺通气功能基本正常或仅有轻度限制性通气功能障碍($FEV_1 > 70\%$,且无气流阻塞)的患者。

(二) 禁忌证

1. 绝对禁忌证

(1) 常规肺功能检查的禁忌证:见第三章。

(2) 有致死性哮喘发作的高危患者:曾有过致死性哮喘发作,或近 3 个月内曾有因哮喘发作需机械通气治疗者。即使是评价治疗效果,也不宜进行支气管激发试验。

(3) 对吸入激发剂有明确的超敏反应。

在此类患者,若高度怀疑支气管哮喘,可改用其他激发剂进行激发试验或进行试验性哮喘治疗。

(4) 肺通气功能显著减退:基础肺功能损害严重,如 $FEV_1 < 60\%$ 预计值或成人 $<1L$,尤其是表现为阻塞性通气功能障碍的患者。肺功能太差的患者,激发试验的风险太高。

该类患者可进行气道舒张试验,或进行正规治疗后随访;若舒张试验阳性或治疗后通气功能明显改善则有助于支气管哮喘或合并支气管哮喘的诊断。

2. 相对禁忌证

(1) 常规肺功能检查的相对禁忌证:参见第三章。

（2）通气功能明显减退：基础肺功能表现为轻度通气功能减退，$FEV_1 < 70\%$ 预计值，但 $> 60\%$ 预计值的患者，在严格观察并做好充足的准备情况下可考虑激发试验。

该标准应用较多，但实际上有较多问题，核心是未明确是阻塞性、限制性或混合性通气功能障碍。若为阻塞性或混合性通气功能障碍，应进行气道舒张试验或正规治疗后随访；若舒张试验阳性或治疗后通气功能明显改善则有助于支气管哮喘或合并支气管哮喘的诊断。对单纯限制性通气功能障碍，若高度怀疑合并支气管哮喘，也可进行支气管激发试验。

（3）基础肺功能检查不能很好配合的受检者：即肺功能基础值测定不符合质控要求，则激发试验后的结果不能准确判断，容易出现假阳性或假阴性，尤其是容易发生假阳性，导致误诊。

（4）近期呼吸道感染（<4周）：该类患者容易出现气道一过性高反应性，故最好在病情缓解一定时间后进行激发试验。

（5）妊娠、哺乳期妇女。

（6）正在使用胆碱酶抑制剂（治疗重症肌无力）的患者不宜做乙酰甲胆碱激发试验；正在使用抗组胺药物的患者不宜做组胺激发试验。

（7）支气管哮喘控制欠佳：指支气管哮喘仍处于发作期或加重期，或肺通气功能已明显改善、但未正常或未恢复至基础值水平，或支气管哮喘已完全控制、但控制时间较短的患者。

该类患者不宜、也不需要进行支气管激发试验，除非是科研等需要。

四、试验前准备

如上述，本章仅阐述乙酰甲胆碱或组胺激发试验。

（一）激发物的制备与储存

乙酰甲胆碱、磷酸组胺为目前临床上最常用的激发剂。乙酰甲胆碱是胆碱能药物，可与支气管平滑肌细胞上的胆碱能受体结合，使平滑肌收缩；组胺是生物活性介质，直接刺激支气管平滑肌及胆碱能神经末梢，反射性引起平滑肌收缩。两者在等效剂量时的刺激反应程度一致，大剂量时组胺的不良反应较乙酰甲胆碱大，但价格便宜，容易获取，在我国仍使用。

1. 激发剂的介绍　组胺和乙酰甲胆碱皆为干燥的晶体，用前先配成溶液，一般用生理盐水配制。稀释液用生理盐水是因为其等渗且配制容易，其缺点为略呈酸性（pH < 7.0）；蒸馏水（注射用水）为低渗溶液，容易诱发气道痉挛，不宜作为稀释液。先配制成5%的组胺或5%的乙酰甲胆碱原液，原液可低温（4℃）保存2周，用时再按需要的倍增激发浓度配制。不同测定方法配制的药物浓度并不完全一致，详见下述。

2. 激发液的配制

（1）配制液浓度：不同的吸入方法需要配制的激发液浓度并不相同。如果采用手捏式雾化吸入法，乙酰甲胆碱或磷酸组胺可配成浓度为 3.125、6.25、25 和 50mg/ml 的溶液备用（表16-1）；如果采用潮气呼吸法，乙酰甲胆碱或磷酸组胺可配成浓度为 0.03、0.06、0.125、0.25、0.5、1、2、4、8、16、32mg/ml 的溶液备用（表16-2）。

表 16-1　手捏式雾化吸入法的激发液配制方法

激发液容积	生理盐水容积	配制溶液浓度	标签
激发剂 500mg	10ml	50mg/ml（5.0%）	A 溶液
A 溶液 4ml	4ml	25mg/ml（2.5%）	B 溶液
B 溶液 2ml	6ml	6.25mg/ml（0.6%）	C 溶液
C 溶液 2ml	2ml	3.125mg/ml（0.3%）	D 溶液

注：激发剂原药为晶体，故用 mg 表示（下同）

表 16-2　潮气呼吸法的激发液配制方法

激发液容积	生理盐水容积	配制溶液浓度	标签
激发剂 100mg	6.25ml	16mg/ml	A 溶液
A 溶液 3ml	3ml	8mg/ml	B 溶液
B 溶液 3ml	3ml	4mg/ml	C 溶液
C 溶液 3ml	3ml	2mg/ml	D 溶液
D 溶液 3ml	3ml	1mg/ml	E 溶液
E 溶液 3ml	3ml	0.5mg/ml	F 溶液
F 溶液 3ml	3ml	0.25mg/ml	G 溶液
G 溶液 3ml	3ml	0.125mg/ml	H 溶液
H 溶液 3ml	3ml	0.0625mg/ml	I 溶液
I 溶液 3ml	3ml	0.03125mg/ml	J 溶液

（2）配制液储存：不同浓度的激发液需存储于不同的容器中，容器上应标明浓度与配制时间，置于 4℃冰箱内保存，可用 2 周；一旦过期，需弃用。

（3）配制液使用前准备：使用前需从冰箱取出配制液并在室温下放置 30 分钟，使其温度逐渐接近室温，温度过低会影响雾化量。乙酰甲胆碱结晶嗜水性很强，开封后应存储于有干燥剂的容器内；组胺有遇光分解的特性，应避光保存。

（二）雾化吸入装置

1. 射流雾化器　射流雾化器采用压缩气体（如瓶装的压缩氧气或口腔、或电动压缩空气）作为气源，通过文丘里效应，借助高速气体流过毛细管孔口时产生负压，将液体吸至管口并撞击形成微细的雾化颗粒（简称雾粒，亦称气溶胶）。雾粒是携带激发物的载体，合适的雾粒可携带较多的激发物，并在小气道内有较多的沉积。

应用该类型雾化器时，患者作潮气呼吸即可，故容易掌握，依从性好，无须其他呼吸动作配合，对老人、幼儿及呼吸气促的患者最适合。临床最常用。

2. 手捏式雾化器　亦采用射流雾化原理，但以手捏加压驱动雾化器的方式产生雾粒；操作药时应注意与患者吸气同步，以求达到最佳的吸入效果。常用的手捏式雾化器有 De Velbiss 40 雾化器及其仿造或改进型，其材质为玻璃或塑料。释雾量为每揿（0.0030 ± 0.0005）ml，70%～80%雾粒直径＜5μm。操作较为简单，但需注意操作方法的准确性。临床较少用。

3. 超声雾化器 超声雾化器通过超声发生器发生高频振荡，经传导至液面的振动产生雾粒。多数超声雾化产生的雾粒直径较小（约1μm）、均匀、量大（相同时间内的释雾量比射流雾化器多2~4倍），但吸入时间过长可导致气道湿化过度，对支气管哮喘或COPD患者并不合适。此外，超声也可能破坏某些激发物成分，尤其是对生物激发物的影响大。由于释雾量非常大，可用于高渗盐水、低渗盐水或蒸馏水做吸入激发试验。临床较常用。

（三）影响雾化吸入的因素

雾化吸入是通过雾粒在支气管树的沉积而起作用的。雾粒直径大小、吸气流量、气道通畅性等均可影响雾粒在气道的沉积，从而影响气道反应性的测定。

1. 雾粒直径 最适宜的雾粒直径为1~5μm。过小的雾粒（如<0.5μm）将吸入肺泡，不易在呼吸道停留而直接随呼气排出；携带刺激物的能力有限（直径为0.5μm的颗粒的携带量只有10μm颗粒的1/8000）。过大的雾粒（如>10μm）则被截留在上呼吸道和气管（经鼻呼吸大部分在鼻腔沉积，经口呼吸能进入气管），不能在支气管树沉积，反而产生刺激作用。

2. 气道的通畅性 声门闭合、气道直径缩小（如气道痉挛）、气道分泌物潴留皆会对雾粒产生截留作用而影响其在气道内的沉积量，故测定时受检者应放松呼吸，气道分泌物较多时应充分咳出后再测定。该类情况在需要进行支气管激发试验的受检者并不多见，适当注意即可。

3. 呼吸方式 即经鼻还是经口呼吸。由于鼻腔的过滤作用，经鼻呼吸时，直径>1μm的颗粒较多地被截留在鼻腔而到达支气管的剂量不足；还可直接刺激鼻黏膜而产生副作用。因此推荐经口吸入，避免经鼻吸入。对于需用面罩吸入的受检者（如部分年老、体弱、年幼的患者）需用鼻夹堵塞鼻腔；实际上需要进行气道激发试验的受检者较少出现这种情况，适当注意即可。

理想的雾化呼吸方式为：经口从残气容积（RV）缓慢吸气至肺总量（TLC）（流量<1L/s），吸气末屏气（约5~10秒），然后快速呼气。此方式适用于定量气雾吸入；连续潮气呼吸患者多采用平静自然呼吸方式。

4. 吸气流量 吸气流量增大可增加撞击沉积的机会而使雾粒更多地沉积在口咽部及中央气道，不适合测定要求。慢而深的吸气利于雾粒的重力沉积及扩散沉积，使更多的雾粒沉积于外周气道；而快速呼气可使气道变窄、阻力增大，有利于增加撞击沉积，进一步促进雾粒停留在外周气道。

（四）受检者准备

1. 了解病史 ①测试前应详细了解受检者的病史，包括呼吸系统症状，是否有严重症状发作，是否曾经做过气道激发试验及其结果，既往和目前的用药情况，特别是对激发试验有影响的药物。②进行体格检查。③检查受检者的X线胸片或CT片。④排除激发试验的禁忌证；若为相对禁忌证，需进行必要的准备。⑤对于复查患者，重复试验应选择在每天相同的时间段进行，以尽可能减少生物钟的影响。

2. 停用影响气道反应性的药物或其他因素 有些因素或药物会影响气道的舒缩功能和气道炎症，从而影响气道反应性，导致假阳性或假阴性，需在试验前停用或避免这些因素或药物（表16-3）。停药是针对疾病的诊断而言，对治疗效果（主要是支气管哮喘）判断，则无须停药。

表 16-3　支气管激发试验的影响因素及其停用时间

影响因素及作用特点	停用时间（h）
支气管扩张药	
吸入型　短效（如沙丁胺醇、特布他林）	4～6
中效（如异丙托溴铵）	8
长效（如沙美特罗、福莫特罗、噻托溴铵）	24
口服型　短效（如氨茶碱、喘定）	8
长效（如缓释茶碱、长效 β_2 受体兴奋剂）	24～48
糖皮质激素	
吸入型（如布地奈德、氟替卡松、丙酸倍氯米松）	12～24
口服型（如泼尼松、甲泼尼龙、地塞米松）	48
抗过敏药及白细胞三烯拮抗剂	
抗组胺药（如氯雷他定、氯苯那敏、酮替芬）	48
肥大细胞膜稳定药（如色甘酸钠）	8
白细胞三烯受体拮抗剂（如孟鲁司特）	24
其他	
食物（如茶、咖啡、碳酸饮料、巧克力）	6
剧烈运动、冷空气吸入	2

3. 测试前休息　受检者应在实验室休息至少 15 分钟。

第四节　常用气道激发试验的介绍

如上述，气道激发试验主要是吸入试验，常用下述几种方法。

一、深 吸 气 法

也称为定量雾化吸入法　采用高压气源式射流雾化器，在常规肺功能仪上完成。

1. 雾化器的校正　因气源的压力与喷射气体的流速皆影响雾化器的释雾量，进而影响吸入刺激物的浓度，因此每种新的雾化器或压缩气源在使用前都应校对释雾量，并根据不同的释雾量设计不同的给药方案（表 16-4、表 16-5）。当然具体应用时需详细阅读说明书，并根据其要求操作。

2. 基本测试方法　测试时让受检者含紧连接雾化装置的咬口，用口作深快呼吸，深快呼吸的优点是增加药物在气道的沉积，受检者的依从性也相对较好；必要时用面罩连接经口呼吸，避免对鼻腔的刺激（见上述），按设计要求将药物吸完或持续一定时间。

表 16-4   按照 0.9ml/min 释雾量设计的乙酰甲胆碱支气管激发试验

浓度	释雾量（ml/min）	持续时间（s）	次数（次）	剂量（mg）	累积剂量（mg）
0.9% NaCl	0.9	0.6000	5		
6.25mg/ml	0.9	0.4333	2	0.078	0.078
25mg/ml	0.9	0.312	2	0.234	0.312
25mg/ml	0.9	0.5008	5	0.939	1.251
50mg/ml	0.9	0.4117	4	1.253	2.504

表 16-5   按照 0.16ml/min 释雾量设计的组胺支气管激发试验

浓度	释雾量（ml/min）	持续时间（s）	次数（次）	剂量（mg）	累积剂量（mg）
0.9% NaCl	0.16	0.6000	5		
25mg/ml	0.16	0.3900	3	0.078	0.078
25mg/ml	0.16	0.6025	6	0.241	0.319
50mg/ml	0.16	0.8925	8	0.952	1.271
50mg/ml	0.16	0.7900	12	1.264	2.535

3. 测试方法介绍   雾化吸入的方法有多种，较早有 Chai 氏 5 次深吸气法，是 1975 年由美国哮喘与变态反应疾病中心（AADC）制定的标准方法。测试前做基础肺功能，然后吸入稀释液；若激发剂为乙酰甲胆碱，其浓度分别为 0.025、0.25、2.5、10、25mg/ml。受检者从低浓度到高浓度逐次吸入激发剂，每一浓度在 FRC 位作 5 次缓慢深吸气，每次吸入时间约为 0.6 秒，于吸入后 3 分钟再测肺功能，当 FEV_1 下降大于 20% 的对照值时（为激发试验阳性）或达到最大剂量时终止试验。

较多吸入装置已进行自动化设计，在受检者吸气时即可自动触发仪器而喷出雾粒，每喷的持续时间均可设定，每一浓度的给药次数也可设定，从而通过计算机可自动计算受检者吸入试剂的总剂量，如上海中山医院应用德国 Jaeger 公司生产的 APS 气雾激发系统，即采用计算机化精确给药系统，控制吸气流量和雾化时间，从而精确控制每次吸入剂量，采用 2 个浓度 6 步法，2 个浓度分别为 4mg/ml 和 32mg/ml，通过调整每步吸入次数控制每步吸入药物的剂量；还可根据具体情况增加或减少步骤。如此应用不仅更加方便，且药物定量的准确度提高。

4. 上海中山医院的操作规程   中山医院以乙酰甲胆碱激发物，用耶格（Jaeger）肺功能仪 APS 给药法，以 FEV_1 为定性评价指标。

（1）药物制备：乙酰甲胆碱以生理盐水稀释，配制成 4mg/ml 和 32mg/ml 两种浓度。

（2）吸入规程：参见表 16-6。

表 16-6　上海中山医院乙酰甲胆碱激发规程

步骤	浓度（mg/ml）	剂量（mg）	吸入物
1	—	—	
2	—	—	生理盐水
3	4	0.015	乙酰甲胆碱
4	4	0.015	乙酰甲胆碱
5	4	0.03	乙酰甲胆碱
6	4	0.06	乙酰甲胆碱
7	32	0.12	乙酰甲胆碱
8	32	0.24	乙酰甲胆碱
9	32	0.36	乙酰甲胆碱
10	32	0.48	乙酰甲胆碱
11	32	0.96	乙酰甲胆碱
12		适当#	沙丁胺醇

注：#建议激发试验阴性者吸入定量气雾剂 2 吸，激发试验阳性者用射流雾化治疗

1）采用 2 个浓度 9 步法规程，吸药前先测定基础 FEV_1，然后通过 APS 气雾给药法吸入生理盐水，2 分钟后再次测定 FEV_1，以此作为对照值。

2）采用深慢呼吸方式，随后按照计算机设定程序，逐步吸入药物，通过改变每步吸药次数，调整每步吸入剂量，当 FEV_1 下降 ≥20% 对照值时为激发试验阳性，此时给予支气管扩张剂吸入，使 FEV_1 恢复至激发前的 80% 以上（建议两步肺功能测定时间小于 5 分钟）。

3）当 FEV_1 下降 <20% 对照值，继续吸入下一剂量的激发药，直至最大剂量，结束后也吸入支气管扩张剂。以 FEV_1 下降 20% 的最低累积剂量（PD_{20}）为反应阈值，表示其敏感性。

二、潮气吸入法

又称为 Cockcroft 测定法。

1. 基本要求　采用射流雾化器持续产生雾粒，释雾量可通过气体流量进行调节，一般要求为 0.13ml/min ±10%。

2. 连接　测试时让受检者含紧连接雾化装置的咬口进行呼吸，必要时用面罩连接经口呼吸，注意避免药物对鼻腔的刺激和用药量的改变（见上述）。

3. 呼吸方式　开始雾化时，嘱受检者平静、均匀地潮气呼吸，雾化器需直立，否则会影响释雾量。

4. 吸入浓度的选择和通气功能测定　吸入试剂浓度及其顺序见上述，每次潮气呼吸吸入 2 分钟，吸入后分别在 30 秒和 90 秒测定肺通气功能 1 次，取最大 FEV_1；间隔 5 分钟后吸入下一浓度，2 倍递增，直至 FEV_1 较基础值下降 ≥20% 或达到最高浓度，终止试验。对于基础通气功能正常的非哮喘患者，可适当简化程序，从较高浓度开始或按 4 倍递增。

三、手捏式雾化吸入法

该法依据射流雾化原理，以手捏加压驱动雾化器产生雾粒（其特点见上述）。

1. **基本要求** 共需要 5 个手捏式雾化器，分别加入生理盐水和 4 个不同浓度（3.125、6.25、25、50mg/ml）的乙酰甲胆碱或组胺（表 16-7）。

表 16-7 手捏式雾化吸入法试剂顺序和剂量

顺序	常规程序（2 倍递增）		简化程序（4 倍递增）		累计剂量（μmol）	
	浓度（mg/ml）	喷药次数	浓度（mg/ml）	喷药次数	组胺	乙酰甲胆碱
1	3.125	1			0.03	0.05
2	3.1251	1	6.25	1	0.06	0.10
3	6.25	1			0.12	0.20
4	6.25	2	6.25	3	0.24	0.40
5	25	1			0.49	0.80
6	25	2	25	3	0.98	1.60
7	25	4			1.96	3.20
8	50	4	50	6	3.91	6.40
9	50	8	50	8	7.80	12.80

2. **具体测试方法**

（1）测试时首先让受检者张口，上下齿距约为 2～3cm，然后嘱其努力深呼气至 RV；操作者手持直立的雾化器，开口置于受检者唇外 1cm 处，对准口内，嘱其深缓吸气至 TLC（约 2 秒）；在吸气开始后操作者同步用手挤捏雾化器的橡皮球，使试剂喷出。雾化器每揿平均排放量为 0.003ml，控制每一浓度的揿数，以此计算累积剂量。每一浓度吸入后 2 分钟测定 FEV_1，以 FEV_1 下降大于 20% 的对照值（激发试验阳性）或达最大剂量终止试验。

（2）为缩短无必要的激发试验时间，可根据实际情况选用下列方法：①对于高度怀疑或确诊为哮喘者，按 2 倍递增（常规程序）吸入激发试剂；②对于基础通气功能正常的疑似哮喘患者，可按 4 倍递增（简化程序），但当 FEV_1 比基础下降超过 10% 时，即改回 2 倍递增法。

3. **特点** 该法较为简单，但采用简易手捏式雾化，吸入气道的药物剂量难以精确掌握，临床应用呈减少的趋势。

四、连续呼吸气道反应性测定法

习惯称为 Astograph 法。

1. **仪器和原理** 根据日本东京医科大学提供的试验流程，采用 Chest 公司生产的 Astrograph 气道反应测定仪，连续潮气吸入试剂，测定气道反应性。其基本原理是通过强迫振荡法，在受检者的口腔侧施加一正弦波形的振荡压力，测定其呼吸阻力。

2. 试剂浓度的设定　该仪器由雾化发生器、定压正弦波发生装置、呼吸阻力连续运算及显示装置组成，有12个雾化器，第1个雾化器盛生理盐水，第2～11个盛不同浓度的激发剂，第12个盛支气管扩张剂，各2ml。若激发剂为乙酰甲胆碱，其浓度由低至高分别为0.049、0.098、0.195、0.39、0.781、1.563、3.125、6.25、12.5、25mg/ml；如激发剂为组胺，浓度分别为0.032、0.063、0.125、0.25、1、2、4、8、16mg/ml。

3. 具体测定方法　测定时受检者取坐位，夹鼻，含与仪器连接的咬口，连续潮气呼吸，由电脑控制自动依次更换雾化器，每一浓度吸入1分钟，自动描记出剂量反应曲线，当呼吸阻力增加到起始阻力的2倍时停止吸入激发剂，改吸支气管扩张剂；若呼吸阻力未增加至起始阻力的2倍，则继续测定直至吸入最高浓度，结束时也给予支气管扩张剂吸入。

4. 特点　该方法操作简单，受检者平静呼吸，依从性好；一次连续描记出剂量 - 反应曲线，灵敏度高，省时，省力；能直接显示气道阻力，有助于及时发现气道痉挛的发生，故上述方法的安全性高；但仪器较昂贵。

5. 观察指标　主要包括以下几个方面。

（1）基础呼吸阻力（Rrs cont）或基础传导率（Grs cont）：Rrs是呼吸系统总的黏性阻力，单位是 $cmH_2O/(L/s)$；Grs为Rrs的倒数，单位是 $L/(s \cdot cmH_2O)$。

（2）最小诱发累积剂量：又称反应阈值（Dmin），指呼吸阻力开始呈线性上升时的药物累积量，用1mg/ml药物浓度吸入1分钟的量为单位来表示，反应气道的敏感性，阈值越低，气道越敏感。

（3）传导率下降斜率（sGrs）、sGrs/Grs cont 和 PD_{35}：sGrs是单位时间内传导率的变化，单位为 $L/(s \cdot cmH_2O/min)$，表示气道的反应性。

6. 结果判定　通过反应阈值判断，即Dmin＜1，绝对哮喘；Dmin＜（3～6），强阳性，可能是哮喘；Dmin＜（7～8）：阳性，可能是肺气肿、吸烟、炎症后咳嗽等情况；Dmin＞10：弱阳性，气道无高反应。

7. 特点　此法不受吸气动作的干扰，快速、安全测定剂量-反应曲线，同时检查气道敏感性和气道反应性，但吸入试剂浓度连续递增，累积剂量概念与其他方法的剂量概念有较大不同，不容易进行比较；肺功能判断指标及阈值也与常规方法不同；为单一设备，价格较昂贵，不像其他方法，只要在常规肺功能仪上增加较便宜的配件即可测定。

五、试 验 流 程

不同仪器不完全一样，Astograph法和IOS法的仪器特殊，测定指标也较特殊。大部分仪器测定肺通气功能参数和气道阻力（或气道传导率），以 FEV_1 最常用。本节以 FEV_1 为例介绍。

（一）测定基础肺功能

受检者休息15分钟后取坐位，夹鼻，测定用力肺活量曲线，质量控制标准见第五章，不赘述。取最佳 FEV_1 作为基础值。

（二）吸入生理盐水后再测定肺功能

一方面，让受检者认识吸入激发试剂的过程，熟悉吸入方法，减轻其心理负担，提高依从性；另一方面，观察生理盐水是否对肺通气功能有影响，作为以后其后吸入激发物的对照。若患者吸入生理盐水后 FEV_1 下降 > 10%，或经数次深吸气后即诱发气道痉挛，则气道反应性较高，试验不宜继续进行，或采用最低浓度（剂量）的激发物作起始激发，但需严密观察，在试验报告中需注明。

（三）吸入激发剂

不同方法的具体要求不同（见上述），但皆从低浓度（或低剂量）开始吸入激发试剂，吸入后再测定肺功能，直至 FEV_1 较基础值下降 ≥ 20%（或其他参数达到阳性标准），或出现明显的临床症状，或吸入试剂达最高浓度（剂量），终止试验。对基础肺功能正常，无明显气急或喘息的受检者，可适当从较高浓度（剂量）开始，或采用 4 倍递增的方式吸入激发试剂，但当 FEV_1 较基础值下降 ≥ 10% 时，应恢复至 2 倍的递增方式继续吸入。

（四）吸入支气管舒张剂

应用激发药物结束后常规吸入气道扩张剂（建议用射流雾化），若激发试验阴性，则吸入支气管扩张剂后即终止试验；若激发试验阳性，但无明显不适，则吸入后 10 ~ 20 分钟复查肺功能后终止试验；若激发试验阳性且伴明显气促、喘息、咳嗽等症状或出现哮鸣音，则吸入后患者症状缓解，经过 10 ~ 20 分钟肺功能指标恢复后（FEV_1 恢复至激发前的80% 以上）终止试验，若症状仍没有缓解或肺功能仍未恢复正常，则需进一步治疗。

（五）激发试验的并发症及处理对策

支气管激发试验有可能会出现一些并发症，一般较轻微，常见的有咳嗽、咽痛、头痛、面红等非气道痉挛症状，不伴随通气功能下降，30 分钟左右可自行缓解。比较明显的表现哮喘发作，即激发试验引起咳嗽、胸闷、喘鸣，多伴有通气功能下降，吸入 β_2 激动剂可缓解；罕见情况是导致严重的气道痉挛或气道阻塞，出现支气管哮喘急性重度发作，应积极治疗。

第五节　气道激发试验的质量控制与解读

同常规肺功能检查一样，完成合格的气道激发试验需符合一定的要求，对报告的解读也不能用简单的阳性或阴性完成。

一、质量控制与注意事项

1. 保持准确的肺功能测定值　基础肺功能测定要准确无误，以避免假阳性和假阴性（详见第七章）。

2. 试验仪器标准化　试验用的雾化器装置和压缩空气动力源都必须有严格的规定和标准化，因为标准不同，产生的雾粒大小及雾化量就可能不同，从而对试验结果产生影响。

3. 雾粒的大小　雾粒直径以 1 ~ 5μm 最理想。该指标需在仪器标准时确定，且需定期进行验证。

4. 激发剂的保存　平时要注意激发剂的配制和保存，过期的一定要舍弃，否则可能会严重影响检查结果或产生不良反应。

5. 激发剂的吸入　在给予激发剂时，应注意观察受检者吸入激发剂是否恰当和充分，若吸气深度不足、时间过短或与释雾不同步，就会明显影响试验效果。

6. 确定肺功能的检查时间 不同的激发剂均有不同的起效时间和高峰时间，因此应根据不同试剂的不同特性而制定不同的检测时间。例如，用组胺或乙酰甲胆碱进行激发试验时，一般雾化吸入的时间 30～60 秒，吸药后的等待时间 30～90 秒，肺功能测定时间不超过 3 分钟，所以两个激发步骤之间最好不超过 5 分钟，测定次数不超过 4 次，这样也会减少用力呼气次数太多引起的激发药物损耗。最后选取可接受动作的最大值。

二、试验结果的判断与报告规范

（一）定性判断

1. 阳性 在激发试验过程中，当 FEV_1、PEF 较基础值下降 ≥20%（常规肺功能测定），或 sGaw 下降 ≥35%（体描仪测定）、R5 增加 ≥40%、Fres 上升 ≥35%（IOS）时，则判断为激发试验阳性。由于不同方法选择的参数不同，其他参数达到一定标准也判断为激发试验阳性。

在基础肺通气功能检查（包括雾化生理盐水）、未吸入激发剂的状态下，FEV_1 即下降 ≥20% 也判断为激发试验影响，但需在正式报告中注明。

2. 阴性 如果吸入最大浓度（或剂量）激发剂后，各参数仍未达上述标准，则判断为激发试验阴性。

（二）定性试验结果的评价

1. 注意影响因素 无论激发试验结果阴性或阳性，均应排除药物、年龄、性别、季节、气候及昼夜变化等因素对气道反应性结果的阳性。

2. 可疑阳性 如上述参数有明显变化，但未达阳性标准，如 FEV_1 下降 15%～20%，无气促、喘息发作，可判断为激发试验可疑阳性。

（1）处理对策：可 2～3 周后复查，并注意避免各种可能影响试验结果的因素；必要时 2 个月后复查。

（2）结合病史判断：若患者临床表现高度怀疑哮喘，基础 FVC 很大（意味着即使 FEV_1 改变幅度较大，也可能达不到阳性标准），最大呼气流量容积（MEFV）曲线低容积段流量下降明显，则真正阳性的可能性大，可给予正规糖皮质激素、气道扩张剂等治疗，并随访。

三、定量判断

1. 判断指标 最低累积激发剂量（PD）或累积激发浓度（PC）常可用于定量判断气道反应性的高低，即气道反应的敏感性，指气道对刺激物初始反应值的高低，阈值越低，气道越敏感。常用参数有 $PD_{20}FEV_1$、$PC_{20}FEV_1$、PD_{35}-sGaw、PD_{35}-sGaw。由于吸入刺激物的剂量（或浓度）呈几何级递增，故以对数/反对数模型计算，以 FEV_1 的变化为例说明（图 16-1）。

2. 分级标准

（1）常规分级方法：依据 PD_{20}-FEV_1 或 PC_{20}-FEV_1 可对 AHR 的严重程度进行分级（表 16-8）。

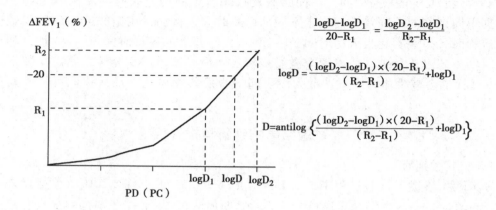

图 16-1　累积激发剂量或浓度的计算示意图

D_1 = 使 FEV_1 下降 20% 前的累积剂量或浓度；D_2 = 使 FEV_1 下降 20% 后的累积剂量或浓度；R_1 = D_1 剂量或浓度下的 FEV_1 改变率（%）；R_2 = D_2 剂量或浓度下的 FEV_1 改变率（%）；D = 使 FEV_1 下降 20% 的累积剂量或浓度，即 PD_{20} 或 PC_{20}

表 16-8　气道高反应性分级

分级	乙酰甲胆碱		组胺
	$PD_{20}FEV_1$ [μmol（mg）]	$PD_{20}FEV_1$ [μmol（mg）]	$PC_{20}FEV_1$（mg/ml）
重度	<0.17（0.033）	<0.1（0.03）	<0.1
中度	0.18~1.4（0.034~0.272）	0.1~0.8（0.03~0.25）	0.1~4.0
轻度	1.5~5.4（0.284~1.115）	0.9~3.2（0.29~1.03）	4.0~16
可疑或极轻度	5.5~12.8（1.126~2.504）	3.3~7.8（1.07~2.535）	
正常	>12.8（>2.504）	>7.8（>2.535）	>16

（2）剂量反应曲线斜率：指最后一个剂量相应的肺功能指标下降百分率与总吸入剂量之比，表示气道的反应性，斜率越大，反应性越高。

（3）依据 Dmin 分级：Astograph 法测定参数和结果比较独特，见上述。

四、不同测定方法的比较

常规肺功能仪法、体描仪法、Astograph 法、IOS 法测定参数之间有良好的相关性，其中 FEV_1 测定和判断方法非常成熟，测试简单，是最常用的指标；其缺点是需要反复用力呼吸，易导致呼吸肌疲劳，并可能诱发 FEV_1 下降，出现假阳性。体描仪可直接测定气道阻力，准确度高，且简单方便，与 FEV_1 可较好地对应，应用逐渐增多。Astograph 法测定 Dmin 也非常成熟和简单，但与常规肺功能参数很难对应，且需要单独的仪器，在国内应用较少。IOS 可测定多种呼吸阻力，常用 R_5，一般认为 R_5 达到基础值 $1.8 \sim 2.0$ 倍的 PD 值或 PC 值为反应阈值；阈值越低，反应性越高。IOS 法简单方便，依从性高，可用于不能得到理想 FEV_1 的患者；但与传统力学理论有明显不同，有些方法并不成熟，与常规肺功能参数也很难对应，临床应用不多。

五、报 告 规 范

完善的支气管激发试验报告应包括测试方法、激发物及其累积剂量（或浓度）、肺功能参数及其改变值、并发症、判断结果等；当然定性试验结果是最基本的判断，若无上述各种特别情况，仅注明定性试验结果即可，但该结果仅需要在原始报告上写出，便于临床医生做进一步评估。

六、支气管激发试验阴性的解读

需考虑以下可能的原因。

1. 药物作用尚未完全消失　由于部分药物的后续效应较长，即使按要求的时间停药、且局部药物浓度极低，但药物的治疗作用仍存在。包括使用儿茶酚胺类药物、抗胆碱能药、抗组胺药、茶碱类药物、糖皮质激素。在这些药物中，糖皮质激素的作用时间更长，可达 $3 \sim 5$ 天。

2. 支气管哮喘已取得良好控制　可以考虑减少治疗药物或停药观察。

3. 雾化装置的性能　其压力、流量、雾粒大小、雾化量等指标未能达到质量控制标准，这需要规范化或定期检查来避免。用手捏式雾化吸入方法时，操作者未能充分捏足橡皮球，使受检者吸入的雾化液不足，这需要通过加强培训解决。

4. 受检者配合不佳　吸气与雾化给药不同步，因而未能完全吸入激发剂。

5. 激发剂保护不佳　激发剂过期或未作低温避光保存导致有效成分分解，使其作用下降。

6. 个体差异

（1）一部分运动型哮喘患者可能对组胺、乙酰甲胆碱不敏感，需通过运动激发试验确定。

（2）部分患者有明显季节性差异或环境差异，若较长时间脱离接触环境，不但临床症状完全缓解，且损伤的支气管黏膜明显愈合，其高反应性自然下降或缓解。

（3）部分仅对单一抗原或化学致敏剂敏感的职业性哮喘患者，对组胺、乙酰甲胆碱不敏感，只有用特定过敏原才可能激发出气道阻塞。

7. 不存在气道高反应性　在作此结论之前应排除上述因素。

七、支气管激发试验阳性的解读

1. 支气管哮喘　支气管激发试验阳性说明存在气道高反应性，对协助不典型支气管哮喘的诊断有重要价值。

2. 过敏性气道-肺疾病　如变态反应性支气管肺曲霉病（ABPA）、过敏性肺泡炎、热带嗜酸性粒细胞增多症等皆可出现明显的高反应性，但其与支气管哮喘的临床特征不同，鉴别诊断并不困难。

3. 其他呼吸道疾病　如变应性鼻炎、急性支气管炎、慢性支气管炎、COPD、上呼吸道感染、支气管扩张等也可能出现气道高反应性和激发试验阳性，但其特点为吸入激发剂的剂量或浓度较高，即敏感度较低；且多呈一过性。支气管哮喘患者的敏感度则较低，常持续或长时间存在，激发阳性时也容易出现喘息、胸闷等症状。若上述疾病出现非常敏感的高反应性，则注意发展为或合并支气管哮喘的可能。

4. 其他肺疾病或相关病理状态　如结节病、心肺移植术后、左心衰竭、长期吸烟等也可能出现气道高反应性，但其特点为吸入激发剂的剂量或浓度较高，即敏感度较低；且多呈一过性。若上述疾病出现非常敏感的高反应性，则注意发展为或合并支气管哮喘的可能。

因此，支气管激发试验阳性对支气管哮喘有重要的辅助价值，但不一定是哮喘；支气管激发试验阴性也不能完全排除哮喘，需结合病史综合判断，必要时复查。

八、安 全 措 施

尽管检查过程中危急重症的发生率很低，但相对常规肺功能检查而言还是偏高，且有一定的特殊性，值得重视。

（一）平时准备

1. 检查场所　除与常规肺功能的检查要求相同外，应靠近病房或其他急救场所，便于急救，且有明确的联系医生的电话。

2. 配备急救车　急救车应有完善的急救药品和设备，包括肾上腺素、去甲肾上腺素、甲泼尼龙、β_2受体激动剂雾化溶液、利多卡因等药品，以及间接喉镜、气管插管导管等设备。

3. 其他配置　应配备心电检测仪、脉氧仪和吸氧装置。若距离病房或急救场所较远，需配备除颤仪。

4. 制度　有完善的药品和设备管理制度。

5. 应急预案　检查人员在操作过程中应对受检者进行严密地观察，对可能发生的危险备有应急预案。

（二）检查前准备

详细了解病史，特别是过敏史和心肺疾病病史，掌握检查的绝对和相对禁忌证，检查前签署知情同意书，以避免或减少不良事件的发生。

（三）检查时注意事项

1. 操作时应有具备执业医师资质的医师在场。

2. 严格按操作过程试验　如上所述，在基线测定后，应先给予生理盐水吸入，而激发物刺激的强度则应从低开始，逐渐增加；当刺激后机体反应达到阳性标准即终止试验，无须达到反应最大值。试验过程中除观察肺功能指标的改变外，还应密切观察受检者的反应，如有无咳嗽、喘息、呼吸困难等症状以及受检者配合检查的程度等。激发结束后无论是否阳性皆给予支气管舒张剂雾化吸入。若出现严重哮喘发作，应及时按照抢救流程处理。

第六节 其他类型的常用气道激发试验

吸入激发试验是最主要和最常用的气道激发试验，但也有某些不足，故需要其他方法补充。

一、运动激发试验

大多数哮喘患者运动后可以诱发哮喘发作，在儿童患者更多见，其机制与运动时过度通气、支气管黏膜表面温度降低、水分丢失等因素有关。

1. 适应证和禁忌证 与上述相似，不赘述，但更强调注意心血管疾病。

2. 准备 与前相似。

3. 试验器械和测试方法 常用活动平板和自行车功率计，以氧耗量或心率决定运动量，应在 2~4 分钟内使氧耗量逐渐达到 30~40ml/（min·kg）或使心率达到最大预计值的 90%，在此水平上运动 5~8 分钟停止。试验过程中应检测心电图和血压的变化。运动后第 2、4、6、8、10、20、30 分钟分别测定肺功能。多数患者在运动后 5~10 分钟，FEV_1 下降达到高峰，以 FEV_1 或 PEF 下降≥15% 为阳性诊断标准。

4. 特点 运动激发试验的特异性高，但阳性率较低，不如药物激发试验敏感。在平板运动试验，哮喘患者的阳性率只有 60%~80%；对成人患者，运动量过大时相对有较大风险。

二、等 CO_2 过度通气激发试验

包括等 CO_2 冷空气过度通气和室温下等 CO_2 过度通气试验。

1. 适应证和禁忌证 与前相似，不赘述。

2. 准备 除适当 CO_2 浓度标准气的配制外，其他与前相似，不赘述。

3. 机制 过度通气可使气道黏膜表面温度降低、水分丢失，从而刺激平滑肌收缩。由于过度通气时，受检者 $PaCO_2$ 下降、pH 升高也将刺激平滑肌收缩，故在吸入空气中混入一定浓度的 CO_2，以保持 $PaCO_2$ 和 pH 稳定。

4. 测试方法 受检者通过特定装置的压缩空气进行深快呼吸，调节每分通气量（VE）从 40% MVV 开始，依次增加至 60% MVV、80% MVV，每个水平通气 3 分钟，间歇 5 分钟后测定肺功能，以 FEV_1 下降≥10% 为阳性诊断标准。

5. 特点 该法的特异性及敏感性均较高，但测定较烦琐，临床应用不多。

三、蒸馏水或高渗盐水激发试验

支气管哮喘患者吸入低渗的蒸馏水或高渗的盐水（3.6%）皆会引起气道收缩，这主要是与支气管黏膜表面渗透压改变有关。通过雾化器让受检者吸入一定量的蒸馏水或高渗盐水，其吸入量按吸入时间计算，每次吸入剂量倍增，每次吸入后 30 秒测定 FEV_1，间隔 2 分钟再吸下一剂量，直至 FEV_1 下降≥20%，或吸入最高剂量 30ml 为止。本法敏感性、特异性均较高，所需仪器简单，耗时少，安全性高，可用于基层医院。

四、特异性激发试验

是指吸入已知的变应原进行支气管激发试验，测定气道对变应原的特异性反应。

1. 适应证和禁忌证　同前，不赘述。

2. 准备　除常规准备外（同前，不赘述）；测定前应详细询问病史，并进行变应原皮肤试验，以选择激发用的特异性变应原。

3. 变应原的制备　常用的变应原有尘螨、花粉、曲霉等。试验前先制备变应原，1:20 的变应原溶液于 4℃ 可保存 1 年，如稀释度 >1:20，则应在制备后 7 天内使用。

4. 测试方法和结果判断　吸入方法同非特异性吸入激发试验。试验前先测定 FEV_1，吸入生理盐水后再测定 FEV_1，若 FEV_1 下降 ≥10% 则不能继续试验；若对稀释液无反应则吸入变应原溶液，从 10^{-4} 开始，逐渐增加吸入浓度，最高浓度为 10^{-2}，每一浓度吸入后 10 分钟再测定 FEV_1，直至 FEV_1 下降 ≥15% 或达到最高浓度，停止试验。以 FEV_1 下降 ≥15% 对照值为阳性标准。试验后吸入支气管扩张剂，并应观察 12 ~ 24 小时，以防止迟发性超敏反应；必要时适当应用糖皮质激素。特异性激发试验引起严重气道痉挛的几率较高，风险较大，目前很少使用。

五、实验室激发试验以外的评价方法

对于某些不适宜或没有条件作激发试验的受检者，以及怀疑某些激发试验呈假阴性的患者，可采用以下方法了解其气道反应性。

1. 让受检者在其工作或生活环境等激发场所至出现症状时尽快到医院测试肺功能，若肺功能下降激发试验的阳性标准则对支气管哮喘的诊断有重要意义。

2. 让受检者自我监测（用简易肺功能仪或呼气峰值流量仪）。计算其每天（可为昼夜 2 次、或每天 6:00、12:00、18:00、24:00 四次）、每周、或发病前后的肺功能变化率，若 FEV_1 或 PEF 值的变异 >20%，说明患者的气道变化较为敏感，存在气道高反应性。

第七节　气道反应性测定的临床意义

气道反应性测定主要用于支气管哮喘的诊断和鉴别诊断，但气道高反应性不等于支气管哮喘，这是理解其临床意义的基础。

一、协助支气管哮喘的诊断

典型支气管哮喘的诊断并不困难，绝大多数通过临床表现（反复发作性呼吸困难伴双肺哮鸣音）和常规通气功能检查即可实现；但对于发作不典型的患者，如仅表现为咳嗽或胸闷的患者或仅夜间发作的患者就有较大问题，因为该类患者就诊时多无气喘症状和阳性体征，常规肺功能检查也正常，这自然给临床诊断带来困难。对这些患者，支气管激发试验就有重要的诊断价值。比如以乙酰甲胆碱为激发剂，以 $PC_{20}FEV_1$ 为定量指标，如果气道呈高反应性，$PC_{20}FEV_1$ 为 1 ~ 16mg/ml，且胸部 X 线片未见异常，则支气管哮喘的可能性极大；若同时出现哮鸣音，则基本上可诊断为支气管哮喘。

二、哮喘严重度及预后的评估

气道反应性增高程度与哮喘的严重度呈一定程度的正相关。一般而言，气道反应性越高，哮喘越严重，预后越差。PC_{20}值可用于判断哮喘的病情严重度，PC_{20}为 $8 \sim 2mg/ml$ 常为轻度哮喘；PC_{20}为 $2 \sim 0.25mg/ml$ 则多为中度哮喘；PC_{20}为 $0.25 \sim 0.03mg/ml$ 为重度哮喘。对气道反应性很高而哮喘症状不明显的患者而言，发生猝死的风险较有喘息而气道反应性较低的患者更大，对此类患者，应积极抗炎治疗。

三、指导哮喘的治疗及进行疗效考核

气道反应性越高，越需要积极抗炎治疗。哮喘患者经抗炎治疗后气道高反应性明显改善，说明气道炎症明显好转，可降级治疗；如治疗后气道高反应性无下降可能需要升级治疗。哮喘患者经抗炎药物治疗后症状消失，肺功能正常或恢复至其基础水平，抗炎药物需维持多久，何时可减量乃至停药？这一直是困扰临床医生的严重问题，有人提出：把气道反应性恢复正常作为哮喘治疗的最终目标。如果哮喘患者经治疗后气道反应性下降至正常水平，可停止抗炎治疗。

支气管哮喘患者脱敏治疗前后气道反应性的测定是考核疗效的指标，如气道高反应性下降，特别是特异性激发试验转为阴性说明治疗有效，是停止脱敏治疗的指征。

气道反应性测定还是哮喘患者抗炎药物临床验证的常用指标。

四、支气管哮喘的鉴别诊断

慢性支气管炎、COPD 与支气管哮喘的鉴别有时有一定困难，通过气道激发试验可以发现它们之间的不同，慢性支气管炎和 COPD 的气道反应性测定常常阴性，即使是阳性，其反应阈值也比支气管哮喘高得多，而其反应性较支气管哮喘明显增高，故其剂量反应曲线的形态不同，哮喘患者的曲线坡度大，不能达到平台，而慢性支气管炎和 COPD 的剂量反应曲线在 FEV_1 下降至 $30\% \sim 50\%$ 时出现一平台，其形态与正常人相似。

咳嗽变异性哮喘的临床症状与慢性支气管炎相似，两者往往难以鉴别，咳嗽变异性哮喘的气道反应性较慢性支气管炎明显增高，故通过气道反应性测定可以对两者进行鉴别。

慢性支气管炎合并支气管哮喘、支气管扩张合并支气管哮喘患者的气道反应性与单纯慢性支气管炎和支气管扩张皆不同，其气道反应性明显增高，与哮喘类似。对这些患者应常规进行正规的吸入糖皮质激素治疗。

五、临床应用评价

由于支气管激发试验有一定的潜在风险，且操作较烦琐，故一般不作为支气管哮喘诊断的常规检查，故临床上主要用于诊断不典型哮喘、咳嗽变应性哮喘。对这类患者，气道高反应性有重要的辅助诊断价值，早期给予吸入糖皮质激素有可能预防发展为典型哮喘。对于诊断明确的支气管哮喘患者，一般不需要做支气管激发试验，除非为了考核疗效以及科研需要。

气道反应性测定，阴性的价值较阳性更大。阴性者基本上能排除支气管哮喘（但需排除一些系列问题，见上述），阳性者并不能诊断为哮喘，应结合反应阈值以及激发时的症状等综合判断,如果阈值较低,激发时发生气喘症状,则能明确哮喘诊断。慢性支气管炎、COPD、过敏性鼻炎、过敏性肺泡炎、长期吸烟者等,其支气管激发试验常阳性,但反应阈值一般较高。

过敏性鼻炎与支气管哮喘密切相关,常同时存在,或先后发生。过敏性鼻炎患者中有75%的患者存在气道高反应性,且该类患者更容易发生支气管哮喘。

六、总　　结

组胺或乙酰甲胆碱支气管激发试验的最大意义在于除外支气管哮喘的诊断;也有助于支气管哮喘的诊断和鉴别诊断以及治疗效果的评价;亦可用于气道疾病的发病机制研究。对于可能存在的假阴性情况可以采取间接刺激的方法,如根据具体情况选用腺苷或运动激发等方式进行激发试验。

对典型支气管哮喘患者而言,根据病史、体征、影像学检查比较容易得出诊断,无须进行激发试验。但对于轻度支气管哮喘、咳嗽变异型哮喘、有变应性鼻炎而哮喘处于潜伏期的患者,AHR 可能是唯一的临床特征,AHR 的早期检出对于支气管哮喘的预防和早期治疗具有重要作用。对于有职业刺激原反复接触史且怀疑有哮喘发作的患者,可以采用特异性支气管激发试验,这对于职业性哮喘的诊断及防治具有重要意义。

个别哮喘患者的 AHR 与其近期严重程度并不完全一致,而且 AHR 也可见于慢性支气管炎和吸烟者等;6% ~8% 无哮喘症状的儿童可有 AHR,3% 正常成人可有 AHR。有哮喘病史的患者,AHR 可持续存在,尽管其 AHR 程度可能较轻。所以近期哮喘症状结合 AHR 才是支气管哮喘诊断的最有力根据。

（朱　蕾　张　静　金美玲）

第十七章

脉冲振荡技术测定肺功能的
原理及临床应用

脉冲振荡技术（impulse oscillometry，IOS）测定肺功能尽管已有较长的历史，与体积描记法（体描法）几乎同步，但因种种原因的限制，IOS 临床应用较体描法要晚得多和少得多，近 20 余年才逐渐应用于临床；不仅如此，与体描法可以作为测定气道阻力的金标准相比，IOS 几乎皆作为辅助评价标准。理论上，IOS 检查记录患者的几个自主呼吸波即可快速、精确得到各种阻力在呼吸器官的分布特点，不受患者配合的影响，有很好的重复性。整个测定过程是完全无创的，患者无痛苦，无禁忌证，几乎适合所有患者，尤其是老人、儿童和重症患者。IOS 的报告内容非常丰富，较完整地反映了呼吸器官的功能特点。IOS 测定阻力有很好的特异性，能区分阻塞发生的部位（中心或周边）、严重程度和呼吸动力学特征，因此有助于疾病的早期诊断。但是 IOS 是一种成熟度有欠缺的技术，与传统肺功能仪和体描仪的测定原理、技术要求、测量参数有非常大的不同；如何将 IOS 的指标与传统肺功能参数相联系也有较大问题；不同作者对 IOS 测定结果的敏感性和特异性的评价也有较大的争议。本章试图从以下几个方面对 IOS 技术进行探讨。

第一节　脉冲振荡技术的发展简史

1966 年，Dubois 同时提出了体积描记和强迫振荡的理论构想，体描仪首先转化为商业化产品，并制订一整套行业标准，从此体描仪法被公认为测定气道阻力的"金标准"，但由于当时科学技术水平的限制，强迫振荡仪的进展非常缓慢，经历三个发展阶段：第一阶段为单频振荡，代表性的产品为 20 世纪 70 年代的西门子 FDS-5，德国 Custo 也属于此类产品。由于单频振荡得到的信息比较有限，而且不能区分各种不同性质的阻力，所以就逐渐发展到第二阶段多频振荡，如随机振荡和伪随机噪声，如美国森迪斯 ROS，这两类振荡的特点连续频谱的基础上外加激励信号，能很好地反映呼吸阻抗，但由于测试过程漫长，长达数十分钟，故难以被广泛接受。以德国耶格公司等为代表，取得突破性进展，进入第三阶段的脉冲振荡，它继承了多频振荡中连续频谱的优点，同时显著加快了测试速度，并提供前所未有的丰富内容，临床应用明显增多。

第二节 脉冲振荡技术的基本原理

脉冲振荡理论与传统力学理论有一定相似性，但也有明显不同。

一、基 本 概 念

1. 脉冲振荡仪（impulse oscillometer，IOS） 使用强迫振荡技术进行肺功能检查的一种仪器。其基本原理是整合脉冲振荡原理和计算机频谱分析技术，能分别测定出呼吸阻抗和电抗，评价中心气道、周边气道以及肺组织的功能状态。

2. 脉冲振荡技术（impulse oscillometry system，IOS） 使用脉冲振荡仪，通过脉冲振荡原理和计算机频谱分析技术进行肺功能测定的方法。其特点是采用振荡器产生外加的压力信号，测量呼吸系统在该压力下的流量改变，应用频谱分析技术对平静呼吸波进行分析，测得呼吸阻抗和电抗，可用于评价气道阻力和顺应性。检查结果受被测定者主观配合的影响小，适用范围广。

3. 振动（vibration） 物体的全部或一部分沿直线或曲线的往返颤动。有一定的时间规律和周期。从广义上讲是指描述系统状态的参量（如位移、电压）在其基准值上下交替变化的过程。狭义的指机械振动，即力学系统中的振动。电磁振动习惯上称为振荡。

4. 振荡（oscillation） 相对于给定的参考系，与其平均值相比，电磁振动随时间函数的量值成时大、时小交替变化的现象，有同步振荡和非同步振荡两种情况。

5. 同步振荡（isochronous oscillation） 能够保持同步而稳定运行的振荡。用脉冲振荡法测定肺功能或用高频振荡呼吸机进行机械通气皆选择同步振荡。

6. 非同步振荡（asynchronous oscillation） 失去同步而不能正常运行的振荡。

7. 强迫振荡（forced oscillation） 振荡系统在周期性外力作用下所发生的振荡，这个周期性的外力称为驱动力。

8. 振荡器（oscillator） 不需要额外信号激励、自身就可将直流电能转换为具有一定频率的交流电能的能量转换装置。简单地说就是一个频率源。其构成的电路叫振荡电路。振荡器可用于高频振荡呼吸机和脉冲振荡仪。

9. 振动周期（vibratory cycle） 振荡因子从某一状态（位置和速度）开始振动再回到该状态所需要的最短时间。振荡因子在一个周期中的振动叫做一个全振动，在一秒钟内的全振动次数叫做频率。

10. 脉冲（impulse） 在短时间内突变，随后又迅速返回其初始值的物理量。脉冲有间隔性的特征，故可以把脉冲作为一种信号。

11. 脉冲信号（impulse signal） 瞬间突然变化、作用时间极短的电压或电流。相对于连续信号在整个信号周期的短时间内都存在不同，大部分脉冲信号周期内是没有信号的。就像人的脉搏一样。脉冲信号现在一般指数字信号，比如计算机内的信号，故又叫数字信号。

12. 波（wave） 某一物理量的扰动或振动在空间逐点传递时形成的运动形式。在波动过程中，媒质的各个质点只是在平衡位置附近振动，并不沿着振动传播的方向迁移，因此波是振动状态的传播，不是物质本身的传播。不同形式的波虽然在产生机制、传播方式等方面有很大差别，但在传播时却表现出多方面的共性，可用相同的数学方法进行描述和处理。

13. 振荡波（wave of oscillation） 振荡的传播过程。

14. 振幅（amplitude，AMP） 物体振动时离开平衡位置的最大距离。振幅在数值上等于最大位移的大小。

15. 频率（frequency） 单位时间内变化的次数。每分钟呼吸的次数称为呼吸频率；每分钟振动的次数称为振动频率。

16. 常频（nomal frequency） 频率为 7～59 次/分的呼吸形式。若 ≤6 次/分称为呼吸频率过慢。

17. 高频（high frequency） 单位时间内变化的次数 ≥60 次/分的状态，单位为赫兹（Hz）。1Hz=60 次/分。

18. 呼吸波（respiratory wave） 呼吸气流量进出气道成波浪状的过程。

19. 振荡频率（oscillation frequency） 振荡器在一秒钟内的全振动次数。常用单位为赫兹（Hz）。

20. 波长（wave length） 相邻两个波峰或波谷之间的水平距离，即波在一完整周期内所通过的距离。波长、波速与频率之间有密切的关系，以公式表示：波长＝波速/频率。

21. 低频振荡波（low frequency oscillatory wave） 频率低、波长长的振荡波。低频振荡波的能量大，被吸收的少，能到达呼吸系统各部分，可用于总呼吸阻抗（包括黏性、惯性和弹性阻力）和总黏性阻力的测定。

22. 高频振荡波（high frequency oscillatory wave） 频率高、波长短的振荡波。高频振荡波的能量少，被吸收的多，不能到达细小支气管，所以只能用于中心阻力的测定。

23. 共振（resonance） 一个物理系统在特定频率下，周期性驱动力的频率和物体的固有频率相等时，以最大振幅做振动的现象。

24. 共振频率（resonance frequency，Fres） 当周期性驱动力的频率和物体的固有频率相等时，振幅达到最大时的特定频率。一般来说，一个系统有多个共振频率，在这些频率上振动比较容易，在其他频率上振动比较困难。在脉冲振荡肺功能检测中，共振频率是弹性阻力与惯性阻力相等时的频率，是反映气道阻力增加最为敏感和稳定的 IOS 指标。

25. 单频振荡（single frequency oscillation） 振荡器仅能发出一个频率的振荡，如 5Hz。早期 IOS 用单频振荡测定呼吸阻抗，获得的信息非常有限。

26. 多频振荡（multi-frequency oscillation） 振荡器能发出多个频率的振荡。如 5Hz、10Hz、30Hz。在 IOS 的发展过程中出现过多频振荡，目前仍在应用。

27. 连续性振荡（continuous oscillation） 在一定频率范围内连续出现的、系列频率的振荡。如 5Hz、6Hz、7Hz……，甚至在 5Hz 和 6Hz 之间的频率也可以出现。用连续性振荡测定呼吸阻抗获得的信息多、且简单方便，是目前 IOS 的基本工作形式。

28. 中心阻力（central resistance，Rc，Rz） 中心部位不易扩张的大气道、胸廓、横膈的黏性阻力。是 IOS 的常用概念。

29. 外周阻力（peripheral resistance，Rp） 周边部位易扩张的小气道的黏性阻力。是 IOS 的常用概念。

30. 呼吸总阻抗（impedance，Zrs） 黏性阻力、弹性阻力和惯性阻力的总和，正常值一般小于 0.5kPa/（L·s）。由于弹性阻力和惯性阻力方向相反，两者相互抵消，Zrs 与 R_5 大小相似，是 IOS 的特有概念，与传统力学理论和肺功能测定有明显不同。

31. 阻抗（resistance，R）　呼吸总阻抗中同相位的成分，实质是呼吸系统的黏性阻力。

32. 电抗（reactance，X）　呼吸总阻抗中的不同相位成分，是弹性和惯性阻力的总和。频率低时，主要表现为弹性，随着频率的增加，惯性就逐渐起主要作用，其基本单位为 $kPa/(L \cdot s)$。

33. 阻抗5（resistance 5，R_5）　振荡频率为5Hz时的阻抗，反映总呼吸阻力，包括气道、肺组织和胸廓的黏性阻力，其中主要是气道阻力，在预计值150%以内为正常。

34. 阻抗20（resistance 20，R_{20}）　振荡频率为20Hz时的阻抗。主要反映中心呼吸阻力，在预计值的150%以内为正常。

35. 阻抗5与阻抗20的差值（resistance 5-resistance 20，R_5-R_{20}）　振荡频率为5Hz时的阻抗与振荡频率为20Hz时的阻抗的差值。反映呼吸器官周边的黏性阻力，其中主要是小气道阻力。在预计值的150%以内为正常。

36. 电抗5（reactance 5，X_5）　振荡频率为5Hz时的电抗。用于反映胸肺周边的弹性阻力。

37. 电抗20（reactance 20，X_{20}）　振荡频率为20Hz时的电抗。用于反映呼吸系统的惯性阻力。

38. 频谱分析图（intrabreath diagram）　把外加脉冲振荡信号的呼吸波进行频谱分析（FFT转换）后得到的曲线图。其横坐标为频率，左边的纵坐标是阻抗R（黏性阻力部分），右边是电抗X（弹性阻力和惯性阻力部分），正常人R应在预计值的下方，X应在预计值的上面。

39. 结构参数图（structural parameter diagram）　显示中心阻力（Rz）、周边阻力（Rp）以及弹性阻力和惯性阻力分布的图形。是根据实测数据并结合频谱分析图而得到比较直观的呼吸器官各种阻力的表示方法。

40. 阻抗容积图（resistance-volume diagram）　简称"Z-V图"。分析阻抗与容积依赖性的关系曲线。其横坐标为肺容积，纵坐标为呼吸阻抗。

41. 频谱微分均值图（intrabreath diagram）　分析阻抗R（实质是呼吸系统的黏性阻力）和电抗X（实质是呼吸系统的弹性阻力和惯性阻力之和）的容积依赖性和流量依赖性关系的图形。

42. 阻抗的潮气呼吸图（resistance-time diagram）　简称"Z-T图"。阻抗随潮气呼吸变化的趋势图。主要用于IOS测量时的质量控制。要求呼吸波基线稳定，波幅大小均匀；阻抗波变化有规律，无口腔伪动作。

二、呼吸阻抗及其分布特点

呼吸阻抗是指呼吸运动过程中"黏性阻力、弹性阻力和惯性阻力"的总和。黏性阻力（resistance，R）主要分布在大、小气道和肺实质，但绝大部分来自于气道，在图中，用红色三角部分（Rz、Rp）来表示；弹性阻力（elastance，E）主要分布在肺实质和扩展性强的细小支气管，临床上习惯用顺应性（compliance，$C = 1/E$）来描述，在图中用蓝色部分（Ers）来表示；惯性阻力（inertance，I）主要存在于大气道和胸廓，用绿色部分（Lz）来表示（见文末彩图17-1）。

三、呼吸器官阻力的测定方法和原理

1. 传统测定的方法和原理　呼吸器官的黏性阻力 = 呼吸的压力差/呼吸流量，就像电路中电阻数值等于电压除以电流一样，气道阻力等于气道两端的气压差除以该气压所产生的气流量。临床上有四种常用的测定黏性方法，主要有阻断法、食管测压法、体描仪法、强迫振荡法，其共同点是测量压差和流量。流量测量比较容易实现，而压差则比较困难，核心是肺泡压测定比较困难，但这已经有效解决，如经典的阻断法是用阻断气流后的口腔闭合压代替阻断前的肺泡压，仅能测定气道阻力；"食管测压法"用食管内压代替胸腔内压，可测定肺阻力，结合阻断法可同时测定气道阻力；"体描法"根据气态方程原理，先阻断呼吸通路，并让受检者继续保持呼吸动作，通过口腔压（代表肺泡压）和箱内压变化计算出胸腔气容积，流量计直接测定流量，呼吸的压差则由箱压变化求出。以上这些测定方法的共同特点是：受检者既是被测试对象又是测定所必不可少的信号源，这就决定了受检者必须很好地配合，以产生我们希望得到的测试信号，否则就可能产生非常大的误差。顺应性测定也有类似特点。

2. 脉冲振荡技术的测定方法和原理　IOS 跳出了常规呼吸器官阻力测定的思路，将信号源与被测试对象分离，信号源外置，由振荡器产生外加的压力信号，测量呼吸器官对该压力的流量改变，这样就测到了呼吸器官的阻力，由于信号源不是受检者自己，所以无须其特殊配合，只要进行自然呼吸就可测定出较好的结果。图 17-2 中，左边是常规肺功能检查，信号源是受检者，呼吸压差由受检者的自身呼吸而产生，由于测量的是信号源本身的特点（内阻），所以就得让信号源（即受检者）很好地配合以表现出这些特点；右边为 IOS 检查，与常规肺功能测量的思路不同，将信号源外置，排除了受检者配合等因素，所以理论上重复性较好。外置的 IOS 信号源，一般从口腔给予，然后施加到整个呼吸器官上（图 17-3 中 A），所以 IOS 所测的阻力就不仅仅是气道的黏性阻力了，而是整体阻力，即严格意义上呼吸阻抗。呼吸器官是由气道（包括大、小气道）、肺和胸廓等组成，这些部分所反映的呼吸阻力的性质是不同的，例如气道主要表现黏性阻力和惯性阻力、而肺主要表现为弹性阻力和黏性阻力，胸廓主要表现为弹性阻力和惯性阻力等。

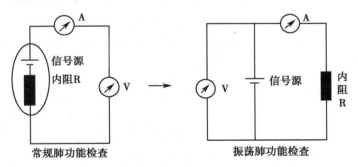

图 17-2　不同方法测定呼吸器官阻力时的信号源特点

四、振荡波反映呼吸器官阻力的基本原理

振荡波符合波的基本特性，如波的叠加、吸收、折射、反射等。

健康成人呼吸频率（RR）为 12 ~ 18 次/分（0.2 ~ 0.3Hz）、潮气容积（VT）500 ~ 600ml，也可以认为是波长特别长、振幅特别大的"呼吸波"；常用振荡频率在 5 到 35Hz 之间，振荡波可以与呼吸波叠加、随正常"呼吸波"进入气道和肺泡内，并引起气道、肺

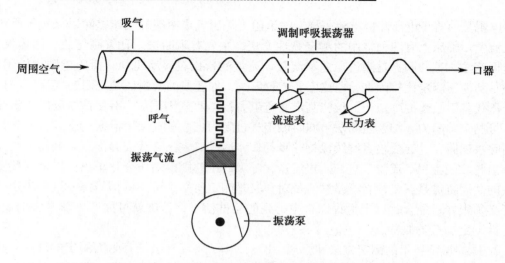

图 17-3　脉冲振荡器的基本结构和工作原理示意图

泡和胸壁的振动。常用振荡波的频率是正常 RR 的数十倍，与正常呼吸的 VT 叠加后几乎对呼吸形式无影响（图 17-4），测定时仅能感觉到口腔与胸部的轻微振动，因此受检者能非常容易地接受测定。

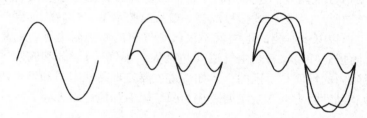

图 17-4　振荡波与正常呼吸波的叠加模式图
从左至右依次为潮气容积、潮气容积和振荡波、潮气容积和振
荡波叠加图形

　　振荡气流由一个小型的电动泵产生，进入呼吸管道，随呼吸气流流动，通过流量计（图 17-3 中的流速表）后被受检者吸入肺内；呼气时则正好相反。

　　具体工作时，振荡气流首先通过一个测定器头端，然后到口器，再进入呼吸道，根据呼吸阻力的水平折射到口腔内产生一个振荡压力，这个压力由脉冲振荡器上的压力计（图 17-3 中的压力表）所记录。

　　振荡波在气道和肺组织可以被吸收和反射，性质不同的组织（如弹性、黏性和惯性组织）对波的吸收和反射程度不同，因此表现出不同的特性和不同的大小（详见下述）。同样不同频率振荡波的传导距离不同，反映的部位也不同，如低频振荡波，频率低，波长长，能量大，被吸收的也少，能到达呼吸器官的各部分，反映总呼吸阻抗（包括黏性、惯性和弹性阻力）和总黏性阻力；高频振荡波，频率高，波长短，能量少，被吸收的多，仅能到达较大气道，所以仅能测定呼吸器官中心部分的阻力。

　　脉冲振荡器流量计和压力计可比较准确地测定进入呼吸道的气流容积（流量对时间的

积分为容积）和压力。根据欧姆定律：电阻（R）＝电压（U）×电流（I），应用记录的压力和气流流量，便能计算出气流阻力。由于阻力的测定是建立在振荡气流的基础之上，因此被称为呼吸阻抗。

五、阻力的物理性质

三种不同性质的呼吸阻力，在外加压力信号下，有着不同的表现。

1. 黏性阻力的物理性质　如果呼吸器官完全是由黏性阻力构成（见第十章黏性阻力的物理模型），那么在外加压力信号作用下，其流量改变总是跟压力信号同相位的，也就是说流量跟压力是同步变化的，所以流量曲线与压力曲线的形态相似，无相位差（详见第十章呼吸阻力部分）。因此黏性阻力的基本物理性质跟电阻类似，它是能量的消耗部件。由于外加压力信号可以是各种各样的，其流量变化曲线也是各种各样的，如果用常规时间域（即横坐标是时间、纵坐标是流量）的表示方法我们就必须用许许多多不同的压力与流量曲线来一一描述，而实际上将这些曲线一一列举出来几乎是不可能的。所以我们就需要另外一种表示方法，那就是频域的表示方法。频域表示法的原理：任何一种曲线，不管其形态上多么复杂，都可简单地认为是不同频率的正弦函数在代数概念上的叠加；这样我们用横坐标为频率，描述每种频率下系统的反应就完全描述了系统的性能，这就是频域表示法。从时域到频域，需要频谱分析技术——快速傅里叶转化（fast Fourier transformation，FFT）。经过 FFT 转化后，呼吸阻抗就分成两部分：实部 R（阻抗或阻力）和虚部 X（电抗），其中实部表示同相位的成分，虚部表示不同相位的成分（实际上是指 90 度相位差的成分）。如果呼吸器官完全由黏性阻力组成，流量和压力完全同相位，则虚部 X 是零，而实部 R 总是存在的，其数值大小反映黏性阻力的大小（见文末彩图 17-5A）。

2. 弹性阻力的物理性质　如果呼吸器官完全是由弹性阻力构成，那么在外加压力信号的情况下，其流量变化总是与压力变化不一致，有 90° 的相位差，而且是超前的。弹性阻力的物理性质跟电容相似，它是能量的储存部件，本身不消耗能量，只不过将压力变化转化为容积变化。同样由于时域上描述的困难和不方便，经过 FFT 转化后，也采用频域的表示方法（见文末彩图 17-5B）。由于弹性阻力没有同相位成分，所以代表呼吸阻抗中同相位成分的实部 R＝0；同样由于克服弹性阻力的流量超前（详见第十章呼吸阻力部分），所以代表不同相位成分的虚部 X＜0（如果以压力信号的开始为时间零点，负数就表示时间上的超前），而且具有频率依赖性：当外加压力信号频率比较低时，弹性阻力表现得比较充分，虚部 X 负值比较大；随着频率的增加，弹性阻力逐渐变小，虚部 X 逐渐趋于零。

3. 惯性阻力的物理性质　如果呼吸器官完全由惯性阻力构成，那么在外加压力信号作用下，流量变化也与压力变化不一致，跟弹性阻力一样也有 90° 的相位差，不过是滞后的（详见第十章呼吸阻力部分）。惯性阻力的物理性质跟电感相似，也是能量的储存部件。经过 FFT 转化后，在频谱图上，惯性阻力的实部 R 为零（即无同相位成分）；由于惯性阻力流量上的滞后，虚部 X 总是大于零，而且也有频率依赖性，不过与弹性阻力相反，当外加压力信号频率比较低时，惯性阻力很小，几乎为零，随着频率的增加，惯性阻力才逐渐表现出来，X 也越来越大（见文末彩图 17-5C）。

4. 特别说明　此处 X 表示的弹性和惯性是一种动态的表示方法，与时间有关，其单位为 L/（kPa·s），这与传统力学意义上的概念和表示方法完全不同；阻抗则和传统意义上的黏性阻力基本一致。

六、呼吸总阻抗的数学表达

呼吸总阻抗中，三种不同性质阻力的频谱分布特点可总结如下。

所有的同相位成分实部 R 完全来自于黏性阻力，称为呼吸阻抗或阻抗；不同相位成分虚部 X 是弹性和惯性阻力的总和，称为电抗；在虚部 X 中，频率低时，主要表现为弹性，随着频率增加，惯性就逐渐发挥主要作用。在数学上，呼吸总阻抗 Zrs 是一个复数，用频域上的有向矢量来描述（图 17-6）。

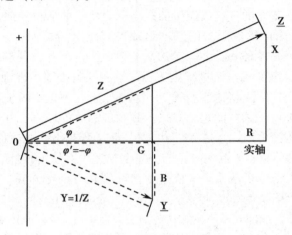

图 17-6　呼吸阻抗的数学表达形式

图 17-6 中，水平轴上的投影就是实部 R，垂直轴上的投影就是虚部 X；如果垂直轴上的投影在水平轴的上方，则惯性起主要作用，X >0，相位滞后；如果垂直轴上的投影在水平轴的下方，则弹性起主要作用，X <0，相位超前。

上述阻力概念可总结如下：

（物理性质）　黏性阻力（主要来自气道和肺部）

呼吸阻抗 Zrs- - - - - - - - - - - >　弹性阻力（主要来自肺和小气道）

惯性阻力（主要来自大气道和胸廓）

三种不同阻力在外加压力信号的激励下，其流速（流量）变化特点分别为：

黏性阻力——流速（流量）与压力信号同步，无相位差→FFT 转换后，R >0，X =0。

弹性阻力——流速（流量）超前于压力信号→FFT 转换后，R =0，X 从负到 0。

惯性阻力——流速（流量）滞后于压力信号→FFT 转换后，R =0，X 从 0 到正。

IOS 正是利用各种阻力物理性质的不同，对呼吸波采用频谱分析技术，得到呼吸总阻抗以及各种阻力分布的情况。

三种不同性质的阻力的矢量之和等于呼吸总阻抗，其数学表达式为：

$$Zrs = R + jX = R + j\,(-1/\omega c + \omega L) \quad \omega = 2\pi f,\ f\ 为频率$$

在这个复函数公式中，实部 R 表示黏性阻力，称为阻抗；虚部 X 代表弹性和惯性阻力之和，称为电抗。

第三节　脉冲振荡技术测定的肺功能内容

IOS 检查报告的内容包括测试数据、频谱分析图、阻抗容积图（Z-V 图）、结构参数图、阻抗和电抗的容积依赖性和流量依赖性分析图（Intrabreath 图）以及阻抗随潮气呼吸变化的趋势图（Z-T 图）。

一、IOS 的参数

（一）主要参数

Zrs：呼吸总阻抗，正常一般小于 $0.5kPa/(L \cdot s)$。由于弹性阻力和惯性阻力方向相反，两者相互抵消，Zrs 与 R5 相似。

R：呼吸阻抗中的黏性阻力部分，称为阻抗。

X：呼吸阻抗中的弹性阻力和惯性阻力之和，称为电抗。

R_5：总呼吸阻力，包括气道、肺和胸廓的黏性阻力，主要是气道的黏性阻力，在预计值的 150% 以内为正常。

R_{20}：中心气道阻力，即中央大气道部分的阻力，在预计值的 150% 以内为正常。

R_5-R_{20}：周边黏性阻力，包括小气道、肺、胸廓的黏性阻力，在预计值的 150% 以内为正常。

X_5：周边弹性阻力，强调不仅仅是肺的弹性阻力，也包括胸廓的弹性阻力。$X_5 <$［预计值 $-0.2kPa/(L \cdot s)$］为异常。

Fres：共振频率，即在该频率点时，肺的弹性阻力与惯性阻力相互抵消，故表现为呼吸阻抗，即黏性阻力，因此 Fres 是反映黏性阻力的非常敏感的指标，健康的青年人的 Fres 一般不超过 10Hz，随着年龄增大，有所升高，但一般不超过 15Hz，偏大要考虑阻塞或限制性通气功能障碍，一般对前者的诊断价值更大。

Rz：中心阻力，来自结构参数，包括中心不易扩张的大气道（Ru）、胸廓、横膈（Rw）的黏性阻力。

Rp：周边阻力，来自结构参数，为周边的、易扩张的小气道的黏性阻力。

正常情况下中心阻力大于周边阻力。

（二）其他参数

1. 阻抗　振荡频率为 10、25、35Hz 等阻抗，即 R_{10}、R_{25}、R_{35} 等，他们与 R_5 和 R_{20} 等共同反映不同部位的阻抗。频率特别高时基本反映中心气道的黏性阻力；而频率低时则反映呼吸器官的总体黏性阻力。

2. 电抗　不同振荡频率时的电抗 X，如 X_{10}、X_{25}、X_{35} 等。其中低频率主要反映惯性阻力，高频率主要反映弹性阻力。

3. 顺应性　包括肺顺应性（CL）、气管顺应性（Cb）和胸廓顺应性（Cw）等。该部分顺应性的概念与传统力学顺应性的概念相似，但与上述弹性阻力的概念有显著不同。

二、频谱分析图

频谱分析图就是把外加脉冲振荡信号的呼吸波进行频谱分析（FFT 转换）后得到的曲

线图，其中横坐标为频率轴，左边的纵坐标是 R（黏性阻力部分），右边是 X（弹性阻力和惯性阻力总和部分），正常人 R 应在预计值（虚线）的下面，X 应在预计值（虚线）的上面。

1. 阻抗分析 若外加振荡的频率低，波长长，能量大，在肺内吸收少，振荡波能到达全肺各部分，所以低频段的 R 能反映总气道阻力和呼吸阻力；反之，若外加振荡的频率高，波长短，能量少，在肺内吸收又多，振荡波就不能到达细小的支气管，所以高频段只能反映中心气道阻力。一般情况下，定义 R_5 为总呼吸阻力，主要是总气道阻力，R_{20} 为中心气道阻力。R_5-R_{20} 为周边阻力，主要是周边气道阻力。图 17-7 显示：正常人 R_5 和 R_{20} 很接近，其他频率的 R 也很接近，曲线非常平坦（见文末彩图 17-7A），也就是说周边气道阻力很小，这与传统的力学概念和周边气道的特性是一致的。因为周边小气道数量很多，横截面积巨大，气道阻力非常小；气流形态以层流为主（大气道是以湍流为主），层流阻力比湍流小很多，这些原因使得周边气道阻力占气道总阻力的比例很低，各种频率时的 R 相似。

2. IOS 测定气道阻力与体描仪测定气道阻力的比较 如果用体描法测量阻力则可得到气道总阻力 R_{tot}（相当于 IOS 中的 R_5），而 R_{tot} 中的大约 90% 又是反映大、中气道的，所以只有当 R_{tot} 占预计值 200% 以上时才能比较准确地判断周边气道阻塞。也就是说，体描仪法不仅无法区分大、小气道的阻力，对周边气道的轻度阻塞也不敏感，而 IOS 可以区分，且较敏感。而在 IOS 中，中心气道阻塞者，则 R 全频段均匀抬高；周边气道阻塞者，低频段 R5 明显抬高，高频段变化不大（见文末彩图 17-7B、C 的中心和周边阻塞频谱图）。

3. 电抗分析 低频时 X 主要表现为弹性，惯性很小，可忽略不计，所以 X_5 被定义为周边弹性阻力。随着频率的增加，X 从负到正，即惯性逐步增加；当 X 过零点时，就表示达 Fres 点。在该点，弹性阻力等于惯性阻力，即两者之和为 0，故 Fres 是反映呼吸器官黏性阻力的指标。

（1）阻塞性通气功能障碍：最多见于周边气道阻塞，其典型特征是肺功能改变，呼气流量减慢，肺容积增大。X 实测值总是低于预计值，X_5 变得更负，同时 Fres 移向高端。这是因为周边阻塞会使周边弹性阻力变大，特别是在轻度阻塞患者，当 R_5 没有显著变化时，X_5 的变化非常明显，能很敏感地反映周边阻塞。

（2）限制性通气功能障碍：常规肺功能表现为肺容积降低，静态顺应性下降，气道阻力基本正常或略升高，肺组织黏性阻力的增大有限，故频谱分析显示 R 在正常范围，或在低频率时轻度增加。由于 X 反映动态顺应性的改变，主要反映周围气道阻塞，而限制性肺疾病主要是静态顺应性的变化，因此 X 的改变也不典型。一般情况下，胸廓 – 肺实质病变导致的其密度增加，弹性和惯性皆增加，故 X 变化的斜率增加；由于气道阻力基本正常，故共振频率也基本正常。另外只有非常低频的共振波传导至周围肺组织，故获得的信息非常少，频谱分析的敏感性也比较低。总体上，频谱分析图不是诊断和评价该类疾病的主要手段。

总之，X 反映的是"特指"的时间限制的顺应性，而不是传统顺应性，因此用 X 反映周边气道阻塞比反映肺实质病变更敏感；而反映肺实质病变导致的顺应性改变时，用 CL 更敏感（见下述）。

三、结构参数图

用图解的方法显示中心阻力 Rz、周边阻力 Rp 以及传统力学意义上弹性阻力和惯性阻力的分布，这样形象直观的图形就是 IOS 的结构参数图。该图是根据实测数据并结合频谱分析图而得到比较直观的呼吸阻力表示方法。其原理是将肺等价分为七个元件组成的电学模型（见文末彩图 17-8）。根据该模型，不同激励信号下的流速有不同的改变，这样就可列出一系列的微积分方程组，对方程组求解，我们就得到了该模型下的肺结构参数：Rz、Rp、Lz、Cm、Cb、Cw 等。

1. 基本分析　在结构参数图中，中心阻力 Rz（主要是中心气道和胸廓的阻力）和周边阻力 Rp（主要是周边气道阻力）分别用红三角的大小表示。阻力越大，三角越大。肺和胸廓的弹性阻力（与 X 表示时间依赖性的动态阻力不同，该处反映静态阻力）用绿色弧状物的厚薄来表示，越厚表示弹性阻力越大，其具体阻力位置和大小用 Ers、Cl、Cw 表示（可同时显示厚度和数值）；右下角中间的黑色圆圈表示肺功能残气量（FRC），外面的大圆圈表示肺总量（TLC），里面的小圆圈表示残气容积（RV）；右上角的黑色小方块表示惯性阻力（Lz），Lz 是上气道的惯性阻力（Lu）和胸廓的惯性阻力（Lw）之和。Lz 越大，黑方块也越大。支气管顺应性（Cb）主要是指小气道的顺应性，还有一部分是气体在大气道的压缩性，而不包括大气道的顺应性，因为自然呼吸的条件下，小气道随吸、呼气的变化而出现轻度的扩张和回缩，有顺应性；但大气道因软骨环支架的支撑基本不变化，故顺应性几乎为零；但大气道阻力大，压力高，有一定的气体压缩，故静息条件下，Cb 实质是小气道的顺应性和大气道气体的压缩性。这样结构参数图就形象直观地描述了呼吸运动过程中各阻力的分布和大小。

2. 基本总结　从呼吸器官的结构和功能上（注意不是传统单纯解剖学结构的概念），结构参数图可简单总结如下。

（1）中心部分：中心阻力（Rz），包括大气道和胸廓的黏性阻力（Ru 和 Rw）；中心惯性阻力（Lz），包括大气道和胸廓的惯性阻力（Lu 和 Lw）；胸廓的顺应性（Cw）。

（2）周边部分：周边阻力（Rp）、肺顺应性（CL）、支气管顺应性（Cb）。

（3）干扰部分：口腔顺应性（Cm），包括颊肌、口唇的顺应性以及口腔内气体的压缩性。

3. 基本特点　从结构参数图的内容可以看出，它比较直观地反映黏性阻力，但定量效果不如频谱分析图；它还可以直观反映胸廓-肺的弹性和惯性阻力，因此对限制性疾病的诊断效果优于频谱分析图（图 17-9）。

四、阻抗容积图

Z-V 图实际上是分析阻抗与容积依赖性的关系曲线，其横坐标为肺容积，纵坐标为呼吸阻抗（该处选用 5Hz 时的阻抗，反映总黏性阻力）。

1. 正常阻抗容积图　正常人在潮气呼吸时，阻抗应该小于 $0.5kPa/(L \cdot s)$，而且呼气阻抗与吸气阻抗很接近，无容积依赖性和流量依赖性（图 17-10A）。

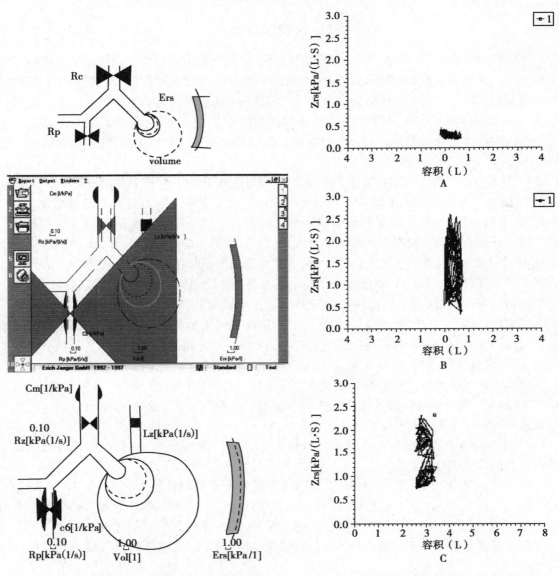

图 17-9　不同疾病类型结构参数图的变化特点
从上到下依次为中心气道阻塞（Rc > Rp），周边气道阻塞（Rp > Rc），肺间质病（Ers 增大）

图 17-10　不同疾病的 Z-V 图特点
A. 正常或限制性通气：Zrs < 0.5kPa/（L·s），呼气相和吸气相相似；B. COPD：Zrs 增大，呼气相和吸气皆增大，呼气相更大；形成一团，中间空白，提示小气道陷闭；C. 支气管哮喘：Zrs 明显增大，呼气相和吸气相皆增大，分离不明显；吸解痉药后下降

2. COPD 的阻抗容积图　典型病例的呼气阻抗和吸气阻抗是分离的，形成一团，中间为空白区，表示有小气道和肺内气体陷闭（air trapping）存在，中间的空白区越大就表示气体陷闭越严重，这与传统意义上的 COPD 特点是一致的。如果作一个传统肺活量检查（即吸足气后慢呼气）的 Z-V 图，其阻抗急剧上升的拐点，就是小气道

闭合点，那么该点对应的容积就是闭合气容积。在生理状态下，小气道的闭合与呼气流量有关，不同的呼气流量将影响闭合气容积的大小，因此闭合气容积测量时的重复性较差（见图17-10B）。

3. 支气管哮喘的阻抗容积图　发作期患者的阻抗显著增加，呼气阻抗和吸气阻抗是也出现差别，形成一团，但中间基本无空白区，这也与支气管哮喘的病理改变一致。尽管支气管哮喘和COPD都存在气流阻塞，呼气阻力大于吸气阻力，但前者主要为气道阻塞，呼气阻力和吸气阻力差别不大；后者主要为气道陷闭，呼气阻力显著高于吸气阻力，故前者常无明显空白区，而后者在静息呼吸时即出现明显的空白区（见图17-10C）。

4. 限制性疾病的阻抗容积图　限制性肺疾病主要表现为肺活量（VC）下降，气道阻力基本正常，肺组织黏性阻力也多基本正常或升高幅度有限。因此尽管弹性阻力和惯性阻力皆增加，但两者方向相反，可相互抵消，阻抗变化不明显，且吸气相、呼气相相似（见图17-10A）。

大部分受检者的Z-V图在静息呼吸时完成，并显示出一定的诊断价值，但在气道阻塞不严重或限制性疾病，静息Z-V图改变不明显，需做肺活量Z-V图，这在Custo应用较多（详见第四节）。

五、频谱微分均值图

频谱微分均值图（Intrabreath图）是分析阻抗R（实质是呼吸器官黏性阻力）和电抗X（实质是呼吸器官的弹性阻力和惯性阻力之和）的容积依赖性和流量依赖性关系的图形（见文末彩图17-11）。本节重点以R的Intrabreath图为例进行分析。

（一）Intrabreath图的基本特点

1. 阻抗的特点　阻抗与肺容积的大小有关，有容积依赖性，又与呼吸流量有关，有流量依赖性；该图由5、10、15、20Hz等多个频率的分析图组成，能反映呼吸生理的实际变化情况，本节重点放大并分析5Hz时阻抗的变化。Intrabreath图的纵坐标表示阻抗，横坐标分别表示容积和流量，EO为呼气末阻抗，IO为吸气末阻抗，正常EO略大于IO，这是因为呼气时气道内径有所缩小，阻力略有增加；吸气时气道内径有所增大，阻力略有降低，但健康人平静呼吸时的变化有限，EO和IO接近，都<0.5kPa/（L·s）。如果横坐标表示容积的话，那么所形成的蓝色直角三角形的斜边就反映了容积依赖性（dR/dV），其数值在右上角方框内，斜边越倾斜，容积依赖性就越大，表示患者呼吸时吸气和呼气阻抗的差异越明显，而正常人容积依赖性不显著（见文末彩图17-12A）。如果横坐标表示流速，正值表示吸气相，负值表示呼气相，一般呼气相在临床上更有价值；EpF为呼气过程中到达最大流量前正脉冲的平均阻力，EnF为呼气过程中到达最大流量前负脉冲的平均阻力，EnL为呼气过程中到达最大流量后负脉冲的平均阻力，EpL为呼气过程中到达最大流量后正脉冲的平均阻力；从IO起始依次连接EpF、EnF、EnL、EpL则形成一曲线，可反映呼气时阻抗随流量而变化的情况，即流量依赖性（dR/dV'），其数值也在右上角的方框内，健康人几乎为零（见文末彩图17-12A）。

2. 电抗的特点　Intrabreath图也用于反映电抗X的容积依赖性和流量依赖性关系。与黏性阻力相似，弹性阻力和惯性阻力之和不仅与呼吸流量有关，有流量依赖性；也与肺容积有关，有容积依赖性。与阻抗的测定相似，电抗的 Intrabreath 图也由 5Hz、10Hz、15Hz、20Hz 等的分析图组成，纵坐标表示电抗 X，横坐标分别表示容积和流量，其中 EO 为呼气末 X，IO 为吸气末 X。低频率时主要反映弹性阻力，高频率时主要反映惯性阻力。因健康人平静呼吸时弹性阻力变化不大，而惯性阻力几乎为零，IO 和 EO 数值很接近。与阻抗相似，如果横坐标表示容积，那么所形成的蓝色直角三角形的斜边就反映了电抗的容积依赖性（dX/dV），其数值在右上角方框内，斜边越倾斜，容积依赖性就越大。正常人的容积依赖性不明显。如果横坐标表示流量（实质是加速度），正值表示吸气相，负值表示呼气相，电抗随流量变化则称为流量依赖性（dX/dV'），其数值也在右上角方框内，正常人也几乎为零。

（二）阻抗 Intrabreath 图的分析

正常人（见文末彩图 17-12A）、阻塞性肺疾病（见文末彩图 17-12B）和限制性肺疾病（见文末彩图 17-12C）有显著性差异，简述如下。

1. 正常人 在不同振荡频率时的阻抗皆非常小，接近与横坐标平行，基本不显示容积依赖性和流量依赖性。

2. 周围气流阻塞性肺疾病 在周围气流阻塞性疾病，如 COPD 和支气管哮喘，高频率（如 15 和 20Hz）时，阻抗不大或略增大，无或仅有较弱的容积依赖性和流量依赖性低；低频率（如 5Hz）时阻抗显著增大，且有明显的容积依赖性和流量依赖性，流量依赖性以呼气为主，说明中心阻力基本正常或略增大，周边阻力显著增大，符合其病理和病理生理特点。

3. 限制性肺疾病 在限制性通气功能障碍患者，高频率时阻抗基本正常；低频率时阻抗有所增加，有一定的容积依赖性和流量依赖性。高频率时呼气阻抗稍大于吸气阻抗，低频率时吸气阻抗稍大于呼气阻抗，说明吸气扩张受限。

六、阻抗的潮气呼吸图

阻抗的潮气呼吸图（Z-T 图，图 17-13）对临床诊断无多大意义，主要用于 IOS 测量时的质量控制。要求呼吸基线稳定，波幅大小均匀；阻抗波变化有规律，无口腔伪动作。

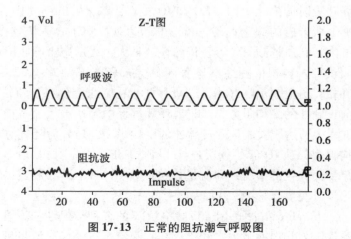

图 17-13 正常的阻抗潮气呼吸图

第四节　阻抗的容积依赖性分析

　　气道阻力是气道内径的函数，气管-支气管系统不是坚硬的管道系统，它可以被拉大或压缩，正常情况下有自发性回缩的倾向。多种因素可以调节气道内径的变化，如吸气时，肺容积增大，气道扩张，阻力降低；呼气时，肺容积缩小，气道回缩，阻力增加，即气道阻力是肺容积的函数。由于大气道有气管软骨环支撑，中、小气道周围有弹力纤维牵拉而保持气道内径的相对恒定。健康人在肺总量（TLC）位置阻力最小，然后随着肺容积的缩小（呼气），气道内径相应缩小，但变化幅度不大，气道阻力仅轻度增大，但达残气容积（RV）时，气道被显著挤压，内径显著缩小，阻力迅速增大（图 17-14 和图 17-15）。用多频或连续频率的振荡解释具体变化机制非常困难，但用单频解释则比较容易，本节以单频、且为低频（如 5 Hz）时解释其变化，因为低频传导远，能反映呼吸器官总阻抗的变化。

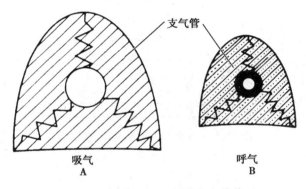

图 17-14　支气管内径与肺容积的关系
吸气时内径增大，肺总量位置最大；呼气时内径缩小，残气容积位置最小

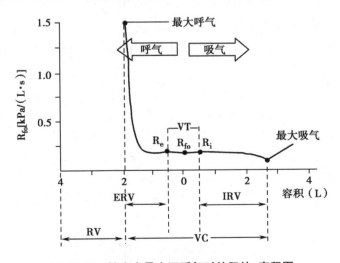

图 17-15　健康人最大深呼气时的阻抗-容积图

一、年龄相关的阻抗变化

阻抗-容积曲线的形态与受检者的年龄有关（见图 17-15、图 17-16）。青年人的呼出气容积达肺活量（VC）的 90% 时，阻抗才显著增加；而老年人（如 70 岁）由于肺实质弹性减退，呼出气容积达 VC 的 60% 时，阻抗即显著增加。因此青年人出现呼吸代偿时，补吸气容积（IRV）和补呼气容积（ERV）皆被动用，而老年人则主要动用 IRV，若储备不足则仅能通过增快 RR 以适应增加的通气需求。

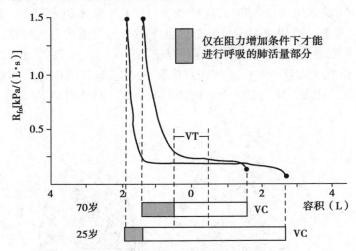

图 17-16 年龄相关的阻抗-容积曲线

R_{fo}：振荡频率为 fo 时的阻抗（平均阻抗），Re 和 Ri 分别为
平静呼气末和平静吸气末的阻抗。三者基本相同

二、周围气道阻塞患者的阻抗变化

与健康青年人和老年人相比，在周围气流阻塞患者，阻抗-容积曲线的形态发生明显变化，呼气阻抗明显增大。在小气道病变或轻度肺组织弹性减退的患者，静息呼吸的阻抗（即平均阻抗）一般正常，吸、呼气时相的阻抗也相似，但用力呼气时阻抗逐渐增加（图 17-17A）；随着阻塞程度加重，逐渐出现静息阻抗增大，吸呼气时相的差距也增大，呼气时相阻抗增加的速度也逐渐加快（图 17-17B、C、D）。在严重气流阻塞患者，即使气道阻塞有一定的可逆性，传统肺功能测定也常不能显示，因为 FVC 太小，FEV_1 改善幅度百分比达到 12% 非常容易，但其绝对值达到 200ml 就非常困难了。在阻抗-容积曲线往往能显示明显改善（平静呼吸部分的改善最明显，图 17-17D），这在静息 IOS 测定即可显示出来，故 IOS 不仅测定简单，在反映阻抗变化的敏感性和特异性方面也有较大优势。

三、限制性肺疾病的阻抗变化

在大部分限制性通气障碍患者，除非是急性加重期，气道阻力和肺组织黏性阻力多基本正常，增加的弹性阻力和惯性阻力相互抵消，故阻抗增加不明显，且吸呼气时相相似，但 VC 显著下降（图 17-18）。

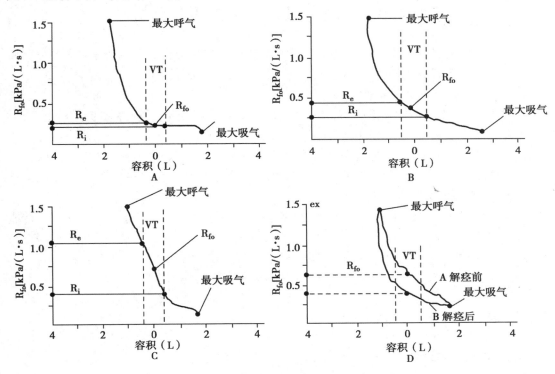

图 17-17 不同程度气流阻塞时的容积-阻抗曲线

A. 周边气道轻微气流受限，静息呼吸的阻抗正常，吸呼气时相相似，用力呼气时逐渐增大

B. 周边轻度气流受限，静息呼吸的阻抗增加，呼气时相＞吸气时相，用力呼气时明显增大

C. 周边中度气流阻塞，静息呼吸的阻抗明显增大，呼气时相＞吸气时相，用力呼气时显著增大

D. 周边重度气流阻塞，不同容积的阻抗皆显著增大；有一定的可逆性，吸解痉药后明显改善；由于阻塞严重，传统肺功能测定常不能显示出可逆性

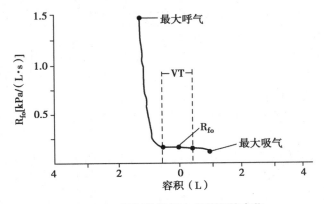

图 17-18 限制性通气患者的阻抗变化

静息呼吸阻抗基本正常，曲线形态基本正常，肺活量下降

第五节　脉冲振荡肺功能的报告分析

为理解 IOS 的异常改变，必须先了解正常改变，本节举例分析 1 例正常病例、1 例慢性肺间质纤维化患者、1 例 COPD 和 1 例气管阻塞患者的 IOS 报告。

（一）正常病例（见文末彩图 17-19）

这是 1 例 56 岁的男性早期肺癌患者，身高 167cm，体重 65kg。常规肺功能检查正常。其 IOS 测定结果显示：

1. 阻抗的潮气呼吸图（右侧第一个图）　潮气容积和振荡波形规律，符合测定要求。

2. 参数结果　共振频率、总阻抗、5～35Hz 时的阻抗 R（反映黏性阻力）和电抗 X（反映弹性和惯性阻力之和）皆在正常范围。

3. 频谱分析图（左侧第一个图）　阻抗 R 在正常预计值的下方，电抗 X 在正常预计值的上方，说明皆频谱分析图正常。

4. 阻抗容积图（右侧第二个图）　阻抗非常小，吸呼气时相相似，也皆正常。

5. 结构参数图（右侧第三个图）　中心和周边阻力及其他阻力皆正常。

6. 阻抗 R 频谱微分均值图（左侧第三个图）　电抗 X 频谱微分均值图（右侧第四个图）皆未显示容积依赖性和流量依赖性。

7. 总结　IOS 测定结果正常。

（二）慢性肺间质病（见文末彩图 17-20）

这是 1 例 57 岁的女性慢性特发性肺间质纤维化（IPF）患者，身高 147cm，体重 38kg。常规肺功能检查诊断为轻度限制性通气功能障碍，伴轻度低氧血症（PaO_2 = 70mmHg）。IOS 测定结果为：

1. 阻抗的潮气呼吸图（右侧第一个图）的潮气容积波形和振荡波形规律，符合测定要求。

2. 参数结果

（1）共振频率：17.52Hz，略升高；各频率的 R 值皆正常，排除气道阻塞，说明共振频率的轻度增加是因为肺组织黏性阻力增加所致。

（2）电抗：在低频率（X_5、X_{10}）时的负值明显增加，分别由预计值的 -0.07 和 -0.04 升至 -0.18 和 -0.07（单位忽略）；在高频率时正常，提示周边部分的弹性阻力明显增加，符合肺间质病变的特点。

（3）肺顺应性：明显降低（Cl = 0.5L/kPa，正常约为 2L/kPa），也符合肺间质病变的特点。

（4）阻力：周围阻力（Rp = 0.50）升高，超过中心阻力 Rz（0.21）的 2 倍（正常情况下，外周阻力显著小于中心阻力），因不存在气道阻力增加，说明肺组织黏性阻力增加，也符合肺间质病变的特点。

3. 频谱分析图　阻抗 R 皆在预计值曲线的下方；低频率时电抗 X 在预计值曲线的下方，出现明显的负值，在高频率时则在预计值得上方，符合周边组织病变；共振频率稍右移。

4. 阻抗容积图　阻抗基本正常，吸呼气时相一致，基本排除气道阻塞或陷闭。

5. 结构参数图　周边阻力增加，胸肺弹性阻力（Ers）增加，与参数指标肺顺应性下降一致；惯性阻力（Lz）基本正常。

6. 阻抗的频谱微分均值图　阻抗 R 皆低于预计值，无容积依赖性和频率依赖性，提示气道阻力正常。

7. 电抗频谱微分均值图　电抗 X 在高频率时正常，无容积依赖性和流量依赖性；在低频率时超过预计值，特别是 5Hz 明显变负，有一定的流量依赖性和明显的容积依赖性，且吸气时的负值明显超过呼气，提示吸气的电抗增加，说明弹性阻力增加，符合肺组织病变的特点。

8. 结论　肺顺应性下降，黏性阻力轻度增加，符合轻度 IPF 的特点和轻度限制性通气功能障碍；总体而言，IOS 对限制性通气障碍的价值较低。

（三）COPD（见文末彩图 17-21）

这是 1 例 51 岁的女性 COPD 患者，身高 159cm，体重 61kg。有 COPD 的典型病史和 X 光片检查结果，常规肺功能检为重度阻塞性通气功能障碍，通气失代偿（$PaCO_2$ = 47.6mmHg）。IOS 测定结果为：

1. 阻抗的潮气呼吸图（右侧第一个图）　潮气容积波形规律，振荡波形也基本规律，符合测定要求。

2. 参数结果

（1）共振频率 43.11Hz，显著升高，总阻抗 1.28kPa/（L·s），是正常预计值的 334%，提示严重气流阻塞。

（2）阻抗：频率为 20、30、35Hz 时的阻抗皆增加（占预计值的 200% 左右），说明有中心气道阻塞；5Hz 显著升高（占预计值 311%），R5-R20 明显增大，说明周边气道阻塞更严重。

（3）电抗：X 在所有振荡频率时皆出现负值，或负值明显增加，提示各部位动弹性阻力皆显著增加，反映气流阻塞的广泛存在。

X 负值增加远超过 R，说明电抗对诊断气流阻塞更敏感。

低频率时电抗（X_5、X_{10}）负值增加（8~16 倍）显著高于高频率时（X_{25}、X_{30}）的增加幅度，说明周边阻塞的程度远超过中心阻塞的程度。

（4）肺顺应性：明显降低（Cl = 0.5L/kPa，正常约为 2L/kPa），与严重阻塞导致的 FRC 显著升高一致（该例患者已出现 $PaCO_2$ 升高，说明 FRC 接近压力-容积曲线的高位拐点，故顺应性下降；而不是一般轻、中度或中、重度 COPD 的顺应性升高）。

（5）阻力：周围阻力（Rp）和中心阻力（Rc）皆升高，且 Rp 是 Rc 的 2.9 倍，与不同频率时的 R 值一致，提示气道阻塞广泛存在，但周边阻塞更严重。

3. 频谱分析图（左侧第一个图）　R 和 X 曲线形态具备以周边阻塞为主伴一定程度中心阻塞的特征：曲线 R 皆在预计值曲线的上方，且有显著的频率依赖性，低频的升高幅度远高于高频的升高幅度；曲线 X 皆在预计值曲线的下方，低频的下降幅度远超过高频的下降幅度；Fres 明显右移（因数值太大，该图已不能显示）。

4. 阻抗容积图（右侧第二个图）　阻抗显著增加，吸呼气时相不一致，中间有空白区，符合典型 COPD 的特点。

5. 结构参数图（右侧第三个图）　为严重的以周边阻塞为主伴随中心阻塞的改变；胸

肺弹性阻力（Ers）也显著增加，与参数指标肺顺应性下降一致；惯性阻力（Lz）也明显增加，与存在大气道阻塞一致。

6. 阻抗的频谱微分均值图（左侧第三个图） 各频率的 R 值皆高于预计值，提示存在广泛气道阻塞；在高频率时（如 20Hz），吸、呼气时相的 R 相似，无容积依赖性和流量依赖性，说明存在中心气道的固定阻塞；低频率（5Hz）的阻抗显著高于高频率（20Hz），有明显的容积依赖性和呼气时相一定程度的流量依赖性，说明周边阻塞远比中心阻塞加重，且随呼气、吸气时相而变化。

7. 电抗频谱微分均值图（右侧第四个图） 各频率的 X 皆低于预计值，提示中心部位的惯性阻力和周边部位的弹性阻力皆增加，符合广泛气道阻塞的特征；在高频率（20Hz）时，吸、呼气时相的 X 相似，无容积依赖性和流量依赖性，说明存在中心气道的固定阻塞；X_5 显著高于 X_{20}，且容积依赖性和呼气时的流量依赖性较阻抗更显著，说明电抗与阻抗的频谱微分均值图的诊断价值相似，但更敏感。

8. 结论 严重周边气流边塞（以呼气阻塞为主），轻度中心气道固定性阻塞，肺顺应性下降，惯性阻力轻度增加，符合极重度 COPD 的改变。

（四）大气道阻塞（见文末彩图 17-22）

这是 1 例 45 岁的男性，为胸腔内气管阻塞，身高 168cm，体重 67kg。CT 和气管镜检查提示胸廓内气管存在约 2cm 范围的管壁增厚和狭窄，气管内径约 6mm。常规肺功能检：VC 占预计值的 103.5%，FEV_1 占预计值的 41%，$FEV_1\%$ 31.5%，TLC 和 FRC 正常（见文末彩图 17-22A）。肺功能诊断：重度阻塞性通气功能障碍，提示胸腔内大气道非固定性阻塞。

IOS 测定结果表现为下述特点（见文末彩图 17-22B）。

1. 阻抗的潮气呼吸图（右侧第一个图） 潮气容积波形和振荡波形规律，符合测定要求。

2. 参数结果

（1）共振频率 13.25Hz，略增高；总阻抗 0.48kPa/（L·s），是正常预计值的 167.5%，略增高；R5 是正常预计值的 163%，反映轻度气流阻塞存在。

（2）频率为 5、10、20、25、35Hz 时的阻抗皆轻度增加（大部分占预计值的 150% 以上），且增加幅度相似，说明存在中心气道的轻度阻塞。

（3）电抗 X 在低频率时的负值明显增加，提示惯性阻力明显增加，符合大气道阻塞。

（4）肺顺应性（Cl）：基本正常。

（5）阻力分布：周围阻力（Rp）和中心阻力（Rc）皆略升高，两者基本相等，提示轻度大气道阻塞可能合并小气道的气流阻塞。

3. 频谱分析图（左侧第一个图） R 曲线形态为典型的中心气道阻塞的特征：曲线 R 皆在预计值曲线的上方（大于正常值），与频率关系不明显。低频率（5Hz）时曲线 X 皆在预计值曲线的下方（大于正常值），高频率时在预计值的上方，提示惯性阻力增加，符合大气道阻塞改变。Fres 略向外移位。

4. 阻抗容积图（右侧第二个图） 阻抗稍增加，吸呼气时相有一定差别，符合轻度大气道非固定阻塞的改变。

5. 结构参数图（右侧第三个图） 轻度中心阻塞合并周边阻塞；胸肺弹性阻力（Ers）

正常，与参数指标肺顺应性正常一致；惯性阻力（Lz）也略有增加，与大气道阻塞一致。

6. 阻抗的频谱微分均值图（左侧第三个图）　阻抗 R 皆高于预计值，与频率关系不明显，有一定的流量依赖性，容积依赖性不明显，符合大气道阻塞的改变。

7. 电抗频谱微分均值图（右侧第四个图）　低频率（5Hz）时曲线 X 在预计值曲线的下方（大于正常值），高频率时在预计值的上方。X₅有一定容积依赖性，吸气电抗大于呼气电抗，说明吸气时惯性阻力下降更明显，其结果较阻抗的频谱微分均值图更敏感。

8. 结论　符合轻度非固定性中心气道阻塞，可能伴有周边气流阻塞。

IOS 的定性诊断与传统肺功能的定性诊断一致，但肺功能减退程度差别较大，显示 IOS 对诊断大气道阻塞有一定欠缺，考虑与静息呼吸，气流受限不明显有关；但对该类患者是否合并小气道问题能提供更多的信息。IOS 作为传统肺功能的补充可能更有价值。

（五）总结

IOS 检查与常规肺功能检查相比有一定的优越性。受检者能在静息呼吸状态下完成 IOS 检查，能提供比常规通气功能检查更多的信息，能明确阻塞的部位、严重程度以及特征。整个测试过程仅需 30 秒左右，所得结果与传统肺功能仪所测结果大体一致，有较好的相关性和重复性，但对诊断限制性肺疾病和大气道阻塞有明显的欠缺，IOS 宜作为常规肺功能检查的补充手段。与体描法相比，IOS 更有优势，前者大约有 30% 的测量失败率，IOS 测量成功率接近 100%，几乎适合于所有患者，对阻塞性肺疾病的诊断有更好的特异性，但如上所述，对大气道阻塞的诊断不敏感，而体描法则是诊断气道阻塞的金标准，尤其是对诊断大气道的价值更大，两者互为印证更有价值。如果采用笔记本电脑式的 IOS，其体积与常规通气功能测定仪相似，携带也非常方便。

第六节　脉冲振荡肺功能的测定标准

虽然 IOS 的测量很简单，只要让受检者接上咬口，不漏气，加上鼻夹，用手压住腮部，放松，记录自主呼吸 1 分钟即可；理论上测量数据排出了受检者配合因素的干扰，重复性好，但为了使测量更加标准化，以便于 IOS 测量结果的互相交流，参考美国胸科学会/欧洲呼吸协会（ATS/ERS）建议，制定标准如下：

一、对受检者的要求

1. 穿着　避免过紧的腰带、胸带和衣服等限制呼吸运动的因素。
2. 体位　选择坐位，具体要求为：坐直、坐正。座椅高度合适，双脚着地不跷腿；若两脚悬空则可能影响测定的安全性和配合度。如需使用轮椅则应锁住轮子。
3. 头保持自然，呈水平位或稍微上仰，这样有利于咽部气道通畅。
4. 夹上鼻夹，避免外加压力信号传导至呼吸道外，影响测定的准确性。
5. 用双手掌压住腮帮，避免因腮部振动而增加口腔顺应性，进而影响测量结果的精确性。
6. 用牙齿咬紧塑料咬口（也称为口器），舌头应在塑料咬口的下面，避免舌体堵住呼吸通道而增加阻力；用嘴唇紧紧包住塑料咬口，不能漏气，让受检者通过塑料咬口用嘴呼吸。

7. 保障平稳的自然呼吸。

8. 避免口腔和咽喉的伪动作，如吞咽、屏气、说话等。

二、对测量方面的要求

该方面的要求和对受检者的要求在很多方面一致。

（一）平稳的自然呼吸

这点特别重要，呼吸基线和幅度的漂移必然导致呼吸阻力和顺应性等方面的变化。

1. 受检者要放松，不能紧张。

2. 受检者要处于真正的 FRC 位置呼吸，且呼吸曲线平稳，避免上述各种额外动作。

3. 呼吸频率、潮气容积稳定，呼吸均匀。即符合受检者正常的呼吸形式。对正常成人而言，RR 约为 14～20 次/分；男性 VT ＞450ml，女性 ＞350ml。阻塞性通气患者以深慢呼吸为主（除非是严重气流阻塞）；限制性通气患者以浅快呼吸为主（除非是急性加重期患者）。

（二）记录

1. 呼吸平稳后开始记录。

2. 建议记录时间 45～60 秒。

（1）大部分情况下至少需记录三个稳定的呼吸周期。

（2）流行病学研究至少需记录三个稳定的呼吸周期。

（3）频谱微分均值图至少需记录 30 秒。

3. 受检者松开塑料咬口前停止记录。

第七节　脉冲振荡技术的问题

由于 IOS 是成熟度相对欠缺的一种技术，且与传统肺功能测定和体描法测定皆有很大的不同，因此有必要对容易混淆的几个问题进行阐述。

一、IOS 测定时是否需要配合

一般描述：IOS 不需受检者配合，可以用于老人、小儿等配合不佳的患者，这一直是被强调的 IOS 优点之一。这种说法是不确切的，IOS 的测定也需要受检者的配合，只是和传统肺功能测定有较大不同，如用传统肺功能测定气流受限需受检者充分用力吸气和用力呼气，故年老体弱者和小儿不适合测定，但对平静呼吸基线的要求较低；IOS 测定要求受检者必须在真正的 FRC 位置平静呼吸，还需避免口、咽喉的伪动作，头部和颈部的位置要适当，否则测定结果也不准确，因此两者测定要求有较大不同。我们的研究也显示：与传统肺功能相比，IOS 的测定结果常有较大的波动，重复性较差，甚至两次不同测定可出现相反的结果；IOS 的测定非常抽象，且临床应用经验较少，技术员和临床医生常难以判断问题的所在，因此 IOS 的测定必须要求更严格的质量控制，在与传统肺功能测定结果不一致的情况下应以后者为准。当然上述情况相对容易克服，故 IOS 操作适当可用于传统肺功能不能测定的部分患者。

上述分析提示：在测量要求上，会出现同样因素对传统肺功能测定影响小，而对 IOS

测定影响大的情况，如患者紧张，不能在真正的 FRC 位置呼吸，而是在补吸气位置或补呼气位置呼吸，将出现肺容积和气道内径的变化，IOS 测定的阻抗和电抗等结果就可能不准确；而传统肺功能测定则可相对较好地保障通气功能的完成，测定结果能基本反映通气阻力的变化。

二、IOS 测定是否需要用力

早期产品不是连续振荡，多为单一频率，常需用力吸气和呼气以反映呼吸系统的阻力变化，现代测定仪采用多频率连续发送振荡波，必须在平静呼吸状态下测定；但有些情况，如限制性通气则需在用力条件下测定才可能获得更多的信息。

三、IOS 测定值的单位为什么和传统力学单位不一样

以气道阻塞为例说明 IOS 的测定单位。原则上反映气流阻塞程度的直接参数是气道阻力，其单位应该为 $cmH_2O/(L \cdot s)$ 或 $kPa/(L \cdot s)$，但实际上反映气流阻塞指标有多种，单位也可能完全不同。上述气道阻力的单位是其中的一种，最常见于体描法和阻断法测定。最常用的表示气道阻塞程度的参数及其相应的单位是 MVV（L/min）和 FEV_1（L），这见于常规肺量计或流量计测定。在 IOS，有更多表示气道阻塞程度的参数，单位差别也更大，如共振频率是反映气道阻力的最常用参数，以 Hz 为单位，阻抗也是常用参数，以 $cmH_2O/(L \cdot s)$ 或 $kPa/(L \cdot s)$ 为单位。如用传统肺功能测定判断是否有小气道功能障碍时，测定最大呼气流量-容积曲线，以流量为参数，以 L/s 为单位；还可用动态顺应性为参数，以 L/cmH_2O 或 L/kPa 为单位；用 IOS 测定时，以电抗为参数，以 $cmH_2O/(L \cdot s)$ 或 $kPa/(L \cdot s)$ 为单位。所有这些都是根据不同的测定原理，用不同的计算公式表达。其临床意义相同，只要计算出不同参数实测值占预计值的百分比都可判断阻塞的程度。没有必要，也不可能将不同的单位进行换算。

四、IOS 的正常值范围

目前国内尚无不同阻抗、电抗或其他参数的正常值范围，仍采用国外的预计值公式（基本是欧美公式）；同时不同厂家的预计值公式也不同。亚洲黄种人和欧美白种人的体型有很大差异，主要表现欧美人的肺容积较国人大，这必然影响阻抗 R 和电抗 X 的大小，实践中 R 的数值在国内明显偏低，因此采用国外的预计值公式是不合适的。但某些情况下，国外的预计值公式也适合国内使用。因为肺容积主要影响阻抗 R 的大小，对共振频率、电抗 X 和顺应性的影响不大；另外 IOS 更主要的内容是频谱分析和频谱微分均值图，因此 IOS 还是有较大的应用范围。当然若能计算出国人阻抗 R 等的预计值公式则价值更大。

五、常用 IOS 测定数据正常是否意味着肺功能正常

如上述，常用 IOS 参数，特别是阻抗 R 的正常值范围不适合国人的特点，因此 R 正常不能意味着阻力正常；另外反映完整 IOS 测定结果除采用测定参数外，还有其他许多内容，如频谱分析和频谱微分均值图更有价值，因此与传统肺功能相似，判断 IOS 的测定结果是否正常需要综合分析。

六、容易混淆的几个概念的含义

Zrs：呼吸总阻抗　习惯定义是黏性阻力、弹性阻力和惯性阻力之和。理论上弹性阻力和惯性阻力方向相反，相互抵消，故正常情况下 Z 主要反映黏性阻力的大小，与总黏性阻力 R_5 大小相等或几乎相等。理论上惯性阻力是正值，弹性阻力是负值，故 Zrs 大于 R_5 提示惯性阻力增加或弹性阻力减小，否则提示弹性阻力减小或惯性阻力增加，因此 Zrs 的实际临床价值不大。

Zrs 是所谓的三大阻力之和的说法也不准确，它实质是 R 和 X 之和，而不是 R（黏性阻力）、E（弹性阻力）和 L（惯性阻力）之和，因此 Zrs 是 IOS 的独有的概念。理论上平静呼吸时，呼吸器官的惯性阻力几乎为零，弹性阻力所占比例超过黏性阻力，因此 Z 若是 R、E 和 Z 之和，则 Zrs 会显著小于 R_5，但事实上 Z 总是等于或大于 R_5，因此所谓总阻抗不能用传统力学概念理解。

R：阻抗　代表黏性阻力，与传统肺功能的概念相似。

X：电抗　是弹性阻力和惯性阻力之和，低频率时主要反映弹性阻力，高频率时主要反映惯性阻力。但 X 反映的弹性阻力有时间限制，是经过傅里叶转换后的一种特殊形式，与传统的力学概念不同，其单位为 $cmH_2O/(L \cdot s)$ 或 $kPa/(L \cdot s)$，因此它不仅反映胸肺顺应性的变化，也反映气道阻力（包括周边和中心阻力）的变化。另外 X 反映的惯性阻力的单位也是 $cmH_2O/(L \cdot s)$ 或 $kPa/(L \cdot s)$，也是经过傅里叶转换后的一种特殊形式，不是传统意义上的惯性阻力。X 是 IOS 的独有概念。

C　真正顺应性的概念，与传统顺应性的概念相同，如 Cl、Cw。

E　真正弹性阻力的概念，与传统弹性阻力的概念相同，如 Ers。

L　真正的惯性阻力的概念，与传统惯性阻力的概念相同。

Fres　共振频率，在该频率点，经过傅里叶转换的"弹性阻力"和"惯性阻力"相同，故反映黏性阻力的大小。

中心部位（C 或 Z）和周边部位（P）　并不是单纯的解剖概念，传统概念认为大气道是中心部位，小气道、肺实质和胸廓是周边部位。在 IOS 的概念中，一般中心部位包括大气道和胸廓，如中心阻力（Rz 或 Rc）是大气道和胸廓的黏性阻力；而周边部位则包括小气道和肺组织。

七、IOS 的使用范围和缺陷

无论从理论上还是实践上讲，IOS 都是一种独特的肺功能测定技术，因此有许多内容需进一步完善和发展，特别是目前尚无国人的正常值范围；另外呼吸科医生和相关技术人员还有一个较长时间的熟悉过程，因此尽管经过多年的发展，IOS 仍不宜纳入常规肺功能测定。

IOS 是通过振荡波的叠加、传导、吸收、反射、折射等过程，经相关的数学转换完成测定和计算的。在电子技术和电子计算机技术比较完善的今天，数学转换是可以比较精确完成的，但上述波的特性在气道-肺实质-胸廓内变化有较大的不确定性，如中、下肺气道的走行比较顺畅，振荡波的传导和反射就比较完全，获得的信息也相应较多，上、中肺气道的走行比较弯曲，振荡波的传导和反射就容易受到较多限制，获得的信息可能较少；不同频率的振荡波可以同时传导至气道和肺的中央部分，获得的信息多，而高频振荡波则不能传导至周边部分，获得的信息少，因此 IOS 诊断中央病变的敏感性和特异性高，而对周边部分的敏感性则可能稍差（但本章第五节却显示了相反的结果）；在周边部位的病变中，限制性病变又比阻塞性病变的敏感性差。临床应用时还发现，常规肺功能显示严重周边阻塞的患者的 R 值有时偏低，这可能与病变导致的振荡波被大量吸收，不能获得更多的有关信息。

　　因此，从总体上讲，IOS 有常规肺功能测定不能取代的特点，且测定技术相对简单方便，是一种有前途的肺功能测定技术；同时 IOS 也需要一个较长的、逐渐完善和发展的过程，目前不宜常规应用；IOS 与传统肺功能测定、体描法测定各有特点，可以相互补充。

（朱　蕾）

第十八章

体容积描记仪

体容积描记法（简称体描法）是目前测定肺容积的最精确方法，也是测定总气道阻力的最可靠方法。体容积描记仪（简称体描仪）主要是一个密封箱装置，箱壁上有压力、流量等多种测定仪器，受检者在其中进行不同方式的呼吸，并进行相应的测定。应用适当的气体定律（主要是 Boyle 定律）计算出肺容积，其特点是描记胸廓内的整个被压缩的气体容积，进而间接反映肺容积的变化，故精确性不受通气不良肺区的影响；而通常使用的气体稀释法则容易低估肺容积。

体容积描记仪也提供了测定气道阻力（Raw）、肺阻力（R_L）和胸壁阻力（Rcw）的方法；并且是测定的标准方法（金标准）。R_L 也可不用体描仪测定，但其他方法常需放入食管气囊，因而限制了其临床应用；而体积描记法可以快速、无创地测定气道阻力。

第一节　体容积描记仪的发展历史

18 世纪 90 年代 Menzies 首先在英国 Edinburgh 应用一个称为"潮气容积记录仪"（tidal volume recorder）的装置，其基本结构是由一个充水箱组成，是现代体描仪的雏形。测定时，受检者沉入水中，一直满至颈部；呼吸时引起水移动的容积变化；而水容积的变化则间接反映肺容积的变化。1882 年 Pfluger 建成一个像密闭浴池的箱体，首次测定了受检者的外周可以压缩的气体；应用 Boyle's 定律，测定了残气容积（RV），这是压力型体容积描记仪的先驱。1950 年 Comroe 在 Pennsylvania 大学建成简化箱体，但未能测定平静呼气末胸腔气容积（thoracic gas volume，Vtg）和气道阻力（Raw）；最后由其学生 Arthur R. DuBois 建立了测定方式。1960 年 Jere Mead 建成了容积型体容积描记仪（volume displacement box），即受检者的容积直接由肺量计或流量计记录（和 18 世纪的 Menzies 设计的筒体有不同的测定原理）。最后，Noe Zamel 建立了容积型压力补偿法，导致经壁呼吸概念的形成，因而体描仪可以兼具压力型和容积型的优点。

第二节　体容积描记仪的基本类型

由于受检者在箱体呼吸时，可采用不同的气体定律，因而可把体容积描记仪分为三种类型（图 18-1）。

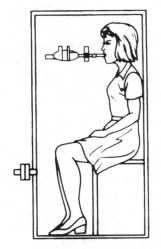

（1）压力型体容积描记仪

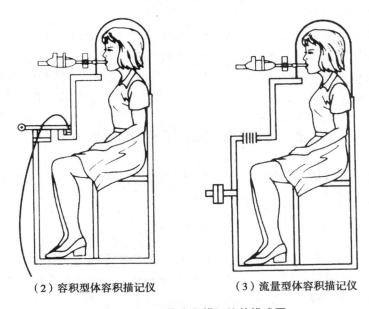

（2）容积型体容积描记仪　　　　　　（3）流量型体容积描记仪

图 18-1　不同体容积描记议的模式图

一、压　力　型

　　为容积恒定、压力变动型，临床应用最多。它包括一个大的、容积恒定的箱体，箱壁上有一个流量计和三个压力传感器，分别测定经口流量或速率（$\dot{V}$）、箱压变化（$\triangle Pbox$）、口腔压变化（$\triangle Pmo$）。

　　受检者在箱内呼吸时，胸内气体压缩及扩张的容积变化引起箱内压的相应变化，压力传感器将箱压转成电信号，从而推导出胸腔内气体容积。

　　该型的敏感性好，频率响应也好，早期产品仅适于测定小容积改变，如测定 Vtg 或 Raw。箱体需经常通风，以避免受检者呼出的热空气及体温所造成的箱内温度升高，形成压力集聚，影响测定的准确性。

二、容 积 型

由箱体和其上连着肺量计的一开口所组成。受检者在箱内呼吸的容积变化直接引起肺量计的容积变化，从而完成肺容积的测定。该型适于测定大容积变化，但敏感性差。由于肺量计机械性能的局限，频率响应也受到限制。

三、压力/容积型（"流量型"）

由箱体及两个开口构成。一开口为气体通路，受检者可从室内呼吸空气；另一开口则连接肺量计（或其他容积测定装置）。当受检者呼吸时，肺容积变化表现为箱压变化和箱内气体容积变化的函数关系。该型可同时测定箱压及箱内气体容积变化，故肺容积可精确记录。具有频率响应好，动态敏感范围广的特点。

由于该型的箱体不密封，故无箱压集聚的问题。箱体流量计可作为通风的通路，以避免温度引致的箱内压上升。

虽然箱内气体容积变化可用常规肺量计测定，但更多的是用箱体上流量计测定，流量对时间的积分为容积（这与传统肺功能仪的发展相似）。

与传统肺量计发展至流量计，以及流量计的不断改进相似，体描仪也不断发展完善，其上述所谓的逐渐克服。目前各类体描仪测定肺功能的范围、精确度基本相同。

第三节 体容积描记仪测定的基本原理

体描仪测定主要包括两个基本方面的内容：容积测定（包括通气功能）和阻力测定，两者的测定原理不同。

一、容 积 测 定

1. 基本测定原理 通过体容积描记仪及相应的压力和流量传感器，可以测得箱压、口腔压和经口流量等基本参数。无论何种类型的体描仪，它一般仅测定三个参数：口腔压（食管压）、经口流量和箱容积变化。前二者的测定方法，各型均一致，其中口腔压测定应用压力传感器，经口流量使用流量计；基本差别在于测定箱体的容积变化。压力型是在喘息时从箱内压变化测定出胸腔内气体压缩容积的变化，从而间接反映肺容积的变化；容积型或流量型则是直接从连接箱壁开口的流量计（或传统肺量计）上直接测定胸廓容积的变化，如此得到的容积信号必须经过特殊的回路修正，以矫正由于流量计或肺量计的阻抗所导致的短暂箱压升高。

2. 流量的测定 在不同类型体描仪，流量的计算和测定也不完全相同，压力型是通过计算完成的，即容积除以时间为流量，这在现代计算机技术的条件下很容易完成。现代容积型或流量型直接通过流量计直接完成流量测定，这样无论何种类型的体描仪皆很容易肺容积参数和通气功能参数的测定。

3. 容积的具体测定 如上述，呼吸过程中，可采用不同的方法测定肺容积。

1958 年 DuBois 首先建立了通过气体在等温压缩后的容积变化，应用玻意耳定律

（Boyle law）测定 Vtg（胸廓内气容积）的方法，间接反映 FRC。受检者在箱内通过特殊的口器进行呼吸，在呼气末阀门关闭，阻断口器，要求受检者面对关闭的阀门轻轻喘息（panting，简称浅喘息）（图 18-2），规律性地缩、松胸廓。由于阀门已关闭，气道中无气流，故此时的口腔压变化（△Pmo）等于肺泡内压变化（△Palv）；同时，箱内压也出现相应变化，且反映胸廓容积变化。由于是同步测定，箱内压和肺泡内压的改变成比例。由于整个呼吸系统处于等温状态，在较小的压力变动范围下口腔压和箱内压呈线性反比关系，因而可以在压力-容积改变中应用玻意耳定律（$P_1V_1 = P_2V_2$）进行计算。具体计算公式为：$(P_B - P_{H_2O}) \times Vtg = (P_B - P_{H_2O} + \triangle P) \times (Vtg - \triangle V)$，经过换算可计算被压缩的气体容积。公式中的 PB 是大气压，P_{H_2O} 是在 37℃ 时的饱和水蒸气压（47mmHg），△P 是呼吸通路阻断时口腔压的变化，△V 是在呼吸通路阻断、口腔压改变时的相应容积变化。一般情况下，水蒸气压仅和温度有关，在饱和状态下，不会压缩，应予以扣除；△V×△P 乘积小，也可忽略不计。因而，公式可简化为：$Vtg = (P_B - 6.27) \times \triangle V / \triangle P$。

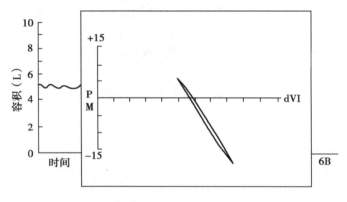

图 18-2 喘息时 Vtg 环

二、气道阻力测定

体描法是测定气道阻力的标准方法，也常采用浅喘息法测定，目的是保持会厌开放，并减少肺容积变化和吸气与呼气间的温度差。当受检者通过开放的口器喘息，可以记录经口流量和相应箱内压的周期性变化。然后，短暂关闭阀门进行 Vtg 测定。肺泡内压（等于当时测定的口腔压）和箱内压变化的比值（△Pmo/△Pbox，此时阀门关闭）除以经口流量和箱内压变化的比值（$\dot{V}$/△Pbox，此时阀门打开）即可计算出气道阻力。上述公式可简化为：气道阻力 = $\triangle Pmo/\dot{V}$，即在同等胸内压缩的情况下，肺泡内压与经口流量的比值反映气道阻力。

三、体描法的测定基础

（一）与体描法测定有关的气体定律

1. 理想气体（ideal gas）　绝对不可压缩且完全没有黏性的气体。这是一种理想化的模型，用于呼吸力学的研究。气体虽然在静态时可压缩性大，但其流动性好，黏性阻力小，很小的压力差就可使气体迅速流动，使各处气体压力差异减少到很小，因此研究气体流动的许多问题时仍可视其为具有不可压缩性的理想气体，这样决定运动的主要因素就只有流动性。

2. 气体定律（gas law） 描述理想气体参数变化规律的物理学定律。对一定质量的理想气体而言，气体的物理状态由压强、容积和温度三个物理量来描述；若压强、容积和温度三个物理量恒定时，则气体处于"稳定状态"。若三个物理量单独或同时变化即可引起气体状态的变化。这些规律统称为气体定律，主要包括以下几种类型。

3. 玻意耳-马里奥特定律（Boyle-Mariotte law） 简称"玻意耳定律（Boyle law）"。当温度不变时，一定质量气体的容积同它的压强成反比。即温度不变时，一定质量气体的容积与压强的乘积是一恒量。

4. 查理定律（Charles law） 当气体容积不变时，一定质量气体的压强与绝对温度成正比。

5. 盖-吕萨克定律（Gay-Lussac law） 当气体压强不变时，一定质量气体容积与绝对温度成正比。

6. 理想气体方程（ideal gas equation） 关于一定质量气体的压强、容积和温度同时变化时的气体定律。玻意耳定律、查理定律、盖吕萨克定律分别反映了一定质量的气体在压强、容积和温度三个物理量中的一个量恒定时，其他两个变量之间的关系。但自然环境中三个物理量往往同时发生变化，一定质量气体的压强、容积和温度都为变量时，气体的压强与容积的乘积同绝对温度成正比。理想气体方程是上述三个气体定律的综合。

（二）基本假设

体描法测定是基于下述四个基本合理的假设：

1. 在呼吸道阻断时进行呼吸运动，由于此时气道内不存在气体流动，根据压强传导定律，即在密闭容器内压强可以向各个方向传递，且大小相等，从而可得到 Pmo = Palv（肺功能测定中所指的压力实质皆为压强）。

对此假设有人提出质疑，他们认为在气道阻断时，上气道成为一个分开的容器，气体仍可以在下气道中来回运动，使胸内压的变动值大于 Pmo 的变动值，导致 Vtg 值过高。虽然从理论上该现象应可以发生在所有人中，但实际上由于呼吸潮气容积很小，气道口、气道内、肺泡内压很快平衡，故基本不发生，即使发生也可忽略不计；仅有严重气流阻塞的患者可见气道内压力的丢失（压力来不及平衡）。较慢频率（60 次/分）的喘息可减少此种错误，但不可能完全消失，故对严重气流阻塞患者的气道阻力测定结果应客观评估。

2. 肺实质具有良好的弹性，压力的改变可迅速穿过肺实质传到所有的含气腔，在组织间不存在压力梯度。

该假设在成人中基本是合理的，但在婴幼儿中受到挑战。成人肺容积大、肺泡容积大、肺泡间液含量少，故肺的弹性非常好，黏性阻力很低，在比较平稳的呼吸时，压力的传导非常好，各部位压力基本相等；但若快速、用力呼吸时，压力来不及平衡，测定结果将不准确。但肺功能测定时，该种情况不存在，故该假说是合理的。若出现急性、严重肺实质病变，情况将出现变化，肺组织黏性阻力增大，压力传导过程中将逐渐递减，但该种情况下测定肺功能的机会极少，故影响不大；若确实进行测定，需客观评估。小儿的肺容积小、含气肺容积小、细胞间液含量相对较多，故测定结果的准确性可能受到一定程度的影响。有研究发现在患毛细支气管炎婴幼儿康复后，其 Vtg 值明显低于预期。研究提示这些患儿肺内存在一些高阻力、低顺应性区域，仿如一些硬球，内含的气体在气道阻断时基本不会受压缩和疏松，因而有人认为，阻断时通过测定食管压变化取代△Pmo，可更好地反映△Palv，但对方法此仍有争论，且测定要烦琐得多。

3. 压力和容积的改变是恒温的 在呼吸系统中，邻近的气体组织能迅速将气道阻断时呼吸动作所产生的热量向全身消散，因而体内容积改变是恒温的。

此外，体描仪中的气体在压缩和疏松过程中产生的热量有可能不散失到、也有可能散失到箱体壁上，因而体描仪的箱压改变可能是绝热的，也可能是随温度改变的（称为多热的）。绝热意味着符合理想气体方程，测定结果准确；后者则意味着可能影响测定结果的准确性，故测定时应在阻断时的相应呼吸频率下定标，以补偿由于多热状态所致的误差。

4. 压缩和疏松过程仅发生在胸腔内的气体 胃、肠道内也存在一定容积的气体，其变化也自然会影响测定结果。一般认为胃肠道内的气体容积被认为是无显著意义的，或者不会被压缩。这假设已被临床研究所证实。因为在进行气道阻断时，呼吸动作所产生的腹内压变化比 Pmo 要小得多，故其引起的腹腔气体容积变化可忽略不计。

第四节 体容积描记仪的测定方法

体描仪测定主要涉及常规肺功能参数（肺容积、通气功能）测定和气道阻力测定，两者的要求有明显不同。

一、胸廓内气容积和其他相关肺容积参数的测定

临床上一般采用两种呼吸方式进行测定。受检者首先在阀门关闭的情况下进行呼吸，测得 Vtg；然后缓慢呼吸测定潮气容积（VT）和肺活量（VC），计算出其他各种肺容积参数。与传统肺功能仪测定相比，体描仪测定的肺容积是胸腔内所有的气体，包括那些和气道无直接联系的气腔内的气体，因而可测定阻塞性肺疾病中陷闭的气体容积。

（一）Vtg 的测定

1. 准备 对传感器进行定标，然后让受检者坐于体描箱内。操作人员示范阀门的开关机制和适当的喘息方法。

2. 测定 受检者潮气呼吸时要求胸部放松，使其潮气末容积在真正的 FRC 位置。夹好鼻夹，含好咬口，关闭箱门。

让受检者进行几次平稳的潮气呼吸后，在平静呼气末关闭阀门，进行喘息，将肺容积的微小变化（$\triangle V_L$）和口腔压（P_m）作图。

3. 计算 由于气道内无气体流动，故口腔压等于肺泡压，根据玻意耳定律推算 Vtg。

假定：P_1 为大气压，V_1 为阀门关闭时的胸廓内气容积（Vtg），P_2 为吸气时新的口腔压，其大小为 $P_2 = P_1 - \triangle P$，V_2 吸气时新的胸廓内气容积，其大小为 $P_2 = V_1 + \triangle V$。

根据玻意耳定律：

$P_1 V_1 = P_2 V_2$

$P_1 V_1 = (P_1 - \triangle P)(V_1 + \triangle V)$

$P_1 V_1 = P_1 V_1 + P_1 \triangle V - \triangle P V_1 - \triangle P \triangle V$

$P_1 \triangle V - \triangle P V_1 - \triangle P \triangle V = 0$

$V_1 = (P_1 \triangle V - \triangle P \triangle V) / \triangle P$

$$V_1 = {}_\triangle V \; (P_1 - {}_\triangle P) \; / {}_\triangle P$$

由于 ${}_\triangle P$ 值极小，通常小于 1% 的 P_1 值，故可忽略。

$$V_1 = {}_\triangle V P_1 / {}_\triangle P$$

$$V_1 = P_1 / {}_\triangle P / {}_\triangle V$$

因而，将肺容积的微小变化（ $\triangle V_L$ ）和口腔压（Pm）作图即可得到阀门关闭时的 Vtg。

即 $Vtg = 大气压 / Pm / \triangle V_L$

4. 必要的说明　现代体描仪的测定有一定变化，使得测定更方便、更准确。即让受检者进行平稳的潮气呼吸，在呼气阶段按下阀门键（并不是关闭阀门），给计算机发出准备关闭阀门的指令，计算机将自动检测其后的呼吸过程，在符合测定要求的潮气呼气末、吸气开始前的瞬间自动阻断阀门，自动完成上述测定和换算，并最终自动计算出 Vtg。

5. 评价　喘息法是测定 Vtg 的标准方法，当然也可用平静呼吸法测定，但后者仅能反映呼吸的一部分。喘息法反映的是完整的呼吸环，要求幅度和频率（ $1 \sim 2H_z$ ）适当，环末端需闭合。正常 Vtg 测定结果应为负数，阻塞性疾病时 Vtg 增大，斜率变小，图形接近水平状；限制性疾病患者则较垂直。

（二）确定 FRC 和其他肺容积参数

在阀门关闭前进行平静呼吸，使计算机得到基本信息，确定平静呼气位（即 FRC 位置）和 VT。通常体描法测定 Vtg 要求喘息必须在平静呼气位，即 FRC 位上进行，以保障得到的 Vtg 确实等于 FRC，这需要受检者配合。现代体描仪能连续监测 $\triangle V_L$，自动进行关闭状态校正，当流量为 0 时，阀门关闭。指导受检者喘息，计算机根据数次呼吸确定呼气末水平，即 FRC 位置；然后根据关闭校正确定测得的 Vtg 即为 FRC。

在 Vtg 测定后要进行 VC 测定，然后计算其他肺容积参数，包括 TLC、RV、RV/TLC、ERV、IRV、IC 等。

二、气道阻力测定

体描仪是理想的、在气体流动情况下测定肺泡内压的仪器，可方便地测定 Raw，既可以判断和评价病理和病理生理改变，也可以用于观察治疗效果、评价支气管激发试验等。

气道阻力测定常包括上、下气道阻力的测定，下气道又可分为大、中气道和小气道（内径 ≤2mm 的气道），80% ~ 90% 的气道阻力在上气道和大、中气道，因而体描仪反映的主要为大、中气道的阻力。

（一）影响气道阻力的主要因素

决定气流阻力的因素主要有以下几种。详见第十章，简述如下。

1. 气道内径　气道阻力和气道半径的关系为：

$$Raw \propto 1 / \gamma^4$$

即气道阻力和气道半径的 4 次方成反比。若管径减少 1/2，则阻力会增加 16 倍。气道内径是决定气道阻力的主要因素。

2. 气流形态　大体分为层流和湍流。层流阻力小且恒定，与气道半径的 4 次方成反比；而湍流阻力显著增大，不仅与半径的 5 次方成反比，且随气流速率的增大而增大。故气流形态是决定气道阻力的另一主要因素。

3. 气道长度 阻力和长度成正比，即长度增加 1 倍，阻力增加 1 倍。因此与内径相比，长度对阻力的影响因素要小得多；加之气道长度相对固定，因此长度不是影响气道阻力的主要因素。

4. 肺容积 肺容积增加（吸气时），弹性纤维张力增加，牵引支气管，气道管径相应增大，阻力减少；反之，肺容积减少（呼气时），气道直径减少，阻力增加。但正常人、平静呼吸时变化不大，故影响有限。在病理情况下，如 COPD 患者，肺弹性回缩力下降，等压点向外移至肺泡端，呼气相气道阻力明显上升。

（二）气道阻力测定

1. 测定公式和机制 一般测定呼气相气道阻力（Raw），Raw 和驱动压（肺泡内压与大气压之差，后者为 0，故等于肺泡内压）成正比，和气流速度（气流量）成反比，即 $Raw = \triangle P / \dot{V}$。

经口流速可从直接从经口的流量计测得，但 $\triangle P$ 为肺泡压（Palv）和大气压之差，后者为 0，故直接测定出 Palv 即可。由于测定经口流速要求受检者自由呼吸，不加阻断，因而在开口处不易测得 Palv。但 Palv 和胸腔内的压缩容积有关，故可以很容易计算。

胸内压缩容积是肺容积变化和经口流量积分所得容积之差。理论上呼气肺容积变化和经口呼出气容积相等，但实际上有一定的差异；因为胸腔内容积或气流容积受一定压力（主要是肺泡内压）的压迫，而经口呼出气几乎无压力（吸入气亦如此），因此两者之间有微小的差异。若平稳、缓慢呼吸（接近静态），肺泡内压变化有限，压缩容积为 0。但在动态情况下，如采用浅快喘息，一些气体会留在肺内，随吸气、呼气而疏松（吸气时）或压缩（呼气时），压缩容积与肺泡内压直接相关，通过测定压缩容积，并应用适当的气体定律，即可推算出平均肺泡内压。

2. 胸内压缩气容积测定 胸内压缩气容积测定有以下两种基本方法。

（1）通过自然呼吸，测定 $\triangle V_L$ 和经口气容积（$\triangle Vm$）很容易得出压缩气容积（Vcomp）。即：

$$Vcomp = \triangle V_L - \triangle Vm$$

由于两个测定的容积值均较大，故其差值（即压缩容积）很容易出现误差。

（2）通过压力型呼吸方式，让受检者在箱内呼吸，即受检者呼吸是在箱内压、而非大气压状态下完成。吸气时肺泡压下降，箱内压上升：呼气时相反。在呼吸周期所测得的箱内压变化和肺泡容积变化成比例（后者反映胸内压缩容积的变化），特别是在流量型体描仪，测得的 $\triangle V_L$ 是从经壁传感器获得，仅反映在呼气时仍受压缩的气体容积（在吸气时则为扩大的气体容积）。由于此时采用的是压力型方式，经口的气体容积直接返回到箱内。平静呼气时，肺容积变小，应可记录出较大的 $\triangle V_L$ 变化。但由于此时是在箱内呼吸，经口呼出的气体回入箱内，补充了肺容积的减少。如果无气体压缩，两者应相等，Vcomp 为 0；在动态呼吸情况下则并非完全如此，由于出现胸内气体压缩，经口容积变化和箱内容积变化不相等。此时：

胸内压缩容积 $Vcomp = \triangle V_L - \triangle Vm$

肺泡内压则为：

$Palv = (Pbar - 64) / V_L \times Vcomp$。

$Raw = Palv/Vm - RDS = (Pbar - 64)/V_L \times Vcomp - RDS$。

RDS 为经口流量计的阻力和阀门阻力，应从气道阻力值中扣除。

按照 1955 年 Dubois 的方法，用 Palv 和 Vm 作图，气道阻力以该线的斜率表示。

Raw = (Pbar – 64)/V$_L$ × Vcomp/△Vm – RDS。

V$_L$ 为测定气道阻力时的 Vtg。

由于测定 Vtg 需关闭阀门，而测定气道阻力则需开放阀门。故测试完成后，首先显示 Vtg 环，然后以肺泡内压对经口流量作图，该直线的斜率即为 Raw。

3. 采用浅快喘息进行测定的特点　有以下几个方面。

（1）可除去水蒸气饱和环境条件（ATPS）- 生理条件（BTPS）转换中出现的伪迹。

（2）由于高频（浅快）低幅（喘息）之故，可增大信号比例。每次呼吸周期可在 1 秒内完成。

（3）可维持声门开放，保障测定气道阻力的准确性。平静呼吸时常造成声门部分关闭和不同的会厌状态，加入更多的上气道阻力成分，影响下气道阻力测定准确性。因此采用浅快喘息法测定的气道阻力较平静呼吸小。

（4）浅快喘息时，腹腔内压变动较小。

4. 采用平静呼吸测定的特点　为了方便操作，有些体描仪采用平静呼吸法测定气道阻力，通过计算机补偿程序，纠正平静呼吸造成的伪迹，而操作者控制补偿程度。它有下述优点。

（1）不需受检者的特殊配合，依从性好。

（2）方法简单，受检者可安稳测定，避免焦虑、着急等不良情绪。

（3）操作者的指导时间减少，提高工作效率。

（4）消除在浅快喘息时所造成的 Vtg 逐步增加现象。

（5）根据肺泡内压（口腔压）与经口流量作图，该直线的斜率即为 Raw。

三、气道传导率和比气道传导率

气道传导率（C$_{aw}$）是气道阻力的倒数，即每单位驱动压所引起的流量变化。气道阻力和肺容积间呈双曲线关系（详见第十章），同一受检者在不同的肺容积下测得的气道阻力不同，所以一般在功能残气位进行气道阻力的测定；气道传导率和肺容积间则呈直线关系（详见第八章），因此每单位肺容积的气道传导率，即比气道传导率（sGaw）不受肺容积的影响，更适合于个体间的比较。

第五节　体容积描记法的测定要求

体容积描记法测定有一定的特殊性，和常规肺功能相比有明显的不同。

一、体容积描记法的测定步骤

（一）定标

见下文"质量控制"部分。

（二）测定前准备

1. 受检者入仓的前准备　操作者要做好指导工作，说明测定过程，受检者要进行仓外练习，以尽可能获得最佳的配合。

2. 入仓后的准备工作　受检者进入体描箱坐定后，调节呼吸流量描记仪的高度，使受检者含口器后保持身体坐直、头颈部直立的状态。受检者戴上鼻夹，并调整位置；双手轻轻按住两颊，以保持舒适和避免漏气。需强调受检者的适当动作是用双手轻轻按住面颊以防止口腔引起的压力改变，但不应支撑肘部或抬高肩膀。最后关闭仓门。

（三）测定气道阻力

选择流量-仓压关系曲线工作模式。

1. 指导受检者放松呼吸，使平静呼气末处于功能残气位。

2. 当流量-仓压曲线重复良好时，在呼气末令受检者做浅快呼吸。

3. 记录三个流量-仓压曲线。

（四）测定胸腔气容积

选择口腔压-仓压关系曲线工作模式。

1. 指导受检者放松呼吸，使平静呼气末处于功能残气位。

2. 受检者呼吸稳定后，指导其进行浅快呼吸；在稳定的浅快呼气末，关闭气道阀门，令受检者继续保持浅快呼吸。

3. 记录三个口腔压-仓压曲线。

（五）测定肺活量

打开气道阀门，令受检者尽量作平静呼吸（该过程记录 VT、RR 和 VE）；待呼吸稳定、且呼气末处于功能残气位时，令受检者作充足深吸气，然后缓慢尽力深呼气，测定结果即为 VC。这与传统肺活量的测定相同。

（六）测定用力肺活量（FVC）曲线和最大呼气流量-容积（MEFV）曲线

打开气道阀门，令受检者平静呼吸；呼吸稳定后尽力呼气（达 RV），然后尽力深吸气（达 TLC）；此时令受检者做最大力量、最快速度的呼气，直至呼气结束，即同步完成 FVC 曲线和 MEFV 曲线的测定，并显示各对应参数。这与传统 FVC 曲线和 MEFV 曲线的测定相同。

（七）重复测定

重复步骤（三）、（四）、（五）、（六），以获得 3 次满意的测定结果为原则，但重复次数视测定质量和受检者的身体状况定，但一般最多不超过 8 次。这与传统肺功能测定的要求相同；实质上核心测定仪器也是相同的，即皆用流量计测定。

（八）结束测定

测定结束后，打开仓门，受检者出仓；舱门持续处于开放状态，保持舱内温度稳定，为下一例受检者的测定做准备。

二、体容积描记法的质量控制

体容积描记法是一项相对比较复杂的临床测定方法，需要合格、稳定的仪器设备，训练有素的技术人员，以及受检者的良好配合。只有建立实验室质量控制和评价标准，测定的结果才能认为是可靠的，至少是可接受的，否则测定结果及报告将可能是不可靠的。

（一）测定仪器及其技术要求

1. 体描箱的仓体　应方便受检者进出。门最好是从里面向外开。仓内应装备对讲系统，技术员和受检者应可清楚地看到对方，并能进行有效的交流。

2. 呼吸速度测定器　即流量计，是容积（肺活量及相关参数）和流量的测定装置，技术要求与传统肺功能的流量计相同。

3. 体描箱的传感器 体描箱包括压力（容积恒定）型、容积型、流量型等类型，但其核心要求基本相同。体描箱中的传感器应符合适当的技术参数范围，其中口腔压：±20~50cmH$_2$O，仓压：±2cmH$_2$O（500L箱），流量：0.2~1.5L/s。压力与容积信号的相位排列成直线，应达10Hz。这些传感器及其技术参数要求主要保障胸廓气容积和气道阻力的测定。

4. 辅助温度调节设备 建议使用一个强制通风或类似的装置来辅助温度平衡。可采用空调来维持热平衡。

5. 定标装置 包括标准定标筒（推荐3L），用于对呼吸速度测定器（流量计）进行定标和定标检验（这与传统肺功能仪相同）；30~50ml正弦波泵，用于压力箱的定标；±20cmH$_2$O水压表，用于口腔压力传感器的定标；0~1.5L/s转子测速仪，用于流量计的流量验证。

（二）仪器定标

如上述，体容积描记法是一项相对复杂的测定技术，需要对多个传感器进行定标；还要注意频率响应、热稳定性和漏气等情况。应按建议的频度和技术标准进行定标。当仪器的准确性受到怀疑时，或仪器挪动了位置后，应重新定标。

1. 每天使用自动或人工定标系统对容积、口腔压和仓压进行定标，每月对系统进行人工定标。

2. 至少每周对流速计进行线性检验。

3. 至少每季度对一个已知阻力管的气流阻力进行测定，即评价阻力测定的准确性。

4. 至少每年或基于仪器变异的倾向，以一个实验室建立的频度，采用等温气筒矫正体描箱的容积。

5. 至少每月或在任何测定装置的准确性受到怀疑时候对标准受检者进行测试（即生物对照，或生物-QC），每周或每半个月进行测试更好。

6. 必要的说明 流量计（测定肺活量及相关参数、通气功能曲线和参数）的定标、定标检验、流量的线性检验与传统肺功能测定仪相同。压力和箱体容积（测定胸廓气容积和气道阻力）需额外校正。

（三）技术人员

体容积描记测定法应在受过呼吸功能培训的医生的指导下进行；符合I或II级标准水平的技术员可以进行操作，如果操作人员没有接受足够和合理的培训，容易导致测定结果不可靠。

1. I级标准水平 操作体容积描记仪的技术员应是至少具备高中学历或同等学力，并具备操作传统肺功能测定仪的能力。具有I级水平的人员只有在II级水平技术员或符合要求医生的监督下才能进行测定。

2. II级水平 接受过正规教育和培训。所谓正规培训可以是一个被承认的呼吸治疗或肺功能培训项目的一部分，或2年生物科学和数学的大学课程。II级水平人员应具备至少2年从事常规肺功能测定（包括肺容积、通气功能和CO弥散量）的经验。

（四）受检者依从性

受检者是体描法测定的主体和关键。只有受检者有良好的依从性，才能够做出可接受并可重复的动作，这样的测定结果才可能是可信的。

1. 正确的呼吸动作 受检者通常采用"浅快喘息"或"浅快呼吸"动作测定Vtg和Raw；但受检者存在严重气流阻塞或引发气道痉挛时，应保持慢的"浅快喘息"速度（即大约 1Hz），否则测得的 Vtg 偏高。

2. 不恰当的呼吸动作　不恰当的浅快喘息可以造成 Vtg、Raw 或 sGaw 测定结果的不准确。在浅快喘息过程中过度的压力波动或信号漂移可能使 Vtg、Raw 或 sGaw 无效。由于压缩效应，过度的腹腔气体或采用辅助呼吸肌的浅快喘息可能使测得的 Vtg 偏大。

3. 其他合适的呼吸动作　在儿童或其他难以掌握浅快喘息动作的受检者，建议使用非浅快喘息（即自然呼吸）进行测量。但需注意，在具有内置散热装置的体描箱内进行非浅快喘息可能使 Vtg 或 Raw 的测定数值不准确。

（五）测定结果的分析

1. Vtg 结果的分析　满足以下条件的 Vtg 是可以接受的。

（1）显示或记录的曲线轨迹提示浅快喘息的动作得当，即对抗口腔呼吸通路阻断阀门产生的呼吸环应当是或近乎是闭合的。

（2）记录下的压力变化应当在每个传感器校正的压力范围之内。整个描图应当是可见的，太大或太小的压力变化可能产生错误的结果。

（3）通常需要 1～2 分钟使箱内温度平衡，显示或记录的曲线不应漂移。

（4）浅快喘息的频率大约是 1Hz（即 60 次/分）。如果体描系统是为非浅快喘息而特殊设计的，则非浅快喘息可以接受。

2. Raw 结果的分析　满足以下条件的 Raw 是可以接受的。

（1）符合上述 Vtg 的（1）、（2）、（3）的标准。

（2）阀门开放的浅快喘息动作显示一个相对闭合的环，尤其是在 +0.5～-0.5L/s 的范围内。

（3）浅快喘息的频率大约是 1.5～2.5Hz（90～150 次/分）。

（4）一个给定的受检者在序列的测定过程中（如支气管扩张剂使用前后的测定），其浅快喘息频率应保持恒定。

3. VC 和 FVC 结果的分析　与传统肺功能测定相同，不赘述。

（六）测定结果的报告

1. Vtg 的报告

（1）取至少 3～5 个独立的、可接受的浅快喘息动作结果的平均值。

（2）采用在平均值 5% 以内的数值进行计算。

（3）指出 Vtg 是否在 FRC 位置还是其他肺容积水平，即阀门关闭的时机是否在平静呼气末或在其他呼吸时相。

（4）如果采用了其他方法（气体分析法）测定，体描法测定结果应与其他方法的结果进行比较。

（5）对于某些系统，应校正受检者的体重（用标准体重）。

2. 肺容积的报告　包括 VC 及其相关参数（如 IC、ERV 等）、FRC 及其相关肺功能参数（TLC、RV），前者皆应在同一次测试中完成，这与传统肺功能测定相同，但强调 ERV、IC 和 VC 应与每一次 Vtg 测试结合起来分析。应当从可接受的 Vtg 中报告平均的 IC 和 ERV。报告中应包含曲线，以显示呼吸动作是否正确。

可以用不同的方法计算 TLC，但一般建议使用：TLC = 平均 FRC + 平均 IC（平均 IC 应当接近最大 IC），RV = TLC - 最大 VC。

3. 通气功能的报告 与传统肺功能相同，不赘述。

4. Raw 和 sGaw 的报告

（1）应当计算每一次阀门关闭与阀门开放动作的切线的比值。

（2）对 3~5 次独立的、可接受的、重复性好的结果进行平均后报告；重复性根据 sGaw 判断，建议的变异界限是平均值的 10% 以内，即如果测定的结果 ≤0.17，接受 ±0.01；假如测定结果 ≥0.20，使用 ±0.02。

（3）应在流量 +0.5L/s 和 -0.5L/s 之间测定阀门开放时的切线（$\dot{V}$/Pbox）。对于显示滞后的环，可以选用吸气环。

（4）对于每个单独的动作应采用阀门关闭时的 Vtg 计算 sGaw。

5. 其他 报告中还应包含技术员对测定质量的评价，包括受检者对口令的理解程度和所做的努力；评价受检者的呼吸方式，以证实确实达到稳定的 FRC 水平；用文字说明哪些要求没有达到。

第六节 体容积描记法测定的适应证和禁忌证

体容积描记法测定与传统肺功能测定有很大的相似性，也有一定程度的不同。

一、应 用 指 征

与传统肺功能相似，但其特殊性有：不能测定弥散功能，测定 Vtg（与传统方法测定的 FRC 可能不同）、Raw 和 sGaw，故强调其可能的指征包括：协助诊断间质性肺疾病；鉴别限制性和阻塞性肺疾病；评价阻塞性肺疾病，如大泡性肺气肿和囊性纤维化；对严重阻塞性疾病而言，在用氦稀释法或氮冲洗法测定 FRC 时可能产生数值偏低的假象，两类方法的测定结果比较可得到反映滞留气体的一个参数 - $FRC_{体描}$/$FRC_{He稀释}$；评价气流阻力；通过测定 Raw、sGaw 和 Vtg 的变化，反映气道对支气管扩张剂的反应；通过测定 Vtg、Raw 和 sGaw 变化反映气道对乙酰甲胆碱、组胺的反应性；随访疾病变化和对治疗的反应。

二、禁 忌 证

与传统肺功能测定也基本相同。鉴于该方法有一定的特殊性，体描法的相对禁忌证还包括：身体模型或其他妨碍受检者进入体描箱的情况（如带有泵的持续静脉输液或其他仪器、但又不能即刻停止），影响恰当地做出所需动作（如"浅快喘息"）的情况；可能会因进入体描箱内而加重的幽闭恐惧症；存在可能干扰压力变化的装置（如胸管、经气管导管给氧的导管）或其他情况；不能暂时中断的持续氧疗。

三、体描法测定的可能危害/并发症

Vtg 和 Raw 测定需要受检者恰当的"浅快喘息"，而不恰当的浅快喘息可能导致测得的胸腔内压过高。在体描箱中时间过长可能导致高碳酸血症或低氧血症，特别是在基础肺功能较差的患者。一般情况下，由于测定的时间有限，且规定体描箱需定时通气，这种情况并不常见。还可能通过清洁不当的装置（如咬口）或由飞沫传播造成感染的播散。

（朱 蕾 李 丽）

第十九章

心肺运动试验

　　心肺运动试验（cardiopulmonary exercise test，CPET）与一般心脏负荷运动试验不同，它强调运动时心肺功能的相互作用和气体交换功能，综合反映心、肺在一定负荷下通气量、摄氧量和二氧化碳排出量等代谢、通气指标及心电图变化，反映细胞代谢功能的变化，强调外呼吸和细胞内呼吸的偶联，特别强调心肺功能的联合测定。随着传感器技术的提高和计算机软件的开发，CPET 的应用范围越来越广泛，现已广泛应用于体育、航天、航空、健身、康复、心脏病学、呼吸病学、职业病学等领域。新一代运动试验仪集各种最新技术于一身，使运动测试变得非常简单，只要给受检者戴好面罩，接好心电导联，就可按事先设定的功率规程运动，仪器记录运动过程中的所有相关信息，如运动时间、运动负荷、十二导联心电图、通气量、摄氧量、二氧化碳排出量等。运动结束后，有专用的评估软件可以帮助医务人员进行全面的评估，最后将结果打印出来。

　　CPET 作为一种诊断和评估手段能够提供人体在动态状况下心肺功能信息，有助于探讨病理生理机制，了解病程进展程度，判断疗效及预后，对劳动力鉴定、康复医疗等也有很重要的意义。该系统可提供多种运动方案，让医生做出更确切的诊断和评估，主要涉及以下几个方面：①心脏疾病的诊断与评估；②运动性哮喘的诊断及呼吸困难的鉴别诊断；③评估开胸手术后的安全性；④检测运动员心、肺功能及体能状况；⑤评估伤残程度和疾病康复情况，以及劳动力鉴定。

第一节　基本概念

　　1. 运动试验仪（exercise test apparatus）　一套通过气体分析技术测定运动心肺功能的仪器。主要包括运动负荷设定装置（常用自行车功率计或活动平板）、气体分析仪、心电图等设备。

　　2. 心肺运动试验（cardiopulmonary exercise test，CPET）　又称"运动心肺功能测试"。简称"运动试验"。在运动条件下测定呼吸气体，通过电脑技术自动计算出在不同负荷下的通气量、摄氧量和二氧化碳排出量等通气、代谢指标变化以及心电图的变化，从而综合反映呼吸、心脏、运动系统功能的方法。与一般心脏负荷试验不同，它强调运动时心肺功能的相互作用和气体交换作用。

3. 道格拉斯气袋法（Douglas bag method）　受检者的呼出气经过三通单向阀全部收集到道格拉斯气袋中，每隔一定时间（30 秒或 1 分钟）更换一个气袋，测试完成后，用化学分析方法分析气袋中的氧和二氧化碳的浓度和含量的方法。是早期测试气体代谢的一种方法，能准确测定呼吸气体浓度的变化，但整个过程缓慢而且烦琐。

4. 混合室法（mixing-bag method）　全称大混合室法，又称"混合气袋法"。借助于计算机、电子气体浓度分析器和流量传感器，就能在一定的容器，即混合室内，测定容积的同时测定出气体代谢数据的方法。因为经典的格拉斯气袋法不能进行测试数据的实时（On-line）分析，故逐渐被本方法取代。

5. 一口气接一口气法（breath by breath method）　随着现代电子技术和计算机技术的发展，气体浓度分析器的分析速度显著提高，从而能分析每一口呼出气的成分和容积的测定方法。该方法能显著改善混合室分析的动态性能，并克服其反应迟钝、测试样本少的缺点。

6. 小混合室法（small mixed room method）　又称"封闭模式方法（closed model method）"。采用传统混合室法的框架，即单向阀和呼吸管道，但明显减少混合室体积，能比较好地反映测试的动态过程中呼吸气体容积和浓度的测定方法。是一口气接一口气法的早期形式。

7. 微型混合室法（miniature mixed room）　又称"开放模式方法（open model method）"。使用微型混合室的测定通气量和进行气体分析的方法。在各种混合室方法中，通过流量传感器测定容积和通气量，通过气体分析仪分析 O_2 和 CO_2 的浓度，因此没有必要收集所有呼出气，只要在口鼻处的流量传感器边上按比例抽取部分呼出气到微型混合室（约 8ml），混合均匀进行测量即可，从而获得比小混合室法更好的测试精度。

8. 无混合室法（non-mixed room）　又称"新开放模式方法（new open model method）"。不使用混合室的通气量测定和气体浓度分析方法。在用流量传感器测定通气量的同时，采用快速气体分析器，直接实时分析口鼻处吸入和呼出的气体成分，再通过数学处理就可以模拟出各种各样的混合室，可完全代替烦琐的道格拉斯气袋法而又明显减少了测量误差。

9. 极量运动（maximal exercise）　逐级增加运动负荷，至受检者不能耐受的运动形式。主要用于判断最大氧耗量和心、肺、运动系统的最大代偿能力。

10. 亚极量运动（submaximal exercise）　运动量相当于极量运动负荷 85% 的运动形式。若以氧耗量为标准相当于最大氧耗量的 85%，若以心率为准，则达到最大心率的 85%。主要用于判断无氧阈、冠心病的诊断。

11. 增量运动（incremental exercise）　一种逐渐增加运动负荷的试验。主要用来完成极量运动和亚极量运动。

12. 阶梯试验（step exercise）　每隔一定时间（如 3 分钟）增加固定的运动负荷（如 30W），观察进入稳态（测定的中后期）时数据的试验。

13. 线性功率递增试验（ramp test）　在 12 分钟内做到预计最大运动功率的试验。功率递增几乎是线性的，受检者感觉平缓、舒适，而且气体代谢的数据也平稳变化，有助于无氧阈的判断。

14. 恒量运动（constant exercise）　选择极量运动时最大负荷的一定比例或根据估测情况直接选择一固定的运动负荷进行的运动试验。主要用于分析受检者的代谢情况和运动情况下肺弥散功能的测定。

15. 运动负荷（exercise load）　运动试验设定的阻力大小。常用功率表示，即单位时间内的做功量（kpm/min 或者 w/min）。$1W = 6.2kpm$。

16. 自行车功率计（power bicycle）　又称"功率自行车"。进行运动试验的常用设备，有安全、低噪音、功率准确、不受受检者做功技巧影响、易获取动脉血气等优点；缺点是受检者需主动运动，参与运动的肌肉比较少，所测得的最大氧耗量较活动平板低。

17. 踏板（treadmill）　又称"活动平版"。运动试验装置中估计做功数量的一种设备，用踏板的斜率和速度表示负荷的大小。其特点是受检者做功技巧对试验的影响大，功率不易准确计算，但参与运动的肌肉比较多，是全身运动，比较符合日常生理状态。

18. 摄氧量（oxygen uptake，$\dot{V}O_2$）　机体单位时间内利用氧的能力。一般用每分钟摄取氧的毫升数或摩尔数表示。

19. 氧耗量（oxygen consumption，$\dot{V}O_2$）　机体单位时间内通过有氧代谢消耗氧的能力。因为机体摄取的氧绝大部分用于消耗，因此测定的摄氧量和氧耗量很难区分，故可认为是一个概念。一般用每分钟消耗氧的毫升数或摩尔数表示。

20. 最大氧耗量（maximal oxygen consumption，$\dot{V}O_2max$）　又称"最大摄氧量（maximal oxygen uptake）"。极量运动时，机体在单位时间内利用氧的上限，或机体在单位时间内消耗氧的最大能力。健康人由心脏泵血能力和运动组织对氧的摄取能力所决定。

$\dot{V}O_2max$是反映人体在极量负荷时心肺功能水平的一个主要指标。

21. 氧脉搏（oxygen pulse，$O_2\text{-}pulse$）　全称每搏氧耗量。心脏每跳动一次，周围组织所摄取的氧量或进入肺血液的氧量。两者分别反映体循环和肺循环的功能，大小基本相等。但临床多测定体循环，故氧脉搏等于心搏出量与动脉-混合静脉血氧含量差的乘积，是反映心功能的良好指标。氧脉搏降低也见于以下疾病：贫血、一氧化碳中毒和低氧血症等。

22. 每千克体重氧耗量（oxygen consumption per kg body weight，$\dot{V}O_2/kg$）　又称"每千克体重摄氧量（oxygen uptake per kg body weight）"。在单位时间内单位体重（kg）的氧耗量或摄氧量，是衡量个体运动能力的一种指标。

23. 最大每千克体重氧耗量（maximal oxygen consumption per kg body weight，$\dot{V}O_2max/kg$）又称"最大千克体重摄氧量（maximal oxygen uptake per kg body weight）"。在单位时间内每千克体重的最大氧耗量或最大摄氧量，与$\dot{V}O_2max$相比，排除了一定的个体差异，更具有可比性，是衡量个体的运动能力和进行手术前风险度评估的客观指标。

24. 无氧阈（anaerobic threshold，AT）　人体在递增负荷强度时，由有氧代谢开始向无氧代谢转变的临界点。随着运动负荷的增加，肌肉消耗更多的氧，也产生更多的CO_2，摄氧量、运动负荷、通气量、CO_2产生量之间呈线性关系。但达一定水平，无氧代谢发挥的作用迅速增大，通气量和 CO_2 产生量迅速增大，并超出摄氧量与运动负荷的增加。AT 是判断有氧代谢能力的主要指标。

25. 代谢当量（metabolic equivalent, MET）　评估能量消耗的实用指标，一个代谢当量相当于每分钟、每千克体重 3.5ml 的氧耗量。常用代谢当量来衡量心功能和运动强度。

26. 最大运动通气量（maximal expiratory ventilation, VEmax）　极量运动时每分钟呼出的气体容积。健康人 VEmax 约占最大自主通气量（MVV）的 60% ~ 70%。

27. 呼吸储备（breathing reserve, BR）　最大自主通气量（MVV）与最大运动通气量（VEmax）之差的绝对值占最大自主通气量的比值或最大运动通气量占最大自主通气量的百分比。能反映极量运动时的呼吸储备能力。MVV - VEmax/MVV 的正常值约为 20% ~ 30%，因此心功能是限制健康人运动能力的主要因素。呼吸储备降低是原发性肺部疾病患者通气限制的主要特点。

28. 二氧化碳产生量（CO_2 output）　单位时间内，机体组织产生 CO_2 的多少。常用每分钟产生 CO_2 的毫升数或摩尔数表示，是反映机体代谢功能的常用指标。

29. 二氧化碳排出量（CO_2 discharge $\dot{V}CO_2$）　机体单位时间内经肺呼出 CO_2 的多少。常用每分钟呼出 CO_2 的毫升数或摩尔数表示。一般情况下与 CO_2 产生量一致，但剧烈运动前后、呼吸功能短时间内恶化或改善的情况下，两者常有较大差异。

30. 最大二氧化碳产生量（maximal CO_2 output）　极量运动时组织内单位时间内所产生的 CO_2 的多少。常用每分钟产生 CO_2 的毫升数或摩尔数表示，是反映机体代谢功能的常用指标。

31. 最大二氧化碳排出量（maximal CO_2 discharge $\dot{V}O_2$max）　极量运动时，单位时间内经肺呼出 CO_2 的多少。常用每分钟呼出 CO_2 的毫升数或摩尔数表示。一般情况下与最大 CO_2 产生量一致，但剧烈运动前后、呼吸功能短时间内恶化或改善的情况下，两者常有较大差异。

32. 呼吸熵（respiratory quotient, RQ）　每分钟二氧化碳产生量与每分钟氧耗量的比值。常用于反映进食类型和机体代谢情况。健康人普通饮食条件下约为 0.85。其中糖的呼吸熵为 1，体内蛋白质的呼吸熵为 0.8，脂肪的呼吸熵为 0.71。

33. 呼吸气体交换率（respiratory exchange ratio, R）　每分钟二氧化碳排出量与每分钟氧耗量的比值。一般情况下，RQ 和 R 相等，RQ 常用 R 表示。在通气量短时间内迅速增大或无氧代谢明显增加的情况下，两者常有很大的差异。

34. 氧通气当量（ventilatory equivalent for O_2, EQO_2）　相同时间内每分钟通气量与每分钟氧耗量的比值，即 $EQO_2 = VE/\dot{V}CO_2$，是确定无氧阈的最敏感指标。

35. 二氧化碳通气当量（ventilatory equivalent for CO_2, $EQCO_2$）　相同时间内每分钟通气量与每分钟二氧化碳排出量的比值，即 $EQCO_2 = VE/\dot{V}CO_2$，主要用于无氧阈的确定。

36. 有氧代谢（aerobic metabolism）　在有氧条件下，通过三羧酸循环进行的氧化作用，生成三磷酸腺苷（ATP）的过程。有氧代谢的效率高，消耗 1mmol 的葡萄糖产生 30 或 32mmol ATP。

37. 无氧代谢（anaerobic metabolism）　机体利用糖的无氧酵解生成乳酸，释放出能量，再合成三磷酸腺苷的过程。一般情况下，机体主要利用有氧代谢供给能量；但在心肺疾病、代谢疾病或剧烈运动时，有氧代谢不能满足需要，无氧代谢供能显著增加。无氧代谢的效率不高，消耗1mmol的葡萄糖仅产生2mmol ATP。

38. 通气限制（ventilation limit） 运动终末时，VEmax 接近、达到或超过 MVV 的状态。健康人肺的通气储备很大，不是限制运动能力的因素。

39. 呼吸困难指数（dyspnea index，DI） VE/MVV 的比值，反映呼吸困难程度的客观指标。

40. 心源性限制（cardiogenic limitation） 极量运动时，心率达最大预计值，氧脉搏不能进一步升高的状态。临床比较常见，这是与心脏本身的储备较低有关。

41. 动态呼吸环（dynamic respiratory loop，intrabreath loop） 运动前受检者先完成一次用力流量-容积环，然后在运动过程的任何时刻监测呼吸流量-容积环变化。可形象、直观、准确地反映肺通气限制的信息。

42. 最大心率储备（maximal heart rate reserve，HRRmax） 健康人极量运动时，最大心率实测值与预计值的差值。反映心脏的储备能力。健康人极量运动时，最大实测心率达预计值，即心脏充分发挥运动能力。

第二节　运动气体代谢测定技术的发展历史

运动气体代谢测试技术从早期的道格拉斯气袋法到目前的开放式测定法有了很大进展，特别是实时（on-line）分析技术越来越成熟，能够迅速对每一次呼吸进行测定，而且派生出许多新的研究内容。

一、道格拉斯气袋法

早期气体代谢测试采用道格拉斯气袋法（Douglas bag），受检者的呼出气经过三通单向阀全部收集到道格拉斯气袋中，每隔一定时间（30秒或1分钟）更换一个气袋，这样整个测试过程就需要几十个气袋（图19-1）。测试完成后，使用化学分析方法分析气袋中的氧和二氧化碳的浓度，尽管分析数据可靠，但整个过程缓慢而且非常烦琐，除非特殊实验需要，极少应用。

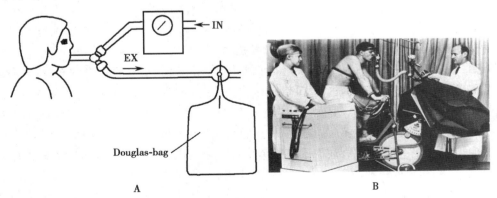

图 19-1　道格拉斯气袋法
A. 模式图；B. 实测图

二、混 合 室 法

全称大混合室法，又称混合气袋法（mixing-bag）。由于经典的格拉斯气袋法不能做到测试数据的实时分析，于是有人就提出了呼出气的动态混合概念，即混合气袋法，这样借助于当时的苹果Ⅱ计算机、电子气体浓度分析器和流量传感器，就能在容积测试的同时得到气体代谢的数据（图 19-2）。这是气体代谢测试技术的一次巨大飞跃。这类的产品比较多，如早期耶格的 EOS、20 世纪 80 年代的耶格 EOS-Sprint、森迪斯的 2900 等。混合室法比较符合道格拉斯气袋法，测定精确，但缺点是动态性能差，反应迟钝。适合于采用稳态功率负荷进行的试验，但对短时间快速精确的测量就明显不足，已基本淘汰。

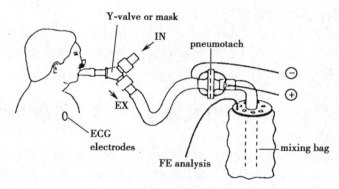

图 19-2 混合室法测定模式图

三、一口气接一口气法

随着现代电子技术和电子计算机技术的发展，气体浓度分析器的分析速度的不断提高，因此只要提高采样速度就可以减少混合室的大小，同样获得和传统大混合室法一样的测试结果，于是就出现了一口气接一口气（breath by breath）测试方法，即分析每一口呼出气的气体成分和容积，这样大大改善了其物理混合室分析的动态性能，克服了传统混合室法反应迟钝、测试样本少的缺点，这是测试技术上的又一次大飞跃。breath by breath 技术从提出到现代测试已经经历了三个阶段的发展。

（一）第一阶段：混合室法——封闭模式技术

早期（20 世纪 80 年代中后期），人们不能跳出传统混合气袋法的框架，仍然采用笨重的单向阀和呼吸管道，为封闭模式，只不过混合室体积大大减少（约为 4.2L），能比较好地反应测试的动态过程（图 19-3、图 19-4）。而且结构简单，测定方便，成本便宜。从理论上讲，混合室的大小应恰好等同于一口气呼出气体容积，也就是说混合室最好能根据潮气容积进行动态调整；同时物理混合的速度应尽可能地快，否则不能保障通气测量与呼出气平均浓度测量同步，使测试出现误差。这种偏差在大通气量情况下比较严重，所以不少使用者还是认为传统的大混合室比较适合于大通气量情况下的测量。

混合室法中流量传感器应尽量安放在混合室出口处，否则不能保障通气测量与气体成分测量的同步，从而造成测量误差，即从口腔经呼吸管道到混合室的延迟时间不固定，而解决的方法只有通过查表法大概估算其偏差系数再校正测试结果，所以测试的精确度有所下降，特别是大通气量情况下的测量，呼气阻力很大，使受检者无法正常发挥其最大运动能力。由于该方法的种种缺陷，目前仅用于重症呼吸衰竭抢救中气体代谢的测量，已极少在正规测试中使用了。

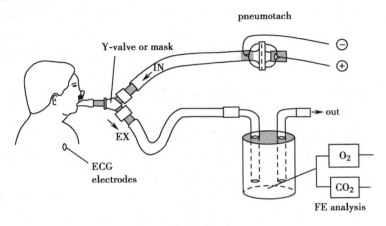

图 19-3　早期混合室法测定模式图

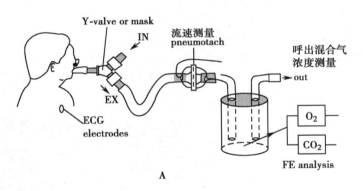

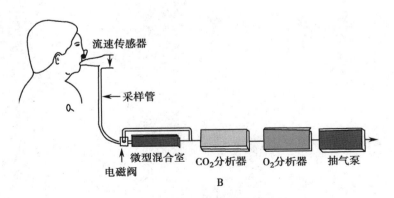

图 19-4　混合室法模式图

A. 晚期混合室；B. 微型混合室

（二）第二阶段：微型混合室法——开放模式技术

由于容积和通气量是通过流量传感器测量的；而混合室仅仅是收集平均呼出气的成分，通过气体分析仪分析其氧和二氧化碳浓度的，因此实际上没有必要用混合室收集所有的呼出气了，我们只要在口鼻处的流量传感器边上按比例抽取部分呼出气到微型混合室（约8ml）中混合均匀进行测量即可，这样就可获得比小混合室法更好的测试精度（见图19-4B）。因为：①微型混合室的物理混合速度比小混合室快得多，基本不存在混合速度对测试精度的影响。②管道的延迟时间取决于计算机控制的伺服抽气泵，排除了小混合室法中受检者主观因素的影响，大大提高了大通气量情况下的测试精度。微型混合室法最大的优点是开放模式下测量，使受检者彻底抛弃了笨重的呼吸管道和单向阀，在自由呼吸状态下接受测量。这种方法在技术上对传感器要求也并不是很高，而且可以测到潮气末二氧化碳分压和无效腔，是目前应用最广泛的一种方法。

（三）第三阶段：无混合室法——开放模式新技术

所有采用物理混合的方法（如混合室气袋、各种混合室等），其测量误差是由于从口腔到混合室的延迟时间以及混合室物理混合的速度不固定而造成的。无混合室法采用了快速气体分析器，只要气体分析器速度足够快就没有必要用混合室，直接分析口鼻处吸入和呼出的气体成分，再通过数学处理，即用数学的方法模拟物理混合，这样可以模拟出各种各样的混合室，直接逼近道格拉斯气袋而从理论上无测量误差（图19-5A）。该方法对气体分析器的速度要求非常苛刻，成本非常昂贵；但最大优点是同时得到了潮气末的氧和二氧化碳气体分压以及实时的氧和二氧化碳浓度曲线而不需要特殊的气路设计，这样很容易获得无效腔、无效腔与潮气容积比值等有关通气、血流灌注的参数。测试样本的极大丰富，为我们进一步研究提供了各种可能性，如氧动力学分析（kinetics）、动态呼吸储备分析、大运动量下心输出量的快速测量等。

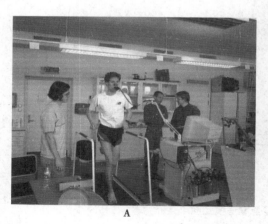
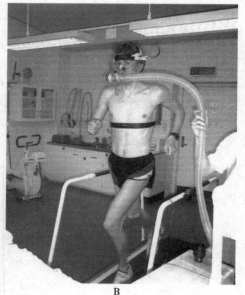

图 19-5　密闭式测定和开放式测定
A. 现代开放式测定；B. 传统密闭式测定

（四）展望

从目前发展来看，一口气接一口气技术是当今气体代谢测试技术的主流，而越来越快的实时分析将是将来发展的方向，因为更高的采样分析速度意味更加丰富的测试内容、更加精确的测试结果和更快的测定速度。

第三节 心肺功能的综合评估

机体的运动需要能量，能量主要来自于细胞线粒体内的氧化反应，即食物底料（脂肪、蛋白质和碳水化合物）在线粒体内"燃烧"。这个过程需要氧的参与，如果氧供应充足，则"燃烧"充分，称之为有氧代谢（aerobic metabolism）；如果氧供应不足，则"燃烧"不充分，这时部分能量来自有氧代谢，另有部分能量通过酵解产生，同时产生中间代谢产物——乳酸，称之为无氧代谢（anaerobic metabolism）。整个过程所需要的氧全部来自于外界，即通过肺的通气功能将外界的新鲜空气送至肺泡，然后通过气体交换到达血液，与血红蛋白结合形成氧合血红蛋白，再通过心血管系统泵至全身（包括做功的肌肉中）；而代谢的终产物二氧化碳也通过反相回路排出体外。氧的传输过程是在中枢神经系统调节下由心脏和肺脏协调工作完成的，故称为运动心肺偶联。由此可见，运动能力的大小取决于运动心肺偶联中每一个环节，即通气、换气、心血管功能以及所参与运动的肌肉等。

一、最大摄氧量

是直接反映心肺综合功能的指标，但不同个体的差异较大，完成同样的功率负荷，$\dot{V}O_2max$可有明显不同，所以用每千克体重摄氧量（$\dot{V}O_2/kg$）来衡量个体的运动能力就比较客观，具体评估标准见表 19-1 和表 19-2。

表 19-1　用最大摄氧量评估运动能力

编号	$\dot{V}O_2/kg$（ml/kg）	运动能力	备注
1	60~80	最高强度的竞技比赛，如马拉松、游泳、划船等	优秀运动员
2	50~59	高强度的娱乐比赛，如爬山、滑雪、足球等	
3	40~49	中等强度的娱乐比赛，如舞蹈、滑水等	
4	25~39	低强度的娱乐比赛，如赛马、高尔夫球等	日常工作胜任
5	20~24	娱乐运动，如走路（7km/h）、骑车（14km/h）等	
6	10~19	休闲活动，如走路（5km/h）、家务劳动等	
7	6~9	少量活动，如坐着或站着干点轻活等	

表 19-2　美国心脏和胸科协会对心肺功能障碍的评估标准

编号	$\dot{V}O_2/kg$（ml/kg）	运动能力	备注
1	16~20	轻度心肺功能障碍	可康复治疗
2	10~15	中度心肺功能障碍	能胜任外科手术

续表

编号	$\dot{V}O_2/kg$（ml/kg）	运动能力	备注
3	6~9	重度心肺功能障碍	能耐受手术，但并发症多发
4	<6	严重心肺功能障碍	手术禁忌证

二、无 氧 阈

无氧阈的测定不仅运用于运动医学，预测运动员的运动耐力、运动能力，并且广泛地运用于临床医学。

（一）无氧阈（anaerobic threshold，AT）研究的历史

1964 年 Naimark 和 Wasserman 等根据运动中血乳酸浓度的变化，首次提出了 AT 的概念。在逐渐递增负荷的运动过程中，初始机体能量的供给基本来源于有氧代谢，达一定程度后开始过渡到大量动用无氧代谢，此时伴随血乳酸的显著升高，一般将血乳酸浓度急剧升高的起点所对应的运动强度称为无氧阈。此后随着运动负荷的进一步增加，无氧酵解过程也相应增强，导致肌肉乳酸的积累和代谢性酸中毒。无氧阈的研究，实际上是对代谢性酸中毒的研究。

1973 年 Wasserman 和 Whipp 等研究了气体代谢参数，即每分钟通气量（VE）、CO_2 排出量（$\dot{V}CO_2$）、摄氧量（$\dot{V}O_2$）和呼吸气体交换率（R）的变化特点，并根据这些参数变化的标志确定了 85 例正常人的 AT。在该方法中用于测定 AT 的四项条件为：①VE 开始非线性增加；②$\dot{V}O_2$ 开始非线性增加；③潮气末氧浓度开始增加，但是与之相对应的潮气末 CO_2 浓度并没有下降；④递增负荷运动期间 R 上升的拐点。1975 年，上述作者又发现 AT 的降低是所有心血管疾病的特征，并首先提出氧通气当量（EQO_2）和二氧化碳通气当量（$EQCO_2$）的概念。1976 年 Davis 等认为 EQO_2 和 $EQCO_2$ 是确定 AT 的敏感指标。1982 年 Caiozzo 和 Davis 等选用四种常用指标（VE、$\dot{V}CO_2$、R、VE/$\dot{V}O_2$）来确定 AT，并比较其准确性和可靠性，发现 VE/$\dot{V}O_2$ 是确定 AT 的最佳指标。其后不同学者又对上述各项指标相互比较，进一步验证了根据无创性气体交换法确定 AT 的原理。

（二）确定 AT 的生理学基础

递增负荷运动中，无氧代谢增强导致乳酸浓度增加，乳酸释放入血引起两种变化，其一是 H^+ 浓度升高，从而刺激呼吸调节机制，产生与运动强度不成比例的、更强的通气反应；其二是体液缓冲，CO_2 的产生量明显增大，且与运动强度的增加不成比例，这是用无创性气体交换法确定 AT 的基础。

1980 年 Skinner 等报道，在递增运动负荷中血乳酸的变化可分为三个阶段。第一阶段处在较低强度的运动中，基本是有氧代谢供能；随着运动强度的增加，VE、$\dot{V}O_2$、$\dot{V}CO_2$、HR 均呈线性增加，血乳酸浓度稍有增加。第二阶段有氧代谢继续增强，无氧代谢也开始发挥作用，血乳酸浓度有所升高，结果是 $\dot{V}O_2$ 和 HR 继续直线上升；但 VE、$\dot{V}CO_2$ 增加的

幅度变大。因为无氧代谢增强，乳酸浓度有所升高；后者使血 H^+ 浓度增加，兴奋呼吸中枢，VE 明显增大；对 H^+ 的缓冲使 $\dot{V}CO_2$ 明显增加（图 19-6）。第三阶段是血乳酸浓度和乳酸/丙酮酸开始急剧升高，H^+ 浓度也随之明显升高，$\dot{V}CO_2$ 显著增大，出现显著的过度通气（VE 显著增大）。在该阶段，有氧代谢达高峰，并基本处于稳定状态；无氧酵解发挥更显著的作用。

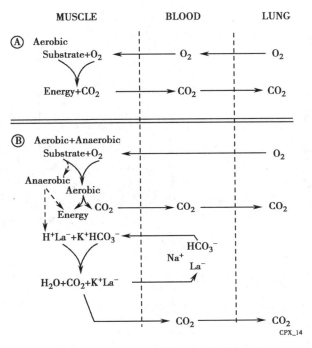

图 19-6　有氧代谢和无氧代谢的特点

国内外许多学者对气体交换法进行了广泛深入的研究，结果显示：AT 出现时，气体代谢变化曲线的非线性"转折点"与血乳酸浓度"偏离点"呈高度正相关，故可通过血乳酸浓度的检测确定 AT，但用后者确定 AT 不方便，也缺乏非常合适的标准；用气体交换法确定 AT 就成为自然的选择。

（三）确定无氧阈的标准

综合文献，确定 AT 的参考标准如下（图 19-7）。

1. 递增运动负荷达一定功率后，VE 突然升高的拐点。

2. 递增运动负荷达一定功率后，VE/$\dot{V}O_2$ 呈现锐利升高的拐点；同时 VE/$\dot{V}CO_2$ 未见降低。

3. 递增运动负荷达一定功率后，混合呼出气氧浓度（$F_{\bar{E}}O_2$）明显变化的拐点。

4. 递增运动负荷达一定功率后，$\dot{V}CO_2$ 突然升高的拐点。

5. 递增运动负荷达一定功率后，$\dot{V}CO_2$ 与 $\dot{V}O_2$ 的交点。

6. 递增运动负荷达到一定功率后，R 锐利升高的拐点。

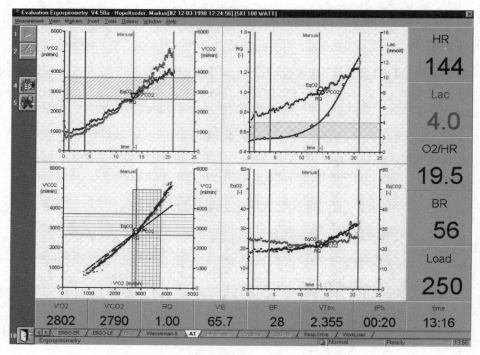

图 19-7　无氧阈的判断

当然，根据上述变化特点，也可推测出 AT。如有氧代谢时，$\dot{V}CO_2$ 和 $\dot{V}O_2$ 的变化一致，呈线性关系；但达 AT 后，$\dot{V}CO_2$ 的变化明显超过 $\dot{V}O_2$，两者呈非线性关系；两者切线的交点即为 AT（见图 19-7）

（四）对无氧阈概念的进一步阐述

为更好地理解上述评价标准，首先以 R 的变化为标准简述如下：

1. **R 与 AT 的关系**　有氧代谢时，完全"燃烧"脂类，每消耗 1000ml 氧产生 700ml CO_2，也就是说脂肪的呼吸商为 0.7；蛋白质为 0.8；碳水化合物（糖）为 1.0。所以呼吸商或有氧代谢时的呼吸气体交换率（R）不可能超过 1.0；如果 R > 1.0，那么可以肯定超过了 AT。基于这种设想，呼吸商为 1.0 时，就达 AT 了，但这是 AT 的最迟界限。真正的无氧阈应该在 R = 1.0 前，具体数据取决于当时参与代谢的食物底料。绝大部分情况下是混合饮食，呼吸商约为 0.85，即 R 达 0.85 就达到 AT，但这也仅是大概的情况。

2. **$\dot{V}CO_2$ 和 $\dot{V}O_2$ 的交点与 AT 的关系**　有氧代谢时，随着运动功率的增加，氧耗量、CO_2 产生量或排出量都相应增加，两者的比率是一致的；但超过无氧阈后，CO_2 不仅来源于有氧代谢，也来源于机体对无氧代谢产生的乳酸的缓冲，故 CO_2 排出量增加更多，所以可将 $\dot{V}CO_2$ 与 $\dot{V}O_2$ 的交点作为 AT 的位置（图 19-8）。显

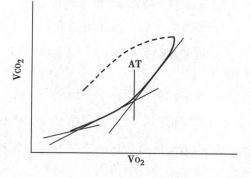

图 19-8　$\dot{V}CO_2$ 和 $\dot{V}O_2$ 的关系与 AT

然，这种方法测得的 AT 比 R = 1.0 时出现的早、且更准确。

3. EQO_2 与 AT 的关系　在有氧代谢时，VE 与 $\dot{V}O_2$ 的比值保持恒定；但进入 AT 后，出现代谢性酸中毒，刺激颈动脉体和主动脉体的化学感受器，使呼吸中枢兴奋，RR 增快，VT 增大，VE 也明显增大，并明显超过 $\dot{V}O_2$ 的增大幅度，这就使 EQO_2 出现拐点；由于 $\dot{V}CO_2$ 也明显增大，故 $EQCO_2$ 变化不大，EQO_2 和 $EQCO_2$ 出现不同的变化趋势，所以 EQO_2 的拐点就是 AT。

（五）无氧阈的价值

AT 是反映最大有氧代谢功能的指标，与运动耐力有非常密切的关系，是评定机体耐力的客观指标；在 AT 以下的功率负荷下运动，机体可长时间耐受而不会损害心肺功能，所以 AT 可以指导康复训练处方的制定。AT 还是评估心肺功能的客观指标。随着体育科学的不断进步，深入研究 AT 的变化特点，必然会更加广泛地应用于各个领域，在评价心肺疾病方面更具有优势。

（六）无氧阈的自动判断

现代运动试验仪可以通过评估软件按多种方法自动寻找 AT 点，并在所有描图中标记出来，使 AT 的判断非常简单、方便；还可在此基础上进行手动微调，使判断的准确度更高。

第四节　运动负荷的设计

根据试验目的和运动条件，不同学者设计出多种运动方案。从运动量的角度分类有极量运动、亚极量运动等；从运动负荷的变化特点分类有增量运动和稳态运动。最常用的运动器械有自行车功率计和踏板。极量运动和次极量运动一般皆采取增量运动形式，其中前者可较准确反映受检者的运动能力，但比较难以耐受，主要用于运动医学；后者较易耐受，也能反映受检者的运动反应，主要用于临床医学测定。稳态运动则主要用于观察一定运动负荷下受检者的运动反应。临床医学最常用增量运动试验，功率计的选择和运动功率规程的设计是非常重要的一个环节。

（一）传统运动试验方案的设计

早期采用阶梯试验（step exercise），每隔一定时间（如 3 分钟）增加固定的功率（如 30W），观察进入稳态的数据（该负荷的中后期）（图 19-9）。对踏板和自行车功率计而言，两者的具体选择方法不同。

1. 踏板的试验方案　1973 年 Bruce 等报道的多级踏板运动试验方案是：Ⅰ级 1.7mph（meters per hour）、10% 斜度，Ⅱ级 2.5mph、12% 斜度，Ⅲ级 3.4mph、14% 斜度，各级均运动 3 分钟。继而由 Stuart 和 Ellested 等提出改良的 Bruce 方案，并被临床广泛应用。改良的 Bruce 方案是：Ⅰ级 1.7mph、5% 斜度，Ⅱ级 1.7mph、10% 斜度，Ⅲ级 2.5mph、12% 斜度，Ⅳ级 3.4mph、14% 斜度，各级均运动 3 分钟。

2. 自行车功率计的设计方案　可参考 1981 年第Ⅳ届国际功率计研究机构的建议。一般要求自行车的转速大约为 50 转/分。功率大小根据估测的受检者的运动能力设计。做功能力弱者的起始功率选择 25W、30W 或 50W，采用 10W/min 或 25W/min 的梯级。中等运

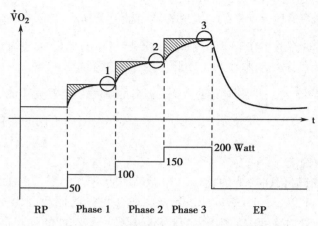

图19-9　传统运动试验设计的基本特点

动能力受检者，起始功率选择50W或75W，采用25W/min或50W/min的梯级。为更准确地确定最大功率值，最好应采用25W/2min或50W/2min的梯级；做功能力较弱者可能需采用10W/2min的梯级。

3. 试验设计的基本要求　所有设计方案均不应少于3个梯级。从初始功率到最大功率的检查时间不少于6分钟，且又不多于12分钟。如因某种原因不能遵照此项要求，需做记录。

（二）现代运动试验方案的设计

上述是早期运动试验仪的运动方案，其缺点是测试时间长，功率的递增是瞬间完成的，但心肺功能不可能在瞬间即匹配外加的功率，因此必须动用体内的储备，即无氧代谢做工，造成乳酸堆积，使肌肉酸疼乏力，所以往往不能达到真正的最大值。为此线性功率递增试验（ramp test）逐渐推广，其具体要求为：在6～12分钟做到预计的最大功率，功率的递增几乎是线性的。这样受检者的感觉平缓、舒适，气体代谢的数据也稳定变化，易于无氧阈的评估，也容易达到真实的最大功率；但对功率计提出了更高要求，至少要求有双向数字通讯接口。这种功率规程方案的优点是不言而喻的，几乎已取代传统的设计方案，被临床接受。

（三）自行车功率计和活动平板的区别

自行车功率计有安全、低噪声、功率准确、不受受检者做功技巧的影响等优点，而且易获得动脉血气；缺点是需受检者主动运动，参与运动的肌肉比较少，所测得的最大功率或最大氧耗量较活动平板低。活动平板的缺点与受检者的做功技巧关系密切，功率不易准确计算，但其优点是参与运动的肌肉比较多，是全身运动，比较符合日常活动的生理特点。目前不少著名品牌的活动平板的工艺和性能都有明显的改进，注重速度、加速度、平稳度等内在品质，其工作噪声很低，安全性非常高。

第五节　心肺运动试验的特征性反应

人体主要器官皆有较大的储备能力。在静息状态下，其储备能力的降低不易表现出来，除非有脏器功能的明显下降。运动可增加气体交换、气体运输和骨骼肌的代谢能力，故运动试验可以检测出静息时所不能发现的病理生理改变，可以从运动量受限制的因素、运动时出现的症状、运动过程中气体代谢指标的特征性变化发现不同疾病的规律。

一、健康人和不同疾病患者的运动反应

理论上健康人的运动能力主要受心肺功能的限制，但实际上主要受心功能限制，肺功能并不是限制运动能力的因素。下面重点从机体代谢的角度简述肺源性限制和心源性限制对健康人运动能力的影响。

（一）肺源性和心源性限制

1. 肺源性限制　一般是指肺的通气限制（ventilation limit），少数情况下表现为换气功能限制。健康人肺的通气储备非常大，不表现为通气限制。静息状态下，RR 为 16 次/分，VT 为 500ml，VE 为 8L/min；达最大运动负荷时，RR 可达 60 次/分，VT 可达 3000ml，那么最大 VE（VEmax）为 180L/min；所以运动时 VE 的变化范围高达 22 倍。判断运动过程是否存在着通气限制的最有效方法是用呼吸储备（BR）来衡量，$BV = (VEmax - VE)/VE$；正常大约为 21.5 倍。由于该方法需要在测试过程中不断地测量 VEmax 或者用力流量-容量环（F-V loop），受检者配合这种测量有一定难度，所以一般用通气功率函数的正常值来评估通气限制。最简单的方法是用呼吸困难指数（VEmax/MVV）来表示通气限制。

实际上通气贮备远比上述情况复杂，因为无效腔的存在，通气量并非全部用于实现气体交换。正常人 RR 16 次/分，VT 500ml，VD 150ml，VD/VT 0.3（正常情况下小于0.35）。随着运动负荷的增大，VT 增大，RR 增快，但 VT 增大的幅度较 RR 更明显。以上述最大 VT 3000ml 计算，若 VD 不变，VD/VT 约为 0.05；实际上，用力呼吸时，VD 增大，假若增大 2 倍，VD/VT 也大约为 0.15（正常情况下小于 0.18），故实际的通气储备更大。

2. 心源性限制　是最常见的限制类型，这是与心脏储备功能较低有关。静息时，HR 为 70 次/分，每搏输出量（SV）为 70ml，那么心输出量（Qt）为 5L/min；达最大运动负荷时，HR 可达 180 次/分，SV 可达 110ml，那么最大 Qt（Qtmax）为 20L/min，故心脏储备约为（Qtmax - Qt）/Qtmax =77%。由此可见运动时 Qt 的变化范围只有 4 倍，与 VE 22 倍的变化范围相差甚远，即心脏储备远低于通气储备。实际上，组织利用氧的能力提高能够变相增加心脏的氧输送能力，表现为动脉与混合静脉的氧含量差（$Ca - \bar{v}O_2$）增大。静息状态下 $Ca - \bar{v}O_2$ 为 50ml，最大为 150ml，能增加 3 倍，所以综合起来，心脏对氧的输送能力就可以从静息时的 250ml/min 增加到最大时的 3000ml/min，变化范围达 12 倍，综合储备为 11 倍。

用公式表示：$\dot{V}O_2 = HR \times SV \times (Ca - \bar{v}O_2)$

即使如此，心脏储备也远低于通气储备，故心源性限制是限制健康人运动能力的主要因素。

（二）不同心源性限制的特点

从上述分析也可以看出，评价心脏功能应着重于摄氧量和心率的变化。摄氧量与功率呈一定的函数关系，健康人群保持一定的线性关系（图 19-10A）。对肥胖（obesity）人群而言，其线性关系与健康人群相似，但摄氧量的基础点升高（图 19-10A）。如果是周围循环供氧（peripherial O_2-flow）问题，则线性关系斜率改变，比健康人群低（图 19-10B）；如果有心血管（cardiovascular）问题，则低功率时正常，两者呈线性关系；高功率时，线

性关系完全改变，逐渐接近平坦的曲线（图 19-10C）。

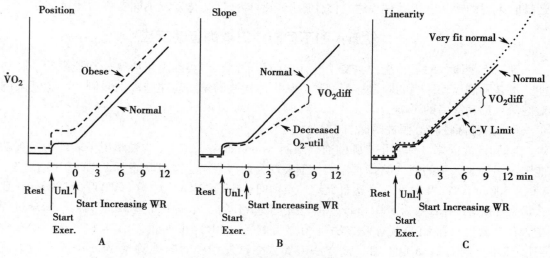

图 19-10　氧耗量与做功量的关系

（三）氧耗量和心率的关系

1. **氧耗量和心率的基本关系**　随着功率增加，心率增快，摄氧量也相应增加，心率与摄氧量的函数关系可以反映心脏输送氧的能力和特点。一般情况下，健康人的功率和心率呈线性关系，体能越好心率增加越缓慢；反之平时活动少的人心率增加快，但因为皆为健康人，心率与摄氧量总能保持一定的线性关系，即每搏氧耗量（O_2-Pulse）恒定（图 19-11）。阻塞性肺疾病（OPD）患者的心率与摄氧量也呈线性关系，不过心率总比正常值高，最后往往因气急而过早停止运动。在心脏疾病（HD）患者，心率呈非线性的快速增加（图 19-12）。

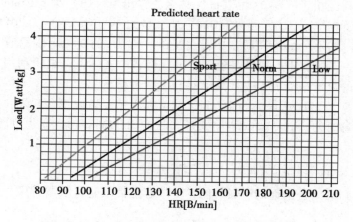

图 19-11　活动能力不同的健康人的心率变化特点

自下而上依次为缺乏体力劳动、一般体力劳动、运动员的心率随
运动负荷的变化特点。皆呈线性关系，但斜率不同。

用公式表示：$HR = \dot{V}O_2 / (SV \times C_{(a-\bar{v})}O_2)$

2. **每搏氧耗量**　摄氧量除以心率就是每搏氧耗量，简称氧脉搏（O_2-pulse），是反映心脏射血功能的重要参数，实际上是每搏摄氧量。OAD 患者的氧脉搏比正常值低。在 HD 患者，不仅氧脉搏降低，且出现摄氧量增加、氧脉搏不再增加，甚至出现下降的现象（图 19-13）。

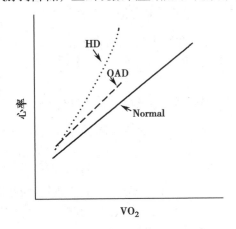

图 19-12 心率与氧耗量的关系

自下而上依次为健康人（Normal）、阻塞性肺疾病（OAD）患者、心脏病（HD）患者，后两者与健康人皆明显不同

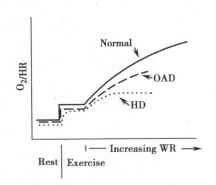

图 19-13 运动负荷与氧脉搏的关系曲线

自上而下依次为健康人（Normal）、阻塞性肺疾病（OAD）患者、心脏病（HD）患者，后两者与健康人明显不同

二、呼吸系统疾病的运动反应

健康人肺功能有较大的储备能力，极量运动时仅动用 MVV 的 60%～70%，因此只有肺组织疾病达相当程度才能出现气体代谢的异常变化，即心肺运动试验不是判断呼吸系统异常的敏感检查。按肺功能特点，肺疾病大体分为阻塞性疾病和限制性疾病。阻塞性肺疾病主要是周围气道阻塞，最多见的是支气管哮喘和 COPD。前者有较大的变异，如运动型哮喘；后者相对稳定，本节仅简述 COPD 的变化。

（一）阻塞性肺疾病

1981 年 Brown 和 Wasserman 报道了通气需要与通气能力的关系。通气能力用 MVV 表示，通气需要用 VEmax 表示，呼吸困难指数是 VEmax/MVV。COPD 的主要病理改变是肺弹性回缩力减退和气道阻塞，结果导致气流受限、通气阻力增加，通气需要和呼吸功增加，但通气功能下降；呼吸肌，主要是膈肌处于不利的力学状态，通气能力进一步下降；通气血流比例（$\dot{V}/\dot{Q}$）失调，生理无效腔（VD/VT）增大，肺泡通气效能必然下降，进一步增加呼吸功。故 COPD 患者的肺功能特点是通气需要的增加和通气能力的减低，结果导致运动受限和呼吸困难。上述因素导致 COPD 患者必须适当增加 VE 以保障足够的肺泡通气，从而维持正常的 $PaCO_2$ 水平，因此 CO_2 通气当量（$EQCO_2 = VE/\dot{V}CO_2$）明显增高并伴 VD/VT 增大。VE/VCO_2 过度增加将产生呼吸困难。在重症患者，进行低负荷运动时即可能出现呼吸困难。COPD 运动反应指标的变化特点可简述为以下几个方面。

1. 常因呼吸困难而终止运动。

2. $\dot{V}O_2$max 降低，不能形成平台；氧脉搏减低；AT 不出现、或难以确定，或出现 AT，但其与 $\dot{V}O_2$max 的比例明显升高。

3. HR 逐渐上升，HRmax 常达不到预计值。

4. 静息时 VD/VT 升高，运动期间通常不下降；EQCO$_2$ 升高。这些提示通气效率下降。

5. MVV 和 VEmax 下降，VEmax/MVV >0.75，提示呼吸困难指数上升。

6. 运动开始后，$\dot{V}O_2$ 上升迅速、VE 上升也较快，EQO$_2$ 上升不明显。

7. 运动中 PaO$_2$ 可以不变、降低或升高。PaCO$_2$ 可以明显下降，也可能升高，P$_{(a-et)}$CO$_2$ 为正值。

8. 在同等做功条件下（如 50W 或 75W），与其他类型的疾病相比，COPD 患者在各级做功水平上的摄氧量皆更多，即 $\Delta \dot{V}O_2/\Delta W$ 降低，VE 亦随之增加，间接提示呼吸做功所需的消耗量增加。

9. 衡量通气受限更敏感和特异的方法是测定动态呼吸环（intrabreath）。受检者开始时作一次最大用力流量-容积环（图 19-14A），然后在运动过程的任何时刻，我们都能观察到动态呼吸环随功率增加而扩大的情况。该测定过程既不影响气体代谢的测试，也不需要受检者的特殊配合，而所得结果可形象、直观、准确地反映通气限制的信息。

当然该方法只有在采用 breath by breath 的微型混合室法或无混合室法时才能比较方便地实现，而 breath by breath 的混合室法和传统混合室法是不可能做到，因为后两者不是双向流量检查。当然现代运动试验仪皆能达到要求，很容易完成动态流量-容积环的测定。

（二）限制性肺疾病

限制性疾病大体可分为肺实质疾病和肺外疾病。肺间质疾病（ILD）是实质性肺疾病的主要类型，而肺外疾病主要是胸廓疾病。

1. 肺间质疾病的运动反应 肺间质疾病的主要病理生理学变化是气体交换异常和肺容积降低，肺功能表现为：限制性通气功能障碍，D$_L$CO 下降，$\dot{V}/\dot{Q}$ 失调，严重时出现静动脉血分流和低氧血症。Comroe 等认为弥散功能降低到占预计值的 50% ~75% 时，静息 PaO$_2$ 仍可正常，但运动后多明显降低。1984 年 Risk 等比较了 168 例肺间质疾病患者，发现 D$_L$CO 与运动后的 P$_{(A-a)}$O$_2$ 呈负相关。该作者认为当临床表现与静态功能检测有出入时，尤其是当 D$_L$CO 小于 70%，应该用运动后的 P$_{(A-a)}$O$_2$ 作为评价指标。该指标是评价肺功能减退的最佳指标，运动过程中的流量-容积图形亦可作为诊断肺间质疾病的依据。其特点是运动后 VE 明显增加，呼吸形式呈低 VT、快 RR 改变。运动反应指标的变化特点可简述如下。

（1）运动开始后 $\dot{V}O_2$ 上升缓慢，$\dot{V}O_2$max 和 AT 降低，出现无氧阈时的氧脉搏、$\dot{V}O_2$max/kg 均减低。AT 较低主要与气体交换异常和肺血管功能异常等有关。

（2）HR 增长缓慢，在尚未达到预计值之前，患者就因呼吸困难而终止运动。HRmax 和达到无氧阈时的心率较低。

（3）VEmax/MVV 增高，提示呼吸困难指数增加。

（4）呼吸形式表现为高 RR（>50 次/分）、低 VT 特点；VT/IC 增高，且接近 1。吸气时间（Ti）、呼吸周期时间（Ttot）和吸气时间占呼吸周期的比值（Ti/Ttot）均缩短。

（5）EQO$_2$ 升高。EQO$_2$ 能反映通气与换气之间的代偿关系，数值越大说明换气效率越低。

（6）运动性低氧血症。中、重症患者可有低氧血症，轻症患者 PaO$_2$ 多正常，但无论何种情况，极量运动时 PaO$_2$ 皆明显下降，这是该类疾病最具特征性的变化之一；很多患

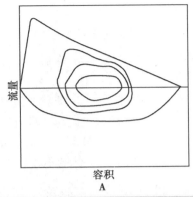

A

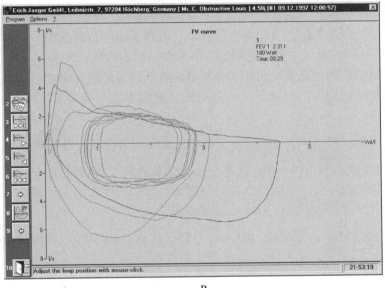

B

图 19-14　不同情况下流量-容积环的变化特点

横坐标是容积，纵坐标是流量，周边最大曲线是 MEFV 和 MIFV 曲线，其他是运动过程中的流量-容积环。A 为正常人，运动过程中流量-容积环皆在 MEFV 和 MIFV 曲线之内；B 为典型周围气流阻塞性疾病患者的曲线，MEFV 曲线出现低容积流量的明显下降，而 MIFV 曲线基本正常，运动过程中流量-容积环与 MEFV 曲线重合，符合呼气相周围气流阻塞

者甚至在亚极量运动或更低运动负荷时即出现 PaO_2 下降。$P_{(A-a)}O_2$ 明显升高。

（7）做功量降低，做功效率降低，后者表现为 $\triangle \dot{V}O_2/\triangle W$ 降低。

2. 肺外限制性疾病的运动反应

（1）氧耗量和通气反应与间质性肺疾病大体相似，不赘述。

（2）一般不出现低氧血症和运动性低氧血症，即 PaO_2 正常，不随功率增加而降低，当然有部分患者可出现轻度低氧血症。

二、心血管疾病

心血管疾病大体可分为体循环疾病和肺循环疾病。两类疾病的运动反应有较大不同。

（一）体循环疾病的运动反应

因为心血管功能是限制健康人运动能力的主要因素，冠心病、心瓣膜病、先天性心脏病、心肌病和慢性心功能不全患者均出现 $\dot{V}O_2max$ 降低，除非病情非常轻，所以运动试验是判断心功能异常的敏感检查。

心脏病的主要病理生理学变化是 CO 降低，运动时的代偿反应是心率异常加快和 $Ca-\bar{v}O_2$ 增大，严重患者对低功率的运动负荷就不能适应，即在低功率水平运动时就可能有乳酸堆积。运动时骨骼肌需氧量增加，由于心功能减退，需氧量增加只能通过增加骨骼肌的血流量和促进氧的利用来满足；一旦骨骼肌供氧量不足，有氧氧化必然被无氧酵解来代替，丙酮酸转变为乳酸，导致乳酸堆积；增加的乳酸进入血液后立刻被 HCO_3^- 等缓冲，故能排出更多的 CO_2。因此摄氧量上升趋势减缓、AT 提前出现是心脏病的特征，此时 $\dot{V}CO_2$ 将继续上升，且比摄氧量的上升斜率要陡得多；若递增运动负荷过程中，摄氧量不再继续上升，则 $Ca-\bar{v}O_2$ 和 CO（主要通过增加心率实现）已达极限。

在单纯有肺部疾病的患者，虽然其摄氧量也降低，但是随着递增运动负荷的增加，其摄氧量的增加仍呈线性，因为限制他们运动能力的因素既不是 CO，也不是 $Ca-\bar{v}O_2$，而是通气功能下降。

做功效率降低，即 $\Delta\dot{V}O_2/\Delta W$ 降低也是心血管疾病的特征，特别是心室功能减退较严重的患者。心脏病患者的 $HR-\dot{V}O_2$ 关系呈现为低氧耗量-高心率的特点，具体表现为在较低功率时心率即达预计值，氧脉搏（反映每搏输出量的间接指标）下降、且早期就表现为一平台。心血管异常的运动反应特征可总结如下。

1. 运动开始后 $\dot{V}O_2$ 上升缓慢，$\dot{V}O_2max$ 下降，达 $\dot{V}O_2max$ 高峰时出现平坦段。

2. AT 提前出现，$AT/\dot{V}O_2max$ 升高。

3. HR 迅速上升达峰值。

4. 搏脉搏明显降低，早期即表现为一平台。

5. VD/VT 通常降低，VEmax 一般达不到预计值，即不会出现通气限制。

6. PaO_2 无变化或伴随运动负荷增加而上升，$PaCO_2$ 降低。较重的先天性心脏病例外。

7. 做功效率降低，即 $\Delta\dot{V}O_2max/\Delta Wmax$ 降低。

（二）肺循环和右心室疾病的运动反应

该类患者主要出现氧合作用和 VD/VT 异常，以及心血管功能的下降。以肺动脉高压为例简述如下。

1. 气体交换效率下降　肺动脉高压的主要病理生理学改变是肺泡通气良好，肺血流量下降，VD/VT 增大，$\dot{V}/\dot{Q}$ 失调，且以高 $\dot{V}/\dot{Q}$ 为主，气体交换效率下降；支气管循环和肺循环的吻合支开放，Qs/Qt 增大，且随运动加剧，容易出现运动性低氧血症。故患者常兼具阻塞性肺疾病和限制性肺疾病的特点。

2. 心血管功能下降　主要表现为右心室后负荷增加，运动后 CO 增加受限，故出现代偿性心率加快和 $Ca-\bar{v}O_2$ 增大，患者通常对低功率运动水平就不能适应，即在低功率水平运动时就有无氧代谢增强和血乳酸堆积。故不仅摄氧量上升趋势减缓，$\Delta\dot{V}O_2max$ 降低，且较早出现 AT，$\Delta\dot{V}O_2/\Delta W$ 降低，但 $\dot{V}CO_2$ 将继续明显上升；递增运动负荷过程中，如果患者的 $\dot{V}O_2$ 不再继续上升，则说明 $Ca-\bar{v}O_2$ 和 CO（主要通过心率增快实现）已达到最大值。HR 的反应特征为 $HR-\dot{V}O_2$ 关系呈现为低功耗-高心率，具体表现为 HR 在较低功率时即达预计值，氧脉搏下降。这些与左心疾病的变化有很大的相似性。大体总结如下。

（1）运动开始后 $\dot{V}O_2$ 上升缓慢，$\dot{V}O_2max$ 和 AT 降低，$AT/\dot{V}O_2max$ 升高；出现无氧阈时的氧脉搏、$\dot{V}O_2max/kg$ 均减低。

（2）运动性低氧血症：中、重症患者可有静息低氧血症，轻症患者 PaO_2 多正常，但无论何种情况，极量运动时 PaO_2 皆明显下降，这是该类疾病最具特征性的变化之一；很多患者在亚极量运动或更低运动负荷时即出现 PaO_2 下降，$P_{(A-a)}O_2$ 明显升高。

（3）静息时 VD/VT 升高，运动期间通常不下降，提示通气效率降低。

（4）EQO_2 升高。EQO_2 能反映通气与换气之间的代偿关系，数值越大说明换气效率越低。

（5）心率迅速上升达峰值，氧脉搏明显降低。

（6）做功效率降低，即 $\Delta\dot{V}O_2max/\Delta Wmax$ 降低。

第六节　运动试验的临床应用

心肺运动试验广泛应用于临床，主要用于评价运动受限的病因和病理生理改变、心肺功能损害的严重程度，进行呼吸困难的鉴别诊断（心源性、肺源性、神经-肌肉源性），评价治疗方式的效果，评估胸外科和上腹部大手术的危险性和预后，评估移植器官（如心脏移植、肺移植）的生存潜能，以及康复医学运动处方的个体化制订，也用于劳动能力评估等。

一、呼吸困难的鉴别诊断和定量分析

心脏病、COPD、慢性肺间质纤维化、肺血管疾病、肥胖、线粒体肌病、体质虚弱，甚至心理因素等均可出现不同程度的呼吸困难。典型病例通过常规检查即可诊断，但不典型患者需要通过运动反应的特点才能诊断，因为不同疾病有不同的运动反应（见上述）。

1. 呼吸困难的特点　呼吸困难很难准确描述，更难以定量。呼吸困难主观上表现为呼吸不畅或气短，且常与患者的运动能力不相称，常导致患者忧虑不安；客观上表现呼吸运动增强，胸腹式呼吸运动不协调，辅助呼吸肌活动等。主观和客观的表现可以一致，也可以有较大的不同。一般意义上的呼吸困难是指患者的主观感觉，可使用的定义是通气量的需要超过通气储量。

2. 不同疾病的呼吸困难表现　正常情况下，当通气量的需要接近或超过通气能力的时候，肯定出现呼吸困难。若患者出现气流阻塞，则呼吸做功增加，运动时的呼吸做功增加更显著。在递增运动负荷过程中出现的呼吸困难类型绝大多数是呼气气流受限，呼气成为主动动作。此种情况的呼吸困难可以在呼吸肌上传递"负荷感觉"，此种感觉与呼吸肌做功或疲倦感是相协调的。心血管疾病或神经-肌肉疾病的表现与气流阻塞不同。当然鉴别呼吸困难原因的更主要手段是运动反应的特点（见上述）。

3. 呼吸困难的定量　一般描述运动时呼吸困难的指标有呼吸困难指数（客观评价通

气能力和通气需求之间的关系，是心肺运动试验的常规测定指标）和其他半定量指标，如博格评分（Borg scale）。

二、评估开胸手术和上腹部手术后的安全性

大手术，特别是胸腔和上腹部手术后常出现肺部并发症。在静态心功能、静态肺功能认为不宜手术而又有高度手术指征的患者，运动试验对区别围术期的高危患者和低危患者有重要价值。如肺癌患者多为老年人，吸烟累积暴露量大，且常伴有其他多种基础疾病，如 COPD、原发性高血压、冠心病等心肺疾病，增加了开胸手术的危险性。手术前进行肺功能检查的目的是试图预计手术后并发症的风险。虽然通气功能的损害程度与手术后并发症的发病率和死亡率有一定关系，但也有较大的差异，如某些患者常规肺功能检查已有明显的异常，估计发生并发症的概率非常高，但未出现并发症；反之亦如此。这是因为运动能力是由心血管系统、呼吸系统、神经-肌肉系统的整体性能来决定的，在肺功能下降的情况下，患者可以通过提高心血管系统的功能和骨骼肌的功能来提高运动能力；也就是说，在较重肺功能损害的患者，若其他系统的功能代偿非常充分，仍然可以耐受手术。手术前运动能力是预测手术后并发症的发病率、患者死亡率的最敏感、最可靠的指标。

1984 年 Smith 等发现用 $\dot{V}O_2max$ 进行术前评估有非常高的精确性。该作者对无合并症和有合并症的患者进行了比较，包括年龄、FEV_1、$FEV_1\%\,pred$、FVC、$FVC\%\,pred$、$MVV\%\,pred$、RV/TLC、$DLCO\%\,pred$、$\dot{V}O_2max$（L/min）、$\dot{V}O_2max$［ml/(kg·min)］、$\dot{V}O_2max\,\%\,pred$ 等指标，发现 $\dot{V}O_2max$ 在无合并症组和有合并症组之间有显著差异（$P < 0.01 \sim P < 0.001$）。在 $\dot{V}O_2max > 20ml/(kg·min)$ 的患者，开胸手术的风险低，10 例患者中仅有一例出现并发症；在 $\dot{V}O_2max$ $15 \sim 20ml/(kg·min)$ 的患者，6 例患者中有 4 例出现并发症；在 $\dot{V}O_2max < 15ml/(kg·min)$ 的患者，开胸手术的风险非常高，6 例患者全部出现并发症。

$\dot{V}O_2max < 1L/min$ 也提示开胸手术有高风险性。1982 年 Eugene 等研究 19 例肺切除患者。这些患者皆进行了标准肺功能测定和 $\dot{V}O_2max$ 测定（通过自行车功率计），结果显示：在有心肺合并症的患者，$\dot{V}O_2max$ 皆 $<1L/min$；在 4 例 $\dot{V}O_2max < 1L/min$ 的患者中，有 3 例死于心肺衰竭。还有作者以 AT 预测手术风险，也有一定的价值。简单总结如下。

1. $\dot{V}O_2max/kg > 20ml/(min·kg)$ 罕见并发症，$10 \sim 15ml/(min·kg)$ 属高危患者，$<10ml/(min·kg)$ 应尽量避免手术。

2. $\dot{V}O_2max > 1L/min$ 时手术风险低；$<1L/min$ 时手术风险高。

3. $AT > 11ml/(min·kg)$ 手术危险性极低，$<11ml/(min·kg)$ 时手术风险高。

三、在心血管疾病中的应用

$\dot{V}O_2max$ 是由最大心输出量（CO）和 $Ca - \bar{v}O_2$ 来确定，因此，尽管静息状态下的 CO、肺动脉楔压、射血分数、心影大小及病史等都不可能预计心功能的储备状态，但 $\dot{V}O_2max$ 则可准确地反映心输出量的水平和心脏储备能力。运动负荷气体交换法是重复性好、安全性高、客观

性强的无创性评估方法，为慢性心衰患者的心脏功能储备和心功能状态评估提供科学依据。

1. 进行心功能分级 运动试验可运用于各种心脏疾病的评估，如冠心病、高血压心脏病、风湿性心脏病、先天性心脏病等。心功能分级可根据 Weber KT 标准，按 $\dot{V}O_2max/kg$ [ml/(kg·min)] 和 AT 分级，此为为客观的定量分级指标，不同于 NYHAⅠ~Ⅳ分级。A 级为 $\dot{V}O_2max/kg > 20ml/(kg·min)$，AT > 14ml/(kg·min)；B 级为 $\dot{V}O_2max/kg$ 16~20ml/(kg·min)，AT 为 11~14ml/(kg·min)，C 级为 $\dot{V}O_2max/kg$ 10~16ml/(kg·min)，AT8~11ml/(kg·min)；D 级为 $\dot{V}O_2max/kg < 10ml/(kg·min)$，AT < 8ml/(kg·min)。

心功能分级也可采用代谢当量的标准 [$1MET = 3.5mlO_2/(kg·min)$]。按照美国纽约心脏病协会分级，心功能 Ⅰ 级患者至少能接受 7 METS 的运动负荷，他们在日常生活中和中等量的工作中不发生或者几乎不发生心功能不全。心功能Ⅱ级患者的工作负荷是 5~6 METS，在中等量或者略长时间的活动中会出现心功能不全的症状。Ⅲ级患者，尤其是伴有严重心绞痛和心力衰竭的患者，工作负荷量为 3~4 METS，除了很慢的行走外，在日常生活中都会出现症状，以坐着工作为主。Ⅳ级患者，休息时就会出现症状，其工作负荷只有 2 METS 或者更少，不宜工作。

2. 客观评价治疗后的运动能力 1985 年 Rhodes 等介绍了 50 例二尖瓣疾病患者，其中换瓣 35 例，扩张术 15 例，FEV_1 和 VC 在手术后略有增加，TLC 和 RV 降低，弥散功能无变化。在 50 例中随机抽选 19 例，在手术前和手术后 6 个月时进行运动试验评估。结果显示：手术后的运动功能改善；达最大运动负荷时，患者的气急程度有显著改善；EQO_2 也较术前降低。

3. 评估心脏疾病 1988 年 Podrid 等报道运动试验不仅可以广泛地用于冠心病的评价，也可对心律失常进行诊治，包括对心律失常进行监测和诊断、评价抗心律失常药物的治疗效果、检测静息状态下尚未表现出来的潜在药物毒性反应。运动期间心脏交感神经兴奋，迷走神经张力减低，循环中的儿茶酚胺浓度明显升高，可直接诱发心律失常；运动时心肌收缩力增强，心率增快，血压升高，使心肌的氧耗量增大，导致心肌缺血，间接诱发心律失常。

4. 预测疾病预后 运动试验可以为重症或晚期心力衰竭患者提供有价值的预后信息。一组对 94 例缺血性和特发性扩张型心肌病患者的研究结果显示：$\dot{V}O_2max \geq 16ml/(kg·min)$ 时，36 个月的生存率约为 80%；< 16ml/(kg·min) 时则不足 50%；< 14ml/(kg·min) 时的病死率极高，是进行心脏移植的指征。

1988 年 Weiner 等通过运动试验对无痛性心肌缺血患者进行了检测，以评价患者以后发生急性心肌梗死或心源性猝死的危险性。结果显示无症状和有症状两组患者的危险性相似。无痛性心肌缺血患者的预后主要受冠状动脉病变的影响，一支血管病变和左室功能良好者，七年内不发生心肌梗死和心源性猝死的可能性为 90%，而三支血管病变及左室功能不良者七年内不发生的可能性仅为 38%；对高危无痛性心肌缺血患者用药物或血管成形术治疗将显著改善预后。

5. 指导人工心脏起搏 在有心脏传导系统疾病的患者，运动试验可评价运动时的变时性反应，能更好地确定安装起搏器的必要性和时机，还能客观地测定人工起搏的生理反应。

四、评价肺部疾病

(一) 评价运动受限制的因素

心肺疾患于运动时超过其耐受程度可以表现出各种症状，如疲倦、呼吸困难、胸痛、腿疼、心悸、头晕或轻度头痛等。健康人做极量负荷试验时常因腿疼或下肢无力而中断运动；而 COPD 患者多因呼吸困难而中断运动。在一般情况下，COPD 不容易发生呼吸困难，直到出现较严重的肺功能减退时。所以运动试验可以早期发现肺功能损害，远较静息时所出现的症状提前，但与心血管疾病相比，仍有一定的滞后性，因此结合常规肺功能检查更有价值。

（二）阻塞性肺疾病

1. 临床症状的评价　对常规肺功能不能解释的临床症状，可以通过运动反应判断。通过比较运动时的潮气流量-容积环与静息最大用力流量-容积环，可以确定轻度气流阻塞患者最大运动负荷时的呼气受限程度，有学者认为该指标优于通气储备，二者综合分析更有助于通气受限的诊断。

2. 评估疾病严重程度和运动受限的潜在因素　运动试验可以帮助鉴别 COPD 患者是否并存心脏疾病及外周骨骼肌障碍，特别是临床症状与肺功能不相符的患者。

3. 评估运动时的氧合功能，制定相应的运动处方。

4. 评估药物治疗或康复治疗的反应和效果。

5. 预测患者的预后。

（三）其他肺疾病的评价

如 ILD 的随访和治疗效果的评价。

（四）通气血流比例失调的判断

慢性心功能不全、肺血管疾病、阻塞性肺疾病、限制性肺疾病都有不正常的气体交换效率，主要是 $\dot{V}/\dot{Q}$ 失调，VD 增加。借助于先进的 breath by breath 技术，可以直接测定 $PetCO_2$，从而计算出 VD/VT。比较常用的参数还有 EQO_2 和 $EQCO_2$，因为 O_2 和 CO_2 通气当量的概念是每单位摄氧量或 CO_2 排出量所需的 VE 大小；而 VE 等于肺泡通气量与无效腔通气量之和，所以一旦发生无效腔变化，就直接影响 O_2 和 CO_2 通气当量。两者的正常值约为 20～30，数值越高提示 $\dot{V}/\dot{Q}$ 失调越严重。

五、运动性哮喘（EIA）的评价

EIA 是哮喘患者特有的一种气道高反应现象，在一定的温度、湿度条件下，通过一定负荷剂量的运动，可引起患者的气道狭窄，具体操作详见第十六章。总体而言，运动试验可用以下述情况：①评价潜在性哮喘；②诊断运动性哮喘；③区分心源性哮喘和肺源性哮喘；④评价运动性哮喘的防治疗效，为评价平喘药的性能、作用时间和适宜剂量提供资料。

六、用于康复医疗

康复医学的发展日益迅速。随着对康复知识与运动医学认识的提高，可以给康复治疗提供更科学的依据，制定更科学的运动处方。如对心肌梗死恢复期的患者可用 MET 进行评价、分期。

七、劳动力鉴定

主要是用于生理损害和伤残程度的鉴定。

（朱　蕾）

第二十章

呼出气一氧化氮浓度检测

常规肺功能检查能够反映气道阻塞的存在和阻塞的程度，但不能反映是否存在炎症反应，对支气管哮喘等需要抗炎治疗的患者有一定的欠缺。诱导痰分析作为无创性检查方法能在一定程度上反映气道炎症的特点和类型，但过程烦琐，需要熟练的操作技术，且存在一定的风险，难以在临床广泛应用。有鉴于此，近年来作为评估气道炎症的另一无创性检查方法——呼出气一氧化氮（NO）浓度（fractional exhaled nitric oxide，FeNO）检测在临床工作中日益受到重视。

一、检测原理

NO 是一种非常活跃的自由基，半衰期约 3~5 秒，很容易被氧化为 NO_2，因此对其直接测定非常困难。目前应用最广泛、最灵敏的 FeNO 的测定方法是 NO 与臭氧（O_3）反应的化学发光法。该方法被认为是测定 NO 的标准方法，其原理是：NO 与 O_3 反应生成的激发态 NO_2，在返回基态的过程中，释放能量而发光，对此检测而完成测定。此方法的灵敏度较高，检出 NO 的极限为 5ppb；但易受氨气、硫化氢、烯类、二甲亚砜等的干扰，反应条件亦不易被控制。此外，NO 与 O_3 的反应必须在气态条件下进行，因此溶液中的 NO 必须用惰性气体气化提取后才能测定。这一操作过程较复杂；为此改用过氧化氢（H_2O_2）代替 O_3 进行测定。NO 可被 H_2O_2 氧化生成 $ONOO^-$，而 $ONOO^-$ 可使鲁米诺氧化并在溶液中发出强光，此即鲁米诺法。在氮氧化合物中，只有 NO 可以激发这一反应，NO_2^- 和 NO_3^- 无此作用，所以该方法是可以对溶液中的 NO 进行实时测定，且是目前检测灵敏度最高的方法。

二、检测方法

与常规肺功能测定有明显不同，FeNO 检测通常是在受检者对着某一障碍物作单次呼气而完成的，并注意防止混入鼻腔内的 NO 成分。参考美国胸科学会/欧洲呼吸学会（ATS/ERS）的技术标准，推荐 FeNO 检测的具体要求如下。

1. 选择标准化的检测仪器，按要求进行定标和校正。

2. 受检者应保持舒适坐姿，咬口保持在适当的高度和位置，从而保障仪器和受检者的匹配；不使用鼻夹，采取适当的呼吸方式。

相对于下呼吸道而言，鼻腔 NO 浓度较高，使用鼻夹可能导致鼻腔内 NO 蓄积，而后者可通过鼻咽部进入口腔的呼出气中，影响检测结果的准确性，因此加用各种措施排除鼻腔内 NO 对呼出气的影响非常重要。在呼气过程中，闭合腭咽孔是一种最小化鼻腔内 NO 泄漏的方法，这可通过受检者保持适当的咬口正压，在一定的阻力条件下呼气实现。通常的做法是向受检者显示压力或呼气流量，并要求其将压力或流量值保持在一个特定的范围内。一般而言，呼吸咬口处产生的压力至少为 $5cmH_2O$，以确保软腭的闭合，从而排除或显著减少下呼吸道呼出气被鼻腔 NO 污染的机会；还应避免压力超过 $20cmH_2O$，因为维持该水平的压力可能会对受检者造成不适。

3. 测定时，受检者首先呼出肺内气体，然后将带有过滤器的咬口含入口中，用口深吸气 2 ~ 3 秒达到肺总量（TLC），然后立即呼气，不鼓励受检者屏气，因为屏气可导致 NO 蓄积在鼻腔、口咽部和下呼吸道，影响检测结果的准确性。呼气时维持呼气流量 50ml/s，从而使呼出气 NO 浓度逐渐达到一个稳定的平台期，再通过仪器得到检测结果。推荐吸气至 TLC 是因为该位置是呼吸过程中最恒定的位点；而习惯了肺活量测定的受检者也非常熟悉该检测方法，因此容易标准化。控制呼气流量而非压力，是由于流量是影响 FeNO 的重要因素，即 FeNO 有流量依赖性（详见下述）。

4. 具体测定步骤

（1）充分呼出肺内气体，尽量减少无效腔内 NO 对检测结果的影响。

（2）将带有过滤器的咬口含入口中深吸气（达 TLC 位置），利用 NO 过滤器排除环境中的 NO 对检测结果的影响。尽管有证据显示环境 NO 并不影响 FeNO 的单次呼吸平台水平，但为排除其他影响，仍首选无 NO 的空气（浓度 <5ppb）作为吸入气，当吸入气含有较高水平 NO 时，可在 FeNO 曲线中观察到一个早期 NO 峰（图 20-1C）。这可能是环境中 NO 存在于仪器内和受检者无效腔中所致，而此峰的廓清需要一定时间，从而增加达到平台所需的时间，并延长呼气时间。

（3）通过咬口平稳、持续呼气 10 秒。必须有足够的呼气时间呼出无效腔气，要求 12 岁以下儿童 ≥4 秒，12 岁以上儿童和成人 ≥6 秒，该时间段内无效腔气中的 NO 不予采集，这在成人中相当于以 50ml/s 的呼气流量达到的至少 300ml 的呼出气容积，从而使无效腔被廓清，并达到一个稳定的可检测的平台期。一般情况下，受检者持续呼气 10 秒能达到无效腔被廓清和达到平台期而不会产生不适感。平台浓度应根据在 FeNO 曲线上的一个 3 秒时间窗（150ml）进行评估，一旦达到一个 3 秒平台，则无须继续呼气，平台浓度为此 3 秒时间窗内的平均浓度。呼气流量标准化可确保 NO 来源于下呼吸道，并能够采集到最稳定的、最后 3 秒的 FeNO 值进行分析，从而保障检测结果的稳定性和可重复性。

5. 再次检测，且 2 次的检测结果要基本一致。若不符合要求，需重复检测。

三、FeNO 曲线的解读

无论以何种方法达到恒定流量的呼气，均可产生一条 FeNO 曲线（图 20-1A、B、C），该曲线包括一个廓清期，其次是一个 NO 平台期，该平台通常是可重现且平坦的。在廓清期后、平台期出现前，有时可能会出现一个早期 NO 峰。当受检者通过鼻腔吸气，或当受检者呼气开始时软腭未闭合，此峰可能来自鼻腔中的 NO；环境中的 NO 和受检者在 TLC 位置屏气时蓄积在口腔和下呼吸道中的 NO 也可能导致该峰的产生。早期峰 NO 无须理会，仅需解读 NO 平台。

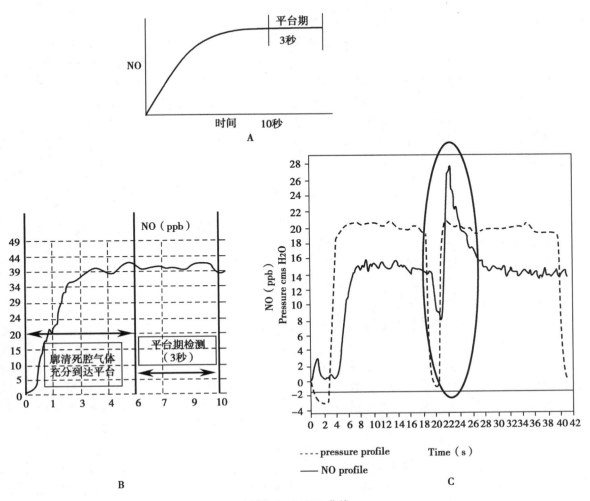

图 20-1 FeNO 曲线

四、影响检查结果的因素

（一）检测的流量依赖性

NO 来源于支气管及肺泡。在呼气过程中，NO 从支气管壁及肺泡腔向支气管腔流动，显示的 FeNO 随之升高。正常状态下，NO 和血红蛋白有较高的亲和力，故肺泡来源的 NO 水平较低，且维持在稳定状态。当呼气流量较低时，NO 有足够的时间从支气管壁向腔内顺浓度梯度扩散，故显示的 NO 主要来源于支气管；当呼气流量较快时，NO 从支气管壁向腔内扩散的时间缩短，此时将显示低浓度的 NO，且主要来源于肺泡。因此显示的 FeNO 具有流量依赖性。由于不同研究者采用的呼气流量不同，故而测得的研究结果也有所不同，使得 FeNO 检测的准确性受到限制，其临床应用也自然受到一定程度的限制。目前 ATS/ERS 制定的 FeNO 检测指南对其测定流量做出了限制，规定为 50ml/s。

（二）其他影响因素

在健康成年受检者中，FeNO 与常规肺功能参数和呼气流量峰值的日内变异率无关，但与性别、年龄有关，女性的 FeNO 较男性低；儿童的 FeNO 随年龄增长而升高。此外，FeNO 还受到空气中或鼻腔中 NO 浓度、吸烟、运动、食用含有硝酸盐的食物（如莴苣）、应用药物（如支气管扩张剂、糖皮质激素）以及合并其他肺部疾病等因素的影响。例如，吸烟者的 FeNO 低于非吸烟者，并且一次吸烟即可使 FeNO 暂时性降低。哮喘发作和病毒感染可导致 FeNO 升高，而原发性纤毛运动不良征、囊性纤维化则可使其降低。

最后强调，由于用力呼气可以使 FeNO 显著下降，并能持续 1 小时；组胺或乙酰甲胆碱诱发支气管哮喘发作会立刻导致 FeNO 降低，因此常规肺功能和气道激发试验应于 FeNO 检测之后进行。

五、正 常 值

不同报道的结果有一定差异，国内也缺乏公认的正常值标准。目前推荐的正常值范围为 5～25ppb 时。一般认为大于 25ppb 为异常，小于 5ppb 则价值不大。

六、临 床 应 用

FeNO 检测主要用于支气管哮喘的辅助诊断、疾病活动性评估和治疗效果的随访。

（一）在支气管哮喘诊断与鉴别诊断中的价值

1991 年，Gustafsson 等首次报导检测呼出气中的 NO 浓度。接着 Alving 等发现哮喘患者的 FeNO 升高。进一步的研究显示，过敏性哮喘患者的 FeNO 高于非过敏性患者。考虑患者与过敏原接触后的迟发性过敏反应有关。随后的一系列研究显示，多数呼吸系统疾病的 FeNO 无明显增高，但支气管哮喘患者的 FeNO 明显升高。例如在一项针对气流受限程度相似的支气管哮喘和 COPD 患者的研究中，Fabbri 等发现尽管两组之间的常规肺功能参数相似，但 FeNO、诱导痰嗜酸性粒细胞计数存在着显著差异，前者明显升高。

研究表明，FeNO 检测对哮喘的诊断有较高的特异性和敏感性。Dupont 等针对门诊可疑哮喘患者的研究结果显示，FeNO 检测诊断支气管哮喘的特异性为 90%，阳性预测值大于 90%。Narang 等针对儿童进行了研究，以 FeNO 检测来鉴别支气管哮喘、原发性纤毛运动不良征、肺囊性纤维化、支气管扩张症等疾病，FeNO 检测诊断哮喘的阳性预测值为 100%，阴性预测值为 80%。较多学者针对 FeNO 在哮喘诊断中的价值进行了研究，并与传统肺功能测定进行了对比。Berkman 等针对 85 例疑似哮喘患者进行了研究，结果显示：通过 FeNO 检测诊断哮喘的敏感性为 82.5%，特异性为 88.9%；以乙酰甲胆碱进行支气管激发试验诊断的敏感性为 87.5%，特异性为 86.7%；以一磷酸腺苷进行支气管激发试验的敏感性是 89.5%，特异性是 95.6%。Smith 等研究了 47 例可疑哮喘患者，测定了包括呼气峰流量日内变异率、气道反应性、FEV$_1$%、诱导痰嗜酸性粒细胞计数以及 FeNO 等在内的一系列指标，最终确诊哮喘 17 例。通过比较显示 FeNO、诱导痰嗜酸性粒细胞计数在诊断哮喘方面的敏感性分别为 88% 和 86%，远远高于其他方法（0～47%）；联合 FeNO 检测和传统肺功能检查则诊断哮喘的敏感性和特异性高达 94% 和 93%。因此 FeNO 检测被认为是一个非常有价值、无创、简便、安全的诊断和鉴别诊断哮喘的方法。

（二）在哮喘患者病情随访中的价值

在哮喘急性发作期，FeNO 较非发作期升高；近期有临床症状的患者高于无临床症状的患者。还有研究显示，FeNO 与哮喘控制程度，如临床症状、呼吸困难评分、日常是否需要吸入缓解用药、气道阻塞的可逆性等存在明显的相关性。这提示 FeNO 检测可用于评估哮喘的控制程度。

某些因素会导致哮喘患者的 FeNO 变化。例如在过敏季节或接触过敏原后 FeNO 升高，而减少过敏原接触可以降低 FeNO。过敏性鼻炎合并哮喘的患者的 FeNO 高于单纯哮喘患者。若单纯过敏性鼻炎的 FeNO 升高，预示发展为哮喘的风险增高。因此有必要建立患者 FeNO 的个人基线值，以利于长期检测。

（三）在评估治疗效果方面的价值

糖皮质激素是治疗哮喘的主要药物，它可以抑制诱导型 NO 合成酶的作用，因此治疗后会出现 FeNO 的下降。研究表明，当给予雾化治疗 6 小时或定量吸入（ICS）治疗 2～3 天后，FeNO 就会明显降低，2～4 周达最大效果。进一步的研究证实，FeNO 与激素治疗的疗效之间存在显著的相关性（$r = 0.586$，$P = 0.000\,3$）；在使用激素治疗后，FeNO 下降早于患者的症状和常规肺功能参数的改善（图 20-2）。这表明 FeNO 检测是评价激素治疗效果的敏感方法。

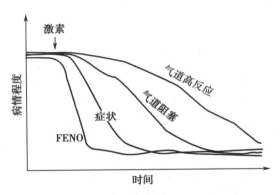

图 20-2　FeNO 及其他哮喘指标对激素治疗反应的示意图

需强调的是，尽管有效的激素治疗可以降低 FeNO，但并不能完全抑制 NO 的产生。Stirling 等发现，对于那些症状难以控制需要使用高剂量 ICS 或口服激素的哮喘患者而言，其 FeNO 要低于未使用激素的哮喘患者，但明显高于健康对照组。Artlich 等发现近期出现过临床症状的患儿的 FeNO 较高，即使是在有效的激素治疗后。

目前主要根据患者的临床症状和常规肺功能检测结果调整激素用量。多项研究结果表明，以 FeNO 监测治疗效果可以减少激素的用量。Smith 等把 97 例规范应用 ICS 治疗的哮喘患者随机分为试验组和对照组，试验组根据 FeNO 对 ICS 的治疗剂量进行调整，而对照组则按照 GINA 推荐的标准来进行调整，共随访 12 个月。结果显示，试验组 ICS 的平均用量为 370μg/d，显著低于对照组（平均为 641μg/d）；试验组一年内的急性哮喘发作率为 0.49 次/人年，低于对照组的 0.90 次/人年。

（四）在预测哮喘急性发作中的价值

预防哮喘急性发作是哮喘管理的一个重要目标。研究显示，FeNO 可以作为预测哮喘急性发作的指标。Pijnenburg 等对停用激素治疗的哮喘患者进行了研究，在停用激素 4 周后以 FeNO 来预测哮喘复发，结果显示敏感性 73%、特异性 93%。Crater 等人发现，当 FeNO > 10ppb，而嗜酸性粒细胞 > 200/μl 时，预测哮喘急性发作的准确性为 90%。以 ICS

逐步减量的哮喘患者为研究对象，也显示 FeNO 同诱导痰嗜酸性粒细胞计数皆是较传统肺功能参数更好的预测哮喘急性发作的指标。

Zacharasiewicz 等的研究显示，以 25 ppb 作为临界值时，FeNO 对病情恶化的阳性预测率为 60%，阴性预测率为 90%；当 FeNO 超过 25 ppb 时其预测病情恶化的敏感度升高至 73%。

七、总　　结

FeNO 检测作为一种简便、操作性强的无创性气道炎症的检测技术是近年来呼吸系统疾病研究的重要进展。FeNO 在支气管哮喘的诊断和鉴别诊断、疾病活动性和治疗效果评价等方面显示了较好的效果。但另一方面，影响 FeNO 检测的因素较多，结果的变异度大，实际临床应用价值还需进一步的总结和评价。

（龚　颖　朱　蕾）

第二十一章

肺功能室的管理

肺功能室的管理主要涉及人员组成、检查流程制定、质量控制、肺功能报告的签发、消毒、感染防控等方面的问题。

第一节　肺功能室的人员组成

在国内不少肺功能室隶属于检验科或特检科，这是不合适的，而应该隶属于呼吸科。与肝肾功能检查、心电图、心脏超声检查等具有明确客观标准的检查项目不同，肺功能检查过程有很多主观因素参与，故技术员不仅需要熟练掌握操作流程，还需要对呼吸生理学知识和临床知识有一定程度的了解；肺功能报告有一定的会诊性质，相关医生更需要对临床资料、呼吸生理学知识、检查过程等全面了解。因此肺功能室负责人应该是具有丰富临床经验和充分掌握呼吸生理学知识的呼吸科医生，且至少应该有副主任医师职称。该负责人可直接管理肺功能室的工作，也可任命高年资的技术员负责日常工作。由于缺乏专门的培训基地和培训标准，肺功能技术员的来源较难控制，最好来源于内科、呼吸科、检验科人员，但皆必须经过专门、严格的培训。人员多少不控制，根据工作量决定。

第二节　肺功能检查的定标和质量控制

提到实验室的质量控制，首先要掌握两个关键概念：准确度（accuracy）和精密度（precision）（图21-1，图21-2）。准确度是指测量值与已知实际值的接近程度。对于大多数实验室的检测项目来说，要求重复测量对照物，然后取均值；如果所得均值非常接近对照物的实际值，就认为仪器的测量结果是准确的。精密度是指重复测量时的一致性。如果重复测量一个对照物，每次的结果相似，就可以认为仪器测量是精确的。

举例说明两个概念的不同。如肺量计连续测量一个3L的容器，三次测量结果均为2.5L，说明测定是精密但不是准确；相反，如果重复测量一个3L的容器，三次测量结果分别为2.5、3.0和3.5L，均值为3.0L，说明测量准确但并不精密；如果三次测量结果分别为2.98、3.00、3.02L，则说明测量具有较好的准确度和精密度。

精密度经常以测量值的标准差（SD）为基础进行换算，具体而言是以变异率（variability）或变异系数（coefficient of variation，CV）来表示的。

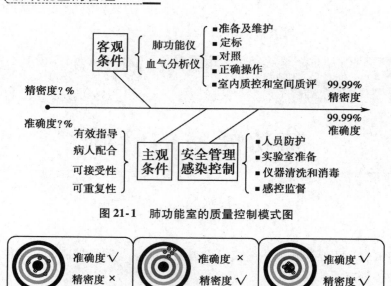

图 21-1 肺功能室的质量控制模式图

图 21-2 准确度和精密度模式图

当需要比较两组数据离散程度大小的时候，如果两组数据的测量尺度相差太大，直接使用标准差进行比较不合适的，此时就应当消除测量尺度的影响，而变异系数（CV）可以做到这一点。CV 是标准差与其平均数的比值，即 CV = 标准差/平均数 = SD/M × 100%。

CV 没有量纲，又按照其均数大小进行了标准化，这样就可以进行客观比较了。CV 是反映数据离散度的相对值参数，其大小不仅受变量值离散程度（即 SD）的影响，而且还受变量平均值（M）的影响。

一、肺功能室质量控制的基本要素

质量控制（quality control，QC）简称质控，是获得有效和可重复数据的基础，它包括 4 个基本要素：方法学（methodology）、仪器设备的维护（equipment maintenance）、对照方法（control methods）和检查技术（testing technique）。

（一）方法学

仪器设备的类型是决定定标和质量控制（质控）所需要特定仪器和步骤的关键。例如，广义上的肺量计，包括传统容积型肺量计和流量计都要使用 3L 定标筒进行定标和定标验证，但前者不需要线性检验；后者需要（详见第四章）。对于肺量计的漏气检验，只有传统容积型肺量计才需要，而流量计不需要（但管路是否漏气需检验）。如果每种仪器定标和质控都有标准的方法（包括具体步骤和次数）进行参照，就会使质控工作简便易行。

（二）仪器设备的维护

根据仪器的类型和复杂程度，仪器维护分为短期维护和长期维护两种情况。每日进行的维护主要是一次性物品的更换，包括滤器、咬口和储气袋等。仪器本身则需要较长时间的定期维护，还要不定期地进行校正和检验，以减少设备故障，保证其正常运行。关于仪器设备的维护要求以及具体的操作步骤，一定要详细了解说明书，并和生产或销售商进行相对固定的联系。

2005 年 ATS 给出了关于肺功能室操作手册的要求，要求每一个检测项目都应该包括以下内容。

1. 每一个检查项目的介绍和检查目的。

2. 各项肺功能检查的适应证和禁忌证。

3. 常见方法和所有特异性设备，包括一次性物品的介绍。

4. 测试开始前进行仪器的定标和对参数进行标准化处理（可以参考制造商的文件资料）。

5. 受检者的准备工作（例如不能应用的药物、休息时间）和开始测试前对受检者的评估。

6. 检查的步骤和定标的结果。对于质量控制而言，如何掌握通过人工来完成测量或定标有重要意义。

7. 各项肺功能检查的质控指南。如果质控超出了相应的范围或限度，应该知道如何纠正。

8. 操作过程中的注意事项（例如感染控制和危险性防护）和危急值管理（需要立即通知临床医生，提醒注意）。

9. 检查结果的描述。

10. 计算结果所采用的公式和正常预计值公式，并注明参考文献。

11. 关于仪器的停机检修时间和软件升级指南，以及资料的储存。

12. 要有技术员和医生的签名和签名日期（可以是电子版的）。

（三）对照的方法

对照是指对于仪器来说任何已知的检测信号，通过对照可以评价仪器的准确度和精密度，实现质量控制。

不同仪器的对照方法可以不同。对肺量计而言，一般用 3L 定标筒进行定标、定标验证和线性检验；对血气分析仪而言，则需应用标准质控液进行室内质控和室间质评。

（四）检查技术

确保测量数据准确的主要措施是对测量步骤和具体要求进行严格的控制。对于许多肺功能检查而言，测量数据的准确获得有赖于技术人员的有效指导和患者的积极配合。

每个肺功能室都应该有自己的质控计划，该至少应该包括以下内容：

1. 特定检查所使用的方法。

2. 完成检查的特定指南。

3. 每个测定步骤的要求。

4. 仪器设备的定期维护计划表和指征。

5. 所使用的质控物品（或器械）和质控标准。

6. 测定失控时应该采取的措施。

二、主要肺功能参数测定和报告的区别

不同肺功能项目的测定要求不同。某些项目，如肺活量（VC）和通气功能参数绝大多数用肺量计（或流量计）测定，且大部分需要用力配合，故若要使测定达到准确和精密

必须有非常严格的要求。在肺功能报告中，绝大多数参数选取的结果都是最大值，而不是均值。因为这些用力配合的指标，受检者完成时不能进行主观夸大，所以选择最大测定值作为报告值是合理的。另外一些肺功能参数，如D_LCO则应该是选取两个或者更多可接受结果的均值来报告，但测量仪器的精密度需要超过正常生理变异率。

有一些仪器，比如血气分析仪，它的准确性验证是通过检测已知对照物（质控品）实现的，测量结果需在使用相似设备和测定方法的多个实验室之间进行比较，比较方法通常用熟练度（proficiency testing，PT）来表示。血气分析仪的精确性则是通过检测对照物（质控品）的日间变异率来决定，通常用SD来表达变异率。

三、肺功能仪器的定标和质量控制

定标（calibration）是将仪器的输出信号进行调整，以达到与已知输出量相匹配的过程。定标主要通过三种方式来完成：①对传感器输出的模拟信号进行调整。②对记录装置的敏感性进行调整。③通过软件进行纠错和补偿。定标主要涉及到对仪器或其输出的模拟信号进行调整，或者使用以软件为基础的校准系统进行调整。定标和验证（verification）或质量控制（quality control，QC）不同，不能混淆。验证是保证测定结果的产生过程和质量管理以正确的方式进行，并证明这一产生过程是准确和可靠的，并具有重现性，能保证最后得到符合质量标准的结果的一系列过程。质控是指对仪器的测量功能和测量结果进行评估。临床上常用肺量计的定标和质控、气体分析仪的验证、体描仪的定标和验证。肺量计的定标设备包括简单的大容积定标筒、生物对照物、其他定标工具等类型，实际临床上一般仅有定标筒。气体分析仪（包括D_LCO测量系统）则包括生物学测量范围、采样条件、两点定标、多点线性定标等。体描仪的定标和质控则涉及口压传感器、体描箱压力传感器、流量传感器等几个方面。本章以肺量计为例介绍一下仪器的定标和质量控制，同时可参考第四章的内容。

（一）肺量计的定标及相关问题

1. 肺量计的定标　可通过上述三种方法实现，具体而言即为：①调整放大器增益。②调整记录装置的敏感性。③软件的纠错和补偿。

（1）调整放大器增益：肺量计通过电压计产生一个压力信号，正常情况下允许某些形式的增益调整，以便使模拟信号和已知的容积或流量输入值相匹配。例如，一个10L的容积型肺量计就应该装配一个10V的电压计。调整压力计放大器，使得0V等于0L、10V等于10L，这样压力和容积就等量匹配，容积定标通过压力模拟信号就可完成；换言之，定标过程就是对肺量计给定一个特定的容积，同时再通知匹配的模拟信号，例如5L就应该等于5V。若按规定设置的多个信号皆通过，则定标通过。该法适用于传统容积型和现代流量型肺量计。

（2）调整记录装置的敏感性：该方法主要用于一些老式容积型肺量计。该类肺量计的基本结构是机械单筒肺量计连接机械记录装置，在这些装置中，先给肺量计输入一个已知的容积，调整记录仪的描记标点，使其与该容积相适应。具体操作过程为：开启记录仪，肺量计的容积变化就直观地反映在记录仪上；当肺量计气体完全排空后，将记录仪描记笔放置在读数为0L的位置上；向肺量计内推入3L容积的气体，调整记录仪增益，使描记笔转至3L的标点；如此按规定等量调节数个容积数值，就可实现容积定标。目前该方法极少应用，因为绝大多数现代化肺量计都通过计算机自动测定和输出结果，即用流量计测定流量，通过计算机自动计算完成容积的计算，最终通过屏幕显示或打印机打印显示测定过程和测定结果。

（3）软件纠错和补偿：这是现代肺功能仪最基本的定标方法，是通过定标系数/校正系数（calibration factor/correction factor）实现和完成的。

现代肺量计几乎都抛弃了传统的机械型单筒肺量计，而是用电子流量计，通过计算机自动测定和计算。在这样的电脑系统中，肺量计所产生的信号常常通过一个软件校准系数来纠正。例如连接好该类肺量计测量系统的管路，用定标筒推入一个已知的容积（通常为3L）；这样连续测定数次，就可以计算出一个校正系数，该系数被自动储存于计算系统内，应用至随后的所有容积测量项目中。举例说明如下：给肺量计推入一个3L的容积，若记录到的结果是2.95L，则较正系数为预计容积/实测容积 = 3/2.95 = 1.010；若连续测得的2次校正系数分别为1.015和0.985，则平均校正系数为1.010；再将1.010储存于计算系统中，应用到之后的容积测定中。该方法是假定肺量计的输出容积都是线性的，任何容积的校正系数都是相同的。

如果肺量计需分别测量吸气容积和呼气容积，就需要分别产生吸气和呼气的校正系数，但实际测量时一般仅测量呼气参数，故仅进行呼气容积定标；即使是吸气，由于假定容积是线性的，两者非常接近，一般也不需要严格区分。许多肺量计在测量呼出气容积前还需要进行零点定标。当流量传感器被静止放置，没有气流通过，软件调整传感器的输出信号为零；如果测量时使用空气过滤器，则定标时必须接上空气过滤器后再进行定标。

2. 肺量计的定标验证（calibration check）和线性检验（linear calibration）　对肺量计的定标实际上是通过对仪器的调整实现的，肺量计进行定标后还要进行定标验证和线性检验，以提高准确度，最终实现质量控制。

（1）定标验证：过给肺量计气路推入已知容积的气体（通常也为3L），计算误差率（% Error）来完成。通过控制误差率来提高准确度，实现对肺量计的质量控制。误差率（%）=（预计容积 – 实测容积)/预计容积（100）。对于3L定标筒而言，预计容积即为3L的定标筒容积。

关于肺量计测定可接受的最大误差率，目前多采用2005年ATS/ERS推荐的标准。其要求是容积量程范围为0~8L，推荐3L，误差率在±3.5%或是65ml以内（包括定标筒本身±0.5%误差率在内），以最大值为准。如果实际误差率超出该范围，就必须对肺量计、记录装置、软件、最近一次定标以及检测技术等方面进行核查。

（2）线性检验：对于恒定内径的呼吸管路而言，流量大小会影响阻力和压力，对容积测定产生一定影响。肺功能测定时，有的参数需要慢呼吸完成，流量低；有的参数需要快呼吸完成，流量高，因此需对不同流量状态下的容积进行定标和定标验证。一般要求在0.5~12.0L/s的流量范围内，至少选择低、中、高3种不同的流量范围，进行容积定标和定标验证，且要求每种流量下的容积准确度皆在±3.5%以内。为了达到质量控制，流量型肺量计（现代肺量计）的线性定标至少要每周进行一次；对于容积型肺量计（传统单筒肺量计）而言，至少每季度对其线性进行一次检验。

（二）温度对肺量计定标和质控的影响

受检者呼出气是生理状态（BTPS），同样质量的容积较周围环境大；而定标筒内的气体是实际环境状态（ATP），故两者有一定不同。即使如此，也不需要软件进行单独的温度校正。对现代绝大多数肺量计而言，软件对定标和定标验证有预设的固定处理功能，即在定标和验证时不进行温度校正，而在受检者测量时自动进行温度校正，且都校正为BTPS（适用于弥散量以外的所有参数）或STPD（适用于弥散量）。尽管不需要校正，但操作前都需要输入大气压、稳定、湿度、海拔高度等周围环境参数进行环境定标和测量参数的计算，因此定标和测试都需要准确的温度，否则将影响定标和测量的准确性。如果室温明显改变，校正和计算软件所对应的温度也应该随之改变，或需要重新定标。部分肺量计能自动测量环境温度。这些温度测量装置应该定期进行检验。最后强调定标筒也应该存放置在与肺量计相同的室温条件下。

（三）定标筒的准确度对肺量计定标和质控的影响

定标筒的准确度自然会对肺量计定标和质控产生影响。如果肺量计与定标筒的连接漏气或者欠准确，或者定标筒有变形，就可能产生错误的定标系数。例如，3L定标筒应该准确到±15ml以内或者是总容积的±0.5%；否则就必须更换定标筒。定标筒的准确度应该至少每年检验一次。定标筒的漏气检测比较简单，只要堵住出气口，再尽力排空定标筒就可，若阻力非常大，就没有漏气；否则有漏气。一些实验室还准备两个定标筒，一个进行定标，另一个用来对定标筒的准确度进行检验。

（四）便携式肺量计的定标和质控

大多数简易肺量计和常规肺功能仪的要求相似，但一些便携式肺量计使用一次性流量传感器，可能不需要定标。大多数一次性传感器在制造过程中已经进行预定标，或给了一个定标编码，这样肺量计软件就可以按照编码应用合适的纠正系数。如果仪器本身可以进行定标，那就至少每天定标一次；还要在同一批次传感器中选择一个进行定标验证（calibration check），从而保障测定的准确性。

（五）总结

肺量计的定标和质控是不同、但又密切联系的概念。定标方法主要有三种，无论是针对肺量计的输出信号、记录装置的敏感性、还是软件的校正系数，都涉及测定仪器在特定范围内的调整。质控则涉及定标、测量、解读的全部过程，一般是指后两者。通过控制仪器的误差率，提高测量过程的质量以及测量图形和数据的准确度，达到质量控制的目的。

四、血气分析仪的校准和质量控制

见第十二章，不赘述。

五、肺功能检查结果的可接受性和可重复性的标准

肺功能实验室的质量保证不仅需要合适的定标、验证和质控，对检测技术、检测结果的合理评判也非常重要。与一般检查不同，对于肺功能检查而言，所获得的肺功能项目的图形和数据几乎均依赖于受检者的努力程度，有较大的主观性，因此需要一定的标准评价检查的可接受性和可重复性。这些标准应尽可能是客观的，但有些是主观的，使用客观标准决定结果的有效性对提高质量更重要。

（一）可接受性标准

可接受性是针对一个检查动作而言的。为了使单个测量数据尽可能的接近真实数值，就需要有相应的标准来参考和评价。可接受性标准制定的最终目的是提高测量数据的准确度，具体而言主要涉及三个方面的用途：①在检查过程中，标准或指南可以决定仪器设备是否正常工作；患者是否尽了最大努力；检查是否应该继续下去或是否需要重复测量。统一的标准还有助于评价某一检查中出现的特征性曲线，进而判定测定数据的是否可接受，例如用力肺活量测定过程中的用力不足、呼气起始犹豫、呼气过程中咳嗽、呼气提前终止等会使某些数据不可接受，必须重复测定。②对于单一受检者的某一个肺功能检查项目而言，可接受性标准可评估某一个测定数据的有效性。进行操作的技术员、计算机软件、解释结果的临床医生都可以应用这一标准来衡量数据的有效性。③对技术人员的完成质量进行评估或打分。许多肺功能仪检查，尤其是肺量计检查都有赖于技术员和受检者之间的良好配合和努力。可接受性的标准可以用来衡量每一个技术员的完成情况，并提供真实客观的反馈。

（二）可重复性标准

是针对多个检查动作而言的。对于达到可接受性标准的多个动作，为了使多个测量数据具有可重复性，就需要有相应的标准来参考和评价，最终目的是提高测量数据的精密度。

总之，任何肺功能室都应该在检查过程中和检查之后使用可接受性标准提高准确度，使用可重复性标准提高精密度，两者结合最终达到更好的质量控制目标。既可以评价每一个测试项目，又可以为技术人员提供一定的反馈。

六、检查任何可使用的描迹或图形

应将所观察到的描迹曲线和相应的标准曲线进行比较。计算机的广泛使用使这些操作很方便。计算机制图可以对多次测量进行重叠显示，这样就可以从总体上有效评价受检者的努力程度和配合情况。每个受检者测试时还可以同时显示预计值图形，这对评价检查结果是否正常有重要价值。

使用者应该使用直观性好的显示比例，以便于图形的观察和比较，这对最大流量-容积曲线的观察非常重要；使用者还应该能够调整计算机图形的显示比例，这样就可以在极端的情况下，比如流量或容积非常低的情况下也能清晰显示测定图形的变化情况。测试过程中，多次测量的图形都是有用的，即使达不到可接受性或可用性标准也有一定的价值，不要随意放弃；图形资料的存储有助于测试结束后的评估，包括评估测定质量和选择合适的数据。一些袖珍型肺量计可能在测试过程中不能显示容积的图形变化或流量-容积曲线，但可以打印图形，后者也可以用来评估测定质量。

七、观察数据资料

观察的数据资料不仅是评价其是否正常，还应包括以下多方面的内容，如多次测量中的最大值是否是在可重复性的范围内？是否还需要额外的测量？大多数仪器制造商会提供软件来评估测定结果是否符合可重复性标准。多次测量的数据应该保留，以便测试结束后选择合适的结果作为最后的报告。所有测量结果都应该保存下来，无论是不是最后的报告结果,这样便于随后的回顾和编辑。那些没有达到重复性标准的数据有可能是可用的,也应该保留下来以便于分析结果。

八、评价关键指标

大多数肺功能检测项目都有一到两个核心特点可以决定测定结果是否可以接受,或至少可用。例如用力肺活量检查,测试开始和受检者的用力的持续时间是关键指标;对于气体弥散容积而言,是否有漏气和检测的持续时间是关键指标。对于一口气法测定的 CO 弥散量而言,吸入容积和屏气时间是关键指标。对每种特定检查而言,若使用的具体方法不同,相应的关键指标也有所不同,若单次呼吸法和重复呼吸法测定肺容积和 CO 弥散量,屏气时间是前者的关键指标,而平静呼吸时间是后者的关键指标。测试过程中,关键指标是决定肺功能项目完成质量以及决定是否需要进行额外指导和测试的主要因素;这些关键指标还有助于分析哪些因素影响了肺功能报告的解读,例如受检者的呼气时间未能持续6 秒。

九、检查结果的一致性

各种肺功能检查结果都应该与临床病史和临床表现一致。通气功能、肺容积、一氧化碳弥散量和血气分析数值都应该指向某一特定的临床诊断。如果出现了分歧和异议,常常是肺功能检查的技术问题,较少是临床上的问题;若是后者,常常是某种主要疾病合并一些潜在问题,需进一步进行辅助检查和临床分析。

十、技术员的评注 (technologist's comments)

对受检者的测试质量进行评分或分级是肺功能室质量控制的重要组成部分。技术人员可以通过添加备注和注释来进行管理。一些自动分析肺量计使用软件可对测试完成情况进行打分,还会包括一些代码来表示测试过程中可能出现的问题或错误。

检查结果中也应该包括技术人员的评注。如果可能,应解释受检者为什么没有得到可接受的结果。即使没有达到可接受的标准,数据也并不一定无效,较多情况下是可用的。临床测定中总有部分受检者已经尽最大努力仍然达不到标准,就应尽可能选择可用的图形和参数,包括不可用图形中的部分参数,如最大呼气流量-容积曲线的初始用力较差,不仅达不到可接受的标准,也达不到可用的标准,但其低容积的流量仍然可用,可用大体评价小气道的功能状态。最后的肺功能报告应该包括技术员的备注和签名。

一些计算机化的肺量计系统可以自动对 FVC 动作进行打分。这个分数可以是数字或字母代码,通常跟随在每一个测试项目的后面。例如,一个符合所有标准的 FVC 动作可以评分为 A (详见第五章第七节)。技术员也可自主选择代码对每一个动作打分评估。

十一、技术员的反馈 (technologist's feedback)

一个训练有素、工作热情高的技术员是获得有效数据的关键因素,尤其是那些需要给鼓励和指导受检者的测试项目。一般情况下,建议对每一个技术员完成的测试进行评估;

如果可接受性和可重复性都达到了标准，那么对技术员完成情况的打分至少是良好的。反馈也应该包括测试没有达到可接受性或可重复性项目及其程度和类型。反馈还应该包括采取何种纠正措施来改善完成质量。反馈是需要反复进行的，这样才能使技术员的熟练度不断提高。在一些研究和临床试验中，除了要对操作人员完成情况进行反馈，对测试数据和完成情况进行回顾可能对得到高质量的测试结果也是非常必要的。

第三节　肺功能检查的安全防护和设备的消毒

检查的安全防护和设备的消毒对任何检查都是必要的，但肺功能检查有一定的特殊性。

一、肺功能检查的感染防控和安全管理

ATS/ERS 2005 年版的指南中指出，肺功能检查过程中，常见的交叉感染方式主要有两种，一种是直接接触，如上呼吸道疾病、肠道感染和血液感染常通过这种方式传播；另一种是间接接触，如肺结核、呼吸道病毒感染等通过飞沫传播的疾病。而肺功能检查所用的咬嘴表面、管道近端的阀门和管道表面都可能成为上述两种方式最常见的传播中介。合理的预防措施可有效地减少交叉感染，结合 ATS/ERS 的建议归纳为以下几个方面：

1. 医务人员的防护　首先提高广大医务工作者，尤其是肺功能操作人员对肺功能检查感染和防控措施的认识；其次是采取正确的防护措施。正确佩戴手套和使用其他一些防护装置可以减少处理咬口、管道、阀门等被污染的风险。如果技术员手上有任何开放的切口或破损，在处理那些可能被污染的设备时，就必须佩戴手套；而每次脱手套后则必须洗手，检查两个不同患者之间也应该洗手。尽管正常情况下，乙肝、艾滋病（AIDS）的传染的风险很小，但若发现咬口或管道上有血迹也都必须特别注意，及时更换，并对原用品进行消毒或直接废弃。开放性肺结核或其他肺部感染性疾病的传播风险也是存在的，若无特殊需要，该类患者是肺功能检查的禁忌证；若因特殊需要必须检查时，必须尽可能选择专门的肺功能仪，且在当日操作即将结束前完成测定；而操作人员应该戴口罩和手套，操作结束后还必须对仪器，特别是其管路系统进行有效、彻底的消毒。当检测那些免疫系统受损伤的患者时，也需要戴口罩进行"反向隔离"，以免医务人员可能携带的病原微生物引起患者感染。最后强调，经常接触污染仪器的技术员，可以通过正确的洗手方法而有效预防病原微生物的传播。

2. 检查室的管理　检查室应保持通风，这不仅对保障测定质量是必要的，对防控感染也是必要的。有较多患者进行检查时，通过过滤空气、增加检查室房间的空气交换率，可以明显降低交叉污染或感染的风险。如上述，对高度怀疑或已证实有传染病的患者，不宜进行肺功能检查；若特殊需要必须检查时，则应尽可能安排他们在自己房间里检查，或者在一天检查即将结束时检查，以有利于仪器的养护和消毒。检查结束后对房间进行清洗和必要的消毒。

二、仪器的清洗、消毒和维护

尽管肺功能仪的维护有一些共同的特点，但不同仪器也有一定的差别，应该按着制造

商推荐的方法进行清洗、消毒。传统单筒（容积式）肺量计，每检查一个受检者后都应该用它们的实际容积冲刷至少5次，使用室内空气冲刷即可，这样有助于清除飞沫颗粒或者类似的空气传播颗粒。传统水封式单筒肺量计应至少每周换水一次，且待筒壁完全晾干后，再灌注蒸馏水至要求的刻度；对于现代流量型肺量计（流量计）而言，管道、阀门和接口等配件的清洗和消毒方法应遵照原卫生部2009年版的《消毒技术规范》，主要步骤如下：

1. 水洗　严格按要求将连接用品清洗干净。若管路中如有痰痂或血渍等污物，需用多酶清洗液充分浸泡，再用清水彻底清洗干净。

2. 充分浸泡和消毒　常用消毒液为含氯消毒液，其有效氯浓度要达到1000mg/L；或者直接采用2%戊二醛溶液，目前后者更常用。消毒液需每周更换一次，条件允许时还要进行消毒液浓度的检测。常规浸泡时间是30分钟，如遇到呼吸道传染性疾病或特殊感染的患者时，需按规范要求延长浸泡时间。

3. 无菌纯水冲洗　上述操作完成后必须用无菌纯水清洗。

4. 晾干　上述步骤完成后，必须在洁净、干燥条件下晾干，备用，但保存时间不宜超过1周；否则需重新消毒。

5. 必须重视的问题　2005年的ATS/ERS指南并没有推荐任何有关清洗、消毒频率的确切数值，临床上主要根据制造商推荐的方法执行，但清洗的频率应该与完成肺功能检查的人次成比例。还应强调任何仪器设备组件上如果出现呼出气冷凝水就应该立即进行消毒。对于连接仪器的开放-环路系统，其中进行重复呼吸的环路部分，每检查完一例后进行下一例测定时需更换管路；已经使用的管路清洗、消毒、晾干后，密封储存备用。

6. 其他注意的问题　用于支气管舒张试验和支气管激发试验的小型雾化器，交叉感染的机会可能更大。有报道显示，在这些小型设备装置中，有9%~25%存在病原菌污染。这些装置如果重复使用就必须先进行清洗、消毒，以破坏有繁殖力的细菌、真菌孢子、结核菌和病毒等。一些和用药有关的容器，如激发试验用容器，容器侧壁常有残留的药物结晶；而激发药物的浓度很低，每次激发的使用量又很少，一旦清洗不彻底，将直接影响每次的吸入量和激发效果，因此不宜采取常规清洗方式；而采用超声清洗则可有效清洗残留的药物结晶。一次性使用的雾化器虽然对防止感染非常有利，但对于常规吸入激发药物时却不实用。也可以使用一次性咬口或是"储物罐"来防止雾化装置感染，但成本是必须考虑的问题。

7. 尽可能选择一次性用品　现阶段的肺功能检测应该使用一次性的咬口和鼻夹。如果传感器是一次性的（主要见于简易肺功能仪），就不应该重复使用。对那些反复使用的传感器必须充分、安全地清洗。这些传感器大多是既精密又昂贵的电子元件（图21-3），大多数制造商建议用去离子纯化水或蒸馏水来清洗，自然晾干，然后才能继续使用。但如果任何时候发现传感器上有唾液、飞沫等污染物难以冲洗时，建议用稀释的

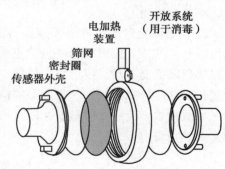

图21-3　流量传感器的一种类型

必须充分拆开仪器组件，安全清洗、消毒

多酶清洗液浸泡 3~5 分钟或用超声雾化多酶清洗液的方法处理传感器，然后再冲洗晾干。需要注意的是，与管道和阀门不同，传感器的清洗，既要考虑预防感染，同时还是要保证传感器的准确性。尽管一些肺量计部分可能较难拆卸，但也要尽可能在常规测定后进行清洗、消毒，至少是用空气冲洗。最后强调在拆卸、清洗、消毒、晾干、组装后，应重新定标以保证测量的准确性。

三、呼吸过滤器的使用

1. 使用过滤器的优点及问题　检测流量、肺容积和 CO 弥散量的感受器和分析仪装置在呼吸管路上，很容易被污染，故常规使用细菌过滤器有较高价值。但过滤器会增加呼吸阻力，可能影响最大流量及相关参数的测定；在持续使用过滤器后，某些类型传感器的阻抗会增加，故安装过滤器后需再次进行定标。在一些检查项目，过滤器的使用还有一些问题，例如增加无效腔，测定肺容积时则会降低测定的准确性，故测定容积时应该将这部分无效腔计算在内，但实际上很难做到。对特定的仪器而言，其无效腔是恒定的，而机体的解剖无效腔是按体重计算的，过滤器的无效腔非常小，是可以忽略的。

2. 对测定结果的影响程度和处理对策　尽管在测量 FVC、FEV_1、气道阻力等肺功能参数时，用和不用过滤器所测得的数据有统计学差异，但几乎所有参数的变化都是在可重复性的范围内，因此，性能理想的过滤器对测量数据的影响并无临床意义，在辅助诊断上也没有发现明显误差。为进一步减轻对测定的影响，过滤器必须符合最小的推荐标准，如测定气道阻力时，ATS/ERS 2005 年推荐的标准为：当流量在 0~14L/s 范围内，仪器总的气流阻力应 <1.5cmH_2O/(L·s)[0.15kPa/(L·s)]，该阻力包括管道、阀门、前置过滤器等所有气路上的装置。过滤器的制造商也应该提供证据证明，他们所生产的过滤器不会影响一些肺功能参数（VC、FVC、FEV_1、$FEF_{25\%~75\%}$、PEF、TLC 和 D_LCO）测定的准确度。

3. 使用过滤器的依据　是否使用过滤器没有强制性规定，且有一定争议。一方面，一些肺功能检查设备，尤其是那些整合多种检查项目的肺功能仪使用了管道阀门，且该装置位于呼吸管道附近，与咬口之间的距离很近，故受检者呼出的雾状颗粒可能会沉积在这些管道阀门的内表面上，影响其性能，这就需要短时间内进行严格的消毒和管理；由于结构复杂，事实上很难完成每次测定后都进行拆卸和消毒。过滤器可以滤掉呼出气中的微生物，有助于防止气雾颗粒沉积在测定装置上，因此从这个角度讲是建议使用过滤器的。另一方面，肺功能检查时，有时气流速度会很快，过滤器的清洁作用就相对降低，即使使用了过滤器，测定装置也可能被污染。已经有报道高性能的过滤器对细菌过滤率可以达到 99% 以上，但对较小的微生物，如病毒的滤除效果还不太清楚。因此即使使用过滤器，也并不能降低对肺功能仪器常规清洗、消毒和灭菌的要求。

4. 推荐　原则上肺功能测定的环路上应常规使用细菌过滤器，以防止仪器内部设备被污染，对一般受检者推荐使用。

对那些明确有呼吸器官感染、但又必须进行肺功能检查的患者，使用细菌过滤器则是必须的。

四、感染控制的监督

加强感染控制的监督工作，对需反复消毒、可重复使用的部件，例如呼吸管道和阀门都应该在消毒后定期进行细菌培养，以保障感染防控的有效性。

总之，在实际肺功能检查过程中，通过采取一系列实用性强的措施，如房间通风、洗手、戴口罩、管道清洗、浸泡消毒和使用一次性过滤器等，就会有效的预防和控制患者之间以及医患之间的交叉感染，特别是对肺功能操作人员的防护。当然在临床实践中，我们也应该不断总结经验，完善感染预防和控制的措施，规范管理和加强监督，促进肺功能检查的标准化发展。

（李 丽 朱 蕾 陈 琪）

第二十二章

肺功能检查的临床应用概况

自从上海中山医院于 20 世纪 50 年代末首次将肺功能测定应用于临床以来，逐渐在国内推广，其应用范围也逐渐扩大，几乎应用于临床各科。肺功能检查的价值主要表现在以下几个方面：对呼吸系统疾病进行评价，包括肺功能损害的程度、类型，以及病情发展和治疗效果；对外科手术，特别是胸腹部手术及老年患者手术的可行性和术后并发症的发生进行评估；对临床症状，主要是呼吸困难的原因进行鉴别诊断；对职业病患者的肺功能损害程度进行评级；对运动医学、高原病、潜水病的研究进行指导等。

第一节 肺功能检查在疾病诊治方面的应用

肺功能检查对呼吸系统的检查非常重要，有些甚至是必要的，比如慢性阻塞性肺疾病（COPD）的诊断；肺功能检查对治疗效果的评估也很重要，在有些时候也是必要的。对其他疾病，如心脏疾病、神经-肌肉的鉴别诊断也有重要作用。

一、呼吸功能的评价

肺功能检查可以对受检者的呼吸功能进行评价，明确呼吸功能是否减退、减退类型和程度等。

（一）呼吸功能是否减退

与多数检查指标相似，肺功能是否正常也存在一定的范围，一般认为各参数大于或等于其正常预计值的 80% 为正常，相反则认为异常。实际诊断肺功能异常时，一般仅有几种诊断，主要包括通气功能障碍、换气功能障碍，前者是基本诊断，基本类型有：肺通气功能正常或基本正常、阻塞性通气功能障碍、限制性通气功能障碍和混合性通气功能障碍，而这几种诊断的主要依据有限的几个参数：肺活量（VC）、残气容积（RV）、肺总量（TLC）、第一秒用力呼气容积（FEV_1）、一秒率（$FEV_1\%$ 或 FEV_1/FVC）等。对换气功能而言，一般仅常规检查一氧化碳弥散量（D_LCO）和单位肺泡容积的一氧化碳弥散量（D_LCO/V_A）。当然在这些参数处于正常范围的情况下，可能已经出现最大流量-容积曲线（包括吸气相和呼气相、数值和形态）或通气血流比例（$\dot{V}/\dot{Q}$）等肺功能图形和参数的改变，此时实际上已经有肺功能的减退，这部分患者的肺功能结果如何判断及如何提供给临床医生也非常重要，但目前尚无确切和一致的结论。对这部分患者我们常常结合临床特点和临床需求进行判断。若是外科手术患者，且年龄较大，一般不需要更详细的资料，我们一般报告为肺功能基本正常，手术可以胜任；若是一般内科患者，无明显呼吸系统疾病的病史，我们会报告肺功能基本正常；若是有职业接触史或结节病患者，我们会报告肺功能基本正常，建议随访肺功能、胸部 X 线片或 CT 检查；若是怀疑特发性肺间质纤维化，则报告肺功能正常，建议做高分辨率 CT 检查或进行心肺运动试验；若怀疑支气管哮喘，则报告肺功能基本正常，建议患者有症状时复查肺功能或加做气道激发试验。若是有明确的慢性支气管炎或支气管哮喘病史，我们会报告小气道阻力功能障碍，建议加强治疗或随访，因此肺功能是否异常不能单纯根据肺功能参数判断，而必须结合肺功能检查的图形、病史、其他辅助检查结果综合判断。

体容积描记仪（体描仪）测定气道阻力不作为常规检查，主要用于某些情况下的辅助诊断或科研，但却是测定气道阻力的金标准。

脉冲振荡仪（IOS）的测定结果一般仅做参考，需结合常规肺功能检查进行判断。因为 IOS 和常规肺功能检查的理论基础和检查指标有非常大的差异，在国内也一直无正常值标准，许多方面需要进一步完善。

心肺运动试验（CPET）结果需结合常规肺功能、心功能检查结果等综合判断。

（二）肺功能异常的类型

主要分为通气功能障碍和换气功能障碍，前者有：阻塞性通气功能障碍、限制性通气功能障碍、混合型通气功能障碍（表 22-1）。阻塞性通气功能障碍最多见的是中、小气道阻塞；大气道阻塞也不少见，常见原因有气道内肿块、瘢痕形成或气道外压迫等，常有比较特征性的临床表现和肺功能变化。换气功能障碍一般仅通过 CO 弥散量评价。

表 22-1　不同类型的通气功能障碍的基本区别

类型	VC	FEV_1	FEV_1/FVC	RV	TLC	RV/TLC
阻塞性	−/↓	↓↓	↓↓↓	↑↑	↑	↑↑
限制性	↓↓	↓/−	−/↑	↓/−	↓↓	−/↓/↑
混合性	↓↓	↓↓	↓	?	?	↑

（三）肺功能减退的程度

目前国内多数医院对受检者肺功能的评估仍沿用穆魁津、林友华教授主编的《肺功能测定原理与临床应用》中所列的标准。此标准没有弥散功能的评价，而是用动脉血氧分压（PaO_2）和动脉血二氧化碳分压（$PaCO_2$）间接评估肺换气功能，但动脉血气指标受多种因素影响，缺乏特异性，不能确切地反映肺换气功能障碍的类型。国际上不同地区和学会的肺功能分级标准不同，不同疾病的标准也有较大差异，如 COPD 和支气管哮喘的肺功能特点很相似，但评价标准的差别就非常大。本书结合 2000 年美国医学会的肺功能的评价标准，推荐应用复旦大学附属中山医院的标准（表 22-2）。对于该分级标准，需说明如下：

表 22-2　复旦大学附属中山医院的肺功能分级标准

参数	一级 （功能减损 0～9%）	二级 （功能减损 10%～25%）	三级 （功能减损 26%～50%）	四级 （功能减损 51%～100%）
FVC	≥80% pred	60～79	40～59	≤39
FEV_1	≥80% pred	60～79	40～59	≤39
D_LCO	≥80% pred	60～69	40～59	≤39
$\dot{V}O_2max/kg$	≥25	20～24	15～19	<15

注：$\dot{V}O_2/kg$ 每千克体重氧耗量（ml/kg）

1. 该标准的应用　该标准未获得国内的普遍认可，但有较高的科学性和可操作性，建议推广，用于肺功能状态的评价。

2. 单纯肺功能分级标准和疾病的肺功能分级标准不同　在不同疾病有不同的标准，对疾病的评价以目前公认的标准为准，如 COPD 的肺功能分级标准有四级。当然单纯肺功能诊断标准和不同疾病的分级标准的统一是将来的发展趋势。

3. CO 弥散量与通气功能参数　与通气功能参数不同，CO 弥散量的下降有较大的变异性。一般情况下，通气功能参数的下降与气流阻塞的程度或肺组织损害的有相对较高的一致性，但 CO 弥散量的变异较大。通气功能正常的患者的 CO 弥散量一般是正常的；若出现 CO 弥散量下降则是早期肺实质疾病或肺血管疾病表现，明显下降则高度提示肺血管疾病。通气功能减退的患者不一定出现 CO 弥散量的下降。在大气道阻塞患者，通气功能多明显下降，但 CO 弥散量多正常。在大多数周围气道阻塞的患者，不仅有阻塞性通气功能障碍，CO 弥散量多相应下降；但在轻度肺通气功能减退的 COPD 和支气管哮喘患者，CO 弥散量一般是正常的。限制性通气功能障碍必然伴随 D_LCO 下降，但 D_LCO/V_A 可以下降或正常，前者见于肺实质疾病，后者见于肺部分切除术或肺外疾病，因此实际应用肺功能参数时应结合不同疾病的病理和病理生理改变综合分析。

4. CO 弥散量与换气功能　换气功能包括弥散功能和通气血流比例（极端情况是静动脉血分流和无效腔通气）两个方面，且受通气功能改变的影响，因此 CO 弥散量的下降不一定能反映弥散功能减退。实际上，D_LCO 下降更多见于 $\dot{V}/\dot{Q}$ 失调，而后者的精确测定比较复杂，临床上不常用，主要用于科研，因此该单纯用 CO 弥散量反映弥散功能或换气功能改变有较大的局限性，也需结合实际情况分析。

5. CO 弥散量的测定　该指标的影响因素太多，测定仪器不同、测定方法和示踪气体不同、质控标准不同皆可导致 CO 弥散量的较大变化。即使在相同的状态下，由于受检者配合等方面的原因，前后测定的重复性也不如通气功能指标稳定。实际应用时也显示 CO 弥散量确实是最不稳定的肺功能参数，因此应用该指标评价弥散功能或换气功能改变时应慎重。

6. 运动肺功能　$\dot{V}O_2/kg$ 实际是反映运动肺功能的参数，而不是常规肺功能参数。运动肺功能参数对心血管疾病和运动医学的价值更大，而对呼吸系统疾病则有较大的局限性。另外反映运动心肺功能的参数有多种，单纯用该参数也有较大的欠缺。

因此实际应用上述参数判断肺功能改变时，应以通气功能改变为主，结合病史和其他辅助检查综合判断，对 CO 弥散量的评价需谨慎；$\dot{V}O_2max/kg$ 很重要，但不宜作为反映肺功能损害的常规指标。

二、呼吸困难原因的鉴别

呼吸困难是许多患者在呼吸科或心内科就诊的主诉，应用肺功能测定可为呼吸困难的鉴别诊断提供思路或依据（图 22-1）。

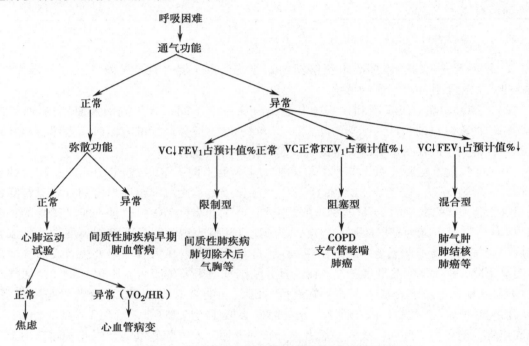

图 22-1 肺功能测定判断呼吸困难原因的基本程序

三、疾病的诊治和评估

主要包括呼吸系统疾病的诊断、鉴别诊断以及病情评估、治疗反应评价和预后的判断。应用较多的疾病有 COPD、支气管哮喘、肺血管病、心脏疾病等。见相关章节，不赘述。

四、康复方法的选择或运动处方的确定

不同疾病的康复方法和要求不完全相同。单纯就 COPD 患者而言，适量、合理的运动是康复的重要手段，可使患者在生理功能、心理健康两方面收益。Punzal 等报道，经过运动训练的 COPD 患者的运动耐力增加82%、最大平板负荷量增加32%、$\dot{V}O_2max$ 增加8%。而未经运动训练的对照组则仅分别增加11%、14%、2%。常规肺功能测定和心肺运动试验对选择合理的运动量、运动方式、运动项目或制定运动处方具有重要意义。常规肺容积

和通气功能测定有助于定性和定量肺部疾病所致的肺功能障碍；CO 弥散量有助于评估与运动有关的低氧血症。运动试验用于评估患者的运动耐力和与运动有关的血气改变，同时有助于制定安全、合理的运动处方。

五、机械通气参数调整及监护

机械通气中的肺功能监测可保证机械通气能尽可能符合呼吸生理改变，促进疾病恢复，减少呼吸机相关肺损伤等。当然不同指标反映的内容不同，如自主呼吸的深度和频率是反映自主呼吸能力和通气压力的综合指标。气道压力、流量、潮气容积波形图能够提供肺功能异常类型和程度的可靠信息，也能够提供通气模式选择和参数设置是否合适的可靠信息，这些皆非常重要，但临床上常被严重忽视。上述波形图及其参数的特点和动脉血气的变化综合分析，能够判断病情的动态变化。混合静脉血氧分压和饱和度可了解循环功能及组织利用氧的能力。氧合指数（OI）、无效腔与潮气容积的比值（VD/VT）和肺泡动脉血氧分压差 $[P_{(A-a)}O_2]$ 可检测肺的换气功能，并综合反映病情的变化和机械通气效率。压力-容积（P－V）环、流量-容积（F－V）环的动态监测对判断病情和指导机械通气皆有非常重要的意义，但临床上也经常被严重忽视或错误解读。对这部分内容，本书仅简略提及，详见朱蕾主编《机械通气》第 3 版。

六、其 他

肺功能检查，特别是心肺运动试验在运动医学、航天、航空、高原、潜水等方面有较高的应用价值。

第二节 肺功能测定在外科手术方面的应用概况

肺功能测定在外科手术中的应用主要包括：手术适应证的选择，明确患者能否耐受全身麻醉、能否耐受手术、能耐受何种手术，手术过程和围术期内风险度的评估，手术后可能并发症的发生和预防，手术后生命质量的评估，如何进行手术后的康复手段等方面。肺功能检测是评估外科，特别是心胸外科和腹部外科手术适应证及围术期维护措施选择的重要方法（详见第二十二章）。

（朱 蕾 张 静）

第二十三章

肺功能检查在外科的应用

肺功能检查在外科手术中的应用主要包括：手术适应证的选择，明确患者能否耐受全身麻醉、能否耐受手术、能耐受何种术，围术期内的风险度评估，手术后可能并发症的发生和预防，手术后生命质量的评估，如何进行手术后的康复等方面。肺功能检测是评估外科，特别是心胸外科和腹部手术适应证及围术期维护措施选择的重要方法。近年来，随着手术适应证的不断扩大，特别是有心肺疾病患者手术、老年人手术和器官移植手术的显著增多，术后与呼吸有关的并发症也显著增多，并已成为影响患者预后的主要因素，对肺功能检查的需求日益增多。

第一节　手术后的基本肺功能变化

手术后的肺功能可以有永久性或一过性减退，也可能有一定程度的改善，其变化特点与疾病种类、疾病部位、手术特点等直接相关。

一、手术后肺功能的永久减退及其程度

（一）手术对胸廓的直接损伤

主要见于肺、食管、心脏、纵隔等胸部手术。根据临床观察，剖胸术后即刻关闭胸腔，术后肺活量（VC）、最大自主通气量（MVV）均有明显减少，6 周才逐渐恢复，但多不能恢复至术前水平，这主要是手术创伤、粘连等导致的肺限制性通气功能减退所致。

（二）肺部分切除术

肺部分切除必然导致肺容积减小和限制性通气功能减退；但也有部分支气管的切除和解剖无效腔的减少，健康肺代偿性充气增多、通气量增大，肺容积和通气效率皆有一定程度的恢复。通过代偿性呼吸增快，MVV 也可明显改善，因此若手术本身的创伤不大，VC 的下降幅度可明显低于切除的肺容积，第 1 秒用力呼气容积（FEV_1）、MVV 的下降幅度更小；肺的代偿能力还与年龄、基础肺功能状态等有关，年龄越大，基础肺功能越差，肺通气功能的代偿能力越差。如肺段切除术后，VC 与 MVV 分别减少 11.2% 及 11.6%；肺叶（右中叶和上叶作为一叶对待）切除术后，29 岁以下患者，VC 和 MVV 分别减少 23.1%（略低于 25%）和 12.9%（明显低于 25%）；30~39 岁分别减少 24.4% 和 16.7%；40 岁以上则为 30.2% 和 23.6%。

502

1. 正常肺功能患者手术后肺容积减损的估测 人体有左右两个肺，大约各占 1/2 的肺容积；大体分为 4 个肺叶（在功能上，右中叶和右上叶作为一个肺叶对待，相当于左肺上叶），每个肺叶约占 1/4 的肺容积；大体有 20 个肺段（解剖上有 18 个肺段，左肺尖后段、前内基底段在功能上各相当于两个肺段），每段的肺容积大约占 TLC 的 1/20（5%），故右中叶切除大约减少 1/10（10%）的肺容积。因此肺段切除的 VC 约下降 5%，右中叶切除约下降 10%，右肺上叶切除约下降 15%，其他肺叶切除约下降 25%，其中下叶略大于上叶。

2. 肺部分切除术后通气功能的估测 肺通气功能的下降幅度不仅取决于切除的肺容积，也取决于手术部位和病变特点。由于下肺扩张度大，膈肌运动产生的潮气容积（VT）、MVV 占绝对优势，因此一侧下肺切除丧失的肺容积大约占 1/4，但 MVV 下降大约占 1/3 或更高；反之一侧上肺切除约丧失 1/4 的肺容积，但 MVV 大约下降 1/6 或更低，因此上肺叶切除是远比下肺叶切除更安全的手术。

3. 基础肺病变特点对肺功能的影响 总体而言，基础肺功能减退患者，术后肺通气功能下降更显著，其中阻塞性通气障碍对手术的影响较限制性通气障碍大。但若手术肺叶的基础病变重，而非手术部位轻，则通气功能的下降幅度小；反之则明显增大，这主要见于不均匀性肺气肿、合并肺大疱、支气管占位等疾病。

4. 肺部分切除术的远期影响 若肺组织切除过多，如一侧肺切除后可逐渐出现胸廓畸形或慢性肺动脉高压，十数年后将可能导致生命质量减退，在残腔处理不当的情况下更容易发生，故应尽可能避免该类手术。

二、手术后肺功能的永久改善及其程度

（一）无功能肺部病灶的切除或胸腔手术

如肺大疱切除术，肺减容术，巨大肿块切除术，张力性气胸和（或）血胸引流、减压术，胸膜剥脱术，脓胸清除术，均可解除病灶对健康肺组织的压迫，直接改善肺功能，术后患者的 VC、FEV$_1$、MVV 均有不同程度增大，其改善程度取决于病变程度和手术部位，如上肺减容术后，下肺结构和功能较好的肺组织的活动度增大，肺功能明显改善；而下肺切除则无明显效果，因此肺减容术一般仅适合于上肺。若气肿周围被压迫的有效肺组织多，则肺功能的改善也更明显。

（二）肺内感染和毁损病灶的切除

切除有感染和炎症的病灶，尽管 VC 可能下降，但 MVV 多改善，最有效的是肺脓肿、支气管扩张、阻塞性肺炎、毁损肺的切除术。由于切除了炎症或化脓性病灶，毒血症状解除，机体一般状况改善，呼吸肌力增大；减少或解除了病变部位的静动脉血分流，低氧血症改善；切除无效腔病灶可提高通气效率，减小呼吸做功。

（三）单支不完全阻塞支气管的手术

较重的单侧支气管压迫或阻塞有以下特点：X 线胸片可以完全正常，肺功能表现为阻塞性通气功能障碍。平静呼吸时，各部位的通气量差别不大。用力呼吸或运动时，阻塞部位的气体进出严重受限，特别是呼气受限，并导致肺组织过度膨胀；压迫健康侧的正常肺组织，导致其扩张受限。若切除阻塞的支气管肺组织，则健康肺的活动正常，尽管 VC 减小，甚至 FEV$_1$ 减小，但 MMV 明显增大，活动能力和生活质量明显改善。

因此评估手术后的肺通气功能不仅考虑手术类型，也需结合病史、临床特点、影像学变化和呼吸生理学特点。

三、手术后肺功能暂时性减退的程度和时间

（一）导致肺功能减退的因素

手术前后麻醉剂、镇静剂、镇痛剂对呼吸运动、咽喉部肌肉张力、咳嗽反射、纤毛运动等均有抑制作用；局部创伤，特别是头颅、颈部、胸部、腹部手术对呼吸中枢、上气道肌肉、神经（主要是膈神经）、呼吸肌（主要是膈肌）、呼吸道纤毛运动、咳嗽反射的抑制作用；术后胸腹部固定带和伤口疼痛对呼吸运动和咳嗽的限制作用；胸部手术对健康肺组织挤压或牵拉过于剧烈；手术后反应性胸膜炎对横膈活动的抑制作用；胸部、上腹部手术对横膈的直接刺激作用；肺内分泌物等进入健侧肺，引起阻塞等。上述因素共同作用可导致肺功能明显减退。

（二）肺功能变化的基本规律

若未进行有效的呼吸管理，上述情况对肺功能的抑制一般在术后 12~24 小时内最明显，72 小时后明显改善，约 1 周恢复正常。因此术后 72 小时内是发生呼吸衰竭、分泌物堵塞、上气道阻塞最多的时期，此时的呼吸管理最重要，特别强调加强咳嗽、深呼吸锻炼和上呼吸道管理。

（三）腹部手术后的肺功能变化

腹部手术影响膈肌活动。手术创伤、麻醉可限制横膈升降幅度，降低 VT；抑制咳嗽，导致呼吸道分泌滞留。按成人横膈面积 $270cm^2$ 计算，膈肌升降 1cm 产生的 VT 约 270ml。腹部手术后，创伤和伤口疼痛直接影响腹式呼吸，减少 VT，特别是上腹部手术。在有基础肺功能减退的患者容易产生严重通气不足。Churchill 等报道腹部手术后 VC 平均下降 25%~50%，其中上腹部约减少 55%；手术后 24 小时内下降最明显，72 小时后明显改善，约 1 周恢复至术前水平。腹部手术后，由于深吸气受限制，肺泡大量萎缩，残气容积（RV）下降约 13%、功能残气量（FRC）下降约 20%；补呼气容积（IRV）的变化类似，平均减少 35%，其中下腹部减少约 25%，上腹部减少约 60%，RV、FRC、IRV 也在术后 3 天内的降低最明显，然后明显恢复。手术后患者多呈浅快呼吸，一般术后 24 小时 VT 减少 20%，呼吸频率（RR）增加 26%，每分通气量（VE）不变或增加，肺泡通气量（$\dot{V}_A$）略下降或基本不变，约 1 周恢复正常。

四、麻醉药物对术后肺功能的作用特点

术中麻醉药物抑制呼吸中枢，间接导致呼吸运动减弱，诱发肺泡陷闭和肺微不张。部分麻醉药还降低心输出量（CO），降低静脉血 PO_2，间接降低 PaO_2。术中的呼吸抑制作用可被通气支持和高浓度氧疗所掩盖；当这些措施在术后终止后，就可能出现呼吸抑制的累积现象。

（一）体位

麻醉期间，患者知觉全部或大部分丧失，肌肉松弛、肌张力降低。凡限制胸廓和膈肌活动，或使肺内血容量增加的体位，均使胸廓和肺的顺应性降低。清醒患者由坐位改为仰卧位时，腹内脏器将膈肌推向胸内约 4cm，FRC 减少约 0.8L，全身麻醉下再减少 0.4L。

正常人侧卧位时，下位膈肌受腹腔内脏的挤压作用比上位大，向胸内升高明显，但吸气时下位膈肌收缩更有力，故下位肺比上位肺的通气好；下位肺血流受重力作用也较大，故两肺 $\dot{V}/\dot{Q}$ 基本无变化。全麻、侧卧位条件下，膈肌张力减弱，下位横膈升高更甚，加上心脏与纵隔下移，下位肺容积减小，FRC 明显降低；丧失了膈肌的代偿性通气作用，故可产生严重的 $\dot{V}/\dot{Q}$ 失调。

（二）麻醉方法

局麻下，不进行气管插管的清醒患者，剖胸后产生的呼吸循环扰乱常难以控制。硬膜外神经麻醉的止痛效果较满意，但双侧胸脊神经和交感神经节受不同程度的阻滞，呼吸肌张力减退，剖胸后除非气管内插管进行呼吸管理，否则难以维持有效的通气量。全身麻醉后几乎皆应用人工气道机械通气，有多个环节可影响肺功能，如机械无效腔、管道弹性、气管插管内径、人工呼吸操作不当等。胸外科手术常采用支气管内插管，单侧肺通气，因此在未剖胸前，便可因术侧肺无通气或低通气、血流灌注仍存在而导致静动脉血分流率（ $\dot{Q}s/\dot{Q}t$ ）增大，PaO_2 降低，但 $PaCO_2$ 可因健侧肺的过度通气而维持正常，甚至降低。

（三）麻醉用药

主要表现为呼吸中枢的抑制作用，以及对气道和肺血管的不同影响。无论是吸入和静脉用药麻醉，在亚麻醉剂量或镇痛剂量时，无明显通气抑制作用。随着患者意识的消失，呼吸逐渐受抑制；抑制程度因药物种类和剂量不同而异，一般随剂量的增加而加深。麻醉药可改变 CO_2 通气反应曲线，如巴比妥类及卤素碳氢化合物（如氟烷等）使曲线右移，并明显降低其斜率，最后完全丧失反应。麻醉性镇痛药（如吗啡）使曲线右移，但斜率不变，除非患者入睡。麻醉药，如氟烷、氨氟醚、巴比妥类、麻醉性镇痛药以及芬太尼均可降低低氧反射。不同麻醉用药对气道和肺血管的影响也不同，如氨氟醚、异氟醚、氟烷有扩张支气管和肺血管的作用，氧化亚氮则是肺血管收缩药，氯胺酮有扩张支气管的作用；高浓度的硫贲妥钠可使支气管平滑肌收缩。

五、手术和麻醉对呼吸道引流的抑制作用

主要发生于术后 3 天内，在麻醉作用未消失或疼痛比较明显的情况下容易发生；在老年、体弱、存在慢性气道疾病的患者更容易发生；若呼气流量峰值（PEF）小于 3L/min 时，患者容易出现无效咳嗽和分泌物阻塞，若阻塞气管将导致窒息或严重呼吸衰竭，阻塞支气管导致肺膨胀不全或肺不张；阻塞周边小气管导致肺萎陷和顽固性肺感染。

第二节　与手术有关的主要肺功能参数及其他指标

总体肺功能状态、全身状况、运动能力是判断手术可行性和预测术后并发症的最全面的依据，但实际临床应用时常参考几个主要参数，其中主要是通气功能参数和 PaO_2。强调肺功能正常者和轻度异常者皆可胜任或考虑手术，只有中、重度减退者才需结合具体手术考虑手术风险的大小。

一、肺功能对手术可行性的评估

根据肺功能评价手术分为手术能胜任、可考虑、有一定风险、有较大风险、有极大风险 5 级。在肺功能正常或基本正常的患者，或轻度肺功能减退的非胸部手术患者，一般报告为手术能胜任；轻度肺功能减退的胸部非肺叶切除手术和上腹部手术，一般报告为手术可考虑；轻中度肺功能减退的胸部非肺叶切除、上腹部手术、一般情况欠佳的中下腹部手术，一般报告为手术有一定风险；中度肺功能减退的胸部非肺叶切除、上腹部手术，轻中度肺功能减退的肺叶切除手术，一般报告为手术较大风险；其他肺功能状态及其对应的手术类型容易诱发术后的严重并发症，则宜报告手术风险极大。当然肺功能报告还应结合具体情况，特别是影像学改变，若为中度肺通气功能减退，而一侧支气管主干接近完全阻塞，则考虑肺功能减退乃病灶所致，故病变侧全肺切除后，肺功能多维持不变，甚至有所改善，故肺功能报告应该为有一定风险，而不能报告为有较大风险或有极大风险。

二、常用肺功能参数

（一）手术后通气储备

估测手术后的 MVV 能超过静息 VE 2 倍，即术后 MVV/VE > 3，若手术创伤不大，则手术后发生呼吸衰竭的机会较小。该比值越高，手术的安全性越大。当然手术风险也与手术部位有关，若术后 MVV/VE = 3 时，胸部和上腹部手术的安全性小，而中下腹部和四肢部位手术的安全性大。手术后 MVV 的具体估测详见本章第一节。

（二）FEV_1 和手术后的 FEV_1

手术后的通气储备或手术后 MVV 的评估价值更大，但应用不方便，故目前更常选择 FEV_1。一般情况下，若实测 FEV_1 > 2L，可进行一侧全肺切除；若 FEV_1 > 1.5L，可进行肺叶切除。在中重度肺功能减退的情况下，若推测术后 FEV_1 < 0.8L，则极易发生高碳酸血症，故必须在准备充足的情况下考虑手术；否则不宜手术，特别是胸部和上腹部手术。若用实测值占预计值的百分比表示，则术后 FEV_1 < 40% 是胸部术后并发症的独立影响因素。

（三）FEV_1 可逆性

与手术后的支气管哮喘发作和慢性阻塞性肺疾病（COPD）急性发作密切有关。一般通过吸入气道扩张剂判断。但老年患者常不敏感，若病史可疑者应口服糖皮质激素 3 ~ 5 日后重复检查。若可逆试验阳性或可疑阳性则必须注意术前、术中和术后的正规治疗；即使是阴性，吸入糖皮质激素也有助于预防支气管哮喘发作或 COPD 急性发作。

（四）PEF

与术后的咳痰能力直接相关。若 PEF > 3L/min，则患者的咳痰能力较强，术后不容易发生分泌物阻塞；否则发生分泌物阻塞的风险较高，需特别较强深呼吸锻炼和咳嗽锻炼。

（五）D_LCO

D_LCO 的变异率较大，较少用；但若其实测值占预计值的百分比 < 40%，其胸部手术并发症的发生率明显升高；若通气功能正常或基本正常，合并肺血管病的可能性较大，需延迟手术，进一步检查。

（六）PaO_2

若有明显低氧血症，但低流量吸氧时，PaO_2 明显改善，手术可以考虑；否则风险较大（心脏手术除外）。但若肺通气功能正常，且没有相应的心脏疾病，应注意肺栓塞或其他肺血管病的存在。在没有明确前，应暂缓手术。

第三节　其他影响围术期肺部并发症的因素

手术安全性及并发症的发生除与单纯肺功能有关外，也与患者的整体状况直接有关。用肺功能参数评估手术可行性时，需结合患者的其他情况。

一、一般情况

（一）年龄

一般情况下，随着年龄的增加，手术风险和发生并发症的机会增加，特别是 70 岁以上老年人。

（二）体重

是影响手术风险的重要因素。在同样肺功能状态下，肥胖患者的手术风险增加，特别是显著肥胖的患者，因为肥胖患者细胞外液量较少，对水、电解质的调节能力下降，术后容易发生内环境紊乱和血容量异常；胸廓的黏性阻力和惯性阻力显著增加，因此呼吸负荷增加，容易发生呼吸衰竭；存在横膈上移和 FRC 的明显减少，术后容易发生肺淤血、肺微不张和肺感染。该类患者还是阻塞性睡眠呼吸暂停低通气（OSAHS）高危患者，也应特别重视。另外，该类患者的手术难度较大，手术创伤的程度也相对较大，发生其他并发症的机会也较多，特别是心外科手术患者。

（三）身高

也显著影响手术的安全性。一般超过 170cm 者，安全性高；低于 160cm 者，安全性低。因为身高较高者，肺组织的活动范围大，手术对膈肌功能的影响小，特别是中下腹部手术。在该类手术，身高较高者，手术几乎不损伤膈肌，而较矮的患者则手术切口常达上腹部，对横膈功能产生影响，故安全性小。

（四）营养状况

是影响手术安全性的主要因素之一，其中主要是血红蛋白（Hb）和白蛋白（A）的浓度，这两者不仅是影响机体供氧的重要因素，也对手术后恢复和减少并发症有重要作用。在择期进行的大手术的患者应尽可能纠正至正常。在手术比较紧急的患者，也尽量将血红蛋白纠正至 $80 \sim 90g/L$ 以上，白蛋白纠正至 $30g/L$ 以上，同时手术中和手术后应继续纠正，但必须控制补充的速度，以免发生心功能不全、肺水肿。在紧急手术的患者应注意术中和术后的补充，同时更应注意控制补液的量和速度。电解质紊乱（主要是低钾、低镁、低磷、碱中毒等）和 B 类维生素的缺乏也是影响手术的重要因素，也应注意纠正和纠正的速度。

二、运动能力

是影响手术风险度的重要因素，特别是上腹部手术。运动能力可以与肺功能状况有明显的不一致，单纯从肺功能参数判断，患者手术的可能性不大，但若患者经常锻炼，腹式呼吸运动较好，能够从事一定的体力运动，则多能够耐受手术。若能进行运动试验，对患者的氧耗量进行客观测定，则价值更大，6 分钟步行试验（6MWT）是常用的简单评估试验。心肺运动耐量试验是非常客观的评价试验，但较烦琐。研究显示，对胸部手术而言，$\dot{V}O_2\max < 1L/\min$、$\dot{V}O_2\max/kg < 10ml/(\min \cdot kg)$ 时，术后病死率较高，反之则较低。

三、手术前准备和手术后管理

基础肺功能较差的患者或某些高危患者，主要是合并 COPD、支气管哮喘、OSAHS 的患者或长期吸烟的患者，术前给予积极治疗常能改善手术的预后。呼吸治疗的内容有：戒烟；药物治疗，主要手术前后应用气道扩张剂、祛痰剂、糖皮质激素，短期内适当应用抗生素；呼吸锻炼，主要是腹式呼吸、缩唇呼气、阻力呼吸锻炼等；运动能力锻炼，主要是爬楼运动，固定带捆绑胸腹部后运动等。其他准备主要是改善患者的一般情况和营养状况。手术时尽可能减少手术创伤和手术范围，避免勉强进行过多的手术切除。注意尽量避免对横膈的刺激和损伤。针对术后的病理生理变化和可能的并发症进行预防和处理。强调任何胸腹部手术、全麻手术、老年人手术，即使是肺功能正常也应加强深呼吸锻炼；加强翻身拍背，对容易发生痰堵或上气道阻塞的患者应 2～3 小时唤醒 1 次进行咳痰，也可用咳痰机或呼吸机辅助排痰；对失血、失液不多的患者应控制液体的入量和速度；对容易发生呼吸衰竭的患者应及早给予无创正压通气。

四、手术创伤和特殊手术

（一）手术创伤

患者术前可能无心、肺疾病，但手术本身创伤可导致患者呼吸功能受到影响，除直接影响（详见上述）外，若术中大量出血和输血；或有较长时间的低血压；或手术时间长、创伤较大；全身麻醉药使用量大，短时间难以完全排出体外；或是术中大量输液等，常见于心脏换瓣术和搭桥术，胰、十二指肠切除术后，胸腹主动脉瘤术后，巨大肝肿瘤切除术后等，常需要短时间机械通气。一些特殊的手术，如嗜铬细胞瘤术后，患者血压较低而需用升压药维持。高位脊柱手术，顾虑术后脊髓水肿或椎管内出血压迫脊髓导致呼吸抑制；对多发性大动脉炎（头颈干型）患者术后早期行冬眠疗法时可使用机械通气。

（二）心脏手术

常在低温和使用体外循环的条件下进行，由于体外循环可破坏红细胞并产生碎片阻塞于肺循环，术前一些患者已经存在较严重的肺动脉高压，常可导致术后患者发生低氧血症，多需要机械通气辅助治疗。另外，该类患者术中往往使用大量麻醉性镇痛药，对患者术后的自主呼吸有抑制作用；加之术后患者缺氧导致的肺血管收缩和心律失常等复杂问题，术后早期应常规应用机械通气。

（三）急症手术

因急症而需施行外科手术的患者常存在以下特点：术前允许准备的时间短，资料缺乏，不能提供给医生较多的信息；容易发生有效血容量不足，水、电解质失衡；心功能和呼吸功能减退未得到有效治疗等，且上述情况常可发生于同一患者，在不能全面掌握和无法有效控制患者病情的情况下，麻醉的选择多采用全身麻醉，术毕则需放置于 ICU 进行机械通气和复杂的综合治疗。

五、手术的价值

若为恶性肿瘤患者，且手术效果特别好，呼吸功能经短暂抑制后可基本恢复至基础水平，则即使肺功能较差，也应尽量创造条件进行手术，如直肠癌；否则应尽量采取非手术治疗。另外估计手术后生命质量明显改善，也应积极创造条件进行手术，如肺减容术或肺大疱切除术。

六、其他合并症

主要有心脏病、脑血管疾病、未控制的糖尿病、肺血栓的高危因素等情况，皆可导致术后肺部并发症的增多。

七、中小手术的可行性分析

其他部位手术由于不直接影响呼吸动力并不需要常规进行肺功能检查。但以下情况也应注意：进行全身麻醉的老年人手术，由于可出现一过性的中枢抑制和呼吸功能减退，较容易出现呼吸衰竭和痰堵；OSAHS 或高危患者，容易发生上气道阻塞，甚至突发窒息，应加强术后的检测和管理；创伤较大的手术容易出现 ARDS 和急性肺水肿，应注意肺功能的检查和维护。

第四节　引起术前肺功能减退的胸部疾病

许多胸部和肺部疾病可引起肺功能降低，根据肺功能特点，可分以下几类疾病。

一、引起阻塞性通气功能障碍的疾病

慢性支气管炎、支气管哮喘、阻塞性肺气肿等是最常见的疾病。其主要病理和病理生理特征有：①支气管急、慢性炎症，黏膜充血、水肿，分泌物增多，平滑肌痉挛，黏液栓阻塞，气管壁结构破坏，纤毛功能减弱。②气流阻力增加。③肺实质结构破坏，弹性功能减退，容易导致小气道陷闭。上述变化均可导致阻塞性通气功能障碍。因阻塞部位与程度各不相同，肺泡内气体分布不均；膨胀肺泡压迫周围毛细血管，炎症、纤维化等使肺毛细血管数量及血流量减少，导致 $\dot{V}/\dot{Q}$ 失调。早期可出现低氧血症。随着病情发展，RV、FRC明显增加，部分患者可有 TLC 的轻度增加，呼气从被动变成被动和主动共同完成，呼气期胸腔负压变为正压，使小气道闭合，空气陷闭容积增加。严重患者可发生呼吸性酸血症。由于肺循环障碍，可发生肺心病。

支气管扩张症也是常见的疾病。由于气管黏膜反复炎症和溃疡，可伴有痰液潴留和支气管动脉扩张，反复咯血，影响气道通畅。因 $\dot{Q}s/\dot{Q}t$ 升高，可出现呼吸困难与发绀。

二、引起限制性通气功能障碍的疾病

包括气道完全阻塞、肺泡和肺间质疾病、胸膜和胸廓疾病，如支气管内膜结核、肺纤维化、气胸、胸膜炎、脊柱及胸廓畸形、神经-肌肉疾病、重症肌无力和过度肥胖等。这些疾病主要是使胸廓或肺组织扩张及回缩受限,胸廓及(或)肺顺应性降低。VC、TLC降低,VC 降低大于 MVV、FEV_1 的降低。通气受限制时,常以 RR 增加作代偿,以低氧血症为主要表现。严重通气不足也可出现 CO_2 潴留。

三、肺血管病

常见肺栓塞和肺动脉高压,不但导致生理无效腔增加,诱发呼吸窘迫和呼吸性碱中毒;也可导致肺循环和体循环吻合支开放,发生低氧血症。

肺动静脉瘘可使未经气体交换的肺动脉血直接流入肺静脉、左心房内,增加解剖性分流,使 $\dot{Q}s/\dot{Q}t$ 增加,PaO_2 降低,可导致红细胞增生,血液黏滞度增加,从而增加心脏负荷和微循环阻力,使血液在毛细血管内淤滞,影响组织摄氧。患者可有发绀、气急等症状。

该类疾病的肺功能特点是通气功能正常,但有 D_LCO 的下降和低氧血症。

四、心血管病

如缩窄性心包炎、先天性心脏病(发绀型、非发绀型)、心瓣膜病和冠心病等。其病理生理变化各不相同,但对肺功能的影响主要通过:①改变肺内血流灌注量,导致 $\dot{V}/\dot{Q}$ 失调;②增加 $\dot{Q}s/\dot{Q}t$;③影响血液携氧量;④心脏扩大和肺组织淤血可导致限制性通气功能障碍;⑤总体上导致低氧血症。

五、上气道疾病

最常见 OSAS,多数患者的肺功能基本正常或仅表现为轻度限制性通气功能障碍,容易被忽视。术后在麻醉药物作用未完全消失的情况下,容易发生上气道塌陷和闭塞,导致窒息或严重呼吸衰竭。术前应常规询问病史,术后加强监测和管理。

第五节 手术后的常见肺部并发症及处理原则

手术后可发生多种肺部并发症,其中多与呼吸衰竭直接或间接相关。急性呼吸衰竭是外科常见并发症,也是手术后死亡的主要原因之一。呼吸衰竭是一种病理生理综合征,而不是一种具体疾病,其发生的原因多种多样。除麻醉、手术本身直接导致的肺功能减退外,应明确其他导致呼吸衰竭的具体疾病,并尽可能在发生呼吸衰竭前,就明确诊断,给予相应的处理,但临床上容易忽视。常见疾病有急性心源性肺水肿、支气管哮喘急性发作、肺炎、肺栓塞、急性肺损伤/急性呼吸窘迫综合征(ALI/ARDS)。在更多情况下,肺水肿、肺栓塞是较 ARDS 更常见的疾病,但容易忽视或误诊。

一、呼吸衰竭

呼吸衰竭有急性和慢性之分。急性呼吸衰竭是由于创伤、感染等突发因素,导致呼吸功能障碍,产生急性低氧血症和(或)CO_2 潴留的临床综合征。慢性呼吸衰竭则大多继发于慢性呼吸系统疾病,在病程中,呼吸功能逐渐减退,机体有时间逐渐适应及代偿,故虽

有低氧血症和 CO_2 潴留，但临床症状相对较轻；若生理负担进一步加重，如手术、创伤、或术后感染，肺功能失去代偿也会出现危重症状，称为慢性呼吸衰竭急性发作。慢性呼吸衰竭多有较典型的病史和临床表现，能够引起临床医生的重视；而急性呼吸衰竭往往发病突然，使治疗措手不及，后果常严重。

呼吸衰竭一般在术后短时间内发生，主要与手术前肺功能、手术后可能保留的肺功能，特别是手术后肺功能的暂时性下降有关，其他并发症也可诱发或加重呼吸衰竭。

（一）发生机制

1. 手术损伤和药物的直接抑制作用　主要见于心脏、肺脏或其他胸部手术。腹部手术也可影响膈肌运动。手术创伤、麻醉、固定、疼痛可限制横膈升降幅度，特别是上腹部手术的刺激和损伤可显著抑制膈肌运动，降低 VT；抑制咳嗽和纤毛运动，导致呼吸道分泌引流不畅。当手术结束，通气支持和高浓度氧疗等措施撤除，呼吸抑制的作用就逐渐显现；若术后管理不善，加上术后镇痛、镇静药物使用不当，即使是非胸部和非上腹部手术也会诱发呼吸衰竭（详见本章第一节）。

2. 手术后并发症　以分泌物堵塞、感染和 ARDS 为常见，另述。

（二）处理原则

做好翻身、拍背、湿化和温化，鼓励患者及早活动，及早减量或停用镇静剂，加强咳嗽和深呼吸锻炼。

1. 加强深呼吸锻炼　深呼吸有助于保持肺泡的充分开放。深呼吸的 VT 应达 VC 的 70% ~ 80%，一般每天 4 ~ 6 次，每次呼吸 10 ~ 20 下。深呼吸前做好患者的思想工作。

2. 提高咳嗽的效率　注意以下几个问题：①对容易发生痰堵的患者应 2 ~ 3 小时唤醒一次咳痰；②咳痰前的准备：因疼痛等原因，患者不愿意进行深呼吸和咳嗽，故应充分沟通，并休息数分钟；③咳嗽过程：让患者或护理人员用手轻压手术切口部位，深慢吸气，使 VT 达 VC 的 70% ~ 80% 后短暂屏气，然后以较快的速度呼气，充分休息后再进行下一次咳嗽；应避免连续多次咳嗽；④可适当应用转换素酶抑制剂（ACEI）刺激咳嗽，比如卡托普利 6.25mg，12 小时 1 次。

3. 预防性辅助通气　对高危患者可延迟拔管时间，继续机械通气 24 ~ 72 小时；也可拔管后给予无创性正压通气（NPPV）3 ~ 5 日。

4. 治疗性机械通气　一旦发生呼吸衰竭多需及早建立人工气道机械通气。一般首选经口气管插管，若估计 1 周内不能拔管则应尽早气管切开。

5. 其他治疗　如适当应用抗生素和气道扩张剂，充分维持组织的血供和氧供，加强支持治疗和对症治疗等。

二、上气道阻塞综合征

一般发生在术后最初数小时、麻醉药作用未消失的情况下，尤其是手术刚结束或夜间睡眠时，类似阻塞性睡眠呼吸暂停低通气综合征（OSAS）。

（一）发生机制

麻醉药会抑制腭帆张肌、腭舌肌、腭咽肌的张力和收缩力，引起口咽和喉咽部气道的塌陷和阻塞；鼻咽部也发生塌陷或闭塞，并导致鼻咽部以下的咽部气道被动陷闭。手术后麻醉药作用持续一段时间才能完全消失，故撤离机械通气和拔除气管插管后，患者容易在睡眠状态下上气道阻塞，导致低氧血症，严重者可发生严重心律失常或心搏骤停。在肥胖、高龄、有 OSAS 病史的高危患者容易发生。

（二）防治原则

术后监测非常重要，主要是呼吸形式和 SaO_2（包括动脉血气 SaO_2 和无创 SpO_2）监测，特别是高危患者的睡眠过程中。基本措施是改变体位，头部后仰、颈部充分伸展的姿势可使颏舌肌前移 1~2cm，使气道通畅。尽力上抬下颌，可使颏舌肌进一步前移。使用咽导气管和喉罩导气管有一定的预防和治疗作用，但需注意操作和其可能导致的问题。比较简单、有效的方法是维持适当体位，手术结束即给予经面罩持续气道正压（CPAP）或双水平正压（BiPAP）通气；或术后延迟拔管 12~24 小时以上。

三、喉痉挛

以严重吸气困难伴吸气性喉鸣为主要表现，发生率不高。由于正常声门是呼吸道最狭窄的部位，故轻度阻塞即可导致明显的呼吸困难，危害甚大。

（一）病因和发病机制

主要见于小儿，特别是有上呼吸道感染和刺激性炎症的患者，与高敏体质、气道内操作、气管插管刺激等有关；与麻醉药物也可能有一定关系，比如吗啡等阿片类药物。上述各种因素直接或间接咽喉部肌肉，导致其痉挛，发生阻塞。可与支气管哮喘同时出现。

（二）治疗原则

迅速恢复气道通畅和有效通气，并预防痉挛再次发作。具体包括停止一切气道内操作和手术操作，停用可能诱发喉痉挛的药物；加深麻醉深度或给予镇静、麻醉治疗；适当应用糖皮质激素；给予高流量或高浓度吸氧，中度阻塞时需给予经面罩无创正压通气（NPPV），严重阻塞可给予粗针环甲膜穿刺急救，中重度阻塞若不能迅速改善，宜及早气管插管。

四、呼吸道分泌物引流不畅

主要发生于术后数日内，在麻醉剂等药物作用未消失或疼痛比较明显的情况下容易发生。

（一）发生机制

麻醉药、镇痛药抑制咳嗽反射和纤毛运动是导致呼吸道分泌物引流不畅的主要原因，手术创伤和伤口疼痛抑制咳嗽反射也是重要原因。老年、体弱、存在慢性呼吸道疾患、合并呼吸功能减退、呼气峰流量小于3L/s的患者咳痰能力明显下降，更容易发生。

（二）处理原则

强调预防为主，可适当应用抗生素预防，但更主要是加强呼吸锻炼和咳嗽锻炼，具体见上述。一旦发生，除采取上述呼吸管理的措施外，可根据情况进行气管镜吸痰，也可给予 NPPV，首选压力支持通气（PSV），用高压力（一般 25~30cmH$_2$O）进行通气，我们的经验是采取这些措施后大部分患者可迅速缓解。但对于窒息患者应迅速进行经口气管插管。若分泌物引流不畅持续存在或反复发生，则需气管切开。

五、肺部感染

手术后 2~5 日容易发生，与麻醉、手术过程等引起的肺泡萎陷、呼吸道分泌物引流不畅、误吸、气管插管损伤气道等直接相关，也与高龄、吸烟、基础肺部疾病等基础状况有关。

（一）发生机制

手术后由于麻醉、镇痛药物或伤口疼痛等原因抑制低位肺组织通气，导致肺萎陷和微不张；咳嗽反射、吞咽反射或其他呼吸道的自然防御功能减退，导致口咽部分泌物吸入或胃-食管反流的机会增加，呼吸道分泌物引流不畅，这些皆容易诱发肺部感染。

（二）处理原则

以改善引流和加强呼吸管理为主要治疗手段，具体见上述。恰当应用抗菌药物。由于产超广谱 β-内酰胺酶（ESBL）细菌导致的肺炎增多，宜首选 β-内酰胺类抗生素加酶抑制剂的复合制剂。另有部分患者 1 周后发病，细菌耐药情况将更为严重，治疗也比较困难，更应重视引流和加强支持治疗为主。

六、急性呼吸窘迫综合征

是外科较常见的呼吸衰竭类型，多发生于手术后 24～72 小时，手术危害较大。本世纪初的两篇多中心研究结果显示，北京地区病死率为 52.0%；上海地区的住院死亡率为 68.5%，90 天的死亡率 71.3%。

（一）发病机制

ARDS 与手术创伤的大小直接相关，多在术后 72 小时内发生。创伤、感染等可导致肺肺泡-毛细血管膜（ACM）的直接损伤，但主要是通过血液循环中多种效应细胞和炎症介质的参与，间接导致 ACM 的广泛损伤，形成 ARDS。其主要病理生理改变为肺内分流量增加，临床表现为进行性呼吸窘迫和顽固性低氧血症。若患者有慢性肺疾病，也可出现呼吸困难逐渐加重和高碳酸血症的表现。而在慢性肺部疾病的基础上合并 ARDS，表现更复杂，应注意鉴别。

（二）治疗原则

该病预后差，强调早发现，在未达 ARDS 标准前即应积极治疗。及早氧疗和进行机械通气，具体方法另述。应用糖皮质激素（简称激素）对创伤所致 ARDS 有较好的效果。

七、脂肪栓塞综合征

主要见于骨盆、四肢的严重创伤和手术，且多发生于创伤、手术后的数小时内，并逐渐加重。

（一）发生机制和临床表现

来自骨折的脂肪颗粒栓塞肺毛细血管，被肺脂蛋白酶转化为游离脂肪酸，破坏血管内膜，灭活表面活性物质（PS）。创伤本身可影响脂肪代谢，如升高的儿茶酚胺可分解脂肪，增加循环血流中游离脂肪酸和脂肪颗粒含量。肺循环中脂肪颗粒能使血小板产生集聚和释放反应，这些都促进肺损伤的发生。该病实质上是一种特殊类型的 ALI/ARDS。

（二）治疗原则

一旦出现脂肪栓塞的征象应及早给予 NPPV 和激素治疗，可给予甲泼尼龙 80mg，2 次/日，或地塞米松 10mg，2 次/日，连用 2～3 日。

八、肺 水 肿

多在术后数小时内至数日内发生，是外科手术后非常常见、但也非常容易忽视或误诊的并发症。

（一）发生机制

随着手术条件的显著改善，多数患者手术时失血和失液并不多；相反，由于应激反应，机体分泌糖皮质激素（移植患者常规应用）和抗利尿激素增多，肾素-血管紧张素-醛固酮系统兴奋，患者重吸收钠、水增多；麻醉药物容易导致血管扩张和血压下降，手术过程中倾向于输液过多、过快，术后随着麻醉药作用的消失则容易发生肺水肿。高龄，合并冠心病、高血压、肥胖的患者更多见。

某些手术显著影响有效血容量的变化，如肝脏移植过程中要阻断下腔静脉，为维持适当的血压和组织供血量，需明显增大补液量。手术结束后，随着下腔静脉血流的开放，大量血流进入肺循环，特别容易发生肺水肿。

心外科手术患者，如换瓣术或冠脉搭桥术多有心脏的器质性损伤，随着体外循环转为正常的自主循环，大量血液进入心脏和肺脏，也容易发生肺水肿。

神经因素也是导致肺水肿的常见因素。创伤、休克都可通过兴奋自主神经而收缩肺静脉，导致肺毛细血管充血、高压和血管壁通透性增加。颅外伤伴发神经性肺水肿亦不少见。颅内压增高常出现明显高血压，使肺脏血容量骤增，也是诱发肺水肿的原因。

（二）防治原则

与急性心功能不全、肺水肿相同，但强调严格控制补液的量和速度，适当应用镇静剂和利尿剂，避免被 CVP 降低所误导。在较重症患者应及早给予 NPPV 治疗。

九、支气管哮喘急性发作

在有支气管哮喘病史或慢性呼吸道疾病的患者容易发病。心外科最多见，其次是胸外科和普外科。可以在麻醉和手术过程中发病，但更多是手术后短时间内发病，亦有手术 1 周后发病者。

（一）发病机制

具体原因不清楚，推测与下述因素有关：部分麻醉剂、肌松剂等诱发的组胺等炎症介质释放或迷走神经功能亢进；气管插管导致的气管黏膜损伤；手术创伤释放炎症介质等。心外科发病较多则与体外循环导致的细胞损伤、补体及其他炎症介质释放有关。迟发者可能与感染有关。

（二）防治原则

强调术前积极防治，在高危患者，除一般平喘治疗外，需全身应用激素 3~5 日，必要时给予抗生素。临床医生对应用激素有较大的顾虑，担心影响伤口的愈合。事实上，短时间内应用对创面愈合极少产生不良影响；而哮喘发作时产生巨大的牵拉力反而更容易加重伤口的损伤；若哮喘不能在短时间控制，将导致呼吸衰竭、肺炎、低蛋白血症等并发症，反而影响创口的愈合。

十、肺血栓栓塞症

近年来的发生率明显升高，但多数表现不典型，更容易在术后 3~5 日的恢复过程中发生。

（一）发病机制和临床表现

主要原因为手术导致的组织和血管内膜损伤，卧床导致的血流缓慢，及术后应激反应或肿瘤导致的高凝状态有关。主要表现为突发性胸闷、气急，低氧血症和呼吸性碱中毒。严重者可发生心源性休克，甚至猝死。发生梗死而出血、胸痛、咯血、呼吸困难者少见。听诊双肺呼吸音正常或有哮鸣音。X 线胸片多无明显改变，多数需肺动脉 CT、MIR、放射性核素和心脏超声等检查确诊。

（二）防治原则

强调手术后及早活动，特别是肢体有节律的运动；对高危患者应常规检查 D- 二聚体，并根据具体情况预防性抗凝治疗。一旦怀疑应及早进行针对性检查。对确诊患者或疑似的重症患者应及早给予抗凝治疗及其他相应治疗，危重患者及早给予经验性溶栓治疗。一般而言，患者在术后恢复过程中发生；只要合理应用，抗凝或溶栓治疗对手术脏器无明显影响。

十一、手术后局部并发症及其对肺功能的影响

中下部肋骨切除较多，胸壁软化，术中损伤膈神经使膈肌麻痹，皆可引起反常呼吸。胸腔内大量积液或积气、胸膜粘连、胸腔引流管放置过低可严重限制呼吸运动，亦可削弱咳嗽效能。手术、麻醉使胃肠道蠕动减弱，胃内存积大量空气和胃液，此时若应用具有催吐性副作用的镇痛药，或因吸痰而刺激咽喉部，则容易导致反射性呕吐和误吸。误吸可引起吸入性肺炎、ARDS，甚至窒息。对该类并发症以预防为主，并给予相应的对症处理。

十二、支气管胸膜瘘或食管胸膜瘘

是胸外科手术中较严重的并发症，近年来的发生率显著减少，但后果严重，故一旦发生，应积极处理。

（朱　蕾）

第二十四章

慢性阻塞性肺疾病的肺功能变化

近 20 余年来，慢性阻塞性肺疾病（COPD）的概念和内容不断发生较大变化，这显示了 COPD 研究的进展，同时也说明了在 COPD 认识上的局限性和存在一定的误区，后者与对呼吸生理的认识不足有直接关系。

第一节　COPD 的概念和基本特点

目前 COPD 的定义是一种具有气流受限特征的、可以预防和治疗的疾病，气流受限不完全可逆、呈进行性发展，与肺部对香烟烟雾等有害气体或有害颗粒的异常炎症反应有关。COPD 主要累及肺脏，但也可引起全身（或称肺外）的不良效应。肺功能检查对确定气流受限有重要意义。在吸入支气管扩张剂后，一秒率（FEV_1/FVC 或 $FEV_1\%$）＜70% 表明存在气流受限，并且不能完全逆转，就可以诊断为 COPD。慢性咳嗽、咳痰常先于气流受限许多年存在；但不是所有有咳嗽、咳痰症状的患者均会发展为 COPD。部分患者则可仅有不可逆气流受限改变而无慢性咳嗽、咳痰等症状。

一、与 COPD 密切联系的其他疾病

1. 慢性支气管炎和肺气肿　COPD 与慢性支气管炎和肺气肿密切相关。慢性支气管炎是指在除外慢性咳嗽的其他已知原因后，患者每年咳嗽、咳痰 3 个月以上，并连续 2 年或以上者。肺气肿则指肺部终末细支气管远端气腔出现异常持久的扩张，并伴有肺泡壁和细支气管的破坏而无明显的肺纤维化。当慢性支气管炎、肺气肿患者肺功能检查出现气流受限，并且不能完全可逆时，则能诊断为 COPD。如患者只有"慢性支气管炎"和（或）"肺气肿"，而无气流受限或气流受限达不到相应的肺功能标准，则不能诊断为 COPD。

2. 慢性支气管炎与反复发作的急性支气管炎　慢性支气管炎的诊断实质是症状学诊断，即在除外慢性咳嗽的其他已知原因后，患者每年咳嗽、咳痰 3 个月以上，并连续 2 年即可诊断。这可能存在两种情况：一是气道及周围炎症的慢性反复发作，可以有缓解期，但不能完全恢复正常，其后反复发作或加重，导致气道结构的破坏，肺功能表现为逐渐加重的气流阻塞，达一定程度后即符合 COPD 的诊断。缓解期的炎症不能恢复正常是 COPD 和慢性支气管炎的基本特点之一。但上述反复咳嗽还有一种情况，即每次发作后气道炎症完全恢复正常，其后在适当的诱发因素作用下反复发作，故符合慢性支气管炎的标准，但

实质上每次炎症缓解后气道完全恢复正常，没有气道结构的破坏，长期随访肺功能也并不出现减退，故实质是急性支气管炎的反复发作。

3. 慢性支气管哮喘　一般情况下 COPD 多于中年后起病，哮喘则多在儿童或青少年期起病；COPD 症状缓慢进展，逐渐加重，哮喘则症状起伏大；COPD 多有长期吸烟史和（或）有害气体、颗粒接触史，哮喘则常伴过敏体质、过敏性鼻炎和（或）湿疹等，部分患者有哮喘家族史；COPD 时气流受限基本为不可逆性，哮喘时则多为可逆性，此时两者的鉴别并不困难。然而，部分病程长的哮喘患者已发生气道重构，气流受限不能完全逆转（这在既往的标准中诊断为支气管哮喘并发 COPD）；同样少数 COPD 患者伴有气道高反应性，气流受限部分可逆（既往诊断为 COPD 合并哮喘，或喘息性慢性支气管炎）。上述情况即使根据临床及实验室检查结果全面分析，做支气管激发试验、支气管扩张试验和（或）PEF 昼夜变异率等检查也可能无法加以有效的鉴别。目前认为慢性支气管哮喘的气道重塑仍是哮喘，与 COPD 是两个疾病。同时有认为哮喘是 COPD 的高危因素，在部分患者中，这两种疾病可重叠存在。这种划分在理论上似乎说得通，但在发病机制上、病理本质上和临床上并无多大价值。

4. 其他疾病　一些已知病因或具有特征病理表现的气流受限疾病，如支气管扩张症、肺结核纤维化病变、肺囊性纤维化、弥漫性泛细支气管炎以及闭塞性细支气管炎等，均不属于 COPD。

二、COPD 概念中与呼吸生理有关的某些问题

（一）对可防、可治的正确理解

1. 可防、可治的理解和评价　COPD 病理改变的核心是炎症，而炎症在理论上是可以用药物治疗的，故提出了可治的概念。事实上 COPD 的炎症早就被认识到了，且多年来也应用过激素等多种抗炎药物，但并未取得理想的效果。另外 COPD 的常用药，如祛痰药、β_2 受体兴奋剂、茶碱类药物、M 受体阻断剂已应用多年，近年来也都发现有一定抗感染作用，且新一代药物不断出现，但也未取得非常理想的效果，该类药物实际上仍以舒张支气管平滑肌和对症治疗为主。故所谓的"可治"更多是一种理想和理论上的描述，实质上 COPD 仍是逐渐进展的、以不完全可逆气流阻塞为主的疾病。至于"可防"则是考虑到吸烟是诱发 COPD 的主要因素，而这一点也早被认识到，且戒烟曾被认为是唯一有效的防治手段，但因社会、经济、文化、习惯等方面的原因，控烟仍然是严重的社会问题。随着国内大气污染加重及其对 COPD 影响的增加，预防的难度更大。这也是预测 COPD 发病率将继续增加，致死率、致残率继续升高，到 2020 年将成为第四位致死原因的主要依据。

2. 戒烟后的肺功能变化　研究发现：戒烟后，尽管肺功能减退的速度减缓，但炎症并未完全消退，这也说明 COPD 发病机制的复杂性，其炎症特性确实被夸大；从哮喘的炎症特性和哮喘的可控性也间接说明 COPD 的炎症被夸大。所以 COPD 的早期诊断、早期预防仍是最主要的防治手段，而目前的诊断标准则忽略了大量处于疾病早期阶段的患者。

（二）我国 COPD 高危因素的特点和 COPD 标准的某些缺陷

吸烟和大气污染是导致 COPD 的主要因素。在我国，30 余年来经济的快速发展也导致环境污染显著加重。近几年虽然加强了治理的力度，但成效尚未显现。我国是世界烟草生产和消费大国，目前我国青少年吸烟人数仍在不断增长，且开始吸烟的年龄进一步提前。

1996 年全国吸烟行为的流行病学调查显示：①40 岁以下人群的吸烟率较 1984 年有较大幅度上升；②开始吸烟的平均年龄为 20 岁，与 1984 年相比，开始吸烟年龄提前了 3 岁，每日平均吸烟量增加了 4 支，近年来又进一步提前；③在 15 ~ 19 岁的青少年中，男性 18.00% 吸烟，女性 0.28% 吸烟，总吸烟率为 9.6%。吸烟和大气污染的加重导致 COPD 的低龄化，现行标准容易导致 COPD 的漏诊，我们引入 $FEV_1\%$ 小于预计值的 92% 作为判断阻塞的标准即为一大进步。

在国际、国内，不同指南皆强调肺功能检查是判断气流受限的主要客观依据，对 COPD 的诊断、严重度评价、疾病进展、预后及评价治疗反应等均有重要指导意义。但在不太长的时间内，对一个相对比较古老的"疾病名称"内容不断进行较大幅度的修改，说明对 COPD 的认识不成熟，也间接说明对 COPD 呼吸生理特点和肺功能改变的认识存在较大缺陷。

肺通气功能指标是诊断 COPD 的基本条件之一，即吸入支气管扩张剂后 $FEV_1/FVC < 70\%$ 就认为出现不完全可逆气流阻塞，就能诊断 COPD，对老年患者而言具有敏感度高和重复性好的优点。但对真正早期、病情较轻的患者则敏感度肯定不高，因为在早期阻塞性通气障碍患者，尽管 FEV_1/FVC 下降，但仍大于 70%；而 FEV_1 可能已小于 80% 的预计值。其主要原因是：①$FEV_1 > 80\%$ 预计值即为正常，部分健康人偏低，可能仅在 80% ~ 85% 之间，一旦出现轻度气流阻塞，FEV_1/FVC 下降，但仍大于 70%，而 FEV_1 已小于预计值的 80%；②如上述，我国 COPD 的发病年龄明显降低，其中正常青年人的 FEV_1/FVC 较高，多在 85% 以上，即使出现 COPD 的明显病理改变和明显的气流阻塞，$FEV_1 <$ 预计值的 80%，FEV_1/FVC 也多大于 70%，这与欧美国家有一定不同；③部分健康人身高较矮，FVC 较低，比如其正常预计值可能仅 2000ml，其正常 FEV_1/FVC 可在 95% 以上，此时即使出现明显的 COPD 病理改变和肺功能阻塞图形，但 FEV_1/FVC 仍非常高，甚至有严重气流阻塞症状的患者也常大于 80%。对上述患者采用目前的 GOLD 的标准则容易导致大量漏诊。有些健康人的 FVC 值较大，特别是运动员或经常参加体力锻炼的人，这些人出现不可逆的气流阻塞的病理改变和临床表现后，FEV_1/FVC 值下降，但 FEV_1 仍在正常范围内，甚至非常高。如果按照旧的 COPD 诊治指南，这部分 COPD 患者则可能被漏诊，按照目前的标准则符合轻度 COPD 的诊断。

三、发 病 机 制

COPD 的发病机制尚未完全明了。目前普遍认为 COPD 以气道、肺实质和肺血管的慢性炎症为特征，也可累及全身。在肺的不同部位有肺泡巨噬细胞、T 淋巴细胞（尤其是 CD_8^+）和中性粒细胞增加，部分患者有嗜酸性粒细胞增多。激活的炎症细胞释放多种介质，包括白三烯 B4（LTB4）、白细胞介素 8（IL-8）、肿瘤坏死因子 α（TNF-α）和其他介质。这些介质能破坏肺的结构和（或）促进中性粒细胞的炎症反应。除炎症外，肺部的蛋白酶和抗蛋白酶失衡、氧化与抗氧化失衡以及自主神经系统功能紊乱（如胆碱能神经受体分布异常）等也在 COPD 发病中起重要作用。吸入有害颗粒或气体可导致肺部炎症；吸烟能诱导炎症并直接损害肺脏；COPD 的各种危险因素都可产生类似的炎症过程，从而导致 COPD 的发生、发展。

四、基本病理生理特点

在 COPD 肺部病理学改变的基础上出现相应的、特征性的病理生理学改变，包括黏液高分泌、纤毛功能失调、气流受限、肺过度充气、气体交换异常、肺动脉高压和肺心病以及全身的不良效应。黏液高分泌和纤毛功能失调导致慢性咳嗽及多痰，这些症状可出现在其他症状和病理生理异常发生之前。小气道炎症、纤维化及管腔的渗出、肺泡壁的破坏和小气道维持开放的能力受损等因素与 FEV_1、FEV_1/FVC 的下降，残气容积（RV）、功能残气量（FRC）、RV/TLC 的增大有关。

随着疾病进一步发展，外周气道阻塞、肺实质破坏及肺血管异常等减少了肺的气体交换能力，D_LCO 明显下降，产生低氧血症，并可能逐渐出现高碳酸血症。长期慢性低氧可导致肺血管广泛收缩和肺动脉高压，常伴有血管内膜增生，某些血管发生纤维化和闭塞，造成肺循环的结构重组。COPD 晚期多出现明显肺动脉高压，并进而产生慢性肺源性心脏病及右心衰竭，多提示预后不良。

COPD 可以导致全身不良效应，包括全身炎症和骨骼肌功能不良。全身炎症表现为全身氧化负荷异常增高、循环血液中细胞因子浓度异常增高以及炎症细胞异常活化等；骨骼肌功能不良表现为骨骼肌重量逐渐减轻等。COPD 的全身不良效应具有重要的临床意义，它可加剧患者的活动能力受限，使生活质量下降，预后变差。

五、肺功能检查

肺功能检查是判断气流受限的客观指标，对 COPD 的诊断、严重程度评价、疾病进展、预后及治疗反应等均有重要意义。气流受限及其程度是以 FEV_1 和 FEV_1/FVC 降低来确定的。FEV_1/FVC 是诊断 COPD 的敏感指标和金标准；吸入支气管舒张剂后 FEV_1/FVC <70% 者即认为是不完全可逆的气流受限，诊断为 COPD。FEV_1 占预计值的百分比是评价气流受限程度的良好指标，它变异性小，易于操作，也是 COPD 患者的基本检查项目。呼气峰流量（PEF）及最大呼气流量-容积曲线（MEFV）及其参数也可作为气流受限的参考指标，但 COPD 患者的 PEF 与 FEV_1 的相关性不强，PEF 有可能低估气流阻塞的程度。气流受限可导致肺过度充气，使 FRC、RV 明显增高，肺总量（TLC）有所增大，肺活量（VC）减低。TLC 增加幅度远不及 RV、FRC 的增加幅度，故 RV/TLC、FRC/TLC 明显增高。通气/血流（$\dot{V}/\dot{Q}$）失调、肺泡隔破坏、肺毛细血管床丧失可使一氧化碳弥散量（D_LCO）降低，比弥散量（D_LCO/V_A）下降更明显。深吸气量（IC）是 TLC 与 FRC 之差，能较好地反映肺过度充气的程度。作为辅助检查，不论是用支气管舒张剂还是口服糖皮质激素进行支气管舒张试验，都不能有效预测疾病的进展。用药后 FEV_1 改善较少，也不一定能可靠预测患者对治疗的反应。患者在不同的时间进行支气管舒张试验，其结果可能不同。

第二节　COPD 的肺功能变化规律

COPD 核心变化是肺功能变化，在不同的严重程度和疾病的不同阶段，肺功能表现常有明显不同，这对 COPD 的早期诊断、预防、治疗有重要价值。

一、肺功能的动态变化特点

（一）基本肺功能变化

主要包括气流受限、肺容积增大和换气功能减退，周围气道气流受限是核心。

1. 正常通气功能　正常人在 TLC 位置用力呼气产生正常的 MEFV 曲线和 FVC 曲线，其中 PEF、用力呼出 25% 肺活量的呼气流量（FEF_{25}）主要取决于呼气用力和气道的通畅程度，流量较高；而用力呼出 50% 肺活量的呼气流量（FEF_{50}）和用力呼出 75% 肺活量的呼气流量（FEF_{75}）则主要取决于气道的通畅程度，流量较低。

用力呼气过程中，在气道阻力作用下，从肺泡端至气道口的压力逐渐下降，其间必有一点，气道内外的压力相等，称为等压点。在相当于 80% ~ 70% VC 的肺容积时，等压点位于肺叶支气管；随着肺容积减小，逐渐外移；小于 40% VC 后迅速外移，到 25% VC 的肺容积时移至细支气管，故一旦发生小气道功能减退，则容易发生小气道的气流受限。

2. COPD 高危患者　COPD 的病理改变首先发生于小气道或肺组织。在轻微病变阶段，其生理学变化有一定特点，但临床上容易被忽视。对该类患者而言，在高肺容积时，由于肺弹力纤维的牵拉作用，小气道处于充分的扩张状态，流量正常；低容积时等压点明显外移，在气道外压力的作用下，小气道内径缩小，呼气阻力增大，流量下降，故 MEFV 曲线的低容积部位出现凹形下降；在数值上表现为 PEF、FEF_{25} 正常，FEF_{50}、FEF_{75} 降低。由于小气道横截面积巨大，阻力非常小，故对常规通气功能、肺容积和换气功能基本无影响，即 FVC、FEV_1、FEV_1%、最大自主通气量（MVV）、RV、FRC、TLC、FRC/TLC、RV/TLC、D_LCO、D_LCO/V_A 等皆正常。符合既往 COPD 指南的 0 级。肺功能诊断为：肺功能基本正常，小气道功能障碍。

3. COPD 诊断前阶段　主要病理特点是小气道轻度病变或肺组织弹性的轻度减退。随着病变进展，小气道气流阻塞加重。在完成 MEFV 曲线时，若患者呼气位于高容积，气道仍处于充分的扩张状态，流量正常；随着肺容积的下降和等压点外移，气流阻力增大，因此 MEFV 曲线高容积的形态正常，中等容积出现凹形下降，低容积的下降更明显；在数值上表现为 PEF 正常，FEF_{25} 略有下降，FEF_{50} 和 FEF_{75} 明显下降。呼气速度减慢，故 FEV_1% 和 FEV_1、MVV 下降，但幅度有限，前者占预计值的百分比多在正常低限或略降低，其绝对值多 ≥70%，其占预计值的百分比可能大于或小于 92%；后者占预计值的百分比 >80% 或略降低。呼气能充分完成，故 FVC 正常。通过深慢呼吸的代偿，VC、RV、FRC、TLC、FRC/TLC、RV/TLC 皆正常。不同肺区的气流阻塞程度有所不同，通气分布也可能有一定的差异，阻塞最重的部分通气量下降，阻塞最轻的部分则代偿性通气量增大，导致气体分布不均、$\dot{V}/\dot{Q}$ 离散度增大和闭合气容积（CV）增加。各肺区的气体交换仍能充分完成，D_LCO、D_LCO/V_A 基本正常，无效腔/潮气容积（VD/VT）基本正常，动脉血气稳定。肺功能诊断为：肺功能基本正常，小气道功能障碍，或轻度阻塞性通气障碍；仍相当于既往 COPD 指南的 0 级。

4. 早期 COPD　主要特点是小气道的轻、中度阻塞或肺弹性的轻、中度减退，常伴随大、中气道的损伤。在完成 MEFV 曲线时，若患者呼气在最大肺容积，气道阻力基本正常；随着肺容积的下降，气道阻力明显增大，但气体尚能充分呼出，因此 MFEF 曲线的峰值正常，其余肺容积的流量下降，在较高位置出现凹形下降；在数值上表现为 PEF 基本正常、FEF_{25}下降；FEF_{50}和FEF_{75}显著下降。由于呼气流量减慢，$FEV_1\%$明显下降，其绝对值<70%，其占预计值的百分比<92%。FEV_1、MVV占预计值的百分比下降，但是否低于80%取决于基础肺功能和阻塞的相对程度，多数下降。呼气过程多能有效完成，故FVC基本正常或略小于VC。深慢呼吸可明显降低气流阻力，故VC、RV、FRC、TLC、FRC/TLC多基本正常，RV/TLC轻度升高。$\dot{V}/\dot{Q}$的离散度进一步增大，D_LCO和D_LCO/V_A可能有所下降，VD/VT有所增大，总体气体交换仍能完成，动脉血气基本正常。多符合轻度或中度COPD的标准；肺功能诊断为：轻度阻塞性通气功能障碍，或轻度阻塞性通气功能障碍，轻度换气功能障碍。

5. 中期COPD 主要病理特点是小气道的中度阻塞或肺弹性的中度减退，常伴随中等气道的阻塞和大气道的损伤。在完成MEFV曲线时，若患者呼气在TLC位置，多数气道即处于一定的阻塞状态；随着肺容积的下降和等压点外移，气流阻力显著增大，气体呼出不完全，因此MEFV曲线的峰值下降，并迅速变为明显凹陷的曲线；在数值上表现为PEF略有下降，FEF_{25}明显下降，FEF_{50}和FEF_{75}显著下降。$FEV_1\%$、FEV_1、MMV中度下降，FVC<VC。单纯深慢呼吸不能充分降低气流阻力，需通过增加肺容积实现，故出现RV、FRC升高，TLC可能有所升高，相应RV/TLC、FRC/TLC明显升高；IC、VC有所降低。气体分布不均和$\dot{V}/\dot{Q}$失调也进一步加重，D_LCO和D_LCO/V_A降低，VD/VT增大，但总体气体交换仍可能完成，故PaO_2基本正常或略有降低。多符合中度或重度COPD的标准；而肺功能诊断多为中度阻塞性通气功能障碍，轻度或重度换气功能障碍。

6. 晚期COPD 主要病理特点是小气道的重度阻塞或肺弹性的重度减退，常伴随中等气道明显阻塞和大气道的损伤。在完成MEFV曲线时，若患者呼气在TLC位置，气道即处于阻塞状态；随着肺容积的下降，将迅速出现大量气体陷闭，因此MEFV曲线的峰值下降，并迅速变为较平坦的曲线；在数值上表现为PEF和FEF_{25}明显下降，FEF_{50}和FEF_{75}极度下降，甚至接近于零。FEV_1、MVV重度下降，FVC也明显下降，故$FEV_1\%$的下降幅度可能减小，与FEV_1的下降幅度不再一致。RV、FRC、RV/TLC、FRC/TLC明显升高，TLC多升高，IC、VC轻度或中度下降；但FRC/TLC<67%，胸廓仍向外扩张，患者继续采取深慢呼吸形式。$\dot{V}/\dot{Q}$失调明显加重，D_LCO和D_LCO/V_A明显降低，VD/VT明显增大，常伴PaO_2的下降。多符合重度或极重度COPD的标准；而肺功能诊断多为重度阻塞性通气功能障碍，中度或重度换气功能障碍，低氧血症（轻度）。

通过代偿性深慢呼吸，患者仍可保持适当的肺泡通气量（$\dot{V}_A$），故$PaCO_2$正常，但若急性加重，本体感受器和牵张反射等兴奋，$\dot{V}_A$代偿性过度增大，$PaCO_2$反而下降。肺功能诊断为：重度阻塞性通气功能障碍，过度通气，低氧血症。

7. 极晚期COPD 主要病理特点是小气道的极重度阻塞或肺弹性的极重度减退，常伴随中等气道的明显阻塞以及大气道的破坏。在完成MEFV曲线时，若患者呼气在TLC位置，气道即处于明显的阻塞状态；随着肺容积的下降，将迅速出现大量的气道陷闭，因此MEFV曲线表现为短促的上升段，然后迅速变为较平坦的曲线；在数值上表现为极小的PEF，FEF_{25}、FEF_{50}、FEF_{75}皆接近于零。FEV_1、MVV重度下降，FVC显著下降，故$FEV_1\%$反而可能有所上升，与FEV_1的下降幅度明显不一致。RV、FRC和RV/TLC皆显著升高，TLC 升高；FRC/TLC 超过 67%，胸廓位置超过弹性零位，总弹性阻力显著增大。平静呼吸时，气体不能充分呼出，出现内源性 PEEP（PEEPi）；IC、VC 明显下降。患者的呼吸动力常不能有效克服增大的气流阻力、PEEPi 和弹性阻力，呼吸变浅、变快，出现 $\dot{V}_A$ 下降和呼吸性酸中毒。$\dot{V}/\dot{Q}$ 失调进一步加重，D_LCO 和 D_LCO/V_A 显著降低，VD/VT 明显增大；PaO_2 明显降低，且降低幅度超过 $PaCO_2$ 的上升幅度。符合极重度 COPD 的标准；而肺功能诊断为：重度阻塞性通气功能障碍，通气失代偿；重度换气功能障碍；重度低氧血症。

（二）动态肺过度充气和 PEEPi 的形成及其临床意义

COPD 患者因气道阻力增加、肺弹性回缩力减弱、呼气期气道陷闭，使呼气不畅且不完全，形成所谓"动态过度充气状态（dynamic hyperinflation，DH）"，呼气末肺泡内气体滞留，形成 PEEPi。静态过度充气和动态过度充气的区别是前者尽管也存在 FRC 的增加，但肺弹性回缩力和胸廓弹性扩张力平衡，肺泡内压为零；后者则超过肺弹性回缩力和胸廓弹性扩张力的平衡限度，FRC 明显增大，出现 PEEPi。研究表明，较重的 COPD 患者在缓解期与发作期均存在 PEEPi，其范围大致在 $1 \sim 19cmH_2O$。其中缓解期主要为过度静态充气；在急性发作期，动态过度充气的因素增加，故 PEEPi 明显升高；理论上，若将呼气时间充分延长，肺泡内压将逐渐降至零位，此时的容积称为"动态平衡容积"，反映静态过度充气；该容积与 FRC 的差值称为气体陷闭容积。导致动态过度充气的因素主要是气道的阻塞和陷闭，即气道结构和周围弹力纤维支架的破坏，导致气道在吸气期有一定程度的开放，气体可较好吸入；呼气期关闭或明显缩窄，气体不能充分呼出。气道黏膜的水肿、平滑肌痉挛或管腔分泌物潴留，以及用力呼气皆对动态过度充气有一定的影响。呼气末气道正压（PEEP）可对抗气道的陷闭，但对气道阻塞无明显作用，因此 PEEP 对 COPD 患者的主要治疗作用是对抗气道陷闭。在辅助机械通气（MV）时，患者吸气肌收缩的压力首先抵消肺弹性阻力和 PEEPi，才能在气道内形成负压，从而触发呼吸机送气，而 PEEP 通过对抗 PEEPi 则有助于保持小气道的开放，降低呼气末肺泡-气道之间的压差和气道阻力，显著降低患者吸气初期的做功量，改善人机同步；还可以促进肺内气体的均匀分布，改善氧的弥散。若 PEEP 刚好克服气道陷闭（大约为 PEEPi 的 50% ~ 85%），则不会引起气道峰压和肺容积的增大；但若 PEEP 超过该水平，则可导致呼气末肺容积增大，必然伴随吸气末肺容积的增大和气道压力的升高，对呼吸力学和血流动力学产生不利影响。

（三）运动肺功能的变化

见第十九章，不赘述。

（四）COPD 呼吸衰竭患者的肺功能特点和机械通气策略

1. 压力-容积（P-V）曲线 其特点是从横坐标起始，零点上移，陡直段缩短。COPD 呼吸衰竭患者存在气道的动态陷闭和 PEEPi，FRC 增大至 67% 以上，从 FRC 至高位拐点（UIP）的容积在 1000ml 以下，甚至仅 300 ~ 400ml，此时若采取传统的深慢呼吸方式，用较大 VT，平台压将会超过 UIP，容易导致 MV 失败；而较高 PEEPi 又可使患者与呼吸机的吸、呼气时相不一致，因此初始 MV 时应选择小 VT、较长呼气时间和合适的 PEEP。早期强调小 VT 和减慢 RR 为主，以促进过大 FRC 的下降。由于 PEEPi 主要是气道陷闭所致，单纯延长呼气时间不会使 PEEPi 降至 0，故需要 PEEP 对抗，一般强调 PEEP 在 PEEPi 50% ~ 85% 的水平时，可明显改善人机配合，又不影响呼吸力学（不升高气道峰压和平台压）和血流动力学。待病情好转，FRC 下降后再逐渐增加 VT，这样患者就比较容易接受 MV，并随着通气时间的延长逐渐发挥 MV 的治疗作用，此时患者也逐渐转为深慢呼吸，即深慢呼吸是 COPD 呼吸衰竭患者病情改善后或缓解期的呼吸形式，而初期必须采取浅而略快的呼吸（当然伴随 $PaCO_2$ 的升高）。

2. 肺泡通气量-动脉血二氧化碳分压（$\dot{V}_A - PaCO_2$）关系曲线　吸空气时 $PaCO_2$ 不会超过 150mmHg，因此单纯呼吸性酸中毒，pH 不会低于 6.8 的生存极限，考虑代偿因素，pH 会更高，如统计 11 例 COPD 伴 $PaCO_2$ 大于 100mmHg 的患者，10 例 pH 大于 7.1，是比较安全的。当 $PaCO_2 > 80$mmHg 时，$\dot{V}_A$ 与 $PaCO_2$ 呈陡直的线性关系，$\dot{V}_A$ 或 VT 轻微增大，$PaCO_2$ 即迅速降至 80mmHg 以下，即使没有代偿，pH 也大于 7.1。当 $PaCO_2 < 60$mmHg 时，pH 将很安全，此时 $\dot{V}_A$ 与 $PaCO_2$ 的关系曲线比较平坦，需较大 $\dot{V}_A$ 或 VT，才能使 $PaCO_2$ 下降，但气道压力也将明显升高；若 VT 适当增加，尽管 $PaCO_2$ 可能暂时改善幅度有限，但随着呼吸肌疲劳的恢复，$PaCO_2$ 将稳步下降。因此对轻度、中度或重度呼吸性酸中毒患者，首选小 VT 是合适的，无论是无创通气还是人工气道通气皆容易满足上述要求，也符合上述力学要求。若强行采用较大 VT 和较大通气量，不仅容易发生气压伤，更容易导致 $PaCO_2$ 下降过快和碱血症的出现。

第三节　阻塞性通气功能障碍与 COPD 的关系

COPD 诊断的 GOLD 标准采用吸入支气管扩张剂后一秒率小于 70% 来进行定性诊断。该标准简单、方便，在国际及国内被广泛采用，但也存在一系列问题。随着 GOLD 标准的进一步推广和对传统肺功能重视程度的下降，某些问题更加突出。

一、COPD 与阻塞性通气功能障碍

COPD 与阻塞性通气功能障碍是完全不同的医学概念，前者是以不完全可逆性气流受限为特征的进展性肺疾病，可累及肺外系统；后者属于单纯的肺功能诊断，是各种气流受限（阻塞）的表现。

气流受限（阻塞）是指气道管径在呼吸运动中同肺组织失去协调，出现开放不足或提前关闭，导致气流进出流动受限。气流受限可以主要发生在外周气道（如 COPD、支气管哮喘），也可发生在中央气道（如气管内膜结核、气管内肿瘤），涉及从胸腔外至胸腔内气道、气管至各级支气管的各个层面。阻塞可以是慢性或急性，也可以是可逆性、不可逆性或不完全可逆性。通常用 FEV_1/FVC 下降判断（少数情况例外，详见第十四章）。并结合 MEFV 曲线、肺容积、CO 弥散量等肺功能项目和病史等大体判断阻塞的部位和性质。

就气流受限的部位和特点的而言，COPD 主要表现为外周气道提前关闭，伴随一定程度的开放受限，因此单纯就肺功能改变而言，COPD 气道狭窄有一定的特殊性。

二、$FEV_1/FVC < 70\%$ 不是 COPD 和阻塞性通气功能障碍诊断的共同标准

（一）阻塞性通气功能障碍和 COPD 的肺功能诊断

1. 阻塞性通气功能障碍的诊断　该问题日益突出，并引起理论和实践的混乱。阻塞

性通气功能障碍的诊断原则：FEV_1/FVC 下降至正常标准以下，伴 MMV 占预计值% 或 FEV_1 占预计值%下降（少数情况例外，详见第十四章）。与 COPD 各种指南一样，美国医学会及 ATS/ERS 的肺功能评估标准也使用 FEV_1/FVC，但以健康人群低限（lower limit of normal，LLN）为临界值，即 FEV_1/FVC 降至 LLN 以下为阻塞性通气障碍。我国缺乏健康人群 FEV_1/FVC 的 LLN 公式，在临床工作中常以 FEV_1/FVC 降低（我们推荐为占预计值的 92% 以下）伴 MMV 占预计值% 或 FEV_1 占预计值% <80% 诊断为阻塞性通气功能障碍（少数情况例外，详见第十四章）。

2. FEV_1/FVC <70% 作为标准的合理性和问题 学术界一直对如何定性诊断 COPD 存在争议。目前 GOLD 标准和我国的 COPD 诊治指南等均使用 FEV_1/FVC <70% 作为定性诊断标准。这种以固定界值诊断的方法简单方便、易于推广，但也失去一定的准确性。有学者指出，这实际上是一种简化的流行病学诊断而不是临床诊断。即使 GOLD 也承认到目前为止没有任何证据表明 FEV_1/FVC <70% 这个截点能够达到气流阻塞的临床确认，并且认为"这个比例可能来自于已确诊为 COPD 的老年患者，尤其是轻度患者；而应用 FEV_1/FVC 的 LLN 作为临界值可使诊断错误的可能性降至最低"。

（二）一秒率的变化特点

健康年轻人的 FEV_1/FVC 非常高，多在 85% 以上，FEV_1/FVC 随年龄增加而下降，70~80岁老年人可降至 70%。英国学者于 1995 年进行了一项研究，6503 位不吸烟、未有哮喘诊断、无呼吸系统症状的白种人入选，FEV_1/FVC 的 LLN 低于 70% 的年龄为男性 48岁，女性 61 岁，远低于 70 岁才出现 FEV_1/FVC <70% 的情况。因此采用正常值低限或占预计值% 作为肺功能诊断标准应该更科学，可适合各种情况，但需专门医务人员完成和签发报告；而 COPD 主要见于中老年人，用固定值相对准确，又简单方便，各级相关医务人员皆可应用。但也会相应出现一些问题，即使在符合 COPD 病史和病理改变的患者中，两种定性诊断标准也会出现不一致，在低年龄段部分患者的 FEV_1/FVC 已降至 LLN 以下，但仍大于 70%，因此尽管符合阻塞性通气功能障碍的诊断，但达不到 COPD 的 GOLD 标准，出现 COPD 漏诊（见本章第二节）；在高龄人群则可能出现 COPD 的过度诊断，即符合 COPD 的标准，但达不到阻塞性通气功能障碍的标准。2006 年的 GOLD 指南也指出，使用固定的 FEV_1/FVC 作为临界值可能在老年人中存在过度诊断的现象。

（三）采用一秒率固定值更容易导致 COPD 漏诊

与欧美国家存在 COPD 的过度诊断情况不同，国内漏诊情况可能更为突出。考虑主要原因如下。

1. 人种特点 我国居民绝大多数属黄种人，同欧美白种人和黑人的体型相比，身高偏矮，体型较瘦，一秒率正常值较高；在发生 COPD 病理和病理生理改变的情况下，一秒率虽有明显下降，但可能仍未降至 70% 以下。

2. 高危因素特点 20 世纪 30 年代我国经济的粗放型快速发展导致生存环境持续恶化，环境污染持续加重，吸烟量持续上升和年轻化，低年龄人群中气道疾病的患病率上升。该部分人群的一秒率正常预计值远高于老年人，即使出现明显气流阻塞的情况下，一秒率也常大于 70%。

三、COPD 的肺功能分级标准与阻塞性通气障碍不同

1. 不同的肺功能分级方法 尽管两者均选择 FEV_1，但标准不同。国内的肺功能标准

主要为 3 度分级法，即轻度：60%≤FEV$_1$占预计值%＜80%，中度：40%≤FEV$_1$占预计值%＜60%，重度：FEV$_1$占预计值%＜40%。少数患者可能会出现 FEV$_1$/FVC 占预计值%已降至 LLN 或占预计值的 92% 以下，但 FEV$_1$ 仍大于预计值的 80%，也应诊断为轻度阻塞性通气功能障碍（详见第十四章）。

2. COPD 的 GOLD 分级方法　既往曾采用单纯的肺功能分级方面，目前则采用综合的分级方法，但肺功能分级方法仍占重要地位。本书从呼吸生理角度阐释依据肺功能的 4 度分级法，即轻度：FEV$_1$占预计值%≥80%；中度：50%≤FEV$_1$占预计值%＜80%；重度：30%≤FEV$_1$占预计值%＜50%；极重度：FEV$_1$占预计值%＜30% 或 FEV$_1$占预计值%＜50% 并伴有慢性呼吸衰竭。对极重度中的"FEV$_1$占预计值%＜50% 并伴有慢性呼吸衰竭"一项应客观评价。因为在肺功能未下降至一定程度的情况下，理论上单纯 COPD 不应该出现呼吸衰竭，事实上 COPD 合并阻塞性睡眠呼吸暂停低通气综合征（重叠综合征）、中枢性低通气的情况非常多见，但治疗和预后明显不同，因此对达到该标准的患者应客观评价其呼吸生理变化，查找相关问题。

四、COPD 和其他气道阻塞性疾病不一定出现一秒率下降

绝大部分患者出现一秒率的下降，但少部分正常，该类情况的特点为：一秒率正常，有明显的小气道功能异常，FEV$_1$、FVC 和（或）VC 下降，TLC 正常，RV 升高。综合判断应该存在明显的气流阻塞，但按现有的一般标准不能诊断阻塞性通气功能障碍或 COPD。出现上述反常现象的可能原因是：①吸气或呼气不足。FVC 是常用的计算一秒率的参数，但是精确确定其测量终点有一定困难。直到 2005 年 ERS 才制定出比较详细的 FVC 测量终止标准。该标准对受检者、技术员和仪器都有很高的要求，常常在临床工作中难以达到，受检者在呼气终止时未将肺排空至残气位，导致 RV 上升，VC 下降，故尽管小气道功能指标已出现明显的改变，提示已存在阻塞性通气功能障碍，但一秒率仍在正常范围。②在呼气早期小气道迅速发生陷闭，这可以解释上述肺功能指标的异常（详见第十四章）。

五、气道扩张试验后的一秒率固定值对诊断 COPD 合理性评价

为了与支气管哮喘等可逆性气道疾病鉴别，GOLD 规定一秒率应该在使用支气管扩张剂后测定。一般情况下使用支气管扩张剂后所得 FEV$_1$ 的实测值和 FEV$_1$/FVC 值都比未使用前高。在一项对 COPD 的流行病学调查（platino study）中发现：当使用 FEV$_1$/FVC 为 0.7 的界值时，吸入 200mg 沙丁胺醇支扩剂后 COPD 的患病率从 21% 降至 14%。虽然此调查中作者未对一秒率上升至 0.7 以上的 7% 受检者的最后诊断明确交代，但可以推测这部分人群不外乎两种归宿：一种对支气管扩张试验阳性被诊断为哮喘，另一种存在一定可逆性阻塞的患者被排除在 COPD 之外。这与 COPD 的目前定义强调的"气流受限不完全可逆"有一定程度的不一致。

六、COPD 诊断指标与疗效评价指标的差异

COPD 与支气管哮喘皆主要为周围气道阻塞性疾病，后者的肺功能诊断指标和疗效评价指标基本一致，但前者差别巨大。如上述，COPD 的诊断和分级选择通气功能指标-FEV$_1$/FVC 和 FEV$_1$，但疗效评价倾向于选择容积指标-IC 或综合评价通气和肺过度充气的

容积指标。主要原因是哮喘的基本特点是气道阻塞导致的气流受限、肺过度充气，而肺组织结构基本正常。阻塞加重，气流受限、肺过度充气和症状加重；阻塞缓解，气流受限、肺过度充气和症状也相应缓解，因此哮喘的肺功能诊断和疗效评价一致，皆采用通气功能指标。COPD 存在两方面的病理改变，不仅有气道阻塞，也存在肺组织破坏、肺气肿和小气道陷闭，其中后者所起作用更大，气道阻塞和气道陷闭共同导致气流受限和肺过度充气，因此气道阻塞、气流受限与肺容积增加并不完全一致，若治疗后 FRC 降低，即使气道阻塞无改善，临床症状也会减轻。由于 FRC 的变异度大，不容易测定，常采用 IC（IC = TLC − FRC）作为反映气道陷闭和过度充气的指标。

七、客观评价肺功能在 COPD 与其他疾病鉴别诊断中的价值

需与 COPD 鉴别的疾病较多，包括指南中强调的支气管扩张症、充血性心力衰竭、肺结核。若不充分掌握呼吸生理的变化也容易导致 COPD 的漏诊。上述疾病合并存在的情况并不少见。比如局限性支扩不应该出现阻塞性通气功能障碍，若出现相应改变，临床表现也符合，就应该诊断为支气管扩张症合并 COPD；充血性心力衰竭应该表现为限制性通气功能障碍，若出现阻塞性通气障碍，临床表现也符合，也应该诊断为充血性心力衰竭合并 COPD。支气管内膜结核引起的气道狭窄主要发生大、中气道，有特征性的肺功能变化；若表现为周围气道阻塞，则也应诊断为合并 COPD。

（朱 蕾　顾宇彤　张 静）

第二十五章

支气管哮喘的肺功能变化

　　支气管哮喘（简称"哮喘"）是由多种细胞（包括气道炎症细胞和结构细胞，如嗜酸性粒细胞、肥大细胞、T淋巴细胞、中性粒细胞、平滑肌细胞、气道上皮细胞等）和细胞组分（cellular elements）参与的慢性气道炎症性疾病。这种慢性炎症导致气道高反应性，通常出现广泛多变的可逆性气流受限，并引起反复发作性的喘息、气急、胸闷或咳嗽等症状，常在夜间和（或）清晨发作、加剧，多数患者可自行缓解或经治疗缓解。

第一节　支气管哮喘的基本知识

主要涉及哮喘的发病机制、诊断和基本肺功能变化。

一、发　病　机　制

主要是非特异性气道炎症和在气道炎症基础上的气道高反应性。

（一）气道慢性炎症

是支气管哮喘的本质。

1. 气道炎症的启动机制　主要包括以下几个方面。

（1）炎症细胞活化和炎症介质释放：活化的Th2细胞分泌的细胞因子，直接激活肥大细胞、嗜酸性粒细胞及肺泡巨噬细胞等多种炎症细胞，使之在气道浸润和聚集。这些细胞的相互作用可以分泌出多种炎症介质和细胞因子，构成了一个与炎症细胞相互作用的复杂网络，使气道反应性增高，气道平滑肌收缩；血管扩张，渗出增多；黏液和浆液分泌增加。根据炎症介质产生的先后顺序可分为快速释放性介质，如组胺；慢性释放性介质，如前列腺素（PG）、白三烯（LT）、血小板活化因子（PAF）。肥大细胞激发后，可释放出组胺、嗜酸性粒细胞趋化因子（ECF-A）、中性粒细胞趋化因子（NCF-A）、LT等介质；肺泡巨噬细胞激发后可释放血栓素（TX）、PG、PAF等介质，进一步加重气道高反应性和气道炎症。

（2）气道重塑：各种细胞因子及环境刺激因素可作用于气道上皮细胞，后者分泌内皮素-1及基质金属蛋白酶（MMP），并活化各种生长因子特别是转移生长因子-β（TGF-β）。以上因子共同作用于上皮下成纤维细胞和平滑肌细胞，使之增殖而引起气道重塑。

（3）结构细胞活化：由血管内皮及气道上皮细胞产生的黏附分子（AMs）可介导白细胞与血管内皮细胞的黏附，白细胞由血管内转移至炎症部位，加重气道炎症过程。

总之，哮喘的炎症反应是由多种炎症细胞、结构细胞、炎症介质和细胞因子参与的相互作用的结果。

2. 成人和小儿的区别　气道炎症对于成人支气管阻塞性改变的影响可能大于支气管平滑肌的收缩效应，这是由于成人支气管有较完善的软骨环支撑，平滑肌收缩对管径的缩窄效应有限，但是炎症反应所导致的黏膜水肿则可造成气道管腔的部分甚至完全阻塞。气道平滑肌收缩可以加重气道阻塞，而炎症反应又可以进一步刺激平滑肌收缩。

与成人相比，小儿支气管树各级管道的内径相对狭窄；支气管的软骨环柔软，支架作用较差，黏膜组织疏松，更易发生气道高反应性，因此小儿哮喘的发病率往往高于成人。

3. 不同哮喘类型的特点　根据变应原吸入后的哮喘发生时间，可分为速发型哮喘反应（IAR）、迟发型哮喘反应（LAR）和双相型哮喘反应（DAR）。IAR 的特点是几乎在吸入变应原的同时立即发生气道反应，15~30 分钟达高峰，2 小时后逐渐恢复正常，是导致哮喘患者猝死的主要原因之一。LAR 约在吸入变应原后 6 小时左右发病，持续时间长，可达数天；临床症状重，常呈哮喘持续状态。LAR 主要是气道慢性炎症的结果。

（二）气道高反应性

1. 气道高反应性的概念　气管和支气管对各种物理、化学、药物以及变应原等刺激的反应可以引起气道阻力的变化，称为气道反应性。在刺激物含量较低的情况下，正常人气道对这些刺激物或变应原的刺激并不发生收缩反应或仅有微弱的反应；而某些人的气道则可发生过度收缩反应，引起气道管腔狭窄和气道阻力的明显增高，称为气道高反应性。气道高反应性是支气管哮喘的主要病理生理特征和诊断依据。

2. 气道高反应性的特点　吸入某些刺激物或变应原可通过刺激气道平滑肌细胞上的受体或感受器直接引起气道平滑肌痉挛，或激活炎性细胞释放炎性介质而间接引起气道平滑肌收缩；也可刺激气道黏膜上的血管，引起血管扩张，通透性增加，黏膜水肿和增厚。某些外界的刺激因素还可作用于感觉神经引起局部轴索反应和迷走神经反射，使支气管进一步收缩。哮喘患者的气道高反应性受 IgE 遗传模式和遗传基因等的控制。气道反应性的改变与气道长度、内径、气流速率、气道形态及气体的物理特征等因素有关。

二、支气管哮喘的诊断和分期

（一）诊断标准

1. 反复发作喘息、气急、胸闷或咳嗽，多与接触变应原、冷空气、物理性、化学性、手术刺激以及上呼吸道感染、运动等有关。

2. 发作时双肺可闻及散在或弥漫性哮鸣音，以呼气相为主，呼气时间延长。

3. 上述症状和体征可经治疗缓解或自行缓解。

4. 除外其他疾病所引起的喘息、气急、胸闷和咳嗽。

5. 临床表现不典型者（如无明显喘息或哮鸣音），应至少具备下列一项试验阳性。

（1）支气管激发试验或运动激发试验阳性。

（2）支气管舒张试验阳性：FEV_1 增加 ≥12%，且 FEV_1 增加绝对值 ≥200ml。

（3）最大呼气流量（PEF）的日内变异率 ≥20%。

符合 1~4 条或 4、5 条者，可以诊断为支气管哮喘。

（二）分期

根据临床表现可分为三期：急性发作期、慢性持续期和临床缓解期。

1. 急性发作期　喘息、气促、咳嗽、胸闷等症状突然发生，或原有症状急剧加重，常有呼吸困难，以急性呼气流量降低为其特征性表现。常因接触变应原、刺激物或因呼吸道感染诱发。其程度轻重不一，可在数小时或数天内逐渐出现，偶尔可在数分钟内即危及生命。

2. 慢性持续期　每周均不同频度和（或）不同程度地出现症状，如喘息、气急、胸闷、咳嗽等。

3. 临床缓解期　经过治疗或未经治疗，患者的症状、体征消失，肺功能恢复至正常或急性发作前水平，并维持 3 个月以上。

（三）控制水平分级

根据哮喘治疗后的控制水平分为完全控制、部分控制和未控制三级。

1. 完全控制　满足以下所有条件：无白天症状或 ≤2 次/周；无活动受限和夜间症状；不需要使用缓解药，或使用次数 ≤2 次/周；肺功能（PEF 或 FEV_1）正常或 ≥正常预计值（或本人最佳值）的 80%。病情无恶化。

2. 部分控制　在任何 1 周内出现以下 1~2 项特征：白天症状 >2 次/周；有活动受限或夜间症状；需要使用缓解药的次数 >2 次/周；肺功能（PEF 或 FEV_1）<正常预计值（或本人最佳值）的 80%。病情恶化 ≥1 次/年。

3. 未控制　在任何 1 周内，出现 ≥3 项部分控制特征。任意一周内的一次恶化即可认为该周内哮喘未得到控制。

第二节　支气管哮喘的基本肺功能变化

支气管哮喘的基本病理改变是黏膜炎症导致的充血、水肿，平滑肌痉挛，且呈发作性加重和缓解，而肺结构基本正常，因此其肺功能特点是阻塞性通气功能障碍，且有较大可逆性。若出现气道重塑，可逆性程度降低，但可逆因素仍起主要作用。若哮喘急性发作，则在多种刺激因素的作用下，气道阻塞加重，但不同部位的阻塞程度不同，故会导致气体分布不均；而呼吸中枢兴奋性则在刺激因素的作用下相应增强，出现通气量增加和呼吸性碱中毒，并伴随肺血流量的代偿性增加，故患者多出现明显的 $\dot{V}/\dot{Q}$ 失调和动脉血气变化。严重患者，阻塞显著加重，可能有黏液栓阻塞气道，肺组织过度充气显著加重，发生高碳酸血症性呼吸衰竭。

一、常规通气功能变化

（一）偶发哮喘或哮喘完全控制状态

其病理改变为气道（主要是小气道）黏膜的轻度炎症，气道阻力基本正常，故通气功能参数和肺容积参数，如 FVC、$FEV_1\%$、MVV 和 RV、FRC、TLC、RV/TLC、FRC/TLC 等皆基本正常；而换气功能也基本正常，即 D_LCO 正常。可能会出现小气道功能障碍，表现为 MEFV 曲线低容积的流量下降，在数值上表现为 FEF_{50} 和 FEF_{75} 下降。在偶发哮喘患者，气道激发试验多阳性。在完全控制患者，气道激发试验可以阴性或阳性；若阳性，说明炎症反应仍处于一定程度的活动状态，需继续治疗；若阴性，说明炎症反应处于显著抑制状态，可考虑减量甚至停药，此时的小气道功能也应该正常。因此在该期，激发试验是否阳性是判断哮喘控制状态的主要呼吸生理指标之一。

若存在气道重塑，则缓解期也出现阻塞性通气功能障碍，甚至 D_LCO 下降，其特点与 COPD 有一定的相似性。

（二）轻度哮喘

其病理改变仍为气道黏膜的轻度炎症，但处于较明显的高反应状态，随刺激因素的变化而出现发作性症状。尽管哮喘的气道炎症可累及大、中、小气道的各个部位，但实际上不同类型患者的特点并不相同。

1. 大气道炎症 主要表现为咳嗽，称为咳嗽变异性哮喘。此时肺功能测定多基本正常，气道激发试验阳性。

2. 中、小气道炎症 主要表现为发作性气喘，伴哮鸣音，有典型轻度阻塞性通气功能障碍改变，主要是 $FEV_1\%$ 下降（$<92\%$），但多 $>70\%$，FEV_1 多正常；不发作时肺功能可完全正常，动态随访 FEV_1、PEF 波动度较大，其变异率在 20% 以上。但无论何种情况，气道激发试验阳性；当然表现为阻塞性通气功能障碍的患者不宜进行激发试验，而应该行舒张试验，即使 $FEV_1\%$ pred $>70\%$。

在中、小气道阻塞的患者，无论高、低肺容积，气道皆处于一定程度的阻塞状态。高容积对气道有一定程度的扩张作用，故阻塞相对较轻；但低容积时，肺实质弹性回缩，气道阻塞相对较重，故 MEFV 曲线在形态上表现为曲线右移、呈斜性下降；在数值上表现为 PEF 和 FEF_{25} 略有下降，FEF_{50} 和 FEF_{75} 下降，这与 COPD 的改变所不同；但若有气道的重塑和破坏，也会出现凹陷性下降，但一般不如 COPD 明显。

中、小气道阻塞发作时，气道阻力增加，肋间肌的本体感受器也同时兴奋，呼吸加深，每分通气量有所增大，动脉血气正常或有轻度呼吸性碱中毒。

（三）轻、中度哮喘

此时常有大、中、小气道的弥漫性炎症，以中、小气道为主，黏膜增厚，腺体分泌增加；随刺激因素的变化呈间歇性加重。MEFV 曲线与上述相似，但其斜行下降的幅度更明显；相应 PEF 和 FEF_{25} 轻度下降；FEF_{50} 和 FEF_{75} 中度下降。呈典型轻、中度阻塞性通气功能障碍改变，$FEV_1\%$ 的绝对值不仅小于 92%，也多小于 70%。FEV_1、MVV 占预计值的百分比明显下降，但是否低于预计值的 80% 取决于基础肺功能和阻塞的相对程度。FVC 基本正常。平时状态下，患者采取深慢呼吸降低气流阻力，维持正常的肺容积。在急性加重期，尽管气道阻力明显增加，但肋间肌本体感受器的兴奋性也进一步增强，刺激呼吸进一步加深，通气量代偿性过度增大，多出现呼吸性碱中毒，PaO_2 正常。RV、FRC、TLC 和 RV/TLC、FRC/TLC、VC 等容积参数仍基本正常。因通气量增加，血流量也代偿性增加，故弥散能力增强，但因有明显的 $\dot{V}/\dot{Q}$ 失调，实际 D_LCO 下降。上述通气功能参数随气道炎症和平滑肌痉挛的程度而变化，FEV_1、PEF 的变异率多在30%以上。若有气道的重塑和破坏，也会出现类似 COPD 的改变（下同，不赘述）。

（四）中度哮喘

与轻、中度相似，但阻塞性通气功能障碍进一步加重，MEFV 曲线呈扁平状态，可有凹陷性改变，在数值上表现为 PEF 和 FEF_{25} 明显下降，FEF_{50} 和 FEF_{75} 显著下降。$FEV_1\%$、FEV_1、MVV 等通气功能参数中度下降，$FEV_3\%$ 和 FVC 轻度下降。单纯深慢呼吸降低气流阻力的作用有限，需通过增加平静呼吸时的肺容积降低气流阻力，故出现 RV、FRC 和 RV/TLC、FRC/TLC 等容积参数的升高。因肺结构正常，TLC 基本正常。慢呼气时，气体仍能充分呼出，故 VC 也多基本正常。上述通气功能参数随气道炎症和平滑肌痉挛的程度而变化，FEV_1、PEF 的变异率常在30%以上。

该类患者急性加重时，气道阻力短时间内显著增加，刺激本体感受器进一步兴奋，呼吸明显加深，通气量进一步代偿性过度增大，故多出现呼吸性碱中毒，但呼吸困难加重。因气道阻塞显著不均匀，部分肺泡通气量明显下降；而血流量仍代偿性增加，$\dot{V}/\dot{Q}$ 失调明显加重，且以低 $\dot{V}/\dot{Q}$ 为主，PaO_2 下降，D_LCO 明显下降。

（五）中重度哮喘

通气功能的变化与中度相似，但下降幅度更显著。急性加重时，气道阻力短时间内显著增加，通气功能进一步减退，呼吸做功显著增大；RV、FRC 和 RV/TLC、FRC/TLC 明显升高，TLC 正常；慢呼气时气体不能充分呼出，VC 轻度下降。肺弹性阻力明显增大，限制深呼吸，潮气容积较中度减小，呼吸频率有所增快；FRC/TLC 不超过67%，吸气时胸廓仍向外扩张，仍能维持相对的深慢呼吸形式，但通气量较中度时减少，呼吸困难明显加重。平静呼气末气体不能充分呼出，肺泡内压不能降至0，出现内源性 PEEP（PEEPi）。与中度哮喘的呼吸性碱中毒相比，$PaCO_2$ 逐渐恢复至正常范围；随着阻塞的继续加重，$PaCO_2$ 达正常高限水平（45mmHg），呼吸困难进一步加重，因此与 COPD 不同，急性哮喘患者出现正常 $PaCO_2$，特别是处于高限水平可能是病情危重的信号，需综合评估和积极处理，并做好建立人工气道的准备。因气道阻塞严重不均匀，部分肺区通气量显著下降；而血流量仍代偿性增加，$\dot{V}/\dot{Q}$ 失调进一步加重，PaO_2 继续下降，D_LCO 显著下降。

（六）重度或危重哮喘

存在重度阻塞性通气功能障碍和肺组织过度充气；$\dot{V}/\dot{Q}$ 失调进一步加重。FRC/TLC 超过67%，肺弹性阻力显著增加，胸廓超过弹性零位，对吸气也表现为阻力，故总弹性阻力显著增加；平静呼气末气体不能充分呼出，肺泡内压明显升高，即出现高水平 PEEPi，此时患者的呼吸力量常不能有效克服气道阻力、PEEPi 和弹性阻力，呼吸变浅、变快，出现通气不足和严重呼吸衰竭。需积极机械通气治疗。

二、呼吸驱动变化

见第十三章，不赘述。

三、小气道炎症和功能变化

1. 哮喘的小气道功能研究　　最常用的方法是测量 MEFV 曲线，单纯低肺容积流量（FEF_{50}、FEF_{75}）下降是反映小气道功能的最佳指标之一。此外还可以测量外周气道阻力、动态顺应性、闭合容积、气体分布等。许多学者发现：不仅在哮喘发作期，即使是在无症状期或缓解期，都可观察到小气道功能障碍。1972 年 Despas 等提出可以用 MEFV 曲线对吸入不同密度的气体（空气、氦氧混合气）的反应来判别哮喘患者的气道狭窄部位，作者发现可以把哮喘患者分为有反应和无反应者，前者气流受限部位主要在中央气道，后者在外周气道。Fairshter 进一步提出哮喘病情越重，气流受限部位越向外周推移。

2. 哮喘的小气道病理学研究　　有作者通过尸检与手术切除的肺组织标本进行对照研究，进一步确定了哮喘患者小气道病变的炎性性质。Craroll 等系统的对比了致死性哮喘、非致死性哮喘与非哮喘患者大小气道的结构及炎性细胞的浸润情况，发现致死性哮喘患者的大小气道均有结构改变；但在非致死性哮喘患者中，其结构的改变主要集中于直径小于4mm 的气道。Kuwano 比较了致死性哮喘、非致死性哮喘、轻度 COPD 及正常人的小气道内径，发现膜性气道内壁的增厚程度呈梯度变化，即致死性 > 非致死性 > COPD > 正常对照。同时发现气道平滑肌挛缩30%、黏膜下血管容积增加 2 倍时，致死性和非致死性患者的气道阻力分别增加47% 和 116%。Haley 研究了哮喘患者气道壁炎性细胞分布情况，发现大气道（D > 3.0mm）患者的 CD_{45}^+ 细胞密度与内壁嗜酸性粒细胞的数目均少于小气道；小气道中，外壁 CD_{45}^+ 细胞与嗜酸性粒细胞密度小于内壁，这种炎性细胞分布的区域性差异与该病的特征，即外周气道阻塞有关。Hamid 等亦发现哮喘患者全部气道 T 细胞数目及嗜酸性粒细胞（总数与活化数目）都增加；而内径小于2mm 的气道中活化的嗜酸性粒细胞与嗜酸性粒细胞主碱基蛋白（MBP）明显多于 D > 2mm 的气道。这些结果提示哮喘患者的外周气道炎症与中央气道相似，但炎症程度较重（咳嗽变异性哮喘除外）。作者认为这是导致哮喘病理生理学改变的关键原因。

3. 小气道研究的意义　　上述研究表明轻、中度哮喘的小气道内壁增厚，炎性细胞浸润。这种特征在发展为慢性或致死性哮喘的过程中十分显著，在此水平预防气道重塑发展为纤维化或其他不可逆损害十分重要。

小气道炎症可引起气道管壁增厚、管腔狭窄，导致外周阻力增大、气道反应性增强。哮喘气道壁的增厚是内外壁的全层性增厚，而不仅仅是黏膜的增厚，包括免疫激活、细胞活化、组织损害及组织重塑 4 个过程。气道结构的改变可以通过多种途径引起气道功能的改变。

第三节　危重支气管哮喘的呼吸生理变化与机械通气治疗

重症支气管哮喘表现为气喘、咳嗽、胸闷突然加重或在原有哮喘症状的基础上进行性加重，患者被迫采取前弓位，呼吸频率增快，辅助呼吸肌活动，明显三凹征，双肺布满响亮哮鸣音，脉率＞120 次/分。患者只能说字词，常有烦躁、焦虑、发绀、大汗淋漓，动脉血气显示 $PaCO_2 > 45mmHg$，$PaO_2 < 60mmHg$，$SaO_2 < 90\%$。危重患者表现为：不能讲话，嗜睡或意识模糊，呼吸浅快，胸腹矛盾运动，三凹征，呼吸音减弱或消失，心动徐缓，动脉血气表现为严重低氧血症和呼吸性酸中毒，患者可于数分钟内死亡。总体上重症或危重哮喘可分为两种基本情况：一是突然发作或加重，治疗不及时，可于短时间内死亡，以速发性哮喘反应为主，病理改变主要为严重气道痉挛和水肿；二是哮喘进行性加重，以迟发性炎症反应为主，表现为气道黏膜的水肿、肥厚和黏液栓的阻塞。

1. 主要病理生理特点 ①严重气流阻塞：气道黏膜充血、水肿，气道平滑肌痉挛，黏液栓的形成，导致气道阻塞，限制吸气和呼气的完成；呼气用力压迫导致小气道陷闭，从而引起更严重的气流阻塞，因此其基本特点是吸气相和呼气相皆有气道阻塞，呼气相阻塞更重，故患者同时存在吸气困难和呼吸困难，后者更严重；但重症或危重患者的吸气困难常更严重，主要原因是呼气严重受限导致的 PEEPi 显著升高，吸气阻力显著增大，这与 COPD 的表现明显不同。COPD 的主要特点是气道陷闭，吸气期在胸腔负压的作用下，气道开放相对充分，气体能较充分吸入；呼气时，胸腔和间质负压显著降低，甚至转为正压，气道内径显著缩小，并在等压点位置陷闭，故出现严重呼气气流受限。②高水平的PEEPi：原因是严重气道阻塞，使呼气不充分；小气道陷闭，使呼出气进一步减少，我们测定的最高 PEEPi 达 $22cmH_2O$。PEEPi 的存在使得患者吸气开始后，必须首先克服 PEEPi 才能进行肺泡充气，故显著增加吸气肌负荷和氧耗量，出现三凹征，并降低人机的同步性，故患者的吸气困难常更严重。③肺过度充气：FRC 常超过 TLC 的 67%，甚至接近P- V 曲线的高位拐点（UIP），故不仅肺弹性阻力显著增加，FRC 与 UIP 之间的肺容积差显著减小，常在 200 ~ 300ml 以下。过度充气也使胸廓顺应性下降，因为 FRC 超过 TLC 的67%，胸廓对吸气的作用不再是动力，而是阻力；FRC + VT 可超过 TLC 的 85% ~ 90%，即 UIP，总顺应性显著下降。肺过度充气、气道阻力增加和气道陷闭限制呼气过程的完成，并进一步导致吸气负荷的增加。④胸廓顺应性显著下降将导致下列不良后果：呼吸肌疲劳，膈肌供血不足；呼吸肌，特别是膈肌处于不利的收缩位置；呼吸肌收缩力下降和收缩效率显著降低。⑤换气功能减退，主要是$\dot{V}/\dot{Q}$失调，一般无明显的静动脉血分流。⑥气道高反应性：整个气道，包括咽喉部的敏感性显著增高，外来刺激，如雾化吸入、气管插管和机械通气皆容易导致严重的喉痉挛和气道痉挛。⑦气道阻塞进展迅速，特别是频繁咳嗽时，可在短时间内发生严重的低通气量，并可能导致致死性低氧血症和严重呼吸性酸中度；也容易产生瞬间的高肺泡内压和高切变力，导致气压伤。⑧循环功能相对稳定：过度充气可导致肺循环阻力（PVR）显著增加、胸腔负压的下降和心脏活动受限，而代偿性呼吸加深则显著增加胸腔负压和肺间质负压，两者综合作用可维持体循环和肺循环功能的相对稳定。

2. 机械通气与病理生理的关系 ①在进展迅速的患者，需及早机械通气。为缓解致死性低氧血症和严重酸中毒，应迅速给予高浓度供氧和静脉应用碱性药物。②因换气功能相对完善，适当氧疗可维持足够的氧供。③因严重过度充气，宜采取低潮气量通气和允许性高碳酸血症（PHC）。④严重气流阻塞、PEEPi 和过度充气可导致黏性阻力显著增高，弹性阻力也明显增加，VT 不容易保障，需特别注意通气模式和参数的调节。⑤因严重过度充气、气道阻塞和 PEEPi，机械通气时应采用慢 RR 和长呼气时间（E）。吸气流量应稍高，以保障 E 的延长。⑥理论上 PEEP 可扩张陷闭小气道和扩大气道内径，减小呼吸肌做功，改善人机同步。但哮喘患者的 PEEPi 的形成原因主要为气道阻塞，PEEP 扩张水肿气道的作用有限，反而容易加重肺过度充气，因此 PEEP 不宜过高，一般不超过 3～5cmH$_2$O；若需增大 PEEP 水平，则应严格限制峰压（Ppeak）和平台压（Pplat）。⑦因肺容积显著增大、高 PEEPi 和高气道阻力，呼吸肌收缩产生的压力不容易传导至人工气道和触发呼吸机送气，人机同步较差；气体进入肺内的速度严重受限，需用镇静-肌松剂抑制过强的自主呼吸，保障控制通气的实施。⑧控制通气将抑制患者自主呼吸的代偿作用，容易导致血压下降，因此必须注意补足血容量，在此基础上可适当应用升压药。

（朱 蕾　金美玲　张 静）

第二十六章

间质性肺疾病的肺功能变化

　　弥漫性实质性肺疾病（diffuse parenchymal lung disease，DPLD）习惯上称为"间质性肺疾病（interstitial lung disease，ILD）"，是一组主要累及肺间质、肺泡和（或）细支气管的肺部弥漫性疾病。ILD 具有一些共同的临床、呼吸病理生理学和胸部影像学改变，即渐进性劳力性气促、限制性通气功能障碍伴弥散功能降低、低氧血症、双肺弥漫性病变。多缓慢进展，逐渐丧失肺泡毛细血管功能单位，最终发展为弥漫性肺纤维化和蜂窝肺，导致呼吸功能衰竭而死亡。

　　特发性肺纤维化（idiopathic pulmonary fibrosis，IPF）是病因不明、出现在成人、局限于肺、进行性致纤维化的间质性肺炎，是 ILD 的典型代表，本章以 IPF 为代表阐述 ILD 的肺功能变化特点。

一、基本肺功能变化

　　由于 IPF 患者的含气肺组织减少、实质成分增多，肺弹性回缩力增大，肺的扩张和回缩受限，故主要表现为限制性通气功能障碍和 D_LCO 下降。

（一）肺容积及通气功能

　　1. 肺容积变化　TLC、FRC、RV、VC、IC、RV 等均减小。多数情况下，肺扩张受限较回缩受限更显著，故 TLC、VC 下降幅度较 FRC、RV 大，RV/TLC、FRC/TLC 升高；少部分相反，RV/TLC、FRC/TLC 降低；部分相似，RV/TLC 和 FRC/TLC 基本正常。

　　2. 呼气流量和一秒率的变化

　　（1）基本变化：由于肺容积降低，气道阻力和呼吸肌收缩力相对正常，完成呼气所需时间明显缩短，故 MEFV 图形缩小，不同肺容积的流量普遍降低；因呼气加快，故与 PEF、FEF_{25} 相比，FEF_{50}、FEF_{75} 的变化较小，导致曲线下降支呈饱满的凸型改变。FEV_1% 正常或增大。

　　（2）小气道扩张：与正常人相比，肺弹性回缩力增大可使部分患者的小气道处于更加"开放"的状态，完成呼气的速度显著加快，MEFV 图形的凸型改变更明显，故与 PEF、FEF_{25} 相比，FEF_{50}、FEF_{75} 的下降幅度明显变小。FEV_1% 明显增大，可达 90% 以上。

　　上述情况皆诊断为限制性通气功能障碍。由于在低容积时的流量下降是单纯肺容积降低所致，故不能诊断为小气道功能障碍。

　　（3）小气道病变：部分患者的病变累及气道，小气道也可因肺纤维化而扭曲、狭窄，但与肺实质病变相比要轻得多；加之小气道面积巨大，轻度改变不至于明显影响呼气流量，故仍表现为限制性通气功能障碍；但 FEF_{50}、FEF_{75} 的下降幅度较 PEF、FEF_{25} 更大，$FEV_1\%$ 基本正常，故相应的肺功能诊断为：限制性通气功能障碍，小气道功能障碍。

3. 通气功能的下降程度　肺容积的下降必然伴随 FEV_1（或 MVV）和 FVC 的下降。目前倾向于用 FEV_1 的下降幅度评价肺功能的受损程度。由于 TLC 或 VC（或 FVC）是诊断限制性功能障碍的主要指标；而部分患者的 $FEV_1\%$ 明显增大，故尽管肺容积下降，但可能出现 $FEV_1 \geq 80\%$（或 ≥ 正常范围低限）的情况，仍应诊断为轻度限制性通气功能障碍。随着病情的加重，其肺功能分级也相应变为典型的中度或重度。

（二）换气功能

肺容积下降和肺实质病变必然导致 D_LCO 和 D_LCO/V_A 的下降，且后者下降更显著。肺泡和毛细血管之间的弥散量下降不仅与弥散膜的面积、厚度有关，与病变分布不均导致的气体分布、血流分布不均和 $\dot{V}/\dot{Q}$ 失调关系更密切，常伴低氧血症。在 IPF 早期的轻度肺泡炎阶段，病变范围小、局部渗出轻，对肺的扩张或回缩影响有限，肺容积正常；但 D_LCO 和 D_LCO/V_A 已开始下降，有时伴随 PaO_2 的下降，相应的肺功能诊断为：肺通气功能基本正常，CO 弥散量下降；或肺通气功能基本正常，CO 弥散量下降，低氧血症。

（三）肺功能变化的差异性

在正常肺组织，肺泡上皮与毛细血管内皮的基底膜融合，厚度很薄，称为肺泡毛细血管膜（ACM），是进行气体交换的部分；在其他部分，两者之间有较多的间质组织，称为间质部。在不同 IPF 患者，病变的分布情况可以有较大差异，部分主要发生在间质部，ACM 增厚不明显，故影像学有明显变化，肺功能表现为限制性通气功能障碍，D_LCO 下降不明显，低氧血症的程度相对较轻。在部分患者，ACM 损伤较重，肺间质部改变不明显，故影像学表现和限制性通气功能障碍的程度较轻，但 D_LCO 明显下降，也常有明显的低氧血症。在大部分患者，两部分累及的程度相差不大，故除早期病变或轻度病变外，D_LCO 下降、低氧血症，与影像学改变、限制性通气功能障碍的程度相对比较一致。

二、肺功能的动态变化

在 IPF 的急性加重期，$\dot{V}/\dot{Q}$ 失调、弥散膜改变明显加重，D_LCO 和 D_LCO/V_A 下降最早，也更为显著，常有明显的低氧血症，限制性通气功能障碍的程度则逐渐加重；若治疗后病情改善，也首先是 D_LCO 和 D_LCO/V_A 的改善，伴低氧血症的好转，最后是肺容积的增大。

在慢性期患者，随着纤维化的逐渐加重，D_LCO 和 D_LCO/V_A 的下降和限制性通气功能障碍的程度皆逐渐加重。晚期患者则表现为重度限制性通气功能障碍、D_LCO 重度下降、重度低氧血症。若有效通气肺泡显著减少，在静息状态下不能代偿时，将出现呼吸性酸中毒。相应肺功能诊断为：重度限制性功能障碍，通气失代偿；CO 弥散量重度下降；重度低氧血症。

（朱　蕾）

第二十七章

肺血管病的肺功能变化

肺循环是一个高容量、低阻力、低压力系统，正常人静息、平卧位、在海平面呼吸空气时，肺血管床的阻力仅为体循环阻力的 1/10，平均肺动脉压（mPAP）为（14±3）mmHg。这与肺的功能特点相一致，非常适合进行气体交换。

第一节　肺动脉高压的肺功能变化

海平面、静息状态下，右心导管测量所得平均肺动脉压（mPAP）>25mmHg，或者运动状态下 mPAP >30mmHg，即可诊断为肺动脉高压（PH）。根据静息状态下 mPAP 的水平可分为轻度 PH（26~35mmHg）、中度 PH（36~45mmHg）和重度 PH（>45mmHg）。

肺动脉高压是在多种疾病的过程中出现的病理生理变化。轻度的肺动脉高压不引起任何代谢和功能障碍。严重的肺动脉高压可累及心肺，从而间接影响全身。

一、呼吸生理变化

1. 继发性肺动脉高压　导致肺动脉高压的肺组织疾病主要有慢性阻塞性肺病（COPD）、慢性间质性肺疾病、肺栓塞、原发性肺动脉高压、风湿病等，其肺功能改变多为原发性的表现，可以是阻塞性、限制性或混合性通气功能减退，伴低氧血症。

2. 原发性肺动脉高压　若无原发性气道-肺实质病变，则单纯肺动脉高压的呼吸生理学特点为肺血管床面积减少或厚度增加，通气血流比例（$\dot{V}/\dot{Q}$）失调，生理无效腔（VD）增加，CO 弥散量（$D_L CO$）降低，而肺容积和通气功能正常。临床表现为活动后气急，心率和呼吸加快。在中重度肺动脉高压患者，随着肺循环压力的升高，肺循环和体循环之间的吻合支开放；部分患者的卵圆孔开放，右心房中未经过氧合的静脉血进入左心房，造成右向左的肺内分流和心内分流增加，此时多出现明显低氧血症或运动性低氧血症，肺泡动脉血氧分压差 $[P_{(A-a)}O_2]$ 增大。

二、肺功能诊断

如上述，肺功能诊断与原发病有关。对单纯肺血管疾病所致者而言，肺功能诊断为：肺通气功能正常，CO 弥散量下降。

第二节 肺栓塞的肺功能变化

肺栓塞（PE）是内源性或外源性栓子堵塞肺动脉或其分支，引起肺循环障碍的临床和病理生理综合征。肺栓塞有多种类型，其中肺血栓栓塞（PTE）为 PE 的最常见类型，占 PE 中的绝大多数，通常所称 PE 即指 PTE。肺动脉发生栓塞后，若其支配区的肺组织因血流受阻或中断而发生坏死，称为肺梗死（PI）。引起 PTE 的血栓主要来源于深静脉血栓（DVT）。PTE 为 DVT 的最常见并发症。PTE 与 DVT 共属于静脉血栓栓塞症（VTE）的范畴，为 VTE 的两种类别。本章以 PTE 为代表阐述 PE 的呼吸生理和肺功能变化。

一、呼吸生理变化

肺栓塞的病理生理变化主要涉及呼吸功能、血流动力学及血管内皮功能，从而产生一系列心肺功能异常及血管内皮功能改变，变化程度主要取决于既往是否患有基础心、肺、血管疾病，以及肺动脉堵塞的范围和速度。本章仅阐述呼吸生理学变化。

1. 肺泡无效腔增大和 $\dot{V}/\dot{Q}$ 失调　肺栓塞部位有通气但无血流灌注（完全栓塞）或灌注显著减少（部分栓塞），$\dot{V}/\dot{Q}$ 无穷大或显著增大；局部血流量减少导致实际弥散面积显著减少和一氧化碳弥散量（$D_L CO$）明显降低，结果该部分肺泡不能有效进行气体交换，肺泡无效腔和 VD/VT 增大。通过代偿性呼吸增强，每分通气量（VE）增大，出现呼吸性碱中毒和呼吸困难；更多的血流进入未阻塞的肺血管，同时该部分肺区的通气量也有所增大，$\dot{V}/\dot{Q}$ 略有降低，而肺泡毛细血管膜（ACM）的结构和功能良好，仍能保持良好的气体交换功能，$D_L CO$ 略有升高，故总体 $D_L CO$ 的明显下降。理论上 PaO_2 基本正常或轻度下降，$PaCO_2$ 下降，pH 升高。

肺栓塞患者肺泡无效腔增大和 $\dot{V}/\dot{Q}$ 失调表现为 VD 和 VD/VT 增加。借助于计算机技术，可进行潮气末 CO_2 浓度和分压（$PetCO_2$）的瞬时测定，也容易测定混合呼出气的 PCO_2（$P_{\bar{E}}CO_2$），从而非常容易计算出 VD/VT；当然也可测定 $PaCO_2$ 后计算 VD/VT。即 VD/VT =（$PetCO_2 - P_{\bar{E}}CO_2$）/$PetCO_2$；VD/VT =（$PaCO_2 - P_{\bar{E}}CO_2$）/$PaCO_2$。该测定可用一般的 CO_2 分析仪完成，非常简单、方便。

2. 静动脉血分流率增加　肺栓塞后常有呼吸性碱中毒，但 PaO_2 并不能维持正常，而是多明显下降，因此传统的对肺栓塞的病理生理解释并不确切。肺栓塞发生后，肺循环阻力增加，可出现急性肺动脉高压；肺动脉主干或其左右分枝阻塞时，常有肺动脉压的迅速、明显升高，导致正常情况下处于闭合状态的侧支循环血管开放，主要是支气管血管系统-肺血管系统之间的吻合支开放，此时肺微循环的压力高于支气管微循环的压力，肺动脉中未经过氧合的静脉血直接进入体循环，导致肺内分流量增加；肺动脉高压导致右心室和右心房压力升高，部分患者的卵圆孔可能开放，右心房中未经过氧合的静脉血进入左心房，造成心内的右向左分流。慢性肺动脉高压患者多有适应和代偿，低氧血症多较轻。肺内和心内的分流量增加是导致肺栓塞患者低氧血症或运动性低氧血症的最主要机制。低氧血症同时伴随肺泡-动脉血氧分压差 $[P_{(A-a)}O_2]$ 增大；而低氧血症进一步刺激呼吸中枢兴奋，导致 VE 增大、呼吸性碱中毒、呼吸困难持续存在或加重。

许多情况下低氧血症和 D_LCO 下降可能是肺栓塞患者仅有的常规肺功能改变。上述吻合支的开放有时可导致严重的毛细血管或小静脉迂曲扩张，甚至破裂、出血。与典型肺梗死的暗红色血块不同，该类患者的咯血多为鲜血。

3. 肺通气功能障碍和肺损伤 在少部分患者发生，其机制主要为：①支气管阻塞：肺动脉栓塞范围广泛时可引起反射性支气管痉挛，特别是血小板释放大量的血管活性物质，如 5- 羟色胺、组胺、血小板激活因子等，诱发哮喘发作，增加气道阻力，导致呼吸困难进一步加重。②毛细血管通透性增加和肺泡表面活性物质减少：血栓表面激活的血小板进一步释放大量血管活性物质，使血管通透性增加。当肺毛细血管血流严重减少或终止 24 小时后，肺泡表面活性物质减少，肺泡萎缩，出现肺不张；同时肺泡上皮通透性增加，大量炎症介质释放，引起局部或弥漫性肺水肿、肺出血。肺泡细胞功能下降又反过来引起肺表面活性物质合成减少、丢失增多，引起肺顺应性下降，肺通气及换气功能进一步降低。③当患者出现梗死后，不但局部血流终止，同时局部损伤显著加重，肺泡内大量渗出，局部通气量显著下降，临床上常出现咯血、胸痛、呼吸困难等典型肺梗死的表现。

随着血栓自溶或治疗后的逐渐溶解，局部血液循环改善，但肺泡损伤和肺通气功能不能迅速改善，仍有 $\dot{V}/\dot{Q}$ 失调和低氧血症。

以上几方面机制导致急性栓塞，特别是大面积栓塞或广泛栓塞时容易发生低氧血症，同时发生呼吸性碱中毒。

二、常规肺功能诊断和动态变化

1. 一般肺功能诊断 较轻的肺栓塞仅有 D_LCO 的下降，故常规肺功能诊断为：肺通气功能基本正常，CO 弥散量下降。随着栓塞的加重，出现 PaO_2 的降低，肺功能诊断为：肺通气功能基本正常，CO 弥散量下降，低氧血症。

2. 肺栓塞好转 在部分患者，随着时间延长，纤溶系统逐渐发挥更重要的作用，可使完全阻塞的肺血管变成部分阻塞，$\dot{V}/\dot{Q}$ 失调改善，D_LCO 和 PaO_2 逐渐好转。

3. 肺栓塞加重 在部分患者，肺栓塞加重出现梗死（如上述）。则肺功能诊断多为：轻度限制性通气功能障碍，CO 弥散量下降（中度或重度），低氧血症。

部分患者栓塞的范围不大，但仍出现肺组织坏死，主要是吻合支开放不足所致，则肺功能诊断为：肺通气功能基本正常，CO 弥散量下降（轻度）。

4. 支气管阻塞 肺血栓栓塞范围广泛或大量释放炎症介质时可，将引起反射性支气管痉挛，气道阻力明显增大，甚至诱发支气管哮喘。则相应肺功能诊断为：阻塞性通气功能障碍，CO 弥散量下降（中度或重度），低氧血症。

若肺梗死和支气管阻塞同时存在，则肺功能诊断为：混合性通气功能障碍，CO 弥散量下降（中度或重度），低氧血症。

（朱 蕾）

第二十八章

肺功能的考核

肺功能检查必须为临床服务，换言之，根据肺功能测定结果分析后，要提出意见，能够满足医疗需求。但需注意肺功能检查结果只是呼吸生理功能的反映，既不能确切说明产生肺功能障碍的病理性质，也不能说明确切的解剖位置；致命性局限病变（如肺癌）患者的肺功能也可能完全正常。所以，肺功能检查能为临床服务，但分析肺功能检查结果时需结合病史、体检、X线胸片或胸部CT片、实验室检查等资料，进行全面考虑，然后做出结论和建议。肺功能检查是临床诊断方法之一，不能取代其他诊断方法。考核肺功能时，应特别重视以下几个方面：

一、考核肺功能要结合临床资料

肺功能改变是在一定的病理基础上产生，且二者之间存在一定的联系。临床症状、体征、X线检查等既反映病理变化，也具有一定的生理意义，如慢性支气管炎、支气管哮喘病史提示可能存在气道炎症和阻塞性通气障碍；胸腔积液、气胸、肺组织切除、肺间质纤维化可产生限制性功能障碍；肺部炎症、感染既会影响通气，又可减损换气功能；胸廓畸形对肺容积和呼吸动力机制的影响可引起限制性通气功能障碍。有些情况如肺内静动脉血分流与先天性心脏病的动脉血气分析结果可能相同，但根据病史及体检却不难鉴别，所以临床资料与肺功能测定结果相互印证，才能充分发挥肺功能检查在临床诊断中的作用。此外，受检者的一般情况、体力、合作程度都可能影响肺功能测定结果，特别是用力肺活量、最大通气量、流量-容积曲线、肺泡通气量等与主观因素或呼吸形式有关的项目，通过测定前和测定过程中的直接观察才可能对有关数据作出更恰当的评价。相对稳定的支气管哮喘患者用力呼气或运动可能诱发哮喘急性发作，影响测定结果，故比较测定前后的体征或听取受检者的主诉会使肺功能分析更有价值。

总之，肺功能检查申请是近乎会诊性质的，申请单必须把相关资料写清楚；如此认识，才能做到从整体上分析肺功能的测定结果，更有效地解决临床问题。

二、结合临床要求选择测定项目和方法

肺功能的全面考核需要测定多种项目，但若仅解决单一病例的临床问题就不一定需要全面肺功能检查。基本肺功能检查一般指使用肺量计或肺功能仪测定肺活量及相关肺容积参数和通气功能参数，对健康查体和大部分患者已能够做出呼吸生理结论；在较重的慢性

阻塞性肺疾病（COPD）和支气管哮喘患者，结合功能残气量（FRC）测定才能说明肺气肿或肺过度充气的程度，同时完成 CO 弥散量（D_LCO）测定或气道舒张试验才可能更有效地区别 COPD 和支气管哮喘。探讨 COPD 的高危患者和早期诊断，小气道功能测定则是比较重要的项目。判断呼吸衰竭的性质和程度，动脉血气分析才能提供更客观的数据，但应该是呼吸空气状态；若已经治疗，则必须注明吸氧浓度（FiO_2）或吸氧流量。考虑胸外科手术的耐受性和安全性，最大自主通气量（MVV）则是反映通气储备力的既简便又可靠的指标。作为劳动力鉴定，除了静态肺功能测定外，心肺运动试验能提供更具有说服力的数据。

能否根据临床要求，选择恰当的肺功能检查项目，考核呼吸生理的某一或几个环节，取决于肺功能医师对肺功能测定原理的理解和技术方法的掌握，所以肺功能医师应当是既熟悉呼吸生理又掌握肺功能测定技术的呼吸科医生或技术员。

三、如何评定肺功能

（一）测定数据的合理分析和综合评价

根据肺功能测定数据，参照临床申请要求，对呼吸生理和病理生理改变作出说明是肺功能检查结合临床的关键。肺功能测定项目反映呼吸生理的环节有其特异性，在程度上也可能有很大差异，如 MVV 能客观评价通气功能，也能更好地反映呼吸动力学机制；尽管 D_LCO 名义上是对 CO 弥散量的测定，是反映弥散功能的定量指标，但实质上是反映整体换气功能或通气血流比例（$\dot{V}/\dot{Q}$）的参数。所以分析肺功能结果，既要重视每一个测定数据，更重要的是要将各个数据相互对照，并综合分析、归纳，最终将具体呼吸生理或病理生理改变勾画出来。

（二）测定数据和描图的结合

评定肺功能不能过度依靠对数据的分析，原始描图更要特别注意。分析描绘的图迹不但可以对肺容积和通气功能障碍作出定性估计，更可能提供数据本身所不能显示的技术错误或受检者合作程度等线索。脉冲振荡技术（IOS）大量采用图形和数据同时显示的方法，在某些方面能更直观地反映较大量的肺功能信息。

（三）分析肺功能测定资料应当有秩序地逐项深入

1. 直接测定肺功能参数

（1）肺活量：正常人肺活量的描图陡直，幅度大，吸气和呼气转换呈尖峰状。尽管 VC 有较大个体差异，受体力、呼吸肌、胸肺弹性、呼吸道通畅程度等因素的影响，但同一人重复测定多次，误差一般不超过 5%。以个人 VC 为标准，定期进行动态观察，可较好地评价呼吸器官或呼吸肌功能的变化。平静呼气基线应位于 VC 中下 1/3 的交界处，即深吸气量（IC）约为补呼气容积（ERV）的两倍。IC 是完成 MVV 的主要部分，可认为是反映最大通气潜力的指标，IC 减少常见于胸廓畸形、胸腔积液、气胸、胸膜粘连或增厚、肺组织纤维化等限制性通气功能障碍的患者或呼吸肌麻痹、体力衰弱的患者。ERV 受呼气末横膈位置、胸廓收缩阻力、小气道陷闭等因素的影响。肥胖、妊娠、腹水、腹胀气等情况和阻塞性肺疾病患者 ERV 多有不同程度的减少。

ERV 描图后段圆顿提示呼气阻塞，可沿深吸气后的呼气线初始段部分作直线，呼气线终末段偏离此直线的距离愈远，呼气阻塞愈严重。

VC 与分期肺活量对照也可作为阻塞性通气功能障碍的诊断依据。分期肺活量是 IC 与 ERV 描图之和，正常情况下与 VC 相等；在阻塞性通气功能障碍患者，VC 的 ERV 部分容易因气道陷闭而减小，故 VC 可明显小于分期肺活量。

（2）每分通气量：从描图中的潮气容积（VT）和呼吸频率（RR）可方便地计量每分通气量（VE）。VT 与年龄、性别、体表面积、呼吸习惯、运动锻炼、情绪等因素都有关系，并有较大个体差异。正常成人平静呼吸时，VT 约为 10ml/kg，其中约 75% 来自膈肌活动，25% 来自肋间外肌舒缩；正常 RR 约为 12 ~ 16 次/分。限制性通气障碍患者多表现为浅快呼吸，VT 偏小，RR 较快；阻塞性通气障碍患者则相对深慢呼吸，呼气时间延长，VT 偏大，RR 较慢。

根据平静呼气基线的斜率可计算氧耗量，记录基线愈长，氧耗量计算愈可靠，最早设计的肺量计即作为新陈代谢测定之用；如果将肺量计内的 CO_2 吸收器取出，则重复呼吸将使肺量计中的 CO_2 浓度逐渐升高，故配合动脉血气析、VE 和吸入气 CO_2 浓度测定可对中枢及周围化学感受器的敏感性做出判断。

肺量计不能测定肺泡通气量，但从 VT 数据和描图分析可以大体估计；相同 VE 受检者，VT 增大，肺泡通气量相应增加。

（3）用力肺活量：从用力肺活量（FVC）曲线主要获得两类肺功能参数。

1）时间肺活量及其百分数：时间肺活量一般用 1、2、3、6 秒等指标，计算时间愈短对肺量计的机械性能要求愈高。时间肺活量除与影响 VC 的各种因素有关外，也显著受被检查者配合程度的影响，特别是"等压点"前的呼气部分主要取决于呼气力量和气流阻力；而呼气后段则主要取决于小气道的阻塞程度，与呼气用力的关系较小。FVC 的前段部分接近完成 MVV 的 VT，故可根据第一秒用力呼气容积（FEV_1）换算 MVV。在阻塞性肺疾病患者，一秒率（FEV_1/FVC）明显降低，曲线坡度平坦，FVC 多明显小于 VC。在限制性肺疾病患者，FVC = VC，FEV_1/FVC 正常或升高。

2）呼气中期流量：是根据 FVC 描图计算的中段 1/2 容积的平均流量。由于弃去呼气初始与呼气用力明显相关的部分和呼气终末变异度较大的部分，可相对较好地反映小气道功能。

（4）最大的通气量：完成 MVV 测定的 VT 和 RR 由受检者自己选择，VT 和 RR 的描图变化可反映呼吸生理特点。MVV 曲线的 VT 应与 VC 曲线的初始呼气速度较快的容积部分（呼气呈直线的容积部分）相印证，如大小悬殊说明受检者未能理解测定要求，RR 一般为 10 ~ 12 次/分；频率过快、过慢，也常是不了解测定要求的缘故。年老体弱者的 RR 多较慢。在限制性通气障碍患者，由于肺总量小，胸肺弹性阻力大，完成 MVV 的 VT 较小，且多使用补呼气，故 MVV 基线低于平静呼气基线，RR 偏快。在阻塞性通气功能障碍患者，由于气流阻力大，且低容积时的气流阻力更大，故 RR 稍慢；为取得相对较快的 RR，完成 MVV 的 VT 多避免使用 VC 的低容积部分，故最大通气基线明显上移；严重呼气阻塞患者，完成 MVV 的 VT 有逐次减少、基线逐渐上升的特点。

MVV 虽然是一项通气功能测验，但从呼吸生理角度分析，它实质反映了呼吸动力学的综合情况，包括呼吸肌的肌力、胸肺弹性回缩力、气道阻力，因此临床上常作为判断外科手术可行性的可靠指标。

2. 间接测定肺功能参数

间接测定肺容积：上述参数是通过肺量计或流量计直接测定完成的，只要受检者配合良好就可较好地反映肺容积和通气功能的变化。FRC、残气容积（RV）、肺总量（TLC）等参数需要通过气体分析法或体容积描记法等间接测定，影响因素较多。测定这些项目测定的主要作用是进一步确定通气功能障碍的类型。在直接测定参数和间接测定参数不一致的情况下应首先考虑直接测定参数的准确度高，间接测定参数结果可能有误差，如 VC 正常（排除限制性通气功能障碍），FRC 和 TLC 明显下降（符合限制性通气功能障碍）则应排除限制性通气功能障碍存在，必要时重复测定。肺容积应作为鉴别阻塞性和限制性功能障碍的重要指标，阻塞性常有 RV 和 FRC 的增加，TLC 正常或升高；限制性则有 TLC、FRC、RV 的减少。FRC 和 TLC 增加而无通气阻塞，常提示肺实质退行性变或单纯肺气肿可能。RV、FRC、TLC 的绝对值和相对值都要注意，在严重限制性通气功能障碍，由于 TLC 显著减少，RV/TLC 增高，可产生存在阻塞性通气功能障碍的错误印象。

3. 无效腔容积和肺泡通气量 是反映通气效率的参数，但应与 $PaCO_2$ 相印证，从而作为评价通气功能的定量指标。无效腔容积与潮气容积的比值（VD/VT）要与测定 VE 时的 VT 和 RR 对照，浅快或深慢呼吸形态应当在 VD/VT 中得到反映。还要考虑到 VD/VT 结果与受检者测定时的情绪、合作等有密切关系，故分析时还应与测定 VE 时的描图相对照。

4. 气体、血流分布和通气血流比例 是较少测定的肺功能项目，主要用于科研，其中呼气氮浓度差和Ⅲ相斜率等指标曾作为反映气体分布的参数而广泛应用，现阶段应用较少，但对理解呼吸生理学变化有较高价值，故本章以其作为代表阐述。这些指标的数据是由肺单位的时间常数决定的，受气道阻力和肺顺应性两方面因素的综合影响，所以阻塞或限制功能障碍都可能导致吸入气在肺内的分布不均，这也说明气体分布特点与通气和肺容积测定结果综合考核就可能发现产生气体分布不均的机制。若通气功能良好而吸气分布明显不均，就应考虑小气道功能障碍，或存在肺实质弹性的区域性差异。气体分布不均必然导致 $\dot{V}/\dot{Q}$ 失调，应考虑动脉血氧测定，以了解对换气功能的影响程度。气体分布与生理无效腔、静动脉血分流的关系密切，故气体分布测定和 VD/VT 测定在一定程度上也能说明血流分布的大体情况。

5. 弥散量 是在肺容积测定的基础上增加一种标记气体——CO 而完成测定的，因此影响 D_LCO 的因素更多，需特别注意不同测定方法（单次呼吸法和重复呼吸法）的测定要求和质量控制，结合病史、肺容积和通气功能综合考虑。确切地说 D_LCO 也是衡量 $\dot{V}/\dot{Q}$ 的参数或整体换气功能的参数，不是"通常"认为的特异性反映"弥散"效率的指标，应与 VD、动脉血气分析结果等对照分析。

6. 动脉血气 动脉血气结果说明外呼吸的效率，是呼吸生理各个环节的综合反映。正常动脉血气结果既可能是全部环节正常，亦可能它们之间相互代偿的结果，单独的血气分析结果并不能较好地提供呼吸生理的具体情况，而吸入不同氧浓度的血气分析结果相对照，或血气分析配合其他肺功能测定项目才能更好地作为考核肺功能的依据。

以上讨论充分说明，考核肺功能不仅仅是对数据的分析，也需结合对图形的分析，更重要的是在呼吸生理基础上结合临床资料进行综合分析。如此分析才可能得到较全面的呼吸生理或病理生理概况。

四、肺功能损害程度的分级

肺功能损害程度的分级是一个不易解决的问题。对呼吸生理的各个环节而言，在不同的病理条件下，损害的性质不同，损害的程度也不可能一样；而生理功能常数本身也有较大的变异范围，受年龄、性别、体重、职业、锻炼等生理因素的影响，所以很难取得统一的衡量标准。但为了统一认识，明确肺功能评价的含义，获得临床医师的共同理解，肺功能障碍的分级仍然受到广泛关注，并在临床广泛使用，如通气功能分级、动脉血氧分压的分级、弥散功能分级等。事实上各种分级标准仍在不断变化。

从呼吸生理的角度分析，这样的分级是十分勉强的，如目前用 MVV 或 FEV_1 占预计值的比例小于 20% 定义为通气功能减退。很显然仅用一个标准衡量通气功能的片面性是不言而喻的；PaO_2 分级更与临床实际情况有较大距离，以 <60mmHg 定义为中度低氧血症，而 PaO_2 60mmHg 时的 SaO_2 仍保持 90% 之多，并不存在组织缺氧。但是上述分级并非毫无依据，MVV 含呼吸动力学因素，故以它分级作为手术指征和劳动力鉴定的依据确有实用意义；60mmHg 的 PaO_2 虽不会有缺氧症状，但已接近氧离曲线的陡直段，濒临有效代偿的边缘，应引起临床医师的警惕，所以分级也以呼吸生理为基础，但不能全面概括呼吸生理特点。因此，简单肺功能的分级尽管有必要，但并不是评定肺功能的关键；在较全面地掌握呼吸生理的基础上，根据肺功能测定结果推导病理生理的真实情况，即使没有分级，还是能够对肺功能作出准确的评定。

五、侧位肺功能

随着胸外科手术技术的不断发展，手术适应证的不断扩大，手术治疗的安全性和术前肺功能检查日益受到临床重视。侧位肺功能测定能够对两侧肺功能的基本情况作出评价，对决定胸部手术指征和手术风险有重要的参考价值。侧位肺功能测定的基本原理为：受检者在不同体位时，重力对两侧肺容积的影响不同。受腹内脏压力和重力作用，侧卧位时下位横膈上移，上位横膈下移；下位肺血容量增加，上位肺血容量减少；纵隔向卧侧下沉移位；下位胸廓受压缩小，上位胸廓舒张扩大，故下位肺容积减少，上位肺容积增加。由仰卧位改为侧卧位时，尽管出现两侧肺容积的增大和变小，但两侧的变化幅度并不一致。在正常人，无肺内、胸膜腔、纵隔病变，也无额外的粘连固定而影响上述器官的移位，上位肺容积增加在数量上超过下肺容积减少，故总的 FRC 增加，平静呼气基线上移。正常人右侧肺功能稍大，大约为 53%，左侧为 47%。

一般情况下，上位肺组织的功能越好，其容积增加越大，FRC 的增加越显著，呼气基线上移越明显；反之亦然。肺部、胸膜、胸壁、横膈等部位的病理变化影响呼气基线的位移时，都可改变左右侧位的比值。

六、现代肺功能的变化

现代肺功能的测定方法和内容有较大改变，主要表现在以下几个方面：①传统肺功能参数的测定方法和技术要求有较大改变，既往主要用一台仪器完成一个项目的检测，完成全套肺功能测定常需要多台仪器。仪器的操作、标准气的配制、仪器的定标和肺功能参数的测定几乎完全由人工完成，操作复杂，需时较长，但测定过程和参数显示皆形象直观，便于理解，有问题也便于发现，且可以自己维修。现代仪器日趋复杂，单纯就结构而言，不仅从既往单纯的机械结构（如单筒肺量计、机械流量计）测定转为电子仪器（如各种感受器）测定，且趋向于用一台仪器完成肺容积、通气功能和弥散功能，甚至其他非常规肺功能项目的测定，直接完成实际值和预计值的比较，甚至诊断，因此各参数的测定手段和显示变得比较抽象，技术人员和临床医生不容易理解其原理和技术要求，对可能出现的问题也不容易进行正确的判断。②测量的内容、方式、肺功能参数的单位也发生了较大变化。如 IOS 用外源性振荡波和自主呼吸波的叠加进行测定，完全在静息呼吸条件下完成，可适用于配合不佳的老年人及儿童；可区分中心气道和周边气道阻力，也可区分黏性阻力、弹性阻力和惯性阻力，常用赫兹（Hz）表示阻力，使操作人员和临床医生都更难以理解。③呼吸生理理论不断发生变化，如 COPD 的基本肺功能改变由"气道阻塞"改为"气流阻塞"，支气管哮喘和 COPD 的流速-容积曲线可以有很大不同，诊断 COPD 和评价 COPD 治疗效果的参数有明显不同；用等压点学说解释流量-容积曲线有较多不足之处。④肺功能测定的临床应用显著增加，不仅继续用于肺部疾病的诊断、鉴别诊断和功能状态的评价，更多地用于指导手术治疗和健康体检，目前进行胸腹部手术的老年患者几乎常规进行肺功能检查。如何根据肺功能结果指导手术及手术后的康复也是特别重要的问题；同样如何根据肺功能检查结果指导疾病的早期诊断和预防也是特别重要的课题。

七、肺功能报告准确度的判断

如上所述，对肺功能的准确判断面临诸多问题，首先是可靠性的判断，而可靠性的判断又首先取决于对测定方法的准确度和对测定原理的正确认识。目前肺功能测定可大体分为四种情况：直接测定肺功能指标、间接测定肺功能指标（又分为气体分析法测定的肺功能指标和体描法测定的肺功能指标）、IOS 测定肺功能指标、运动心肺功能指标。直接测定肺功能指标主要包括 VT、VC 等部分容积参数和通气功能参数，因此其准确度的判断主要取决于仪器本身和受检者的配合程度，影响因素最少，只要仪器稳定，受检者能进行良好配合即可获得可靠、稳定的结果；事实上根据 VC 和 FVC 的比较，以及描图就比较容易判断测定结果的可靠性。气体分析法测定的肺功能指标主要包括 RVC、TLC 等容积指标和 CO 弥散量，测定的准确性不仅与仪器本身和受检者的配合程度有关，也取决于标准气的检测是否准确、标准气是否能充分吸入和均匀分布在肺内等情况，因此影响结果可靠性的因素更多，总体可靠程度也相应降低，也就是说在 VC 和通气功能正常的情况下，即使有 FRC、TLC 的明显异常，肺功能也应该正常，应积极查找气体分析方面的问题。在气体分析法测定的指标中，FRC 等容积指标和 D_LCO 又有一定差别，因为前者仅需测定一种气体-氦气（或氮气、甲烷等），而后者则需要同时完成氦气（或其他气体）和 CO 两种气体的测定，且心血管系统和血液系统的问题也常影响测定结果，因此影响 D_LCO 的因素更多，需注意对上述多方面因素的综合分析和处理。

（朱 蕾）

参 考 文 献

[1] 张兆顺，崔桂香. 流体力学. 北京：清华大学出版社，1999.

[2] 曾远文，杨自觉. 物理学. 成都：四川大学出版社，1997.

[3] 成令忠. 组织学. 第2版. 北京：人民卫生出版社，1994.

[4] 吴绍青，李华德，萨藤三. 肺功能测验在临床上的应用. 上海：上海科学技术出版社，1961.

[5] 穆魁津，林友华. 肺功能测定原理与临床应用. 北京：北京医科大学中国协和医科大学联合出版社，1992.

[6] 郑劲平，陈荣昌. 肺功能学-基础与临床. 广州：广东科技出版社，2007.

[7] 朱蕾，刘又宁，于润江. 临床肺功能. 北京：人民卫生出版社，2004.

[8] 朱蕾，刘又宁，钮善福. 临床呼吸生理学. 北京：人民卫生出版社，2004.

[9] 姚泰. 人体生理学. 第3版. 北京：人民卫生出版社，2001.

[10] 穆魁津，刘世琬. 全国肺功能正常值汇编. 北京：北京医科大学、中国协和医科大学联合出版社，1990.

[11] 赵蓉雅，朱蕾，李丽，等. 1988年上海地区成人肺功能正常预计值公式的适用性检验. 中华结核和呼吸杂志，2011，34（8）：586-589.

[12] 任卫英，朱蕾，赵蓉雅，等. 上海市成人肺功能医学参考值范围的初步研究. 中国呼吸与危重监护杂志，2012，11（3）：253-256.

[13] Miller A. Pulmonary function tests in clinical and occupational lung disease. Orlando：Grune and Stratton Inc，1985.

[14] 孔灵菲，刘刚，于润江，等. 氦稀释法与体积描记法测定正常人和哮喘病人功能残气量的比较. 中国医科大学学报，1995，24（5）：480-483.

[15] 朱砚萍，蔡映云，董鹤嘉，等. 136例结缔组织疾病患者的肺功能表现. 中华结核和呼吸杂志，1999，26（10）：636.

[16] Baydur A. Pulmonary physiology in interstitial lung disease：recent developments in diagnostic and prognostic implications. Curr Opin Pulm Med，1996，2：370-375.

[17] Russi EW. Physiological outcomes of lung volume reduction surgery. Monaldi Arch Chest Dis，1997，52：155-158.

[18] Cogo A，Legnani D，Allegra L. Respiratory function at different altitudes. Respiration，1997，64：416-421.

[19] Vilke GM，Chan TC，Neuman T，et al. Spirometry in normal subjects in sitting，prone，and supine positions. Respir Care，2000，45：407-410.

[20] 国家质量监督检验检疫总局. 中华人民共和国国家计量技术规范-肺功能仪校准规范（JJF-1213-2008）. 北京：中国计量出版社，2009.

[21] 朱蕾，沈勤军. 成人常规肺功能参数及其临床意义. 中华结核和呼吸杂志，2012，35（1）：75-77.

［22］朱蕾，李丽. 常规肺功能的测定仪器和测定原理. 中华结核和呼吸杂志，2012，35（2）：158-160.

［23］朱蕾，董利民. 肺功能诊断. 中华结核和呼吸杂志，2012，35（3）：235-237.

［24］中华医学会呼吸病学分会慢性阻塞性肺疾病学组. 慢性阻塞性肺疾病诊治指南（2007年修订版）. 中华结核和呼吸杂志，2007，30（1）：8-17.

［25］Global Initiative for chronic obstructive lung disease（GOLD）. Guidelines：global strategy for the diagnosis，management，and prevention of chronic obstructive pulmonary disease. 2006. http：//www. goldcopd. org.

［26］郑劲平. 肺通气功能检查图文报告解读. 中华结核和呼吸杂志，2012，35（5）：394-396.

［27］朱蕾，周营营. 回复"对阻塞性通气功能障碍严重程度与慢性阻塞性肺疾病严重程度标准的疑惑". 中华结核和呼吸杂志，2009，32（4）：319-320.

［28］茌璐琪，刘又宁. 进行性系统性硬化症肺功能测定的意义. 军医进修学院学报，1997，18（1）：43-44.

［29］高怡. 肺活量和通气功能测定的技术规范与质量控制. 中华结核和呼吸杂志，2012，35（8）：630-632.

［30］王洪武，刘又宁，朴哲龙，等. 不同结缔组织病患者早期静息肺功能的变化. 海军总医院学报，2001，14（1）：34-37.

［31］Iversen ET，Sorensen T，Heckscher T，et al. Effect of terbutaline on exercise capacity and pulmonary function in patients with chronic obstructive pulmonary disease. Lung，1999，177：263-271.

［32］Puri S，Dutka DP，Baker BL，et al. Acute saline infusion reduces alveolar- capillary membrane conductance and increases airflow obstruction in patients with left ventricular dysfunction. Circulation，1999，99：1190-1196.

［33］Guazzi M，Marenzi G，Alimento M，et al. Improvement of alveolar- capillary membrane diffusing capacity with enalapril in chronic heart failure and counteracting effect of aspirin. Circulation，1997，95：1930-1936.

［34］Schuurmans MM，Diacon AH，Bolliger CT. Functional evaluation before lung resection. Clin Chest Med，2002，23：159-172.

［35］Klineberg PL，Bagshaw RJ. Hypoxemia and general anesthesia：an analysis of distribution of ventilation and perfusion. IntAnesthesiolClin，1981，19：123-167.

［36］Koenig SM. Pulmonary complications of obesity. Am J Med Sci. 2001，321：249-279.

［37］Hohlfeld J，Fabel H，Hamm H. The role of pulmonary surfactant in obstructive airways disease. EurRespir J，1997，10：482-491.

［38］Corsico A，Milanese M，Baraldo S，et al. Small airway morphology and lung function in the transition from normality to chronic airway obstruction. J Appl Physiol，2003，95：441-447.

［39］Tashkin DP. The role of small airway inflammation in asthma. Allergy Asthma Proc，2002，23：233-242.

［40］Mortelliti MP，Manning HL. Acute respiratory distress syndrome. Am Fam Physician，2002，65：1823-1830.

［41］Yang SC，Yang SP. Effects of inspiratory flow waveforms on lung mechanics，gas exchange，and respiratory metabolism in COPD patients during mechanical ventilation. Chest，2002，122：2096-2104.

［42］郑则广，陈荣昌，李寅环，等. 膈神经传导时间的测定及其影响因素. 广州医学院学报，2001，29（4）：5-7.

［43］林江涛，林友华. 慢性阻塞性肺疾病患者呼吸肌肌力和耐力的测定. 中华结核和呼吸杂志，1995，18（5）：293-296.

［44］赵秀梅，林江涛，成立珠，等. 健康人最大呼吸口腔压测定及影响因素. 中国康复医学杂志，1995，10（6）：244.

［45］Orozco- Levi M. Structure and function of the respiratory muscles in patients with COPD：impairment or adaptation? Eur Respir J Suppl, 2003, 46: 41s-51s.

[46] Laghi F, Tobin MJ. Disorders of the respiratory muscles. Am J Respir Crit Care Med, 2003, 168: 10-48.

[47] Larson JL, Covey MK, Corbridge S. Inspiratory muscle strength in chronic obstructive pulmonary disease. AACN Clin Issues, 2002, 13: 320-332.

[48] 林江涛, 林友华. 呼吸衰竭的肺功能及血气改变. 新医学, 1995, 56: 266-267.

[49] 毛宝龄, 郭先健. 临床血气分析. 北京: 人民军医出版社, 1985.

[50] 朱蕾. 体液代谢的平衡与紊乱. 北京: 人民卫生出版社, 2011.

[51] Rose BD. Clinical physiology of acid-base and electrolytes disorders. New York: McGraw Hill, Inc, 1989.

[52] Halperin ML Goldstein MB. Fluid, electrolyte, and acid-base physiology. 3rd ed, Harcourt Publishers Limited, 1999.

[53] Cherniack NS, Longobardo G. Periodic breathing during sleep. In: Saunders NA, Sullivan CE, eds, Sleep and Breathing. 2th ed. New York: Marcel Dekker, 1994, 157-190.

[54] Neubauer JA, MeltonJE, Edelman NH. Modulation of respiration during brain hypoxia. J Appl Physiol, 1990, 68: 441.

[55] 西村正治. Hpoxicventilatorydepression. 呼吸, 1990, 9: 1205.

[56] 福田康一郎, 丸山良子. 低酸素换气机能の生理学的意义. 呼吸, 1993, 12: 1324.

[57] Betkenbeseh A, Bovill JG, Dahan A, et al. The ventilator CO_2 sensitivities from Read's rebreathing method and the steady-state are not eaqualin man. J Physiol, 1989, 411: 367.

[58] 西村正治, 川上义和. 换气应答检查. 呼吸, 1994, 13: 1.

[59] Kobayashi S, Nishimura M, Yamamoto M, et al. Dyspnea sensation and chemical control of breathing in adult twins. Am Rev Respir Dis, 1993, 147 (5): 1191.

[60] Mitchell RA, Sinha AK, McDonald DM. Chemoreceptive properties of regenerated endings of the carotid sinus nerve. Brain Res, 1972, 43 (2): 681-685.

[61] Fitzgerald RS. Parks DC. Effect of hypoxia on carotid chemoreceptor response to carbondioxide in cats. Respir Physiol, 1971, 12 (2): 218-229.

[62] Lahiri S, Delaney RG. Stimulus interaction in the responses of carotid body chemoreceptor single afferent fibers. Respir Physiol, 1975, 24: 249.

[63] Moutain R, Zwillich C, Weil J. Hypoventilation in obstructive lung disease: the role of familial factors. N Engl J Med, 1978, 298: 521.

[64] Burki NK. The effects of changes in functional residual capacity with posture on mouth occlusion pressure and venilatory pattern. Am Rev Respir Dis, 1977, 116: 895.

[65] Liu Z, Vargas F, StansburyD, et al. Comparison of the end-tidal arterial PCO_2 gradient during exercise in normal subjects and in patients with severe COPD. Chest, 1995, 107 (5): 1218-1224.

[66] 何晓琳, 刘志, 于润江. 慢性阻塞性肺疾病患者运动能力与其呼吸驱动及呼吸肌功能关系的研究. 中华结核和呼吸杂志. 2001, 24 (8): 490-493.

[67] 刘志, 于润江. 慢阻肺患者吸氧时通气量及血气变化与通气应答关系的研究. 中国医科大学学报. 1998, 28 (5): 280.

[68] FitzGerald M, Bateman ED, Boulet LP, et al. Global Initiative for Asthma (GINA). Global strategy for asthma management and prevention. Updated 2012. Available at http://www. ginasthma. org/local/uploads/files/GINA_ Report_ March13. pdf,

[69] Chai H, Farr RS, Froehlich LA, et al. Standardization of bronchial inhalation challenge procedures. J Al-

lergy ClinImmunol, 1975, 56: 323-327.

[70] Sterk PJ, Fabbri LM, QuanjerPhH, et al. Airway responsiveness. Standardized challenge testing with pharmacological, physical and sensitizing stimuli in adults. Report Working Party Standardization of Lung Function Tests. European Community for Steel and Coal. Official position of the European Respiratory Society. EurRespir J, 1993, 6: 53-83.

[71] Shen H, Hua W, Wang P, et al. A new phenotype of asthma: chest tightness as the sole presenting manifestation. Ann Allergy Asthma Immunol, 2013, 111: 226-227.

[72] 陈荣昌. 支气管激发试验的临床应用进展. 医师进修杂志, 1997 (02): 14-15.

[73] 谢燕清, 郑劲平. 支气管激发试验的技术规范和质量控制. 中华结核和呼吸杂志, 2012, 35 (11): 870-872.

[74] 刘莉, 朱蕾. 支气管舒张试验的影响因素. 国际呼吸杂志, 2009, 29 (3): 177-179.

[75] 马瑞琴, 曲百胜, 刘瑞玲, 等. 变应性鼻炎与气道高反应的关系. 临床耳鼻咽喉科杂志, 2000, 14 (2): 55-56.

[76] 钟南山, 黎艳芬, 张宇光, 等. 一种简易的支气管激发试验. 中华结核和呼吸杂志, 1987, 10: 293-295.

[77] 谢燕清, 赖克方, 黄榕权, 等. 鼻炎患者气道炎症和高反应性特征比较. 中华哮喘杂志: 电子版, 2011, 5 (4): 250-255.

[78] 王美琴, 钮善福, 张志凤, 等. 三种不同方法判断乙酰甲胆碱支气管激发试验比较. 复旦学报 (医学版), 2001, 28 (1): 73-75.

[79] 姚婉贞, 赵鸣武, 韩荣薜. 以肺功能实测值做为支气管激发试验的判定指标比较分析. 中华结核和呼吸杂志, 1994, 17 (4): 221-224.

[80] 黄思贤. 重视肺功能检测的研究与临床应用. 实用医学杂志, 2001, 17 (8): 679-680.

[81] Sinatra RS, Shen QJ, Halaszynski T, et al. Preoperativerofecoxib oral suspension as an analgesic adjunct after lower abdominal surgery: the effects on effort-dependent pain and pulmonary function. AnesthAnalg, 2004, 98: 135-140.

[82] Goldstein RS, Todd TR, Guyatt G, et al. Influence of lung volume reduction surgery (LVRS) on health related quality of life in patients with chronic obstructive pulmonary disease. Thorax, 2003, 58: 405-410.

[83] Nguyen HQ, Altinger J, Carrieri-Kohlman V, et al. Factor analysis of laboratory and clinical measurements of dyspnea in patients with chronic obstructive pulmonary disease. J Pain Symptom Manage, 2003, 25: 118-127.

[84] Keller CA, Ruppel G, Hibbett A, et al. Thoracoscopic lung volume reduction surgery reduces dyspnea and improves exercise capacity in patients with emphysema. Am J Respir Crit Care Med, 1997, 156: 60-67.

[85] Schuurmans MM, Diacon AH, Bolliger CT. Functional evaluation before lung resection. Clin Chest Med, 2002, 23: 159-172.

[86] Marotta A, Klinnert MD, Price MR, et al. Impulse oscillometry provides an effective measure of lung dysfunction in 4-year-old children at risk for persistent asthma. J Allergy ClinImmunol, 2003, 112: 317-322.

[87] Vink GR, Arets HG, van der Laag J, et al. Impulse oscillometry: a measure for airway obstruction. PediatrPulmonol, 2003, 35: 214-219.

[88] Witte KK, Morice A, Clark AL, et al. Airway resistance in chronic heart failure measured by impulse oscillometry. J Card Fail, 2002, 8: 225-231.

[89] 赵连云. 肺功能领域新进展——强迫振荡技术. 中国实用内科杂志, 1997, 17 (10): 625-626.

［90］邱洁萍, 刘锦铭, 杨文兰, 等. 脉冲振荡肺功能在气道反应性测定中的应用. 中华结核和呼吸杂志, 2008, 31 (7): 531-532.

［91］李长健, 赵连云. 脉冲振荡法的临床应用. 中华结核和呼吸杂志, 1999, 22 (5): 296-298.

［92］Cardiopulmonary Diagnostics Guidelines Committee, American Association for Respiratory Care. AARC Clinical Practice Guideline: Body Plethysmography. 2001, Revision & Update. RespirCare, 2001, 46: 506-513.

［93］Iversen ET, Sorensen T, Heckscher T, et al. Effect of terbutaline on exercise capacity and pulmonary function in patients with chronic obstructive pulmonary disease. Lung, 1999, 177: 263-271.

［94］Schuurmans MM, Diacon AH, Bolliger CT. Functional evaluation before lung resection. Clin Chest Med, 2002, 23: 159-172.

［95］Spector SL. Update on exercise-induced asthma. Ann Allergy. 1993, 71: 571-577.

［96］Loiseau A, Dubreuil C, Loiseau P, et al. Exercise tolerance in chronic obstructive pulmonary disease: importance of active and passive components of the ventilatory system. EurRespir J, 1989, 2: 522-527.

［97］高兴林, 黄思贤, 谭新洪. 慢性阻塞性肺疾病患者静态肺功能与运动肺功能关系的探讨. 中国实用内科杂志, 1998, 18 (4): 217-218.

［98］朱蕾, 蔡映云, 钮善福, 等. 中重度慢性阻塞性肺病患者肺功能参数与运动能力的关系. 上海医科大学学报, 1996, 23 (3): 215-218.

［99］Menezes AM, Perez-Padilla R, Jardim JR, et al. Chronic obstructive pulmonary disease in five Latin American cities (the PLATINO study): a prevalence study. Lancet, 2005, 26: 1875-1881.

［100］Pellegrino R, Viegi G, Brusasco V, et al. Interpretative strategies for lung function tests. Eur Respir J, 2005, 26: 948-968.

［101］刘锦铭, 刘海舰. 心肺运动试验的基本概念及其临床意义. 中华结核和呼吸杂志, 2012, 35 (12): 954-956.

［102］Miller MR, Crapo R, Hankinson J, et al. Eur Respir J. General considerations for lung function testing, 2005, 26: 153-161.

［103］Miller MR, Hankinson J, Brusasco V, et al. Standardisation of spirometry. Eur Respir J, 2005, 26: 319-338.

［104］Wanger J, Clausen JL, Coates A, et al. Standardisation of the measurement of lung volumes. Eur Respir J, 2005, 26: 511-522.

［105］Pellegrino R, Viegi G, Brusasco V, et al. Interpretative strategies for lung functiontests. Eur Respir J, 2005, 26: 948-968.

［106］朱蕾, 任卫英. 特定疾病情况下肺功能的动态变化. 中华结核和呼吸杂志, 2012, 35 (4): 310-312.

附　录

附录1　肺功能测定指南

一、概　述

肺功能的内容很多，但常规肺功能仅包括肺容积、通气和弥散功能，其中潮气容积、肺活量、通气功能参数主要通过肺量计和流量计测定，功能残气量（或肺总量）和弥散功能主要通过气体分析仪测定。现代肺功能仪通过电子流量计（简称流量计，测定肺容积时也称为流量型肺量计；若无特殊说明，本指南通称为肺量计）取代传统单筒肺量计（也称为容积型肺量计）和机械流量计测定流量和肺容积（流量对时间的积分为容积），通过电脑自动计算结果，并在荧光屏上显示和（或）直接打印出来，故称为流量计法，广义上仍称为肺量计法。由于临床上已极少应用单筒肺量计和机械流量计，故本指南不再介绍（见正文）。容积和流量测定可以用简易肺功能仪完成，也可以用常规肺功能仪或体容积描记仪完成。现代常规肺功能仪的气路上不仅安装流量计，也安装采样室和气体分析仪，故能测定包括 TLC（或 FRC）和肺弥散量在内的所有常规肺功能参数，其中测定容积的标示气体主要为氮气、氦气和甲烷；测定弥散功能的标示气体为 CO，此时测定容积的标示气体就成为测定 D_LCO 的示踪气体，从而最终完成 TLC（或 FRC）和 D_LCO 的同步测定。氦气是目前应用最多的标示或示踪气体，故以其为例说明操作指南。

二、肺功能仪的校准和质量控制

核心是肺量计和气体分析仪的校准和质量控制。

（一）校准的必要性

肺功能仪使用一段时间后可能出现容积、流量、时间等测定装置的漂移，导致检查结果的误差增大。该类误差是仪器本身造成的，称为系统误差；若不进行校准将可能导致大量误诊或漏诊。任何机械部件应用一定时间后皆可能出现一定程度的耗损和性能下降，因此仪器出厂时、安装后的定标和校准是必要的；应用一定时间后的再次校准也是必要的。

标准气主要用于 TLC（或 FRC）和 D_LCO 测定。对标准气的浓度要求是固定的，国际上基本通用，最常用标准气是含 10% He、0.3% CO、21% O_2、N_2 平衡的混合气体，其中 He 和 CO 是测定的标示气体或示踪气体，浓度的要求非常严格，但实际出厂浓度可能略高于或略低于上述标准浓度；受高压储气筒压力变化、每日环境变化、气体分子运动等影响，每日的实际测定值与出厂浓度可能也略有差异，因此更换标准气瓶、每日肺功能检查前皆需检测标准气的浓度。

（二）校准内容

肺量计的校准是对测定容积或流量与实际容积或实际流量之间的误差进行校准，使其缩小至可接受的范围；另外还需校正计时器，以保障与时间有关的容积参数的准确测定。广义上，标准气浓度的测定也可称为校准。

（三）校准的项目和要求

1. 定标筒的校准　用于校准肺量计容积的设备称为校准仪，在不同历史时期所用仪器不同，目前的标准配置为 3L 定标筒，应每年进行一次校准；若测定例数较多，建议半年校准一次，误差不应超过 0.5%。定标筒的校准需专职技术人员完成；或生产商提供标准校准设备，由工程师完成。

2. 容积的校准

（1）校准的范围：关于定标或定标验证，经常出现不同的容积误差范围，有时是 3%，有时是 3.5%。3% 是指每次实际定标值或验证值的差异，而 0.5% 是指定标筒本身的误差，定标必然涉有定标筒本身的误差，因此最终误差不应超过 3.5%。

（2）校准的注意事项：定标筒应避免阳光直射，远离热源；也应避免在过低的温度环境中（热胀冷缩）。放置定标筒的环境温度和湿度应与肺功能仪相同。校准时应确保肺功能仪的气路通畅，无阻塞或漏气。

（3）校准的应用范围：容积的校准不仅仅是针对 VC 及相关参数、用力肺活量或流量-容积曲线及相关参数的测定，也针对 TLC 及相关参数、D_LCO 及相关参数的测定。就单次呼吸法测定 TLC 和 D_LCO 而言，测定过程中需快速完成吸气肺活量（VCi）测定，报告中显示的 RV 是 TLC 与 VCi 的差值，而不是 TLC 与 VC 的差值。D_LCO 及 D_LCO/V_A 的计算皆涉 VCi，而不是 VC。因此所有常规肺功能参数的测定皆涉及容积校准。

3. 时间的校准　早期测定用秒表计时，校准仪器为标准秒表；现代几乎皆用内置计时器自动计时，需专业部门校准。

4. 标准气浓度的测定

（1）更换标准气后必须进行一次测定，与标准浓度差别不超过 5%。

（2）每日测定前至少测定一次，作为计算用，要求与标示浓度差别不超过 5%。

（四）肺量计的质量控制

1. 容积定标　每次启动测试前均需经定标筒（常规为 3L 定标筒）定标，实测值与理论值的差别 ≤ ±3.5% 为符合要求，定标后可获得一个校准系数。在肺功能测定过程中显示的测定值是以肺量计测定的数值乘以校准系数而获得的。

2. 定标验证　每天都应进行定标验证。可用 3 L 定标筒在 0.5 ~ 12 L/s 范围内采用不同流量（只要求流量不同，对具体数值无要求）对流量传感器进行验证，至少操作 3 次，误差应 ≤ ±3.5%。定标验证不同于定标，它主要用于验证仪器精确性。定标验证一方面通过与标准值对照计算"误差率"，保障测定的"准确度"；另一方面是通过至少 3 次的操作，计算"变异率"，观察重复性，保障测定的"精密度"，最终通过两方面的验证保障测定仪器的精确性。若仪器不能通过定标验证，则需重新进行定标，否则需对仪器进行检修。

3. 流量的线性检验　每周需进行一次流量的线性检验，仍用 3L 定标筒，以低、中、高 3 种不同的流量（0.5~1.5L/s、1.5~5.0L/s、5.0~12.0L/s）注气，每种流量至少操作 3 次，以了解传感器在不同流量下的响应情况。每一流量对应的容积误差均应在 ±3.5% 的范围内；否则需对仪器进行检修。

4. 说明　在肺功能测定时，不同参数常需要不同的流量，如肺活量测定需要低流量，用力肺活量测定需要高流量，这样通过不同流量的线性检验可保障全部的测定要求。

5. 新式肺功能仪的定标与检验　新式仪器的容积定标、定标验证和流量的线性检验常组合在一起完成，一旦完成容积定标，仪器将自动进入定标验证；验证时会首先显示不同流量的定标验证图形和数据；定标验证通过后进入线性检验；全部通过即可进行肺功能测定。这些测定在每日肺功能检查前全部完成，不再分时间，如每日或每周。

6. 时间校准　因测定时间几乎皆为仪器自动计时，稳定性高；时间的校准又非常困难，需专业部门或生产商完成，故推荐 1 年校准一次。

7. 标准气浓度测定　见上述。

（五）环境定标

因为全部常规肺功能参数的测定结果皆换算为生理状态（BTPS）（CO 弥散量以外的所有常规肺功能参数）或标准状态（STPD）（CO 弥散量），为保障测定结果的准确性和可比性，除要求房间的温度、湿度相对稳定外，每日检查前至少需进行一次环境定标。输入的环境参数为温度、湿度、大气压和海拔高度。若环境状态的波动较大，则下午检查前需增加一次定标；若为室外测定，需根据情况多次定标。

（六）仪器的保养和维修

使用一定时间后（一般要求 1~2 年）应进行仪器的保养和维修，即使校准结果准确，也需维修，以改善仪器的性能。

（七）检查中不能忽视的其他问题

1. 流量计的工作负荷　肺功能仪的主要测定装置是流量计和气体分析仪，前者远比后者的使用频率高，事实上应用后者测定的项目几乎皆同时应用前者。与国外医院每日较少的肺功能测定人数不同，国内很多三级医院的测定数量非常巨大，这就面临一个严重问题——流量计的工作负荷。

不同生产商的流量计性能可能有差别，但就目前实际情况而言，差别非常有限，所谓差别主要是设计工艺上的差别。一般简易肺功能仪仅有流量计，而缺乏保护装置，呼出气中的水蒸气和 CO_2 容易影响其性能，尤其是前者的影响更大，因此每小时的测定人数受到较大限制；而常规肺功能仪的流量计几乎皆有加热装置，能促进流量计上水蒸气的蒸发和仪器的正常运转，允许的测定人数较多，但仍有一定程度的限制，连续频繁测定也将导致准确性下降。处理对策如下：

（1）严格控制人数：用常规肺功能仪测定时，建议每小时一台仪器的测定次数以 6~8 人次为宜，不宜超过 10 人次；简易肺功能仪不宜超过 6 人次。

（2）更换仪器：若需要测定的人次较多，需更换测定仪器或更换流量计，并再次进行环境和容积定标。

2. 房间的承受负荷　测定人数过多，将导致房间空气中的氧浓度降低、CO_2浓度升高、测试气体（如氦或甲烷、CO）浓度升高，不仅影响测定结果的准确性，也可能对技术员的身体健康产生一定影响，因此每个房间的测定人数也应控制，要求1人测定时，最多3~4人观摩，其他人员在房间外等候；避免所有待测人员同时涌入房间。测定过程中，还应保持良好的通风。

3. 技术员的耐受负荷　因为技术员需要不断示范，存在明显的体力消耗；而反复过度通气还会引起呼吸性碱中毒，后者可导致脑血管收缩，影响脑的血供和氧供，不仅影响身体健康，也会影响示范的准确性，因此应安排好检查者的测定程序，如常规肺功能测定人员和动脉血气测定人员可定时交换工作。

三、肺活量、用力肺活量曲线、最大呼气流量-容积曲线的测定

（一）测定前准备

1. 选择肺功能仪　可以是常规用肺功能仪，简易肺功能仪（也可用体容积描记仪，程序不完全一样，见正文）。

2. 连接好螺纹管、三路开关，开关转于肺功能仪与大气相通的位置。准备好咬口（目前多用塑料咬口）、鼻夹等配件。

3. 输入大气压、温度、湿度、海拔高度进行环境定标；然后进行容积定标和定标检验。

4. 输入受检者的编号、姓名以备储存；输入性别、年龄、身高、体重等计算预计值。

（二）潮气容积和肺活量的测定方法

1. 潮气容积的测定

（1）转动三路开关于肺功能仪与大气相通的位置。

（2）受检者穿薄而疏松的衣服，以免限制呼吸运动（其他项目的检查皆如此，不赘述）。

（3）受检者休息10~15分钟后，口含咬口接上肺功能仪，夹上鼻夹，使其习惯呼吸空气数次，开动记录器，描绘静息呼吸曲线，至少要有1分钟稳定的潮气容积线迹，静息呼气基线平直。如此，VT、RR和VE的测定完成。

（4）拿去鼻夹，取出咬口，测定即告完毕。

2. 肺活量的测定

（1）测定潮气容积后进行下一步操作。

（2）向受检者说明测定方法和要求后令其取坐位，口含咬口，夹上鼻夹，使其平静呼吸片刻，同时开动记录器，描记平稳潮气呼吸3~4次后，令受检者在平静呼气末作最大深吸气，达极限后再做最大幅度的深缓呼气，随后恢复平静呼吸2~3次。

（3）拿去鼻夹，取出咬口，测定即告完毕。

（4）结果的计算：结果由电脑自动计算，并自动进行BTPS校正，以及与预计值的比较。各种测定结果的图形和数据皆直接显示在显示屏上；还可储存和打印。大体包括以下几个程序。

1）根据平静潮气呼吸描图画出平静呼气基线。

2）深吸气后的最大呼气容积为 VC。

3）根据平静呼气基线以上的最大吸气，读出 IC。

4）根据平静呼气基线以下的最大呼气容积读出 ERV。

5）IRV = IC – VT。

6）测定值均以 BTPS 进行校正。

7）实际值与预计值比较用于判断有无异常。

3. 注意事项　平静呼吸时应注意潮气呼吸描图平稳，能显示平静呼气基线。最大呼气及最大吸气末要求受检者坚持片刻，以确保最大吸气及呼气动作的有效完成。

4. 可接受的肺活量测定的规范

（1）潮气呼吸基线平稳，无基线抬高或降低，即在正常 FRC 位置呼吸。

（2）潮气呼吸至少有三次平稳显示，3 个 VT 差值皆 < 100ml，然后再进行肺活量测定。

（3）肺活量图形圆滑，无顿挫。

（4）测定肺活量时，呼气和吸气皆应充分完成。要求呼气至 RV，具体标准是呼气末曲线达平台，吸气至 TLC 时出现平台。

（5）至少获得 3 次可接受的测试，且两次最佳肺活量之间的差值不超过 5% 或不超过 150ml（取较大值）。

5. 肺活量检查结果的选择　取最大测定值。

6. 其他肺活量相关参数的规范

（1）IC、IRV、ERV 从 VC 曲线和 VT 中获取；相应地上述肺活量的测定要求也适用于这三个参数。

（2）应至少有三次可接受的 VC 测试，IC、IRV、ERV 取这三次测定结果的平均值。

（3）IC、IRV、ERV 结果的可靠性直接取决于平静呼气基线的稳定性，要求三次测定结果的差异不超过 100ml。平静呼气基线的稳定性也直接影响 FRC 测定的准确性。

（4）在夹住鼻腔、含咬口呼吸的情况下，常有呼吸增强，即使呼吸基线稳定，也常有 IRV、ERV 的减少，FRC/TLC 的增大。这应在报告中注明。

7. 在应用 IC 的情况下，IRV 的价值极其有限，其结果仅供参考。

（三）用力肺活量曲线和最大呼气流量-容积曲线的同步测定

1. 测定

（1）测定完肺活量后进入该测定。

（2）具体测定方法

1）平静呼吸数次后做最大吸气，吸足后保持片刻（可以看到吸气末平台），然后令受检者做最大力量、最快速度呼气，直至呼尽。具体包括以下几个步骤：①潮气呼吸：均匀平静地呼吸；②最大呼气：在潮气吸气末，深慢呼气至 RV；③最大吸气：从 RV 快速（但不要求最大用力）深吸气至 TLC；④在吸气末短暂屏气；⑤用力呼气：爆发性呼气并持续至 RV。

说明：可以省去步骤②，在步骤⑤结束后深吸气。目前更多应用该测定方法。两者都符合要求。

2）完成上述动作后即恢复平静呼吸 2~3 次，转动三路开关使咬口与大气相通；然后拿去鼻夹，取出咬口，测定即告完毕。

3）休息 1~2 分钟进行下一次测定。

2. 质量控制

（1）图形显示：仪器可以显示多种比例的图形，导致同一种肺功能结果给人明显不同感觉，为此要求图形的显示比例符合正常的视觉习惯。

1）MEFV 曲线的图形表示：横坐标用容积表示，容积刻度的每一个距离单位的长度至少为 10mm，每一个单位表示 1L；纵坐标用流量表示，每一个距离单位表示 1L/s。

推荐纵坐标流量（L/s）与横坐标容积（L）的比例为 1:4。

2）用力肺活量的图形表示：横坐标用时间表示，单位为秒（s），时间刻度的每一个距离单位的长度至少为 10mm，每个刻度单位是相对值，并非一定代表 1 秒；纵坐标用容积表示，单位为 L。

（2）具体要求

1）吸气充分：吸气达 TLC。

主观标准：受检者感到吸气充足，不能再吸；检查者观察到受检者已尽最大努力。

计算重复测定的 FVC，合适测定的变异率 <5%；呼气结束充分吸气，吸气结束点与呼气开始点能较好重合（这对严重阻塞性疾病不合适，因为用力吸气肺活量常明显大于 FVC）。

2）短暂的吸气末停顿：FVC 曲线出现明显的、短暂的平台，要求至少有 0.25 秒，理想情况是 1 秒左右，不宜超过 2 秒。

3）呼气开始呈爆发力呼气。

①呼气起始无犹豫，有充足爆发力，MEFV 曲线显示上升支陡直、PEF 尖峰出现；FVC 曲线的屏气迅速转换为呼气，屏气与呼气之间呈显明显的拐点，该拐点为呼气起始点。

②如果爆发性呼气不是非常充分，则 MEFV 曲线的起始略显顿挫、PEF 尖峰不明显，FVC 曲线的屏气平坦段与呼气开始转折点的角度圆钝，必须采取一定的方法确定该测定是否符合要求，并确定呼气起点。一般用外推法确定起始点，具体要求：在 FVC 曲线的屏气平坦段画延长线，并沿呼气段的最大斜率画延长线，两者的交点为呼气起始点。呼气时间起始点开始前所呼出的气体容积称为外推容积（EV）。EV 可以作为呼气起始爆发力是否合适的客观指标，推荐 EV 应小于 FVC 的 5% 或 150ml（取较大值）。

③说明：绝大多数情况下，现代肺功能仪对所有 FVC 曲线的 EV 自动计算，并确定呼气起始点。

对 MEFV 曲线而言，在纵坐标流量（L/s）与横坐标容积（L）比例为 1:4 的情况下，呼气流量上升支切线与横坐标的夹角 ≥80° 可以作为呼气起始点合适的客观依据。

一般而言，MEFV 曲线的呼气起始达要求，FVC 曲线的呼气起始就能达要求。

4）呼气早期下降支自然。

①对 MEFV 曲线而言，其图形平滑，呼气第 1 秒内无顿挫，无咳嗽、无屏气或吸气动作，也未出现舌头堵塞咬口器、漏气等情况。

②MEFV 达要求，FVC 曲线就能达要求。

5）呼气晚期下降支自然　其图形平滑，无咳嗽、屏气或吸气动作，也未出现声门关闭、漏气等情况。

6）呼气充分。

①对 MEFV 曲线而言，其下降支自然回复到基线水平，即流量降为零；没有声门过早关闭或舌体后坠堵塞，或流量突然降至 0。

②一般而言 MEFV 达要求，FVC 曲线就能达要求；对绝大部分成人而言，呼气时间应达 6 秒以上（严重限制性通气除外）。

③呼气时间达 6 秒对单纯 MEFV 曲线难以判断，但 FVC 曲线的呼气时间达 6 秒也可间接判断 MEFV 曲线的呼气充分。

7）呼气结束的标准：呼气充分不是呼气结束的绝对标准，具体结束标准应符合下述要求：

①受检者不能有效完成呼气或不应该继续呼气。尽管应该鼓励受检者呼气至最大限度；但若受检者感觉明显不适则应立即停止呼气；一旦出现晕厥，还需采取保护性措施，避免摔倒。若出现后两种情况，则曲线可以用于 PEF 和 FEV_1 的准确计算，对其他容积的流量和 FVC 的判断价值不大，需在检查结果中注明。

②a. 对 FVC 曲线而言，成人呼气时间≥6 秒，或曲线显示呼气末平台出现（容积变化 <25ml）、并持续 1 秒以上；该标准也可间接判断 MEFV 曲线是否达结束标准。b. 对 MEFV 曲线而言，其下降支自然回复到基线水平，即流量降至零；该标准也可间接判断 FVC 曲线是否达结束标准。

③结束时间的个体化评价：在较重的限制性通气患者，呼气时间常达不到 6 秒，试图更长时间的呼气不仅不能使测定的准确性提高，反而使测定的安全性降低。在较重的阻塞性通气患者，呼气时间可达 15 秒或更长，控制在 6 秒或略长于 6 秒不影响诊断，但使测定的安全性提高。

（3）测量次数：为获得高质量曲线，至少应测定三次，每次间隔 1~2 分钟；直至出现至少三条可接受的曲线，或受检者不能够或不愿意进行下一次测定，或已诱发支气管哮喘发作（包括出现症状、体征、或 FEV_1 下降20%），或测定已达到 8 次。

（4）有用或可接受 MEFV 和 FVC 曲线的判断：①达到满意的呼气起始标准；②呼气第 1 秒内未出现咳嗽，曲线平滑，其后亦未发生影响结果的咳嗽；③达到满意的试验结束标准；④未发生舌头堵塞咬口器或声门关闭；⑤呼气期间未发生吸气动作；⑥整个过程没有漏气。一条有用的曲线仅需符合以上①和②两个条件，但可接受的曲线必须符合以上全部条件。

（5）MEFV 和 FVC 曲线的可重复性评价

1）曲线的选择：如果是不可接受的曲线，在评价重复性之前就应剔除，不能用于判定最大值（不可接受曲线并非无用，在较多情况下可初步评价有无大、小气道阻塞或大体通气功能状态等），最终选择 3 条可接受的曲线；如果未达到 3 次可接受的曲线，则选择 2 条或 1 条可接受的曲线，或至少选择 1 条有用的曲线，但需注明。

2）重复性评价：多次测试时可作 MEFV 曲线和 FVC 曲线的重叠打印，如曲线重叠，说明测试的重复性佳；反之，则说明重复性不理想。

3）FVC 曲线的重复性分级：重复性质量分 5 个等级（附表1）。

附表1 FVC曲线重复性质量的等级标准

等级	重复性要求
A级	可靠的测试结果。要求3次可接受、2次可重复的曲线，最佳2次的FEV_1和FVC的差值在150ml之内
B级	可靠的测试结果。要求3次可接受、2次可重复的曲线，最佳2次的FEV_1和FVC的差值在200ml之内
C级	较可靠的测试结果。要求至少2次可接受的曲线，最佳2次的FEV_1和FVC的差值在250ml之内
D级	不可靠的测试结果。要求至少2次可接受的测试，但不可重复；或只有1次可接受的测试
E级	不可靠的测试结果。没有可接受的测试

（6）最终曲线的选择和结果的计算：推荐在可重复曲线中选择1条形态最佳的FVC曲线及其同步测定的MEFV曲线用于全部相关容积和流量参数的计算。

若最终未达A级要求，应尽可能选择1条较好的可重复的曲线或可接受的曲线，用于全部容积和流量参数的计算，但需在结果中注明。

（7）关于FVC的说明

1）FVC与VC：VC是指受检者深吸气后，做充分深慢呼气所得气体容积，属静态肺功能参数；而FVC则要求受检者深吸气后，做最快速度的呼气所得气体容积，受时间限制，是动态肺功能参数。

①正常肺或限制性肺通气患者：由于气道阻力正常，FVC＝VC。尽管现代流量计的性能完善，但实际测定时，用力完成FVC必然存在一定程度的气体压缩，故在配合良好的情况下，健康人或限制性通气患者的FVC略低于VC。

在实际工作中，一般首先测定VC，然后再测定FVC。随着受检者熟练程度的提高和呼吸力量的增强，也经常出现FVC稍大于VC的情况，此时肺功能报告中的VC应选取FVC的测定值。

但无论出现上述何种情况，两者之间的差异皆应在5%或150ml之内（严重阻塞除外）；否则说明有较大的测量误差。

②气流阻塞性肺疾病：VC可以正常或基本正常（严重阻塞下降），但FVC多下降，FVC＜VC。若以气道阻塞为主，则FVC小于VC的幅度不大，如支气管哮喘；若以陷闭为主，如COPD，则FVC常显著小于VC。

2）FVC与FVCi：吸气用力肺活量（FIVC，FVCi）为深呼气至RV，做最大力量、最快速度的吸气所吸入的最大气体容积；实际肺功能测定中，吸气肺活量（IVC，VCi）与用力吸气肺活量常很难区分，若无特别说明，FVCi和VCi有相同的含义。正常人FVCi＝FVC；在阻塞性通气功能障碍时，FVCi常大于FVC。常规肺功能或通气功能报告无此概念，但实际测定中经常应用，如单次呼吸法测定D_LCO和TLC时所吸入的肺容积实质是FVCi；测定最大吸气流量-容积曲线时所吸入的肺容积实质也是FVCi。

3）FVC与FEV_6：健康人6秒内能呼出的全部FVC，故FEV_6常作为判断FVC完成质量的指标。

①FEV$_1$/FVC 的评价：在气流阻塞性疾病，给予充足的呼气时间，患者可充分呼出气体，FVC 可基本正常或轻度下降，但呼气流量减慢，FEV$_1$/FVC 下降；随着阻塞程度的加重，FEV$_1$/FVC 进一步下降；在严重气流阻塞的情况下，患者难以完成充分呼气，FVC 也明显下降，FEV$_1$/FVC 反而可能有所升高，因此 FEV$_1$/FVC 可反映气流阻塞的存在，但不能准确反映阻塞的程度。

②FEV$_1$/FVC$_6$ 的评价：在严重气流阻塞性疾病，完成 FVC 的时间明显延长，可达 15 秒以上；但呼气用力和呼气时间过长导致的胸腔内压和跨肺压增大将引起脑缺血、缺氧。为避免患者完成 FVC 出现的问题，推荐用 FEV$_1$/FEV$_6$ 反映气流阻塞的存在；尽管此时 FEV$_1$/FEV$_6$ > FEV$_1$/FVC，但不影响阻塞性通气功能障碍的诊断。

大部分情况下，FEV$_1$/FEV$_6$ 和 FEV$_1$/FVC 基本相同，直接用 FEV$_1$/FVC 反映一秒率即可；但在轻度气流阻塞患者，完成 FVC 可能需要 7 ~ 10 秒，FEV$_1$/FVC 低于正常值，但 FEV$_1$/FEV$_6$ 可能正常，导致漏诊，此时必须用 FEV$_1$/FVC 反映呼气的速度。在中、重度限制性通气功能障碍的患者或小儿，完成 FVC 显著短于 6 秒；若坚持长时间呼气，也容易出现脑缺氧等风险，则不宜用 FEV$_6$ 取代 FVC 进行一秒率的计算。

总之，为保障诊断的准确性和测定的安全性，在严重气流阻塞的患者，推荐用 FEV$_1$/FEV$_6$ 取代 FEV$_1$/FVC 用于气流阻塞的诊断；在其他情况下皆应选择 FEV$_1$/FVC 作为反映呼气速度和是否有气流阻塞的参数。

四、肺总量（或功能残气量）和一氧化碳弥散量的同步测定

FRC、RV、TLC 不能用肺量计直接测定，必须通过间接方法测定，最常用气体分析仪法（通过常规肺功能仪实现），其次体容积描记法，前者与 CO 弥散量的测定同步完成，是目前最常用的方法。

（一）气体分析法测定肺容积的基本特点和方法

1. 标记气体的共同特点　标记气体可迅速均匀分布在肺内；与肺泡周围毛细血管之间的气体交换速度非常缓慢，故测定的短时间内可认为未发生气体交换；化学性质稳定，不参与机体的代谢和化学反应，因此气体在肺泡内的浓度或含量变化能反映肺容积的变化。

2. 不同标记气体的测定特点　氮气是肺内含量最多的气体，肺内氮气的含量与肺容积呈正线性相关关系，吸入氧气后，氮气逐渐被氧气置换而呼出，呼出氮气量高者说明肺容积大（故用氮气测定 FRC 的方法被称为氮洗出法，目前的标准名称为氮稀释法）；反之亦然，因此根据氮气浓度的变化可测定出 FRC。氦气是特别稳定的惰性气体，大气和肺内的浓度几乎为零，给予受检者一定含量的氦气吸入后，肺容积大者呼出的氦气少，反之亦然，呼出气的氦气浓度和肺容积成负线性相关关系，因此根据氦气浓度的变化也可准确测定肺容积。甲烷也是目前常用的标记气体，除不是惰性气体外，其他特点和测定原理与氦气相似。

3. 基本测定方法　常用氮气测定肺容积的方法为密闭式氮稀释法-重复呼吸法，用氦气测定的方法有密闭式氦稀释法-单次呼吸法（简称一口气法）和密闭式氦稀释法-重复呼吸法；开放式氦稀释法也开始应用。由于甲烷的分布速度快，故仅采用类似氦稀释法的单次呼吸法（称为内呼吸法）。

4. 实际测定结果与换算 肺功能测定和报告显示的 VC、IC、ERV 等参数在肺活量测定中完成的，理论上可以用于 TLC、FRC 之间的换算，但实际上并非如此。

单次呼吸法测定 TLC，重复呼吸法测定 FRC，而相应 FRC、TLC 及 RV 的换算与上述肺活量测定没有关系。其中单次呼气法完成吸气肺活量（VCi 或 FVCi）的测定，VCi（而不是 VC）用于其他参数的换算。重复呼吸法测定前，也需先测定肺活量，并储存入微机中进行换算，该换算也与上述肺活量测定无关。

TLC 或 FRC 测定中的质量控制也需要对其中的 VC（该 VC = TLC − RV）和肺活量测定中显示的 VC 进行比较，两者的差别应 <5%。

（二）一氧化碳作为弥散量测定气体的特点

主要有：①CO 透过 ACM 的速率与 O_2 相似，能反映氧的弥散特点；②除大量吸烟者外，正常人血浆内 CO 浓度几乎是零，即肺毛细血管内的分压（P_CCO）是零，通过测定肺泡 CO 分压（P_ACO）即可准确反映 ACM 两侧的 CO 分压差，即 $P_ACO - P_CCO = P_ACO - 0 = P_ACO$；③CO 与血红蛋白的结合力是 O_2 的 210 倍，因此生理范围内的 PO_2 和血红蛋白浓度对 D_LCO 测定几乎无影响；④CO 为扩散限制性气体，扩散速率与肺血流量无明显关系，多数情况下它只是受到扩散膜的限制，故与 O_2 相比，CO 能更好地反映扩散膜的特性。上述因素决定了 CO 是反映扩散膜特性的理想气体，且测定简单、方便。

（三）肺容积和 CO 弥散量测定

容积测定早期临床应用最多的是密闭性氦稀释法，目前应用最多的密闭性氦稀释法，用甲烷标记的内呼吸法也是目前的标准测定方法。本指南阐述密闭式氦稀释法-单次呼吸法和重复呼吸法，其他方法可以该方法作为参考。

1. 单次呼吸法 测定要点是受检者呼气至 RV，继之迅速吸入含有 0.3% CO、10% He、21% O_2、N_2 平衡的混合气体（标准气），待受检者吸足气（即达 TLC 位置）后，屏气 10 秒，然后呼气。在呼气过程中，气体中的水蒸气被吸收，连续测定 CO 及 He 浓度，然后通过公式计算出 TLC 和屏气阶段（即 TLC 位置）的 D_LCO（习惯称为 D_LCOSB）。

屏气阶段并非仅仅是屏气平台时间，还分别包括吸气和呼气的一部分时间，目前比较公认的是以深吸气的前 1/3 与后 2/3 的交界作为屏气阶段的开始时间点，呼气采样段的 1/2 中间点作为终止时间点，两点之间的时间是用于计算的屏气时间。

2. 重复呼吸法 在 FRC 位置，受检者经密闭气路重复呼吸上述标准气。在重复呼吸过程中，氦气逐渐分布入肺泡中，并最终与容器内的氦浓度达到平衡。根据玻意耳定律，用平衡后的氦气分布容积、浓度（可换算成分压）代入公式计算出 FRC。CO 则迅速弥散入血，并与血红蛋白迅速、大量结合，PCO 几乎为 0，测定肺泡气 PCO 即可计算出在 FRC 位置的 D_LCO，从而完成 FRC 和 FRC 位置 D_LCO（习惯称为 D_LCOrb）的同步测定。

（四）测定方法

1. 准备步骤 完成肺活量或用力肺活量的测定后即可进入该测定。

强调标准气和实际吸入气是上述同一种含 10% 氦、0.3% CO 的混合气，每日测定前皆需进行气体浓度测定，若氦浓度不足或超过 10%、CO 浓度不足或超过 0.3%（或标准气的标示浓度），则以当日实际测定值为准。该测定值被输入仪器用于肺容积和 CO 弥散量的计算。

2. 单次呼吸法的测定步骤

（1）受检者取坐位，说明测定要求以取得其配合。

（2）受检者口含咬口，夹上鼻夹，开启记录开关，描出一条平静呼吸基线。

（3）受检者用力呼气，达 RV 位置；打开标准气通路，快速吸气至 TLC 位置，屏气 10 秒（9～11 秒）；再快速呼气至 RV 位置。然后打开三路开关，受检者与大气相通进行呼吸。取下鼻夹，关闭记录开关，完成测定。

说明：在呼气过程中，最初呼出的是气道气以及气道和肺泡的混合呼出气，故舍弃呼气初期的 1L（或 0.75L）气体不用（具体大小随仪器变化，可参考说明书）；其后的呼出气为真正的肺泡气，用于采集和测定氦和 CO 的浓度。

（4）仪器自动完成 TLC 和 D_LCO 的计算和显示，并换算出 RV、FRC 和 D_LCO/V_A，以及实测值占预计值的百分比。其中 FRC 用 BTPS 校正，D_LCO 和 D_LCO/V_A 用 STPD 校正。

（5）5 分钟后重复测定一次，两次差异不超过 10%；否则休息 5 分钟后再次测定。

（6）选择两次可重复测量，取平均值。

3. 重复呼吸法的测定步骤

（1）在肺功能仪中放入钠石灰，接上螺纹管和三路开关，开关转于肺量计与大气相通的位置。

（2）连接储气袋，用标准气冲洗干净，然后冲入标准气（要求储气袋处于适当的膨胀状态，但避免出现明显张力），供测量用。

（3）受检者取坐位，说明测定要求以取得其配合。

（4）转动三路开关使咬口与肺功能仪相通。

（5）受检者口含咬口，夹上鼻夹，开启记录开关，描出一条平静呼吸基线。

（6）受检者吸足气（即达 TLC 位置），短暂屏气后尽力缓慢呼气，完成 VC 的测定；连续测定三次，取最佳结果储存，用于肺容积的换算和肺泡气容积的计算。

（7）受检者继续平静呼吸，描出一条平稳呼气基线；然后转动三通开关，开始重复呼吸储气袋中的气体，直至氦浓度稳定，仪器自动提示测定结束。

（8）打开三路开关，受检者与大气相通进行呼吸。取下鼻夹，关闭记录开关，完成测定。

（9）仪器自动完成 FRC 和 D_LCO 的计算和显示，并换算出 RV、FRC 和 D_LCO/V_A，以及实测值占预计值的百分比。其中 FRC 用 BTPS 校正，D_LCO 和 D_LCO/V_A 用 STPD 校正。

（10）10 分钟后重复测定一次，两次差异不超过 10%；否则休息 10 分钟后再次测定。

（11）选择两次可重复测量（标准见下），取平均值。

4. 两种方法的适应证　重复呼吸法可用于无肺功能检查禁忌证的各种情况，单次呼吸法适合于正常人、轻-中度限制性通气功能障碍和轻-中度阻塞性通气功能障碍的患者。在严重阻塞的患者，由于气体来不及进入所有肺泡，或不能均匀地分布至所有肺泡，测定结果常显著降低；在肺活量太小的限制性通气功能障碍患者或肺活量太小的健康人，由于连接管路和气道的无效腔相对较大，氦气也不能真正进入所有肺泡，测定结果也有较大误差，必须改用重复呼吸法测定。

（五）质量控制

1. 定标和校准　见上述。

2. 无效腔的控制　对于成人而言，阀门、过滤器和咬口的无效腔总容积（VD）要小于 35ml，VD 的冲洗容积（washout volume）至少需要 0.75～1.0L（这也是单次呼吸法测定时要求 FVC 不能少于 0.75～1.0L 的来源）；如果受检者的 FVC < 2.0L，冲洗容积可以减少到 0.50L。采样容积（sample gas volume）需要 0.5～1.0L；如果受检者的 FVC < 1L，采样容积也可以 < 0.5L，但要保障能够完全排空无效腔。

3. 肺活量的测定　无论是单次呼吸法还是重复呼吸法，每次测定前皆需测肺活量，该测定值储存在微机中作为 RV 等容积参数换算用和 D_LCO 测定中的肺泡气容积的计算用；另外单次呼吸法测定时，肺活量的测定过程还可使可能存在的陷闭肺泡充分开放，从而使 TLC 和 D_LCO 的测定结果更准确。

4. CO 测定的要求　因 CO 浓度非常低，所以测定要求非常高；屏气时间非常短，时间测定也必须非常精确。除每一部件外，还需检查整个仪器的各种阀门是否正常，以及有无漏气等情况，确保收集到真正的肺泡气。

5. 受检者的选择　针对单次呼吸法而言，当受检者 FVC < 1L（或 < 0.75L）（对 FVC 大小的要求随仪器变化，具体看说明书，下同）时，常不能收集到足够的供测定用的肺泡气，不能用单次呼吸法测定；当受检者有明显气流阻塞，气体在肺泡内的分布不均匀时，也不能收集到足够稳定的肺泡气，也不能用单次呼吸法测定；由于检查时需屏气 10 秒，故也不适合于明显气短的患者。

6. 测定次数和测定间隔　至少有 2 次测定，2 次测定的间隔时间至少 5 分钟；如果是严重阻塞肺疾病，应适当延长间隔时间，例如 10 分钟（这主要针对重复呼吸法测定而言）。短期内测定不宜超过 5 次，否则测定结果的准确性可能显著下降。

7. 可接受性的判断

（1）单次呼吸法：①吸入肺活量（VCi）的测定结果 ≥ 85% 最大 FVC 或 VC 值；②屏气时的肺容积始终保持恒定，即屏气描线无波动；③屏气时间为 8～12 秒；④吸气与呼气动作均匀而迅速，要求吸气时间 < 4 秒，呼气时间要 ≤ 4 秒（样本采集时间 < 3 秒）。

（2）重复呼吸法：①至少有三次平稳的潮气呼吸后开始测定；②测定时的呼吸基线平稳，无基线抬高或降低，即在正常 FRC 位置呼吸，无漏气；③氦浓度平稳，测定结束时氦浓度不再继续下降。

8. 可重复性的判断　至少有 2 次可接受测量。对单次呼吸法而言，两次可接受 TLC 或 FRC 之间的差异 ≤ 300ml 或 10%；2 次可接受 D_LCO 之间的差异 ≤ 3ml/（min·mmHg）〔或 1mmol/（min·kPa）〕或 ≤ 10%；对重复呼吸法而言，两次可接受测定结果之间的差异 ≤ 10%。

（六）测定结果的报告

选择两次可重复的 TLC（或 FRC）、D_LCO 和 D_LCO/V_A，计算均值。若经过 Hb、CO-Hb、吸入气氧分压（PiO_2）等校正，也需要同时报告校正后的 D_LCO 和 D_LCO/V_A。若未达要求，在给出结果的同时需特别注明。

（朱　蕾　陈荣昌）

附录 2　肺功能诊断指南

肺功能诊断标准主要涉及肺功能参数的判断标准，肺通气功能和换气功能的评价标准。

一、肺功能参数正常值的判断

在绝对值参数中，RV、FRC、TLC 在正常预计值的 ±20% 以内为正常，其他参数（包括肺活量、通气功能参数、D_LCO、D_LCO/V_A）≥80% 为正常。

TLC 下降是诊断限制性通气功能障碍的敏感指标，但 TLC 测定较烦琐，影响因素较多；在限制性疾病，VC（或 FVC）与 TLC 变化有较好的一致性，且测定简单，稳定性、重复性好，故常选择 VC（或 FVC）<80% 作为单纯限制性通气功能障碍的诊断标准。

FEV_1% 下降一般是诊断阻塞性通气功能障碍的必备条件，但无公认标准，原则上结合病史和其他肺功能参数、最大呼气流量-容积曲线等图形综合判断，推荐 ≥92% 为正常。慢性阻塞性肺疾病（COPD）全球防治倡议（GOLD）策略文件中把支气管舒张剂吸入后 FEV_1% <70% 作为判断气流受限的标准。该标准对以老年为主的 COPD 患者而言有较高的准确度，且简单、方便，临床实用性强，但仅适合于 COPD 的诊断，不能用于常规肺功能诊断；对其他阻塞性肺疾病的辅助诊断也不合适，比如对以小儿或青年人为主的支气管哮喘就有较高的漏诊率。RV/TLC 主要用于阻塞性通气功能障碍的辅助诊断，可以无严格的评价标准。

D_LCO 和 D_LCO/V_A <80% 是诊断换气功能障碍的标准，两者的价值不完全相同。

二、肺功能的诊断

（一）肺功能正常

各种肺容积参数、通气功能参数和 D_LCO 皆在正常范围内。若部分指标稍微超出正常值范围则习惯上称为肺功能基本正常。

（二）通气功能正常

各种肺容积参数、通气功能参数皆在正常范围内。若部分指标稍微超出正常值范围则习惯上称为肺通气功能基本正常。

（三）肺功能障碍类型

基本类型是通气功能障碍和换气功能障碍，前者分为阻塞性通气功能障碍、限制性通气功能障碍、混合性通气功能障碍。小气道功能障碍是独立于通气功能障碍以外的一种类型。

（四）阻塞性通气功能障碍

指气流吸入和（或）呼出受限引起的通气功能障碍。以 FEV_1% 降低，TLC 升高或不降低为诊断原则。结合病史（如长期吸烟、有慢性咳嗽病史、无明显肥胖和影像学改变，如 X 线胸片或 CT 片提示肺无异常或有肺气肿改变等）有助于阻塞性通气功能障碍的诊断。

1. 阻塞性通气功能障碍的具体诊断标准　具体涉及下述四种情况：

（1）FEV_1%降低（不考虑幅度）伴 FEV_1 占预计值% <80%，TLC 不下降。常有 RV、FRC、RV/TLC、FRC/TLC 的升高或不下降。

（2）FEV_1%占预计值% <92%，TLC 不下降。常有 RV、FRC、RV/TLC、FRC/TLC 的升高或不下降。即使 FEV_1 占预计值% >80% 也可以诊断为阻塞性通气功能障碍。

（3）FEV_1%仅在界限值附近，FEV_1 基本正常，反映小气道功能的参数：$FEF_{25\%\sim75\%}$、FEF_{50}、FEF_{25} 明显下降，TLC 不下降。RV、FRC、RV/TLC、FRC/TLC 也不下降。

（4）FEV_1%正常，FVC（VC）、FEV_1 下降，TLC 正常。MEFV 曲线有明显的凹形改变和低容积的流量下降。

在轻中度阻塞患者，VC 多正常，在中重度患者多下降。部分患者有 D_LCO 和 D_LCO/V_A 的下降。

2. 阻塞性通气功能障碍的简化诊断　上述（1）、（2）、（3）的核心是 FEV_1%下降（有阻塞），TLC 不下降（无限制）。若仅测定 VC 和通气功能（即简易测定），且 VC（或 FVC）正常（无限制），就可诊断阻塞性通气功能障碍，无需进行 FRC（或 TLC）的测定。

3. 必要的说明

（1）肺功能参数正常或异常是统计学意义上的正常或异常（下同）。一般情况下，正常人中只有 95% 的结果在正常范围内，5% 的结果在异常范围内；同样真正异常的患者中有 95% 在异常范围内，5% 在正常范围内。因此统计学意义上的正常或异常与个体变化有一定差异，具体诊断时一定要结合病史。

（2）一般阻塞性通气障碍指呼气障碍，因为常规测定的是呼气参数，但有部分患者以吸气障碍为主要或唯一表现，如上呼吸道阻塞或胸腔外大气道非固定性阻塞。故常规肺功能基本正常不能排除吸气障碍。有呼吸困难病史，而常规肺功能、心功能皆基本正常者需注意吸气功能参数及其相关曲线（主要是最大吸气流量-容积曲线）的检测，以及颈部大气道的影像学检查。

（3）理论上有阻塞性通气障碍的患者皆应常规做气道舒张试验，但实际上主要用于下述情况：①初次诊断；②已证实的可逆性气道阻塞，治疗后仍有阻塞性通气功能障碍，随访其可逆性变化，可为调整治疗方案提供依据。单纯随访肺功能变化，可不做舒张试验。

（五）限制性通气功能障碍

指肺扩张受限和（或）回缩受限引起的通气功能障碍。其诊断标准是 FVC（或 VC）<80%，FEV_1%正常或升高。TLC、RV、FRC 下降是重要的辅助诊断指标。常有 D_LCO 的下降，D_LCO/V_A 可下降或正常，RV/TLC 可正常、下降或升高。

（六）混合性通气功能障碍

指同时存在阻塞性和限制性通气功能障碍。

1. 常用诊断标准　FEV_1%下降，同时伴随 TLC 和 VC 下降。符合该标准的诊断没有异议，不符合该标准也可能是混合性通气障碍（见下述）。

2. 诊断原则和要点

（1）先明确阻塞存在，即 FEV_1%下降，此时应该伴随 TLC、VC 正常，RV、FRC 也基本正常（轻度或轻中度阻塞，不影响肺容积）；或 TLC 正常或升高，VC 降低，RV、FRC 升高（中重度阻塞必然导致呼气末容积增大，可有吸气末容积增大）。对前者而言，TLC、VC 降低（常合并 FRC、RV 降低），则应诊断合并限制性通气功能障碍；对后者而言，TLC 在正常低限或下降，RV、FRC 正常，就应诊断合并限制性通气功能障碍。也常有 D_LCO 的下降。

（2）先明确限制存在，即 TLC、VC 下降。因肺容积缩小，呼气时间缩短，$FEV_1\%$ 应正常或升高，下降或未升高则提示合并阻塞性通气功能障碍。

推荐用（1）的诊断原则。

（七）换气功能障碍

因测定项目有限，常规指 D_LCO 下降。

1. D_LCO 下降　换气障碍常是通气障碍伴随的必然结果，此时不一定特别注明换气功能障碍。如肺功能检查提示中度阻塞性通气功能障碍，D_LCO 轻度下降，则肺功能报告为：中度阻塞性通气功能障碍，或中度阻塞性通气功能障碍，轻度换气功能障碍（或 CO 弥散量轻度下降）。

2. D_LCO 下降伴随 D_LCO/V_A 的变化　结合 D_LCO/V_A 常有一定的鉴别诊断价值，在肺实质或周围气道疾病，常同时有 D_LCO 和 D_LCO/V_A 的下降。在单纯肺外结构病变、肺内孤立性病变、肺部分切除术等导致的限制性通气功能障碍，D_LCO 下降。由于通气肺组织的结构正常或基本正常，D_LCO/V_A 多正常。

若 D_LCO 和 D_LCO/V_A 的变化不一致，且同时有通气功能减退，建议给出完整的肺功能报告，如中度阻塞性通气功能障碍，CO 弥散量中度下降，比弥散量正常。

3. 单纯 D_LCO 下降　若肺容积、通气功能参数皆正常，仅有 D_LCO 下降则是肺血管病的标志，肺功能诊断应该为：肺通气功能正常或基本正常，换气功能障碍（或 CO 弥散量下降）。

（八）小气道功能障碍

有下述两种情况。

1. 反映小气道功能参数，主要是 FEF_{50}、FEF_{75}、$FEF_{25\%\sim75\%}$ 下降至 80% 以下，MEFV 曲线呈凹形改变；常规通气功能参数（包括 FEV_1、$FEV_1\%$）正常。常见于 COPD 的高危患者、支气管哮喘的缓解期，以及老年人和长期吸烟者。

2. 在限制性通气功能障碍的患者，若 FEF_{50}、FEF_{75} 的下降幅度显著大于 PEF、FEF_{25}，MEFV 呈凹形改变，则可以诊断为限制性通气功能障碍，小气道功能障碍。

三、肺功能障碍的分级

（一）通气功能障碍的分级

轻度：$60\% \leqslant FEV_1$ 占预计值% $< 80\%$；中度：$40\% \leqslant FEV_1$ 占预计值% $< 60\%$；重度：FEV_1 占预计值% $< 40\%$。

（二）换气功能障碍的分级

轻度：$60\% \leqslant D_LCO$ 占预计值% $< 80\%$；中度：$40\% \leqslant D_LCO$ 占预计值% $< 60\%$；重度：D_LCO 占预计值% $< 40\%$。

D_LCO/V_A 的分级标准与 D_LCO 相同。

（三）客观评价分级标准

肺功能异常的判断标准和分级标准选择的参数不一致，故少数情况下会出现定性诊断和定量诊断不一致的情况。

1. 阻塞性通气功能障碍 FEV_1/FVC 已明显下降，如 < LLN 或 < 预计值的 92%，但 FEV_1 占预计值%仍 > 80%，也应诊断为轻度阻塞性通气功能障碍，这常见于基础 VC、FVC 较大（如占预计值 105%）的患者；轻度阻塞导致 FEV_1 明显下降（如下降至占预计值的 85%），但尚未达到 < 80% 的程度（正常 FEV_1 占预计值%也应该与 FVC 相似，也大约为 105%）。随着阻塞的加重，就符合典型的分级标准了。

2. 限制性通气功能障碍 VC（FVC）< 80%（伴 TLC 下降），$FEV_1 \geqslant 80\%$，且 FEV_1/FVC 正常也应诊断为轻度限制性通气功能障碍，因为在容积下降的情况下，呼气完成加快，FEV_1 相对增大。随着限制性通气功能障碍的加重，就符合典型的分级标准了。

3. 必要的说明 目前的通气功能分级标准皆选择 FEV_1，使可操作性增强，但也出现一定的问题，故需灵活掌握。多年的研究证明，肺功能情况及肺功能障碍的程度与受检者的运动能力、临床症状相关性比较弱，临床评估需综合考虑，但固定的标准还是必要的。

四、动脉血气异常的诊断

（一）是否有高碳酸血症

1. 通气代偿 指通气功能障碍患者，通过代偿性呼吸增强、增快，肺泡通气量（$\dot{V}_A$）增大，使 $PaCO_2$ 不超过正常范围高限的生理状态。该诊断不需要写出。

2. 通气失代偿 指严重通气功能障碍患者，$\dot{V}_A$ 增大不足以克服通气阻力增加，出现呼吸性酸中毒的病理生理状态。该诊断需要写出，如重度阻塞性通气功能障碍，通气失代偿。

（二）是否有低氧血症

1. 无低氧血症 该诊断不需要写出。

2. 有低氧血症 需单独列出，并进行分级，也推荐采用三级分类法，即轻度：$60mmHg \leqslant PaO_2 <$ 正常值低限；中度：$40mmHg \leqslant PaO_2 < 60mmHg$；重度：$PaO_2 < 40mmHg$。如肺功能诊断可以是：中度限制性通气障碍，重度换气功能障碍，中度低氧血症。

（朱 蕾 陈荣昌）

附录3 华东地区肺功能参数的正常预计值公式（1988 年修订版）

$VC(L) = 0.05030 \times HEIGHT + 0.48565 \times SEX - 0.01127 \times AGE + 0.01431 \times WEIGHT - 5.25793$

$IC(L) = 0.01729 \times HEIGHT + 0.33470 \times SEX + 0.02183 \times WEIGHT - 0.00681403 \times AGE - 1.56632$

$ERV(L) = 0.02495 \times HEIGHT - 0.00621722 \times AGE + 0.014225 \times SEX - 2.71027$

$FRC(L) = 0.06276 \times HEIGHT - 0.01192 \times AGE - 0.02142 \times WEIGHT + 0.31305 \times SEX - 6.86905$

$RV(L) = 0.01577 \times AGE + 0.02609 \times HEIGHT - 0.00985569 \times WEIGHT + 0.15184 \times SEX - 2.78159$

$TLC(L) = 0.08009 \times HEIGHT + 0.63682 \times SEX + 0.006010396 \times AGE - 8.47255$

$FVC(L) = 0.04669 \times HEIGHT + 0.45229 \times SEX - 0.01326 \times AGE + 0.01664 \times WEIGHT - 4.79287$

$RV/TLC\% = 0.27128 \times AGE - 0.21595 \times WEIGHT + 32.88133$

$FEV_1(L) = 0.04283 \times HEIGHT - 0.01850 \times AGE + 0.39424 \times SEX + 0.009228832 \times WEIGHT - 4.04947$

$FEV_1\% = -0.21775 \times AGE - 0.10985 \times WEIGHT + 98.90196$

$FEF_{25\% \sim 75\%}(L/S) = -0.02746 \times AGE + 0.06046 \times HEIGHT + 5.52806$

$MET(S) = 0.004350865 \times AGE + 0.06557 \times SEX + 0.36047$

$MVV(L/min) = 1.23281 \times HEIGHT + 19.63840 \times SEX - 0.54786 \times AGE + 0.74633 \times WEIGHT - 124.80872$

$PEF(L/S) = 1.57279 \times SEX + 0.08686 \times HEIGHT + 0.02496 \times WEIGHT - 8.81666$

$FEF_{25}(L/S) = 0.08387 \times HEIGHT + 1.07379 \times SEX - 7.55562$

$FEF_{50}(L/S) = 0.05457 \times HEIGHT - 0.02103 \times AGE + 0.40635 \times SEX - 4.04292$

$FEF_{75}(L/S) = -0.02779 \times AGE + 0.03411 \times HEIGHT - 2.69968$

$FEF_{50}/FEF_{75} = 0.03657 \times AGE + 1.28830$

$D_LCO = 5.206 + 4.314 \times SEX - 0.144 \times AGE + 0.098 \times HEIGHT + 0.082 \times WEIGHT$

$KCO = 9.346 - 0.026 \times AGE - 0.031 \times HEIGHT + 0.025 \times WEIGHT$

$Vtg = 0.57512 \times SEX - 0.03221 \times WEIGHT + 0.05207 \times HEIGHT + 0.01161 \times AGE - 4.17314$

$Raw = -0.32747 \times SEX + 1.77664$

sRaw 与各变量无回归关系

注：①变量：性别 SEX（"女"=0，"男"=1），年龄 AGE（岁），身高 HEIGHT（cm），体重 WEIGHT（kg）。②D_LCO、KCO 为 2011 年修订；其他为 1988 年的预计值公式。

附录4　复旦大学附属中山医院肺功能参数临界值的预计公式（2011 年版）（试用）

肺功能正常预计值公式（性别"男"=1，"女"=0）

VC = -2.725 + 0.679 × 性别 - 0.019 × 年龄（岁）+ 0.039 × 身高（cm）+ 0.008 × 体重（kg）

FVC = -3.091 + 0.702 × 性别 - 0.020 × 年龄（岁）+ 0.044 × 身高（cm）

FEV_1 = -1.653 + 0.564 × 性别 - 0.022 × 年龄（岁）+ 0.033 × 身高（cm）

FEV_1/FVC = 99.121 - 0.138 × 年龄（岁）- 0.147 × 体重（kg）

PEF = -0.287 + 2.249 × 性别 - 0.026 × 年龄（岁）+ 0.039 × 身高（cm）+ 0.026 × 体重（kg）

$FEF_{25\%}$ = -0.338 + 1.784 × 性别 - 0.018 × 年龄（岁）+ 0.043 × 身高（cm）

$FEF_{50\%}$ = 0.836 + 0.572 × 性别 - 0.027 × 年龄（岁）+ 0.025 × 身高（cm）

$FEF_{75\%}$ = -1.542 + 0.135 × 性别 - 0.029 × 年龄（岁）+ 0.027 × 身高（cm）

RV = -2.806 + 0.194 × 性别 + 0.011 × 年龄（岁）+ 0.027 × 身高（cm）- 0.011 × 体重（kg）

FRC = -2.477 + 0.537 × 性别 + 0.037 × 身高（cm）- 0.017 × 体重（kg）

TLC = -5.222 + 0.878 × 性别 - 0.005 × 年龄（岁）+ 0.061 × 身高（cm）

RV/TLC = 14.891 - 1.883 × 性别 + 0.248 × 年龄（岁）+ 0.101 × 身高（cm）- 0.171 ×

体重（kg）

$D_LCO = 5.206 + 4.314 \times 性别 - 0.144 \times 年龄（岁）+ 0.098 \times 身高（cm）+ 0.082 \times 体重（kg）$

$KCO = 9.346 - 0.026 \times 年龄（岁）- 0.031 \times 身高（cm）+ 0.025 \times 体重（kg）$

正常肺功能临界值的多元回归方程（性别"男"＝1，"女"＝0）

$VC = -2.283 + 0.691 \times 性别 - 0.017 \times 年龄（岁）+ 0.035 \times 身高（cm）$

$FVC = -2.402 + 0.650 \times 性别 - 0.019 \times 年龄（岁）+ 0.036 \times 身高（cm）$

$FEV_1 = -3.729 + 0.295 \times 性别 - 0.018 \times 年龄（岁）+ 0.042 \times 身高（cm）$

$FEV_1/FVC = 101.924 - 0.144 \times 年龄（岁）- 0.118 \times 身高（cm）$

$PEF = -4.465 + 1.635 \times 性别 - 0.030 \times 年龄（岁）+ 0.068 \times 身高（cm）$

$FEF_{25\%} = -2.409 + 0.980 \times 性别 - 0.018 \times 年龄（岁）+ 0.049 \times 身高（cm）$

$FEF_{50\%} = -2.614 + 0.189 \times 性别 - 0.024 \times 年龄（岁）+ 0.037 \times 身高（cm）$

$FEF_{75\%} = -2.144 - 0.023 \times 年龄（岁）+ 0.028 \times 身高（cm）$

$D_LCO = 19.464 - 0.106 \times 年龄（岁）$

$KCO = 8.968 - 0.024 \times 年龄（岁）- 0.039 \times 身高（cm）+ 0.033 \times 体重（kg）$

$RV = -2.437 + 0.008 \times 年龄（岁）+ 0.024 \times 身高（cm）- 0.012 \times 体重（kg）$

$RV = -2.078 + 0.451 \times 性别 + 0.009 \times 年龄（岁）+ 0.032 \times 身高（cm）- 0.027 \times 体重（kg）$

$FRC = -3.988 + 0.518 \times 性别 + 0.051 \times 身高（cm）+ 0.048 \times 体重（kg）$

$FRC = -7.334 + 0.046 \times 性别 + 0.077 \times 身高（cm）+ 0.017 \times 体重（kg）$

$TLC = -3.429 + 0.856 \times 性别 - 0.009 \times 年龄（岁）+ 0.045 \times 身高（cm）$

$TLC = -8.259 + 0.863 \times 性别 + 0.099 \times 身高（cm）- 0.039 \times 体重（kg）$

$RV/TLC = 11.533 + 0.258 \times 年龄（岁）$

$RV/TLC = 7.028 - 4.257 \times 性别 + 0.247 \times 年龄（岁）+ 0.280 \times 身高（cm）- 0.351 \times$
体重（kg）

注：RV、FRC、TLC、RV/TLC升高或降低皆为异常，故有高限和低限2个预计值公式；各参数单位与附录3相同。

附录5 常用肺功能概念的中英文对照

中文	英文（缩写）

常用变量

中文	英文（缩写）
顺应性	compliance（C）
浓度	concentration（C）
含量	content（C）
流量	flow（F）
扩散容积	diffusing capacity（D）
呼吸频率	respiratory rate（RR），respiratory frequency（f）

容积比	fractional concentration（F）
气体压力	gas pressure（P）
血流量	volume of blood per unit time（$\dot{Q}$）
血容积	volume of blood（Q）
呼吸	breath，respiration
吸气	inspiration
呼气	expiration
阻力	resistance（R）
气体常数	gas content（R）
血气	blood gas
吸入气	inspired gas
气道气	airway gas
肺泡气	alveolus gas
呼出气	expired gas
呼气末	end expiration
呼气末气	end expired gas
混合呼出气	mixed expired gas
饱和度	saturation（S）
温度	temperature（T）
气体容积	gas volume（V）
功	work（W）

常用修饰符号

肺泡气	alveolar gas（A）
大气	barometric（B）
无效腔	dead space（D）
呼出气	expired gas（E）
吸入气	inspired gas（I）
气道	airway（A）
胸壁	chest wall（CW）
食管	esophageal（ES）
胸内	intrapleural（IP）
肺	lung（L）

附 录

跨壁	transchest wall（TC）
跨肺	transpulmonary（TP）
跨胸	transthoracic（TT）
动脉血	artery blood（a）
体温	body temperature（bt）
毛细血管血	capillary blood（c）
温度	temperature（t）
静脉血	vein blood（v）
混合静脉血	mixed vein blood（$\bar{\text{v}}$）

气体环境条件

干燥环境条件（环境温度、大气压、干燥状态）	ambient temperature and pressure，dry（ATPD）
水蒸气饱和环境条件（环境温度、大气压、饱和水蒸气状态）	ambient temperature and pressure，saturated.（ATPS）
生理条件（体温、大气压、饱和水蒸气状态）	body temperature and pressure，saturated（BTPS）
标准条件（0℃、大气压、干燥状态）	standard temperature and pressure，dry（STPD）

肺容积（lung capacity）

基础肺容积	basal lung volume
基础肺容量	basal lung capacity
潮气容积	tidal volume（VT）
补吸气容积	inspiratory reserve volume（IRV）
补呼气容积	expiratory reserve volume（ERV）
深吸气量	inspiratory capacity（IC）
肺活量	vital capacity（VC）
吸气肺活量	inspiratory vital capacity（IVC，VCi）
残气容积	residual volume（RV）
功能残气量	function residual capacity（FRC）
肺总量	total lung capacity（TLC）
残总气量百分比	ratio of residual volume to total lung capacity（RV/TLC）
胸内气体容积	thoracic gas volume（Vtg）
体容积描记法（体描法）	body plethysmograph

肺通气（pulmonary ventilation）

每分通气量   minute ventilation volume （VE）

肺泡通气量   alveolar ventilation （$\dot{V}_A$）

无效腔   dead space （D）

解剖无效腔   anatomical dead space

肺泡无效腔   alveolar dead space

生理无效腔   physiological dead space （VD）

无效腔容积   dead space volume （VD）

无效腔容积与潮气容积比值   ratio of dead space to tidal volume （VD/VT）

流量-容积曲线   flow-volume curve （F-V）

潮气呼吸流量-容积曲线   tidal breathing flow-volume curve，TBFV

等容积压力-流量曲线   iso-volume pressure flow curve

最大呼气流量-容积曲线   maximal expiratory flow-volume curve （MEFV）

最大吸气流量-容积曲线   maximal inspiratory flow-volume curve （MIFV）

用力呼气流量   forced expiratory flow （FEF）

呼气中期流量   forced expiratory flow$_{25\%\sim75\%}$，（$FEF_{25\%\sim75\%}$）

呼气峰流量   peak expiratory flow （PEF）

用力呼出 25% 肺活量的呼气流量   forced expiratory flow at 25% of FVC exhaled （FEF_{25}）

用力呼出 50% 肺活量的呼气流量   forced expiratory flow at 50% of FVC exhaled （FEF_{50}）

用力呼出 75% 肺活量的呼气流量   forced expiratory flow at 75% of FVC exhaled （FEF_{75}）

最大吸气流量   peak inspiratory flow （PIF）

用力呼出 50% 肺活量的呼气流量与吸气流量比值   ratio of maximum expiratory flow at 50% of forced vital capacity to maximum inspiratory flow at 50% of forced inspiratory vital capacity （MEF_{50}/MIF_{50}）

用力吸气肺活量   forced inspiratory vital capacity （FIVC）

用力肺活量   forced vital capacity （FVC）

第 1 秒用力呼气容积   forced expiratory volume in one second （FEV_1）

2 秒用力呼气容积   forced expiratory volume in two second （FEV_2）

3 秒用力呼气容积   forced expiratory volume in three second （FEV_3）

6 秒用力呼气容积   forced expiratory volume in six second （FEV_6）

一秒率   forced expiratory volume in one second/forced vital capacity （$FEV_1\%$，FEV_1/FVC）

最大自主通气量   maximal ventilatory volume （MVV）

上游气道	upstream airway
下游气道	downstream airway
等压点	equal pressure point（EPP）
用力依赖	effort dependent
非用力依赖	effort independent
支气管扩张试验	bronchodilation test
通气储量	reserve of ventilation
通气储量百分比	percentage of reserve of ventilation
气速指数	air flow velocity index，air velocity index
气道反应性	airway responsiveness，AR
气道高反应性	airway hyperresponsiveness，AHR
支气管激发试验	bronchial provocation test
第1秒用力呼气容积下降20%激发剂量	the dose of the bronchoconstrictor trigger which causes a fall of 20% in FEV_1，ie，the 20% provocative dose（$PD_{20}FEV_1$）
第1秒用力呼气容积下降20%激发浓度	provocative concentration of ACh（or other reagent）needed to cause a 20% fall in FEV_1（$PC_{20}FEV_1$）
气流传导比值下降35%激发剂量	the provocative dose of PAF causing a 35% fall in sGaw（PD_{35}-sGaw）
气流传导比值下降35%激发浓度	the provocative concentration of PAF causing a 35% fall in sGaw（PC_{35}-sGaw）

气体交换（gas exchange）

闭合容积曲线	closing volume curve
氮浓度Ⅲ相斜率	Ⅲ-phase slope of nitrogen concentration
闭合容量	closing capacity（CC）
闭合气容积	closing volume（CV）
肺的弥散	diffusion of lung（DL）
扩散限制	diffusion limitation
灌流限制	perfusion limitation
气体弥散	gas diffusion
气体弥散速率	gas diffusion rate（D）
一氧化碳弥散量	diffusion capacity for carbon monoxide of lung（D_LCO）

每升肺泡容积的一氧化碳弥散量，比弥散量	diffusion capacity for carbon monoxide per liter of alveolar volume（D_LCO/V_A，KCO）
氧弥散量	diffusion capacity for oxygen of lung（D_LO_2）
弥散系数	diffusion coefficient
单次呼吸法（一口气法）	single breath method（SB）
重复呼吸法	rebreathing method（RB）
一氧化碳血红蛋白	carboxyhemoglobin（HbCO）
分布效应	distribution effect
通气血流比例	ventilation perfusion ratio（$\dot{V}/\dot{Q}$）
静动脉分流	vein-arterial shunt，vein-artery shunt
静动脉血分流率	ratio of shunted blood to total perfusion（$\dot{Q}s/\dot{Q}t$，Qs/Qt）
肺泡动脉血氧分压差	alveolar-artery oxygen pressure gradient（$P_{A-a}O_2$）
动脉血氧含量	arterial blood oxygen content（CaO_2）
静脉血氧含量	venous blood oxygen content（CvO_2）
混合静脉血氧含量	mixed venous blood oxygen content（$C\overline{v}O_2$）
动脉静脉血氧含量差	arterial-venous oxygen content difference（$Ca\text{-}vO_2$）
动脉混合静脉血氧含量差	arterial-mixed venous oxygen content difference（$Ca\text{-}\overline{v}O_2$）
肺泡气氧分压	partial pressure of oxygen in alveolar gas（P_AO_2）

呼吸力学 （mechanics of breathing）

运动方程	equation of motion
弹性阻力	elastance（E）
顺应性	compliance（C）
黏性阻力	resistance（R）
惯性阻力	inertance（I）
静态顺应性	static compliance（Cs）
动态顺应性	dynamic compliance（Cdyn）
比顺应性	specific compliance（Csp）
肺顺应性	lung compliance（CL）
动态肺顺应性	dynamic lung compliance（CLdyn）
静态肺顺应性	static lung compliance（CLst）
胸廓顺应性	chest wall compliance（Ccw）
呼吸系统顺应性	respiratory system compliance（Crs）

气道顺应性   bronchial compliance（Cb）

动态顺应性呈频率依赖性   frequency dependence of dynamic compliance（FDC）

高位拐点   upper inflexion point（UIP）

低位拐点   lower inflexion point（LIP）

表面张力   surface tension

肺泡表面活性物质   pulmonary surfactant（PS）

松弛压   relaxation pressure

标准肺容积轨迹   standard lung volume history

滞后现象   hysteresis

时间常数   time constant（TC）

定压通气   pressure target ventilation（PTV）

容许性高碳酸血症   permissive hypercapnia ventilation（PHC）

气道阻力   airway resistance（Raw）

气道传导率，气导   airway conductance（Caw）

比气导   specific airway conductance（Csp）

肺阻力   lung resistance（RL）

呼吸系统阻力   respiratory system resistance（Rrs）

气道反应性   airway responsiveness（AR）

气道高反应性   airway hyperresponsiveness（AHR）

层流   laminar flow

湍流   turbulent flow

安静区   silent zone

动态挤压   dynamic compression

内源性 PEEP   intrinsic PEEP（PEEPi）

阻抗   resistance（R）

电抗   reactance（X）

呼吸总阻抗   respiratory impedance（Zrs）

响应频率，共振频率   resonance frequency（Fres）

中心阻力   central resistance（Rc，Rz）

外周阻力   peripheral resistance（Rp）

中心惯性阻力   central inertance（Lz）

口腔的顺应性   oropharyngeal compliance（Cm）

频谱微分均值图   intrabreath diagram

脉冲振荡	impulse oscillometry（IOS）
快速傅立叶转换	fast Fourier transformation（FFT）
呼吸肌疲劳，膈肌疲劳	respiratory muscle fatigue or diaphragmatic fatigue
呼吸肌无力	respiratory muscle weakness
中枢性疲劳	central fatigue
外周性疲劳	peripheral fatigue
高频疲劳	high frequency fatigue（HFF）
低频疲劳	low frequency fatigue（LFF）
肌力	muscle strength
肌耐力	muscle endurance
最大吸气压	maximal inspiratory pressure（MIP）
最大呼气压	maximal expiratory pressure（MEP）
0.1秒口腔闭合压	mouth occlusion pressure at 0.1s after onset of inspiratory effort（P0.1）
跨膈压	transdiaphragmatic pressure（Pdi）
最大跨膈压	maximum transdiaphragmatic pressure（Pdimax）
膈肌张力时间指数	diaphragmatic tension-time index（TTdi）
膈肌限制（耐受）时间	diaphragmatic muscle endurance time（Tlim）
膈肌肌电图	diaphragmatic electromyogram（EMGdi）
中位频率	centroid frequency（Fc）
吸气时间	inspiratory time（Ti）
呼气时间	expiratory time（Te）
呼吸周期时间	total respiratory time（Ttot）
呼吸功	work of breathing（W）

代谢参数（metabolic parameters）

心肺运动试验	cardiopulmonary exercise test（CPET）
最大摄氧量	maximal oxygen uptake（$\dot{V}O_2max$）
最大耗氧量	maximal oxygen consumption（$\dot{V}O_2max$）
无氧阈	anaerobic threshold（AT）
每搏氧耗量，氧脉搏	oxygen pulse，O_2-pulse
二氧化碳产生量	CO_2 output
二氧化碳排出量	CO_2 discharge（$\dot{V}CO_2$）

最大二氧化碳产生量   maximal CO_2 output

最大二氧化碳排出量   maximal CO_2 discharge （$\dot{V}CO_2$ max）

运动负荷   exercise load

代谢当量   metabolic equivalent （MET）

最大心率储备   maximal heart reserve （HRRmax）

最大运动通气量   maximal expiratory ventilation （VEmax）

呼吸储备   breath reserve （BR）

呼吸气体交换率   respiratory exchange ratio （R）

呼吸商   respiratory quotient （RQ）

氧通气当量   ventilatory equivalent for O_2 （EQO_2）

二氧化碳通气当量   ventilatory equivalent for CO_2 （$EQCO_2$）

有氧代谢   aerobic metabolism

无氧代谢   anaerobic metabolism

自行车功率计   power bicycle

活动平板，踏板   treadmill

阶梯试验   step exercise

线性功率递增试验   ramp test

极量运动   maximal exercise

亚极量运动   submaximal exercise

增量运动   increasing exercise

稳态运动   steady state exercise

血气分析 （blood gases analysis）

动脉血气   arterial blood gas （ABG）

动脉血气分析   arterial blood gas analysis

血红蛋白   hemoglobin （Hb）

氧分压   oxygen pressure （PO_2）

氧容量   oxygen capacity （CO_2）

氧含量   oxygen content （CO_2）

血氧饱和度   oxygen saturation （SO_2）

氧离曲线   oxygen dissociation curve

动脉血氧分压   partial pressure of oxygen in arterial blood （PaO_2）

动脉血氧含量   oxygen content in arterial blood （CaO_2）

动脉血氧饱和度	oxygen saturation in arterial blood（SaO_2）
动脉血氧运输量	oxygen delivery in arterial blood（DaO_2）
静脉血氧分压	partial pressure of oxygen in venous blood（PvO_2）
静脉血氧含量	oxygen content in venous blood（CvO_2）
静脉血氧饱和度	oxygen Saturation in venous blood（SvO_2）
混合静脉血氧分压	partial pressure of oxygen in mixed venous blood（$P\bar{v}O_2$）
混合静脉血氧饱和度	oxygen Saturation in mixed venous blood（$S\bar{v}O_2$）
混合静脉血氧含量	oxygen content in mixed venous blood（$C\bar{v}O_2$）
毛细血管血氧分压	partial pressure of oxygen in capillary blood（PcO_2）
毛细血管血氧饱和度	oxygen Saturation in capillary blood（ScO_2）
毛细血管血氧含量	oxygen content in capillary blood（CcO_2）
血氧饱和度为50%时的氧分压	partial pressure of 50% saturation of hemoglobin（P_{50}）
吸入气氧浓度	fractional concentration of oxygen in inspired gas（FiO_2）
吸入气氧分压	partial pressure of oxygen in inspired gas（PiO_2）
肺泡气氧分压	partial pressure of oxygen in alveolar gas（P_AO_2）
呼出气氧分压	partial pressure of oxygen in expired gas（PEO_2）
呼出气氧浓度	fractional concentration of oxygen in expired gas（FEO_2）
呼出混出气氧浓度	fractional concentration of oxygen in mixed expired gas（$F_{\bar{E}}O_2$）
呼出气二氧化碳分压	partial pressure of carbon dioxide in expired gas（$PECO_2$）
呼气末二氧化碳分压	partial pressure of carbon dioxide in end expired gas（$PetCO_2$）
混合呼出气二氧化碳分压	partial pressure of carbon dioxide in mixed expired gas（$P_{\bar{E}}CO_2$）
混合呼出气二氧化碳浓度	fractional concentration of carbon dioxide in mixed expired gas（$F_{\bar{E}}CO_2$）
氧合指数	arterial blood oxygen pressure/fractional concentration of oxygen in inspired gas（OI，PaO_2/FiO_2）
血浆二氧化碳总量	total plasma CO_2 content（TCO_2）
实际碳酸氢盐	actual bicarbonate（AB）
标准碳酸盐	standard bicarbonate（SB）
缓冲碱	buffer bases（BB）
实际碱剩余	actual bases excess（ABE）
标准碱剩余，碱剩余	standard bases excess（SBE，BE）
血液碱剩余	blood standard bases excess（BEb）

细胞外液碱剩余　　　　　　　　　　extracellular fluid standard bases excess（BEecf）

氢离子浓度　　　　　　　　　　　　hydrogen concentration（[H^+]）

无创脉搏氧饱和度法　　　　　　　　noninvasive pulse oximetry（NPO）

脉氧仪　　　　　　　　　　　　　　pulse oximeter

经皮动脉血氧饱和度　　　　　　　　percutaneous arterial oxygen saturation（SpO_2）

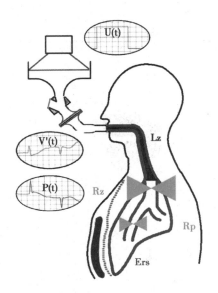

图 17-1　呼吸器官阻力分布的模式图

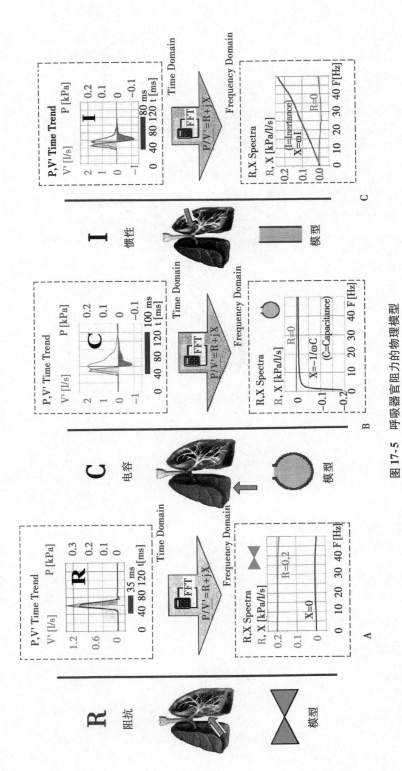

图 17-5　呼吸器官阻力的物理模型

A. 粘性阻力的物理模型　B. 弹性阻力的物理模型　C. 惯性阻力的物理模型

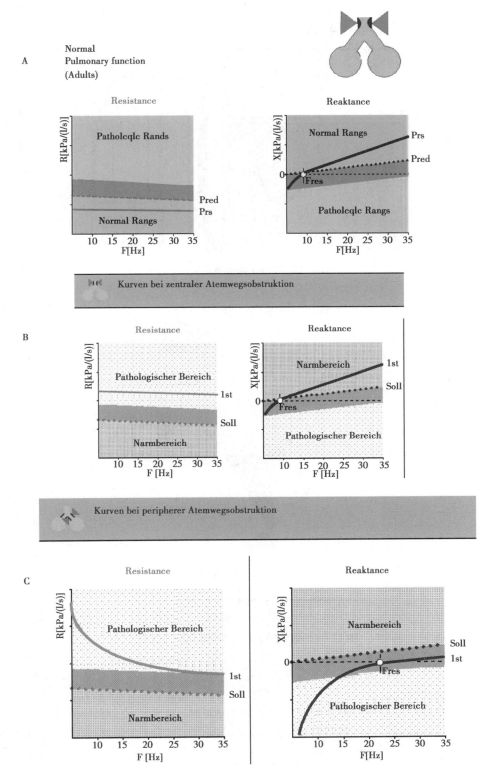

图 17-7 不同情况下的频谱分析图

A. 正常；B. 中央气道阻塞；C. 周围气道阻塞

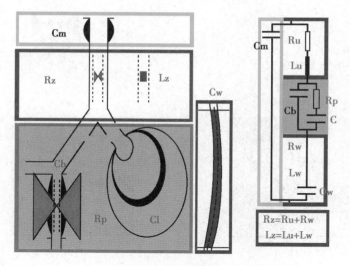

图 17-8　结构参数图

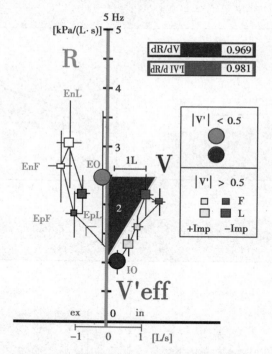

图 17-11　阻抗的容积依赖性和流量依赖性

该图为 5Hz（顶端显示振荡频率）的 Intrabreath 图，纵坐标表示阻抗 R 的大小，IO（蓝色三角形的黑圆点）表示吸气阻抗，EO（蓝色三角形的红圆点）表示呼气阻抗，该例 EO 比 IO 大 1.5kPa/（L·s）。横坐标同时表示容积和流量。表示容积时，蓝色直角三角形的斜边就反映了容积依赖性（dR/dV），其数值在右上角方框内，为 0.969，显著增大。横坐标表示流量时，吸气（in）为正值，呼气（ex）为负值，黄色方块表示正脉冲（p），绿色表示负脉冲（n）。在呼气相，EpF 为达最大流量前正脉冲的平均电抗，EnF 为达最大流量前负脉冲的平均电抗，EnL 为达最大流量后负脉冲的平均电抗，EpL 为达最大流量后正脉冲的平均电抗。从 IO 起始依次连接 EpF、EnF、EnL、EpL 形成的曲线反映了呼气时电抗的流量依赖性（dR/dV'），其数值也在右上角方框内，为 0.981，也显著增大。吸气相的 dR/dV'也有一定变化，但不如呼气相显著

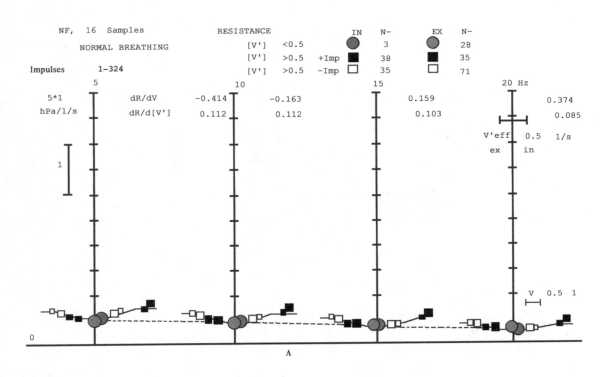

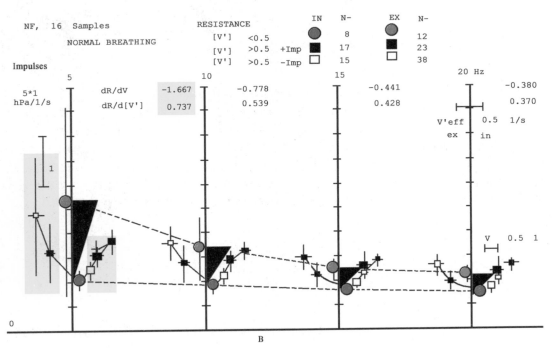

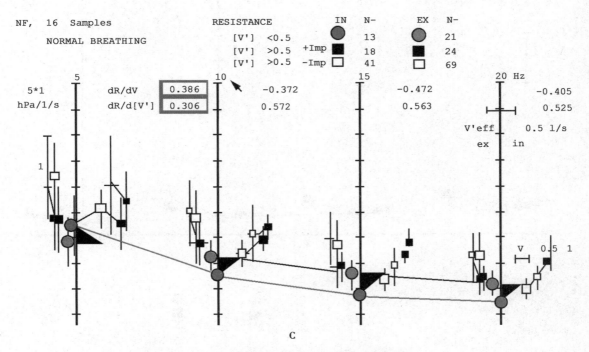

图 17-12　不同疾病的频谱微分均值图

A. 正常人：不同频率时的阻抗皆非常小，接近与横坐标平行，基本无容积依赖性和流量依赖性　B. 严重 COPD 患者：高频率（如 15 和 20Hz）时，阻抗略增大，有较弱的容积依赖性和流量依赖性，说明中心阻抗轻度增加；低频率（如 5Hz）阻抗显著增大，反映总呼吸阻力增大；因中心阻抗轻度增加，说明周边阻抗明显增大，且有明显的容积依赖性和流量依赖性，流量依赖性以呼气相为主　C. 肺实质病变：高频率时阻抗基本正常，低频率时阻抗有所增大，有较弱的容积依赖性和流量依赖性。低频率时吸气阻抗稍大于呼气阻抗，高频率时吸气阻抗稍大于呼气阻抗，符合严重肺实质病变的特点

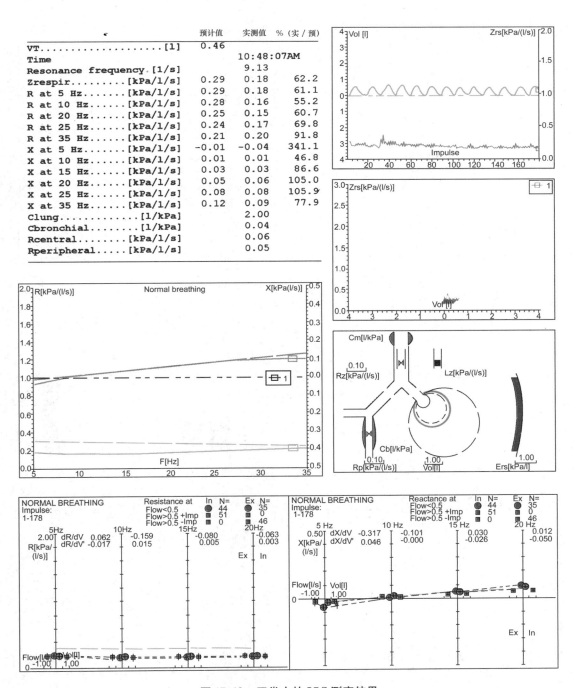

图 17-19　正常人的 IOS 测定结果

	预计值	实测值	% (实 / 预)
VT · [1]		0.27	
Time		08:49:36AM	
Resonance frequency [1/a]		17.52	
Zrespir · · · · · · · · [kPa/1/s]	0.40	0.38	96.3
R at 5 Hz · · · · · · [kPa/1/s]	0.39	0.34	86.2
R at 10 Hz · · · · · [kPa/1/s]	0.37	0.23	62.5
R at 20 Hz · · · · · [kPa/1/s]	0.33	0.22	65.9
R at 25 Hz · · · · · [kPa/1/s]	0.31	0.23	74.4
R at 35 Hz · · · · · [kPa/1/s]	0.27	0.26	96.7
X at 5 Hz · · · · · · [kPa/1/s]	-0.07	-0.18	244.6
X at 10 Hz · · · · · [kPa/1/s]	-0.04	-0.07	180.9
X at 15 Hz · · · · · [kPa/1/s]	-0.01	-0.02	355.3
X at 20 Hz · · · · · [kPa/1/s]	0.03	0.02	75.4
X at 25 Hz · · · · · [kPa/1/s]	0.06	0.07	107.4
X at 35 Hz · · · · · [kPa/1/s]	0.13	0.09	66.4
Clung · · · · · · · · · · · · [1/kPa]		0.50	
Cbronchial · · · · · · · [1/kPa]		0.09	
Rcentral · · · · · · [kPa/1/s]		0.21	
Rperipheral · · · · · [kPa/1/s]		0.50	

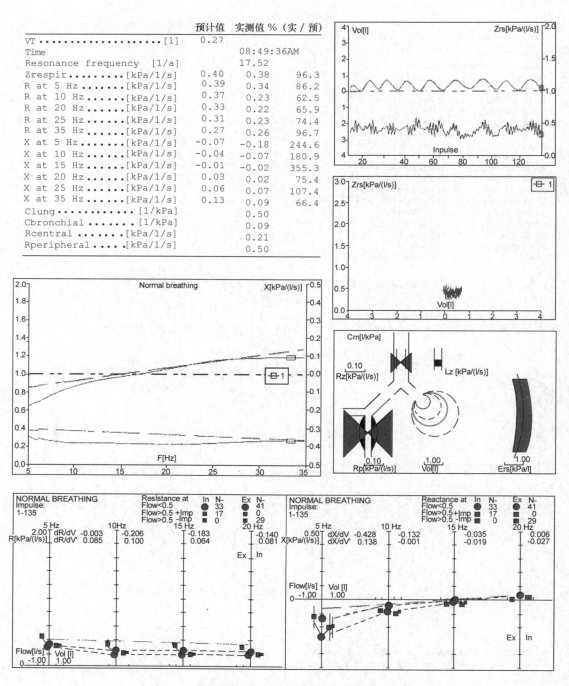

图 17-20　IPF 患者的 IOS 测定结果

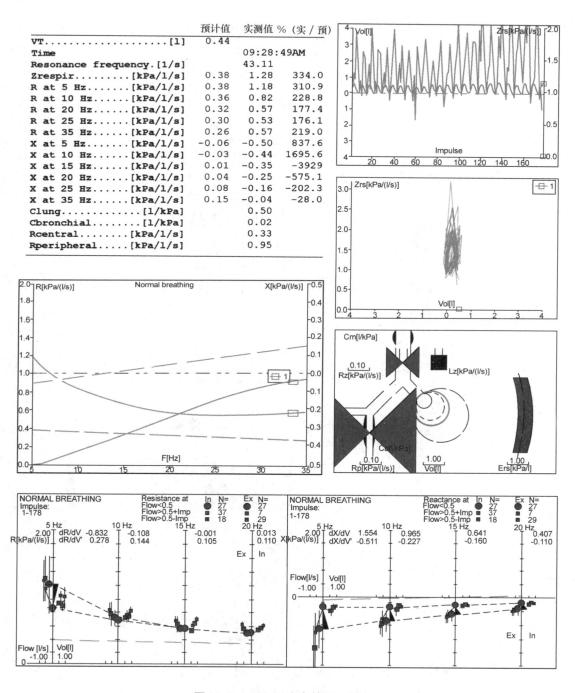

	预计值	实测值	%（实/预）
VT....................[l]	0.44		
Time		09:28:49AM	
Resonance frequency.[1/s]		43.11	
Zrespir.........[kPa/l/s]	0.38	1.28	334.0
R at 5 Hz.......[kPa/l/s]	0.38	1.18	310.9
R at 10 Hz......[kPa/l/s]	0.36	0.82	228.8
R at 20 Hz......[kPa/l/s]	0.32	0.57	177.4
R at 25 Hz......[kPa/l/s]	0.30	0.53	176.1
R at 35 Hz......[kPa/l/s]	0.26	0.57	219.0
X at 5 Hz.......[kPa/l/s]	-0.06	-0.50	837.6
X at 10 Hz......[kPa/l/s]	-0.03	-0.44	1695.6
X at 15 Hz......[kPa/l/s]	0.01	-0.35	-3929
X at 20 Hz......[kPa/l/s]	0.04	-0.25	-575.1
X at 25 Hz......[kPa/l/s]	0.08	-0.16	-202.3
X at 35 Hz......[kPa/l/s]	0.15	-0.04	-28.0
Clung............[l/kPa]		0.50	
Cbronchial........[l/kPa]		0.02	
Rcentral........[kPa/l/s]		0.33	
Rperipheral.....[kPa/l/s]		0.95	

图 17-21　COPD 患者的 IOS 结果

587

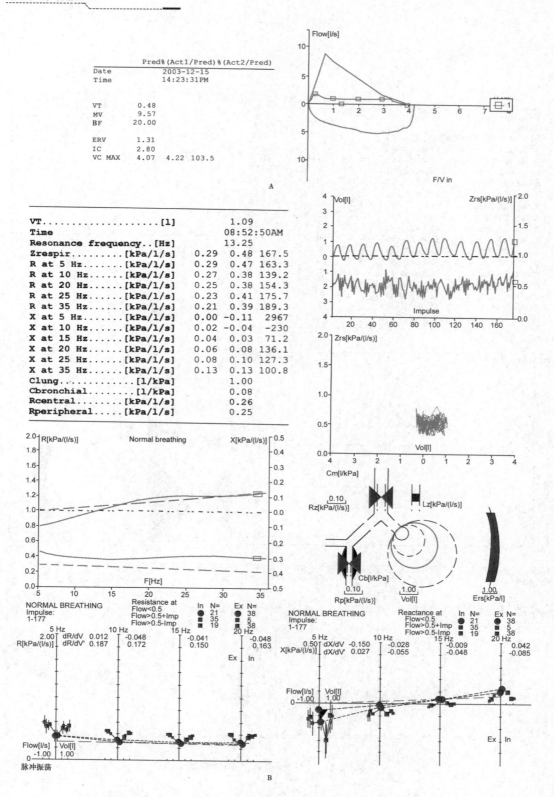

图 17-22　胸腔内气管非固定性阻塞的常规肺功能和 IOS 结果